Pädiatrische Allergologie
und Immunologie

Pädiatrische Allergologie und Immunologie

in Klinik und Praxis

2., völlig neubearbeitete und wesentlich erweiterte Auflage

Herausgegeben von
U. Wahn · R. Seger · V. Wahn

Unter Mitarbeit von

C. Armaleo, Rom · M. Baggiolini, Bern · C. Bauer, München · B. H. Belohradsky, München · D. Berdel, Wesel · K. E. Bergmann, Berlin · R. L. Bergmann, Berlin · S. Bonini, Rom · J. Bujanowski-Weber, Bochum · G. R. Burmester, Berlin · J. Bux, Giessen · B. Czarnetzki, Berlin · W. Dorsch, Mainz · S. Dreborg, Linköping · B. Ehnert, Berlin · J. H. H. Ehrich, Berlin · A. Fischer, Bochum · W. Friedrich, Ulm · J. Grabbe, Berlin · F. Hallé, Zürich · U. Heller, Tübingen · W. H. Hitzig, Zürich · G. G. Holländer, Boston · G. Horneff, Düsseldorf · V. Kiefel, Gießen · M. Kjellman, Linköping · W. König, Bochum · B. Koletzko, München · S. Koletzko, München · H. H. Kramer, Kiel · H. Kroll, Giessen · S. Lau-Schadendorf, Berlin · H.-G. Lenard, Düsseldorf · H. Lindemann, Giessen · M. Mächler, Zürich · H. Michels, Garmisch-Partenkirchen · A. Morell, Bern · N. Mygind, Kopenhagen · B. Niggemann, Berlin · H. H. Peter, Freiburg · H. Pietsch, Düsseldorf · C. Pohl, Berlin · A. M. Prieur, Paris · B. Przybilla, München · D. Reinhardt, München · C. Rieger, Bochum · J. Ring, Hamburg · A. Schinzel, Zürich · H. Schroten, Düsseldorf · L. Schuchmann, Freiburg · H. Schulte-Wissermann, Krefeld · U. Stephan, Bochum · S. Strobel, London · H. Truckenbrodt, Garmisch-Partenkirchen · R. Urbanek, Wien · T. Voit, Düsseldorf · K. Welte, Hannover · M. Zach, Graz · H. P. Zenner, Tübingen · F. Zepp, Mainz

Mit 239 zum Teil farbigen Abbildungen und 235 Tabellen

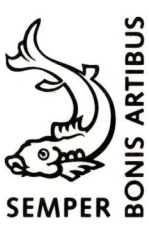

Gustav Fischer Verlag
Stuttgart · Jena · New York · 1994

Anschriften der Herausgeber

Prof. Dr. med. *Ulrich Wahn*, Heubnerweg 6, 14059 Berlin, Kaiserin-Auguste-Viktoria-Haus, Univ. Kinderklinik der FU Berlin

Prof. Dr. med. *Volker Wahn*, Universitätsklinik, Moorenstr. 5, D-40225 Düsseldorf 1

Prof. Dr. *Reinhard Seger*, Kinderspital Zürich, Universitäts-Klinik, Leiter der Abt. Immunologie/Hämatologie, Steinwiesstr. 75, CH-8032 Zürich

Geschützte Warennamen (Warenzeichen) wurden nicht zwangsläufig kenntlich gemacht. Aus dem Fehlen eines solchen Hinweises kann also nicht geschlossen werden, daß es sich um einen freien Warennamen handelt.

Wichtiger Hinweis:
Die pharmakotherapeutischen Erkenntnisse in der Medizin unterliegen laufendem Wandel durch Forschung und klinische Erfahrungen. Die Autoren dieses Werkes haben große Sorgfalt darauf verwandt, daß die in diesem Werk gemachten therapeutischen Angaben (insbesondere hinsichtlich Indikation, Dosierung und unerwünschten Wirkungen) dem derzeitigen Wissensstand entsprechen. Das entbindet den Benutzer dieses Werkes aber nicht von der Verpflichtung, anhand der Beipackzettel zu verschreibender Präparate zu überprüfen, ob die dort gemachten Angaben von denen in diesem Buch abweichen und seine Verordnung in eigener Verantwortung zu bestimmen.

Die Deutsche Bibliothek – CIP-Einheitsaufnahme

Pädiatrische Allergologie und Immunologie in Klinik und Praxis / hrsg. von U. Wahn ... Unter Mitarb. von C. Armaleo ... – 2., völlig neu bearb. und wesentlich erw. Aufl. – Stuttgart ; Jena ; New York : Fischer, 1994
  ISBN 3-437-11503-0
NE: Wahn, Ulrich [Hrsg.]; Armaleo, C.

© Gustav Fischer Verlag · Stuttgart · Jena · New York · 1994
Wollgrasweg 49 · D-70599 Stuttgart
Das Werk einschließlich aller seiner Teile ist urheberrechtlich geschützt. Jede Verwertung außerhalb der engen Grenzen des Urheberrechtsgesetzes ist ohne Zustimmung des Verlags unzulässig und strafbar. Das gilt insbesondere für Vervielfältigungen, Übersetzungen, Mikroverfilmungen und die Einspeicherung und Verarbeitung in elektronischen Systemen.
Gesamtherstellung: Graph. Großbetrieb Friedrich Pustet · Regensburg
Gedruckt auf 100 g/m² Gardapatt 13
Printed in Germany

Anschriften der Verfasser

Dr. C. Armaleo, 1 Clinico Medica, Policlinica Umberto 1, I-00161 Rom

Prof. Dr. M. Baggiolini, Theodor-Kocher-Institut, Freiestr. 1, CH-3012 Bern

Prof. Dr. C. Bauer, Kinder- und Poliklinik der TU, Kölner Platz 1, 80804 München

Prof. Dr. B. H. Belohradsky, Universitätskinderklinik, Lindwurmstr. 4, 80337 München

Prof. Dr. D. Berdel, Marienhospital, Pastor Janßen-Str. 8-38, 46483 Wesel

Prof. Dr. K. Bergmann, Robert Koch Institut, Postfach 330013, 12101 Berlin

Dr. R. Bergmann, Universitätskinderklinik der FU Berlin, Heubnerweg 6, 14059 Berlin

Prof. Dr. F. Bläker, Kinderklinik, Amsterdamer Str., 51149 Köln

Prof. Dr. S. und S. Bonini, 1 Clinico Medica, Policlinica Umberto 1, I-00161 Rom

Prof. Dr. G. R. Burmester, Medizinische Universitäts-Klinik Charité, Klinik III, Schumannstr. 20/21, 10117 Berlin

Dr. J. Bujanowski-Weber, Institut für Medizinische Mikrobiologie und Immunologie, Universitätsstr. 150, 44801 Bochum

Dr. J. Bux, Institut für Immunologie und Transfusionsmedizin, Langhausstr. 7, 35392 Giessen

Prof. Dr. B. Czarnetzki, Universitäts-Hautklinik der FU Berlin, Augustenburger Platz 1, 13353 Berlin

Prof. Dr. W. Dorsch, Klinik der Johannes – Gutenberg – Universität, Langenbeckstr. 1, 55131 Mainz

Dr. St. Dreborg, Universität in Linköping, Institut f. Pediatrics, S-58185 Linköping

B. Ehnert, Universitäts-Kinderklinik der FU Berlin, Kaiserin Auguste Victoria Haus, Heubnerweg 6, 14059 Berlin

Prof. Dr. J. H. H. Ehrich, Universitäts-Kinderklinik Charité, Klinik III, Schumannstr. 20/21, 10117 Berlin

Dr. F. Hallé, Universitäts-Kinderklinik, Abt. Immunologie/Hämatologie, Steinwiesstr. 75, CH-8032 Zürich

Dr. A. Fischer, Institut für Medizinische Mikrobiologie und Immunologie, Universitätsstr. 150, 44801 Bochum

Prof. Dr. W. Friedrich, Universitätskinderklinik, Prittwitzstr. 43, 89070 Ulm

Dr. J. Grabbe, Universitäts-Hautklinik der FU Berlin, Augustenburger Platz 1, 13353 Berlin

Dr. U. Heller, Univ. HNO-Klinik, Tübingen

Prof. Dr. W. H. Hitzig, Universitätskinderklinik, Steinwiesstr. 75, CH-8032 Zürich

Dr. G. G. Holländer, Div. of Oncology, Dana Farber Inst., Harvard Medical School, 44 Binney Street, Boston, MA 02115, USA

Dr. G. Horneff, Universitätskinderklinik, Moorenstr. 5, 40225 Düsseldorf

PD Dr. V. Kiefel, Institut für klinische Immunologie und Transfusionsmedizin, Langhansstr. 7, 35392 Giessen

Dr. M. Kjellman, Universität in Linköping, Inst. f. Pediatrics, S-581 85 Linköping

Prof. Dr. W. König, Institut für Med. Mikrobiologie und Immunologie, Universitätsstr. 150, 44801 Bochum

Prof. Dr. B. Koletzko, Kinderpoliklinik der Universität München, Pettenkoferstr. 8a, 80336 München

Dr. S. Koletzko, OÄin und Leiterin des Bereichs Gastroentologie, Pettenkoferstr. 8a, 80336 München

Prof. Dr. H. H. Kramer, Univ. Kinderklinik, Direktor der Klinik für Kinderkardiologie, Universitätsklinikum, Schwanenweg 20, 24105 Kiel

Dr. H. Kroll, Institut für Klinische Immunologie und Transfusionsmedizin, Langhansstr. 7, 35392 Giessen

Dr. S. Lau-Schadendorf, Universitätskinderklinik der FU Berlin, Kaiserin Auguste Victoria Haus, Heubnerweg 6. 14059 Berlin

Prof. Dr. H.-G. Lenard, Universitäts-Kinderklinik, Moorenstr. 5, 40225 Düsseldorf

Prof. Dr. H. Lindemann, Universitätskinderklinik, Feulgenstr. 12, 35392 Giessen

Dr. M. Mächler, Institut für Medizinische Genetik, Rämistr. 74, CH-8001 Zürich

Dr. H. Michels, Rheumakinderklinik, Fachkrankenhaus für Kinder und Jugendliche, Gehfeldstr. 24, 82467 Garmisch-Partenkirchen

Prof. Dr. A. Morell, Blutspendedienst SRK, Zentrallaboratorium, Wankdorfstr. 10, CH-3000 Bern 22

Prof. Dr. N. Mygind, University Ear-Nose and Throat-Clinic, Rijkshospitalet, DK-Kopenhagen

Dr. B. Niggemann, Universitätskinderklinik der FU Berlin, Kaiserin-Auguste-Victoria Haus, Heubnerweg 6, 14059 Berlin

Prof. Dr. H. H. Peter, Abteilung für Rheumatologie und Immunologie, Med. Universitätsklinik, Hugstetter Str., 79100 Freiburg

Dr. H. Pietsch, Universitätskinderklinik, Moorenstr. 5, 40225 Düsseldorf

C. Pohl, Univ. Kinderklinik der FU Berlin, Heubnerweg 6, 14059 Berlin

Prof. Dr. A. M. Prieur, Hôpital Necker-Enfants-Malades, 149 Rue de Sèvres, F-75743 Paris, Cedex 15

Prof. Dr. B. Przybilla, Dermatologische Klinik und Poliklinik der Universität, Fraunlobstr. 9, 80337 München

Prof. Dr. D. Reinhardt, Kinderpoliklinik der Universität, Pettenkoferstr. 8a, 80338 München
Prof. Dr. C. Rieger, Univ. Kinderklinik, Alexandrinen Str. 5, Bochum
Prof. Dr. Dr. J. Ring, Univ.-Krankenhaus Eppendorf, Haut- und Poliklinik, Martinistr. 52, 20251 Hamburg
Dr. A. Schinzel, Inst. f. Med. Genetik, Rämistr. 74, CH-8001 Zürich
PD Dr. H. Schroten, Univ. Kinderklinik, Moorenstr. 5, 40225 Düsseldorf
PD Dr. L. Schuchmann, Schwimmbadstr. 24, 79100 Freiburg
Prof. Dr. H. Schulte-Wissermann, Kinderklinik der Städt. Krankenanstalten, Lutherplatz 40, 47805 Krefeld
Prof. Dr. R. Seger, Univ. Kinderklinik, Abteilung Immunologie/Hämatologie, Steinwiesstr. 75, CH-8032 Zürich
Dr. U. Stephan, Institut f. Med. Mikrobiologie und Immunologie, Universitätsstr. 150, 44801 Bochum

Prof. Dr. S. Strobel, Hospital for Sick Children, Great Ormond Street, UK- London WCIN
Prof. Dr. H. Truckenbrodt, Rheumakinderklinik, Fachkrankenhaus für Kinder und Jugendliche, Gehfeldstr. 24, 82467 Garmisch-Partenkirchen
Prof. Dr. R. Urbanek, Universitätskinderklinik, AKH, Währinger Gürtel 18, A-1090 Wien
Prof. Dr. Th. Voit, Universitätskinderklinik, Moorenstr. 5, 400225 Düsseldorf
Prof. Dr. U. Wahn, Univ. Kinderklinik der FU Berlin, Kaiserin-Auguste-Victoria-Haus, Heubnerweg 6, 14059 Berlin
Prof. Dr. V. Wahn, Universitätskinderklinik, Moorenstr. 5, 40225 Düsseldorf
Prof. Dr. K. Welte, Kinderklinik der MHH, Postfach 61080, 30625 Hannover
Prof. Dr. M. Zach, Universitätskinderklinik, Auenbruggerplatz, A-8036 Graz
Prof. Dr. H. P. Zenner, HNO-Klinik, Tübingen
Dr. F. Zepp, Universitätskinderklinik, 65131 Mainz

Vorwort der Herausgeber zur 2. Auflage

Mit der Herausgabe der 1. Auflage eines Buches über «Pädiatrische Allergologie und Immunologie» wurde 1987 der Versuch unternommen, die wichtigsten Krankheiten des kindlichen Immunsystems unter einem «Dach» zusammenzubringen: Allergien, Immundefekte und rheumatische Erkrankungen. Obwohl dieses Konzept zumindest im deutschen Sprachraum neu war, zeigte die Reaktion der Leser eine große Akzeptanz an.

Erfreulich waren für die Herausgeber aber nicht nur die zustimmenden Kommentare, sondern auch die kritischen Anmerkungen einiger Leser, die dazu beigetragen haben, einige «Kinderkrankheiten» der 1. Auflage in der nun vorliegenden Neuauflage zu eliminieren. Wir würden uns freuen, wenn dieser Dialog mit den Lesern auch in Zukunft weiter besteht, da er uns hilft, in Zukunft weitere Verbesserungen vorzunehmen.

Die 2. Auflage ist im Vergleich zur 1. erheblich umfangreicher geworden. Dies ist zum einen Folge des rapide angewachsenen Wissens über Ätiologie und Pathogenese immunologischer Erkrankungen, zum anderen Folge einer Ausweitung der Themen, die in allen Sektionen dieses Buches zum Ausdruck kommt. Möglich wurde dies durch den engagierten Einsatz neuer Autoren, die wir für diese 2. Auflage gewinnen konnten. Allen alten und neuen Autoren zahlreicher europäischer Länder sind die Herausgeber zu großem Dank verpflichtet.

Es würde uns freuen, wenn die nun vorliegende 2. Auflage des Buches zu noch besser verstandener, zielgerichteter Diagnostik und noch effektiverer Therapie beiträgt. Dann hätte unsere Arbeit ihren Sinn nicht verfehlt.

Ulrich Wahn, Reinhard Seger, Volker Wahn

Berlin, Zürich, Düsseldorf　　　　　　　　Im Juli 1994

Vorwort der 1. Auflage

Der Terminus «Allergie» wurde 1906 von Klemens Johann von Pirquet, einem prominenten Pädiater seiner Zeit, geprägt. In den folgenden Jahrzehnten hat er einen Bedeutungswandel durchgemacht und durch Popularisierung und weite Verbreitung an Präzision verloren, so daß er bei strengen Wissenschaftlern in Mißkredit geriet. Die klinische Immunologie ist vergleichsweise eine neue Disziplin, die sich erst seit den frühen 50er Jahren entwickelte. Hier zeigte sich umgekehrt, daß die rigorose Anwendung der Prinzipien experimenteller Forschung auf Krankheiten des Menschen oft neue Einblicke in physiologische Grundmechanismen und in pathophysiologische Veränderungen des Immunsystems erlaubte. Gelegentlich konnten daraus neue Behandlungen abgeleitet werden, mit denen man als unheilbar geltenden Patienten helfen konnte, – und dies ist für den Kliniker letztlich entscheidend. Pädiater waren an derartigen Forschungen maßgebend beteiligt, wenn es um angeborene Störungen wie Immundefekte ging. Sie bemühten sich um eine «Vermenschlichung» der Untersuchungsmethoden, die für kleine Kinder erträglich gestaltet werden mußten. Der Geist v. Pirquet's lebt in dieser Denkweise weiter.

Schwieriger als diese auf einem einzigen genetischen Defekt beruhenden Leiden sind viele erworbene Erkrankungen zu untersuchen, deren Ätiologie multifaktoriell und deren klinische Manifestation vielgestaltig ist. Die Anwendung der bei den ersteren ausgearbeiteten Untersuchungsmethoden brachte auch hier wesentliche Fortschritte. Ein wichtiger Schritt war die chemische Identifikation der bisher nur funktionell definierten «Reagine» mit dem besonderen Immunglobulin IgE. Man kann vereinfachend von einem Brückenschlag zwischen der bis anhin auf dem Boden klinischer Empirie stehenden Allergologie und der experimentell fundierten Immunologie sprechen.

Eine neue Generation von Pädiatern ist nun herangewachsen, die nach gründlicher Schulung in beiden Spezialdisziplinen bereit ist, eigene klinische Beobachtungen zu sammeln und mit eigenen experimentellen Untersuchungen zu vertiefen. Die Deutsche Gesellschaft für Kinderheilkunde und die Schweizerische Gesellschaft für Pädiatrie haben vor einigen Jahren die Notwendigkeit erkannt, diese Leute zusammenzuführen und zu Gedankenaustausch und gemeinsamer Arbeit anzuregen. Die diesem Zweck dienende «Arbeitsgemeinschaft Pädiatrische Immunologie» trifft sich seit 1984 jeden Frühling im Begegnungszentrum der «Kartause Ittingen» bei Frauenfeld (Schweiz) zu einer zweitägigen Klausur. Das Konzept zu dem heute vorliegenden Buch wurde durch Gespräche am Rande dieser Tagungen wesentlich gefördert. Fast alle Autoren sind Mitglieder des «Ittinger Arbeitskreises», der darin eines seiner wichtigsten Anliegen bestätigt findet.

Dieser Band füllt eine Lücke im internationalen Rahmen, vor allem aber im deutschen Sprachgebiet, wo es zur Zeit kein vergleichbares Werk gibt; an seinem Erfolg ist daher kaum zu zweifeln. Darüber hinaus möchte ich wünschen, daß ihm weitere zeitgemäße Darstellungen aus der pädiatrischen Immunologie folgen werden, welche geeignet sind, die Gesundheit unserer Kinder zu verbessern.

Zürich, Mai 1987 Walter H. Hitzig

Inhalt

Anschriften der Autoren V
Vorwort zur 2. Auflage VII
Vorwort der 1. Auflage VIII

I. Grundlagen

1 Aufbau und Funktion des Immunsystems
   G. Holländer, R. A. Seger 3
2 Die Entwicklung des Immunsystems beim Menschen
   W. H. Hitzig 51
3 Entzündung
   M. Baggiolini 57
4 Grundlagen und Mechanismen der allergischen Reaktion
   W. König, A. Fischer, U. Stephan, J. Bujanowski-Weber 65
5 Autoimmunität, HLA-Assoziationen
   G.-R. Burmester 82
6 Ernährung und Immunfunktion
   B. Koletzko, H. Schroten 95

II. Allergische Erkrankungen, Allgemeiner Teil

Diagnostik

7 Epidemiologie allergischer Erkrankungen im Kindesalter
   K. E. Bergmann, N.-M. I. Kjellman, R. L. Bergmann, U. Wahn 104
8 Allergene, Allergennachweis
   S. Lau-Schadendorf, U. Wahn 116
9 Die allergologische Anamnese
   R. L. Bergmann, U. Wahn 123
10 Hauttestung im Kindesalter
   S. Dreborg 128
11 Allergologische Labordiagnostik
   R. Urbanek, U. Wahn 132
12 Konjunktivaler Provokations-Test
   R. Urbanek 140
13 Nasaler Provokationstest
   D. Berdel 142
14 Lungenfunktionsprüfungen im Kindesalter
   W. Dorsch, B. Niggemann 147
15 Methoden zur Messung der bronchialen Reaktivität
   M. Zach, B. Niggemann 150
16 Inhalative Provokation mit Allergenextrakten
   W. Dorsch 154
17 Orale Nahrungsmittelprovokationen
   B. Niggemann, U. Wahn 157

Therapie

18 Provokationsproben bei Insektengift-Allergie
   R. Urbanek 159
19 Atopie-Früherkennung und -Prophylaxe
   M. Kjellman 161
20 Elimination von Innenraumallergenen
   S. Lau-Schadendorf, B. Ehnert, U. Wahn . . . 167
21 Pharmakotherapie allergischer Erkrankungen
   D. Reinhardt, B. Niggemann 172
22 Die Hyposensibilisierung
   U. Wahn 183
23 Impfungen bei allergischen Kindern
   U. Wahn 190
24 Die Rolle von Diäten in der Vorbeugung und Behandlung allergischer Erkrankungen
   C. Pohl, U. Wahn 193

II. Allergische Erkrankungen, Spezieller Teil

Auge

25 Okuläre Allergien
   S. Bonini, C. Armaleo 199

Atemwege

26 Allergische Rhinitis
   N. Mygind, U. Heller, H. P. Zenner 202
27 Krupp und Allergie
   M. Zach 210
28 Asthma bronchiale
   D. Reinhardt 211
29 Allergische Alveolitis und allergische bronchopulmonale Aspergillose
   H. Lindemann 229

Haut

50 Urtikaria
   U. Wahn 235
31 Photoallergien
   J. Grabbe, B. Czarnetzki 240
32 Das atopische Ekzem
   B. Czarnetzki, J. Grabbe 243
33 Kontaktallergien
   J. Grabbe, B. Czarnetzki 251

Reaktionen auf Nahrungs-Bestandteile

34 Allergien gegen Nahrungsmittel
   S. Strobel, U. Wahn 254
35 Zöliakie (Gluteninduzierte Gastroenteropathie)
   S. Strobel 263

36 Pseudo-allergische Nahrungsmittel-Unverträglichkeiten durch Konservierungsmittel und Farbstoffe
J. Ring 267

Systemische Reaktionen allergischer und pseudoallergischer Genese

37 Anaphylaxie
C. Bauer, V. Wahn 273
38 Allergische Reaktionen auf Insektenstiche
R. Urbanek 277
39 Allergische und pseudo-allergische Arzneireaktionen
B. Przybilla, J. Ring 283

III. Störungen der Immunabwehr, Allgemeiner Teil

Diagnostik

40 Diagnostisches Vorgehen bei Verdacht auf Abwehrschwäche
V. Wahn, R. A. Seger 291
41 Pränatale und Genträger-Diagnostik angeborener Immundefekte
M. Mächler, A. Schinzel 299

Therapie

42 Immunglobulin – Substitutionstherapie
A. Morell 313
43 Die Behandlung angeborener Immundefekte durch Knochenmarktransplantation
W. Friedrich 317
44 Impfungen bei primären und sekundären Immundefekten
B. H. Belohradsky 325

III. Störungen der Immunabwehr, Spezieller Teil

45 Störungen der humoralen Immunität (B-Zellen)
A. Morell 335
46 Störungen der zellulären Immunfunktion (T-Zellen)
F. Zepp, H. Schulte-Wissermann 345
47 (Schwere) Kombinierte Immundefekte (B- und T-Zellen)
W. Friedrich 370
48 Granulozyten- und Makrophagendefekte
R. A. Seger 378
49 Kongenitale Neutropenien
K. Welte 387
50 Milzverlust und Immundefekt
H. Schulte-Wissermann 395

51 Komplementdefekte
V. Wahn 401
52 Das Hyperimmunglobulin-E-Syndrom (Hiob oder Buckley Syndrom)
B. H. Belohradsky 406
53 Störungen der lokalen Immunität der Schleimhäute
C. Rieger 410
54 HIV-Infektion und AIDS
V. Wahn 415

IV. Systemische Autoimmun- und rheumatische Erkrankungen, Allgemeiner Teil

Diagnostik

55 Differentialdiagnose kindlicher Arthritiden
L. Schuchmann, V. Wahn 435

Therapie

56 Antiinflammatorische und immunmodulatorische Therapie
G. Horneff, V. Wahn, G. R. Burmester 441

IV. Systemische Autoimmun- und rheumatische Erkrankungen, Spezieller Teil

57 Juvenile rheumatoide Arthritis
V. Wahn 455
58 Spondylarthritiden im Kindesalter
A. M. Prieur, F. Hallé 468
59 Arthritiden bei chronischen Darmerkrankungen
S. Koletzko 478
60 Systemischer Lupus erythematodes
V. Wahn, H. Pietsch 483
61 Idiopathische entzündliche Myopathie, Polymyositis und Dermatomyositis
Th. Voit, H.-G. Lenard 495
62 Vaskulitiden
C. Rieger, H. H. Peter 506
63 Sklerodermie und verwandte Erkrankungen
H. Michels, H. Truckenbrodt 519
64 Immunreaktionen gegen Blutzellen
H. Kroll, J. Bux, V. Kiefel 530
65 Systemische und rheumatische Erkrankungen mit Nierenbeteiligung
J. H. H. Ehrich, F. Bläker 543
66 Herzbeteiligung bei rheumatischen Erkrankungen
H. H. Kramer 549
67 Rheumatische Erkrankungen und Affektionen der Leber
S. Koletzko 557

Farbtafeln

Farbabbildungen 1–24
   auf den Farbtafeln I–IV zwischen 260/261

Farbabbildungen 25–48
   auf den Farbtafeln V–VIII zwischen 420/421

Farbabbildungen 49–72
   auf den Farbtafeln IX–XII zwischen 532/533

Register 565

I Grundlagen

1 Aufbau und Funktion des Immunsystems

G. Holländer, R. A. Seger

Die zentrale Funktion des Immunsystems besteht zweifelsfrei darin, den Körper vor Fremdstoffen zu schützen. Historisch wurde die Aufgabe des Immunsystems als Schutz gegen Infektionen und im speziellen als Abwehr gegenüber einem breiten Spektrum mikrobieller Erreger definiert: Bakterien, Viren, Pilze, ein- und mehrzellige Parasiten. Heute wird zu dieser Aufgabe auch die gerichtete Abwehr gegenüber nicht-infektiösen, körperfremden Makromolekülen gezählt. Gesunde Individuen schützen sich gegenüber dieser Vielfalt schädlicher Substanzen durch unterschiedliche, doch miteinander kooperierende zelluläre und humorale Abwehrmechanismen. In ihrer Gesamtheit bilden sie die beiden sich funktionell ergänzenden Systeme der unspezifischen (natürlichen) und der spezifischen (erworbenen) Immunität (Tabelle 1/1). Fremdstoffe, welche eine spezifische Immunantwort auslösen können, werden als Antigene bezeichnet. Einer solchen Antwort liegt die Fähigkeit des Immunsystems zu Grunde, zwischen Selbst und Fremd unterscheiden zu können. Diese differenzierte Leistung wird von Lymphozyten und ihren sezernierten Produkten (z. B. Antikörpern) wahrgenommen. Dabei erfolgt die Erkennung von Fremd durch komplexe Rezeptorsysteme, welche gleichzeitig auch die Spezifität einer solchen Abwehrreaktion gewährleisten. Lymphozyten werden durch Antigene aktiviert, beginnen zu proliferieren und differenzieren schließlich zu potenten Effektorzellen. Im Zusammenwirken mit der unspezifischen Immunabwehr – bestehend aus dem Komplementsystem, den Phagozyten, den Natürlichen Killer Zellen und einer Vielzahl von Zytokinen – kommt es schließlich idealerweise zur Beseitigung der Fremdstoffe. Dabei unterstützt und vervollständigt die spezifische Immunabwehr die Abwehrleistung der unspezifischen Immunität. Gleichzeitig führt die spezifische Immunität gegenüber einem bestimmten Antigen zur Fähigkeit, bei Reexposition schneller, vermehrt und spezifischer gegenüber demselben Antigen reagieren zu können (immunologisches Gedächtnis).

Unser wachsendes Verständnis für die komplexe Physiologie der Immunantwort gegenüber Fremdstoffen läßt jedoch gleichzeitig erkennen, daß das Immunsystem durch eine unverhältnismäßige (Beispiel: Allergie) oder falsch gerichtete (Beispiel: Autoimmunität) Abwehrantwort ebenfalls in der Lage sein kann, großen und gelegentlich irreversiblen Schaden zu setzen. Eine genaue Kenntnis der zellulären und der humoralen Abläufe ist deshalb Voraussetzung für gezielte therapeutische Eingriffe im Rahmen immunpathologischer Vorgänge. Im folgenden Kapitel sollen die verschiedenen Abwehr- und Effektorsysteme des Immunsystems zunächst einzeln dargestellt werden, bevor der konzertierte Ablauf einer normalen Immunantwort aufgezeichnet wird.

1.1 Das B-Zell System

Die zentrale Bedeutung der B-Lymphozyten für das Immunsystem liegt in ihrer Fähigkeit, Antikörper zu bilden

Tab. 1/1: Die unspezifische und spezifische Immunität

	unspezifisch	spezifisch
physiko-chemische Barrieren	Haut und Schleimhäute	Haut- und Schleimhaut-assoziiertes lymphatisches Gewebe, sekretorische Antikörper
lösliche Faktoren	Komplementsystem Akutphasen-Proteine Zytokine von Monozyten/Makrophagen gebildet	Antikörper Zytokine von Lymphozyten gebildet
zelluläre Faktoren	Granulozyten Monozyten/Makrophagen Natürliche Killer-Zellen	Lymphozyten

und zu sezernieren, welche ihrerseits Antigene unterschiedlicher Zusammensetzung direkt mit hoher Affinität binden können. Das B-Zell System ist so hauptsächlich verantwortlich für die humorale Immunabwehr. Antikörper finden sich sowohl an der Oberfläche von B-Lymphozyten als auch in unterschiedlichen Körperflüssigkeiten. Ihre Synthese ist die Antwort des Immunsystems auf Substanzen, welche als fremd wahrgenommen werden. Antikörper können auf Grund ihrer biochemischen Zusammensetzung und ihrer makromolekularen Struktur in Klassen und Subklassen mit jeweils unterschiedlichen biologischen Funktionen eingeteilt werden.

1.1.1 Die B-Zell Entwicklung

Im Vergleich zu den Vögeln, bei denen B-Lymphozyten in der Bursa Fabricii gebildet werden, findet sich beim Säugetier kein primäres lymphatisches Organ, das ausschließlich für die Proliferation und Differenzierung von unreifen lymphoiden Zellen zu funktionellen B-Lymphozyten verantwortlich ist. Die ersten Vorläuferzellen des B-Zell Systems können bei menschlichen Föten mit Beginn der 8. Gestationswoche in der Leber nachgewiesen werden. Im weiteren Verlauf der Entwicklung beginnt dann ab der 20. Gestationswoche ebenfalls das Knochenmark mit der Lymphopoiese von B-Zellen. Postnatal werden B-Lymphozyten in der Regel nur noch im Knochenmark gebildet.

Die Entwicklung lymphatischer Vorläuferzellen zu reifen B-Lymphozyten ist ein gerichteter Vorgang, der unter anderem durch die Oberflächenexpression einer Anzahl von Differenzierungsantigenen und durch die somatische Rekombination der Gene für die Immunglobuline gekennzeichnet ist (Abbildung 1/1). Die Differenzierungsantigene werden definitionsgemäß nach *clusters of differentiation* (CD) eingeteilt. Zur Zeit sind über 20 biochemisch unterschiedliche Moleküle an der Zelloberfläche und im Zytoplasma von unreifen und reifen B-Lymphozyten bekannt, welche die Zuordnung dieser Zellen zum B-Zellsystem erlauben. Einige dieser Marker sind in ihrer Funktion bereits näher definiert: CD10 ist eine membranassoziierte Endopeptidase; CD19 und CD20 scheinen für die B-Zell Aktivierung von Bedeutung zu sein; CD21 gilt gleichzeitig als Rezeptor für das Epstein-Barr Virus, für Spaltprodukte der dritten Komplementkomponente (iC3b und C3dg) und für CD23; CD23 selbst dient als Rezeptor für IgE und CD25 entspricht der leichten Kette des Interleukin-2 Rezeptors. CD40 ist ein 47 kDa Glycoprotein, welches unter anderem für den durch T-Zellen vermittelten Wechsel des Antikörperisotyps (sogenannter *class switch*) mitverantwortlich zeichnet. Die molekulare Struktur von CD40 zeigt große Homologie zum Rezeptor für den Tumor Nekrosis Faktor. Die Vernetzung von CD40 an der Oberfläche von B-Zellen beeinflußt ebenfalls die homotypische Adhäsion durch LFA-1 (*Leukocyte-Function-associated Antigen-1*), verhindert den programmierten Zelltod von B-Zellen im Bereich der Keimzentren und fördert die Ausbildung von Gedächtniszellen. CD40 bindet sich an der Oberfläche von aktivierten T Zellen physiologischerweise an ein Glykoprotein von 30–39 kDa (genannt CD40 Ligand, CD40L), das eine

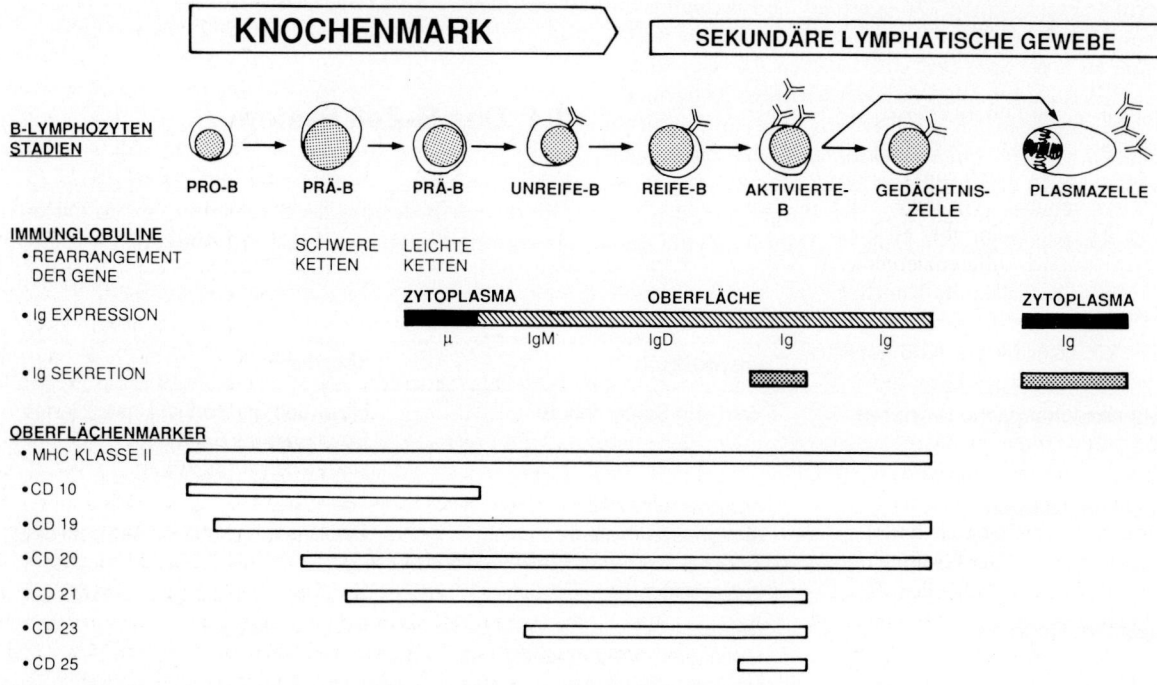

Abb. 1/1: Die B-Lymphozytenentwicklung (vereinfacht)

Ähnlichkeit zum Tumor Nekrosis Faktor-α aufweist und durch ein auf dem X-Chromosom gelegenen Gen kodiert wird. Mehrere unterschiedliche Mutationen sind für diesen Liganden bekannt, welche den immunologisch wichtigen class switch verunmöglichen und so zum klinischen Bild des X-chromosomalen Hyper-IgM Syndroms führen (vergleiche Seite 342). Die Funktion der meisten anderen phänotypischen Marker ist weiterhin unbekannt.

Pro-B-Zellen sind die frühesten, definierten Vorläuferzellen der B-Lymphozyten-Reihe und als solche durch die Expression einer Anzahl von Markermolekülen gekennzeichnet (vergleiche Abbildung 1/1). Aus diesen Zellen gehen die **prä-B-Zellen** hervor. Diese Vorläuferzellen sind durch die erfolgreiche Umlagerung (rearrangement) jener chromosomalen DNS-Abschnitte gekennzeichnet, welche für die schwere Kette der Immunglobuline M kodieren. Der Nachweis von ausschließlich schweren Immunglobulinketten im Zytoplasma gilt somit als typisches Merkmal für dieses Stadium der B-Zell Entwicklung. Prä-B Zellen finden sich postnatal einzig im Knochenmark, wo sie zu weniger als 5% zur Gesamtzellzahl beitragen. Im weiteren Verlauf der Ontogenese reifen kleine prä-B Zellen zu **B-Lymphozyten** aus, welche nun Immunglobuline an ihrer Oberfläche tragen. Um diesen Differenzierungsschritt vollziehen zu können, werden nun auch die Gene der leichten Immunglobulinketten rearrangiert. Ihre Transkription zu funktioneller Boten-RNS (messenger RNS = mRNS) und die darauf folgende Translation führen zur Bildung der leichten Immunglobulinketten und somit schließlich zur Oberflächenexpression von vollständigen Antikörpermolekülen. Diese neugebildeten Immunglobuline sind zunächst vom IgM Isotyp (frühe B-Zellen). Durch differenziertes Spleißen der mRNS sind reife B-Zellen später auch in der Lage, IgM und IgD Antikörper gleichzeitig an ihrer Zelloberfläche zu exprimieren.

Die einzelnen Differenzierungsschritte von der haematopoietischen Stammzelle zur reifen B-Zelle werden im Knochenmark durch eine Anzahl von bekannten Zytokinen beeinflußt (vergleiche Seite 40, Abbildung 1/20). Gleichzeitig scheint aber auch der direkte Kontakt zwischen den sich differenzierenden B-Zellen und den mesenchymalen Zellen des Knochenmarks und ihrer Matrix von Bedeutung zu sein. In Anlehnung an tierexperimentelle Untersuchungen wird geschätzt, daß das Knochenmark eines Erwachsenen 150×10^9 B-Lymphozyten pro Tag neu bildet.

B-Lymphozyten wandern aus dem Knochenmark aus und können anschließend sowohl im peripheren Blut (10–15% der Lymphozyten) als auch in definierten Regionen der sekundären lymphatischen Gewebe nachgewiesen werden. Der Großteil der B-Lymphozyten befindet sich in einem ruhenden Zustand des Zellzyklus (G_0). Durch den geeigneten Kontakt mit Antigen werden die B-Lymphozyten aktiviert, beginnen zu proliferieren und differenzieren schließlich zu Effektorzellen der humoralen Immunabwehr (Plasmazelle). Die Menge Antigen, welche eine solche Aktivierung zu initiieren vermag, kann besonders dann sehr gering sein, wenn das Antigen von Antigen-präsentierenden Zellen (APZ) den B-Zellen dargeboten wird. Unter solchen Bedingungen werden zusätzlich zu den antigenbindenden, zellständigen IgM auch andere Membranmoleküle wie CD19 an der Oberfläche von B-Lymphozyten vernetzt. Die Verwendung von CD19 resultiert in einer vielfach verbesserten Effizienz der B-Zell Aktivierung: Das Binden von Antigen an 100 oder weniger IgM Moleküle, was 0.03% aller zellständigen IgM entspricht, kann bereits zur Aktivierung einer einzelnen B-Zelle ausreichen, während in Abwesenheit von CD19 normalerweise die hundertfache Menge von IgM notwendig ist. CD19 kann sich ferner an der Oberfläche von B-Zellen mit CD21 und einem als TAPA-1 (*Target for Anti-Proliferative Antibody-1*) bezeichneten Oberflächenprotein zu einer gemeinsamen Funktionseinheit assoziieren. Dieser trimolekulare Komplex erlaubt den B-Zellen durch bereits geringe Mengen von Antigen-Komplexe aktiviert zu werden. Auf diese Weise bilden CD19, CD21 und TAPA-1 auch eine molekulare Einheit, welche das B-Zell System funktionell mit dem Komplement System verbindet. Die physiologische Bedeutung für die Interaktion dieser zwei immunologischen Effektorsysteme liegt unter anderem in der Beobachtung begründet, daß Patienten mit Komplementmangel in ihrer spezifischen Antikörperantwort beeinträchtigt sein können. Aktivierung und die weiteren Stadien – Proliferation und Differenzierung – unterstehen gleichfalls einer präzisen, doch noch nicht in all ihren Zusammenhängen definierten Regulation durch Zytokine (Abbildung 1/2). So wirken Interleukin-1 (IL-1) von APZ und Interleukin 4 (IL-4) von T-Zellen stimulierend auf die durch Antigene bereits aktivierten B-Lymphozyten. Diese B-Zellen nehmen in der Folge an Größe zu und treten in den Zellzyklus (G_1) ein. IL-4 bedingt ferner an der Oberfläche von B-Zellen die Zunahme der Expression von MHC Klasse II Molekülen und Fc-Rezeptoren für IgE (CD23) und fördert die Bildung von IgE und IgG_1 Antikörpern. Durch die Wirkung von IL-4 werden B-Lymphozyten auch gegenüber Signalen empfänglich, welche für die weitere Zellproliferation und -differenzierung wichtig sind. So können dann Interleukin-2 (IL-2) und Interleukin-5 (IL-5) anschließend als Wachstums- und Differenzierungsfaktoren auf die weitere Entwicklung der aktivierten B-Lymphozyten Einfluß nehmen. IL-5 fördert die Sekretion von Immunglobulinen, insbes. IgA. Die Differenzierung zu antikörperbildenden Plasmazellen wird schließlich ebenfalls durch Interleukin-6 (IL-6) reguliert, ein Zytokin, welches selbst keine wachstumsstimulierenden Eigenschaften besitzt. Ferner scheint die Differenzierung von B-Zellen zu antikörper-sezernierenden Effektorzellen ebenfalls durch Interferon-γ (IFN-γ) beeinflußt zu werden.

Die Interaktion der zellständigen Immunglobuline mit dem für sie spezifischen Antigen führt unter Mithilfe von APZ und T-Helferzellen mit ihren löslichen Produkten

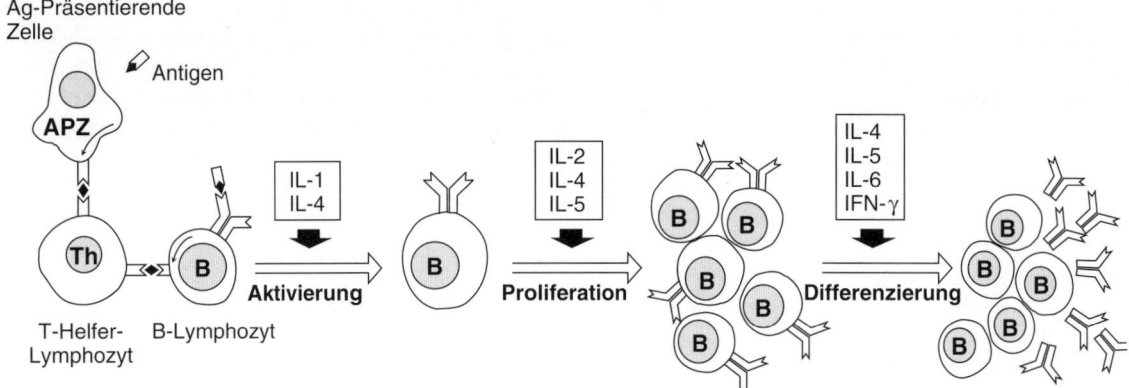

Abb. 1/2: Die B-Lymphozytenaktivierung (vereinfacht)

(oder seltener direkt) zur Aktivierung von B-Lymphozyten. In der Folge differenzieren diese B-Lymphozyten entweder zu antikörpersezernierenden Effektorzellen der humoralen Immunantwort oder sie entwickeln sich zu Gedächtniszellen des B-Zellsystems. Die genauen zell- und molekularbiologischen Einflüsse, welche über die Wahl zu diesen unterschiedlichen Differenzierungsvorgänge entscheiden, sind gegenwärtig noch unvollständig aufgeklärt.

Die Antikörper an der Oberfläche von B-Lymphozyten nehmen zwei unterschiedliche Funktionen gleichzeitig wahr. Einerseits dienen sie als transmembranöse Rezeptormoleküle, welche Signale zur Zellaktivierung transduzieren können. Hierzu assoziieren die zellständigen Immunglobuline mit (mindestens) zwei weiteren membrangebundenen Proteinen (Igα: 47 kDa und Igβ: 37 kDa) zu einem transmembranösen Rezeptorkomplex, welcher in Struktur und Funktion Ähnlichkeit zum T-Zell Antigenrezeptor aufweist (vergleiche Seite 15). Die Erkennung und Bindung von Antigen führt zur Brückenbildung der zellständigen Rezeptorkomplexe und initiiert eine Kaskade von biochemischen Veränderungen (Zunahme der intrazellulären Konzentration von Kalzium, Metabolisierung von Inositoltriphosphat, Tyrosinphosphorylisierung von unterschiedlichen Proteinen u.a.m.), welche schließlich zur spezifischen Transskription einzelner Gene führen. Andererseits vermitteln die zellständigen Antikörper die Aufnahme der gebundenen Antigene ins Zellinnere. Die so inkorporierten Fremdproteine können enzymatisch zu Peptiden gespalten werden und sich dann an MHC Klasse II Moleküle binden. Der dabei entstandene Komplex aus Selbst (MHC) und Fremd (Antigen) kann anschließend an der B-Zelloberfläche exprimiert und dort von T-Zellen erkannt werden. Zusätzlich zu ihrer Eigenschaft als Effektorzellen der humoralen Immunantwort funktionieren B-Lymphozyten auf diese Weise auch als Antigen-präsentierende Zellen (siehe Seite 30).

Während der Differenzierung zur Immunglobulin-sezernierenden B-Zelle und Plasmazelle bleibt die Spezifität der synthetisierten Antikörper stets unverändert, obwohl jede einzelne B-Zelle im Verlauf ihrer Entwicklung unterschiedliche Isotypen bilden kann (siehe unten). Dieser Wechsel in der Synthese von IgM zu anderen Isotypen (sogenannter *class switch*) wird durch verschiedene Einflüsse reguliert. So sind die Antigene selbst, die Interaktion mit T-Lymphozyten und ihren löslichen Produkten oder der anatomische Ort der antigenvermittelten B-Zell Aktivierung mitverantwortlich, welche Klasse von Antikörpern vornehmlich gebildet wird. Experimentelle Studien bei Labortieren weisen darauf hin, daß solche Isotypenwechsel auch unabhängig von äußeren Einflüssen erfolgen können, weshalb zusätzlich intrinsische Faktoren für die Wahl eines bestimmten Antikörper-Isotyps postuliert werden müssen. Dieser Prozeß des class switch ist von zentraler immunbiologischer Bedeutung, da sich die einzelnen Isotypen in ihrer Effektorfunktion deutlich unterscheiden (Tabelle 1/2). Die **Plasmazellen** stehen schließlich als differenzierteste Effektorzellen am Ende der Entwicklung der B-Lymphozyten-Reihe. Obwohl bis zu einem Drittel ihrer ganzen Eiweißsynthese zur Bildung von Immunglobulinen verwandt wird, weisen Plasmazellen typischerweise keine Immunglobuline an ihrer Oberfläche auf.

Die Exposition gegenüber einem Neuantigen kann nach einer zeitlichen Verzögerung von bis zu 14 Tagen zur Bildung von spezifischen Antikörpern führen, welche dann auch im Serum nachgewiesen werden können. Eine solche primäre Immunantwort setzt sich anfänglich aus Antikörpern des IgM-Isotyps zusammen und wird erst wenige Tage später durch die Bildung von spezifischem IgG gefolgt. Typischerweise sind Ausmaß und Anstieg des Antikörpertiters bei einer primären Immunantwort deutlich kleiner als bei Reexposition gegenüber demselben Antigen. Diese anamnestische Immunantwort wird als Sekundärreaktion bezeichnet und führt bereits nach deutlich kürzerer Zeit zu einem IgG Antikörpertiter, welcher höher ist als jener der Primärreaktion (Abbildung 1/3). Im Rahmen der Sekundärreaktion werden jene B-Lymphozyten bevorzugt stimuliert, deren Immunglo-

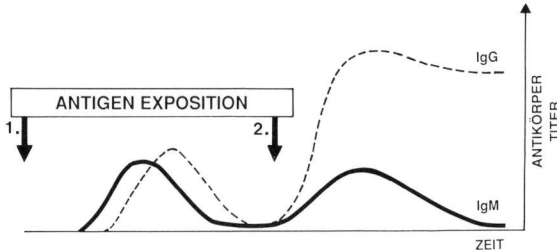

Abb. 1/3: Die primäre und sekundäre Antikörper-Antwort

buline eine höhere Affinität für das Antigen aufweisen. Eine solche verbesserte Affinität kommt durch somatische Mutationen im Bereich der Gene für die variablen Abschnitte der leichten und schweren Ketten zustande, ein Vorgang, der als Affinitätsreifung bezeichnet wird. Es handelt sich dabei in der Regel um DNS-Punktmutationen im Bereich der variablen Region, welche während der Primärantwort entstanden sind. Diese Mutationen führen zu einer veränderten Aminosäurensequenz und damit auch zur partiellen Änderung der makromolekularen Struktur im Bereich der Antigenbindungsstellen. Die Proliferation der B-Zellen ist notwendig, jedoch nicht ausreichend um den Mechanismus der somatischen Mutation zu initiieren. Sekundärreaktionen sind schließlich auch dadurch charakterisiert, daß nun allgemein kleinere Antigenmengen und weniger Hilfe durch T-Zellen zur Aktivierung der humoralen Abwehr benötigt werden. **B-Gedächtniszellen** ermöglichen diese verbesserte Effizienz in der Immunantwort gegenüber Antigenen, welche bereits zu einem früheren Zeitpunkt dem Immunsystem präsentiert wurden. Die B-Gedächtniszellen lassen sich auf Grund ihrer phänotypischen Eigenschaften von antikörpersezernierenden B-Lymphozyten und Plasmazellen unterscheiden (Abbildung 1/1). Das Phänomen der immunologischen Gedächtnisleistung läßt sich einerseits durch die Gegenwart von sensibilisierten, langlebigen B-Lymphozyten erklären, welche noch Jahre nach Antigenexposition für die beschriebenen Eigenheiten der Sekundärreaktion verantwortlich gemacht werden können. Andererseits wird vermutet, daß eine kontinuierliche Exposition des B-Zellsystems gegenüber kleinen Mengen von Antigenen zur Bildung eines immunologischen Gedächtnisses führen kann, ohne daß die hierfür spezialisierten Zellen notwendigerweise eine verlängerte Lebensdauer besitzen. Die follikulär dendritischen Zellen der Keimzentren des sekundären lymphatischen Gewebes scheinen dabei die Aufgabe der kontinuierlichen Antigenpräsentation zu übernehmen. An der Oberfläche ihrer verästelten Zellausläufer sind Antigen-Komplement-Antikörper Komplexe lokalisiert, welche von B-Lymphozyten erkannt werden und so fortlaufend eine Aktivierung zu Gedächtniszellen ermöglichen.

Während der Ausbildung des humoralen Immunsystems findet ein Prozeß der Toleranzbildung statt, der die Synthese von Autoantikörpern verhindern soll. Die genauen zellulären Vorgänge, welche hierfür eine Rolle spielen, sind im Einzelnen noch unbekannt. Die Induktion zur Toleranz sollte jedoch sinnvollerweise sowohl zum Zeitpunkt der B-Zell-Entwicklung als auch später bei der Ausbildung reifer B-Lymphozyten stattfinden können.

1.1.2 Die Immunglobuline

Die Immunglobulinstruktur

Immunglobuline dienen als Effektormoleküle der humoralen Immunantwort. Die Wirkung von Antikörpern kann in zwei unterschiedliche Funktionen aufgeteilt werden, die sich ebenfalls in der makromolekularen Struktur der Immunglobuline widerspiegeln: (1) Immunglobuline erkennen und binden Antigene und (2) Immunglobuline vermitteln die Interaktion mit weiteren Molekülen und Zellen des Immunsystems. Die **Grundstruktur** der Antikörper entspricht einem Tetramer und besteht aus zwei identischen Paaren von leichten und schweren Polypeptiden. Die einzelnen Ketten werden durch kovalente und nicht-kovalente Bindungen zusammengehalten (Abbildung 1/4). Jede einzelne Kette besteht aus einem konstanten Anteil und aus einem variablen (polymorphen) Abschnitt, welcher für die Spezifität des Antikörpers verantwortlich zeichnet. Diese konstanten und variablen Regionen sind jeweils durch eigene Gene kodiert. Die Antigenbindungsstellen am N-terminalen Ende der Immunglobuline werden von leichten und schweren Ketten gemeinsam gebildet und erkennen beidseits dieselben antigenen Determinanten (Epitope). Die übrigen immunbiologischen Effektorfunktionen der Antikörper werden im Gegensatz hierzu ausschließlich durch den C-terminalen Abschnitt der schweren Ketten bedingt. Immunglobuline können ferner durch Hydrolyse mit Papain in zwei funktionell unterschiedliche Abschnitte aufgespalten werden: Der N-terminale Abschnitt des Moleküls wird als Fab Fragment (**A**ntigen **b**indendes Fragment) bezeichnet, während der übrige Anteil der Immunglobuline auf Grund seiner leichten Kristallisierbarkeit (**c**) als Fc Fragment umschrieben wird. Der Fc Abschnitt der Immunglobuline dient Funktionen wie der Aktivierung des Komplementsystems und der Bindung an unterschiedliche Zellen des Immunsystems und seine Struktur ist bestimmend für den diaplazentaren Durchtritt von IgG.

Die leichten und schweren Ketten der Immunglobuline bestehen aus einer unterschiedlichen Anzahl von Untereinheiten, den sogenannten **Domänen**. Die einzelnen Domänen werden aus ungefähr 110 Aminosäuren gebildet und besitzen intramolekuläre Disulfidbrücken, welche jedem dieser Abschnitte eine globuläre Struktur verleihen. Leichte Ketten werden aus einer Domäne in der variablen Region und einer zweiten Domäne in der konstanten Region zusammengesetzt. Schwere Ketten bestehen ebenfalls aus einer Domäne im variablen Abschnitt des Moleküls während ihre konstante Region sich aus drei (IgA,

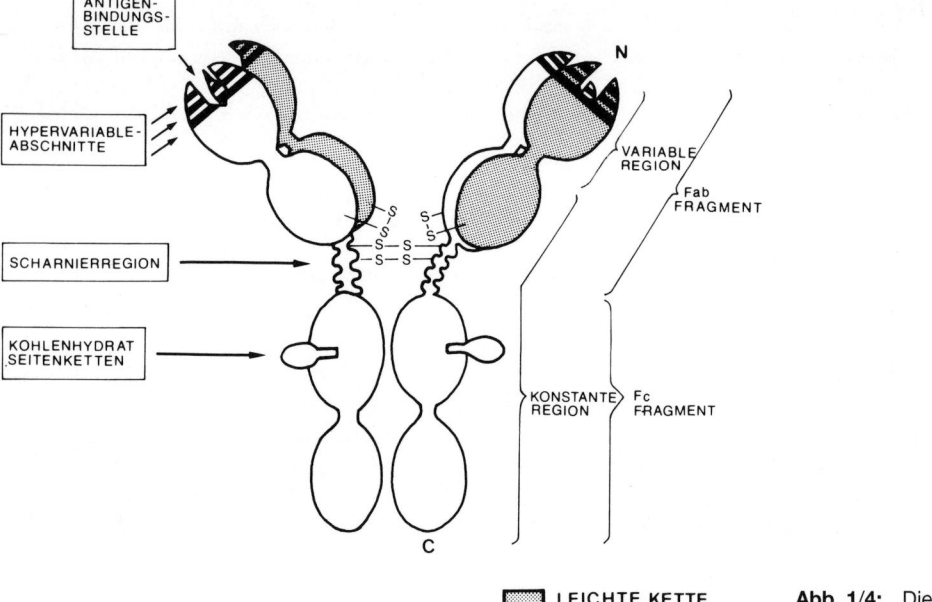

Abb. 1/4: Die Immunglobulin-Grundstruktur

IgD und IgG) beziehungsweise vier Domänen (IgM und IgE) zusammengesetzt. Phylogenetisch mag primär ein einzelnes Gen für eine solche Domäne bestanden haben. Im Verlaufe der Evolution könnte es zu Genduplikationen gekommen sein, so daß nun Immunglobuline und andere wichtige Moleküle an der Oberfläche von T- und B-Zellen aus einer oder mehreren solchen Untereinheiten zusammengesetzt sind (Immunglobulin-Gen Superfamilie).

Die **leichten Ketten** sind Polypeptide von ungefähr 220 Aminosäuren Länge und werden auf Grund ihrer konstanten Region in zwei unterschiedliche Typen, ϰ und λ, eingeteilt. Die leichten Ketten werden durch Gene kodiert, welche auf unterschiedlichen Chromosomen lokalisiert sind (ϰ: 2p12; λ: 22q11). Beim Menschen ist nur ein Gen für die konstante Region der ϰ-Kette bekannt, während für den entsprechenden Abschnitt der λ-Kette 6 unterschiedliche Gene verantwortlich zeichnen. Die einzelnen Moleküle der Immunglobuline setzen sich jeweils nur aus einem einzigen Typ leichter Ketten zusammen, wobei ϰ- und λ-Ketten im Verhältnis von 3:7 Verwendung finden. Ein funktioneller Unterschied zwischen beiden Ketten ist nicht bekannt. Die variable und die konstante Region der leichten Ketten sind durch eine besondere Aminosäurensequenz verbunden, welche eine ausgesprochene Flexibilität und im Besonderen eine Rotationsbewegung der Antigen-bindenden Domänen zum übrigen Teil des Moleküls erlaubt. Diese Eigenschaft ist für die biologische Funktion der Antikörper von vorrangiger Bedeutung.

Die **schweren Ketten** lassen sich auf Grund ihrer Aminosäurensequenz, Glykosylierung und biologischen Effektorfunktion in 5 Isotypen unterscheiden: μ-, δ-, γ-, α- und ε-Ketten. Die Verwendung eines identischen Paares von schweren Ketten zur Bildung von Antikörpern bestimmt die Klasse beziehungsweise Subklasse der Immunglobuline (IgM, IgD, IgG$_{1-4}$, IgA$_{1,2}$ und IgE). Die Kohlenhydratseitenketten sind für den intrazellulären Transport und die Sekretion der Immunglobuline wichtig und behindern ihren Abbau durch Proteasen. Ferner scheint die Glykosylierung für die Löslichkeit und den Katabolismus der einzelnen Immunglobuline von Bedeutung zu sein. Abgesehen von der Bindung an Antigene werden alle Effektormechanismen der Immunglobuline durch die konstante Region der schweren Ketten vermittelt. Die Aminosäurensequenzen für die Fc Fragmente der unterschiedlichen Isotypen zeigen untereinander lediglich eine Homologie von ungefähr 30%, weshalb sich die einzelnen Immunglobulinklassen in ihren biologischen Eigenschaften deutlich unterscheiden können: IgM-Antikörper aktivieren besonders effizient das Komplementsystem; IgD-Antikörper wirken vornehmlich als zellständige Antigenrezeptoren; IgG-Antikörper sind zum diaplazentaren Durchtritt von der Mutter auf den Föten befähigt; IgA-Antikörper sind für die sekretorische Immunität von zentraler Bedeutung; IgE-Antikörper binden sich durch ihren Fc-Teil an die entsprechenden Rezeptoren an der Oberfläche von Mastzellen und Basophilen und sind so bei der Auslösung allergischer und entzündlicher Reaktionen mitbeteiligt. Zusätzlich zu einem Proteinabschnitt zwischen der variablen und der konstanten Region, welcher analog zu den leichten Ketten die Beweglichkeit der variablen Domäne zum übrigen Molekül ermöglicht, findet sich bei einigen schweren Ketten auch eine sogenannte Scharnierregion (IgA, IgD und IgG). Dieser Bereich liegt zwischen der ersten und der folgenden Domäne der kon-

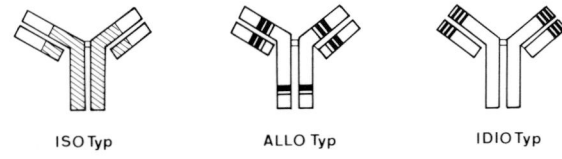

Abb. 1/5: Die antigenen Merkmale der Immunglobuline

stanten Region und läßt eine ausgeprägte Beweglichkeit des Fab Fragmentes zum übrigen Teil des Moleküls zu. Dadurch ist es möglich, daß sich Antikörper an zwei identische, doch räumlich voneinander getrennte Epitope gleichzeitig binden können.

Die **variable Region** der schweren und leichten Ketten ist strukturell durch eine typische Immunglobulindomäne gekennzeichnet. In dieser für die Erkennung der Antigene verantwortlichen Domäne befinden sich jeweils drei diskrete Abschnitte mit einer ausgeprägten Variation in ihrer Aminosäurensequenz. Diese sogenannten hypervariablen Abschnitte liegen an exponierten Stellen der Moleküloberfläche und zeichnen hauptsächlich für die nicht-kovalente Bindung an Antigene verantwortlich. Die übrigen Abschnitte der variablen Region von leichten und schweren Ketten bilden gemeinsam eine hydrophile Nische, welche die dreidimensionale Struktur der Antigenbindungsstelle mitgestalten. Im Vergleich zu den 15 Genen für die konstanten Regionen der leichten und schweren Ketten finden sich im menschlichen Genom ungefähr 1000 Gene für die variable Region der Immunglobuline. Durch den Prozeß der somatischen Rekombination entsteht aus dieser relativ kleinen Anzahl von Genen eine Vielfalt von Antikörpern mit theoretisch mehr als 10^{11} unterschiedlichen Spezifitäten.

Immunglobuline wirken auf Grund ihrer strukturellen Eigenschaften selbst als Antigene (Abbildung 1/5). Die parenterale Injektion von Antikörpern löst eine Immunantwort aus, welche gegen unterschiedliche Abschnitte des Moleküls gerichtet sein kann. So sind **Isotypen** antigene Determinanten im Bereich der konstanten Domäne der schweren und leichten Ketten. Isotypen sind speziesspezifische Eigenschaften und ermöglichen die Zuordnung von Immunglobulinen zu Klassen und Subklassen. Als **Allotypen** werden antigenetische Varianten bezeichnet, welche ebenfalls im konstanten Bereich von schweren und leichten Ketten gelegen sind. Allotypen sind innerhalb einer gegebenen Spezies individuell verschieden und werden entsprechend den Mendelschen Gesetzen vererbt. Die unterschiedliche Spezifität einzelner Antikörper wird durch die dreidimensionale Struktur der variablen Domänen von leichten und schweren Ketten gemeinsam bestimmt. Dieser Abschnitt der Immunglobuline kann ebenfalls als Antigen wirken und gibt so selbst Anlaß zur Bildung spezifischer Antikörper. Die Determinanten, welche hierfür verantwortlich sind, werden als **Idiotypen** bezeichnet. Anti-idiotypische Antikörper werden im Rahmen einer Immunantwort normalerweise in jedem Individuum gebildet. Anti-idiotypische Antikörper weisen im Bereich ihrer variablen Domänen aber selbst wieder Determinanten auf, welche als Antigene wirken und so erneut zur Bildung von Antikörpern Anlaß geben, sogenannte Anti-Anti-Idiotypische Antikörper (Vergl. Abbildung 1/6). Dadurch entsteht ein Regelkreis von gegen Idiotypen gerichteten Antikörpern, welcher für die Kontrolle der humoralen Immunantwort mitverantwortlich gemacht wird.

Antikörper binden sich durch ihren Fc-Abschnitt an Rezeptoren auf der Zelloberfläche unterschiedlicher Effektorzellen des Immunsystems. Die einzelnen Fc-Rezeptoren sind spezifisch für die Immunglobulinklassen und zeigen jeweils unterschiedliche Affinitäten für ihre entsprechenden Liganden. Fc-Rezeptoren für IgG (CD16, 32 und 64) sind für die Opsonisation und die anschließende Phagozytose von antikörperbeladenen Partikeln (CD32) ebenso verantwortlich wie für die Zellaktivierung und die

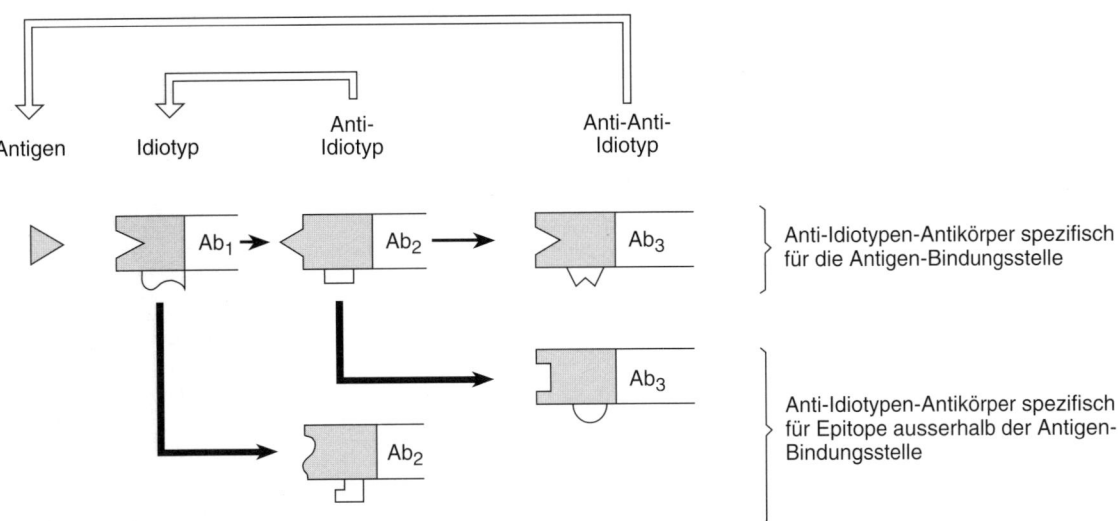

Abb. 1/6: Der Idiotypen-Regelkreis

Antikörper vermittelte Zytotoxizität durch Killer Zellen (CD16). Mastzellen und basophile Granulozyten können durch die Fc-Rezeptor vermittelte Bindung von IgE zu Effektorzellen allergischer und entzündlicher Immunantworten aufgerüstet werden.

Die Immunglobulinklassen und ihre Funktion
(Tabelle 1/2 und Abbildung 1/7)

IgM

IgM Antikörper kommen in zwei unterschiedlichen Formen vor. Die monomere Form ist an der Oberfläche von B-Zellen nachweisbar und dient dort als Antigen-Rezeptor, welcher zusammen mit anderen Rezeptorproteinen Signale zur Aktivierung, Proliferation und Differenzierung von B-Lymphozyten vermittelt. Zusätzlich wird IgM von B-Lymphozyten auch als pentameres Makromolekül sezerniert, wobei diese Form ungefähr 10% aller zirkulierenden Immunglobuline ausmacht. Ein zusätzliches Peptid (J-Kette) ist bei der Polymerisation zu IgM-Pentameren beteiligt. Im Rahmen der Primärantwort wird typischerweise IgM synthetisiert. Dieser Isotyp zeigt wohl im Vergleich zu IgG eine deutlich verminderte Affinität für Antigene, besitzt aber auf Grund seiner pentameren Struktur multiple Antigenbindungsstellen, weshalb IgM Antikörper dennoch in der Lage sind, polyvalente Antigene mit hoher Avidität zu binden. Die klassische Komplementkaskade wird am wirkungsvollsten durch IgM aktiviert.

Tab. 1/2: Biologische Eigenschaften der Immunglobuline

	IgG	IgA	IgM	IgD	IgE
Schwere Kette	γ	α	μ	δ	ε
Subklassen	γ 1–4	α 1–2	–	–	–
Molekulargewicht	150'000	160'000	900'000	180'000	190'000
Anzahl Domänen der schweren Ketten	4	4	5	4	5
Kohlenhydratanteil %	3	7	10	9	13
Serumhalbwertszeit in Tagen	23	6	5	3	2
Plazenta Transfer	+	–	–	–	–
Antibakterielle Lyse	+	+	+++	?	?
Antivirale Aktivität	+	+++	+	?	?
Komplement-Aktivierung (klassischer Weg)	+ (IgG_{1+3} > IgG_2, IgG_4 nicht)	–	+++	–	–
Opsonisation für Neutrophile, Eosinophile und Makrophagen	+	–	–	–	–
Bindung an Mastzellen und basophile Granulozyten	–	–	–	–	+

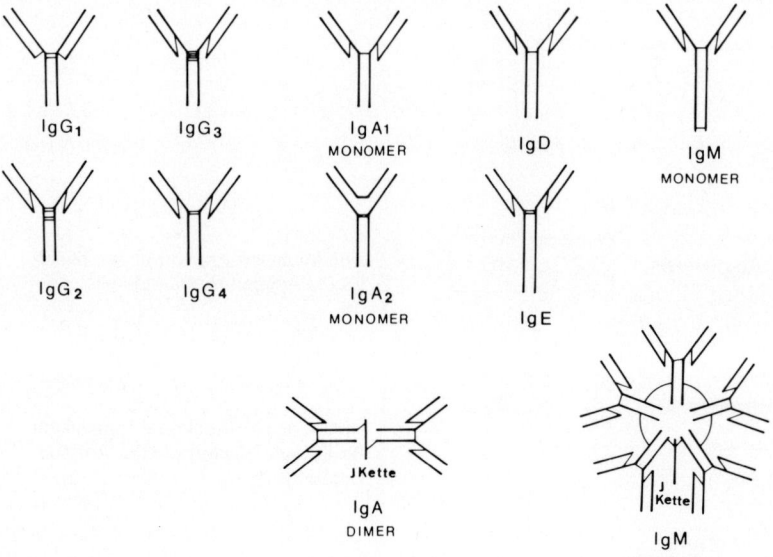

Abb. 1/7: Die schematische Grundstruktur der Immunglobulinklassen und -subklassen

IgD

IgD-Immunglobuline sind nur in geringem Maß im Serum nachweisbar (<1% der Serumimmunglobuline), doch können sie in großer Menge (zum Teil zusammen mit IgM) an der Oberfläche von B-Lymphozyten nachgewiesen werden. IgD wird leicht durch Hitze und proteolytische Enzyme inaktiviert. Ob und welche Antigene vornehmlich von Antikörpern dieses Isotyps erkannt werden, ist gegenwärtig noch unklar. Auf Grund der Tatsache, daß IgD im Verlauf der B-Zell Ontogenese während bestimmter Entwicklungsstadien exprimiert wird, kann vermutet werden, daß diese Klasse von Immunglobulinen für die Differenzierung von B-Zellen von Bedeutung ist.

IgG

IgG Moleküle bilden den Hauptteil der zirkulierenden Immunglobuline (70–75%) und zeichnen im Rahmen der Sekundärantwort hauptverantwortlich für die humorale Immunantwort gegenüber Antigenen. Die Klasse der IgG läßt sich auf Grund molekularer und biologischer Eigenschaften in vier unterschiedliche Subklassen unterteilen (IgG_{1-4}). IgG ist das einzige Immunglobulin, welches diaplazentar von der Mutter auf den Feten übertreten kann. Diese Klasse von Antikörpern ist deshalb in der Lage, während den ersten Lebensmonaten dem Neugeborenen einen humoralen Schutz zu bieten. Rezeptoren für den Fc Teil der IgG können an der Zelloberfläche von Makrophagen, Neutrophilen, Eosinophilen und NK-Zellen nachgewiesen werden und dienen der Interaktion zwischen der humoralen und der zellulären Immunantwort. Die zweite konstante Domäne ermöglicht die Aktivierung des Komplementsystems, wobei dies in Abhängigkeit der einzelnen Subklassen in jeweils unterschiedlichem Ausmaß geschieht.

IgA

IgA Antikörper bestehen aus zwei Subklassen (IgA_1 resp. IgA_2) und können durch ihre makromolekulare Struktur weiter in zwei unterschiedliche Formen eingeteilt werden. Die monomere Form von IgA findet sich bevorzugt im Serum, während die dimere Form typisch für das sekretorische IgA der Schleimhäute ist (Tränenflüssigkeit, Speichel, Muttermilch und Sekrete des respiratorischen, gastrointestinalen und urogenitalen Traktes). Die dimere Form von IgA besitzt (analog den IgM) eine J-Kette, welche durch Disulfidbrücken an die beiden α-Ketten gebunden ist und zur Bildung und Stabilität dieses Makromoleküls beiträgt. Spezifische Proteasen einer Anzahl bakterieller Erreger (Meningokokken, H. influenzae, Pneumokokken und andere) können IgA_1 zu Fab und Fc Fragmenten abbauen und beeinflussen auf diese Weise die lokale, seromuköse Immunabwehr. An der Oberfläche von Granulozyten, Monozyten und Makrophagen finden sich Rezeptoren für IgA, welche wahrscheinlich unter anderem für die Beseitigung von IgA Immunkomplexen verantwortlich sind. IgA-Rezeptoren finden sich ebenfalls an der Zelloberfläche von B- und T-Lymphozyten und scheinen dort bei der Isotypen-spezifischen Immunregulation beteiligt zu sein. Im Vergleich zu IgM und IgG aktiviert IgA das Komplementsystem nicht oder nur in ganz geringem Maße.

IgE

Im Serum von Gesunden finden sich nur geringe Mengen von IgE, während bei Atopikern und bei durch Helminthen infizierten Patienten die Konzentration dieses Isotyps deutlich erhöht ist. IgE bindet sich durch spezifische Rezeptoren an die Oberfläche von Mastzellen und basophile Granulozyten und vermittelt dort nach Assoziation und Brückenbildung mit dem entsprechenden Antigen die Sekretion von Entzündungsmediatoren.

Die Genetik der Immunglobuline

Die einzelnen Ketten der Immunglobuline werden durch eine Anzahl von Genen kodiert, welche jeweils voneinander physisch getrennt und zum Teil an unterschiedlichen Orten des Genoms lokalisiert sind. So befindet sich die genetische Information für die Lambda Kette auf Chromosom 22q11, jene für die Kappa Kette auf Chromosom 2p12 und schließlich jene für alle schweren Ketten auf Chromosom 14p32. Die somatische Rekombination dieser einzelnen Genabschnitte ist notwendig für die Bildung zusammenhängender DNS-Abschnitte und ist Vorbedingung für die Transkription der einzelnen Immunglobuline. Gleichfalls erlaubt diese Umlagerung (*rearrangement*) die Bildung einer Vielzahl von Antikörpern unterschiedlicher Spezifität (siehe unten). Das Rearrangement erfolgt gerichtet und während unterschiedlicher Abschnitte der Entwicklung der prä-B Zelle zur Plasmazelle (Abbildung 1/1). Zuerst werden die schweren und anschließend die leichten Ketten der Immunglobuline gebildet, wobei jede B-Zelle jeweils nur die DNS-Abschnitte eines Allels für die schweren und leichten Ketten in funktioneller Weise rearrangiert. Diese Tatsache wird als *allelic exclusion* bezeichnet und widerspiegelt auf genetischer Ebene das Phänomen, daß eine einzelne B-Zelle ausschließlich Antikörper einer einzigen Spezifität synthetisieren kann.

Der konstante Abschnitt der ϰ-Kette und die einzelnen Isotypen der schweren Ketten werden jeweils durch nur ein einziges Gen kodiert (C-ϰ; C-μ für IgM; C-δ für IgD; C-γ für IgG; C-α für IgA; C-ε für IgE), während die variablen Abschnitte dieser Immunglobulinketten durch eine große Anzahl unterschiedlicher Gensegmente bestimmt werden. Die λ-Kette bildet hierzu eine Ausnahme, indem sie 6 Gene für den konstanten Abschnitt und ebenfalls eine größere Anzahl von verschiedenen Genen für ihre variable Region besitzt. Die genetische Information

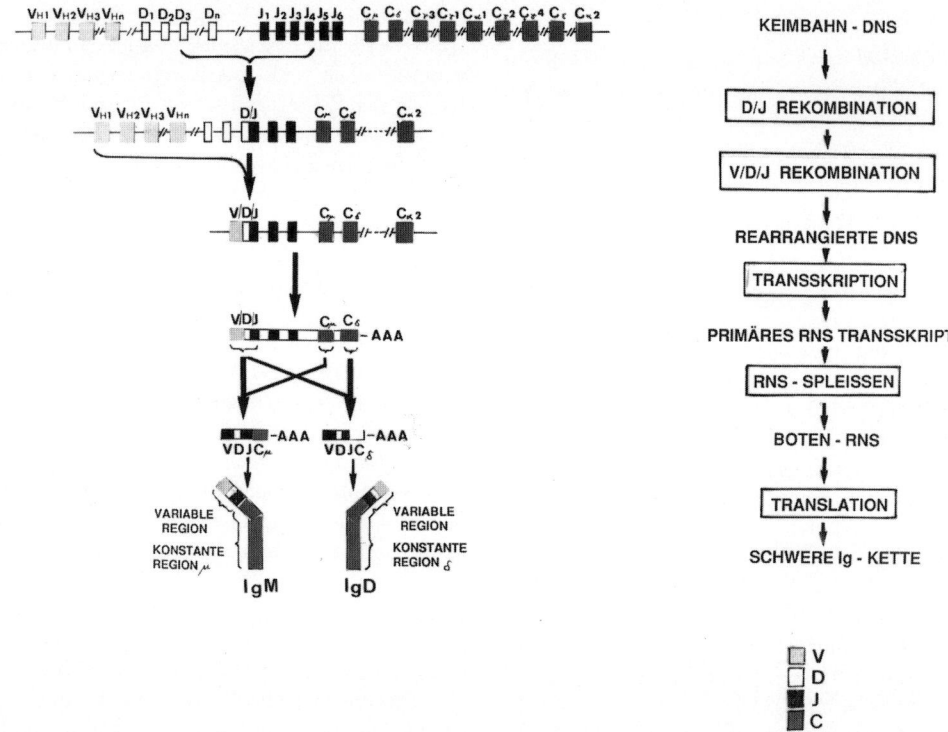

Abb. 1/8: Die Rekombination der Keimbahn-DNS und die Synthese der schweren Immunglobulinketten

für die variable Region jeder einzelnen Immunglobulinkette setzt sich aus unterschiedlichen DNS-Abschnitten zusammen, welche zur Transkription miteinander verbunden werden (Abbildung 1/8). Für die leichten Ketten wird jeweils ein Segment der V (*variable*)-Gene mit einem Segment der J (*joining*)-Gene zusammen gebracht. Die Struktur der schweren Ketten ist durch die zusätzlich Rekombination von Segmenten der D (*diversity*)-Gene charakterisiert, so daß sich die variable Region der schweren Ketten aus V-, D- und J-Elementen zusammensetzt. V-Gene der leichten und schweren Ketten bilden Genfamilien mit einer gegenwärtig nicht näher bestimmten Anzahl von Einzelgenen. Die Gene der schweren Ketten bestehen aus 20 unterschiedlichen Segmenten im Bereich der D-Gene und 6 unterschiedlichen J-Segmenten, während die J-Gene für die ϰ- und die λ-Ketten aus 5 beziehungsweise 3 funktionellen Segmenten bestehen.

Zwei sich komplementierende Gene, die sogenannten «Recombination Activating Genes» (RAG-1 und RAG-2), sind für die Rekombination der DNS-Abschnitte zur Bildung von Immunglobulinen (beziehungsweise T-Zell Antigen-Rezeptoren, vergleiche Seite 14) verantwortlich. Ihre Transkriptionsprodukte finden sich beinahe ausschließlich in lymphopoietischen Organen (zum Beispiel fetale Leber und Knochenmark).

Die Rekombination zu V/J- und V/D/J-Komplexen führt zu einem Verlust der zwischen den einzelnen Gensegmenten liegenden Abschnitte der Keimbahn-DNS. Durch die DNS-Rekombination läßt sich mit der vorhandenen Anzahl der Gene eine große Menge unterschiedlicher, variabler Immunglobulindomänen bilden ($2,5 \times 10^5$). Diese Vielfalt wird durch den genetischen Vorgang der sogenannten *N region diversification* weiter erheblich vergrößert, indem die Gensegmente für den variablen Abschnitt der Immunglobuline gelegentlich unpräzise zusammengefügt werden, so daß an den Vereinigungsstellen Basenpaare verloren gehen oder neue hinzugefügt werden. Zur Bildung funktioneller Immunglobuline ist die Vereinigung von leichten und schweren Ketten mit ihren jeweils unterschiedlichen variablen Regionen notwendig, so daß dadurch die Vielfalt der kombinatorischen Möglichkeiten weiter vergrößert wird. Alle diese Vorgänge gemeinsam führen schließlich zu einem theoretischen Repertoire unterschiedlicher Immunglobuline ($\sim 10^{11}$), deren Vielfalt die einfache Anzahl der kombinatorischen Möglichkeiten von einigen hundert Genen weit übersteigt. Ferner ereignen sich auch somatische Mutationen im Bereich jener DNS-Abschnitte, welche für die Antigenbindungsstellen kodieren. Diese Änderung der Basensequenz führt in der Regel zu einer Zunahme der Affinität des Antikörpers für sein entsprechendes Antigen. Es ist gegenwärtig jedoch unklar, ob solche Mutationen ebenfalls zu einer Änderung der Spezifität des Antikörpers führen.

Die Gene für die konstante Region der schweren Ketten (C-Gene) sind in der Keimbahn-DNS so angeordnet, daß die rekombinierten Abschnitte der variablen Domäne sich durch differenzielles Spleißen der mRNS stets mit unterschiedlichen C-Genen verbinden können. Dieser Prozeß der DNS-Rekombination erlaubt, daß eine einzelne B-Zelle unter Beibehaltung der zelleigenen Antigenspezifität den von ihr synthetisierten Isotyp ändern kann (class switch).

1.2 Das T-Zell System

Eine der grundlegenden Bedeutungen unseres Immunsystems liegt in der Fähigkeit, eine große Anzahl zellständiger Antigene spezifisch erkennen zu können. Diese komplexe Aufgabe wird durch T-Lymphozyten wahrgenommen, welche als differenzierte Effektorzellen für fast alle Formen der zellulären Immunantwort und -regulation verantwortlich zeichnen. Hierzu werden die zellvermittelte Zytotoxizität, die Überempfindlichkeitsreaktion vom verzögerten Typ und die Regulation der humoralen Immunantwort gezählt, wobei diese unterschiedlichen Funktionen durch jeweils spezifische Subpopulationen von T-Lymphozyten wahrgenommen werden. Im Gegensatz zu B-Lymphozyten erkennen T-Zellen Antigene ausschließlich in Form von Peptiden aus wenigen Aminosäuren, welche ihnen als Komplex zusammen mit körpereigenen Histokompatibilitätsantigenen präsentiert werden (siehe Seite 31). Diese wichtige Einschränkung in der Antigenerkennung durch T-Lymphozyten wird als MHC-Restriktion bezeichnet (MHC: *Major Histocompatibility Complex*). Die Strukturen an der Oberfläche von T-Lymphozyten, welche solche Komplexe aus Fremd (Antigen) und Selbst (MHC Molekül) spezifisch erkennen können, werden als T-Zell-Rezeptoren bezeichnet. Sie setzen sich aus jeweils zwei unterschiedlichen, polymorphen Eiweißketten zusammen (α/β und γ/δ) und zeigen eine den Immunglobulinen ähnliche Struktur. T-Zell-Rezeptoren sind zusammen mit einem Komplex aus mindestens 5 unterschiedlichen Peptiden (CD3) in der Zellmembran verankert und bilden so gemeinsam die funktionelle Grundeinheit zur Signaltransduktion.

1.2.1 Die T-Zell Entwicklung

Der Thymus bildet das primäre lymphatische Organ für die Entwicklung und Reifung der hämatopoietischen Vorläuferzellen zu funktionellen, antigen-spezifischen T-Lymphozyten (Abbildung 1/9). Der Thymus ist das erste lymphatische Organ, welches sich im Verlaufe der Ontogenese entwickelt. Die Thymusanlage bildet sich in der 4. Gestationswoche aus Ektoderm und Entoderm (einschließlich Mesenchym) der ventralen Abschnitte der 3. und 4. Schlundtasche. Das Fehlen nur einer dieser Komponenten führt zum Ausbleiben einer regelrechten Thymusentwicklung. Die paarig angelegten Gewebelappen wachsen nach Absenken ins vordere Mediastinum median zusammen. In der 8.–9. Gestationswoche beginnen die ersten T-Lymphozytenvorläuferzellen in kleiner Anzahl

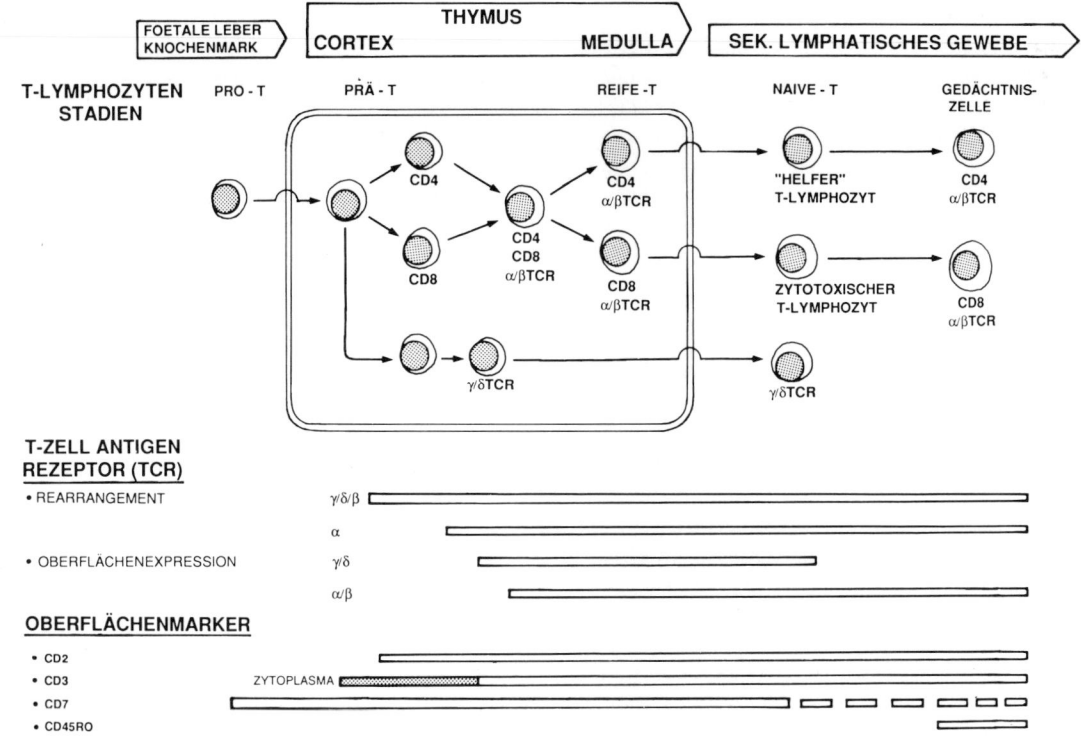

Abb. 1/9: Die T-Zellentwicklung im Thymus (vereinfacht)

aus dem Dottersack und aus der fetalen Leber (postnatal aus dem Knochenmark) einzuwandern. Diese Zellen (**pro-T-Zellen**) sind durch die Expression des CD7 Oberflächenmarkers gekennzeichnet. (CD7 findet sich ebenfalls an der Zelloberfläche reifer T-Zellen und kann auch auf einer kleinen Subpopulation reifer B-Lymphozyten nachgewiesen werden). Makrophagen und dendritische Zellen (siehe weiter unten) sind gleichzeitig mit den lymphatischen Vorläuferzellen zu diesem Zeitpunkt der Entwicklung im Thymus nachweisbar. Die folgenden Stadien der T-Zell-Entwicklung lassen sich durch das Expressionsmuster von weiteren Differenzierungsantigenen und durch die gerichtete Umlagerung (sog. Rearrangement) der Gene für die beiden T-Zell-Antigenrezeptoren definieren (vergleiche Abbildung 1/9). Auf dem Weg zu reifen T-Zellen gelangen die während ihrer Entwicklung in die subkapsuläre Region des Thymus eingewanderten pro-T-Zellen über den Kortex (ca. 10. Gestationswoche) schließlich in die Medulla (12. Gestationswoche).

Prä-T-Zellen entsprechen der frühesten intrathymischen Differenzierung von hämatopoietischen Vorläuferzellen zu reifen T-Lymphozyten und sind durch die Oberflächenexpression von CD2, CD5, CD7 und den intrazytoplasmatischen Nachweis von CD3 gekennzeichnet. CD5 ist in reifen Zellen ein Kostimulierendes Molekül bei der Aktivierung durch den T-Zell Antigenrezeptor. Seine Bedeutung für die intrathymische Differenzierung und die präzise Funktion von CD7 sind jedoch zur Zeit noch unbekannt. Die Isolierung von phänotypisch unterschiedlichen Subpopulationen humaner Thymozyten läßt vermuten, daß T-Lymphozyten mit einem α/β- oder einem γ/δ-T-Zell Antigenrezeptor (siehe Seite 18 und 21) jeweils einem unterschiedlichen Differenzierungsweg entstammen. Die Differenzierung zu α/β positiven T-Lymphozyten scheint zum Zeitpunkt der prä-T-Zelle festgelegt zu werden, ohne daß gegenwärtig der genaue Mechanismus hierfür bekannt wäre. Prä-T-Zellen rearrangieren die Keimbahn-DNS für die einzelnen Gensegmente des T-Zell-Antigenrezeptors und exprimieren die funktionellen α- und β-Ketten vorerst ausschließlich im Zytoplasma. Zu diesem Zeitpunkt der Entwicklung werden ebenfalls die beiden Glykoproteine CD4 und CD8 an der Zelloberfläche nachweisbar. Zu Beginn sind sie dort ausschließlich einzeln (sogenannte einfach positive, immature Thymozyten), später dann aber gemeinsam exprimiert (**doppelt positive Thymozyten: CD4⁺/CD8⁺**). Diese beiden monomorphen Moleküle sind in ihrer Funktion als Adhäsionsmoleküle und signaltransduzierende Rezeptoren für die weitere Reifung der prä-T-Zellen zu antigen-spezifischen, MHC-restringierten Effektorzellen von zentraler Bedeutung. Dabei bilden CD4 und CD8 mit den nun an der Zelloberfläche exprimierten CD3 Molekülen und den α- und β-Ketten des T-Zell-Antigenrezeptors eine funktionelle Einheit, welche die Antigenspezifische Stimulation der Thymozyten ermöglicht. In der Interaktion mit Epithelzellen, Makrophagen und interdigitierenden, dendritischen Zellen des Thymusstroma werden jene unreifen Thymozyten zur weiten Differenzierung gebracht, deren α/β T-Zell-Antigenrezeptor Antigene präsentiert von körpereigenen MHC Komplexen erkennen können (**positive Selektion**), während Thymozyten mit autoreaktiven oder nicht funktionellen T-Zellrezeptoren an ihrer weiteren Entwicklung (**negative Selektion**) gehindert werden. Die negativ selektionierten Thymozyten weisen in der Folge eine charakteristische Fragmentation ihrer DNS auf (Apoptosis) und sterben schließlich ab. Nur ein kleiner Prozentsatz (<5%) der CD4 und CD8 doppelt positiven Thymozyten besitzt einen korrekten T-Zell-Antigenrezeptor und wird positiv selektioniert. Diese Zellen reifen in der Folge zu funktionellen, CD4 oder CD8 einfach positiven Thymozyten und emigrieren schließlich als **reife T-Lymphozyten** in peripheres lymphatisches Gewebe. In welcher Reihenfolge sich jeweils positive und negative Selektion ereignen, ist gegenwärtig noch nicht schlüssig geklärt, doch wird auf Grund tierexperimenteller Untersuchungen angenommen, daß die Sequenz dieser Ereignisse unter anderem in Abhängigkeit des T-Zell-Rezeptors selbst und des von ihm spezifisch erkannten Antigens variabel ist. Histologische Untersuchungen weisen ferner darauf hin, daß sich die Deletion von negativ selektionierten Thymozyten im Bereich der kortikomedullären Übergangszone ereignet. Zusätzlich zur negativen und positiven Selektion werden zwei weitere Mechanismen postuliert, welche den Zustand der Selbst-Toleranz aufrechterhalten: Die klonale Anergie von T-Zellen und die aktive Suppression von autoreaktiven T-Lymphozyten. Durch experimentelle Untersuchungen konnte die Ausbildung klonaler Anergie im Thymus nachgewiesen werden, doch scheint im Allgemeinen diese Art der Toleranzbildung gegenüber Selbst vornehmlich auf Ebene der peripheren T-Lymphozyten von Bedeutung zu sein. Im Gegensatz hierzu sind die Hinweise widersprüchlich, ob eine Population von T-Lymphozyten existiert, deren Aufgabe es ist, die Funktion anderer Lymphozyten zu unterdrücken (T-Suppressor-Zellen, siehe Seite 14). Gemeinsam führen alle diese Ereignisse – positive und negative Selektion, Anergie und Suppression – zu einem Repertoire T-Zell-vermittelter Antigenerkennung, welche jedem Menschen individualspezifisch die Fähigkeit verleiht, zwischen Fremd und Selbst unterscheiden zu können. Die Ontogenese der γ/δ T-Zell-Antigenrezeptor positiven Thymozyten entspricht einem eigenständigen Differenzierungsweg. Die Segregation in α/β und γ/δ T-Zellen erfolgt bereits vor der Expression des T-Zell-Antigenrezeptors und die weitere Entwicklung beider Subpopulationen ist voneinander unabhängig. Obwohl eine kleinere Anzahl von γ/δ T-Zellen entweder CD8 oder (seltener) CD4 exprimieren ist eine eigentliche CD4/CD8 doppelt positive Zwischenstufe während ihrer Reifung nicht bekannt. γ/δ T-Zellen werden während der Foetalzeit in unterschiedlichen Wellen gebildet und diese einzelnen Subpopulationen unterscheiden sich sowohl in der Feinstruktur ihres T-Zell-Antigenrezeptors (V-Gen Gebrauch, Variabilität im Bereich des J-Gens) als auch in der späteren Gewebelokalisation. So finden sich zum Beispiel bei adulten Mäusen γ/δ T-Zellen der frühen Entwicklung vorzugsweise in der Haut (Vγ3$^+$) und im Bereich der Zunge und des weiblichen Genitaltraktes (Vγ4$^+$), während γ/δ T-Zellen späterer Differenzierungswellen in lymphatischem Gewebe und im peripheren Blut nachgewiesen werden können. Die Produktion von murinen γ/δ T-Zellen mit einem Phänotyp typisch für die frühe Foetalzeit sistiert nach Geburt. Es ist wahrscheinlich, daß die Entwicklung dieser frühen γ/δ T-Zellen zusätzlich zu intrinsischen Faktoren durch noch nicht weiter definierte Interaktionen mit dem Thymusstroma beeinflußt wird.

Im Gegensatz zur Entwicklung der α/β T-Zellen sind die genauen intrathymischen Mechanismen der γ/δ T-Zell Repertoire Selektion noch nicht bekannt. Auf Grund experimenteller Beobachtungen kann jedoch angenommen werden, daß eine T-Zell-Antigenrezeptor vermittelte Aktivierung für die phänotypische und funktionelle Reifung dieser Zellen notwendig ist. Trotz der Unkenntnis über den präzisen Vorgang der Antigenerkennung konnte gezeigt werden, daß die positive Selektion eines Teils der γ/δ T-Zellen – vergleichbar den α/β T-Zellen – von einem T-Zell-Antigenrezeptor vermittelten Signal abhängig ist. Die negative Selektion von autoreaktiven γ/δ T-Zellen konnte ebenfalls unter tierexperimentiellen Bedingungen im Thymus nachgewiesen werden. Die γ/δ T-Zellen im Bereich der gastrointestinalen Mukosa scheinen sich aber unabhängig von Thymus zu differenzieren. Der genaue Ort ihrer Entwicklung ist noch unbekannt, doch wird eine intraepitheliale Reifung in situ postuliert.

Der für die Ontogenese und Selektion wichtige Kontakt zwischen Thymozyten einerseits und Epithelzellen, Makrophagen und interdigitierenden Zellen andererseits wird durch die Interaktion einer Anzahl von Adhäsionsmolekülen ermöglicht (vergleiche Tabelle 1/3 und Seite 10). So binden sich etwa Thymozyten durch CD2 an die LFA-3 (*Leukocyte Function-associated Antigen-3*) Moleküle der Epithelzellen, während Makrophagen und Epithelzellen CD54 Moleküle (ICAM-1: *Inter-Cellular Adhesion Molecule-1*) exprimieren, welche als Ligand für LFA-1 (CD11a/CD18) auf aktivierten Thymozyten dienen. Ferner synthetisieren diese Zellen gemeinsam verschiedene Zytokine, die für die Proliferation und Differenzierung von prä-T-Zellen zu reifen T-Lymphozyten mitverantwortlich sind (Interleukin-1 bis Interleukin-8, GM-CSF, G-CSF, M-CSF, IFN-γ, TNF-α und β und andere mehr).

1.2.2 Der T-Zell-Antigenrezeptor

Die Antigenerkennung durch T-Lymphozyten erfolgt ausschließlich durch oberflächenständige Rezeptoren, welche jeweils aus zwei unterschiedlichen, polymorphen Glykoproteinen gebildet werden (Abbildung 1/10). Jede einzelne der bisher bekannten 4 Eiweißketten besitzt extrazellulär im N-terminalen Bereich eine variable (V-) Domäne, welche für die spezifische Erkennung von und Bindung an Antigene verantwortlich ist. Daran anschließend findet sich eine konstante (C-) Domäne, die über ein weiteres Zwischenstück mit den transmembranösen und zytoplasmatischen Abschnitten des Moleküls verbunden ist. Die allgemeine Struktur der Eiweißketten des T-Zell-Antigenrezeptors und ihre Assoziation mit zusätzlichen, zur Signaltransduktion wichtigen Molekülen (CD3 Komplex) entspricht dem Grundaufbau der Immunglobuline bzw. der globalen Struktur der Antigenrezeptoren der B-Lymphozyten.

T-Zell-Rezeptoren der Thymozyten und der reifen T-Lymphozyten lassen sich auf Grund ihrer Polypeptidketten-Zusammensetzung in α/β- und γ/δ-Rezeptoren einteilen. Die Gene für die α- und δ-Ketten sind auf Chromosom 14q11 gelegen, jene für die β- und γ-Ketten finden sich auf unterschiedlichen Abschnitten von Chromosom 7 (7q32–34 bzw. 7q14–15). Ähnlich den Immunglobulinen (Abbildung 1/8) werden die einzelnen Rezeptorketten aus 3 (α, γ) beziehungsweise 4 (β, δ) unterschiedlichen Genen zusammengesetzt. Die variable Domäne der einzelnen Peptidketten wird jeweils durch Segmente der V (*variable*)-, J (*joining*)- und im Falle der β- und δ-Ketten zusätzlich durch Segmente der D (*diversity*)-Gene kodiert. Diese Gene bestehen aus bis zu hundert verschiedenen Segmenten, wobei zur Bildung von funktionellen Rezeptoren jeweils nur ein einzelnes Segment eines Gens (z.B. V-Gen) mit einem Segment eines anderen Gens (z.B. J-Gen) verbunden wird. Transkriptionsprodukte der «Recombination Activation Genes» (RAG-1 und RAG-2), welche für das erfolgreiche Umlagern der DNS-Abschnitte zur Bildung funktioneller T-Zell-Rezeptoren verantwortlich sind, finden sich in CD4/CD8 doppelt positiven Thymozyten. Im Gegensatz hierzu können in den reifen, CD4 oder CD8 einzel positiven Thymozyten keine RAG-1 oder RAG-2 Transkriptionsprodukte mehr nachgewiesen werden. Es scheint deshalb, daß mit dem

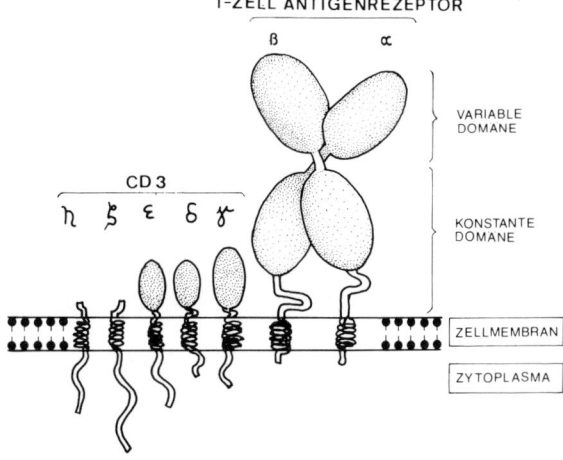

Abb. 1/10: Der T-Zell-Antigen-Rezeptor-Komplex (schematisch vereinfacht)

Prozeß der positiven und negativen Selektion die Transkription dieser beiden Gene sistiert.

Die für den T-Zell-Antigen-Rezeptor verwendeten Gensegmente werden so umgelagert, daß der dazwischen liegende Abschnitt der Keimbahn-DNS deletiert wird. Durch die kombinatorischen Möglichkeiten der Umlagerung und Zusammenfügung der einzelnen Gensegmente (*rearrangement*) kann eine große Vielfalt unterschiedlicher variabler Domänen gebildet werden. Das unpräzise Vereinen einzelner Gensegmente resultiert in einer zusätzlichen Änderung der Nukleotidsequenz (*N region diversification*) im Bereich des variablen Abschnittes des Rezeptormoleküls, welcher für die Bindung an Antigene verantwortlich ist. Die Rekombination der DNS-Abschnitte für den T-Zell-Antigenrezeptor ereignet sich früh in der Thymozytenentwicklung und erlaubt zusammen mit der N region diversification und der notwendigen Paarung von α- und β-Ketten ein theoretisches Repertoire von mehr als 10^{16} T-Zell-Rezeptoren unterschiedlicher Spezifität. Somatische Mutationen wie sie für die variablen Abschnitte der Immunglobuline im Verlaufe der Primärantwort beschrieben worden sind, spielen für die Bildung der T-Zell-Rezeptor Vielfalt keine Rolle. Durch differenziertes Spleißen der mRNS werden nach der Transkription schließlich die rekombinierten DNS Abschnitte der variablen Domäne mit jeweils einem einzelnen Segment der C (*constant*)-Gene verbunden.

Sowohl α/β als γ/δ T-Zell Antigenrezeptoren sind mit einem Komplex aus mindestens 5 Peptiden (CD3) assoziiert, welcher nicht nur für die Oberflächenexpression sondern auch für die Funktion des T-Zell-Rezeptors notwendig ist (Abbildung 1/10). Obwohl CD3 bei der Erkennung der antigenen Determinanten unbeteiligt ist, besitzt dieser Komplex eine zentrale Bedeutung für die Signaltransduktion zur T-Zell-Aktivierung. α/β Rezeptoren finden sich auf der Hälfte aller Thymozyten und auf 95% der reifen peripheren T-Zellen. Dieser Rezeptortyp erkennt Antigene an der Oberfläche von Antigen-präsentierenden Zellen beziehungsweise Zielzellen ausschließlich im Kontext von MHC Molekülen (sogenannte MHC-Restriktion). T-Lymphozyten mit γ/δ Rezeptoren können in geringer Anzahl sowohl im Thymus als auch in den peripheren lymphatischen Geweben nachgewiesen werden. Es ist gegenwärtig im Einzelnen noch unklar, welches die Restriktionselemente sind, die für die Antigenerkennung durch γ/δ-T-Zell-Rezeptoren notwendig sind.

1.2.3 Akzessorische T-Zell Rezeptoren

Die relative Affinität des T-Zell-Rezeptors für den Antigen-MHC Komplex ist gering und entspricht vergleichsweise jener eines Antikörpers mit sehr geringer Affinität für sein spezifisches Antigen. Zusätzliche Rezeptor-Ligand Paare sind deshalb notwendig, um den Kontakt zwischen T-Zellen und Antigen-präsentierenden Zellen beziehungsweise Zielzellen zu verbessern und zu stabilisieren (Tabelle 1/3). Einige dieser akzessorischen T-Zell-Rezeptoren sind zusätzlich zu ihrer Funktion als Adhäsionsmoleküle ebenfalls als signaltransduzierende Moleküle direkt für die Aktivierung von T-Zellen von Bedeutung. Dies ist von besonderer physiologischer Relevanz und wiederspiegelt sich in der Tatsache, daß T-Zellen bereits durch 50–200 Antigen/MHC Komplexe an der Oberfläche Antigen-präsentierender Zellen aktiviert werden können. Eine solche Aktivierung führt über einen Feed-back Mechanismus erneut zur weiteren Verbesserung der Adhäsion.

CD4 ist ein monomorphes Glykoprotein, dessen Struktur eine beschränkte Homologie zur Grundstruktur der Immunglobuline aufweist. CD4 wird an der Oberfläche einer Subpopulation von Thymozyten und auf reifen α/β-positiven T-Zellen exprimiert. Im Gegensatz hierzu wird CD4 nur auf einer geringen Anzahl von γ/δ-T-Zell-Rezeptor-positiven Lymphozyten und Natürlichen Killer Zellen nachgewiesen. Ferner finden sich CD4 Moleküle ebenfalls auf der Oberfläche von Langerhans-Zellen und gewissen Makrophagen. MHC Klasse II-Moleküle sind die Liganden für CD4, wobei die Bindungsstelle (2. Domäne der β-Kette) außerhalb jenes polymorphen Bereiches liegt, welcher für die Antigenbindung von Bedeutung ist. **CD8** ist ebenfalls ein monomorphes Glykoprotein mit einer den Immunglobulinen verwandten Struktur. Zwei unterschiedliche CD8-Moleküle (CD8α und CD8β) sind beschrieben worden, welche in der Regel gemeinsam in Form eines Heterodimers an der Oberfläche einer Subpopulation von Thymozyten, reifen α/β (selten γ/δ) T-Zell-Rezeptor-positiven T-Lymphozyten und Natürlichen Killer Zellen exprimiert werden. Homodimere von CD8α finden sich hingegen typischerweise bei intraepithelial gelegenen T-Zellen des mukosa-assoziierten lymphatischen Gewebes des Magendarmtraktes. CD8 bindet sich an die schwere Kette der MHC Klasse I Moleküle in einem monomorphen Bereich, welcher ebenfalls außerhalb der Vertiefung für das Antigen liegt (3. Domäne der α-Kette), analog der CD4 Bindungsstelle an MHC Klasse II Molekülen. Reife α/β T-Zell-Rezeptor-positive Lymphozyten tragen in der Regel entweder CD4 oder CD8 Moleküle an ihrer Oberfläche.

CD4 und CD8 assoziieren an der Zelloberfläche mit dem T-Zell-Antigenrezeptor zu einer funktionellen Einheit: Der T-Zell-Antigenrezeptor erkennt den Komplex aus Antigen und MHC Molekül, und CD4 beziehungsweise CD8 binden sich gleichzeitig an dasselbe MHC Molekül. Die Expression von CD4 und CD8 korreliert deshalb nicht zwangsläufig mit der Funktion der entsprechenden T-Zelle (CD4⁺ T-Zellen = Helferzellen, CD8⁺ T-Zellen = Zytotoxische Zellen), sondern ist Ausdruck für die MHC Restriktion des jeweiligen T-Zell-Rezeptors. Funktionell wirken CD4 und CD8 nicht nur als Adhäsionsmoleküle sondern beteiligen sich ebenfalls an der Aktivierung der T-Zellen. Die zytoplasmatische Domäne von CD4 und CD8 ist mit einer Protein-Tyrosin-Kinase (p56^{lck}) ver-

Tab. 1/3: Ausgewählte T-Zell Oberflächen Moleküle, ihre Funktion und ihre Liganden

T-Zell-Rezeptor	Expressionsmuster	Funktion	Ligand	Expression des Liganden
CD2 (LFA-2)	Meisten Thymozyten, T-Zellen und NK-Zellen	Adhäsion, T-Zell-Aktivierung	LFA-3 (CD58)	Alle Zellen außer Thymozyten und einige T-Zellen
			CD59	Hämatopoietische und andere Zellen
CD3	Reife Thymozyten und T-Zellen, zusammen mit T-Zell Antigenrezeptor	Signaltransduktion zur T-Zell Aktivierung		
CD4	Subpopulation von Thymozyten und T-Zellen	Adhäsion, Signal Transduktion zur T-Zell-Aktivierung	MHC Klasse II	Dendritische Zellen, Makrophagen, B-Zellen
CD8	Subpopulation von Thymozyten und T-Zellen; NK-Zellen; LAK-Zellen	Adhäsion, Signaltransduktion zur T-Zell Aktivierung	MHC Klasse I	Alle kernhaltigen Zellen (wenige Ausnahmen)
LFA1-(CD11a/CD18)	Thymozyten, T-Zellen NK-Zellen	Adhäsion	ICAM-I (CD54) ICAM-2, ICAM-3	Viele, v. a. aktivierte Zellen
CD25	Thymozyten, aktivierte T-Zellen	Leichte Kette des IL-2 Rezeptors	IL-2	
CD26	T-Zellen, einige Epithelzellen	Adenosindeaminase-bindendes Protein		
CD28	Thymozyten, Subpopulation reifer T-Zellen	Signaltransduktion zur T-Zell-Aktivierung und Zytokin-Transscription, Stabilisierung von Zytokin m-RNS	B7, BB	Dendritische Zellen Makrophagen B-Zellen T-Zellen

bunden, welche bei der Transduktion von Signalen zur T-Zell Entwicklung und Aktivierung mitbeteiligt ist. Antikörper gegen CD4 oder CD8 können die Effektorfunktionen von T-Helferzellen und zytotoxischen T-Zellen blockieren, indem sie möglicherweise die funktionelle Assoziation dieser Moleküle mit dem T-Zell Rezeptor behindern.
CD2 entspricht einem Glykoprotein, welches ausschließlich auf Thymozyten und T-Zellen exprimiert wird. Die natürlichen Liganden für CD2 sind **LFA-3** (*Leukocyte Function-Associated Antigen-3*, CD58), ein stark glykosyliertes Protein, das auf fast allen Zelloberflächen nachgewiesen werden kann und **CD59**, ein Glykoprotein an der Oberfläche aller haematopoietischer und vieler anderer Zellen, welches die Lysis durch den Membran-Angriffs-Komplex des Komplementsystems verhindert. (Weitere Oberflächenproteine, wie z. B. CD48, scheinen ebenfalls Liganden für CD2 zu sein). Die Interaktion zwischen CD2 und LFA-3 initiiert die Adhäsion zwischen T-Zellen und Antigen-präsentierenden Zellen beziehungsweise Zielzellen. Aktivierte T-Zellen weisen an ihrer Oberfläche eine vermehrte Anzahl von CD2 Molekülen mit einer gesteigerten Avidität für LFA-3 auf. Diese Rezeptor-Ligand Interaktion stellt den ersten Schritt zu jenen Ereignissen dar, welche schließlich in der vollständigen Aktivierung und damit in der effizienten Ausführung der jeweiligen T-Zell Funktion resultieren. Monoklonale Antikörper gegen CD2 und LFA-3 behindern den notwendigen Kontakt zwischen T-Lymphozyten und Antigen-präsentierenden Zellen beziehungsweise Zielzellen, so daß diese T-Zellen ihre Effektorfunktion nicht mehr ausführen können.
Die Interaktion zwischen T-Lymphozyten einerseits und B-Lymphozyten, Monozyten, Fibroblasten, Synovialzellen, Epithelzellen des Thymus oder Endothelzellen andererseits wird durch die Oberflächenexpression eines weiteren akzessorischen Rezeptors, **LFA-1**, ermöglicht. LFA-1 zählt zur Integrinfamilie, einer Gruppe von mindestens 20 heterodimeren Oberflächenrezeptoren, welche sich strukturell aus einer größeren, spezifischen α-Kette und einer einzelnen, kleineren β-Kette zusammensetzen und für unterschiedliche Zell-Zell Kontakte und Interaktionen zwischen Zellen und extrazellulärer Matrix (Kollagen, Fibronektin, Vitronektin und andere) verantwortlich sind (siehe auch Seite 25). Die entsprechenden Liganden für LFA-1 sind **ICAM-1** und **ICAM-2** und **ICAM-3** (*Inter-Cellular Adhesion Molecule*), die aus einem einzigen immunglobulinähnlichen Polypeptid beste-

hen und normalerweise auf verschiedenen Zellen exprimiert werden. So findet sich ICAM-1 ebenso auf Endothelzellen wie auf aktivierten T-Zellen, B-Zellen und Large Granular Lymphocytes (γ/δ Zellen, NK-Zellen). Die Expression von ICAM-1 wird hochreguliert durch Zytokine. ICAM-2 ist auf Leukozyten und Endothelzellen exprimiert, während ICAM-3 einzig auf Leukozyten nachgewiesen werden kann. Auf Grund dieser Expressionsmuster kann angenommen werden, daß die einzelnen ICAM Moleküle typische, jedoch unterschiedliche Funktionen wahrnehmen. LFA-1-Moleküle aktivierter T-Zellen besitzen im Vergleich zu ruhenden T-Lymphozyten eine gesteigerte Avidität für ihre Liganden. Die Interaktion zwischen LFA-1 und ICAM fördert deshalb für die im Rahmen von Immunreaktionen notwendigen Vorgänge der interzellulären Erkennung und Kooperation (z. B. T-B-Zell-Interaktion und Interaktion zytotoxischer T-Zellen mit ihren Zielzellen). Antikörper gegen LFA-1 verhindern die Effektorfunktion von T-Zellen und Natürlichen Killer Zellen. (Die weitere Bedeutung der Integrine für die Adhäsion und Diapedese von Phagozyten wird auf Seite 25 näher beschrieben).

Obwohl die antigen-spezifische T-Zell-Aktivierung über den T-Zell-Rezeptor geschieht, bedarf es für die optimale Proliferation und Zytokinsynthese zusätzlich der Stimulation durch akzessorische Oberflächenrezeptoren, sogenannte Ko-Rezeptoren. Diese Moleküle verbessern die Avidität der interzellulären Adhäsion und können selbst zur Signaltransduktion beitragen. Dieser letztere Aspekt ist von besonderer Bedeutung, da die T-Zell-Rezeptorbedingte Aktivierung von T-Lymphozyten in Abwesenheit von Ko-Rezeptoren-vermittelten Signalen zu einem lange anhaltenden Zustand von Anergie führen kann.

CD28 ist ein solcher Ko-Rezeptor, welcher nicht nur für die optimale T-Zell-Rezeptor-vermittelte Aktivierung von T-Zellen von Bedeutung ist, sondern gleichfalls Signale vermittelt, welche die Induktion von Anergie verhindern. CD28 ist ein homodimeres Glykoprotein, das sich aus zwei über Disulfide verbundene 45-kDa Untereinheiten zusammensetzt. Die Struktur dieser Untereinheiten erlaubt eine Zuordnung zur Familie der immunglobulinähnlichen Proteine. CD28 kann auf allen reifen (d. h. T-Zell-Rezeptor-positiven) Thymozyten und auf fast allen CD4$^+$ und der Hälfte der CD8$^+$ peripheren T-Zellen nachgewiesen werden. CD28 dient nicht nur wie erwähnt der optimalen Aktivierung von T-Zellen, sondern ist gleichfalls von Bedeutung für die Neutranskription von Zytokinen und für die Stabilisierung ihrer mRNS. Der entsprechende Ligand von CD28 ist **B7/BB1**, ein Glykoprotein von 50–70 kDa. B7 findet sich an der Oberfläche von antigen-präsentierenden Zellen; Dendritische Zellen exprimieren B7 konstitutionell während Makrophagen und B-Zellen hierzu vorerst aktiviert werden müssen. Das Ausmaß der Oberflächenexpression von B7 auf B-Zellen kann mittels Interleukin-2 und -4 verbessert werden, während Interferon-γ die B7 Expression bei Makrophagen induziert. Zusätzlich zu CD28 ist an der Oberfläche von T-Zellen ein zweiter B7-bindender Rezeptor bekannt, **CTLA-4**, dessen Funktion vergleichbar jener von CD28 ist.

CD26, ein Marker an der Oberfläche von aktivierten T-Zellen (und einigen Epithelzellen), entspricht der Dipeptidyl Peptidase IV, einem Glykoprotein von 110 kDa. CD26 wirkt als integraler Bestandteil für die T-Zell Aktivierung, da seine Assoziation mit dem T-Zell-Antigenrezeptor/CD3 Komplex in einer gesteigerten Signaltransduktion, in einer vermehrten IL-2 Synthese und in einer verbesserten Zellproliferation resultiert. Im extrazellulären Bereich bindet CD26 spezifisch und direkt das Enzym Adenosindeaminase (ADA), welches die Reaktion von Adenosin und Deoxyadenosin zu Inosin bzw. Deoxyinosin katalysiert. Der autosomal rezessive Mangel an ADA, eine relativ häufige Form der severe combined immunodefficiency (SCID), führt zu einer verminderten Anzahl von T Zellen mit eingeschränkter Proliferation gegenüber Mitogenen und Antigenen (vergleiche Seite 373). Ob und in welcher Weise sich CD26 direkt an funktionellen T-Zell Defekt bei ADA-Mangel beteiligt, ist gegenwärtig noch ungeklärt.

CD45 (auch *common leukocyte antigen*) entspricht einer Familie von transmembranösen Glykoproteinen, welche sowohl auf Thymozyten und reifen T-Zellen als auch auf B-Zellen, mononukleären Phagozyten und polymorphkernigen Granulozyten nachweisbar sind. Ein einzelner Genkomplex auf Chromosom 1 kodiert für die 8 unterschiedlichen Proteine, welche zusätzlich durch differenzierte Glykosylierung weitere Vielfalt erhalten. An der Oberfläche von T-Zellen sind verschiedene Isoformen (sog. CD45R) phänotypischer Ausdruck für funktionelle Unterschiede zwischen den einzelnen Subpopulationen. So werden zum Beispiel naive, CD45RA$^+$ T-Zellen nach Antigenexposition zu CD45RO$^+$ Gedächtniszellen. Die zytoplasmatische Domäne von CD45 entspricht funktionell einer Tyrosin-Phosphatase und ist bei der T-Zell-Antigenrezeptor vermittelten Stimulation von zentraler Bedeutung in dem es intrazelluläre Kinasen (wie z. B. p56^{lck} und p59^{fyn}) aktiviert. CD45 assoziiert an der Zelloberfläche mit CD3, CD4 und CD2 und unterschiedliche Isoformen könnten solche und ähnliche Substratinteraktionen differenziert modulieren. Schließlich scheint ebenfalls die Anzahl von CD45 Molekülen, welche sich mit dem T-Zell-Antigenrezeptor/CD3 Komplex verbinden, die Aktivierung von T-Zellen positiv bzw. negativ zu beeinflussen.

1.2.4 Die Funktion der α/β-Antigenrezeptor positiven T-Zellen

Die Funktion von T- und B-Zellen kann durch die Gegenwart von bestimmten T-Zellsubpopulationen und ihren Produkten entweder erst ermöglicht bzw. verbessert werden (sog. T-Helfer Zellen) oder aber unterdrückt werden (sog. T-Suppressor Zellen). Solche T-Lymphozyten initiieren und regulieren die Immunantwort gegenüber den meisten Antigenen. T-Lymphozyten sind ebenfalls für eine bestimmte Form der zellvermittelten Zytotoxizität (Zytotoxische T-Zellen) verantwortlich. Ferner synthetisieren T-Zellen eine Vielzahl von Zytokinen, welche die Aktivität der übrigen Effektorzellen des Immunsystems beeinflussen. Diese verschiedenen Funktionen werden jeweils von spezialisierten α/β und γ/δ-T-Zell-Antigen-Rezeptor-positiven Lymphozyten (α/β- bzw. γ/δ-T-Zellen) wahrgenommen. Durch die Expression der Oberflächenantigene CD4 und CD8 können T-Lymphozyten phänotypisch in unterschiedliche Subpopulationen eingeteilt werden. $CD4^+/CD8^-$ T-Lymphozyten gelten funktionell in der Regel als T-Helfer Zellen und besitzen einen T-Zell-Antigenrezeptor, welcher Antigene im Kontext von MHC Klasse II Molekülen erkennt. Zytotoxische T-Zellen sind im Gegensatz hierzu allgemein als $CD4^-/CD8^+$ T-Lymphozyten gekennzeichnet und besitzen einen MHC Klasse I restringierten T-Zell Antigenrezeptor. Diese Unterteilung ist jedoch sehr vereinfachend und widerspiegelt einzig die häufigste Korrelation zwischen T-Zell Phenotyp und Funktion. $CD4^+$ T-Zellen finden sich vornehmlich im peripheren Blut und in jenen Abschnitten des lymphatischen Gewebes, welche einen großen Durchfluß von T-Lymphozyten aufweisen (z. B. Tonsillen und Parakortex von Lymphknoten). $CD8^+$ T-Zellen sind hingegen typischerweise im Knochenmark angesiedelt und finden sich zahlreich intraepithelial im Bereich der Mukosa der Atemwege, der Harnwege und des Magendarmtraktes.

T-Helferzellen

Zur Bildung von Antikörpern gegen Proteine und polymere Antigene bedarf es der Aktivierung von T-Helferzellen und der Kooperation von T- und B-Lymphozyten. T-Helferzellen erkennen an der Oberfläche von Antigen-präsentierenden Zellen einen Komplex aus Antigen und MHC Klasse II Molekülen. Die Aktivierung von T-Helferzellen ereignet sich früh im Ablauf einer Immunantwort. Die Antigenerkennung durch den T-Zell Rezeptor (1. Signal) führt in Gegenwart von Interleukin-1 (2. Signal), welches von stimulierten Antigen-präsentierenden Zellen sezerniert wird, zur T-Zell Aktivierung. Die so stimulierten T-Helferzellen induzieren die Synthese einer Anzahl von Zytokinen (IL-2, IL-4, IL-5, IL-6, Interferon-γ und andere), die die Entwicklung haematopoietischer Vorläuferzellen und die Funktion immunologischer Effektorzellen beeinflussen. Ähnlich dem murinen System können humane T-Zellen auf Grund der Synthese ihres Zytokinmusters schematisch und vereinfachend in T-Helferzellen-1 (Th1) und -2 (Th2) eingeteilt werden: Th1 synthetisieren IL-2, Il-12, IFN-γ und TNF-β und regulieren damit die Zell-vermittelte Immunantwort. Th2 bilden IL-4 und -5 und regulieren auf diese Weise die B-Zell Ausreifung und damit die humorale Immunantwort durch Modulation von Ausmaß und Isotyp (v. a. IgE) der Antikörpersynthese. Beide Subpopulationen sezernieren in unterschiedlichem Ausmaß IL-3, IL-6, Il-10, TNF-α und GM-CSF. Th1 unterscheiden sich ferner von Th2 durch ihre zytolytische Aktivität und durch eine differenzierte Empfänglichkeit gegenüber bestimmten Zytokinen. So fördert IL-12 in Th1 (nicht aber in Th2) die Transkription von IL-2 und IFN-γ, steigert deren Zytotoxizität und stimuliert nach vorgängiger Aktivierung ihrer Proliferation. Im Gegensatz hierzu wirkt IL-4 ausschließlich auf Th2 und führt dabei zu gesteigerter Proliferation und vermehrter Synthese von Zytokinen.

Die Sekretion von Interleukin-2 (IL-2) bedingt autokrin die Proliferation der stimulierten T-Zellen und beeinflußt parakrin das Wachstum von zytotoxischen T-Zellen. IL-2 führt ebenfalls einzeln oder zusammen mit Interferon-γ (IFN-γ) und IL-12 zur Aktivierung der Natürlichen Killer Zellen, wobei IL-4 und IL-5 zusätzlich die Aktivierung dieser zytotoxischen Zellen beeinflussen. Die eigentliche Effektorfunktion zytotoxischer Zellen ist jedoch von der Gegenwart und Hilfestellung von T-Helferzellen unabhängig. IL-4 und IFN-γ vermehren bei Makrophagen die Oberflächenexpression von MHC Klasse II Molekülen und verbessern auf diese Weise deren Funktion als antigenpräsentierende Zellen. Beide Zytokine stimulieren ebenfalls Makrophagen zu einer gegenüber Bakterien und Tumorzellen gesteigerten Zytotoxizität.

Suppressor T-Zellen

Als Suppressor-Zellen werden jene in der Regel antigenspezifischen CD8 oder CD4 positiven T-Lymphozyten bezeichnet, welche die Antikörpersynthese der B-Lymphozyten und die zellvermittelte Immunantwort durch T-Zellen unterdrücken können. In dieser Funktion tragen Suppressor-T-Zellen – gemeinsam mit den Mechanismen der klonalen Anergie und Deletion – zur Regulation der Immunantwort und zur Aufrechterhaltung der Toleranz bei. Der molekulare Mechanismus, mit welchem T-Suppressor-Zellen auf die Funktion von B- und T-Lymphozyten Einfluß nehmen, ist im Einzelnen nicht genau bekannt. Es scheint jedoch, daß sich sowohl die Struktur ihres α/β T-Zell Rezeptors als auch ihre MHC-restringierte Antigenerkennung in keiner Weise von anderen T-Zellsubpopulationen unterscheidet. Ob es sich aber bei den Suppressor T-Zellen um eine eigenständige Zellreihe handelt, oder aber um konventionelle oder modifizierte Th1, Th2 oder zytotoxische T-Zellen, ist zur Zeit ungelöst. Lösliche, antigenspezifische Suppressor-Faktoren (z. B. Peptide der variablen Domäne der α-Kette oder eines Komplexes aus α- und β-Ketten polymorpher T-Zell Antigenrezeptoren) werden für das Phänomen der Suppression ebenso verantwortlich gemacht wie die direkte, durch T-Zell-Antigenrezeptoren vermittelte Interaktion zwischen Suppressor-Zellen und B- beziehungsweise T-Lymphozyten (Idiotypen-anti Idiotypen Regelkreis). In diesem Zusammenhang sollte jedoch nochmals erwähnt werden, daß die Existenz dieses Zelltyps widersprüchlich ist. Die komplexen immunregulatorischen Funktionen, welche den T-Suppressor Zellen zugeordnet werden, lassen sich mechanistisch ebenso gut erklären (I) durch eine gegen syngene Zellen gerichtete Aktivität zytotoxischer T-Lymphozyten, (II) durch Lymphokin-sezernierende T-Zellen (zum Beispiel IL-10, IFN-γ, Transforming Growth Factor β) und/oder (III) durch eine ungenügende Präsentation von Antigenen (z. B. durch nicht-hämatopoietische APZ).

Zytotoxische T-Zellen

Zytotoxische T-Zellen haben die Fähigkeit, virusinfizierte Zellen, Tumorzellen oder histoinkompatible Transplantate spezifisch abzutöten. Diese Subpopulation zytotoxischer Effektorzellen ist in der Regel CD8 positiv und besitzt einen T-Zell-Antigenrezeptor, welcher Antigene zusammen mit MHC Klasse I Molekülen erkennt. Ein geringer Prozentsatz zytotoxischer T-Zellen (<10%) ist CD4 positiv und erkennt Antigene (z. B. Masernvirus) ausschließlich an der Oberfläche an MHC Klasse II positiven Zellen. Die Vorgänge, welche zur Zytolyse der Zielzelle führen, lassen sich in drei unterschiedliche Phasen einteilen. In einem ersten Schritt bindet sich die zytotoxische Effektorzelle mittels ihres Antigen-spezifischen Rezeptor/CD8 Komplexes und weiterer akzessorischer Rezeptoren (CD2, LFA-1) an die Antigen-tragende Zielzelle. Findet eine spezifische Interaktion zwischen den Komplexen aus Antigen/MHC Molekül und T-Zell-Rezeptor/CD8 statt, so führt dies zur Aktivierung der zytotoxischen T-Zelle. Diese Interaktion mit der Zielzelle muß jedoch über eine genügend große Oberfläche erfolgen, damit die zytotoxische T-Zelle ausreichend stimuliert wird. Eine solche funktionelle Einschränkung bietet Gewähr, daß zytotoxische T-Zellen nicht bereits durch subzelluläre Fragmente aktiviert werden. Für die Proliferation und Differenzierung zu Effektorzellen bedarf es der Gegenwart von IL-2 und IL-4. In einem weiteren Schritt erfolgt dann die irreversible Schädigung der Zielzelle, wobei gegenwärtig der genaue Mechanismus noch unbekannt ist. Gemäß dem *Granule Exocytosis Model* wird angenommen, daß zytotoxische T-Zellen zur Lyse der Zielzelle den Inhalt ihrer zytoplasmatischen Granula in den gemeinsamen Spalt zwischen beiden Zellen freisetzen. Diese Granula enthalten neben mindestens 4 unterschiedlichen Serin-Proteasen (Granzyme A, B, 3, H) und Tumor Necrosis Faktor ein der neunten Komponente des Komplementsystems verwandtes Protein (Perforin), welches sich in Form amphiphiler Polymere in Gegenwart von Kalzium in die Zellmembran der Zielzelle einschieben kann. Dadurch entsteht ein transmembranöser Kanal, welcher die Zellintegrität stört, indem eine Verbindung zwischen Zellinnerem und -äußerem hergestellt wird. Der «Todesstoß» durch die zytotoxischen T-Zellen scheint aber nicht notwendigerweise von Perforin-Multimeren abhängig zu sein, da der eigentliche Zelltod bereits vor der Zellyse eintritt und T-Zellen ohne Perforine gleichfalls zytotoxisch wirken können. Möglicherweise führen ebenfalls die Serin-Proteasen der zytoplamatischen Granula zur Destruktion des Zellkerns mit Fragmentation der DNS. So konnte gezeigt werden, daß Granzyme A sich selektiv an das Nukleoprotein Nukleolin binden kann. Es scheinen deshalb zusätzliche Mechanismen für den Tod der Zielzelle von Bedeutung zu sein. Dennoch besteht eine gute Korrelation zwischen dem Vorhandensein von Perforin und Granzyme A einerseits und der Fähigkeit der Zytolyse andererseits. IL-2 induziert die Bildung von Boten-RNS spezifisch für Perforin und Granzyme. Weiterhin ist aber unbekannt, warum es in der Regel ausschließlich zur Zytolyse der Zielzellen kommt, ohne daß dabei die Effektorzellen selbst oder benachbart liegende, unbeteiligte Zellen zu Schaden kommen. In einer letzten, vom persistierenden Kontakt mit zytotoxischen T-Zellen völlig unabhängigen Phase kommt es schließlich zum Tod der Zielzelle. Typischerweise tritt dabei zuerst eine Verklumpung des Chromatins und daran anschließend eine Fragmentation der DNS (Apoptosis) auf, bevor es zur eigentlichen Lyse der Zelle kommt. Die Degradation der genomischen DNS in Segmente von 180 bis 200 Basenpaaren geschieht durch eine endogene Deoxyribonuklease (wahrscheinlich DNase I) welche aus dem endoplasmatischen Retikulum der geschädigten Zielzellen freigesetzt wird und von dort in den Zellkern gelangt. Zusätzlich scheint ebenfalls ein spezifisches Moleküle an der Oberfläche der Zielzellen zu existieren (Fas-Antigen), welches durch zytotoxische T Zellen direkt gebunden oder durch einen löslichen Faktor stimuliert auf noch unbekannte, jedoch Granula-unabhängigen Weise zur Apoptose führen.

T-Gedächtniszellen

Die Antigen-vermittelte Aktivierung von T-Lymphozyten induziert nicht nur unterschiedliche Effektorzellen, sondern resultiert ebenfalls in der Fähigkeit, bei einem erneuten Kontakt mit dem gleichen Antigen schneller und intensiver reagieren zu können (Sekundärantwort). Für diese immunologische Gedächtnisleistung sind Antigen-sensibilisierte, CD4 oder CD8 positive Lymphozyten verantwortlich, sogenannte Gedächtniszellen, welche nach der Primärantwort aus den einzelnen Effektorzellen hervorgehen. Unterschiedliche Zellmarker wurden beschrieben, anhand welcher T-Gedächtniszellen (CD45RO$^+$) phänotypisch von nicht sensibilisierten, naiven T-Zellen (CD45RA$^+$) unterschieden werden, ohne daß die eigentliche Funktion dieser Moleküle bereits bekannt wäre. Weiterhin bleibt unklar, ob Gedächtniszellen ihren Phänotyp von CD45RO$^+$ zu CD45RA$^+$ revertieren können, ohne daß dabei ihre eigentliche Funktion auch mitbeeinflußt wird. Wie dem auch sei, CD45RA$^+$ und CD45RO$^+$ erscheinen sowohl phänotypisch als auch funktionell als eigenständige T-Zell Subpopulationen mit jeweils eigenem Migrationsverhalten. Naive CD4+, CD45RA+ T-Zellen synthetisieren vorzugsweise IL-2 und IFN-γ, während CD4$^+$, CD45RO+ Gedächtniszellen typischerweise ein Zytokinmuster aus IL-4, IL-5 und IL-6 bilden. Gedächtniszellen unterscheiden sich ferner von naiven, immunkompetenten Zellen durch die vermehrte Oberflächenexpression von Adhäsionsmolekülen (z. B. CD2, LFA-1, LFA-3), welche zur effizienteren Interaktion mit Antigen-präsentierenden Zellen beitragen und die Verteilung in lymphatischem Gewebe beeinflussen. Gedächtniszellen gelangen aus den Lymphgefäßen ins lymphatische Gewebe von Lymphknoten, während naive Zellen bevorzugt über die postkapillären Venulen dorthin gelangen. Die Affinität des T-Zell-Rezeptors für ein bestimmtes Antigen scheint bei den zu Gedächtniszellen selektionierten T-Zellen verbessert zu sein, weshalb solche Effektorzellen weniger auf die akzessorische Funktion von CD4 und CD8 angewiesen sind. Aktivierte T-Gedächtniszellen exprimieren ebenfalls typischerweise vermehrt MHC Klasse II Moleküle. Schließlich nehmen diese Gedächtniszellen auch als wichtige Effektorzellen Einfluß auf die Intensität und Dauer der humoralen Immunantwort gegenüber spezifischen Antigenen, indem sie vermehrt Hilfe zur Antikörpersynthese leisten.

1.2.5 Die Funktion der γ/δ-Antigenrezeptor-positiven T-Zellen

T-Zellen mit einem γ/δ-T-Zell-Rezeptor (γ/δ T-Zellen) finden sich in geringer Anzahl sowohl im Thymus als auch in allen peripheren lymphatischen Geweben. Der γ/δ T-Zell-Rezeptor dient der spezifischen Erkennung von Antigenen und besitzt im Gegensatz zu früheren Annahmen weder Eigenschaften als Adhäsionsmolekül noch als gewebespezifischer Homing-Rezeptor. In der Regel weisen γ/δ T-Zellen ein reichliches Zytoplasma mit vielen Granula auf und werden auf Grund ihrer morphologischen Erscheinung zu den Large Granular Lymphocytes (LGL) gezählt. Die Aktivierung von γ/δ T-Zellen führt sowohl zu einer Vermehrung zytoplasmatischer Granula als auch zu einer Umordnung der Zellorganellen. Gleichzeitig kommt es zu einer Änderung der Zellform mit Ausbildung von Pseudopodien, welche auf eine aktive Beweglichkeit dieser Zellen hinweisen. γ/δ T-Zellen finden sich ebenfalls intraepithelial in Geweben wie der Haut oder des Intestinums, wo dieser Typ von T-Zellen besonders im Bereich der Villi nachgewiesen werden kann.

Die Funktionen der γ/δ T-Zellen umfassen zytotoxische Aktivitäten, die Sekretion von Lymphokinen und wahrscheinlich auch die Mithilfe zur Antikörpersynthese. Eine kleine Anzahl von γ/δ T-Zellen wirkt zytotoxisch über einen MHC restringierten Mechanismus. Im Gegensatz hierzu scheint jedoch die Mehrzahl der γ/δ T-Zellen verschiedene Antigene in einer MHC unabhängigen Weise erkennen zu können. Diese zytotoxische Effektorfunktion korreliert mit dem Nachweis von Perforin in situ und ist funktionell derjenigen der Natürlichen Killer Zellen vergleichbar. Für diese Effektorfunktion müssen γ/δ T-Zellen ebenfalls zuerst durch IL-2 und andere Zytokine aktiviert werden. Es ist gegenwärtig noch ungeklärt, ob und welche Antigene bevorzugt durch T-Zellen mit γ/δ-Rezeptoren erkannt werden und wie diese Antigene dem T-Zell-Rezeptor präsentiert werden. Bekannt ist, daß Streß-induzierte Selbst-Peptide und heat-shock Proteine von Mycobakterien eine größere Anzahl von γ/δ T-Zellen zu aktivieren vermögen und daß γ/δ T-Zellen allogene MHC Moleküle spezifisch erkennen. Aktivierte γ/δ T-Zellen synthetisieren unterschiedliche Mengen von IL-2, -4, -5, TNF-α, IFN-γ und GM-CSF. Es ist deshalb vorstellbar, daß γ/δ T-Zellen durch die Sekretion dieser Zytokine auch Einfluß nehmen können auf die Funktion von B-Lymphozyten und ihre Differenzierung zu Antikörpersezernierenden Effektorzellen.

1.3 Natürliche Killer Zellen, LAK Zellen und Killer Zellen

Natürliche Killer (NK) Zellen unterscheiden sich von T- und B-Lymphozyten durch ihre Funktion und ihren Phänotyp. NK Zellen entstammen wahrscheinlich dem Knochenmark und sind sowohl dort als auch im peripheren Blut (10–15% der Lymphozyten), in der Milz und in Lymphknoten nachweisbar. Die genaue Herkunft der NK Zellen ist weiterhin kontrovers: Einerseits können NK Zellen durch Mitogene und IL-2 stimuliert werden, zeigen ein zytotoxisches Potential, weisen ein partielles Rearrangement für die β-Kette des T-Zell Antigen Rezeptors auf, exprimieren zum Teil die ζ-Kette von CD3 und schließlich ist ihr Phänotyp jenem unreifer T-Zellen ähnlich. Auf Grund dieser Merkmale und tierexperimenteller Studien wurden die NK Zellen als differenzierte Zellen der T-lymphoiden Zellreihe definiert. Andererseits fehlt diesen Zellen ein eigentlicher (α/β oder γ/δ) T-Zell Antigen-Rezeptor, so daß vermutet wird, daß NK Zellen differenzierte Zellen der myeloiden Reihe sein könnten. Durch die Oberflächenexpression einer Reihe von Differenzierungsantigenen (Thy-1+, CD56$^+$, CD16$^+$, CD8$^{+/-}$, CD2$^{+/-}$, CD3$^-$) lassen sich NK Zellen phänotypisch genauer definieren. Funktionell sind NK Zellen durch ihre MHC-unabhängige Zytotoxizität gegenüber Virus-infizierten und maligne transformierten Zellen charakterisiert, wobei die Struktur des Antigen-Rezeptors, mittels dessen Zielzellen erkannt werden, im Detail noch unbekannt ist. Membranglykoside sind möglicherweise die Targetstrukturen auf infizierten und transformierten Zellen, welche die zytotoxische Aktivität von NK Zellen triggern. Es scheint, daß aktivierte NK Zellen – analog zu den zytotoxischen T-Zellen – ebenfalls Proteasen und Perforine freisetzen und so als Effektorzellen der primären Abwehr den gerichteten Tod der Zielzelle bedingen. Ferner weisen neuere Untersuchungen darauf hin, daß

NK-Zellen ebenfalls für die Alloreaktivität gegenüber HLA-C Molekülen von Bedeutung sind.

Als **Lymphokin-aktivierte Killer (LAK)-Zellen** wird eine Gruppe von zytotoxischen Effektorzellen definiert, welche nach Stimulation mit Zytokinen durch einen MHC-unabhängigen Mechanismus zur irreversiblen Schädigung von Zielzellen führen. LAK Zellen entstammen keiner eigenständigen Zellreihe, sondern gehen aus NK-Zellen und T-Lymphozyten hervor. LAK-Zellen unterscheiden sich jedoch von NK-Zellen dadurch, daß sie eine größere Anzahl von unterschiedlichen Zellen zytotoxisch schädigen können. NK-Zellen und LAK-Zellen synthetisieren Zytokine, welche sowohl Einfluß auf reife Zellen des Immunsystems nehmen (IFN-γ, TNF-α) als auch die Entwicklung unreifer Vorläuferzellen der Haematopoiese beeinflussen (GM-CSF).

Die Antikörper-vermittelte zelluläre Zytotoxizität (sogenannte ADCC: Antibody-dependent cell-mediated cytotoxicity) stellt eine weitere Möglichkeit dar, Zielzellen antigenspezifisch töten zu können. Hierzu sind unterschiedliche Zellen (Large Granular Lymphocytes, NK Zellen und T-Zellen) verantwortlich, die auf Grund ihrer Funktion insgesamt als **Killer (K) Zellen** umschrieben werden. Als Large Granular Lymphocytes (LGL) wird eine heterogene Zellpopulation aus aktivierten T-Zellen und NK-Zellen beschrieben, welche sich morphologisch durch ihre Zellgröße, ihren gebuchteten Zellkern und durch ihre azurophilen Granula (primäre Lysosomen) in hellem Zytoplasma von den übrigen Lymphozyten unterscheiden. Für ihre Funktion im Rahmen der ADCC besitzen K-Zellen zusätzlich zu ihrem zytotoxischen Potential zellständige IgG-Fc-Rezeptoren (CD16), durch welche sie sich an Antikörper beladene Zielzellen binden können. Auf diese Weise kommt es zu einem engen Kontakt mit der Zielzelle, wodurch K-Zellen aktiviert werden und nun indirekt über Antikörper als spezifische, zytotoxische Effektorzellen wirken. Die Schädigung der Zielzelle tritt dann wahrscheinlich durch einen Mechanismus ein, wie er bereits vorgehend für T-Zellen und NK-Zellen beschrieben worden ist: *Granule Exocytosis*. Zusätzlich zu diesen Effektorzellen sind ebenfalls mononukleäre Phagozyten und polynukleäre Granulozyten in der Lage virusinfizierte und transformierte Zellen Antikörper-vermittelt zu lysieren.

1.4 Das Phagozyten-System

Die Entzündungsreaktion ist die vom Körper gebildete Antwort auf Infektionen und Gewebeschäden. Zirkulierende (kurzlebige) und sessile (langlebige) Zellen des Phagozyten-Systems sowie Proteine des Serums (Komplementfaktoren, Gerinnungsfaktoren, Fibrin, das Plasmin- und Kininsystem und andere mehr) sind verantwortlich für einen komplexen Vorgang, welcher in der Beseitigung der Erreger beziehungsweise Fremdstoffe und in der Wiederherstellung der Gewebeintegrität resultiert. Zu den phagozytierenden Zellen werden Neutrophile und Eosinophile Granulozyten, Monozyten des peripheren Blutes und die aus ihnen sich differenzierenden, gewebeständigen Makrophagen gezählt.

1.4.1 Neutrophile Granulozyten

Neutrophile Granulozyten sind kurzlebige phagozytische Zellen und stehen als primäre Effektorzellen im Vordergrund akuter Entzündungen. Sie differenzieren sich im Knochenmark aus Vorläuferzellen, wobei Erwachsene physiologischerweise in der Größenordnung von 1×10^{11} Granulozyten pro Tag neu bilden. Diese Syntheseleistung kann bei akuten Infekten um das Zehnfache gesteigert werden. Reife Neutrophile Granulozyten verbleiben vorerst während einiger Tage im Knochenmark, bevor sie dann über die Zirkulation des peripheren Blutes an die Orte der Entzündung gelangen. Dabei können neutrophile Granulozyten auf chemotaktische Reize hin rasch aus dem Blutstrom an Gefäßwände adhärieren und von dort ins entzündete Gewebe einwandern, wo sie, ohne zuerst durch Interferon-γ aktiviert werden zu müssen, zur Phagozytose von Erregern und Immunkomplexen bereitstehen (Abbildung 1/11, Abschnitt 1.4.4).

Im Zytoplasma Neutrophiler Granulozyten finden sich unterschiedliche Granula, welche für die primäre Abwehr gegenüber Infekten beziehungsweise als Vermittler von Entzündungsphänomenen von zentraler Bedeutung sind. Auf Grund ihrer Färbbarkeit und ihrer Zusammensetzung werden **azurophile** (primäre) Granula (Myeloperoxidase, Phospholipase A_2, Kollagenase, Elastase, Cathepsin G, β-Glucuronidase und andere mehr) von **spezifischen** (sekundären) Granula (Lysozym, alkalische Phosphatase, Kollagenase, Laktoferrin und andere mehr) unterschieden.

Neutrophile Granulozyten besitzen nur eine geringe Anzahl von rauhem endoplasmatischem Retikulum und Mitochondrien. Sie sind aber dennoch in der Lage, eine beschränkte Anzahl von Proteinen zu synthetisieren. So können reife Neutrophile Granulozyten am Ort der Entzündung sowohl die für ihre Phagozytose-Leistung nötigen Proteine (zum Beispiel Aktin, IgG- und Komplement-Rezeptoren) als auch wichtige Mediatoren für die Entzündungsreaktion (Interferon-α, Platelet activating factor (PAF), Leukotrien B_4) bilden. Zusätzlich nehmen Neutrophile Granulozyten ebenfalls immunregulatorischen Einfluß auf die Ereignisse der Entzündungsreaktion durch die Bildung einer Reihe von Zytokinen (Interleukin-1β, -6, -8, Tumor Nekrose Faktor (TNF) und Interleukin-1 Rezeptor Antagonist).

1.4.2 Eosinophile Granulozyten

Aus definierten hämatopoietischen Vorläuferzellen reifen im Knochenmark über mehrere Tage Eosinophile Granulozyten aus. Diese Zellen gelangen von dort über die Blutzirkulation (Verweildauer: Stunden) schließlich in Gewebe, welche in engem Kontakt mit der Umwelt und ihren Antigenen stehen (Bronchialbaum, gastrointestinaler Trakt, Brustgewebe, Zervix und Vagina). Dort können Eosinophile Granulozyten für mehrere Tage verbleiben. Eosinophile Granulozyten finden sich normalerweise zu nur einem geringen Prozentsatz (<0,2%) im peripheren Blut. Durch ihre Morphologie, ihre spezifischen zytoplasmatischen Granula und ihre Funktion können sie von Neutrophilen Granulozyten unterschieden werden. Eosinophile Granulozyten sind im Vergleich etwas größer und besitzen einen in der Regel bilobulären Zellkern. Ihre eosinophilen Granula sind rundlich und enthalten unter anderem eine Zell-spezifische Peroxidase, das «major basic protein» (MBP) und das eosinophile kationische Protein (ECP). Diese sind gemeinsam für die Effektorfunktion Eosinophiler Granulozyten von wesentlicher Bedeutung: MBP ist ein kationisches Protein, welches für Parasiten toxisch ist und gelegentlich sogar direkt zu ihrem Tode führt. Gleichzeitig ist MBP aber auch für das Wirtsgewebe schädigend und mitverantwortlich für die histopathologischen Veränderungen, wie sie typischerweise bei eosinophilen Gewebeinfiltrationen beobachtet werden. ECP ist eine Ribonuklease, welche sich auf Grund ihrer positiven Ladung gut an die Oberfläche von Parasiten (im speziellen Schistosomen) bindet und dort als wirkungsvolles Toxin zu deren Tod führen kann. Dabei wirkt ECP wahrscheinlich nicht direkt durch seine enzymatischen Eigenschaften sondern eher durch das Vermögen, transmembranöse Kanäle zu bilden. Der Zelltod der Parasiten tritt dann unter Vermittlung einer Anzahl unterschiedlicher Mediatoren ein, welche durch diese Öffnung ins Zellinnere des Erregers gelangen können.

Eosinophile Granulozyten exprimieren an ihrer Oberfläche Rezeptoren für IgE (CD23), IgG und Komplementfaktoren, welche gemeinsam für die Fähigkeit zur Phagozytose notwendig sind. In dieser Funktion als Phagozyten sind Eosinophile Granulozyten jedoch im Vergleich zu Neutrophilen Granulozyten von geringer Bedeutung. Ihre biologische Hauptaufgabe liegt in der Infektabwehr gegenüber mehrzelligen Parasiten. Auf Grund ihrer Größe können diese Erreger nicht phagozytiert werden, weshalb ein alternativer, aber dennoch wirkungsvoller Abwehrmechanismus zur Anwendung kommt: Nach Aktivierung der Eosinophilen Granulozyten durch von T-Lymphozyten und Monozyten gebildete Mediatoren (IL-3, IL-5, GM-CSF, TNF, IFN-β, PAF und andere) und unter Vermittlung ihrer IgG- und Komplementrezeptoren kommt es zur Ausschüttung des Inhaltes der eosinophilen Granula (MBP, ECP und andere) in den Extrazellulärraum. Dort führen diese toxischen Substanzen schließlich zum Tod des Parasiten.

Die pathophysiologische Bedeutung der Eosinophilen Granulozyten für das Spektrum allergischer Erkrankungen ist weniger klar definiert. Obwohl zum Beispiel Eosinophile Granulozyten in der broncho-alveolären Lavage von Patienten mit allergischem Asthma bronchiale gefunden werden können, und obwohl ihre molekulare Bedeutung für die pathologischen Vorgänge vielfältige Erklärung bieten, wurde ihre ursächliche Bedeutung für die Hyperreagibilität der Atemwege nicht direkt untersucht. Eine Korrelation kann nachgewiesen werden zwischen der Anzahl der eosinophilen Granulozyten einerseits und dem Schweregrad der Lungenfunktionsveränderungen andererseits. Ferner ist bekannt, daß die von Eosinophilen Granulozyten gebildeten Entzündungsmediatoren (Leukotriene C_4 und D_4) als potente, bronchokonstriktorische Substanzen wirken und daß die aus eosinophilen Granula freigesetzten MBP und ECP zur Desquamation von respiratorischem Epithel beziehungsweise zum Tod von Pneumozyten des Typs II führen können. Schließlich vermittelt MBP ebenfalls die Sekretion von Histamin aus Mastzellen und fördert auf diese Weise die Vorgänge der Entzündung.

1.4.3 Makrophagen

Mononukleäre Phagozyten (Monozyten und Makrophagen) sind charakterisiert durch eine Anzahl von typischen Eigenschaften, welche sie zum Teil mit Neutrophilen und Eosinophilen Granulozyten teilen. So sind amöboide Fortbewegung auf chemotaktische Reize und die Phagozytose und Verdauung von partikulären Fremdstoffen allen Zellen des Phagozytensystems eigen (siehe weiter unten, Abbildung 1/11). Andererseits sind die Differenzierung und Zellkinetik mononukleärer Phagozyten, ihre Morphologie und Gewebeverteilung, die von ihnen initiierte Synthese einer großen Anzahl von Makromolekülen und schließlich auch ihre Fähigkeit zur Antigen-Präsentation wesentliche Unterscheidungsmerkmale, welche eine genaue Abgrenzung zu Neutrophilen und Eosinophilen Granulozyten zuläßt.

Monozyten bilden sich im Verlaufe von wenigen Tagen im Knochenmark aus determinierten Vorläuferzellen zu reifen Effektorzellen. Sie gelangen von dort in die Zirkulation, wo sie während einiger Tage verweilen können. Monozyten sind durch einen gelappten Kern und ein reichliches Zytoplasma mit feinen azurophilen Granula gekennzeichnet. In Geweben, welche speziell mit Antigenen im Kontakt stehen, differenzieren sie sich zu Makrophagen und verbleiben nun dort während Monaten. Die präzisen Signale sind im Einzelnen noch unbekannt, welche anschließend an die Gewebeeinwanderung für die weitere Differenzierung von Monozyten zu gewebeständigen Makrophagen verantwortlich sind. In der Milz befinden sich Makrophagen besonders in den Sinusoiden der roten Pulpa und ebenfalls in reichlicher Anzahl in den Keimzentren der weißen Pulpa. Ähnlich der Milz werden

Makrophagen in allen Abschnitten der Lymphknoten nachgewiesen. Besonders zahlreich sind sie dort jedoch in der Medulla, wo sie in engem Kontakt zu den efferenten Lymphgefäßen und den Blutkapillaren stehen. In der Leber tritt die Zirkulation ebenfalls in engen Kontakt mit dem mononukleären Phagozytensystem, indem der portale Kreislauf ein Labyrinth von mit Makrophagen (Kupferzellen) ausgekleideten Hohlräumen durchfließt. Im Bereich der Lungen finden sich die Makrophagen sowohl in den Alveolen als auch frei in den Luftwegen. Im Knochenmark kleiden Makrophagen die Blutsinusoide aus und stehen im engen Kontakt mit den hämatopoietischen Inseln. Schließlich finden sich Makrophagen auch entlang des Gastrointestinaltraktes (im besonderen im Bereich der Submukosa und der Villi des Dünndarmes), im zentralen Nervensystem (Mikroglia), in der Haut (Langerhans Zellen), in den Nieren (mesangiale Zellen) und in der Brustdrüse (Makrophagen können in der Muttermilch nachgewiesen werden).

In ihrer Gesamtheit bilden die mononukleären Phagozyten ein Filtersystem (sogenanntes mononukleäres Phagozyten System; ehemals retikuloendotheliales System), welches der Beseitigung pathogener Mikroorganismen und alternder Blutzellen dient. Zusätzlich zu dieser Aufgabe sind Makrophagen aber ebenfalls effiziente Antigenpräsentierende Zellen und als solche verknüpft mit der Fähigkeit des Immunsystems auf Fremdstoffe mittels einer spezifischen Antwort zu reagieren (verleiche Seite 30).

Makrophagen bedürfen einer durch Antigene oder durch T-Zellen (Interferon-γ, GM-CSF) vermittelten Aktivierung, um effizient ihren Aufgaben der Infektabwehr und Antigen-Präsentation gerecht zu werden. Dabei zeigen aktivierte Makrophagen typischerweise morphologische und biochemische Veränderungen: Zunahme der Zellgröße, vermehrte Bildung von Pseudopodien, Zunahme der intrazellulären Vesikel, gesteigerter Sauerstoff-Metabolismus und eine vermehrte mikrobizide Aktivität. Makrophagen sind ferner verantwortlich für die Bildung von über 100 unterschiedlichen Substanzen, welche unter anderem für die Infektabwehr (Lysozym und andere mehr) und die Bildung einer Gewebeentzündung (Komplementfaktoren, Interferone α und β, Tumor Nekrose Faktor, Interleukin-1 und -6) von vorrangiger Bedeutung sind. Viele dieser Makromoleküle werden erst nach Aktivierung der Zelle sezerniert und ihr Expressionsmuster ist unter anderem von der Gewebelokalisation der Makrophagen abhängig.

1.4.4 Die Funktion phagozytierender Zellen

Phagozytierende Zellen (hier: Makrophage, Neutrophile und Eosinophile Granulozyten) üben ähnliche Effektorfunktionen aus (Abbildung 1/11): So sind sie befähigt, auf spezifische Reize hin die Blutbahn zu verlassen (Diapedese) und gerichtet zum Ort der Infektion beziehungs-

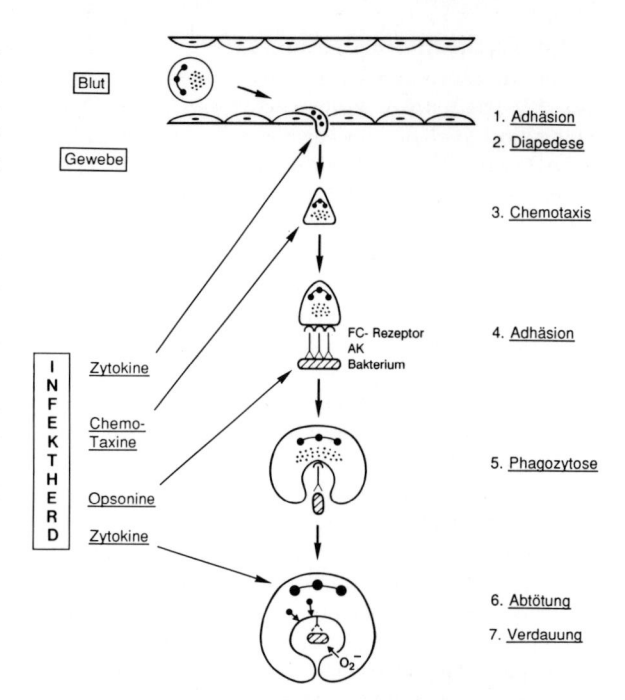

Abb. 1/11: Die Infektabwehr durch Phagozyten

weise Entzündung zu gelangen (Chemotaxis), wo sie sich mikrobielle Erreger und makromolekulare Fremdstoffe einverleiben können (Phagozytose). Durch die Synthese mikrobizider Sauerstoff-Metaboliten («respiratory burst») und durch die aus präformierten Granula in die Phagosomen und ins extrazelluläre Milieu freigesetzten hydrolytischen Verdauungsenzyme (Degranulation) werden sowohl inerte Fremdstoffe als auch Bakterien, Pilze, Protozoen und Helminthen beseitigt.

Die Rekrutierung von Leukozyten aus dem Blutstrom ist eine wesentliche Vorbedingung zur gezielten Infektabwehr und Entzündungsreaktion. Diesem wichtigen Vorgang ist eine einzigartige Spezifität eigen, welche sich in der differenzierten Antwort gegenüber unterschiedlichen chemotaktischen Stimuli, in der Abhängigkeit vom Stadium der Entzündung und in der präzisen Gewebelokalisation äußert. Zirkulierende Phagozyten sind abgerundete, ruhende Zellen. Bei Passage durch ein Entzündungsgebiet werden die Phagozyten in der Blutbahn durch Chemotaxine und durch noch nicht näher bekannte Zell-Zell Kontakte rasch aktiviert und beginnen sich nach einer zunächst losen und reversiblen Interaktion mit dem Endothel stabil an die Gefäßwand zu binden (Abbildung 1/12).

Der initiale Kontakt mit dem Endothel wird durch eine Familie von zellständigen Adhäsionsrezeptoren, sogenannten Selektinen, ermöglicht, welche sich durch ihre typische molekulare Struktur definieren. Selektine besitzen an ihrem N-terminalen Ende eine Kalzium-abhängige kohlenhydratbindende Domäne, welche zusätzlich zu einer dem EGF (*epidermal growth factor*)-ähnlichen Domäne von einer unterschiedlichen Anzahl sich wiederholender, kurzer Aminosäresequenzen (*short consensus repeats*, SCRs) gefolgt wird, deren Grundeinheit große Homologie zu Komplement-bindenden Proteinen aufweist. Die N-terminale Domäne und die SCRs sind strukturell für die Funktion als Adhäsionsmolekül verantwortlich. Diese Grundstruktur gilt für alle drei unterschiedlichen Formen von Selektinen (L-, E- und P-Selektin) und erlaubt die für entzündliche Prozesse wichtige Interaktion von neutrophilen Granulozyten und Monozyten mit Gefäßendothelzellen. **L-Selektine** werden konstitutionell an der Oberfläche von Leukozyten exprimiert und binden sich spezifisch an ein 50kDa Glykoprotein (GlyCAM-1, *glycosylation-dependend cell adhesion molecule-1*) und andere Sialyl-Glykoproteine an der Oberfläche von Endothelzellen. Im Verlauf von Entzündungen wird unter anderem durch IL-1 und TNF die Expression von **E-Selektin** an der Oberfläche von Endothelzellen hochreguliert. Dieser Vorgang ist Transkriptions-abhängig weshalb E-Selektine erst einigen Stunden nach Beginn einer akuten Entzündung an Gefäßendothelien nachweisbar sind. Im Gegensatz hierzu werden **P-Selektine** nach entzündungsbedingter Aktivierung von Endothelzellen bereits nach wenigen Minuten aus präformierten Granula freigesetzt und an der Zelloberfläche exprimiert. Der Kontakt mit Entzündungsmediatoren wie Histamin, Peroxiden, Substanz P und Thrombin stimuliert diesen Vorgang. Komplexe Kophlenhydrate (wie z. B. Sialyl-Lewis^x, SL^x) sind die typischen Liganden für E- und P-Selektine und können an der Oberfläche von neutrophilen Granulozyten, Monozyten und einer Subpopulation von T-Zellen nachgewiesen werden. Gleichzeitig mit der Oberflächenexpression von P-Selektin erscheint ebenfalls PAF (Plättchen-aktivierender Faktor) auf den Endothelzellen und ermöglicht dort durch Proteolyse die Ablösung von L-Selektin. Der zunächst lose Zell-Kontakt von Leukozyten mit den durch die Entzündung aktivierten Endothelzellen resultiert im Phänomen einer verlangsamten Gewebepassage, welche auf Grund der vorherrschenden Scherkräfte in der Tat in einem eigentlichen Rollen der Leukozyten entlang der Gefäßwand entspricht. Patienten mit dem Leukozyten-Adhäsions-Defekt Typ II (LAD II) weisen einen Mangel in der Oberflächenexpression von SL^x auf und ihre Leukozyten sind deshalb nicht in der Lage über Gefäßendothelzellen zu rollen. Im Verlauf dieser Phase des Rollens kommt es zur Aktivierung der neutrophilen Granulozyten durch Chemotaxine, welche ebenfalls das gerichtete Einwandern dieser Zellen in entzündetes Gewebe regulieren (siehe unten). Hierfür binden sich diese löslichen Aktivatoren an ihre spezifischen, zellständigen Rezeptoren und führen durch eine im Detail noch nicht aufgeklärte Signaltransduktion zur Aktivierung einer zweiten Familie von Adhäsionsmolekülen, den sog. Integrinen. Dieser Aktivierungsschritt resultiert in einer Konformationsänderung der Integrine, was dazu führt, daß die neutrophilen Granulozyten sich nun mit höherer Affinität stabil an die Gefäßendothelien binden können.

Strukturell entsprechen alle **Integrine** einem Heterodimer aus zwei nicht kovalent gebundenen Polypeptidketten, α und β. Als spezifische Liganden für diese transmembranösen Proteine dienen die extrazelluläre Matrix, Komplementfaktoren oder zellständige Oberflächenproteine. Zur Familie der Leukozyten-Integrine (β$_2$-Integrine) gehören **LFA-1** (*Leukocyte-Function-Associated-Antigen-1*), **CR3** (*Complement Receptor 3*, auch Mac-1 genannt) und **p150.95**. Die spezifischen Liganden für LFA-1 sind ICAM-1 bis 3, während CR3 und p150.95 die Komplementkomponente iC3b binden. Zur Familie der β1-Integrine werden die «Very Late Activation» (**VLA**-)Moleküle gezählt, welche sich an extrazelluläre Matrix (VLA-1,-2,-3,-6), Kollagen (VLA-1,-2,-3) Fibronectin (VLA-3,-4,-5) bzw. VCAM-1 (Vascular Cell Adhesion Molecule: VLA-4) binden. Monozyten adhärieren an aktivierte Endothelzellen via LFA-1 und (in geringerem Maße) VLA-4 während sich neutrophile Granulozyten in Ermangelung von VLA-4 mittels LFA-1 und CR3 an die Gefäßwand binden. Diese multiblen Rezeptor-Ligand Interaktionen bewirken schließlich die stabile Adhäsion der Leukozyten, ein Vorgang welcher für die anschließende Diapedese und Chemotaxis von zentraler Bedeutung ist (Abbildung 1/12).

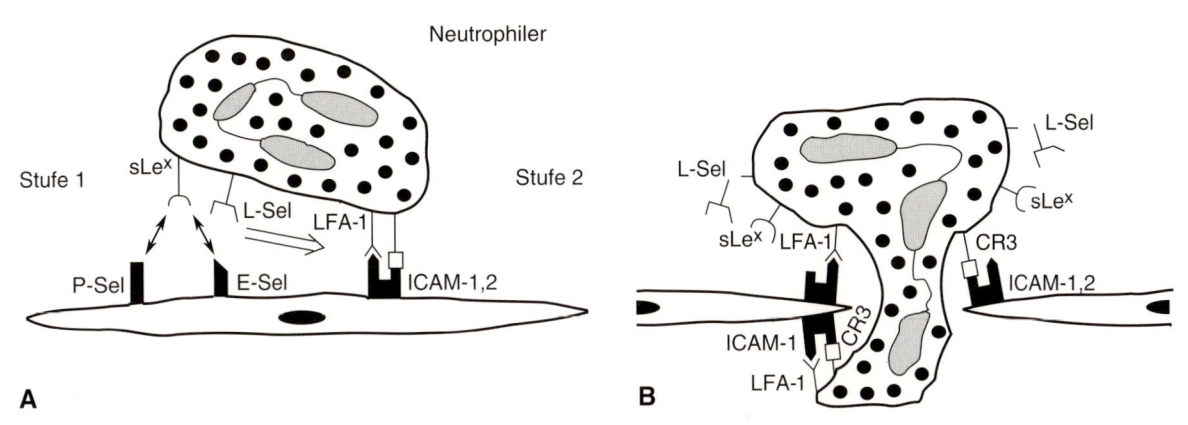

Abb. 1/12: Das Rollen und die Margination (links) sowie die Diapedese von neutrophilen Granulozyten (rechts) (Sel: selektine)

Phagozyten verlassen das Gefäßbett durch die virtuelle Lücke zwischen zwei Endothelzellen. Die Richtungsfindung erfolgt entlang einem durch Rezeptoren aufgespürten chemotaktischen Gradienten. Die wichtigsten Chemotaxine werden von Bakterien (N-formyl-L-methionyl-leucyl-Phenylalanin fMLP), Makrophagen (Leukotrien B$_4$), Endothelzellen (IL-8) und aktivierten Granulozyten selbst (IL-8) sowie aus dem Serum (Komplementspaltprodukt C5a) freigesetzt. Motor der Chemotaxis ist ein ATP-abhängiges, kontraktiles Aktin- (und ev. auch Myosin-) System, welches in den Pseudopodien aktivierter Phagozyten lokalisiert ist und die Zelle sozusagen aktiv hinter sich herzieht.

Die Bindung von Fremdstoffen an die Phagozytenoberfläche geschieht unter Vermittlung von unterschiedlichen Makromolekülen, sogenannten Opsoninen, deren gemeinsame Aufgabe es ist die Phagozytose zu verbessern. Hierzu gehören hauptsächlich die Komplementfragmente C3b und iC3b, welche mit den entsprechenden zellständigen Rezeptoren (CR1 bzw. CR3) assoziieren, und die Antikörper vom IgG Isotyp, welche sich an die Fc-Rezeptoren Typ II (CD32) binden. Die Anzahl von CR1 auf der Oberfläche von ruhenden Monozyten (5000 Rezeptoren) kann durch Chemotaxine in kurzer Zeit um das Zehnfache hochreguliert werden. Beide Rezeptorklassen (CR1 und CR3 bzw. CD32) sind strukturell über das Zytoskelett untereinander verbunden und zeigen eine vermehrte Mobilität in der Zellmembran aktivierter Phagozyten. Makrophagen sind zusätzlich in der Lage, Zellen und Erreger durch unspezifische Kohlenhydrat-Rezeptoren (z. B. Fukose und Mannose: Bestandteile unter anderem von Hefezellwänden und Parasiten wie P. carinii) zu erkennen und zu binden. Die C3b/iC3b-vermittelte Adhäsion (1. Signal) initiiert die Ausbildung von Pseudopodien und führt zusammen mit einem zweiten Signal (z. B. Binden von IgG an CD32) zum Phänomen der Phagozytose. Die vorgeschobenen Zellfortsätze tragen an ihrer Oberfläche die spezifischen Rezeptoren zum Binden der Opsonine und beginnen nun die partikulären Fremdstoffe zu umfließen. Dabei kommt es zu einem reißverschlußartigen ineinandergreifen zwischen Rezeptor-Ligand Paaren, was dazu führt, daß die Zellmembran der Phagozyten gänzlich den Fremdstoff «umfließt». Nach Fusion der distalen Enden der Zellmembran ist ein Vesikel entstanden, welches als Phagosom oder Endosom bezeichnet wird und den Fremdstoff bzw. den Erreger einschließt. Die so aufgenommenen Partikel können nun unter Beihilfe von Sauerstoff-Metaboliten und Enzymen abgebaut werden. In Makrophagen kann dieser Vorgang einerseits in einem vollständigen Abbau der Erreger bzw. Fremdstoffe enden oder aber zu ihrer teilweisen Degradation führen, welche es nun ermöglicht, Peptide zusammen mit MHC Klasse II Molekülen an der Makrophagenoberfläche den T-Zellen zur Antigenerkennung zu präsentieren.

Phagozytierende Zellen besitzen unterschiedliche, mikrobizide Effektormechanismen, deren spezifische Bedeutung im Einzelnen von der Art des aufgenommenen Erregers abhängig ist. So kann die Abtötung sowohl durch Sauerstoff-abhängige als auch durch nicht-oxidative Reaktionen erfolgen. Die Fc-Rezeptoren vermittelte Bindung von Erregern an die Phagozyten initiiert den sog. «respiratory burst», ein Zustand vermehrter metabolischer Aktivität mit Bildung von mikrobiziden Sauerstoffradikalen ($O_2^- \rightarrow H_2O_2$ (Wasserstoff-Peroxyd); OH (Hydroxylradikal); $O°$ (singlet oxygen). Diese hoch toxischen Produkte entstehen durch Translokation von drei Zytosol-Faktoren (p47 phox und p67 phox sowie rac2, einem GTP suchenden Protein; phox = phagozyte oxidase), welche eine Elektronentransportkette in der Phagosomenmembran aktivieren (Abbildung 1/13). Diese Atmungskette selbst besteht aus einem in der Membran lokalisierten Flavocytochrom b mit zwei Untereinheiten, einem NADPH- und FAD-bindenden Glykoprotein (gp91 phox) und einem Häm-bindenden Protein (p22 phox). Wasserstoff-Peroxyd, Hydroxylradikale und singlet oxygen können direkt toxisch auf den Erreger einwirken. Aus Wasserstoff-Peroxyd können aber auch in Gegenwart von Haliden (Chlor, Iod) und Myeloperoxidase weitere toxische Substanzen gebildet werden. Eine Kette von Redoxreaktionen durch Glutathion-abhängige Enzyme verhindern, daß die Phagozyten selbst durch diese Sauerstoff-Metaboliten Schaden nehmen.

Die nicht-oxidativen Mechanismen zur Abtötung von phagozytierten Erregern resultieren aus dem Zusammenwirken unterschiedlicher Faktoren. Hierzu fusionieren präformierte Granula des Zytoplasmas mit den gebildeten

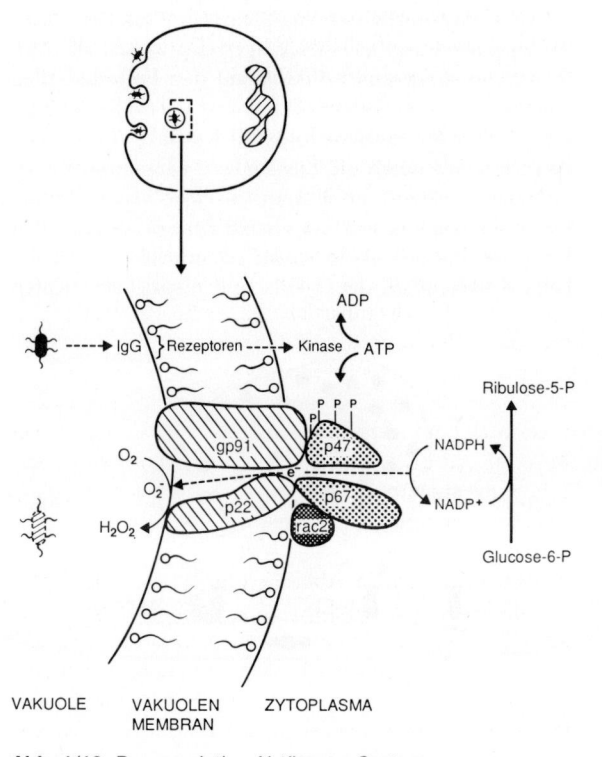

Abb. 1/13: Das oxydative Abtötungs-System

Phagosomen. Im Gegensatz zu den kationischen Proteinen der Granula von neutrophilen und eosinophilen Granulozyten, welche erst bei alkalischem pH ihre volle mikrobizide Aktivität entfalten, sind die meisten lysosomalen Enzymen bei niedrigem pH wirksam. Zu den lysosomalen Enzymen werden die sauren Phosphatasen, Cathepsin und Lysozym gezählt. Eine alternative Möglichkeit das weitere Wachstum phagozytierter Erreger zu stören wird durch Enzyme wie z. B. Tryptophanase oder durch Makromoleküle wie Lactoferrin wahrgenommen, welche die zum Wachstum wichtigen Metaboliten abbauen oder sequestrieren. Laktoferrin, ein Eisen-bindendes Protein, wird von neutrophilen Granulozyten selbst synthetisiert und in spezifischen Granula gespeichert beziehungsweise im Falle der Makrophagen von extrazellulär aufgenommen.

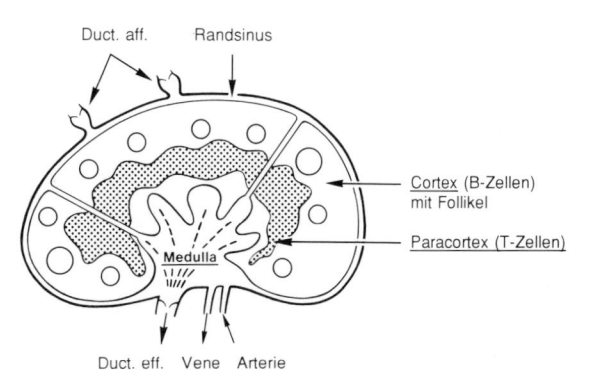

Abb. 1/14: Der schematische Aufbau eines Lymphknotens (Duct. aff.: Ductus afferens; Duct. eff.: Ductus efferens)

1.5 Die sekundären lymphatischen Organe

Die primären lymphatischen Organe schaffen ein geeignetes Milieu, in dem aus Vorläuferzellen von B- und T-Lymphozyten über definierte Zwischenstufen reife Zellen mit umschriebenem Funktionsprofil gebildet werden können. Solche Effektorzellen wandern schließlich aus dem Knochenmark und Thymus aus und siedeln sich im Gewebe der sekundären lymphatischen Organe an. Zu diesen Organen gehören die Milz, die Lymphknoten sowie die lymphoepithelialen Gewebe (Tonsillen und mukosa-assoziiertes lymphatisches Gewebe des Gastrointestinaltraktes, der Atemwege und der Harnwege). Ihre immunologische Aufgabe besteht im Filtern von Fremdstoffen und deren anschließenden Beseitigung durch Phagozyten, durch die Synthese von Antikörpern und/oder durch die Bildung einer zellulären Immunantwort. Der histologische Aufbau der sekundären lymphatischen Organe widerspiegelt eine klare Aufteilung in funktionell unterschiedliche Kompartimente. In den Lymphknoten sind die T-Zellen vorwiegend in den parakortikalen Abschnitten zu finden, während die B-Lymphozyten hauptsächlich in der Rinde und dort besonders in den Follikeln angesiedelt sind (Abbildung 1/14). Die weiße Pulpa der Milz ist ebenfalls in T-Zell-abhängige (periarterioläre Lymphozytenmanschette) und B-Zell-abhängige Areale (Follikel) aufgegliedert (vergleiche Abbildung 50/1 auf Seite 397).

Antigene gelangen in Abhängigkeit ihrer anatomischen Lokalisation auf unterschiedlichen Wegen in Kontakt mit Effektorzellen des Immunsystems sekundär lymphatischer Organe. So gelangen Fremdstoffe durch die afferenten Lymphgefäße in den Lymphknoten und münden dort in den subkapsulären Sinus, dessen Begrenzung aus einer Vielzahl von speziellen, phagozytierenden Zellen gebildet wird. In der Milz werden die Fremdstoffe aus dem von den Pinselarterien versorgten Marginalsinus gefiltert, während das in der Lamina propria und in der Submukosa gelegene lymphoepitheliale Gewebe Antigene über spezielle Zellen (sog. M-Zellen) von der Mukosaoberfläche her aufnimmt. Partikuläre Antigene werden in der Regel durch Phagozyten mittels Phagozytose aufgenommen und anschließend in Phagolysosomen abgebaut, ohne daß es zu einer weiteren Stimulation des Immunsystems kommen muß. Antigene, welche zu einer humoralen Immunantwort Anlaß geben, finden sich ungefähr 1–2 Tage nach Aufnahme unter anderem an der Oberfläche follikulär dendritischer Zellen (siehe Seite 30). Im Bereich der primären Follikel bildet dieser Zelltyp mit seinen verzweigten Fortsätzen ein dichtes Netzwerk für die Antigenretention und -präsentation. Unter Mithilfe von T-Zellen kommt es zur oligoklonalen Stimulation und Proliferation von B-Lymphozyten und somit zur Bildung von Sekundärfollikeln mit zentral gelegenen Keimzentren. Antigene, welche ausschließlich eine zelluläre Immunantwort bedingen, führen zur T-Zell Aktivierung in den parakortikalen bzw. periarteriolären Abbschnitten von Milz und Lymphknoten. In diesen Arealen finden sich interdigitierende Zellen, deren zahlreiche Zellfortsätze ebenfalls ein enges Netzwerk bilden. Interdigitierenden Zellen exprimieren an ihrer Oberfläche reichlich MHC Klasse II Moleküle und funktionieren dadurch als Antigen-präsentierende Zellen für die mit ihnen im engen Kontakt stehenden T-Zellen. Diese klare Aufteilung der Immunantwort in entweder B- oder T-Zell-abhängige Effektorphasen entspricht jedoch einer groben Vereinfachung, denn üblicherweise löst ein Antigen gleichzeitig eine humorale und eine zelluläre Immunantwort aus. Die dabei entstehende zelluläre Reaktion ist deshalb von histologischen Veränderungen sowohl in den B- als auch in den T-Lymphozyten Arealen begleitet.

Naive und aktivierte B- und T-Lymphozyten besitzen die Fähigkeit, primäres und sekundäres lymphatisches Gewebe zu verlassen und über die Blutzirkulation auf Wanderschaft zu gehen, um sich an einem entfernten Ort erneut in sekundären lymphatischen Organen oder in entzündetem Gewebe anzusiedeln. Hierfür finden sich im Bereich der postkapillaren Venolen spezialisierte, säulenförmige Endothelzellen (HEV: high endothelial venules), an die sich jene naiven Lymphozyten haften, welche die Zirkulation verlassen werden. Dieser Vorgang ist vergleichbar der Extravasation von Leukozyten im Bereich entzündeten Gewebes und wird ebenfalls durch spezifische Rezeptor-Ligand Interaktionen reguliert. Lymphozyten exprimieren an ihrer Oberfläche sog. Homing-Rezeptoren (Adhäsionsmoleküle), welche ihre entsprechenden Liganden (auch Adressine genannt) im Bereich der HEV der unterschiedlichen lymphatischen Gewebe spezifisch erkennen und binden können. Im Gegensatz zu den naiven T-Zellen gelangen T-Gedächtniszellen vornehmlich über Lymphgefäße in sekundär lymphatisches Gewebe von Lymphknoten, Magendarmtrakt und Haut. Dabei scheinen diese Zellen bevorzugt an jenen Ort zurückzukehren, an welchem die primäre Exposition gegenüber Antigen erfolgte. Ferner sind es auch die Gedächtniszellen, welche bevorzugt in entzündetes Gewebe einwandern. Chronische Entzündungen können zur Ausbildung von lymphatischem Gewebe Anlaß geben, in welches T- und B-Zellen vergleichbar den Lymphknoten einwandern können. Das differenzierte «Homing»-Verhalten von naiven T-Zellen und T-Gedächtniszellen hat seine molekulare Grundlage im unterschiedlichen Expressionsmuster von Lymphozyten-Adhäsionsmolekülen: An der Oberfläche von naiven T-Zellen können besonders L-Selektin und CD31, ein homotypisches Adhäsionsmolekül mit einer Immunglobulin-ähnlichen Struktur, nachgewiesen werden. Beide Moleküle ermöglichen das gezielte Einwandern über HEV in Lymphknoten. Für das selektive Einwandern in lymphatisches Gewebe des Magendarmtraktes bedienen sich die (vor allem sensibilisierten) T-Zellen der α4β7-Integrine, welche sich an MadCAM-1 der HEV von Peyer Plaques, mesenterialen Lymphknoten und dem Mukosa-assoziierten lymphatischen Gewebe binden. T-Gedächtniszellen exprimieren unter anderem auch VLA-4, VLA-5, VLA-6, SL^x und LFA-1. Die Affinität für ihre entsprechende Liganden kann bei einigen dieser Moleküle durch T-Zell Aktivierung hochreguliert werden (z. B. VLA-4 und LFA-1). Zusätzlich zum gezielten Einwandern könnte das Verbleiben von aktivierten T-Zellen in sekundär lymphatischen Organen und entzündetem Gewebe ebenfalls durch solche und ähnliche Adhäsionsmoleküle mitreguliert werden.

1.6 Die Antigene

Als **Antigene** oder **Immunogene** werden jene Stoffe bezeichnet, welche eine spezifische Immunantwort auslösen können. Proteine in makromolekularer Form sind besonders starke Immunogene, doch können ebenfalls Polysaccharide, Lipoproteine, Lipopolysaccharide und Proteoglykane in der Mehrzahl der Fälle von Zellen des Immunsystems als Fremd erkannt werden. Diejenigen Bereiche der Antigene, an welche sich Antikörper oder T-Zell Rezeptoren binden, werden als **Epitope** beziehungsweise antigene Determinanten bezeichnet. Solche Strukturen bestehen in der Regel aus einigen wenigen Aminosäuren oder Zuckerresten. Als **Haptene** werden niedermolekulare Stoffe definiert, welche von Antikörpern wohl gebunden werden, doch selbst keine Immunantwort auslösen können. Haptene gebunden an hochmolekulare, wirtseigene oder fremde Trägersubstanzen sind aber in der Lage, das Immunsystem zu einer spezifischen Reaktion zu stimulieren.

Ob ein Organismus auf einen bestimmten Fremdstoff mit einer spezifischen Immunantwort reagiert, wird einerseits durch die physikochemischen Eigenschaften wie Molekülgröße, chemischen Zusammensetzung und damit Struktur des Fremdstoffes beeinflußt und unterliegt andererseits komplexen Eigenschaften des Immunsystems selbst. So stellt sich nur dann eine Immunantwort ein, wenn der Organismus ein bestimmtes Antigen auch als fremd erkennen kann, eine Leistung, welche eng mit der phylogenetischen und ontogenetischen Entwicklung des Immunsystems verknüpft ist. Auch genetische Faktoren können darüber entscheiden, ob ein bestimmter Fremdstoff als Immunogen erkannt wird, denn Antigene müssen von MHC Molekülen gebunden und anschließend den unterschiedlichen T-Effektorzellen präsentiert werden können. So ist es möglich, daß einem bestimmten Fremdstoff wegen seiner Konformation der Zugang zur Antigen-bindenden Nische eines bestimmten MHC Moleküls versperrt bleibt und daß das Antigen deshalb in der Folge nicht dem T-Zell-Rezeptor präsentiert werden kann. Das gleiche Antigen kann jedoch durch einen anderen MHC-Haplotyp gebunden werden und gibt dann zu einer Immunreaktion Anlaß. Schließlich ist ebenfalls die Art der Gabe (alleine oder gemeinsam mit Adjuvantien; aggregiert oder gelöst), die Häufigkeit der Verabreichung und die Dosis des Antigens von Bedeutung, ob ein bestimmter Fremdstoff zu einer Immunantwort führen kann.

1.7 Die Antigenpräsentation

Die grundlegende Einschränkung der Antigenerkennung durch T-Lymphozyten ist darin begründet, daß die als Fremd zu erkennenden Peptide erst durch MHC Moleküle (Major Histocompatibility Complex; Haupthistokompatibilitätskomplex) gebunden werden müssen, bevor sie durch den T-Zell Antigenrezeptor erkannt werden können (sogenannte MHC-Restriktion). Die Art, auf welche die Antigene in die Zellen gelangen, bestimmt in der Regel den Weg, durch welchen diese Fremdstoffe dem Immunsystem präsentiert werden. So ist die Fähigkeit, Komplexe aus MHC Molekülen und Fremdantigenen zu bilden und diese den T-Zellen darzubieten, das Hauptmerkmal professioneller Antigen-präsentierender Zellen (APZ). Eine solche für das Immunsystem zentrale Leistung ist das Resultat einer Reihe sequentieller Ereignisse, welche mit der Antigenerkennung und -aufnahme durch die APZ beginnt, von der in Endosomen stattfindenden Antigenprozessierung und -komplexierung an MHC Klasse II Moleküle gefolgt wird und schließlich an der Zelloberfläche in der Antigenpräsentation endet.

1.7.1 Die Antigen-präsentierenden Zellen

Viele humane Zellen können in unterschiedlicher Weise Fremdproteine aus der Umwelt aufnehmen und proteolytisch spalten. Die Fähigkeit zu dieser Form der Antigenpräsentation ist jedoch durch das Vermögen limitiert, MHC Klasse II Moleküle exprimieren zu können. Auf Grund dieser Einschränkung sind wenige Zelltypen zu einer solchen differenzierten Funktion befähigt. Andererseits werden MHC Klasse I Moleküle von den meisten kernhaltigen Zellen exprimiert, weshalb eine weitaus größere Anzahl von Zellen in der Lage ist, solche endogen gebildeten Peptide den T-Zellen zu präsentieren.

Die Dendritischen Zellen

Dendritische Zellen bilden ein System von Antigen-präsentierenden Zellen, welche naive T-Zellen zur Initiation einer Immunantwort aktivieren. Diese Zellen entstammen der myeloischen Reihe und entwickeln sich aus CD34$^+$ Stammzellen in Gegenwart von GM-CSF (Granulozyten-Makrophagen Colony Stimulating Factor) und TNF-α (Tumor Nekrose Faktor-α). Dendritische Zellen besitzen die Fähigkeit zur Migration und ermöglichen in dieser Funktion den Transport von Antigenen zu Lymphknoten und Milz. Dendritische Zellen können deshalb sowohl in lymphatischen als auch in nicht lymphatischen Geweben und in der Zirkulation nachgewiesen werden. Auf Grund ihrer migratorischen Eigenschaften scheinen sie ein funktionelles Netzwerk zu bilden, welches sicher stellt, daß Antigene von der Peripherie (wie zum Beispiel der Haut) in sekundär lymphatisches Gewebe gelangen und dort in optimaler Weise in T-Zell abhängigen Arealen von Lymphknoten den naiven T-Zellen präsentiert werden können. Die gegenwärtig am besten charakterisierte Form dendritischer Zellen sind die in der Epidermis gelegenen Langerhans Zellen, welche dort als einzige epidermale Zellen zur Antigen-Aufnahme und -Prozessierung befähigt sind. Langerhans Zellen können funktionell und phänotypisch von Monozyten/Makrophagen unterschieden werden und besitzen im Vergleich zu ihnen nur geringe morphologische Hinweise auf eine aktive Phagozytose. Sie sind ferner durch tennisschläger-ähnliche, zytoplasmatische Organellen, sogenannte Bierbeck Granula, charakterisiert, deren Funktion zur Zeit unbekannt ist. Langerhans Zellen sind mäßig MHC Klasse II positiv und exprimieren Komplement- und Fc-Rezeptoren, welche jedoch für ihre zentrale Aufgabe der Antigen-Aufnahme nur von beschränkter Bedeutung sind. Es wird vielmehr angenommen, daß Proteinantigene durch Pinozytose ins Zellinnere gelangen und daß bei offensichtlicher Abwesenheit von spezifischen Antikörpern (primäre Immunantwort) dies der relevante Mechanismus zur Aufnahme von Neuantigenen darstellt. Obwohl das Erwerben und Prozessieren von Antigenen die Hauptaufgabe der dendritischen Zellen bildet, ist dieser Zelltyp nicht in der Lage außerhalb lymphatischen Gewebes naive T-Zellen zu einer Antigen-spezifischen Immunantwort zu stimulieren. Nach Antigenexposition können Langerhanszellen mit den von Ihnen aufgenommenen und Prozessierten Antigenen über afferente Lymphgefäße in Lymphknoten gelangen, wo sie in Gegenwart von IL-1 und GM-CSF in den T-Zell abhängigen parakortikalen Arealen zu interdigitierenden dendritischen Zellen differenzieren (Vergleiche Abbildung 1/15). Dieser Reifungsprozeß geht nicht nur mit einer vermehrten Expression von MHC Molekülen einher, sondern resultiert auch in der Fähigkeit naive T-Zellen nun zu einer Primärantwort zu stimulieren. Für diese Aufgabe lassen sich an der Zelloberfläche ebenfalls eine Anzahl von Adhäsionsmolekülen (v. a. LFA-1, LFA-3, ICAM-1) und Liganden für T-Zell Korezeptoren (z. B. B7/BB1) nachweisen. Hingegen ist zur Zeit wenig bekannt im Bezug auf das von interdigitierenden dendritischen Zellen gebildete Zytokinmuster, doch kann auf Grund molekularbiologischer Analysen eine wesentliche Rolle für IL-1 ausgeschlossen werden. Weiterhin ist auch unbekannt, weshalb dieser Zelltyp speziell befähigt ist, naive T-Zellen an seiner Oberfläche zu gruppieren und zu einer spezifischen Primärantwort zu aktivieren. Die so sensibilisierten T-Lymphoblasten können nun auch durch Antigene an der Oberfläche von anderen APZ stimuliert werden (Abbildung 1/15). Ob im Bereich der T-Zell Areale des lymphatischen Gewebes zwei unterschiedliche Populationen von Dendritischen Zellen existieren, welche sich unter anderem durch ihre Lebensdauer unterscheiden (kurzlebige, migratorische

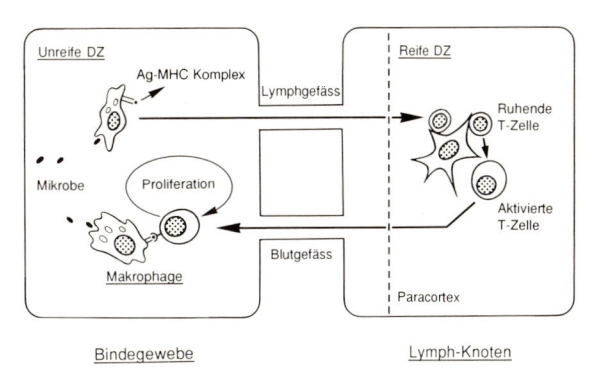

Abb. 1/15: Die Funktion dendritischer Zellen bei der primären Immunantwort (DZ: Dendritische Zelle; Ag: Antigen)

und langlebige interdigitierende Dendritische Zellen), ist gegenwärtig noch unbestimmt. Ähnlich der Haut finden sich auch in anderen Organen (Herz, Lunge, Leber, Nieren, Gastrointestinaltrakt) Dendritische Zellen, welche ebenfalls über die Blut- oder Lymph-Zirkulation zu lymphatischen Geweben gelangen.

Die im Rahmen von Organtransplantationen beobachteten allogenen Abstoßungsreaktionen werden hauptsächlich durch Dendritische Zellen initiiert. Dabei erfolgt die Präsentation der Allogene durch Dendritische Zellen des Spenders, welche sich entweder noch in situ im Transplantat befinden oder bereits in die Milz des Empfängers eingewandert sind.

An der Ausbildung des T-Zell Repertoires im Thymus sind ebenfalls Dendritische Zellen mitbeteiligt. Diese MHC Klasse II positiven Zellen befinden sich ausschließlich in der Medulla und sind dort bestimmend für die Toleranzinduktion durch negative Selektion (klonale Deletion). Die Funktion Dendritischer Zellen im Thymus ist damit deutlich verschieden zu jener in den sekundären lymphatischen Geweben, wo diese Zellen die Antigen-spezifische Stimulation von reifen T-Helferzellen und zytotoxischen T-Zellen bewirken.

Follikuläre dendritische Zellen

Follikuläre dendritische Zellen sind vorwiegend im Bereich der von B-Zellen besiedelten Lymphfollikeln sekundär lymphatischer Gewebe angesiedelt und unterscheiden sich sowohl phänotypisch als auch in ihrer Herkunft von dendritischen Zellen und Makrophagen. Ihre Aufgabe besteht im Binden und Präsentieren von Immunkomplexen zur effizienten Aktivierung sensibilisierter B-Zellen. Die verzweigten Ausläufer der follikulär dendritischen Zellen weisen ultrastrukturell kugelförmige Auftreibungen auf, an welchen Antigen-Antikörper-Komplement Komplexe über Monate bis Jahre retiniert werden können. Bei Sekundärantworten werden solche Komplexe normalerweise durch Makrophagen phagozytiert und degradiert. Eine vergleichbar kleine Menge gelangt jedoch über afferente Lymphgefäße in die Lymphfollikel wo sie nun an der Oberfläche der Auftreibungen der follikulär dendritischen Zellen konzentriert werden. Diese sogenannten Iccosomen lösen sich einige Tage später ab und werden durch follikuläre B-Zellen mittels Endozytose aufgenommen. Die so von B-Zellen internalisierten und prozessierten Antigene werden später den umliegenden T-Zellen präsentiert, welche nun die für die weitere B-Zell Differenzierung notwendigen Zellkontakte und Zytokine zur Verfügung stellen. Gleichzeitig bilden die an die Follikulären dendritischen Zellen gebundenen Iccosomen eine Art Antigen-Reservoir, welches für die Aufrechterhaltung der B-Gedächtniszellen notwendig zu sein scheint.

Die Epithelzellen des Thymus

Epithelzellen des Thymus sind von zentraler Bedeutung für die positive Selektion von unreifen Thymozyten, in dem sie Komplexe aus MHC Molekülen und Selbst-Peptiden an ihrer Oberfläche exprimieren. Diese APZ sind sowohl im Kortex als auch in der Medulla lokalisiert. MHC Klasse I Moleküle finden sich auf allen thymischen Epithelzellen exprimiert, während medulläre Epithelzellen nur vereinzelt MHC Klasse II positiv sind.

Die Makrophagen

Makrophagen sind durch ihre aktive Phagozytose und durch ihren Reichtum an endosomalen Enzymen besonders befähigt, partikuläre Antigene aufzunehmen, zu prozessieren und daran anschließend den sensibilisierten T-Zellen zu präsentieren. Aktivierte Makrophagen vermehren durch Interferon-γ (IFN-γ) die Oberflächendichte ihrer MHC Klasse II Moleküle und verbessern dadurch am Ort der Entzündung ihre Funktion als APZ. In der Infektabwehr gegenüber intrazellulär gelegenen Pathogenen (z. B. Mykobakterien, Listerien und Leishmanien) sind Makrophagen von besonderer Bedeutung.

Die B-Lymphozyten

Durch die oberflächenständigen Antikörper sind B-Lymphozyten in der Lage, Antigene spezifisch zu binden und durch Endozytose ins Zellinnere aufzunehmen. Dort werden die Antigene prozessiert, an MHC Klasse II Moleküle gebunden und anschließend an der Zelloberfläche den T-Lymphozyten präsentiert. Durch die Spezifität und hohe Affinität ihrer Antikörper können B-Lymphozyten bei Sekundärantworten dem Immunsystem Antigene darbieten, deren Konzentration am Ort der Immunantwort um ein Tausendfaches geringer sein kann, als es für die Präsentation durch Dendritische Zellen oder Makrophagen notwendig ist. Für die optimale Funktion als APZ müssen B-Lymphozyten zuerst aktiviert werden, wobei ihre funktionelle Bedeutung in der Regel in der Fortsetzung und Verstärkung einer bereits begonnenen Immunantwort liegt. Eine Reihe von akkzessorischen Oberflächenmolekülen (wie z. B. CD19, CD21, TAPA-1) verbessern die Aktivierung der B-Zellen. Tierexperimentelle Untersuchungen zur Kooperation zwischen B- und T-Zellen haben ferner bestätigt, daß B-Lymphozyten wohl zur Aktivierung von T-Gedächtniszellen befähigt sind, daß aber dieselben B-Zellen im Kontakt mit naiven T-Zellen Toleranz induzieren.

Andere Antigen-präsentierende Zellen

Venöse Endothelzellen können durch ihre Expression von MHC Klasse II Molekülen als APZ exogener Antigene wirken. Diesen Zellen kommt eine besondere pathophysiologische Bedeutung für die Vorgänge der zellulären

Überempfindlichkeitsreaktion zu. (Siehe Seite 49, Tabelle 1/8) Ferner kann die Expression von MHC Klasse II Molekülen in einer größeren Anzahl von Zellen durch IFN-γ induziert werden. Ob dann aber solche Zellen, wie zum Beispiel Endothelzellen anderer Gefäßabschnitte, Epithelzellen der Schilddrüse, Astrozyten des zentralen Nervensystems oder Kupferzellen der Leber, tatsächlich in vivo Aufgaben als APZ wahrnehmen, ist umstritten beziehungsweise noch unbekannt.

1.7.2 Die Struktur der MHC Klasse I und II Moleküle

Die Hauptaufgabe der MHC Klasse I und II Moleküle besteht in der Bindung von Antigenen und in deren Präsentation zur Erkennung durch den T-Zell Antigenrezeptor. Die Struktur beider MHC-Moleküle widerspiegelt dabei nicht nur diese Aufgabe, sondern bietet gleichfalls eine Erklärung, weshalb der genetische Polymorphismus der unterschiedlichen MHC-Allele die Spezifität der Antigenbindung bestimmen kann.

MHC Klasse I Moleküle

Alle MHC Klasse I Moleküle bestehen aus zwei unterschiedlichen Polypeptidketten (Abbildung 1/16): Die MHC-kodierte, polymorphe α-Kette, ein Glykoprotein (44kD), assoziiert mit einer nicht MHC-kodierten, monomorphen β-Kette, dem β$_2$-Mikroglobulin (12kD). Die α-Kette besteht aus einem extrazellulären Abschnitt mit drei Domänen (α1–α3) von jeweils ungefähr 90 Aminosäuren, einer transmembranösen Region (ca. 25 Aminosäuren) und einem kurzen zytoplasmatischen Abschnitt von etwa 30 Aminosäuren. Einige der MHC-Klasse I-ähnlichen Moleküle sind durch Glykosyl-Phosphatidyl-Inositol (GPI) Verbindungen in der Zellmembran verankert. Das Strukturmotiv der extrazellulären Abschnitte der α-Kette entspricht jenem der Immunglobuline und

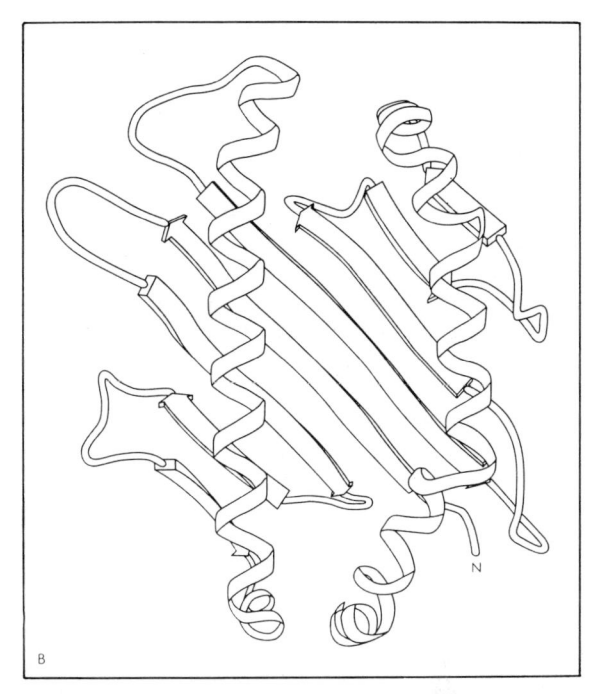

Abb. 1/17: Die Struktur des HLA-Klasse I-Moleküls: Aufsicht auf die Antigen-Bindungsstelle

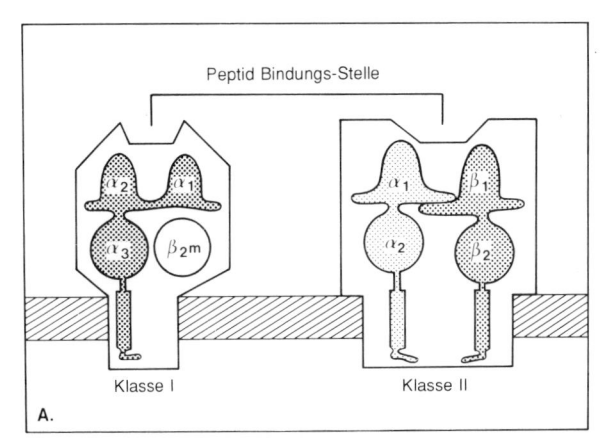

Abb. 1/16: Die schematische Darstellung der MHC Klasse I und II-Moleküle

weist die MHC Moleküle (Klasse I und II) somit als Mitglieder der Immunglobulin-Gen Superfamilie aus. Die β$_2$-Mikroglobuline assoziieren auf eine nicht-kovalente Weise einzig mit der α-Kette und besitzen keine eigentliche Verbindung zur Zelloberfläche.

Kristallographische Analysen erlauben eine genaue Beschreibung der dreidimensionalen Struktur der MHC Klasse I Moleküle (Abbildung 1/17). Dabei bildet der distale Abschnitt der α-Kette eine längliche Grube, deren Begrenzung zu allen vier Seiten hin durch die beiden α-Helices der α1- beziehungsweise α2-Domäne vorgegeben wird. Der Boden dieser Grube wird ebenfalls gemeinsam von beiden Domänen durch jeweils vier gegenläufige Stränge parallel angeordneter Ketten (β-Faltblatt) gebildet. In diese grubenartige Vertiefung kommt das Peptid zu liegen, welches (komplexiert mit MHC Klasse I Molekülen) vom T-Zell-Antigenrezeptor erkannt wird. Der genetisch determinierte Polymorphismus führt zu unterschiedlichen Oberflächenstrukturen sowohl innerhalb der Antigen-bindenden Grube selbst als auch in jenen Bereichen des Moleküls (α-Helices), welche für die Assoziation mit dem T-Zell Antigenrezeptor von Bedeutung sind. Die physikalische Masse der Grube (25Å×10Å×11Å) erlauben theoretisch die Bindung eines Peptides von 8 (linear angeordnet) bis 25 (α-Helix) Aminosäuren Länge. Diese Grube ist damit viel zu klein, um Antigene globulärer Form binden zu können, wie dies etwa durch Antikörper erfolgt. Die strukturellen Gegebenheiten setzen deshalb voraus, daß Proteine zur effizienten Antigenpräsentation zuerst durch Proteasen prozessiert werden. Die initialen kristallographischen Untersuchungen und die neueren Analysen von natürlich prozessierten Antigenen haben erkennen lassen, daß die von MHC Klasse I Molekülen bevorzugt gebundenen Peptide eine Länge von 9±1 Aminosäuren aufweisen. Solche Nonamere können im Vergleich zu Peptiden anderer Länge eine bis zu 1000fach höhere Affinität für die Antigenbindungsstelle besitzen.

Die dritte Domäne der α-Kette ist kaum polymorph und gänzlich unbeteiligt an der Struktur der Antigen-bindenden Grube. Dieser Abschnitt ist für die Interaktion mit dem $β_2$-Mikroglobulin mitverantwortlich und dient gleichzeitig als Bindungsstelle für das CD8 Molekül. Der transmembranöse Abschnitt besteht aus hydrophoben Aminosäuren und bildet konformell wahrscheinlich eine α-Helix. Das C-terminale Ende der MHC Klasse I-Moleküle liegt im Zytoplasma, assoziiert mit dem Zytoskelet und dient durch Interaktion mit anderen zellulären Proteinen der Signaltransduktion.

MHC-Klasse II Moleküle

MHC Klasse II-Moleküle sind heterodimere Glykoproteine (Abbildung 1/16): Sie bestehen aus einer α-Kette (32–34 kD) und einer etwas kleineren β-Kette (29–32 kD). Beide dieser MHC-kodierten Peptidketten sind polymorph und weisen eine vergleichbare Struktur auf. Die extrazellulären Abschnitte der α und β-Kette bestehen aus jeweils zwei Domänen (α1/α2 beziehungsweise β1/β2) von ungefähr 90 Aminosäuren, welche von einem kurzen Verbindungsstück gefolgt werden. Die zweite Domäne der β-Kette dient den CD4 Molekülen als Bindungsstelle. Der transmembranöse Abschnitt beider Ketten besteht aus ungefähr 25 hydrophoben Aminosäuren und wird von einem zytoplasmatischen Abschnitt unterschiedlicher Länge gefolgt. Es wird vermutet, daß diese C-terminalen Abschnitte der α- und β-Ketten nebst ihrer Aufgabe für die Signaltransduktion ebenfalls für die Lokalisation und den intrazellulären Transport beider Moleküle wichtig sind.

Strukturelle Analysen, welche sich sowohl auf Vergleiche der Nukleotid- und Aminosäurensequenz als auch auf spektroskopische Studien abstützen, postulierten für die MHC Klasse II Moleküle einen dreidimensionalen Aufbau, welcher große Ähnlichkeit zur Konformation der MHC Klasse I Moleküle aufweist. Kristallographische Strukturanalysen bestätigten dieses vom MHC Klasse I Molekül abgeleitete Strukturmodell. Gemäß diesen Analysen bilden die ersten Domänen beider Peptidketten eine Antigen-bindende Grube, welche zu den Seiten hin jeweils von einer α-Helix der α1- und β1-Domäne begrenzt wird, wobei die zwei sich gegenüber liegenden Seiten offen bleiben. Der Boden dieser Vertiefung wird gemeinsam von beiden Ketten durch gegenläufige Stränge parallel angeordneter β-Faltblätter gebildet.

Die polymorphen Positionen und Sequenzen beider MHC Klasse II-Ketten sind (analog zu MHC Klasse I-Molekülen) so angeordnet, daß die Seitenketten ihrer Aminosäuren entweder in die Grube gerichtet sind oder aber von den α-Helices nach oben hin vom Molekül wegweisen. Dadurch können diese polymorphen Abschnitte nicht nur die Spezifität und Affinität der zu bindenden Peptide beeinflussen, sondern sie sind gleichfalls bestimmend für jene Oberflächenstrukturen, welche vom T-Zell Antigenrezeptor gebunden werden. Die von MHC Klasse II-Molekülen gebundenen Peptide bestehen in der Regel aus (12-)15(-25) Aminosäuren und sind als solche größer als jene Antigene, welche von den MHC Klasse I-Molekülen präsentiert werden. Dieser Unterschied in der Peptidlänge kann durch die Struktur der Antigen-bindenden Grube erklärt werden, welche zu zwei Seiten hin offen bleibt. Von Bedeutung für die Antigenbindung an MHC Klasse II Moleküle sind «Kernsequenzen» im mittleren Abschnitt der Peptide, denn die Länge der Antigene wird durch variable Aminosäurensequenzen sowohl N-terminal als auch C-terminal bestimmt.

Die kristallographischen Strukturanalysen des HLA-DR1 Moleküls beschreiben interessanterweise ein Dimer aus zwei vollständigen MHC Klasse II Molekülen, welcher ebenfalls von zwei T-Zell-Antigenrezeptoren gleichzeitig erkannt werden kann. Falls diese Beobachtung für alle MHC Klasse II Moleküle zutrifft, wäre dies für die spezifische T-Lymphozyten Aktivierung von besonderer Bedeutung, da angenommen wird, daß T-Zellen nur dann durch MHC/peptid Komplexe ausreichend aktiviert werden, wenn ihre Antigenrezeptoren an der Zelloberfläche vernetzend aggregieren können. Dimere der MHC Klasse II Moleküle bilden deshalb ideale Restriktionselemente zur erfolgreichen T-Zell Stimulierung. Die Existenz dieser MHC-Dimere impliziert aber auch, daß nur solche Peptide den T-Zellen effizient präsentiert werden können, welche entweder eine große Affinität für die MHC Klasse II Moleküle besitzen oder aber in hoher Konzentration im endoplasmatischen Retikulum vorhanden sind, denn nur so können beide Antigenbindungsstellen gleichzeitig belegt werden.

1.7.3 Die Genlokalisation und Biosynthese der MHC Klasse I und II Moleküle

Die Gene des MHC (Major Histocompatibility Complex, bzw. Haupthistokompatibilitätskomplex) liegen beim Menschen auf dem kurzen Arm von Chromosom 6 (Abbildung 1/18). In ihrer Gesamtheit werden sie hier als HLA (Human Leukocyte Antigen) Komplex beschrieben. Als Locus wird ein Chromosomenabschnitt bezeichnet, welcher einem bestimmten Gen entspricht. Der MHC-Komplex kann durch die Anordnung seiner Gene und durch die Struktur und Funktion der von ihnen kodierten Proteine in drei unterschiedliche Klassen eingeteilt werden. Dabei weisen die strukturelle Ähnlichkeit zwischen den MHC Klassen I und II Molekülen und ihr

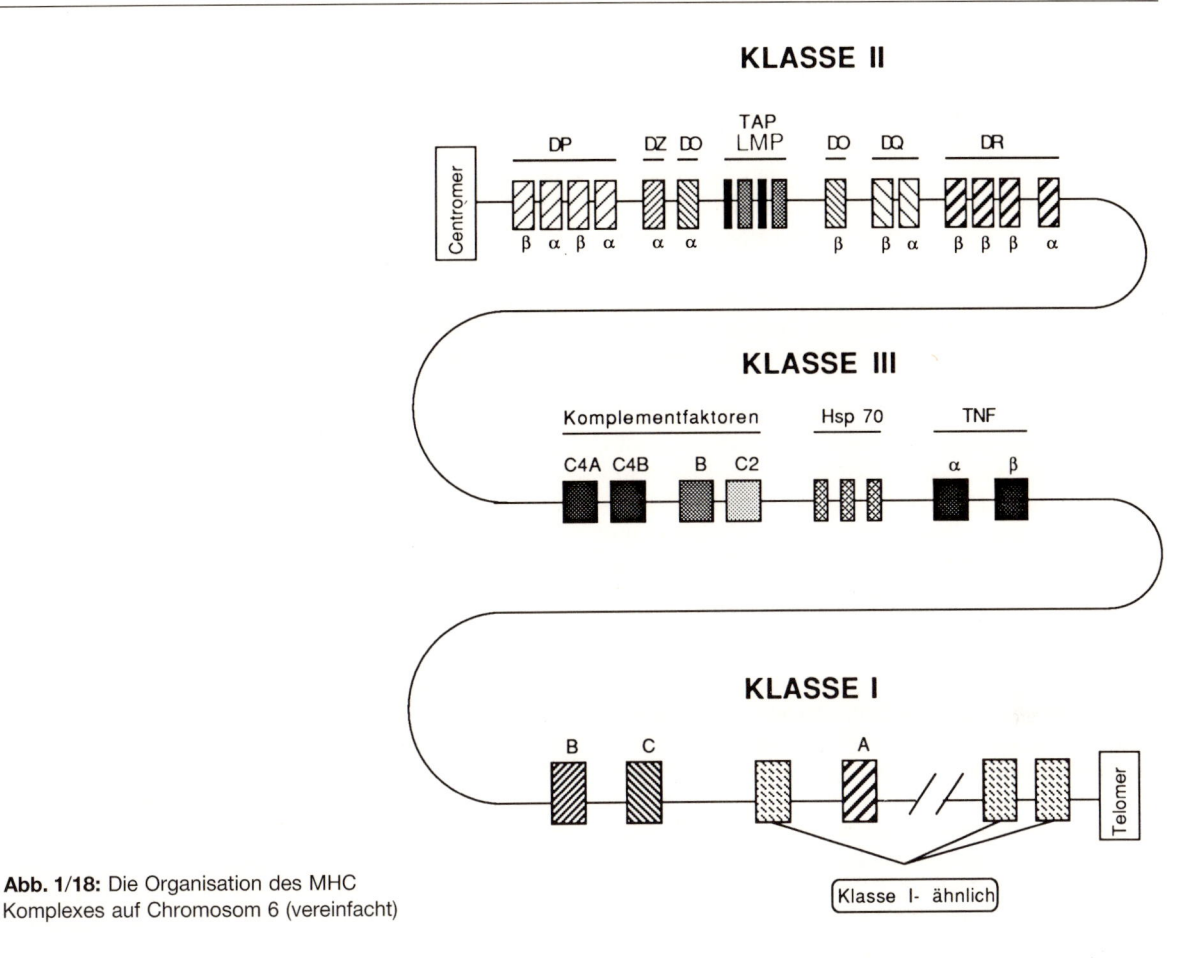

Abb. 1/18: Die Organisation des MHC Komplexes auf Chromosom 6 (vereinfacht)

Vergleich zwischen unterschiedlichen Spezies auf einen gemeinsamen genetischen Ursprung und eine während der Evolution aufgetretene Differenzierung.

Die **MHC Klasse I Region** umfaßt die drei klassischen Loci, HLA-A, HLA-B und HLA-C. Für jedes dieser Gene sind unterschiedliche Allele bekannt, so daß der HLA-A Locus aus mindestens 24, jener für HLA-B aus mehr als 50 und jener für HLA-C aus 11 oder mehr Allelen besteht. Die Grundstruktur der MHC Klasse I Moleküle setzt sich aus einem Heterodimer zusammen, wobei die polymorphe α-Kette durch den MHC Komplex und die monomorphen β_2-Mikroglobuline hingegen durch ein Gen auf Chromosom 15 kodiert werden. Ein heterozygotes Individuum erbt ein Allel für HLA-A, -B und -C von jeweils einem Elter und exprimiert so bis zu sechs unterschiedliche, klassische MHC Klasse I Moleküle gleichzeitig. Nebst den HLA-A, -B und -C Molekülen kodiert dieser MHC Abschnitt auch für die sogenannte «MHC Klasse I-ähnlichen» Polypeptide (HLA-E, -F, -G), welche nur einen beschränkten Polymorphismus aufweisen doch ebenfalls mit dem β_2-Mikroglobulin assoziieren. Ihre genaue Funktion und Bedeutung ist gegenwärtig noch unbekannt. HLA-G wird auf Trophoblasten exprimiert, wobei sowohl eine membrangebundene als auch eine sezernierte Form vorkommen. HLA-G könnte deshalb eine zentrale Bedeutung für die foeto-maternale, immunologische Interaktion besitzen.

Die **MHC Klasse II Region** kodiert für die heterodimeren MHC Klasse II Moleküle, welche aus zwei nicht kovalent gebundenen, polymorphen Glykoproteinen (α- und β-Kette) zusammengesetzt ist. Diese Region des MHC kann in drei klassische Genfamilien eingeteilt werden, HLA-DR, HLA-DQ und HLA-DP, welche ihrerseits selbst wieder aus verschiedenen Loci zusammengesetzt sind. (Ob es sich bei den zusätzlichen HLA-D Genfamilien in Abbildung 1/18 um Gene handelt, welche für ein funktionelles Protein kodieren, ist gegenwärtig noch unbekannt). Die Paarung von α- und β-Ketten zu vollständigen MHC Klasse II-Molekülen geschieht vorzugsweise durch Peptidketten der gleichen Genfamilie (so zum Beispiel HLA-DRα mit HLA-DRβ). Die β-Kette eines bestimmten Locus innerhalb des MHC Klasse II-Komplexes kann durch mehr als ein Gen kodiert sein, weshalb bestimmte MHC Klasse II-Moleküle deshalb aus verschiedenen β-Ketten zusammengesetzt werden können. Dies bildet die genetische Grundlage für den Befund, daß zwischen 10 und 20 unterschiedliche MHC Klasse II Moleküle von einer einzelnen Zelle exprimiert werden können, obwohl jeweils nur drei polymorphe Loci (HLA-DR, -DQ, -DP) von jedem Elter geerbt werden.

Das Vermögen, eine größere Anzahl unterschiedlicher MHC Klasse II Moleküle zu exprimieren, ist von zentraler immunologischer Bedeutung, da eine solche Vielfalt die Wahrscheinlichkeit verbessert, ein gegebenes Antigen zu binden und anschließend den T-Lymphozyten zu präsentieren. Die MHC Klasse II Region kodiert ferner auch für Genprodukte, welche für die zytoplasmatische Antigenprozessierung von Peptiden («low molecular mass polypeptide» Komplex: LMP-2 und LMP7) mitverantwortlich sein könnten und deren Transport ins endoplasmatische Retikulum («transporter associated with antigen processing»: TAP-1 und TAP-2) ermöglichen. Interessanterweise sind jedoch beide dieser Genprodukte für die Antigenpräsentation durch MHC Klasse I Moleküle bestimmt. Ob und vor allem in welchem Ausmaß Transportermoleküle in der Membran des endoplasmatischen Retikulums zwischen unterschiedlichen Peptiden differenzieren können und so in der Lage sind, Antigene, welche durch MHC Klasse I Moleküle präsentiert werden sollen, vorzuselektionieren, ist Gegenstand neuester Forschung. Eine solche Funktion wird diesen Transportermolekülen auf Grund von tierexperimentellen Studien und Einzelbeobachtungen beim Menschen zugeschrieben.

Die **MHC Klasse III Region** liegt telomer zu den Genen der MHC Klasse II und enthält unter anderem sowohl Gene für Faktoren des Komplementsystems (C4A, C4B, Faktor B und C2), als auch für Streßproteine (Hsp 70) und Zytokine (Tumor Nekrossis Faktor α und β). Im Vergleich zu den Genen der MHC Klasse I und II Region kodieren MHC Klasse III Gene somit Moleküle, welche in der Effektorphase der Immunantwort wichtig sind.

Die allgemeine Genorganisation der MHC Moleküle ist für die Klasse I und II Proteine vergleichbar: Jede der extrazellulär gelegenen Domänen wird durch ein eigenes Exon kodiert, während die transmembranösen und intrazytoplasmatischen Abschnitte durch eine Anzahl kleinerer Exone bestimmt werden. Die Transkription der Klasse I und II Proteine wird durch 5' gelegene DNS Sequenzen reguliert (*cis*), die ihrerseits durch spezifische DNS-bindende Proteine, sogenannte *trans*-aktivierende Faktoren, erkannt werden.

Die Boten-RNS für die MHC Moleküle wird von membrangebundenen Ribosomen so translatiert, daß die neu gebildeten Peptidketten bereits während ihrer Synthese in die Membran des endoplasmatischen Retikulums eingefügt werden. Gleichzeitig mit der Translation beginnt in diesem subzellulären Kompartiment die Glykosylierung der MHC Ketten; sie wird während der anschließenden Passagen durch den Golgi-Apparat beendet. Die α-Kette der MHC Klasse I Moleküle assoziiert wahrscheinlich schon im endoplasmatischen Retikulum sowohl mit dem Antigen und mit β$_2$-Mikroglobulin. Es wird angenommen, daß dabei die α-Kette sich zuerst entweder mit dem Antigen oder dem β$_2$-Mikroglobulin verbinden kann. Dieser trimolekulare Komplex gelangt dann vom trans-Golgi Retikulum durch Transportvesikel an die Zelloberfläche. Beide Vorgänge – die Assoziation zu einem vollständigen MHC Klasse I Molekül und ihre anschließende Oberflächenexpression – sind für die HLA-C Moleküle deutlich weniger effizient als für HLA-A und HLA-B.

Die neugebildeten α- und β-Ketten der MHC Klasse II Moleküle assoziieren ebenfalls im Bereich des endoplasmatischen Retikulums. Diese heterodimeren Moleküle binden dort ein nicht polymorphes Peptid, die sogenannte **Invariante Kette**. Der Name für diese Peptidkette ist jedoch irreführend, da gegenwärtig 4 unterschiedliche Formen bekannt sind, welche das Resultat post-transkriptioneller Modifikationen darstellen. Die funktionelle Bedeutung dieser Varianten ist im Einzelnen noch ungeklärt. Die Invariante Kette ist weder für die Synthese noch für die Oberflächenexpression der MHC Klasse II Moleküle notwendig, obwohl ihre Gegenwart die Effizienz beider Prozesse deutlich fördert. Es wird jedoch vermutet, daß die Invariante Kette eine wesentliche Rolle spielt für die Aufrechterhaltung der unterschiedlichen Wege der Prozessierung und Präsentation von exogen aufgenommenen beziehungsweise endogen synthetisierten Antigenen (siehe weiter oben). Dabei könnten die invarianten Ketten im Bereich des endoplasmatischen Retikulums die akzidentelle Bindung von endogen gebildeten Antigenen verhindern. Später, auf dem Weg vom trans-Golgi Retikulum zu den Endosomen könnte die Invariante Kette dann durch Proteasen degradiert werden, so daß sich in den Endosomen gespaltenen Antigene nun in die entsprechende Grube der MHC Klasse II Moleküle binden können. Eine weitere Hypothese zur immunbiologischen Funktion Invarianter Ketten postuliert, daß solche Proteine den Transport der MHC Klasse II/Peptid Komplexe zu den Endosomen regulieren, daß sie jedoch die Assoziation der MHC Klasse II Moleküle mit endogenen Peptiden im Bereich des endoplasmatischen Retikulums wohl nicht zwingenderweise verhindern. In den Endosomen würden die endogenen Peptide dann durch die von Außen aufgenommenen Antigene ausgetauscht werden.

MHC Klasse I und II Moleküle unterscheiden sich zusätzlich in ihrem Expressionsmuster. MHC Klasse I Moleküle können im Allgemeinen auf fast allen kernhaltigen Zellen (und Thrombozyten) nachgewiesen werden, wobei zum Beispiel das Endothel der Kornea, die exokrinen Zellen des Pankreas und der Parotis, die Neurone des zentralen Nervensystems und die Trophoblasten eine Ausnahme bilden. MHC Klasse II Moleküle werden hingegen vorzugsweise auf einer beschränkten Anzahl von unterschiedlichen Zelltypen exprimiert. Hierzu gehören die B-Lymphozyten und andere Antigen-präsentierende Zellen, wie zum Beispiel die dendritischen Zellen und die Epithelzellen des Thymus. Nicht aktivierte mononukleäre Makrophagen sind nur schwach positiv für MHC Klasse II Moleküle und ruhende (nicht aber aktivierte) T-Zellen sind gänzlich negativ. Gewisse Zytokine, Entzündungsmediatoren und Viren wie sie unter mannigfaltigen physiologischen und pathologischen Bedingungen vorkommen, beeinflussen die Transkription von MHC Klasse I und II Genen, in dem sich die von ihnen aktivierten Transkriptionsfaktoren an die 5' der MHC Gene gelegenen regulatorischen DNS-Sequenzen binden können. Die Expression von MHC Klasse I-Proteinen wird im besonderen durch Interferon-α und -β und Tumor Nekrose Faktor-α und -β mitreguliert und jene der MHC Klasse II unter anderem durch Interferon-γ, Tumor Nekrose Faktor-α, IL-4 und IL-10. Durch diese Einflüsse können MHC Klasse I und II Moleküle auch in größerer Anzahl von Zellen exprimiert werden, welche normalerweise diese Proteine nicht oder nur in vermindertem Maße bilden.

1.7.4 Die Aufnahme, Prozessierung und Präsentation von Antigenen

Die Antigenerkennung durch T-Lymphozyten wird durch die strukturellen Gegebenheiten sowohl des Antigenrezeptors als auch jene der MHC-Moleküle bestimmt, weshalb in der Regel native Antigene zuerst zu Peptiden prozessiert werden müssen. MHC Klasse I Moleküle präsentieren normalerweise Antigene, welche im Zellinnern (endogen) gebildet werden, während sich die von Außen durch Endozytose aufgenommenen (exogenen) oder in der Zelle in Endosomen gelangten Antigene an MHC Klasse II Molekülen binden (Abbildung 1/19). Der Entscheid, ob ein Antigen den für sie spezifischen T-Lymphozyten durch MHC Klasse I oder Klasse II-Molekülen dargeboten wird, ist somit weder durch die Zusammensetzung noch durch bestimmte biochemische Motive der Antigene selbst bestimmt, sondern wird durch den Weg vorgegeben, durch welchen diese Antigene ins Zellinnere gelangen.

Endogene Peptide aus Nukleus und Zytoplasma werden im Zytosol der Zelle vorzugsweise zu Nonameren gespalten. Die hierzu notwendige Proteolyse könnte durch ATP-abhängige multikatalytische Proteasen, sogen. 20S-

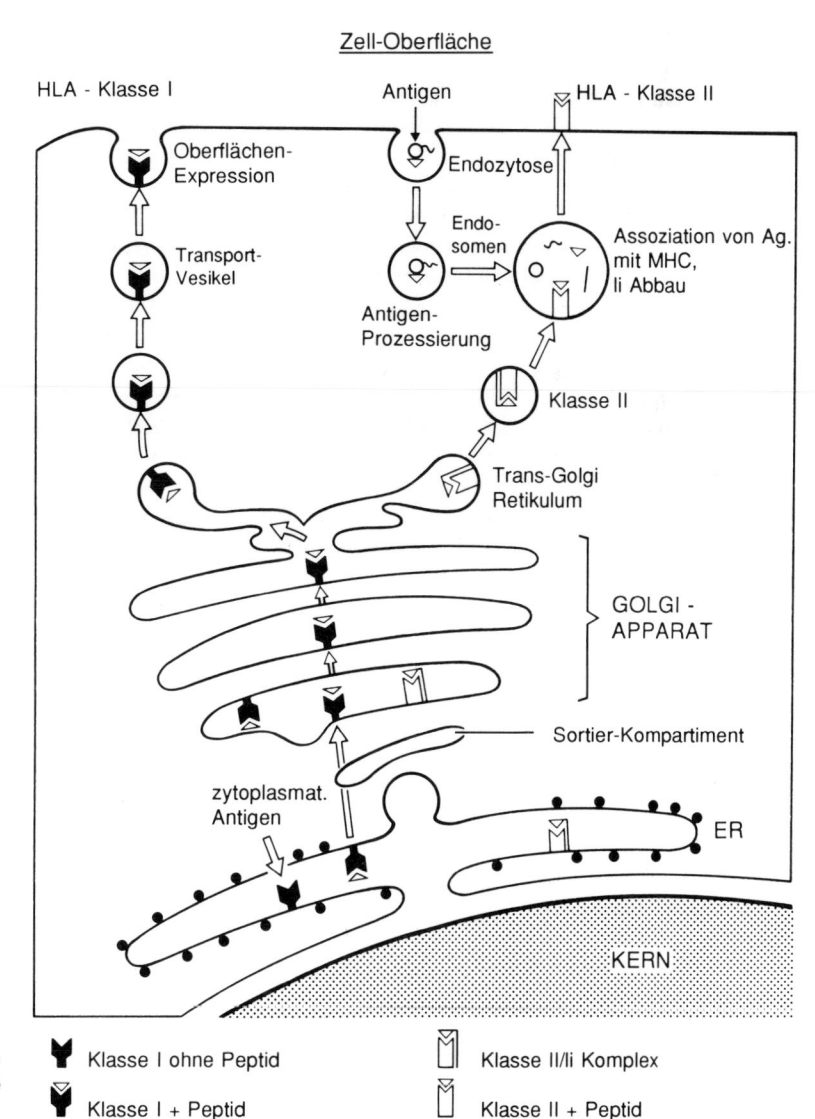

Abb. 1/19: Die Prozessierung und Präsentation von Antigenen (Ii: Invariante Kette)

Klasse I ohne Peptid
Klasse I + Peptid
Klasse II/Ii Komplex
Klasse II + Peptid

Proteosomen geschehen, welche sich aus 20–30 Untereinheiten (u. a. LMP-2 und LMP-7) zusammensetzen. Dabei wird angenommen, daß dieser proteolytische Komplex ein Antigen jeweils in sich überlappende Peptide aufspaltet. Gen-Transfer-Experimente in mutanten B-Zellen konnten jedoch den Nachweis erbringen, daß die Proteosomen-Untereinheiten LMP-2 und LMP-7 nicht zwingenderweise für die Antigenprozessierung von B-Zellen notwendig sind. LMP-2 und LMP-7 könnten jedoch vielleicht das Repertoire oder die Menge der zu präsentierenden Antigene bestimmen. Durch einen noch nicht im Einzelnen bekannten Mechanismus gelangen diese neugebildeten Peptide vom Zytosol zur Membran des endoplasmatischen Retikulums, wo sie von einem heterodimeren, ATP-abhängigen Transporter (TAP-1 und -2) ins Lumen gebracht werden und sich schließlich an die MHC Klasse I-Moleküle binden können. Die Assoziation von Antigenen mit der α-Kette resultiert in einer Konformationsänderung der MHC Klasse I Moleküle. Die MHC Klasse I/Peptid Komplexe werden dann über den Golgi-Apparat in Transportvesikel überführt, welche schließlich mit der Zellmembran fusionieren und so deren Oberflächenexpression ermöglichen. $CD8^+$ T-Lymphozyten erkennen durch ihren Antigenrezeptor diesen Komplex aus MHC Klasse I Molekül und Peptid.

Die durch MHC Klasse II Moleküle präsentierten **exogenen Peptide** werden initial durch Endozytose ins Zellinnere aufgenommen und durch endosomale beziehungsweise lysosomale Proteasen (z. B. Cathepsin D und E) zu Peptiden gespalten. MHC Klasse II Moleküle assoziieren im endoplasmatischen Retikulum mit der Invarianten Kette zu einem Trimer und gelangen von dort über den Golgi-Apparat zum trans-Golgi Retikulum. Es wird vermutet, daß eine bestimmte Aminosäuresequenz im zytoplasmatischen Anteil der Invarianten Ketten gewährleistet, daß die Komplexe aus MHC Molekülen und Invarianten Ketten zu den Endosomen gelangen und nicht wie die MHC Klasse I-Moleküle den Weg zu den Transportvesikeln einschlagen. Auf dem Weg zu den Endosomen wird die Invariante Kette durch Proteasen (wahrscheinlich Cathepsin B) abgebaut. In welchem subzellulären Kompartiment das Binden von Antigen an MHC Klasse II-Molekülen erfolgt, ist gegenwärtig noch nicht genau bestimmt, doch scheint die genaue Lokalisation auch vom Zelltyp der Antigenpräsentierenden Zellen abhängig zu sein. Die mit MHC Klasse II Peptiden bestückten Endosomen fusionieren schließlich mit der Zellmembran und ermöglichen so die Erkennung dieser Komplexe durch $CD4^+$-Lymphozyten. Bereits 100–200 solcher MHC/Antigen-Komplexe reichen aus, um eine T-Zell-Antwort zu initiieren.

1.8 Zytokine

(Tabellen 1/4 und 1/5)

Zytokine sind hormonähnliche Polypeptide, welche in der Regel von aktivierten Zellen gebildet und sezerniert werden. Ihre Synthese unterliegt einer komplexen Regulation und wird vor allem auf der Ebene der Transkription durch die Gegenwart weiterer Zytokine modifiziert. Zytokine nehmen als interzelluläre Signale Einfluß auf die Differenzierung und Proliferation von haematopoietischen Zellen (Abbildung 1/20). Die verschiedenen zellulären Elemente des Blutes gehen aus einer gemeinsamen pluripotenten Stammzelle hervor, deren Tochterzellen entweder pluripotent bleiben (Selbsterneuerung) oder sich zu liniendeterminierten Vorläuferzellen differenzieren (Determinierung). Determinierte Vorläuferzellen (funktionell definiert als *colony forming units* (CFU) der myeloiden Zellreihen und als *burst forming units* (BFU-E) der frühen erythroiden Zellreihe) werden durch die Expression von zytokinspezifischen Rezeptoren an ihrer Zelloberfläche empfänglich für Signale, welche schließlich eine Differenzierung zu ausgereiften Zellen erlaubt. Zusätzlich sind Zytokine für die Regulation und Koordina-

Tab. 1/4: Übersicht über die Funktion der Zytokine (vereinfacht)

A. *Hämato-lymphopoietische Wachstumsfaktoren*
c-Kit Ligand
Koloniestimulierende Faktoren: GM-CSF, G-CSF, M-CSF
Erythropoietin
Interleukin-1, 2, 3, 4, 5, 6, 7, 9, 11

B. *Mediatoren der Aktivierung, des Wachstums und der Differenzierung von Lymphozyten*
Interleukin-2, 4, 5, 6, 10, 12, 13
Interferon-gamma
Transforming Growth-Faktor-β

C. *Mediatoren der unspezifischen Immunität*
Interleukin-1, 6, 8, 12
Tumor Nekrose Faktor
Interferon α, β und gamma

Tab. 1/5: Zytokine

Zytokin	Molekular-gewicht	chromosomale Lokalisation des Gens	Herkunft	Zielzelle	biologische Funktion
KL	20'000	12	Stromazellen des Knochenmarks und andere Zellen	Frühe hämatopoietische Vorläuferzellen	Wachstums- und Differenzierungs-Faktor der Hämatopoiese
GM-CSF	14–34'000	5	T-Lymphozyten und andere	Hämatopoietische Vorläuferzellen mononukleäre Phagozyten	Wachstums- und Differenzierungsfaktor für alle Reihen der Hämatopoiese, Differenzierungsfaktor für Granulozyten und Makrophagen, Aktivierung mononukleärer Phagozyten
G-CSF	18–22'000	17	Mononukleäre Phagozyten, Fibroblasten, Endothelzellen	Determinierte Vorläuferzellen der Granulozytopoiese, Granulozyten	Differenzierung zu und Aktivierung von Granulozyten
M-CSF	18–26'000	1	Mononukleäre Phagozyten, Fibroblasten, Endothelzellen	Determinierte Vorläuferzellen mononukleärer Phagozyten, Makrophagen	Differenzierung zu und Aktivierung von mononukleären Phagozyten
EPO	34–39'000	7	Peritubuläre Endothelzellen der Niere	Determinierte Vorläuferzellen der Erythropoiese	Wachstums- und Differenzierungs-Faktor
IL-1	17'500	2	Makrophagen, Keratinozyten, Fibroblasten, Endothelzellen, Astrozyten, T- und B-Lymphozyten	T- und B-Lymphozyten, Makrophagen, Endothelzellen, Hypothalamus, Hepatozyten, Hämatopoietische Vorläuferzellen	Kostimulator für Zellaktivierung und Proliferation, Fieber, Synthese von Akutphasen-Proteinen, Neutrophilie, Infiltration neutrophiler Granulozyten
IL-2	15'500	4	T-Lymphozyten, LGL	T- und B-Lymphozyten, NK-Zellen	Wachstumsfaktor, Aktivierung zur Zytokin- und Antikörpersynthese, Aktivierung von LGL
IL-3	14–28'000	5	T-Lymphozyten, Mastzellen	Hämatopoietische Vorläuferzellen, Monozyten/Makrophagen, Eosinophile, Granulozyten, Mastzellen	Wachstums- u. Differenzierungsfaktor der Hämatopoiese
IL-4	20'000	5	T-Lymphozyten, Knochenmark-Stromazellen	T- und B-Lymphozyten, Mastzellen, Myeloische Vorläuferzellen	Wachstums-, Aktivierungs- und Differenzierungs-Faktor für B-Lymphozyten, Class Switch zu IgE
IL-5	18'000	5	T-Lymphozyten	T- und B-Lymphozyten, Eosinophile, Granulozyten	Wachstum und Aktivierung von B-Lymphozyten, Class Switch zu IgA, Differenzierungsfaktor für Thymozyten und

Tab. 1/5: Zytokine (Fortsetzung)

Zytokin	Molekular-gewicht	chromosomale Lokalisation des Gens	Herkunft	Zielzelle	biologische Funktion
IL-6	21–28'000	7	Fibroblasten, Makrophagen, Endothelzellen, T-Lymphozyten, Mastzellen	T- und B-Lympho-zyten, Hämatopoietische Vorläuferzellen, Hepatozyten	Eosinophile Granulo-zyten Kostimulator für die Akti-vierung von B- und T-Zellen, Wachstumsfaktor für B-Lymphozyten und Thymozyten, Synthese von Akut-phasen-Proteinen
IL-7	25'000	?	Fibroblasten, Stromazellen des Knochenmarks	Hämatopoietische Vorläuferzellen,	Lymphopoiese, Proliferation von T-Lymphozyten
IL-8	8'800	?	Fibroblasten, Keratinozyten, Endothelzellen, Synovialzellen, Monozyten	Neutrophile Granulozyten, T-Lymphozyten	Chemotaxis, Aktivierung von neutro-philen Granulozyten
IL-9	20–30'000	?	T-Lymphozyten	Frühe hämato-poietische Vorläu-ferzellen	Differenzierungsfaktor
IL-10	18'000	?	T-Lymphozyten	Mononukleäre Zel-len	Suppression der Zyto-kin-Synthese
IL-11	20'000	?	Stromazellen des Knochenmarks	Hämatopoietische Vorläuferzellen	Differenzierungsfaktor
IL-12	35'000 40'000	? ?	Monozyten, Makrophagen, B-Lymphozyten	Th$_1$-Lymphozyten, NK-Zellen	Regulation der Zytokin-bildung, Aktivierung und Verbes-serung der Zytotoxizität
IL-13	12'000	5	T-Lymphozyten,	Monozyten B-Lymphozyten	Förderung der B-Lym-phozyten Proliferation und Synthese von IgE, IgG und IgM. Förderung der Zytokin-synthese bei Entzündun-gen
TNF α	17'000	6	Makrophagen (α), T-Lymphozyten (α), NK-Zellen (α)	T- und B-Lympho-zyten, Hypothalamus, Neutrophile Granulozyten,	Kostimulator zur Zellpro-liferation von T- und B-Lymphozyten und zur Antikörpersynthese
β	18'000	6	T-Lymphozyten (β)	Monozyten/ Makrophagen, Endothelzellen, Hepatozyten	Induktion von Fieber, Somnolenz und Ano-rexie, Chemotaxin für neutro-phile Granulozyten und verbesserte Adhäsion an Endothelzellen, Verbes-serung der Phagozytose und Zytotoxizität von Leukozyten, Förderung der Granulom-Bildung, Stimulation der Synthese

Tab. 1/5: Zytokine (Fortsetzung)

Zytokin	Molekular-gewicht	chromosomale Lokalisation des Gens	Herkunft	Zielzelle	biologische Funktion
TGF-β	14'000	?	T-Zellen, mononukleäre Phagozyten	T-Lymphozyten, mononukleäre Phagozyten, andere	von Akutphasen-Proteinen Hemmung von Aktivierung und Proliferation, Wachstumsregulation
IFN α β gamma	18–20'000 25'000 20–25'000	9 9 12	Leukozyten (α) Fibroblasten (β) NK-Zellen (γ) T-Zellen (γ)	Viele unterschiedliche Zellen	Antivirale und antiproliferative Eigenschaften, Aktivierung von Makrophagen, vermehrte MHC Expression, Immunmodulation v. a. durch Zytokinsynthese und Einfluß auf Zellproliferation, Differenzierung zu NK-Zellen

tion der Abwehr durch Zellen des Immunsystems von Bedeutung. Ein definiertes Zytokin kann unterschiedliche und auch mit anderen Zytokinen überlappende, biologische Eigenschaften aufweisen.

1.8.1 c-kit Ligand

c-kit Ligand (KL; Synonima: Mastzell-Faktor, Stammzell-Faktor, Steel-Faktor), ist ein neuer hämatopoietischer Faktor, welcher sowohl als membrangebundenes Glykoprotein als auch in sezernierter Form vorkommt. Der biologische Effekt von KL wird durch seine Bindung an das Genprodukt des c-kit Protoonkogens vermittelt und resultiert zusammen mit anderen Faktoren in der Proliferation und Differenzierung der pluripotenten Stammzelle und von Zellen der unterschiedlichen hämatologischen Reihen.

1.8.2 Koloniestimulierende Faktoren

Das Wachstum, die Differenzierung und das Funktionsverhalten haematopoietischer Vorläuferzellen und reifender sowie reifer Blutzellen wird durch eine Familie von Zytokinen beeinflußt, welche als koloniestimulierende Faktoren (CSF = *Colony Stimulating Factors*) bezeichnet werden. Diese haematopoietischen Faktoren entsprechen Glykoproteinen und werden von meist aktivierten Zellen synthetisiert. Auf Grund unterschiedlicher molekularer Eigenschaften und z.T. in Abhängigkeit der von ihnen stimulierten Zellarten können vier unterschiedliche CSF definiert werden:

Multi-CSF (auch IL-3 genannt, siehe unten) wird von aktivierten T-Zellen und Mastzellen gebildet und wirkt auf alle Reihen der Haematopoiese. Unter anderem scheint durch multi-CSF die Selbstreduplikation der Stammzelle angeregt zu werden. IL-1 und IL-6 wirken mit multi-CSF in vielen Effekten synergistisch.

GM-CSF (Granulozyten-Makrophagen-CSF) ist ein von T-Zellen, NK-Zellen, Mastzellen, Makrophagen, Endothelzellen und Fibroblasten gebildeter Faktor, der Knochenmarkzellen in vitro zur Bildung von Kolonien aus Granulozyten, Makrophagen und Eosinophilen stimuliert. Zusätzlich aktiviert GM-CSF Monozyten/Makrophagen zu einer gesteigerten Zytotoxizität, zur Expression von MHC Klasse II-Molekülen, zu einer effizienten Antigenpräsentation und schließlich zur Produktion von Zytokinen wie IL-1 und TNF-α. Bei Neutrophilen führt GM-CSF zur vermehrten Bildung von Sauerstoffradikalen, zur gesteigerten Phagozytose und zur verbesserten antikörpervermittelten zellulären Zytotoxizität.

G-CSF (Granulozyten-CSF) besitzt die Fähigkeit, die Proliferation und Differenzierung determinierter Progenitorzellen der Granulozytopoiese zu stimulieren, wobei das Wachstum neutrophiler Granulozyten im Vordergrund steht. Neben dieser Wirkung auf myeloide Vorläuferzellen beeinflußt G-CSF ebenso reifere Zellen der granulozytären Reihe und bedingt dort eine Aktivierung des oxidativen Stoffwechsels und eine Verbesserung der Phagozytosefähigkeit. G-CSF wird von Makrophagen, Fibroblasten und Endothelzellen nach Stimulation mit IL-1 gebildet.

M-CSF (Makrophagen-CSF) ist ein makrophagenspezifischer Faktor, welcher unter anderem von Monozyten, Fibroblasten und Endothelzellen synthetisiert wird. M-

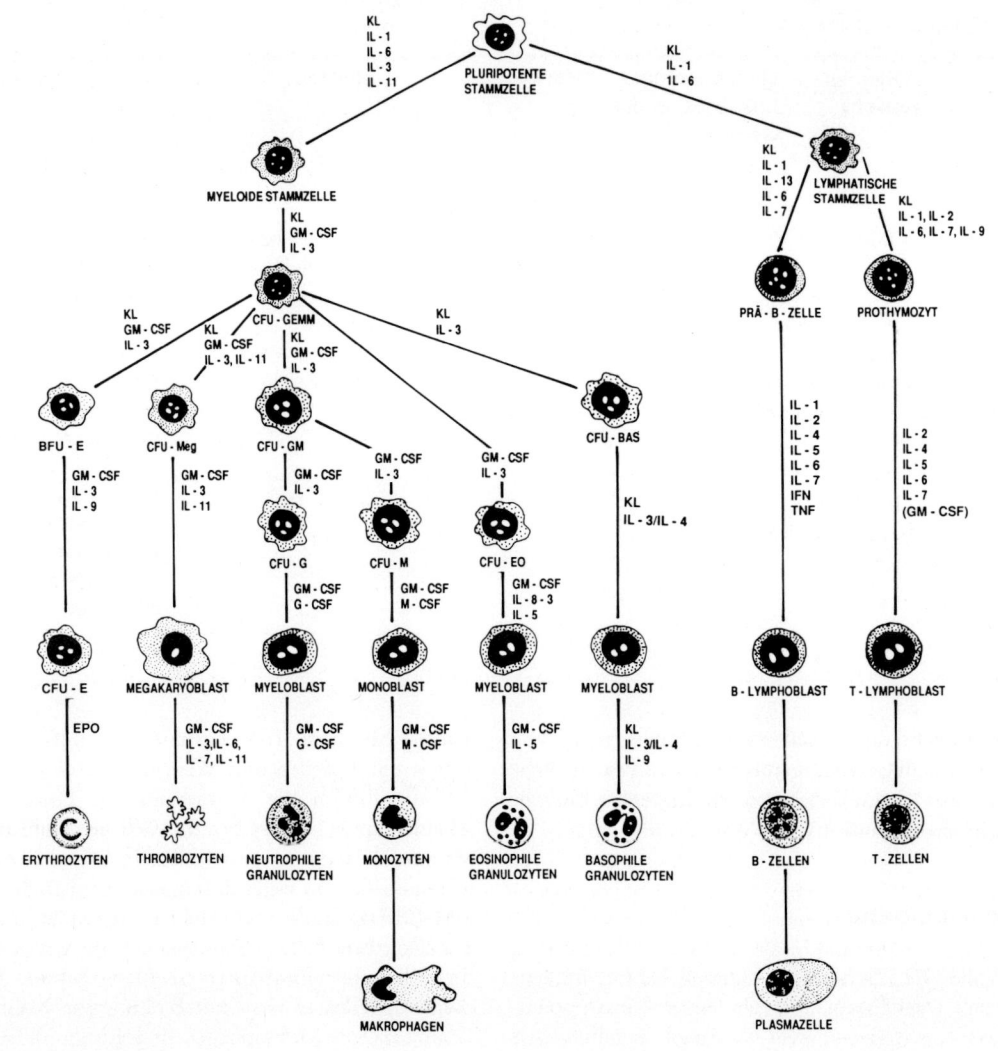

Abb. 1/20: Die Hämatopoiese
(**KL**: c-kit-Ligand; **IL**: Interleukin; **GM-CSF**: Granulozyten/Makrophagen-Kolonie-stimulierender Faktor; **M-CSF**: Makrophagen-Kolonie-stimulierender Faktor; **EPO**: Erythropoietin; **CFU**: Colony Forming Unit; **BFU**: Burst Forming Unit; **GEMM**: Granulozyten/Erythrozyten/Megakaryozyten/Monozyten/Makrophagen; **BAS**: Basophile Granulozyten; **EO**: Eosinophile Granulozyten).

CSF stimuliert die Proliferation von determinierten Vorläuferzellen der Makrophagen/Monozyten Zellreihe. Ferner stimuliert M-CSF reife Makrophagen zur Bildung von Sauerstoffradikalen und bedingt dadurch eine Verbeserung ihrer Zytotoxizität.

1.8.3 Erythropoietin

Erythropoietin (Epo) ist ein von der fetalen Leber und später vom peritubulären Endothelzellen der Nierenrinde gebildetes Glykoprotein, welches hauptverantwortlich zeichnet für die Regulation der Erythropoiese. Die Hypoxie gilt als physiologischer Stimulus und führt zur Synthese und Sekretion dieses Faktors.

1.8.4 Interleukine

Interleukin-1

Interleukin-1 (IL-1) besteht aus zwei unterschiedlichen Polypeptiden, IL-1α und IL-1β. Beide Formen besitzen identische biologische Wirkung und binden sich in ähnlicher Weise an die beiden Typen des IL-1 Rezeptors. Interleukin-1 (IL-1) wird von vielen verschiedenen Zellen gebildet, wobei Makrophagen, Endothelzellen und Keratinozyten von vorrangiger Bedeutung sind. Die Synthese und Sekretion von IL-1 erfolgt als Antwort auf exogene, mikrobielle Stimuli (bakterielle Endo- und Exotoxine, virale Haemagglutinine, Lektine) ebenso wie als Reaktion auf endogene Moleküle unterschiedlicher Herkunft (Antigene, Komplementfaktoren, Immunkomplexe, IL-1 selbst und andere Zytokine). IL-1 ist verantwortlich für eine Reihe von Wirkungen im Rahmen akuter Entzündungen. So führt IL-1 nicht nur zur vermehrten Ausschüttung von Granulozyten aus dem Knochenmark (Neutrophilie), sondern die auf solche Weise stimulierten Zellen zeigen eine vermehrte Adhäsion an aktivierte Endothelzellen und sind folglich zu einer Infiltration in entzündliches Gewebe bevorzugt befähigt. Unter dem Einfluß von IL-1 werden ebenfalls eine Anzahl von Entzündungsmediatoren freigesetzt (Prostaglandine, Proteasen, IL-6, IFN-γ, TNF-α, u.a.m.), welche für die typischen Veränderungen in entzündlichem Gewebe mitverantwortlich sind. Durch IL-1 kommt es auch zur Proliferation von Fibroblasten, glatten Muskelzellen, Epithelzellen und Endothelzellen. Ferner besitzt IL-1 eine systemische Wirkung, welche sich durch Fieber, Somnolenz, Hypalgesie, Gelenk- und Muskelschmerzen sowie Anorexie manifestiert und zur hepatischen Synthese von Akutphase-Proteinen führt. Die erhöhte Körpertemperatur bedingt eine verbesserte Aktivität von B- und T-Zellen und führt gemeinsam mit den Akutphase-Proteinen zu einer gesteigerten Abwehrleistung gegenüber Mikroorganismen. IL-1 verbessert ebenfalls die Funktion Antigenpräsentierender Zellen, beeinflußt die Proliferation und Differenzierung von B-Lymphozyten zu antikörpersynthetisierenden Effektorzellen und ist schließlich auch bei der Aktivierung von T-Lymphozyten mitbeteiligt.

Die biologische Aktivität von IL-1 wird durch ein natürlich vorkommendes Peptid, IL-1ra, beeinflußt, welches sich als Antagonist spezifisch an IL-1 Rezeptoren bindet. Durch diese Interaktion werden die IL-1 induzierten Effekte blockiert. IL-1ra kann unter anderem im Serum von Patienten mit septischem Schock, Infektionen, rheumatischen Entzündungen und malignen Erkrankungen nachgewiesen werden. Endogen gebildetes IL-1ra könnte deshalb als körpereigene Antwort auf IL-1 vermittelte Krankheitsprozesse gebildet werden und so den potentiell schädigenden Einflüssen von IL-1 entgegenwirken. In dieser Eigenschaft besitzt IL-1ra therapeutische Bedeutung.

Interleukin 2

Interleukin-2 (IL-2) ist ein hauptsächlich von aktivierten T-Helferzellen gebildetes Zytokin mit zahlreichen immunbiologischen Funktionen. Ruhende T-Zellen, B-Zellen und Large Granular Lymphocytes (LGL) exprimieren an ihrer Oberfläche ein Rezeptormolekül (p55), welches IL-2 mit geringer Affinität binden kann, selbst aber nicht in der Lage ist, Signale zur Zellaktivierung zu vermitteln. Ein zweites IL-2 bindendes Polypeptid (p75) wird von Zellen gebildet, welche zuvor durch Antigene oder polyklonale Mitogene aktiviert worden sind. Der vollständige IL-2-Rezeptor-Komplex aktivierter Zellen besteht zusätzlich zu p55 und p75 aus einer weiteren Peptidkette, p40, welche für die IL-2-Rezeptor-vermittelte Internalisierung von IL-2 verantwortlich ist. Erst die Assoziation aller drei Rezeptor-Moleküle (p40, p55 und p75) resultiert in einem IL-2 Rezeptor mit hoher Affinität und signaltransduzierenden Eigenschaften. IL-2 beeinflußt durch seinen funktionellen Rezeptor die klonale Proliferation von T-Lymphozyten, B-Lymphozyten und LGL. Ferner bedingt IL-2 bei T-Lymphozyten die Synthese und Sekretion von weiteren Zytokinen, welche für die Regulation von Haematopoiese und Immunantwort von Bedeutung sind: IL-2 bis IL-6, TNF-β, IFN-γ, GM-CSF und andere. LGL können durch IL-2 gleichfalls zur Sekretion von Zytokinen und zu einer gesteigerten Natürlichen Killer Zellen-Aktivität stimuliert werden. Schließlich wird das Wachstum von B-Lymphozyten und folglich die Produktion von Immunglobulinen in Gegenwart von IL-2 verbessert. Die therapeutische, intravenöse Gabe von IL-2 zum Beispiel im Rahmen der Immuntherapie von Tumoren führt zum sogenannten *vascular leakage syndrome*, einer massiven Ansammlung von Flüssigkeit im extravasalen Raum als Folge einer pathologisch gesteigerten Durchlässigkeit der Gefäßendothelien. Hohe Konzentrationen von IL-2 stimulieren ferner die Bildung von ACTH und Cortison und führen zu einer ausgeprägten Immunsuppression.

Interleukin-3

Interleukin-3 (IL-3; auch multi-CSF genannt, siehe oben) wirkt als Wachstums- und Differenzierungsfaktor auf pluripotente Stammzellen. Zusätzlich zeigt IL-3 ebenfalls eine Wirkung auf ausdifferenzierte Zellen indem IL-3 die Proliferation und Histaminsynthese von Mastzellen induziert und die Eigenschaft basophiler Granulozyten, bereits auf geringe Antigenmengen durch Histaminfreisetzung reagieren zu können, verbessert.

Interleukin-4

Interleukin-4 (IL-4), welches von aktivierten T-Zellen gebildet wird, stimuliert die Teilung und Differenzierung von bereits aktivierten B-Lymphozyten und wirkt so mit IL-2 synergistisch. IL-4 beeinflußt durch einen im Detail noch nicht genau bekannten Mechanismus die Synthese von IgE und wirkt auf diese Weise als sogenannter «switch factor». Diese durch IL-4 bevorzugt geförderte Transkription von Genen für die IgE-Synthese spielt wahrscheinlich für die Pathogenese allergischer Erkrankungen eine wichtige Rolle. Ferner induziert IL-4 die Expression von MHC Klasse II-Molekülen und niedrig-affiner Fc-Rezeptoren für IgE (CD23) an der Zelloberfläche ruhender B-Lymphozyten. Die Differenzierung von T-Helferzellen (Th0) zu T-Helferzellen-2 (Th2) wird durch IL-4 reguliert. Die Aktivierung und Proliferation von T-Zellen unterliegt ebenfalls dem Einfluß von IL-4, indem dieses Zytokin die Synthese und die Expression von IL-2 und IL-2-Rezeptoren positiv beeinflußt. Ferner geben experimentelle Studien Hinweis dafür, daß die normale T-

Zellenentwicklung durch eine übermäßige Gabe von IL-4 gestört werden kann, weshalb vermutet wird, IL-4 könnte für diesen Vorgang von physiologischer Bedeutung sein. Das Wachstum von Zellen der myeloischen Reihe kann durch IL-4 mitreguliert werden, indem IL-4 zusammen mit EPO, G-CSF und möglicherweise M-CSF die Größe der *colony forming units* von erythroiden Vorläufern, Granulozyten und Makrophagen beeinflußt.

Interleukin-5

Interleukin-5 (IL-5) wird ebenfalls von T-Zellen (v. a. Th2) synthetisiert und nimmt zusammen mit IL-2 Einfluß auf die Proliferation von B-Lymphozyten. Zusätzlich wird unter der Wirkung von IL-5 speziell die Bildung von IgA gefördert. IL-5 gilt aber auch als Differenzierungsfaktor für Thymozyten und eosinophile Granulozyten und scheint für die im Rahmen parasitärer Erkrankungen beobachtet Eosinophilie verantwortlich zu sein.

Interleukin-6

Interleukin-6 (IL-6) wird von einer Anzahl unterschiedlicher Zellen gebildet: T-Lymphozyten, B-Lymphozyten, Monozyten, Fibroblasten, Epithelzellen, Endothelzellen und Stromazellen des Knochenmarks. Die Synthese von IL-6 ist transient und wird durch bakterielle Endotoxine und Zytokine wie IL-1 und TNF, aber auch durch IL-6 selbst beeinflußt. IL-6 ist für eine Anzahl unterschiedlicher immunbiologischer Effekte verantwortlich. So stimuliert dieses Zytokin ähnlich wie IL-1 und TNF-α die hepatische Synthese von Akutphasen-Proteinen und nimmt damit ebenfalls Einfluß auf die komplexen Vorgänge bei akuten Entzündungen. Ferner reguliert IL-6 die Differenzierung von B-Lymphozyten und dient als Kofaktor für die Synthese von Immunglobulinen. Schließlich verbessert IL-6 auch die Proliferation von Thymozyten und beeinflußt die vollständige Aktivierung von bereits stimulierten T-Zellen.

Interleukin-7

Interleukin-7 (IL-7) ist ein Zytokin, welches vor allem auf lymphoide Vorläuferzellen wirkt. So beeinflußt IL-7, welches unter anderem durch Fibroblasten und Stromazellen des Knochenmarks gebildet wird, die Proliferation von pro- und prä-B-Lymphozyten, ohne jedoch Einfluß auf ausgereifte B-Lymphozyten auszuüben. IL-7 zeigt ebenfalls eine biologische Wirkung auf Thymozyten und T-Zellen, indem es als Komitogen deren Proliferation beeinflußt. Im Bereich des Thymus sind Epithelzellen für die Bildung und Sekretion von IL-7 verantwortlich.

Interleukin-8

Die Synthese von Interleukin-8 (IL-8; neutrophil activating peptide: NAP) erfolgt unter dem Einfluß von IL-1, -2, -3 und TNF-α in Fibroblasten, Keratinozyten, Endothelzellen, Synovialzellen, Granulozyten und Monozyten. IL-8 wirkt als bedeutender chemotaktischer Faktor auf T-Zellen und neutrophile Granulozyten. Unter dem Einfluß von IL-8 zeigen neutrophile Granulozyten in der Folge eine vermehrte Oberflächendichte von Adhäsionsproteinen der Integrin-Familie, eine verbesserte Adhärenz an Endothelzellen und so die Fähigkeit zur Diapedese und Infiltration an Orte der Entzündung.

Interleukin-9

Interleukin-9 (IL-9) ist ein neuentdeckter Wachstumsfaktor, welcher ursprünglich aus einer menschlichen, HTLV-1 infizierten T-Zell-Linie kloniert wurde. Dieses Glykoprotein wirkt wahrscheinlich selektiv auf frühe Vorläuferzellen der Erythropoiese und scheint gleichzeitig für die Differenzierung von lymphoiden Stammzellen zu Prothymozyten von Bedeutung zu sein.

Interleukin-10

Interleukin-10 (IL-10; cytokine synthesis inhibitory factor: CSIF) ist ein von T-Zellen gebildetes Homodimer, welches die Synthese von durch aktivierte T-Zellen gebildeten Zytokine unterdrückt. Im Vordergrund steht im Besonderen die Verminderung der IFN-γ Synthese. Dieser Effekt wird wahrscheinlich indirekt ausgeübt, da die Gegenwart von Antigen-präsentierenden Zellen hierfür notwendig zu sein scheint. Im Gegensatz hierzu nimmt IL-10 jedoch keinen Einfluß auf die durch Antigene induzierte Proliferation von T-Helfer Zellen und zytotoxischen T-Zellen. Interessanterweise läßt die Aminosäuresequenz von humanem IL-10 keine wesentliche Homologie zu anderen Zytokinen erkennen. IL-10 besitzt hingegen eine große Ähnlichkeit mit einem Genprodukt des Epstein-Barr Virus (BCRF1), welches ebenfalls die IFN-γ Synthese durch mononukleäre Zellen des peripheren Blutes supprimieren kann.

Interleukin-11

Interleukin-11 (IL-11) ist ein von Knochenmarksstromazellen gebildetes, hämatopoietisches Zytokin. IL-11 wirkt gemeinsam mit anderen Faktoren (wie z. B. IL-3) auf frühe Vorläuferzellen und beeinflußt so vornehmlich die Granulo- und Thrombozytopoiese. IL-11 scheint ebenfalls die Bildung von Immunglobulin-sezernierenden B-Lymphozyten auf eine T-Zell abhängige Weise zu beeinflussen.

Interleukin-12

Interleukin-12 (IL-12, auch Natürliche Killer Zellen stimulierender Faktor genannt) ist ein heterodimeres Zytokin, welches sich aus zwei kovalent verbundenen Glykoproteinen (p35 und p40) zusammensetzt. Die leichtere α-

Kette weist eine Ähnlichkeit mit IL-6 und G-CSF auf, während die schwere β-Kette eine beschränkte Homologie zum IL-6 Rezeptor erkennen läßt. Biologisch aktives IL-12 wird als Antwort auf bakterielle, virale und parasitäre Infekte vornehmlich von Monozyten, Makrophagen und B-Lymphozyten gebildet. IL-12 induziert bei NK-Zellen die Transkription einer Anzahl von Zytokinen, verbessert ihre Zytotoxizität und induziert ihre Proliferation. Das Gleichgewicht zwischen Th1 und Th2 wird durch IL-12 zu Gunsten der IL-2 und TNF-γ produzierenden Th1 beeinflußt. Nebst einer direkten Aktivierung von T-Zellen (und ihren unmittelbaren Vorläufern) übt IL-12 seine Wirkung auch indirekt aus, indem dieses Zytokin ebenfalls T-Zellen und Nk-Zellen zur Bildung von IFN-γ stimuliert, was wiederum die Synthese von IL-12 fördert. Der spezifische Effekt von IL-12 auf T-Zellen wird in Gegenwart von IL-4 und IL-10 aufgehoben, da beide dieser Zytokine die Differenzierung von Th2 stimulieren beziehungsweise die Produktion von IL-12 unterdrücken. Im Rahmen von Infektionen ist IL-12 durch seine differenzierte Wirkung ein zentrales Bindeglied zwischen dem natürlichen Immunsystem einerseits und der erworbenen Immunantwort durch T- und B-Zellen andererseits.

Interleukin-13

Interleukin-13 (IL-13) wird von T-Helferzellen gebildet und weist strukturell eine gewisse Ähnlichkeit mit IL-4 auf. Die biologische Wirkung von IL-13 auf Monozyten und B-Zellen ist ebenfalls jener von IL-4 vergleichbar indem es die Expression von CD23 hochreguliert und die Bildung von bei Entzündungen beteiligten Zytokinen (einschließlich IL-1ra) fördert. Gleichzeitig verbessert IL-13 die Proliferation von B-Zellen und damit die Synthese vor allem von IgE, IgG und IgM. Ferner wirkt IL-13 bei Monozyten immunsupprimierend indem es die Antikörper-vermittelten Zytotoxizität mindert.

1.8.5 Tumor Nekrose Faktor

Tumor Necrosis Factor (TNF) wurde ursprünglich als ein Serumfaktor beschrieben, der für bestimmte Tumorzellen in vitro und in vivo zytotoxisch wirkt. Dieser Effekt ist in der Folge zwei unterschiedlichen Faktoren zugeschrieben worden: TNF-α und TNF-β. TNF-α wird von Makrophagen, T-Zellen und Natürlichen Killer Zellen synthetisiert, während TNF-β (auch Lymphotoxin genannt) hauptsächlich von aktivierten T-Zellen gebildet wird. Die Gene für beide Zytokine sind in unmittelbarer Nähe zu jenen des MHC Komplexes auf Chromosom 6 gelegen. Obwohl der Vergleich der Aminosäurensequenz nur eine Homologie von 28% zwischen TNF-α und TNF-β erkennen läßt, binden beide Faktoren an den selben Rezeptor und bewirken daher ähnliche biologische Effekte. TNF-α und -β sind Komitogene für die Proliferation von Thymozyten und induzieren bei reifen T-Zellen sowohl die Synthese und Sekretion unterschiedlicher Zytokine als auch die Expression von IL-2 Rezeptoren. Die Wirkung beider TNF auf B-Lymphozyten fördert die Proliferation dieser Zellen und bedingt eine Zunahme ihrer Antikörperbildung. TNF-α und -β wirken als Chemotaxine für neutrophile Granulozyten und verbessern gleichzeitig deren phagozytäre und zytotoxische Eigenschaften. TNF-α ist ferner verantwortlich für die Stimulierung eosinophiler Granulozyten zur effizienten Zytotoxizität gegenüber bestimmten Parasiten. Monozyten und Makrophagen werden durch TNF zur Bildung von Zytokinen und Mediatoren der Entzündungsreaktion sowie zur Granulombildung aktiviert. Die zytotoxische Potenz von Monozyten wird ebenfalls durch die Wirkung von TNF günstig beeinflußt. Endothelzellen exprimieren an ihrer Oberfläche unter dem Einfluß von TNF vermehrt ICAM-1 und MHC-Moleküle. TNF wirkt ferner auch als ein Stimulationsfaktor zur Angiogenese. Ähnlich der Wirkung von IL-1 induziert TNF in Hepatozyten die Synthese von Akutphasen-Proteinen und führt zu systemischen Manifestationen wie Fieber, Anorexie und Somnolenz. Auf Grund dieser reichen Anzahl an unterschiedlichen biologischen Effekten ist offensichtlich, daß TNF-α und -β als Entzündungsmediatoren eine große pathophysiologische Bedeutung besitzen.

1.8.6 Transforming Growth Factor β

Transforming Growth Factor-β (TGF-β) ist ein dimeres Polypeptid, welches ursprünglich auf Grund seiner Eigenschaft bekannt wurde, nicht-maligne Zellen zu transformieren, so daß sich ihre Wachstumseigenschaften in vitro typischerweise ändern. Biologisch aktives TGF-β wird unter anderem von Lymphozyten und mononukleären Makrophagen gebildet und sezerniert. Die Bedeutung von TGF-β für das Immunsystem liegt in seiner pleiotropen Wirkung als immunmodulatorischer Faktor. So behindert TGF-β die Proliferation von Thymozyten und T-Zellen, das Wachstum und die Funktion von NK Zellen, die zelluläre Aktivität von LAK Zellen und die Synthese der meisten Immunglobulin-Isotypen. Ferner wirkt TGF-β auch auf Granulozyten und Endothelzellen, welche die bei Entzündungen beobachteten, charakteristischen Veränderungen teilweise revertieren. TGF-β scheint deshalb die biologische Aufgabe zu besitzen, eine Anzahl von zellulären und humoralen Ereignisse, welche zu Beginn und im Verlaufe einer Immunantwort initiiert wurden, zu beenden.

1.8.7 Interferone

Als Interferone (IFN) wird eine Familie von unterschiedlichen Glykoproteinen bezeichnet, welche antivirale Eigenschaften besitzen. Virusinfektionen und die Exposition gegenüber doppelsträngiger RNS induzieren die Synthese von Interferon-α in Leukozyten und Interferon-β in Fibroblasten. Nach Bindung an ihre oberflächenständigen Rezeptoren regen IFN-α und -β die Synthese von Proteinen an, welche durch Beeinflussung des Metabolismus der infizierten Zelle die Virusreplikation verhindern können. Ferner wird die Proliferation und Differenzierung von B-Lymphozyten und die Aktivierung von Natürlichen Killer Zellen durch IFN-α und -β gefördert. Durch Antigene aktivierte T-Lymphozyten und Natürliche Killer Zellen synthetisieren IFN-γ, eine dritte Form von Interferon, welche ebenfalls antivirale und immunmodulatorische Eigenschaften besitzt. So wirkt IFN-γ nach Bindung an den spezifischen Rezeptor stimulierend auf Makrophagen, indem es die Expression von Fc-Rezeptoren vermehrt und den oxidativen Metabolismus aktiviert. Diese Wirkungen führen gemeinsam zu einer verbesserten Antikörpervermittelten zellulären Zytotoxizität durch Makrophagen. Ferner moduliert IFN-γ die zelluläre und humorale Immunantwort durch die vermehrte Expression von MHC Klasse I- und II-Molekülen auf Antigen-präsentierenden Zellen und Zielzellen, durch die Induktion der Zytokinsynthese und schließlich auch durch die direkte Einflußnahme auf die Proliferation von T- und B-Zellen. Die Differenzierung von Vorläuferzellen zu NK-Zellen und die Zunahme ihres zytotoxischen Potentials wird ebenfalls durch IFN-γ beeinflußt.

1.9 Das Komplementsystem

Die Komplementproteine bilden ein komplexes System von funktionell untereinander verbundenen Komponenten, welche für eine Vielzahl von unterschiedlichen Wirkungen im Rahmen der Immunantwort und der Entzündungsprozesse verantwortlich zeichnen. Das Komplementsystem besteht aus mehr als 25 unterschiedlichen Proteinen, welche meistens als inaktive Vorstufen vorliegen. Ähnlich der Blutgerinnung werden die einzelnen Komplementproteine kaskadenartig aktiviert und bilden dadurch ein sich amplifizierendes System von Effektormolekülen, bei der die einzelnen Proteine mehrere Moleküle der nachfolgenden Komponente katalytisch aktivieren können.

Die Aktivierung des Komplementsystems geschieht auf zwei unterschiedlichen Wegen, wobei sowohl der sogenannte klassische als auch der alternative Aktivierungsweg zu proteolytischen Spaltprodukten führen, welche schließlich die terminalen Schritte der Komplementkaskade gemeinsam aktivieren (Abbildung 1/21). Der **klassische Aktivierungsweg** wird physiologischerweise durch Antikörper initiiert, welche ihre molekulare Konformation nach Reaktion mit dem spezifischen Antigen so verändern, daß sich die erste Komplementkomponente (C1) mit dem Fc-Abschnitt verbinden kann. Ein einzelnes IgM-Molekül oder zwei benachbart gelegene IgG$_{1,2,3}$ Moleküle reichen bereits aus zur Aktivierung der Komplementkaskade. Ferner aktivieren auch Trypsin-ähnliche Enzyme, Plasmin, C-reaktives Protein, Hageman-Faktor, DNA und andere Makromoleküle das Komplementsystem auf diese Weise. Im Beisein von Magnesium werden in der Folge auch die Komponenten C4 und C2 katalytisch aktiviert. Der dabei entstehende Komplex aus Spaltprodukten beider Proteine (C4b2a) wirkt als sogenannte klassische Konvertase auf die dritte Komponente des Komplementsystems (C3) ein. Der **alternative Weg** ist in der Regel immer unabhängig von intakten Antikörpern, da die entsprechenden inaktiven Komplementproteine unter anderem durch den Kontakt mit proteoglykan- oder polysaccharidhaltigen Partikeln und mikrobiellen Erre-

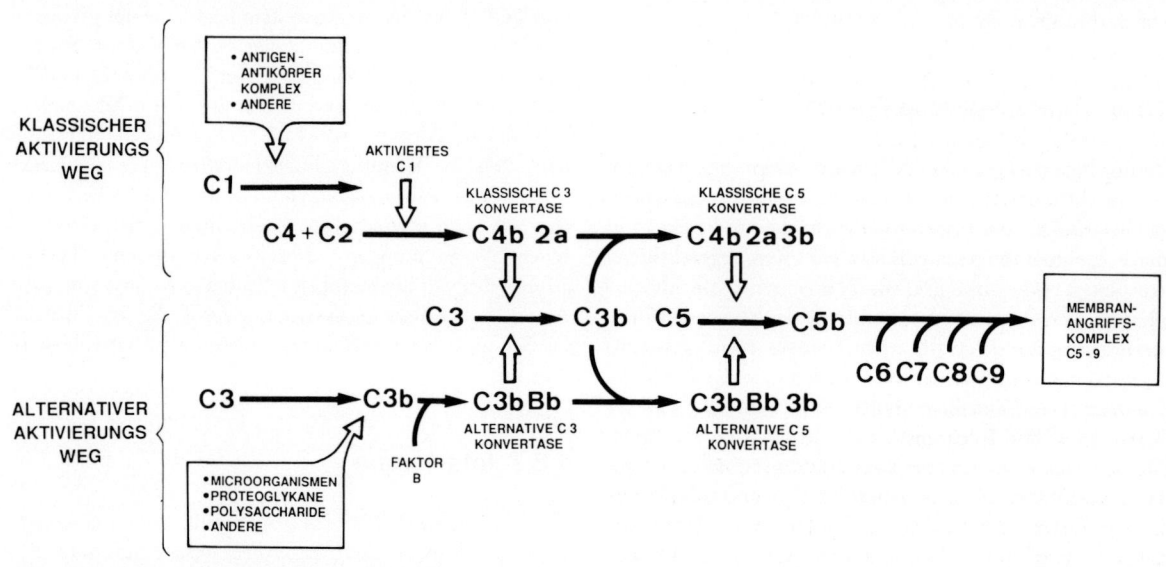

Abb. 1/21: Das Komplementsystem (vereinfacht)

gern (Bakterien und deren Endotoxine, Hefen, Viren, Parasiten) proteolytisch zu aktiven Komponenten gespalten werden. Auf diese Weise entsteht die C3-Konvertase des alternativen Aktivierungsweges (C3bBb), welche ebenfalls die Reaktion von C3 zu den Spaltprodukten C3a, C3b, iC3b und anderen katalysiert. Beide Aktivierungswege führen nach Binden von C3b an die entsprechenden Konvertasen schließlich zur Proteolyse und zur Aktivierung von C5. Die Komponenten C6 und C7 werden in der Folge nacheinander an ein Spaltprodukt von C5 (C5b) gebunden. Dadurch entsteht ein lipophiler Komplex, welcher sich in die hydrophobe Zellmembran einläßt und durch Assoziation mit C8 stabilisiert wird. Die so entstandene Struktur (C5b,6,7,8) besitzt bereits eine begrenzte Fähigkeit zur Lyse und dient gleichzeitig der letzten Komponente des Komplementsystems (C9) als zellständiger Rezeptor. Mehrere C9 Moleküle polymerisieren mit dem Komplex aus C5b,6,7,8 und bilden eine makromolekulare Struktur, welche die Zellmembran röhrenförmig durchbricht. Elektronenmikroskopisch gestaltet sich dieser sogenannten **Membran-Angriffs-Komplex** als ein Kanal von 110 Å Durchmesser zwischen Zellmembraninnenseite und -außenseite. Die terminalen Komponenten des Komplementsystems fügen sich in Form des Membran-Angriffs-Komplexes in die Zellmembran von Erythrozyten, kernhaltigen Zellen und Mikroorganismen ein und führen so zu deren Lyse. Der Zelltod ereignet sich hauptsächlich durch die Bildung dieser Kanäle, welche das osmotische und biochemische Gleichgewicht der Zelle aufheben.

Zusätzlich zu den erwähnten Komplementfaktoren regulieren eine Reihe von Proteinen die Aktivierung und den Abbau einzelner Komponenten, so daß das Komplementsystem nicht ungerichtet Schäden setzen kann (C1-Inaktivator; Decay Acelerating Factor (DAF); Membran-Cofaktor Protein (MCP); C4-bindendes Protein; β1 H Globulin (Faktor H); Faktor D; Faktor I; Komplementrezeptor I (C1R)).

Spaltprodukte der frühen und terminalen Aktivierungsschritte der Komplementkaskade sind für die verschiedenen biologischen Funktionen dieses Systems von Bedeutung (Vergleiche Tabellen 1/6 und 1/7). So führt die Aktivierung der Komplementkaskade ebenfalls zur Bildung der Spaltprodukte C3b und iC3b, welche sich kovalent an die Oberfläche von Mikroorganismen und anderen antigenen Partikeln binden. Spezifische Rezeptoren für diese aktivierten Komplementkomponenten finden sich auf neutrophilen Granulozyten und Makrophagen und erleichtern in der Folge die Phagozytose (Opsonisation). Diese Komplement-vermittelte Ingestion ist wahrscheinlich hauptverantwortlich für die Immunabwehr gegenüber bakteriellen Infekten.

Die Bedeutung des Komplementsystems für die Vorgänge der Entzündung ist eine Funktion der proteolytischen Spaltprodukte der frühen Komplementkomponenten (C3a, C4a, C5a). Diese biologisch potenten Spaltprodukte auch Anaphylatoxine genannt, bedingen durch die Bindung an Mastzellen und basophile Granulozyten die Exozytose vasoaktiver Substanzen wie z. B. Histamin. Dieser Entzündungsmediator steigert die Permeabilität der Kapillaren und führt zusammen mit den Anaphylato-

Tab. 1/6: Biologische Aktivitäten des Komplementsystems

Wirkung	Mediatoren
Kinin	C2-abh. Kininfragment
Histaminfreisetzung, Anaphylaxie, Vasopermeabilitätssteigerung	C3a, C3f, C5a
Schleimhypersekretion in Luftwegen	C3a
Chemotaxis	C5a, C5b67, Ba
Immunadhärenz, Opsonisierung	C3b, C3d, C4b
Zytotoxizität	C5b–9
Steigerung der intrazellulären Abtötung von Bakterien durch Monozyten	C3b, Bb
Leukozytenmobilisierung	C3e
Leukozytenaggregation	C5a
Freisetzung lysosomaler Enzyme (Granulozyten)	C3a, C5a
Freisetzung lysosomaler Enzyme (Makrophagen)	C3b
Makrophagenaktivierung	Bb
Prostaglandin- und Thromboxanfreisetzung aus Monozyten	C3b
Thromboxanfreisetzung aus Makrophagen	C3a
Interleukin1-Freisetzung aus Makrophagen	C5a
Interleukin1-Bindung und Transport	C3 (H_2O), C3b
Immunkomplexauflösung	C3b
Antigenlokalisation	C3
Immunmodulation	C3a, C3b, C3d, C5a, Ba
Hemmung zytotoxischer T-Zellen	C3-Fragmente (?)
Steigerung der ADCC	iC3b, C3dg, C3d
Steigerung des B-Zell-Wachstums	Bb

Tab. 1/7: Komplementrezeptoren (Auswahl)

Rezeptor	bindende Fragmente	weitere Funktion
CR1	C3b	
CR2	C3d, iC3b, C3dg	EBV-Rezeptor
CR3	iC3b	Adhäsionsprotein
CR4	C3dg	Adhäsionsprotein
MCP	C3b, C4b	
C3a-Rezeptor	C3a, C3adesArg, C4a	
C5a-Rezeptor	C5a, C5adesArg	

xinen zur Kontraktur glatter Muskulatur. Ferner wirkt C5a als starker chemotaktischer Faktor und stimuliert neutrophile Granulozyten zur Adhärenz, zur vermehrten Bildung von Sauerstoffradikalen und zur Degranulation ihrer lysosomalen Enzyme.

Das Komplementsystem beeinflußt die Bildung von Immunkomplexen, indem es große und damit unlösliche Antigen-Antikörper Komplexe verhindern kann. Dies ist von besonderer immunbiologischer Bedeutung, da solche großen Aggregate in der Lage sind, sich an Gefäßwänden abzulagern und dort zu einer schädigenden Entzündungsreaktion zu führen. Der Mangel an Faktoren C1 und C4 genügt deshalb bereits zur Prädisposition gegenüber solcher Pathologie. Ferner scheinen jene Immunkomplexe spezifisch aus dem Serum gefiltert zu werden, welche mit Komplementkomponenten assoziiert und an die Oberfläche von Erythrozyten spezifisch gebunden sind. Phagozytierende Zellen der Lebersinus (Kupferzellen) nehmen diese Immunkomplexe über ihre an der Zelloberfläche lokalisierten C3b-Komplementrezeptoren auf und bauen sie proteolytisch ab, ohne daß das Immunsystem erneut durch eine entsprechende Antigenpräsentation zur Bildung von spezifischen Antikörpern stimuliert wird.

Komponenten des Komplementsystems scheinen ferner bei der Induktion einer anamnestischen Immunantwort mitbeteiligt zu sein. Ein Komplex aus Antigen, Antikörper und Komplementproteinen ist notwendig, um Antigene an die verzweigten Ausläufer der follikulär dendritischen Zellen im Bereich der Keimzentren lymphatischen Gewebes zu binden. Diese spezifische Lokalisation erlaubt die kontinuierliche Präsentation von Antigenen und ist somit Vorbedingung für die Ausbildung des immunologischen Gedächtnisses des B-Zellsystems.

1.10 Das Zusammenspiel immunologischer Systeme: Eine Synopsis

Die Immunantwort gegenüber Antigenen setzt die Fähigkeit voraus, zwischen Selbst und Fremd unterscheiden zu können. Diese spezifische Leistung zur Toleranz gegenüber Selbst wird von B- und T-Lymphozyten erworben durch die Interaktion ihrer Antigen-Rezeptoren mit körpereigenen Antigenen während ihrer Entwicklung. Die Hauptaufgabe des Immunsystem ist es, auf pathogene Mikroorganismen, allogene Gewebe und inerte Fremdstoffe (z. B. Toxine) differenziert reagieren zu können.

Die Oberflächen der Haut und der Schleimhäute bilden die erste Abwehr gegenüber der Invasion durch Mikroorganismen. Wird diese anatomische Barriere durchbrochen, treffen die Erreger in der Regel auf das Abwehrsystem der **unspezifischen (natürlichen) Immunität**. So bedingt zum Beispiel die biochemische Zusammensetzung Zellwand bakterieller Erreger die Aktivierung des alternativen Weges der Komplementkaskade und initiiert damit paradoxerweise die Beseitigung der Pathogene durch Lyse und Phagozytose. Makrophagen und Neutrophile Granulozyten exprimieren an ihrer Zelloberfläche Rezeptoren für den Komplementfaktor C3, welcher die zelluläre Aufnahme von Bakterien verbessert. Die natürliche Immunität gegenüber Viren wird vorzugsweise durch Natürliche Killer Zellen und Interferone (α und β) gewährleistet.

Die Abwehr durch das System der **spezifischen (erworbenen) Immunität** tritt dann in den Vordergrund, wenn die unspezifischen Mechanismen weder zur Beseitigung der Infektion noch zur Verhinderung der Dissemination von mikrobiellen Immunogenen (z. B. Toxinen) geführt haben. Das System der spezifischen Immunität kann funktionell in drei Einzelsysteme aufgeteilt werden: Das System der Antigen-präsentierenden Zellen, das B-Zellsystem und das T-Zellsystem. Diese unterschiedlichen Systeme interagieren in konzertierter Weise durch direkten Zell-Zell Kontakt und/oder durch von ihnen sezernierte Effektormoleküle (z. B. Zytokine). Zusätzlich sind diese Systeme mit den plasmatischen Enzymsystemen des Komplements, der Kinine, der Gerinnung und der Fibrinolyse verbunden. Vereinfachte Schemata für das komplexe Zusammenspiel der unterschiedlichen immunologischen Effektorsysteme ist sind in den Abbildungen 1/22 und 1/23 wiedergegeben.

Die meisten Antigene müssen zuerst modifiziert werden, bevor sie durch spezifische Antigenrezeptoren von T-Zellen erkannt werden können. **Antigen-präsentierende Zellen (APZ)** sind im allgemeinen für die Prozessierung von extrazellulär aufgenommenen Fremdstoffen verantwortlich. Durch proteolytische Enzyme werden im Zellinnern Peptide gebildet, welche sich nun an MHC Klasse II Moleküle binden und an der Zelloberfläche als Komplex exprimiert werden können. In der Regel führt bereits die Ingestion der Antigene zur Zellaktivierung und folglich u. a. zur Synthese einer größeren Anzahl unterschiedlicher Zytokine und zur Expression von kostimulierenden Molekülen. Auf diese Weise nehmen APZ Einfluß auf die beiden übrigen Zellsysteme, indem sie sowohl die Proliferation und Differenzierung von B-Lymphozyten beeinflussen als auch zytotoxische T-Zellen aktivieren. Ferner bedingen die von Makrophagen sezernierten Zytokine IL-1, IL-6 und TNF die Synthese von Akutphasen-Proteinen, welche für die Vorgänge der Entzündungsreaktion bestimmend sind. TNF fördert zusätzlich (zu andern Aktivatoren) die Adhäsionsfähigkeit von Neutrophilen Granulozyten an das Gefäßendothel in entzündetem Gewebe und gewährleistet dadurch eine effiziente Rekrutierung solcher Effektorzellen aus dem Blutstrom.

T-Helferzellen erkennen mittels ihrer α/β T-Zell-Rezeptoren die an MHC-Moleküle komplexierten Antigene an der Zelloberfläche von APZ. Hierfür sind außerdem nicht polymorphe Oberflächenmoleküle notwendig, welche diesen Zell-Zell Kontakt stabilisieren (z. B. CD2/LFA-3;

Aufbau und Funktion des Immunsystems

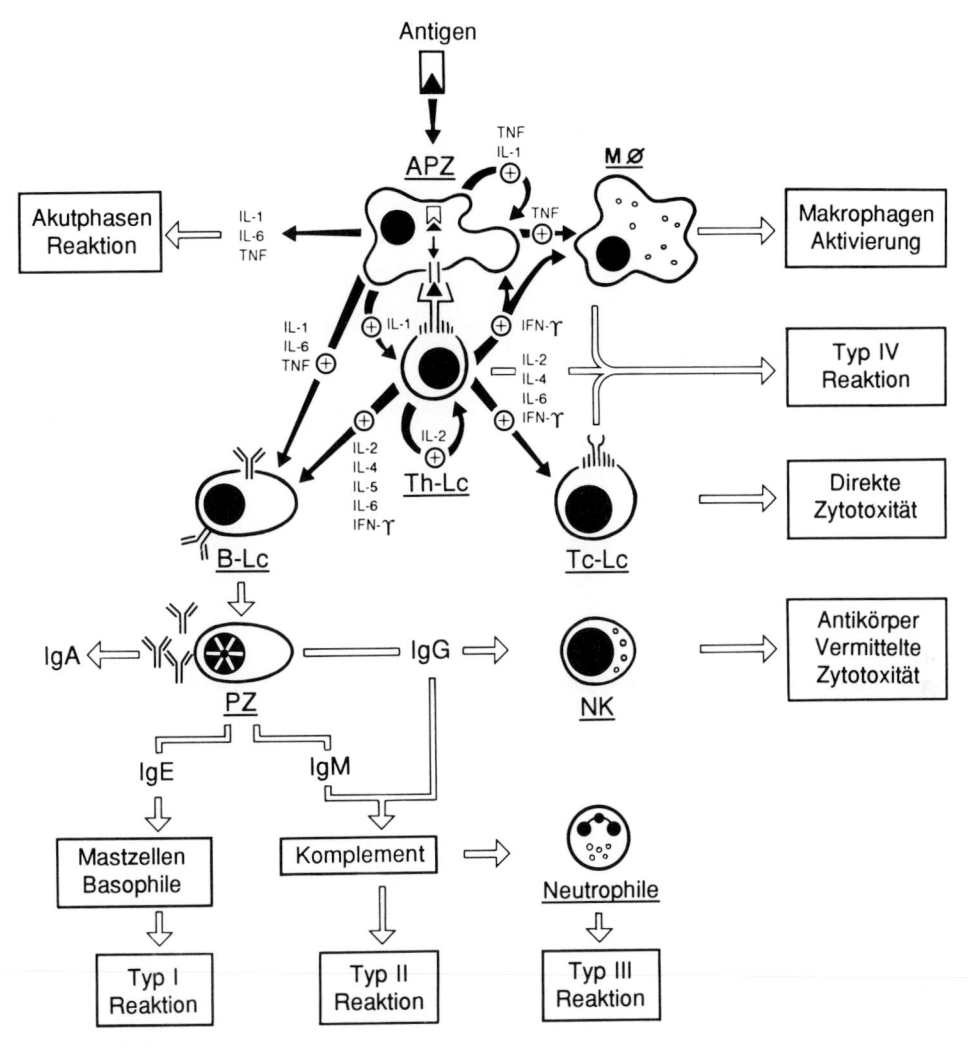

Abb. 1/22: *Synopsis des Immunsystems I* (**AK**: Alikörper, akt: aktiviert; **APZ**: Antigen-Präsentierende Zelle; **B-Lc**: B-Lymphozyt; **Mø**: Makrophage; **NK**: Natürliche Killerzelle; **PZ**: Plasmazelle; **Th-Lc**: T-Helfer-Lymphozyt; **Tc-Lc**: Zytotoxischer T-Lymphozyt; **IL**: Interleukin; **IFN**-gamma: Interferon-gamma; **TNF**: Tumor Nekrose Faktor)

CD4/MHC Klasse II; LFA-1/ICAM-1, -2 und -3; VLA-4/VCAM-1) und wahrscheinlich auch bei der Signaltransduktion zur Aktivierung der T-Zellen mitbeteiligt sind. Zusätzlich zu dieser Stimulierung durch den α/β T-Zell Rezeptor ist für die vollständige Aktivierung der T-Helferzellen (mindestens) ein zweites Signal notwendig, welches durch Interaktion zwischen CD28 auf T-Zellen und B7/BB1 auf den APZ entsteht. Dieses zweite Signal durch Ko-Rezeptoren ist MHC-unabhängig und wird am effizientesten durch dendritische Zellen, weniger deutlich durch Makrophagen und aktivierte B-Zellen und nicht durch T-Zellen bereitgestellt. In welchem Ausmaß die von APZ gebildeten Lymphokine diese T-Zell-Aktivierung beeinflussen, ist noch unvollständig geklärt, jedoch unterscheiden sich die verschiedenen APZ in ihrem Vermögen, ausreichende Mengen von IL-1 zu synthetisieren. Dies könnte eine der Ursachen für die Beobachtung sein, daß nicht alle APZ T-Zellen in gleichem Maß aktivieren können. Aktivierte T-Helferzellen sezernieren eine Reihe von Wachstums- und Differenzierungsfaktoren, welche einerseits die Bildung von Antigen-spezifischen Antikörpern ermöglichen und andererseits zytotoxische T-Zellen aktivieren. IL-2 ist zusätzlich auch autokrin aktiv, indem es die Effektorfunktion der T-Helferzellen selbst fördert. Durch die T-Zell vermittelte Sekretion von Zytokinen rekrutiert das spezifische Immunsystem auch unspezifische Effektorzellen: Neutrophile Granulozyten (z.B. durch TNF), Eosinophile Granulozyten (IL-5), Makrophagen (IFN-γ), Natürliche Killer Zellen (IL-2) und Endothelzellen (TNF) können nun auf diese Weise an einer spezifischen Immunantwort gezielt mitbeteiligt sein.

Die Hauptfunktion **zytotoxischer T-Zellen** ist ihre Fähigkeit zur Zytolyse von Virusinfizierten Zellen, histoinkompatiblen Transplantaten und maligne transformierten

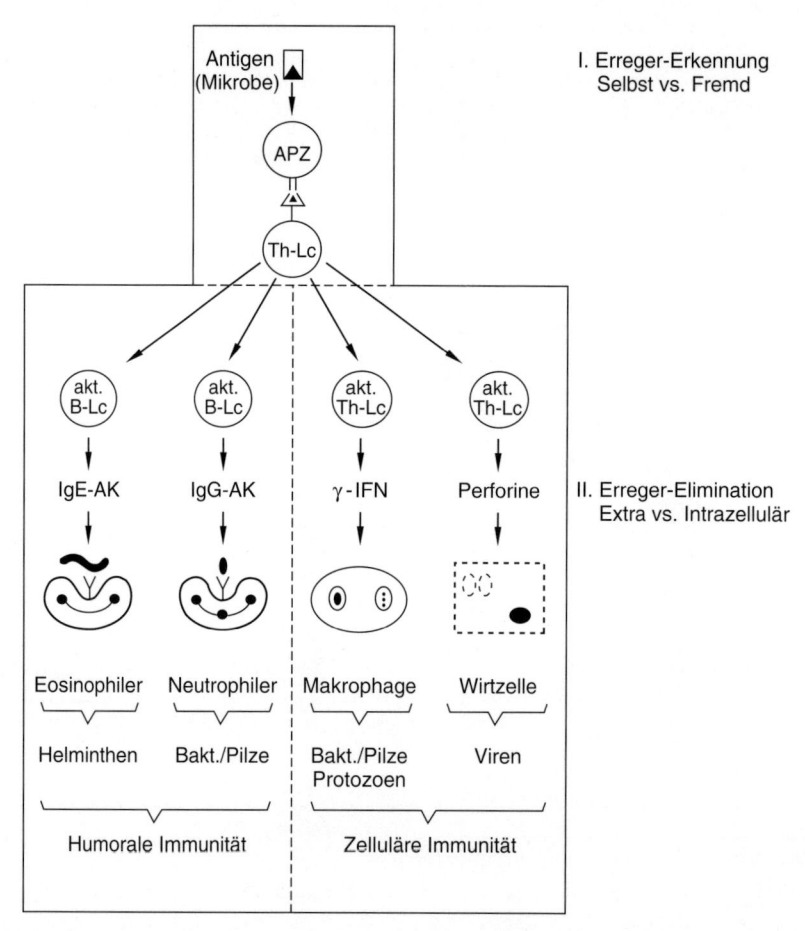

Abb. 1/23: *Synopsis des Immunsystems II:* Die humorale und zelluläre Infektabwehr (Abkürzungen: Vergleiche Abb. 1/22)

Zellen. Die Strukturen, welche von den CD8$^+$ zytotoxischen Zellen erkannt werden, bestehen aus einem Komplex von Fremdpeptid und MHC Klasse I Molekül (1. Signal). Zur vollständigen Aktivierung der zytotoxischen T-Zellen ist ebenfalls die Assoziation von CD28 an seinen entsprechenden Liganden (B7/BB1) nötig. Zusätzlich modulieren Zytokine, welche z. B. von aktivierten T-Helferzellen bereitgestellt werden, die Aktivierung dieser zytotoxischen T-Zellen. Dabei ist IL-2 wohl notwendig, jedoch nicht alleine ausreichend, weshalb Zytokine wie IL-4, IL-6 und IFN-γ hierfür ebenfalls von Bedeutung sind. Dieser Weg der Aktivierung setzt gleichzeitig voraus, daß sowohl CD4$^+$ als auch CD8$^+$ T-Zellen gemeinsam durch Antigene stimuliert werden müssen, um eine optimale zytotoxische Immunantwort auslösen zu können.

Die zellständigen Antikörper der **B-Lymphozyten** erkennen native Antigene direkt in löslicher Form und unabhängig von anderen Molekülen. Antigene können durch Endozytose ins Zellinnere aufgenommen, prozessiert und an MHC Klasse II-Moleküle gebunden werden, wodurch aktivierte B-Lymphozyten ebenfalls als APZ wirken können. Dieser Vorgang der Antigenbindung und -aufnahme (1. Signal) führt zusammen mit den von den T-Helferzellen (2. Signal) bereitgestellten kostimulierenden Molekülen (CD40 Ligand, CD28) und Zytokinen (und anderen Signalen) zur Aktivierung von B-Lymphozyten und zur Sekretion der Antikörper. Die humorale Immunantwort ist durch die initiale Synthese von spezifischen IgM Antikörpern gekennzeichnet. Etwas später im Ablauf der Immunantwort erfolgt der sogenannte class switch, wobei nun Antikörper gleicher Spezifität jedoch unterschiedlichen Isotyps gebildet werden können. Dieser Vorgang wird durch Zytokine der T-Helferzellen mitreguliert. Die Exposition gegenüber Antigenen, welche bereits zu einem früheren Zeitpunkt vom spezifischen Immunsystem erkannt worden sind, führt zu einer Sekundärreaktion, welche durch einen raschen Titeranstieg von Antikörpern mit nun verbesserter Affinität gekennzeichnet ist.

Die dimere Form der IgA Antikörper (v. a. IgA$_2$) findet sich vorzugsweise im Sekret von Schleimhäuten und ist dort verantwortlich für die seromuköse Infektabwehr. IgE wird in der Regel im Rahmen der humoralen Immunantwort gegenüber Parasiten und Allergenen gebildet und ihre Synthese untersteht nebst genetischen Faktoren der

Tab. 1/8: Die vier Haupttypen von Überempfindlichkeitsreaktionen

	Durch Antikörper vermittelte Überempfindlichkeitsreaktionen			IV. Zelluläre Überempfindlichkeit
	I. Klassische Anaphylaxie	II. Humorale zytotoxische Immunreaktion	III. Durch Immunkomplexe vermittelte Krankheiten	
Immunologische Merkmale	Zytophiler IgE-Antikörper, Bindung an Mastzellen und basophile Leukozyten	Gegen Zelloberflächenantigene gerichteter, meist C-bindender humoraler Antikörper	Häufig C-bindender, humoraler Antikörper	Antigenspezifischer T-Lymphozyten-Rezeptor
Antigen	Meist exogen (z. B. Pollen)	Bestandteil der Zelloberfläche	Meist lösliche extrazelluläre Antigene	Meist Bestandteile der Zelloberfläche
Reaktion des sensibilisierten Individuums:				
Beginn nach	Minuten	Minuten	8 Std. (Arthus)	Mind. 24–48 Std.
Morphologie	Erythem, Schwellung	Vom beteiligten Zelltyp abhängig	Erythem, Ödem, Induration	Erythem, Induration
Histologie	Mastzelldegranulation, Eosinophile, azelluläres Ödem	Vom beteiligten Zelltyp abhängig	Infiltration mit polymorphkernigen Leukozyten, evtl. Nekrose	Vom Typ der zellulären Überempfindlichkeit abhängig
Übertragbar durch	Antikörper	Antikörper	Antikörper	Sensibilisierte Lymphozyten
Klin. Beispiele	Asthma bronchiale, Heuschnupfen	Morbus haemolyticus neonatorum, Agranulozytose	Glomerulonephritis	Transplantatabstoßung

Regulation durch Zytokine: IL-4 fördert die Bildung von IgE, während IFN-γ sie supprimiert. IgE binden über spezifische Fc-Rezeptoren an sich im Gewebe befindende Mastzellen und an zirkulierende Basophile Granulozyten. Auf diese Weise werden beide Zelltypen während Wochen passiv durch IgE gegenüber einem bestimmten Antigen sensibilisiert. Bei entsprechender Exposition vermittelt die Antigenbindung eine Vernetzung der zellständigen IgE und resultiert in der Degranulation von Mastzellen und Basophilen Granulozyten und in der Freisetzung von Entzündungsmediatoren wie Histamin, Prostaglandinen, Leukotrienen und chemotaktischen Faktoren für Granulozyten und Monozyten. Es entsteht damit das klinische Bild der Anaphylaxie (**Überempfindlichkeitsreaktion Typ I** nach Gell und Coombs, Tabelle 1/8) mit Vasodilatation und vermehrter Gewebedurchlässigkeit, Influx von Granulozyten und Monozyten, Bildung von Mikrothromben, proteolytischer Aktivierung der Komplementkaskade, Kontraktion der glatten Muskulatur und vermehrter Sekretbildung im Bereich der Atemwege.

Antikörper (IgM>IgG$_{1-3}$) aktivieren in unterschiedlichem Ausmaß das Komplementsystem und können so indirekt durch die Bildung von Opsoninen oder direkt über die Bindung an Fc-Rezeptoren die Phagozytose von Makrophagen sowie Neutrophilen und Eosinophilen Granulozyten fördern. Sowohl gegen Zelloberflächen gerichtete, Komplement-aktivierende Antikörper (**Typ II**) als auch Antikörper-Antigen Komplexe (**Typ III**) lösen Überempfindlichkeitsreaktionen aus, welche sich in ihrem zeitlichen Ablauf und in ihren histopathologischen Veränderungen unterscheiden. Die gegen Gewebe gerichteten Antikörper aktivieren das Komplementsystem über den klassischen Weg und interagieren mit einer Anzahl unterschiedlicher Effektorzellen, deren gemeinsame Merkmale die Expression von Fc-Rezeptoren und das Potential zur Zytotoxizität sind. Vergleichbar den Vorgängen der Infektabwehr führen nun Natürliche Killer Zellen, mononukleäre Phagozyten und Neutrophile Granulozyten zur Antikörper vermittelten Zytotoxizität der Gewebe. Aktivierte Komplementfragmente amplifizieren diese Vorgänge durch die Bildung von Chemotaxinen (vor allem C5a) und durch die Zellyse mittels ihres Membran-Angriffs-Komplexes.

Immunkomplexe sind die pathophysiologische Ursache für eine Anzahl unterschiedlicher Entzündungsprozesse und entstehen im Anschluß an die Reaktion zwischen Antikörpern und ihren spezifischen Antigenen. Immunkomplexe werden in der Regel in der Zirkulation gebildet und lagern sich anschließend im Gewebe ab. Die Größe und Zusammensetzung zirkulierender Immunkomplexe, die Fähigkeit diese aus der Zirkulation zu filtrieren und die lokalen haemodynamischen Faktoren sind mitbestimmend für das Ausmaß der Immunkomplex-vermittelten Überempfindlichkeitsreaktion. Dabei aktivieren die Antikörper dieser Komplexe die Komplementkaskade und bilden die Spaltprodukte C3a und C5a, welche gemeinsam als Anaphylatoxine und Chemotaxine den weiteren Verlauf der entzündlichen Vorgänge bestimmen. Vasoaktive Amine aus Basophilen Granulozyten und Thrombozyten führen zur gesteigerten Gefäßdurchlässigkeit, Ansammlung von neutrophilen Granulozyten und Bildung von Mikrothromben. Die lokal vermehrten Granulozyten sind nicht in der Lage, die großen und zum Teil nun bereits wandständigen Immunkomplexe zu phagozytieren, weshalb es zur Exozytose ihrer lysosomalen Enzyme und Sauerstoff-Metaboliten kommt. Dieser Vorgang führt zur direkten Gewebeschädigung. Etwas später infiltrieren auch mononukleäre Zellen das entzündete Gewebe und verstärken den bereits gesetzten Schaden.

Die zelluläre Überempfindlichkeitsreaktion (Typ IV) wird von Antigen-spezifischen T-Lymphozyten initiiert. Im Allgemeinen sind $CD4^+$ T-Zellen für die gegen extrazellulär gelegenen Antigene gerichteten Reaktionen verantwortlich, während $CD8^+$ T-Zellen wahrscheinlich die entsprechende Immunantwort gegenüber viralen Antigenen vermitteln. Die Aufgabe der APZ, welche diese Form der Überempfindlichkeitsreaktion auslösen, wird zu Beginn der Reaktion durch Langerhans Zellen der Epidermis und zu einem späteren Zeitpunkt auch durch Makrophagen und Endothelzellen im Bereich der Haut wahrgenommen. Die durch APZ aktivierten T-Zellen sezernieren ein Zytokinmuster, das für die weitere Aktivierung der Effektorzellen und damit für die charakteristischen Entzündungszeichen verantwortlich ist. So fördert z. B. IL-2 in autokriner und parakriner Weise die Aktivierung der T-Zellen. Durch die Sekretion von IFN-γ wird die Oberflächenexpression von MHC Klasse II Molekülen gefördert, was die APZ vermittelte T-Zell Aktivierung zusätzlich verstärkt. TNF α und β wirken direkt aktivierend auf Leukozyten und Endothelzellen. Diese Vorgänge fördern die lokale Entzündungsreaktion, indem nun aktivierte Leukozyten verstärkt ans Gefäßendothel haften und von dort vermehrt ins Gewebe einwandern können. Die infiltrierenden Monozyten/Makrophagen werden schließlich durch IFN-γ zu Haupteffektorzellen der zellulären Überempfindlichkeitsreaktion aktiviert: Nebst der Phagozytose und Antigenpräsentation setzen die stimulierten Makrophagen nun selber eine Reihe von Entzündungsmediatoren und Zytokinen frei, welche gesamthaft für die beobachtete Destruktion (und die anschließende teilweise Wiederherstellung) des Gewebes verantwortlich sind.

Eine der physiologischen Hauptaufgaben des Immunsystems besteht darin, Schutz gegen Infektionen zu bieten. Hierfür sind im Verlauf der Evolution Strategien entwickelt worden, welche heute aus den zellulären und humoralen Komponenten der erworbenen und natürlichen Immunität bestehen. In Abhängigkeit vom Erreger werden unterschiedliche Zellsysteme und Effektormoleküle stimuliert, deren zentrale Aufgabe es ist, das Überleben und damit die pathogene Potenz der eingedrungenen Mikroorganismen zu beseitigen. Die dabei auftretende Gewebezerstörung und die assoziierten Krankheitssymptome werden nicht selten durch das Immunsystem selbst und nicht durch die Pathogene bedingt. Abbildung 1/23 gibt eine schematische Übersicht über die Infektabwehr durch das Immunsystem. Die Antigenaufnahme, Prozessierung und Präsentation durch APZ sind auch hier Vorbedingungen zur erfolgreichen Stimulation der T-Helferzellen. Durch ihre Interaktion mit zytotoxischen T-Zellen und B-Lymphozyten wird eine Erregertyp-spezifische Immunantwort gebildet, welche auf die Beseitigung extrazellulär gelegener bzw. intrazellulär lokalisierter Pathogene abzielt. Hierfür können vereinfacht jeweils zwei humorale und zelluläre Teilsysteme unterschieden werden, an denen die Effektorzellen und Makromoleküle der erworbenen (Antikörper und zytotoxische T-Zellen) und der natürlichen Immunität (IFN-γ und Perforine, Eosinophile und Neutrophile Granulozyten, Makrophagen) gemeinsam beteiligt sind.

Literatur

Abbas, A. K., A. H. Lichtman, J. S. Pober: (1991), Cellular and Molecular Immunology, W. B. Saunders Company.

Alt, F., P. Marrack (Eds.): (1988–1993) Current Opinion in Immunology, Current Biology Ltd.

Gemsa, D., J. R. Kalden, K. Resch: (1991), Immunologie, 3. Aufl., Georg Thieme.

Klein, J.: (1990), Immunology, Blackwell.

Male, D., B. Champion, A. Cooke, M. Owen: (1991), Advanced Immunology, 2nd Ed., Gower Medical Publishing.

Paul, W. E. (Ed.): (1989), Fundamental Immunology, Raven Press.

Paul, W. E., C. G. Fathman, H. Metzger (Eds.): (1983–1993), Annual Review of Immunology: Volume I–XI, Annual Reviews Inc.

Roitt, I. M.: (1988), Essential Immunology, 6th Ed., Blackwell.

Roitt, I. M., J. Brostoff, D. K. Male (Eds.): (1993), Immunology, 3rd Ed., Gower Medical Publishing.

Stites, D. P., A. I. Terr (Eds.): (1991), Basic Human Immunology, Appelton and Lange.

2 Die Entwicklung des Immunsystems beim Menschen

W. H. Hitzig

Die Entwicklung des Immunsystems kann beim Menschen nur beschränkt untersucht werden: Befunde an Abortmaterial gewähren Momentaufnahmen; ihre sorgfältige Aneinanderreihung ermöglicht indirekt die Vorstellung eines filmartigen Ablaufs. Dagegen sind im Tierversuch direkte Beobachtungen der normalen Entwicklung und ihrer Veränderung durch experimentelle Eingriffe möglich, wobei alle verfügbaren Methoden der molekularen Markierung und Analyse eingesetzt werden können. Die dabei gewonnenen Daten sind auch für den Menschen bedeutsam, da in seiner Ontogenese entwicklungsgeschichtliche Abläufe im Zeitraffertempo rekapituliert werden; unkritische Analogieschlüsse sind aber nicht zulässig.

2.1 Phylogenese des Immunsystems

Phagozytose findet man schon bei Einzellern. Primitive Avertebraten können fremde Partikel durch Bildung eines Zellwalls abgrenzen, sowie durch humorale Faktoren («Antisomen»), Fremdmaterial bedecken und dadurch die Phagozytose erleichtern. Ferner können sie auch Transplantate abstoßen, was einer T-Zell-Funktion vergleichbar ist.

Bei den Vertebraten treten zwei wichtige Neuerungen auf (Melchers 1988/89, Owen, 1972. Tabelle 2/1):
– eine Quelle für Stammzellen: Niere, Dottersack, Leber.
– Selektionsorgane für geeignete Immunozyten (Zentrale lymphatische Organe): der Thymus wählt die geeigneten T-Zellen aus, die Bursa Fabricii (bei den Vögeln) determiniert die B-Zellen. Auf diese Beobachtungen geht die heute gebräuchliche Nomenklatur der T- und B-Zellen zurück (Cooper et al., 1968).

2.2 Ontogenese des Immunsystems beim Menschen

2.2.1 Pränatale Entwicklung

Aus der Leber-Anlage des menschlichen Embryo gehen von der 6. Gestationswoche an zahlreiche Stammzellen hervor. Sie zeigen hohe Aktivität des Enzyms Terminale desoxinukleotidyl-Transferase (TdT), das durch Austausch von DNA-Stücken Mutationen begünstigt. Seine Aktivität erlischt bei Beginn der Immunozyten-Differenzierung. Während der Reifung ändert sich das Spektrum

Tab. 2/1: Phylogenetische Stadien des Immunsystems

Entwicklungs-stadium	Organismus	Morphologie des Abwehrsystems	Funktion des Abwehrsystems
I	Wirbellose	Phagozyten	unspezifische Bakterien-Abwehr
II	Schleimaale	primitive Lymphozyten	chronische Transplantatabstoßung
III	Neunauge	primitiver Thymus und Milz	Tuberkulinallergie schwache AK-Produktion primitive Immunglobuline
IV	Knorpelfische	Thymus mit Kortex und Medulla Milz mit roter und weißer Pulpa	zunehmende AK-Produktion komplexere Immunglobuline
V	Amphibien	Lymphknoten	komplexe Immunglobuline schwaches immunologisches Gedächtnis
VI	Vögel	Bursa-Fabricii-Keimzentren	gut definierte Immunglobuline gutes immunologisches Gedächtnis

AUSDIFFERENZIERUNG DER T - LYMPHOZYTEN

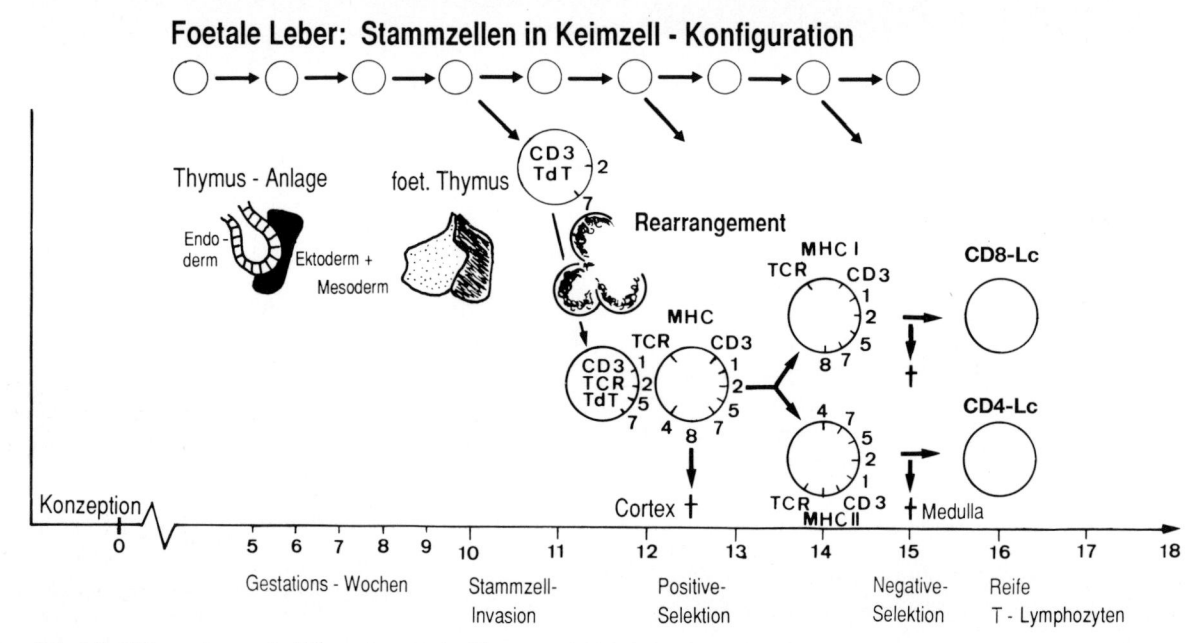

Abb. 2/1: Differenzierung der T-Lymphozyten im Thymus, mit Zeitskala. Der Zeitpunkt der positiven und der negativen Selektion ist ersichtlich. In der 16. Gestationswoche ist die Differenzierung im wesentlichen vollendet.

der von diesen Zellen synthetisierten Oberflächenprotone, die mit immunologischen und molekularbiologischen Methoden als «Marker» erkannt werden. Sie erlauben Rückschlüsse auf den Funktionszustand der Zellen.

T-Lymphozyten

In der 5. bis 8. Gestationswoche entsteht aus dem Pharyngealkomplex im Bereich der 3. Kiementasche die Anlage des epithelialen Thymus. Sie enthält endo- und ektodermales Material, in das bald auch mesodermale Elemente einsprossen (Abb. 2.1). Im 2. Gestationsmonat geht die Verbindung mit dem Schlund verloren, und der epitheliale Thymus beginnt in den Thorax zu deszendieren, sodaß sein kaudales Ende zur Zeit der Geburt den 4. Intercostalraum erreicht. Von der 9. Woche an wird er von Stammzellen besiedelt, die durch Chemotaxis (Thymushormone, Interleukin 2) und Adhäsionsmoleküle angelockt, bzw. festgehalten werden («homing»). Epithel und Stroma der Thymus-Anlage treten von der 12. Woche an, wenn Rinde und Mark unterscheidbar werden, in lebhafte Wechselwirkung mit den einwandernden «präthymischen» Stammzellen.

Im Epithel lassen sich vier verschiedene Zelltypen mit vermutlich spezifischen Funktionen unterscheiden, z. B. bilden die kleinkernigen, dichten Oberflächen-Epithel-Zellen Thymushormone, während die großen kortikalen Epithelzellen, die mit ihren Fortsätzen Thymozyten ganz einhüllen, als «Ammenzellen» (thymic nurse cells) angesehen werden.

Die Reifung der eingewanderten Stammzellen läßt folgende Stufen erkennen:

1. Mutationen: Hohe TdT-Aktivität stellt zahlreiche verschiedene DNA-Sequenzen zur Verfügung. CD4 und CD8 fehlen noch, die T-Zellen sind «doppelt negativ».

2. Somatische Rekombination: die Gene für den T-Zell-Rezeptor (TCR) werden durch Neuordnung und Verknüpfung (rearrangement) von je drei DNA-Stücken (lokalisiert auf den Chromosomen 14q11, 7q32–34 und 7p14–15) zusammengebaut. Jede Zelle entscheidet sich irreversibel für eine Konfiguration mit bestimmter Antigen-Spezifität. Bei der Maus wird eine bekannte Reihenfolge des rearrangement strikte eingehalten: δ-, dann β- und γ-, zuletzt α-Ketten; in jeder Zelle kombinieren sich Dimere davon, d. h. entweder γ–δ oder α–β mit CD3 zum fertigen TCR. – Sowohl CD4 als auch CD8 sind jetzt nachweisbar: «doppelt positive» T-Zellen.

3. Positive Selektion: der TCR ist in die Zellmembran eingebaut worden und sucht Kontakt mit den auf Epithelzellen exprimierten MHC-Molekülen. Nur zu diesen passende T-Zellen, die also «körpereigen» oder «Selbst» erkennen können, werden zurückbehalten, alle anderen fallen der Selbstzerstörung (Apoptose) anheim. Damit wird auch schon die Entwicklung von entweder MHC-I oder MHC-II-bindenden Zellen vorprogrammiert.

4. Negative Selektion: alle im Körper vorkommenden

Strukturen werden nun als Antigene zusammen mit MHC-Molekülen präsentiert; die exakt darauf passenden T-Zellen werden eliminiert. Die übrig bleibenden sind zudem «einfach positiv» geworden, haben sich also für CD4 mit Bindung an MHC II oder für CD8 und MHC I entschieden; damit haben sie ihre volle Reife als «Helfer-inducer» (= CD4+), bzw. «Suppressor-killer»-Zellen (= CD8+) erreicht.

Die hier geschilderte Instruktion von Stammzellen zu immunkompetenten T-Lymphozyten ereignet sich in der 12.–16. Gestationswoche. Am Ende dieser Zeit ist das zentrale Immunsystem fertig ausgebildet. Der Zustrom von Stammzellen geht jedoch ständig weiter und vermindert sich mit der Involution des Thymus im Adoleszenz-Alter nur graduell, sodaß er bis ins hohe Greisenalter nie ganz erlischt. Thymektomie wird jedoch beim Menschen – im Gegensatz zur Maus oder zum Kaninchen – schon im frühen Säuglingsalter schadlos, d. h. ohne daß sich ein Immundefekt entwickelt, ertragen. Nur im Falle einer HLA-semiidentischen Knochenmark-Transplantation erweist sich das Fehlen eines Thymus als schweres Handicap, weil nun die Ontogenese (einschließlich der Toleranz gegenüber Selbst, d. h. dem Empfänger) nachgeholt oder rekapituliert werden sollte.

Nach Bestehen dieser «Lehrzeit» wandern die T-Lymphozyten in den Körper aus und besiedeln die peripheren lymphatischen Organe oder zirkulieren in Blut und Lymphe. Wenn sie dem für ihren TCR spezifischen Antigen/MHC-Komplex begegnen, werden sie aktiviert, was sich u. a. in klonaler Expansion und Interleukin-Sekretion äußert.

B-Lymphozyten

Prinzipiell ist hier die Entwicklung analog: die TdT-positiven Stammzellen finden ihre «Lehrstätte» bei MHC-DR-präsentierenden Zellen im Knochenmark und wahrscheinlich in der Placenta. Dort werden die Pro-Prä-B-Zellen, zu Prä-B-, zu frühen B- und schließlich zu reifen B-Zellen umgewandelt. Dabei verlieren oder erwerben sie immunologische Marker (CD10, bzw. CD20) und rearrangieren ihre DNA auf den Chromosomen 14p32 (für die schwere Immunglobulinkette) und 2p12 (für die Kappa-Kette) bzw. 22q11 (für die Lambda-Kette). Auch hier folgt das Rearrangement einem festen Zeitplan: zuerst werden die Gene der schweren Kette ausgewählt, d. h. je ein D- und J-Anteil, woraufhin das DJ mit V den fertigen variablen Komplex DJV bildet; dieser wird dann mit dem konstanten Anteil (C) zum klassenspezifischen Gen DJV-Cμ zusammengefügt. Später folgen die Gene für die leichten Ketten in der gleichen Sequenz, jedoch ohne D: J + V → JV + Cϰ → Kappa-Kette, später analog die Lambda-Kette. Die Gen-Produkte werden zuerst als μ-Kette im Zytoplasma, später auch als IgM auf der Zelloberfläche exprimiert. In den B-Zellen findet schließlich noch der Klassenwechsel (switch) statt; dabei wechseln die Gene der variablen Domänen DJV zu allen anderen Schwerketten-Konstanten über, d. h. zu α, γ, δ, ε oder μ. Entsprechend werden von diesen Zellen die Genprodukte IgA, IgG, IgD, IgE oder IgM synthetisiert.

Die Differenzierung der menschlichen B-Lymphozyten erfolgt in der 8. bis 10. Gestationswoche, der Klassenswitch in den folgenden zwei Wochen (Abb. 2/2). Auch das humorale Immunsystem ist demnach zu Beginn des 2. Trimenons in den Grundzügen ausdifferenziert. Seine Aktivierung und klonale Expansion wird ebenfalls erst durch exogene Antigenreize, d. h. normalerweise nach der Geburt, realisiert. Plasmazellen – leistungsfähige exportorientierte Antikörperfabriken – werden erst postnatal in großer Zahl benötigt, sind aber vereinzelt schon in der 16.–20. Gestationswoche zu entdecken.

Auf das **Mucosa-assoziierte Lymphgewebe (= MALT)** soll besonders hingewiesen werden, weil es für die Auseinandersetzung mit Fremdstoffen aus Luft und Nahrung von zentraler Bedeutung ist. Es enthält sowohl zelluläre als auch humorale Anteile: ihre T-Zell-Rezeptoren besitzen vorwiegend γ-δ-Ketten, aus deren frühem Erscheinen man auf ihre große funktionelle Bedeutung geschlossen hat. Die im MALT gebildeten Antikörper gehören vorwiegend der Klasse IgA an, deren Resistenz gegen Verdauungsenzyme ihre Persistenz im Magen-Darmkanal ermöglicht.

Phagozyten

Die pränatale Entwicklung der nicht-spezifischen phagozytierenden Zellen (Monozyten, Granulozyten, u. a.) ist wenig erforscht. Sie scheinen alle am Ende des ersten Trimenons voll ausgereift zu sein.

2.2.2 Postnatale Entwicklung

Sobald das Kind die sterile Amnionhöhle verläßt, ist es zahlreichen Antigenen ausgesetzt. Es ist auf diese neue Situation gut vorbereitet, weil, wie erwähnt, sein Immunsystem schon lange vor der Geburt fertig ausgebildet ist. Allerdings braucht die Aktivierung der spezifischen Immunreaktionen etwas Zeit, und diese Periode weist deswegen einige Besonderheiten auf.

Zelluläre Immunreaktionen

Das ganze erste Lebensjahr ist durch eine höhere Einstellung der T-Suppressor-Aktivität gekennzeichnet, die allmählich abgebaut wird (Abb. 2/3). Ferner ist die Anzahl und Aktivität der Natural killer cells auf bis zu 20% der mononukleären Zellen beim Neugeborenen erhöht, gegenüber 2 bis 3% in allen späteren Lebensaltern.

Humorale Immunreaktionen

Im letzten Trimenon der Schwangerschaft erhält der Foetus transplacentar eine große Menge IgG von seiner Mut-

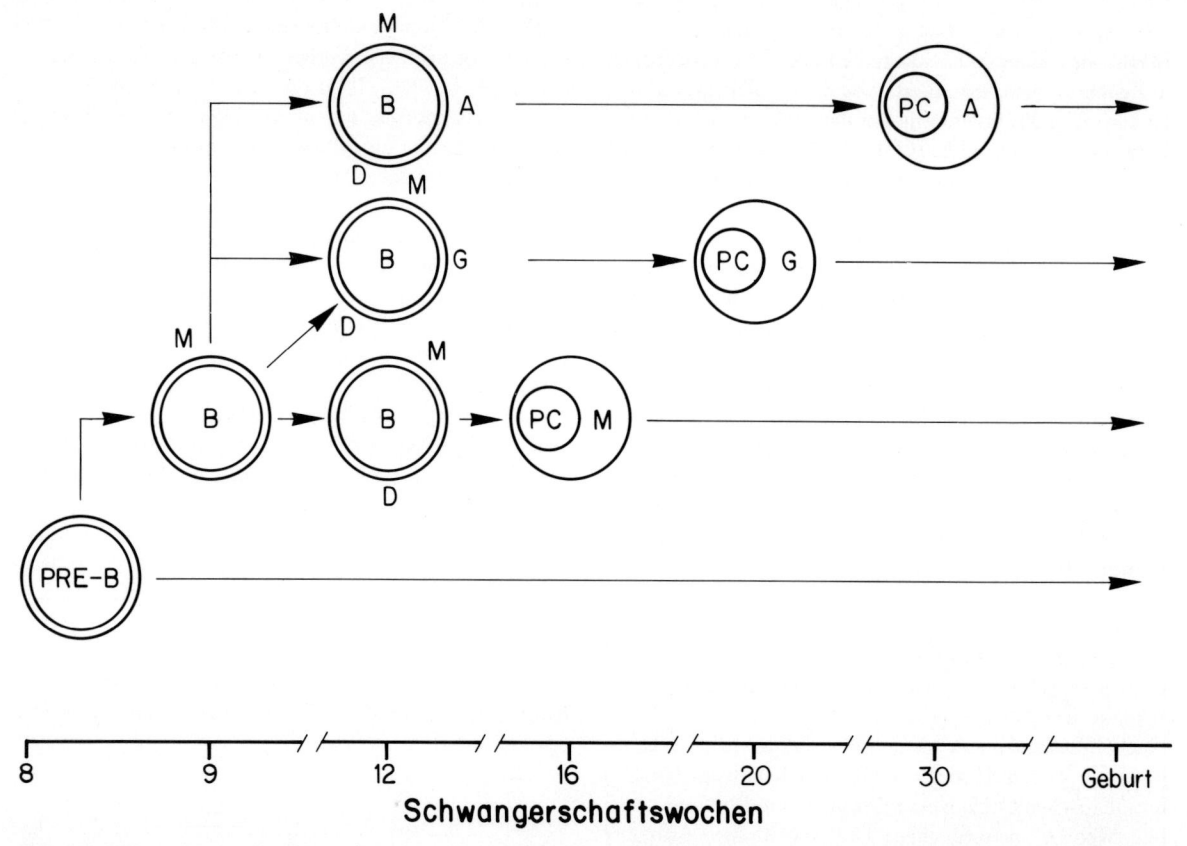

Abb. 2/2: Differenzierung der B-Lymphozyten während der Embryonalzeit (nach Cooper et al. 1968). Zeitskala ist diskontinuierlich!

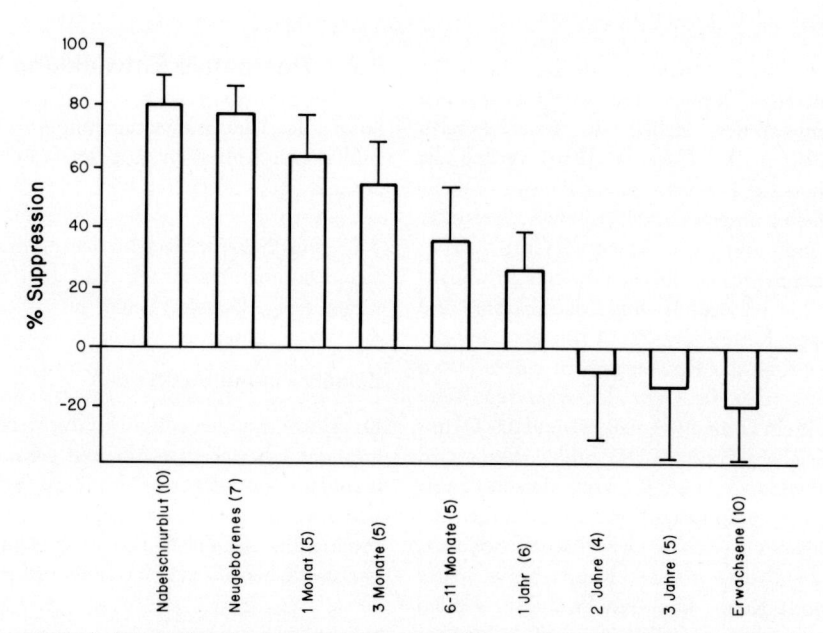

Abb. 2/3: Suppressoreffekt der T-Lymphozyten im Kindesalter: Von Kindern verschiedenen Alters wurden T-Lymphozyten in Co-Kultur mit adulten, PWM-stimulierten, Blutlymphozyten (PBL) nicht-verwandter Spender gehalten. Die Proliferation dieser Test-Lymphozyten wird, verglichen mit Kontrollen ohne kindliche T-Lymphozyten, im ersten Lebensjahr massiv gehemmt (prozentuale Berechnung). (Hitzig 1984, nach Miyawaki et al., Immunol. Rev. 1981; 51, 61–87).

ter; das Neugeborene besitzt also deren komplettes Antikörper-Inventar. Diese «Leihimmunität» wird im Laufe der ersten Lebensmonate allmählich abgebaut und durch die eigene, selbst erworbene Immunität ersetzt (Abb. 2/4). Dabei spricht das IgM schon sofort nach der Geburt intensiv an, während IgG-Antikörper erst nach stärkerer und länger anhaltender Stimulation erscheinen. – In ähnlicher Weise ist der Magen-Darm-Kanal des gestillten Neugeborenen durch IgA-Antikörper in der Muttermilch lokal geschützt; ihre Konzentration ist im Colostrum hoch und geht in den ersten Puerperal-Wochen rasch zurück. Beim Kind ist aber die eigene IgA-Synthese in submukösen Plasmazellen und der Transport des sekretorischen IgA auf die Schleimhautoberfläche schon in den ersten Lebenstagen möglich. Im Serum dagegen erscheint IgA

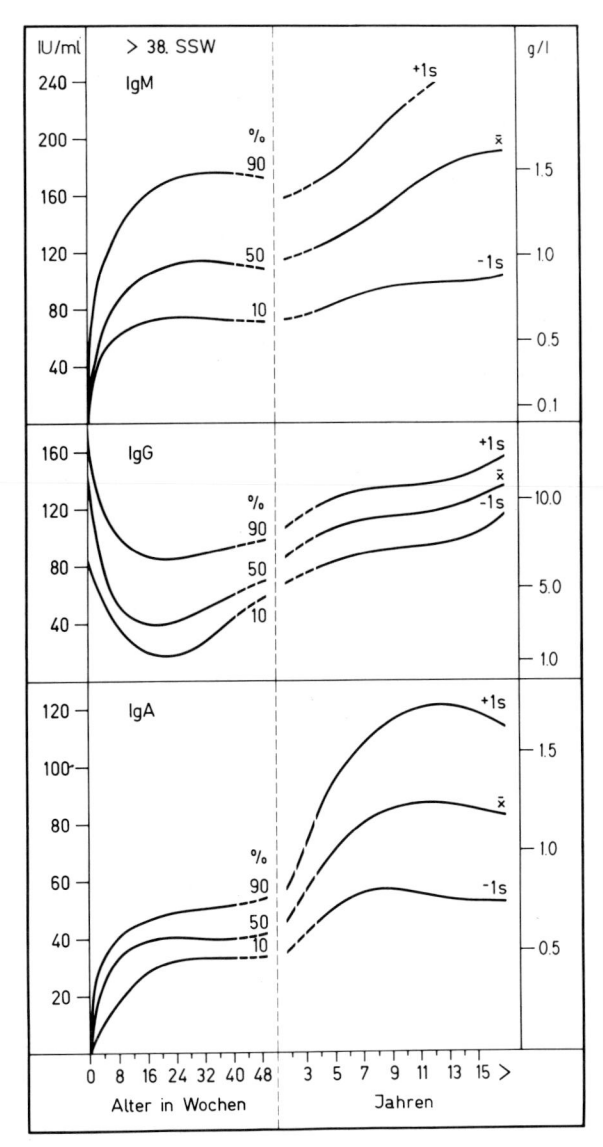

Abb. 2/4: Immunglobuline: Normalwerte mit Perzentilen 10/50/90 im ersten Lebensjahr, und Standard-Abweichungen im späteren Kindesalter (Leibundgut, 1986).

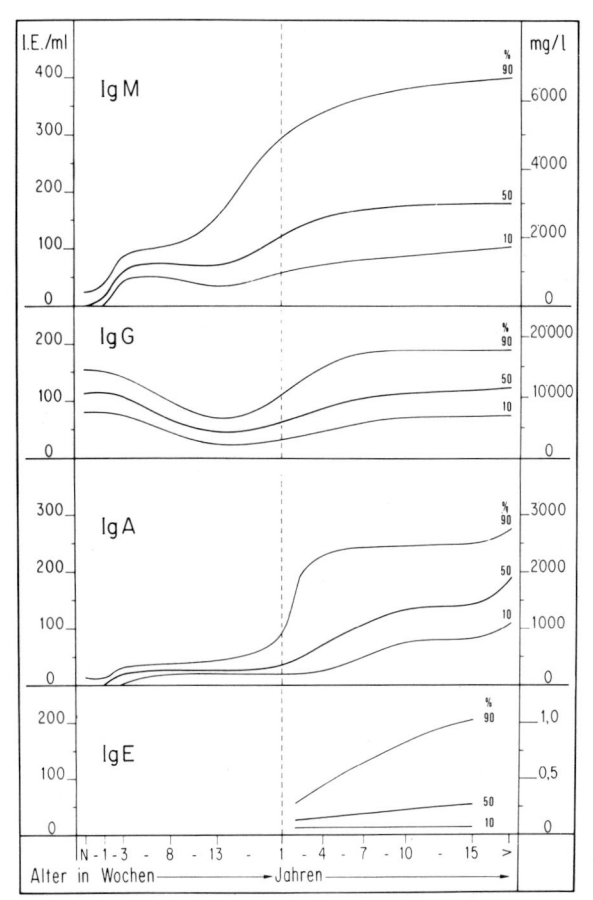

Abb. 2/5: Immunglobuline: Normalwerte mit Perzentilen 10/50/90 (Hitzig, 1977).

nur zögernd, und sein Spiegel erreicht erst in der Pubertät die Werte des Erwachsenen. – IgE kann ebenfalls schon von Geburt an produziert werden.

2.3 Normalwerte

Zahlreiche Untersucher haben immunologische Parameter in verschiedenen Lebensaltern gemessen. Dabei ist zunächst die Methodik zu beachten; ältere Untersuchungen sind deswegen z. T. nicht mehr akzeptabel. Ferner haben sich beträchtliche regionale Unterschiede gezeigt. Diese sind nicht ethnisch-hereditär bedingt, sondern erklären sich durch unterschiedliche Intensität der Antigenstimulation, die vor allem auf hygienischen und sozioökonomischen Faktoren beruht. Man muß deswegen an jedem Ort diesen Umweltfaktor mitberücksichtigen.
Wir reproduzieren hier (Abb. 2/5) die bei uns an «gesunden und normalen» Schweizer Kindern und Erwachsenen bestimmten Normalwerte, die sich in unserer täglichen Routine bewährt haben.

2.4 Zusammenfassung

Extrem vereinfacht dargestellt ergibt sich, daß schon sehr früh in der Embryonalentwicklung eine pluripotente Stammzelle der späteren Blut- und Immunzellen determiniert wird. Daraus differenzieren sich nach einem präzisen Zeitplan, der «Entwicklungsfenster» öffnet und schließt, die spezialisierten Zellarten. Die beiden wesentlichen Schritte sind:
- die Rekombination einzelner Stücke der Keimbahn-DNA zur Bildung unzähliger Antigen-Spezifitäten (rearrangement)
- die nachfolgende Auswahl der passenden, bzw. Elimination der unpassenden Konfigurationen aus diesem Angebot.

Beim Menschen laufen diese Prozesse endogen in der 8. bis 16. Schwangerschaftswoche ab, sodaß zu Beginn des 2. Trimenons das Immunsystem bereit steht. Seine Entfaltung kommt aber erst postnatal durch antigen-angetriebene Aktivierung, dem jeweiligen Bedarf angepaßt, zustande. Die maximale Leistung wird im Laufe der Kindheit bis zur Adoleszenz erreicht. Alterserscheinungen und Fehlleistungen sind vom 5. Jahrzehnt an progressiv zu beobachten.

Literatur

Aspinall, R., J. Kampinga, J. van den Bogaerde: T-cell development in the fetus and the invariant series hypothesis. Immunology Today (1991) 12; 7–12.

Cooper, M. D., D. Y. Perey, R. A. D. Peterson, A. E. Gabrielsen, R. A. Good: The two-component concept of the lymphoid system. In: Immunologic Deficiency Diseases in Man, hrsg. von D. Bergsma & R. A. Good Birth Def. (1968) 4; 7–12.

v. Gaudecker, B.: Functional histology of the human thymus. Review article. Anat. Embryol. (1991) 183: 1–15.

Hitzig, W. H.: Plasmaproteine. Pathophysiologie und Klinik. Springer, Berlin/Heidelberg/New York 1977.

Hitzig, W. H.: T- and B-lymphocyte system: significance in perinatal infectious disease. In: Med. Laboratory, suppl 1/94, p. 21–29. Med. Diagnostics E. Behring, Marburg/Lahn 1984.

Leibundgut, K. E.: Normalwerte der Immunglobuline IgG, IgA und IgM im Kindesalter. Med. Diss., Zürich 1986.

Melchers, F.: Annual Report 1988 and 1989, Basel Institute for Immunology.

Owen, J. J. T.: The origins and development of lymphocyte population. In: Ontogeny of Acquired Immunity: A Ciba Foundation Symposium. Elsevier-North Holland-Excerpta Medica, Amsterdam 1972, p. 35–43.

3 Entzündung

M. Baggiolini

Die Entzündung ist eine Abwehrreaktion des Organismus auf eine lokale Schädigung, an der Komponenten des Blutes sowie die Blutgefäße und die Zellen des befallenen Gewebes beteiligt sind. Die Entzündung wurde bereits in der Antike durch ihre klassischen Symptome (Rötung, Überwärmung, Schwellung und Schmerz) als pathophysiologischer Vorgang definiert. Die erste Einsicht in das lokale Geschehen ergab die Mikroskopie mit dem Nachweis der Änderungen der Mikrozirkulation und der Beteiligung der Leukozyten. Weitere Erkenntnisse kamen mit der Entdeckung der Mediatoren und ihrer Wirkungen auf Blut- und Gewebszellen. Mediatoren wie Histamin, Bradykinin und die Prostaglandine wurden jeweils mit großem Einsatz erforscht. Man hoffte, an die molekularen Schaltstellen der Entzündung gelangt zu sein und erwartete davon Fortschritte für die Therapie. Heute kennt man eine große Zahl von Mediatoren mit ihren Wirkungen und Wechselwirkungen, und es wird immer schwieriger, das Entzündungsgeschehen als Ganzes zu erfassen.

3.1 Die Mikrozirkulation

Rötung und Überwärmung deuten auf die Zunahme der Blutversorgung im entzündeten Gewebe hin. Sie sind die ersten Symptome der Entzündung und oft die unmittelbare Antwort auf die auslösende Noxe. Die Schwellung ist die Folge der Exsudation von Plasma.
Die Wand der Kapillaren und der postkapillären Venolen besteht aus zwei funktionellen Schichten, dem Endothel und der Basallamina. Das Endothel umfaßt eine Einzelschicht von Zellen, welche lückenlos die Gefäße auskleiden und durch *zonulae occludentes* (tight junctions) dicht verbunden sind. Das Endothel reguliert den Austausch von gelösten Stoffen zwischen Blut und Interstitium und ist für Wasser und kleine gelöste Moleküle, jedoch nicht für Plasmaproteine durchlässig. Die Basallamina wird durch Produkte, die von den Endothelzellen abgesondert werden gebildet und besteht aus einem 40 bis 60 nm dicken Netzwerk. Ihre Hauptkomponenten sind Kollagen Typ IV, Fibronektin, Laminin und Proteoglykane. Sie hat Stützfunktion und hindert das passive Austreten von Blutzellen bei Schädigung des Endothels.
Zu Beginn einer Entzündungsreaktion entstehen Leckstellen in der Endothelschicht, aus denen Plasma ausfließt. Dem befallenen Gewebe werden dadurch Schutzfaktoren, wie Antikörper, Komplementproteine, Proteasehemmer, usw. zugeführt. Diesen Vorgang kann man experimentell durch die lokale Injektion von Histamin, Serotonin oder Bradykinin nachvollziehen, welche eine Kontraktion der Endothelzellen bewirken und zur Lösung der *zonulae occludentes* führen.

3.2 Die Zellen

Beim Verfolgen einer Entzündungsreaktion in einem Mikrozirkulationsmodell beobachtet man eine auffällige Wechselwirkung zwischen Leukozyten und Endothel. Die weißen Zellen rollen am Rande des Blutstromes, bleiben an den Endothelzellen haften und können stellenweise eine dichte Schicht entlang der Gefäßwand bilden. Dieses Phänomen ist in den postkapillären Venolen besonders ausgeprägt, wo haftende Leukozyten durch das Auseinanderdrängen benachbarter Endothelzellen aus der Blutbahn auswandern. Um ins Gewebe zu gelangen, müssen die Leukozyten auch die Basallamina überwinden. Sie schlüpfen durch die Maschen des bindegewebigen Netzes, wobei sie vermutlich mit Hilfe von Enzymen die Vernetzung lockern.
Die neutrophilen Leukozyten, die in der Regel als erste im Entzündungsherd auftreten, sind Entzündungszellen par excellence. Aber auch andere Blutzellen, die eosinophilen und basophilen Leukozyten, die Monozyten und die Lymphozyten können in ähnlicher Weise in ein befallenes Gewebe aktiv auswandern. Die Emigration von Entzündungszellen (wie die Exsudation von Plasma) ist Ausdruck der Abwehr. Sie wird am besten am Beispiel einer Infektion verdeutlicht, wo neutrophile Leukozyten in großer Zahl zum Herd gelangen, um die Bakterien zu zerstören.

3.2.1 Die Leukozyten

Alle Leukozyten werden im Knochenmark durch einen komplexen Reifungsprozeß gebildet, bei dem die charakteristischen Granula entstehen. Bei reifenden Neutrophilen, die am besten untersucht worden sind, entstehen die primären oder azurophilen Granula im Promyelozytenstadium und die sekundären oder spezifischen Granula im

Myelozytenstadium. Die Bildung der **primären Granula** kann durch den zytochemischen Nachweis einer ihrer Hauptkomponenten, der Myeloperoxidase, im Elektronenmikroskop verfolgt werden. Das Enzym erscheint zuerst im rauhen endoplasmatischen Retikulum, wo die Synthese stattfindet, darauf im Golgiapparat, wo es portionenweise in die entstehenden Granula abgesondert wird, und schließlich in den ausgereiften Granula, die als Speicherorganellen dienen. Die **sekundären Granula,** die keine Peroxidase enthalten, entstehen nach einem ähnlichen Mechanismus. Danach bildet sich die Synthesemachinerie (das rauhe endoplasmatische Retikulum und der Golgiapparat) weitgehend zurück. Vor dem Verlassen des Knochenmarkes erwerben die reifenden Neutrophilen durch weitere Differenzierung die Fähigkeit auf chemotaktische Reize zu antworten, zu phagozytieren und bakterizide Substanzen freizusetzen.

Die primären und sekundären Granula der neutrophilen Leukozyten unterscheiden sich in Größe und Dichte und konnten deshalb durch Zentrifugation getrennt und biochemisch charakterisiert werden. Die primären Granula enthalten eine große Zahl von lytischen Enzymen, einschließlich der sauren Hydrolasen, die für die Lysosomen charakteristisch sind, Lysozym und drei neutrale Serinproteasen (Elastase, Kathepsin G und Proteinase 3). In quantitativer Hinsicht sind die Myeloperoxidase, das einzige nicht-hydrolytische Enzym, die neutralen Proteasen und das Lysozym die wichtigsten Komponenten der primären Granula. Die sekundären Granula enthalten Typ-I Kollagenase, Lysozym, Laktoferrin und Vitamin B_{12}-Bindungsproteine. In Anbetracht ihrer enzymatischen Zusammensetzung ist es nicht schwer einzusehen, daß die primären Granula eine wichtige Funktion beim Abtöten von Mikroorganismen (durch Myeloperoxidase und Lysozym) und beim Abbau von phagozytiertem biologischem Material (durch die zahlreichen Hydrolasen) ausüben. Die Funktion der sekundären Granula ist dagegen weniger klar.

Erst nach vollendeter Reifung verlassen die Leukozyten das Knochenmark und treten in den Kreislauf über, wo sie, je nach Art, Stunden bis Tage verweilen und schließlich ins Gewebe auswandern. Die **neutrophilen Leukozyten** sind ausgesprochen kurzlebig. Sie zirkulieren nur wenige Stunden und überleben ein bis zwei Tage im Gewebe. Die **basophilen und die eosinophilen Leukozyten** haben eine Lebensdauer von Tagen bis Wochen. Sie sind wie die Neutrophilen phagozytische Abwehrzellen, die jedoch bei speziellen entzündlichen Reaktionen als Folge von Allergien und Parasitenerkrankungen zum Einsatz kommen. Die Basophilen tragen hochaffine Rezeptoren für den Fc-Teil von IgE. Auf der Zelloberfläche erkennen die gebundenen IgE-Moleküle Allergene und vermitteln die Mobilisierung der Granula. Bei Infestationen mit Parasiten beobachtet man eine deutliche Eosinophilie im Blut und die Ansammlung von Eosinophilen um die Parasiten im befallenen Gewebe. Diese Zellen enthalten in ihren Granula eine besonders aktive Peroxidase und zytotoxische kationische Proteine, welche zur Zerstörung der Parasiten beitragen.

Die Monozyten sind besonders langlebig. Sie verweilen normalerweise etwas länger im Kreislauf und wandeln sich nach ihrer Auswanderung ins Gewebe in **Makrophagen** um, die Wochen und Monate funktionsfähig bleiben. Makrophagen findet man in allen Geweben, wo sie als hochaktive Phagozyten unerwünschtes biologisches Material beseitigen, und nach entsprechender Differenzierung gewebsspezifische Aufgaben übernehmen. In der Lunge sind die Alveolarmakrophagen durch kontinuierliche Aufnahme an der Erneuerung des Surfactant-Faktor beteiligt. In der Milz werden gealterte Erythrozyten unter Wiedergewinnung des im Häm gebundenen Eisens von Makrophagen abgebaut, und beim ständigen Umbau des Knochens sorgen Osteoklasten (die eine hochspezialisierte Form von Makrophagen darstellen) für die Auflösung der Grundsubstanz. Neben ihren vielfältigen homöostatischen Aufgaben haben die Makrophagen spezielle Funktionen als Abwehr- und Entzündungszellen. Sie sind für das Abtöten von intrazellulären Pathogenen wie Listerien, Mykobakterien und Protozoen unentbehrlich und sind an der Zerstörung von transformierten oder virusinfizierten Zellen beteiligt. Sie produzieren zahlreiche Zytokine und steuern dadurch die Funktion anderer Leukozyten einschließlich der Lymphozyten und sogar gewisser Mesenchymalzellen. Die Zytokine sind aber nur ein kleiner Teil der Produkte der Makrophagen. Vor einigen Jahren hat Nathan (1987) bei einer Aufstellung der sekretorischen Produkte dieser Zellen mehr als hundert Substanzen aufgeführt, und heute ist diese Zahl bedeutend höher.

Die Aktivierung der Leukozyten

Verschiedene chemotaktische Faktoren rekrutieren die Leukozyten aus der Blutbahn. Im entzündeten Gewebe erfahren die eingewanderten Zellen in der Regel einen zweiten Aktivierungsprozeß, wenn sie Partikel wie Mikroorganismen oder Immunkomplexe erkennen und durch Phagozytose aufnehmen.

Die **Aktivierung durch Phagozytose** sei kurz zuerst beschrieben. Sie wird von opsonisierten Partikel ausgelöst, die von der Zelle durch Fc- und C3b-Rezeptoren erkannt und eingeschlossen werden. Die Aktivierung ist auf den Bereich der Plasmamembran begrenzt, der die phagozytische Vakuole bildet. Dort beobachtet man eine massive Ausschüttung von Enzymen und die Bildung von Superoxid und H_2O_2 durch die NADPH-Oxidase. Die Freisetzung beginnt bevor sich die Vakuole schließt, und dadurch gelangen Produkte der Phagozyten teilweise nach außen, wo sie zu einer Verstärkung der entzündlichen Reaktion und zu Gewebeschäden führen.

Die **Aktivierung durch chemotaktische Faktoren** wurde eingehend bei den neutrophilen Leukozyten untersucht. Die ersten Informationen zum Mechanismus stammen von Arbeiten über die Wirkung der N-Formylmethionylpeptide und des Komplementfragments C5a. Später wurde gezeigt, daß Leukotrien B_4 (LTB_4) und Platelet-activating factor (PAF) auf gleiche Weise wirken. Eine weitere Gruppe von chemotaktischen Agonisten wurde erst kürzlich, mit der Entdeckung von Interleukin-8 (IL-8), das speziell auf neutrophile Leukozyten wirkt (Baggiolini et al., 1992a) und MCP-1 (monocyte chemotactic protein-1), das für Monozyten spezifisch ist (Yoshimura und Leonard, 1992) beschrieben. Von beiden kennt man bereits mehrere Analoga, und diese chemotaktischen Zytokine werden heute wegen ihrer potentiellen Bedeutung für die Entzündung und Infektabwehr sehr intensiv untersucht.

N-Formylmethionylpeptide, C5a, LTB_4, PAF sowie IL-8 und seine Analoga unterscheiden sich hinsichtlich Struktur, Ursprung und Entstehungsart, und wirken durch verschiedene Rezeptoren. Trotz dieser Unterschiede sind ihre Effekte auf neutrophile Leukozyten einheitlich und durch einen ähnlichen Signalübertragungs-Mechanismus reguliert. Sie erzeugen alle den Gestaltswandel und die zielgerichtete Wanderung, die Expression von Adhäsionsmolekülen auf der Zelloberfläche, die Freisetzung von Enzymen aus azurophilen und spezifischen Granula und die Bildung von Superoxid und H_2O_2 durch den respiratorischen Burst (Baggiolini et al., 1992b). Gestaltswandel, Exozytose und Burst werden auf verschiedenen Stufen der Signalübertragung kontrolliert. Wenn man den respiratorischen Burst als Beispiel nimmt, so besteht die heute bekannte Übertragungssequenz aus Rezeptor, GTP-bindendem Protein, Phospholipase C und Proteinkinase C (Baggiolini und Wymann, 1990). Durch die selektive Hydrolyse von Phospatidylinositoldiphosphat liefert die Phospholipase C zugleich zwei *second messengers*, Inositoltriphosphat, das Calcium aus seinen intrazellulären Speichern freisetzt, und Diacylglycerin, das Proteinkinase C aktiviert. Die Bindung des chemotaktischen Agonisten an seinen Rezeptor und die Wechselwirkung zwischen Rezeptor und einem spezifischen GTP-bindenden Protein ist Voraussetzung für die Auslösung sämtlicher Antworten. Die Erhöhung des intrazellulären Calciums ist notwendig für die Exozytose und den respiratorischen Burst, jedoch nicht für die Aktivierung des motorischen Systems (Gestaltswandel). Proteinkinase C-abhängige Phosphorylierungen sind ein Zwischenschritt für die Aktivierung des respiratorischen Burst, jedoch nicht für den Gestaltswandel und die Exozytose (Baggiolini und Kernen, 1992).

3.2.2 Gefäßzellen

Die Bedeutung der mikroskopischen Gefäße als funktionelle Einheit einer entzündlichen Reaktion ist den Pathologen seit langem bekannt. Aber erst vor wenigen Jahren wurden Funktionen der Endothelzellen beschrieben, die für die Rekrutierung der Leukozyten als grundlegend angesehen werden. Makrophagen und Mastzellen sind mit den Gefäßen assoziiert. Gordon und Mitarbeiter in Oxford (Gordon, 1986), haben bei der Maus mit Hilfe des makrophagenspezifischen Antikörpers F4/80 die eindrücklich enge Beziehung zwischen Makrophagen und Gefäßen gezeigt, und damit das etwas aus der Mode geratene Konzept des retikuloendothelialen Systems (Aschoff) wieder belebt.

Die Interaktion mit den Endothelzellen ist eine wichtige Voraussetzung für die Auswanderung der Leukozyten ins Gewebe. Als Antwort auf Entzündungsmediatoren, die im befallenen Gewebe entstehen, exprimieren die Endothelzellen vermehrt spezifische Adhäsionsmoleküle, die das Haften der zirkulierenden Leukozyten vermitteln (Hogg, 1992). Aufgrund ihrer Struktur unterscheidet man drei Familien von Adhäsionsmolekülen:

- **die Selektine,** LAM-1, GMP-140 und ELAM-1, heute als L-, P- und E-Selektine bezeichnet,
- **die Immunglobulinverwandten Adhäsionsmoleküle,** ICAM-1, ICAM-2 und VCAM-1, und
- **die β_2-Integrine,** CD11a/CD18 (LFA-1), CD11b/CD18 (CR3 bzw. Mac-1) und CD11c/CD18 (p150,95), die eine gemeinsame β-Untereinheit und unterschiedliche α-Untereinheiten haben.

Durch Adhäsion allein läßt sich jedoch die Wechselwirkung, die zur Diapedese führt nicht befriedigend erklären. Die Bindung und Aktivierung der beteiligten Zellen, aber auch Synergismen verschiedener Adhäsionssysteme scheinen notwendig zu sein, wie das Beispiel der neutrophilen Leukozyten zeigt. Histamin oder Thrombin führen in den Endothelzellen zur raschen Synthese von PAF, das größtenteils membrangebunden bleibt, und gleichzeitig zur Expression von P-Selektin aus den Weibel-Palade-Körperchen. Durch die Erkennung bestimmter Membranglykoproteine vermittelt P-Selektin den Kontakt mit vorbeiströmenden neutrophilen Leukozyten, die durch das endothelgebundene PAF aktiviert werden. Der aktivierungsbedingte Gestaltswandel und die vermehrte Expression bzw. Aktivität der β_2-Integrine, die ICAM-1, ICAM-2 und noch unbekannte Bindungstellen der Endothelzellen erkennen, verstärkt die Interaktion (Zimmermann et al., 1992). Die Neutrophilen erkennen Endothelzellen auch durch L-Selektin (LAM-1). Zytokine wie IL-1 und TNF induzieren die Neusynthese und Expression von E-Selektin (ELAM-1) und ICAM-1 und sichern dadurch eine weitere, zeitlich verzögerte Interaktion. Unter denselben Bedingungen produzieren die Endothelzellen auch IL-8, das als Aktivator und Chemotaxin wirken kann.

Das seltene Syndrom der «leukocyte adhesion deficiency», das durch Mutationen der β-Untereinheit und Ausbleiben der αβ-Dimerisierung charakterisiert ist, zeigt, daß der Funktionsausfall der β_2-Integrine eine Störung der Neutrophilendiapedese und eine gefährliche Schwächung der Infektabwehr zur Folge hat (siehe Seite 381).

3.2.3 Bindegewebszellen

Die Zellen des Bindegewebes, allen voran die Fibroblasten, sind speziell für die Reparationsphase, nach dem Abklingen der Entzündung von Bedeutung. Durch die Freisetzung von Zytokinen und Wachstumsfaktoren können diese Zellen jedoch auch den Entzündungsprozeß selbst aktiv beeinflussen. Andererseits können Zytokine und Wachstumsfaktoren Fibroblasten, Chondrozyten und Synovialzellen zur Freisetzung von Proteasen anregen und dadurch den Abbau von Proteoglykanen, Kollagen und anderen Matrixmolekülen fördern.

3.3 Die Mediatoren

Ein Mediator ist ein biologischer Wirkstoff, der durch Zellen abgegeben wird oder in der extrazellulären Flüssigkeit entsteht und Nachbarzellen aktiviert. Histamin ist eine solche Substanz: Es wird durch stimulierte Mastzellen oder basophile Leukozyten sezerniert, bewirkt lokal die Kontraktion von Endothelzellen und führt dadurch zu Ödembildung. Unter denselben Bedingungen werden auch Leukotriene freigesetzt: Sie wirken auf glatte Muskelzellen und führen zu Broncho- und Vasokonstriktion. Es gibt jedoch einen grundsätzlichen Unterschied zwischen diesen beiden Mediatoren. Histamin ist vorgebildet. Es ist in den Granula der Mastzellen und der basophilen Leukozyten gespeichert und wird durch Exozytose abgegeben. Leukotriene dagegen entstehen erst als Folge der Stimulierung.

Humorale Mediatoren

Diese werden im Plasma oder im entzündlichen Exsudat durch kaskadenartig aktivierte Enzymsysteme gebildet. Am wichtigsten für die Entzündung ist die Komplementkaskade. Andere an entzündlichen und reparativen Vorgängen beteiligte Systeme sind die Gerinnungskaskade, das Kontaktsystem, das zur Bildung der Kinine führt, und das fibrinolytische System. Kaskaden sind für Abwehrvorgänge charakteristisch: Ihre stufenweise ablaufenden Enzymreaktionen ergeben eine erhebliche Amplifikation und sind durch multiple Aktivatoren und Hemmer vielfach modulierbar.

Als Beispiel sei kurz die Komplementkaskade dargestellt, die zwei Typen von Produkten liefert, die Anaphylatoxine C3a und C5a als die eigentlichen Mediatoren und den lytischen Komplex als Effektormolekül (Kinoshita, 1991). Beide Produkte dienen der Abwehr: die Anaphylatoxine, indem sie Abwehrzellen aktivieren, und der lytische Komplex dank seiner Fähigkeit, eukaryotische und prokaryotische Zielzellen durch Porenbildung zu zerstören. Die Komplementkaskade wird durch körperfremdes Material ausgelöst. In einer ersten Phase, die auf zwei unterschiedlichen Wegen ablaufen kann, werden die C3-Konvertasen aufgebaut, die C3 spalten. Der sogenannte *klassische Aktivierungsweg* beginnt mit der Bindung von C1 an Immunkomplexe (am Fc-Teil antigengebundener Antikörper). C1 verwandelt sich in ein Enzym, das nacheinander C4 und C2 spaltet. C4b (das größere Produkt von C4) fixiert sich ans Antigen oder in seiner Nachbarschaft und wird zum Akzeptor von C2a, dem katalytisch aktiven Spaltprodukt von C2. Das entstehende Dimer C4b2a ist die *klassische* C3-Konvertase. Der phylogenetisch ältere *alternative Aktivierungsweg* wird durch fremdes Material wie Bakterien und bakterielle Toxine direkt (d. h. ohne die Vermittlung durch Antikörper) in Gang gesetzt. Die C3-Konvertase des alternativen Weges, C3bBb, entsteht nach einem ähnlichen Prinzip. Die Struktur beider C3-Konvertasen, ihrer Ausgangsprodukte und ihrer Komponenten ist homolog, und es ist deshalb nicht verwunderlich, daß beide Enzyme C3 in identischer Weise zu C3a und C3b spalten. C3a wirkt als Mediator (Anaphylatoxin), während C3b Element der Kaskade bleibt. Durch Anlagerung von C3b entstehen aus den C3-Konvertasen die trimeren C5-Konvertasen, C4b2a3b und C3bBb3b, die C5 zu C5a und C5b spalten. C5a wirkt, wie C3a, als Mediator, während C5b die Bildung des lytischen Komplexes einleitet.

Die Schutzfunktion des Komplements ergibt sich aus dem Zusammenspiel der Kaskade und den Komplementrezeptoren, die Partikel erkennen, welche durch C3b oder iC3b als fremd markiert sind. Leukozyten haben zwei solche Rezeptoren, CR1, das C3b (und C4b) erkennt, und CR3, das iC3b erkennt. Die Markierung ist eine Form von Opsonisierung: C3b-tragende Partikel werden durch Phagozytose eliminiert. Bei entzündlichen Prozessen werden die Leukozyten auf diese Funktion vorbereitet, da die Stimulierung durch chemotaktische Faktoren, Zytokine oder Endotoxin die Expression und die Bindungskapazität der Komplementrezeptoren erhöht. CR3 entspricht dem β_2-Integrin CD11b/CD18, einem der Adhäsionsmoleküle der Neutrophilen.

Zelluläre Mediatoren

Die meisten Mediatoren werden durch Zellen gebildet und freigesetzt. Am Beispiel des Histamins und der Leukotriene wurde eingangs der Unterschied zwischen vorgebildeten und neugebildeten Substanzen verdeutlicht.

Vorgebildete Mediatoren sind in der Regel in speziellen zytoplasmatischen Organellen, wie den Granula der Mastzellen, gespeichert. Die Freisetzung erfolgt durch Sekretion, wobei die Membran der Speicherorganellen mit der Plasmamembran verschmilzt und die Mediatoren mit dem gesamten Inhalt der Granula ausgeschüttet werden. Die Freisetzung ist rasch und massiv. Dieser Prozeß ist morphologisch und kinetisch gut charakterisiert, doch sind die biochemischen Mechanismen der Erkennung und der Verschmelzung der beteiligten Membranen nicht be-

kannt. Die wichtigsten vorgebildeten Mediatoren sind *Histamin* und *Serotonin*.
Neugebildete Mediatoren gehören zu zwei Klassen: kleine Moleküle, die innerhalb von Sekunden nach der Stimulierung gebildet und freigesetzt werden, und Proteinfaktoren, die durch stimulusbedingte Induktion der Proteinsynthese neu entstehen. Zur ersten Klasse gehören die zahlreichen *bioaktiven Lipide*, die aus der enzymatischen Umwandlung von Phospholipiden der Plasmamembran stammen, und zur zweiten die *Zytokine*.

3.3.1 Die bioaktiven Lipide

Sämtliche Mediatoren dieser Art entstehen aus zwei Vorläufern, der Arachidonsäure und einem bestimmten Lysophospholipid, 1-Alkyllysophosphorylcholin, die durch dasselbe Enzym, Phospholipase A_2, aus den Phospholipiden (bzw. Alkylphospholipiden) der Plasmamembran gebildet werden. Die Phospholipase A_2 befindet sich normalerweise in einem Ruhezustand und wird bei Leukozyten und Makrophagen, aber auch bei vielen anderen Zellen, die keine direkte Funktion bei der Entzündung ausüben, als Folge einer Stimulierung aktiviert.

Die Derivate der Arachidonsäure

Der erste Schritt vielfältiger Reaktionen ist die stereospezifische, enzymatische Einführung von molekularem Sauerstoff in Form einer Hydroperoxygruppe an bestimmten Stellen der Arachidonsäure und die Bildung einer Hydroperoxyeicosatetraensäure (HPETE).
Die 5-Lipoxygenase (die so genannt wird, weil sie auf das fünfte C-Atom der Arachidonsäure einwirkt) bildet 5-HPETE und katalysiert dann die Umwandlung zu Leukotrien A_4 (LTA_4) durch Bildung einer O-Brücke (eines Epoxids) mit dem benachbarten C-Atom. LTA_4 ist das Ausgangsprodukt zweier Typen von Leukotrienen. Durch Konjugation mit reduziertem Glutathion entsteht Leukotrien C_4 (LTC_4-Synthase) und daraus, durch Peptidhydrolyse, nacheinander LTD_4 und LTE_4. LTB_4 entsteht durch Hydrolyse des Epoxids (LTA_4-Hydrolase) und gleichzeitige Einführung einer Hydroxylgruppe in Stellung 12. Die 5-Lipoxygenase findet man nur in myeloischen Zellen. Nach Stimulation der Zelle kommt dieses Enzym mit Hilfe eines spezifischen Bindungsprotein mit der Plasmamembran in Kontakt und gewinnt dabei einen besseren Zugang zur freigesetzten Arachidonsäure. Die zwei weiteren Schlüsselenzyme, LTC_4-Synthase und LTA_4-Hydrolase, sind im Gegensatz zur 5-Lipoxygenase weit verbreitet, und verschiedene Zellen können deshalb LTC_4 und LTB_4 synthetisieren, wenn LTA_4 aus aktivierten Leukozyten als Vorläufer angeboten wird (Lewis et al., 1990).
Die Cyclooxygenase bildet 11-HPETE. Durch Isomerisierung entsteht eine Peroxidbrücke zum C-Atom 9 und der charakteristische Cyclopentanring. Die Einführung einer weiteren Hydroperoxidgruppe ergibt PGG_2, die Ausgangssubstanz aller Prostanoide. Die fünf wichtigsten davon sind PGD_2, PGE_2, $PGF_{2\alpha}$, PGI_2 (Prostacyclin) und TXA_2 (Thromboxan A_2), die durch unterschiedliche Rezeptoren wirken. TXA_2 und PGI_2 sind hochwirksam, aber besonders kurzlebig und zerfallen innerhalb von Sekunden bis Minuten in ihre inaktiven Derivate TXB_2 bzw. 6-Keto$PGF_{1\alpha}$.

Leukotriene und Prostaglandine gelten als Mediatoren, weil sie in entzündeten Geweben reichlich vorkommen, und nach lokaler Verabreichung Rötung, Schwellung und Schmerz hervorrufen. Dazu kommt, daß viele Pharmaka durch Hemmung der Cyclooxygenase und damit verbundener Blockade der Prostaglandinsynthese antiphlogistisch wirken. Man darf jedoch die bioaktiven Lipide nicht nur als Entzündungsmediatoren betrachten. Sie haben vielfältige Wirkungen, was die Erfassung ihrer tatsächlichen biologischen Bedeutung erschwert. Prostacyclin z. B. ist eindeutig proinflammatorisch, da es wie PGE_2 die Wirkung von Entzündungsmediatoren potenziert und die Gefäßpermeabilität erhöht. Dieselben Produkte wirken aber zugleich als Modulatoren der Funktion von Makrophagen und Neutrophilen, und sind dadurch antiinflammatorisch. PGE_2 hemmt die Säuresekretion und fördert die Schleimproduktion der Magenmucosa. Sein Fehlen erklärt das häufige Auftreten von gastrointestinalen Nebenwirkungen bei der Einnahme von nichtsteroidalen Antiphlogistika. Thromboxan A_2 erzeugt die Kontraktion der Gefäß- und Bronchialmuskulatur und bewirkt die Aggregation der Blutplättchen. Letzteres ist wahrscheinlich seine wichtigste Funktion.

Die Leukotriene sind hochwirksam. LTB_4 ist chemotaktisch für Granulozyten. Als Produkt aktivierter Phagozyten hat es einen Rückkoppelungseffekt auf den Abwehrprozeß, weil die Zellen, die sich bereits am Ort der Entzündung befinden dadurch Signale zur Verstärkung der Rekrutierung senden. Die peptidkonjugierten Leukotriene (LTC_4 und LTD_4) haben myotonische Eigenschaften und erzeugen Bronchokonstriktion und angiotensinähnliche Effekte auf Arteriolen. Zusätzlich bewirken sie wie Histamin die Exudation von Plasma aus den postkapillären Venolen. Wegen diesen Wirkungen werden LTC_4 und LTD_4 als Hauptmediatoren anaphylaktischer Reaktionen der Lunge angesehen, wo sie vor allem durch Mastzellen und Makrophagen freigesetzt werden.

Platelet-activating factor (PAF) entsteht durch die enzymatische Acetylierung (Acetyltransferase) von 1-Alkyllysophosphorylcholin (Lyso-PAF), das durch die Phospholipase A_2 aus Alkylphospholipiden gebildet wird. PAF wurde ursprünglich als Aktivator der Blutplättchen identifiziert. Er wird durch Plättchen, Leukozyten und Endothelzellen freigesetzt und wirkt auf all diese Zellen sowie auf glatte Muskelzellen. Wegen seiner Hauptwirkungen, wie Phagozytenaktivierung, Hyperämie, erhöhte Gefäßpermeabilität und Bronchokonstriktion, gilt es als einer der wichtigsten Entzündungsmediatoren. Wie LTB_4 wird PAF durch aktivierte Phagozyten freigesetzt und kann zur weiteren Rekrutierung von Entzündungszellen beitragen. Besonders bemerkenswert sind seine chemotaktischen und aktivierenden Effekte auf eosinophile Leukozyten beim chronischen Asthma.

3.3.2 Die Zytokine

Die molekulare und funktionelle Charakterisierung der Zytokine hat eine neue Dimension zum Verständnis der Pathophysiologie der Entzündung eröffnet. Daß zelluläre Faktoren an der Steuerung von Entzündungsprozessen beteiligt sein können, wurde schon früh vermutet. Konkrete Hinweise für solche Mechanismen ergaben sich in den 70er Jahren durch die Untersuchung von entzündungsfördernden Proteinen aus Monozyten, die verschiedentlich als «endogenes Pyrogen», «lymphocyte-activating factor», und «mononuclear cell factor» bezeichnet wurden. Mitte der 80er Jahre wurde gezeigt, daß es sich bei all diesen Faktoren um dieselbe Wirksubstanz handelte, nämlich Interleukin-1 (IL-1). Durch den Einsatz molekularbiologischer Methoden wurde dann innerhalb kurzer Zeit die Struktur weiterer Zytokine ermittelt und große Fortschritte bei der Charakterisierung ihrer biologischen Wirkungen gemacht.

Wie die übrigen Mediatoren wirken die Zytokine vor allem lokal, in der unmittelbaren Umgebung der Zellen, die sie freisetzen, als parakrine und autokrine Faktoren. Bei stark erhöhter Produktion beobachtet man jedoch auch systemische Wirkungen. So werden durch IL-1 Fieber und Appetitverlust und durch TNFα Kachexie hervorgerufen. Aufgrund ihrer Hauptwirkungen und wichtigsten pathophysiologischen Implikationen kann man drei Gruppen von Zytokinen unterscheiden:

Die Zytokine der Entzündung (IL-1, TNF, IL-6 und IL-8)

Die Lymphokine, Zytokine, die vom Lymphozyten gebildet werden und hauptsächlich auf Lymphozyten wirken (IL-2, IL-4, IL-5, IL-7, IL-9, IL-10, IL-11 und IL-12);

Die Wachstumsfaktoren für Gewebezellen (TGFβ, PDGF, FGF und EGF) und für myeloische Zellen («colony-stimulating factors»: IL-3, GM-CSF, G-CSF und M-CSF).

Interleukin-1 und Tumor-Nekrose-Faktor (TNF) kommen in je zwei Formen (α und β) mit Molekulargewichten um 17'000 vor. Sie werden unter ähnlichen pathophysiologischen Bedingungen von Leukozyten und Makrophagen sowie von verschiedenen Gewebezellen gebildet und haben ähnliche proinflammatorische Wirkungen (Dinarello, 1992). IL-1α und IL-1β haben eine recht unterschiedliche Primärstruktur mit einer Übereinstimmung der Aminosäuresequenz von lediglich 26%. Sie binden jedoch an dieselben Rezeptoren und haben identische biologische Effekte. Auch beide Formen von TNF haben trotz geringer Sequenzübereinstimmung (30%) gemeinsame Rezeptoren und ähnliche biologische Wirkungen. TNFα wurde ursprünglich als ein Produkt von Makrophagen beschrieben, das gewisse Tumorzellen zerstört. Die damals abgeleitete Bezeichnung ist irreführend, weil heute Einigkeit darüber besteht, daß TNF, wie IL-1, hauptsächlich inflammatorisch und immunmodulatorisch wirkt. Für IL-1 und TNF existieren je zwei strukturell unterschiedliche Rezeptoren, die mit verschiedener Dichte (100–10'000 pro Zelle) auf Leukozyten und verschiedenen Mesenchymalzellen vorkommen.

Die Bildung und Freisetzung von IL-1 und TNF durch Makrophagen und Gewebezellen ist ein grundlegendes Element der Entzündungsreaktion. Durch ihr frühes Auftreten und breites Wirkungsspektrum steuern diese beiden Zytokine viele einzelne Prozesse, welche die Entzündung und die damit verbundenen Abwehrfunktionen fördern, wie die Neubildung, die Rekrutierung und das Priming von Leukozyten, die Synthese von Akutphase-Proteinen sowie Reaktionen des Bindegewebes. In der Regel werden diese Prozesse durch die Induktion von weiteren, selektiver wirkenden Zytokinen reguliert. Durch Autoinduktion verstärken IL-1 und TNF, die eher kurzlebig sind, die eigene Wirkung. Ihre wichtigsten proinflammatorischen Funktionen sind:

▶ die Aktivierung der Endothelzellen zu vermehrter Expression von Adhäsionsmolekülen,

▶ die Aktivierung von Fibroblasten und Chondrozyten zur Bildung von Prostaglandinen und Proteasen, und

▶ die Induktion der Synthese und Freisetzung von IL-6, IL-8 und verschiedenen Wachstumsfaktoren.

Interleukin-6 ist ein glykosyliertes Protein mit einem Molekulargewicht von 26'000, das durch verschiedene Zelltypen nach Stimulierung mit IL-1, TNF und anderen Faktoren produziert wird. IL-6 hat ausgesprochen pleiotrope Effekte. Seine Bedeutung für die Entzündung liegt in der Stimulierung der Hepatozyten zur Synthese und Freisetzung der sogenannten Akutphase-Proteine, wie Fibrinogen, α_1-Antiprotease, α_1-saures Glykoprotein, C-reaktives Protein, Haptoglobin u.a., denen man z.T. Schutzfunktionen zuschreibt. IL-6 hat aber auch multiple Wirkungen auf B- und T-Zellen. Es stimuliert die Immunglobulinproduktion, was zu Hypergammaglobulinämie bei Autoimmunerkrankungen führen kann, und kommt als autokriner Wachstumsfaktor bei malignen Lymphomen in Frage. Schließlich wurden verschiedene Effekte dieses Zytokins auf myeloische Zellen sowie die Stimulierung von Glioblastrom- und Astrozytomzellen berichtet (Hirano, 1990).

Interleukin-8 ist ein kleines, nicht glykosyliertes Protein, das durch Phagozyten und verschiedene Typen von Gewebezellen gebildet wird. Die Bildung muß angeregt werden, wobei IL-1 und TNF sich bei allen bisher untersuchten Zellen als wirksame Stimuli erwiesen haben. IL-8 wird als Vorläufer bestehend aus 99 Aminosäuren synthetisiert und nach Abspaltung einer Signalsequenz von 20 Aminosäuren freigesetzt. Durch die Einwirkung von extrazellulären Proteasen entstehen verschiedene aminoterminale Varianten, wobei die wichtigsten aus 72 und 77 Aminosäuren bestehen. Im Gegensatz zu den meisten Zytokinen ist IL-8 biologisch ausgesprochen selektiv: es wirkt als Aktivator und als chemotaktischer Agonist für neutrophile Leukozyten (siehe oben) und, in viel geringerem Maße, für andere Granulozyten. IL-8 gehört zu einer Familie von strukturverwandten, kleinen Proteinen mit vier charakteristischen Zysteinen, die durch Disulfidbrücken verbunden sind. In den letzten Jahren wurden mehrere Analoga identifiziert (NAP-2, GROα, GROβ, GROγ und ENA-78), die ebenfalls als Aktivatoren der Neutrophilen wirken. Anderen Strukturverwandten, wie z. B. Plättchenfaktor-4, fehlt jedoch diese Eigenschaft. In vivo, bewirken IL-8 und seine Analoga eine massive Infiltration von neutrophilen Leukozyten und man nimmt daher an, daß diese Zytokine als gewebeabhängige Entzündungsmediatoren wirken (Baggiolini, 1992a; Walz et al., 1991).

Unter **Wachstumsfaktoren** wurden zwei Gruppen von Zytokinen zusammengefaßt: Solche die auf Mesenchymalzellen und solche die auf myeloische Zellen wirken. Sie induzieren die Proliferation ihrer Zielzellen und sind daher mit Lymphokinen wie z. B. IL-2 vergleichbar, die Lymphozyten stimulieren. Die Wachstumsfaktoren für myeloische Zellen (Metcalf, 1991) wurden «colony-stimulating factors» (CSF) genannt, weil sie in Knochenmarkkulturen zur Bildung von Zellkolonien führen. Sie sind Glykoproteine, werden von Makrophagen und verschiedenen Mesenchymalzellen gebildet und regulieren die dauernde Erneuerung der Leukozyten durch Einwirkung auf ihre Stammzellen im Knochenmark. G-CSF und M-CSF sind eher spezifisch für Granulozyten bzw. Monozyten-Makrophagen, während GM-CSF und IL-3 (multi-CSF) ein breiteres Wirkungsspektrum haben. Diese Zytokine wirken aber auch auf reife Granulozyten, indem sie ihre Fähigkeit erhöhen, auf Stimuli zu antworten («priming»). Solche Effekte sind vor allem von GM-CSF und IL-3 bekannt, die neutrophile, eosinophile und basophile Leukozyten zu vermehrter, stimulationsabhängiger Freisetzung von entzündungsfördernden Substanzen anregen. Die Wachstumsfaktoren für Mesenchymalzellen (TGFβ, PDGF, FGF und EGF) sind im Rahmen der Entzündung speziell wegen ihrer Wirkung auf Fibroblasten von Bedeutung, die durch Proliferation und Abgabe von Kollagen und Matrixmolekülen die Vernarbung von Gewebeschäden erleichtern (Kovacs, 1991).

3.4 Der Entzündungsprozeß

In der Entzündung kann man mit etwas Phantasie das Gewebe und seine Mikrozirkulation als das Theater, die Zellen als Akteure und Zuschauer, und die Mediatoren als die Elemente der Handlung ansehen. Diese beginnt mit einem Konflikt (einer Störung der Homöostase), der verschieden verlaufen kann. Eine zweckmäßige Reaktion der direkt Beteiligten (Entzündungszellen) führt in der Regel zu einer raschen Lösung. Bei übermäßiger Abwehr (durch Entzündungszellen) und zunehmender Beteiligung von Nachbarn und Schaulustigen (Gewebezellen) kann jedoch der Konflikt zum Drama werden, das für alle mit Schäden endet. Das Skript steht am Anfang nicht fest. Die Handlung entwickelt sich wie bei der commedia dell'arte und wird vom sprachlichen Reichtum der Mediatoren mit den fast unendlichen Möglichkeiten von Wirkungen und Wechselwirkungen beherrscht, bis zur Ermüdung (Gegenregulation) – oder zum Einsatz der Therapie.

Diese etwas «abendländischen» Betrachtungen sollen zum Schluß in Erinnerung rufen, daß die Entzündung eine Abwehrreaktion mit schwer voraussehbarem Verlauf darstellt. Die vielfältigen, hier dargestellten Elemente der Reaktion vermitteln einen Einblick in die zelluläre und molekulare Komplexität der Entzündungspathologie als Basis für weiteres Forschen und Nachdenken.

Ich danke meinen Kolleginnen Dres. Beatrice Dewald und Marlene Wolf für ihre Hilfe bei der Vorbereitung dieses Textes.

Literatur

Baggiolini, M., B. Dewald, A. Walz: Interleukin-8 and related chemotactic cytokines. In: Inflammation, Basic Principles and Clinical Correlates, 2nd Edition, (J. I. Gallin, I. M. Goldstein & R. Snyderman, eds.) Raven Press New York, Chapter 14, 247–264 (1992a).

Baggiolini, M., P. Imboden, P. Detmers: Neutrophil activation and the effects of Interleukin 8/Neutrophil-Activating Peptide 1 (NAP-1/IL-8). In: Cytokines (Baggiolini & Sorg, eds.), S. Karger AG Basel **4**: 1–17 (1992b).

Baggiolini, M., P. Kernen: Neutrophil activation – Control of shape change, exocytosis and the respiratory burst. News Physiol. Sci. 7: 215–219 (1992).

Baggiolini, M., M. P. Wymann: Turning on the respiratory burst. TIBS **15**: 69–72 (1990).

Dinarello, C. A.: Role of interleukin-1 and tumor necrosis factor in systemic responses to infection and inflammation. In: Inflammation, Basic Principles and Clinical Correlates, 2nd Edition, (J. I. Gallin, I. M. Goldstein & R. Snyderman, eds.) Raven Press New York, Chapter 12, 211–232 (1992).

Gordon, S.: The biology of the macrophage. J. Cell Sci. Suppl. **4**: 267–286 (1986).

Hirano, T., S. Akira, T. Taga, T. Kishimoto: Biological and clinical aspects of interleukin-6. Immunology today **11**: 443–448 (1990).

Hogg, N.: Roll, roll, roll your leucocyte gently down the vein... Immunology today **13**: 113–115 (1992).

Kinoshita, T.: Biology of complement: The cuverture. Immunology today **12**: 291–295 (1991).

Kovacs, E. J.: Fibrogenic cytokines: The role of immune

mediators in the development of scar tissue. Immunology today **12**: 17–22 (1991).

Lewis, R. A., F. A. Austen, R. J. Soberman: Leukotrienes and other products of the 5-lipoxigenase pathway. N. Engl. J. Med. **323**: 645–655 (1990).

Metcalf, D.: Control of granulocyte and macrophages: Molecular, cellubar and clinical aspects. Science **254**: 529–533 (1991).

Nathan, C.: Secretory products of macrophages. J. Clin. Invest. **79**: 319–326 (1987).

Walz, A., R. Burgener, B. Car, M. Baggiolini, S. L. Kunkel, R. M. Strieter: Structure and neutrophil-activating properties of a novel inflammatory peptide (ENA-78) with homology to IL-8. J. Exp. Med. **174**: 1355–1362 (1991).

Yoshimura, T., E. J. Leonard: Human monocyte chemoattractant protein-1: Structure and function. In: Cytokines (Baggiolini & Sorg, eds.), S. Karger AG Basel **4**: 131–152 (1992).

Zimmermann, G. A., S. A. Prescott, T. M. McIntyre: Endothelial cell interactions with granulocytes: Tethering and signaling molecules. Immunology today **13**: 93–100 (1992).

4 Grundlagen und Mechanismen der allergischen Reaktion

W. König, A. Fischer, U. Stephan, J. Bujanowski-Weber

Mit dem besseren Verständnis zum Ablauf der Immunität kam bald die Erkenntnis hinzu, daß neben schädlichen Antigenen sogar die Antikörper unter gewissen Umständen pathologische Reaktionen induzieren können. Unter Allergie wird die nach immunologischer Auseinandersetzung veränderte Reaktionsfähigkeit des Immunsystems verstanden. Im Gegensatz dazu versteht man unter Pseudoallergie diejenigen allergischen Reaktionsabläufe, bei denen eine immunologische Reaktionskette nicht nachweisbar ist. Als Anaphylaxie bezeichnete Richet die durch eine starke Abwehrreaktion des Organismus hervorgerufene Unverträglichkeit, welche zum Schock und Herzkreislaufversagen führt. Gell und Coombs unterteilten die Vielfalt der allergischen Reaktionen in vier Typen (Abb. 4/1): die

a) allergische Sofortreaktion = (Typ I),
b) zytotoxische Reaktion = (Typ II),
c) Immunkomplex vermittelte Reaktion = (Typ III) und
d) Allergie vom verzögerten Typ = (Typ IV)

Diese Einteilung stellt heute für klinische und experimentelle Fragestellungen das beste gedankliche Gerüst dar. Es muß dabei betont werden, daß

a) ein einzelner Reaktionstyp alleine sehr selten bei einem allergischen Individuum zu beobachten ist;

Typ	Mechanismus	
Sofortreaktion Typ I	IgE-vermittelte Mastzell- Aktivierung	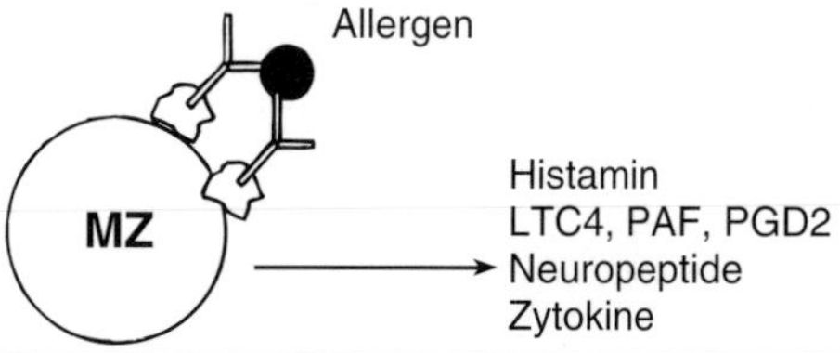 Allergen → MZ → Histamin, LTC4, PAF, PGD2, Neuropeptide, Zytokine
Antikörperabhängige Zytotoxizität Typ II	IgM + IgG-vermittelte Komplement- und K-Zell-Aktivierung	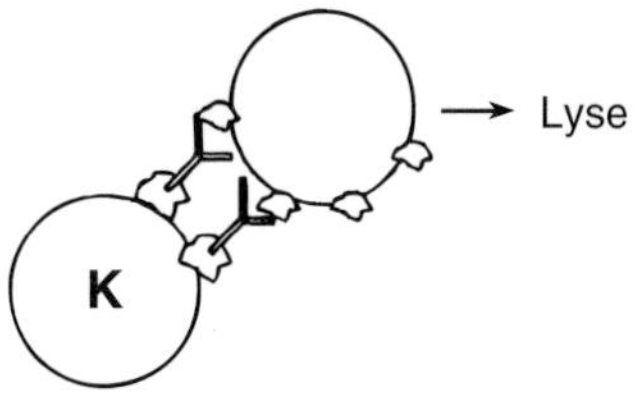 K → Lyse
Immunkomplex- Reaktion Typ III	Immunkomplex-vermittelte Komplement (C3a, C5a)- und Leukozytenaktivierung	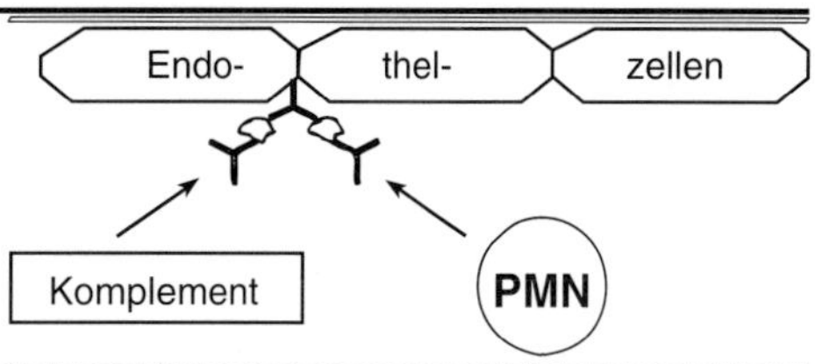 Endothelzellen ← Komplement, PMN
verzögerte Überempfindlichkeit Typ IV	T-Zell-vermittelte Aktivierung von Phagozyten	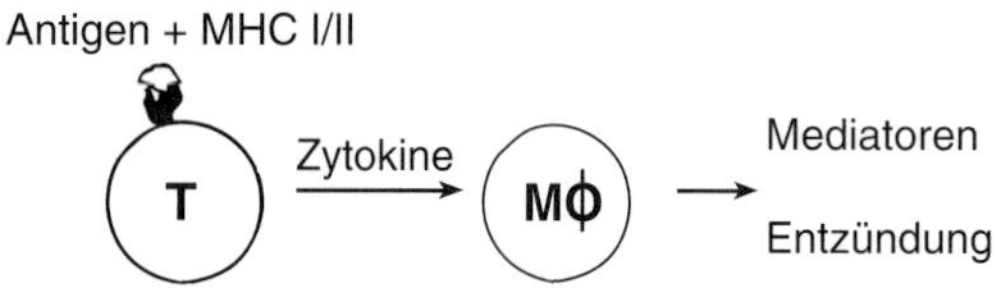 Antigen + MHC I/II → T → Zytokine → MΦ → Mediatoren, Entzündung

Abb. 4/1: Typen der allergischen Reaktion.

b) jede der vier Reaktionstypen lediglich eine Anfangsphase darstellt, auf die meist eine Kaskade von sekundären Reaktionen folgt. Beispiel hierfür ist die späteinsetzende «Late-Phase»-Reaktion, die häufig Folge einer IgE vermittelten Sofortreaktion (Typ I) ist. Diese findet in der o. g. Klassifikation keine Berücksichtigung.

4.1 Die allergische Reaktion vom Soforttyp (Typ I)

Eine allergische Reaktion vom Soforttyp zeigt an der Haut klassischerweise das Auftreten von Rötung und Schwellung. Wird einem sensibilisierten Individuum intradermal das entsprechende Antigen verabreicht, so werden in der ersten Phase lokal die Blutgefäße erweitert, d. h., die Injektionsstelle zeigt eine Rötung. In der zweiten Phase kommt es zur Quaddelbildung als Resultat einer Plasmaexsudation. Sie kann mehrere Zentimeter betragen. In der dritten Phase kommt es zu einer fortschreitenden Erweiterung der Blutgefäße mit einer charakteristischen marginalen Rötung. Die intradermal durchgeführte «Sofortreaktion» kann innerhalb von fünf bis zehn Minuten nach Verabreichung des spezifischen Antigens (Allergens) auftreten und nimmt in der Regel innerhalb einer halben Stunde ab. Der kausale Zusammenhang zwischen IgE-Bildung und Mastzellaktivierung bei der Auslösung der allergischen Sofortreaktion wurde durch drei Experimentalansätze bewiesen:

1. Eine allergische Sofortreaktion läßt sich in nicht sensibilisierten Individuen auslösen, wenn lokal antigenspezifisches IgE verabreicht wird. Somit ist IgE für die spezifische Erkennung des Antigens verantwortlich und kann im adoptiven Transfer die allergische Sofortreaktion vermitteln (Prausnitz-Küstner-Reaktion).
2. Eine allergische Sofortreaktion kann auch durch eine lokale Gabe von Antikörpern gegen IgE anstelle der Antigengabe ausgelöst werden. Anti-IgE führt zu einer allergischen Entzündungsreaktion sowohl in atopischen Individuen, die hohe antigenspezifische IgE-Titer aufweisen, als auch bei nicht atopischen Personen, die niedrige aber meßbare IgE-Spiegel besitzen. Die gegen das zellgebundene IgE gerichteten Antikörper wirken dabei als ein Antigen-Analogon und vernetzen das an Mastzellen und Basophilen gebundende IgE.
3. Pathophysiologische Abläufe mit dem Bild der allergischen Sofortreaktion können auch durch lokale oder systemische Mastzellaktivatoren ausgelöst werden, z. B. durch das Komplementbruchstück C5a.

In vielen Fällen kommt es im Ablauf der allergischen Reaktion vom Soforttyp zu einer zweiten und spät einsetzenden Reaktionsphase (late phase reaction, LPR), die in der Regel mehrere Stunden nach Kontakt mit dem Antigen auftritt. Zu diesem Zeitpunkt ist die Schwellung und Rötung aus der Erstphase der allergischen Sofortreaktion bereits abgeklungen. Die spät auftretende allergische Reaktion zeichnet sich durch eine Ansammlung verschiedener Entzündungszellen aus: dazu gehören Neutrophile, Eosinophile und Basophile. In gewisser Hinsicht gleicht dieser Ablauf der allergischen Reaktion vom verzögerten Typ (delayed type hypersensitivity – DTH-Typ IV), die einen Einstrom von polymorphnukleären Leukozyten und dann von mononukleären Zellen aufweist. Die Entzündungsreaktion bei der spät auftretenden allergischen Reaktion ist nach 24 Stunden maximal ausgeprägt und klingt dann langsam ab. Sie ist durch das Auftreten der Eosinophilie gekennzeichnet. Unklar ist bisher die Frage nach der physiologischen Funktion der allergischen Reaktion vom Soforttyp. Im Wesentlichen führt die über IgE ablaufende Aktivierung von Mastzellen zu pathologischen Reaktionen (Konjunktivitis, Rhinitis, Asthma u. a.). Dennoch ist dieser Effektormechanismus der spezifischen Immunität als physiologische Komponente durch die Evolution hindurch erhalten geblieben. Bekanntlicherweise führen viele parasitäre Erkrankungen zu einer starken IgE-Antwort. Die primäre Rolle der IgE-abhängigen Mastzellaktivierung soll dann zur Austreibung des antigen wirksamen Parasiten über eine verstärkte Darmperistaltik sowie durch Konstriktion der Atemwege führen. Die ausgeprägte Mukusbildung wird als Säuberungsfunktion angesehen. IgE- und Mastzellvermittelte Entzündungsreaktionen stellen somit eine wichtige Abwehrreaktion dar. Allergien sind demnach also das Nebenprodukt eines in der Evolution notwendigen Schrittes der mikrobiellen Infektabwehr.

4.1.1 Das Immunglobulin E: Struktur und physikalische Eigenschaften

Der IgE-Antikörper ist Träger der physikochemischen und biologischen Eigenschaften der allergischen Reaktion vom Soforttyp. Eine Beteiligung von IgG4 bei allergischen Erkrankungen wird immer wieder diskutiert. Sie ist jedoch nicht eindeutig beweisen. IgE wird von Plasmazellen lokal synthetisiert, z. B. in den Lymphknoten des Respirations- und Gastrointestinaltraktes. Definierte Zytokine (IL-2, IL-4, IL-5, IL-6) führen durch Ausreifung von B-Zellen zu IgE-sezernierenden Plasmazellen. Die Konzentration von IgE im Normalserum beträgt im Mittel circa 30 ng/ml. Selbst bei allergischen Erkrankungen ist der Plasmaspiegel selten mehr als um das 5–10-fache erhöht. Ein niedriges Gesamt-IgE schließt somit eine allergische Krankheit nicht aus. Umgekehrt ist ein hoher IgE-Spiegel kein Beweis für eine solche. Die Serum-IgE-Werte schwanken altersabhängig. Im Nabelschnurblut findet man üblicherweise weniger als 0,5 IU/ml (1 IU = 2,4 ng) an IgE, da das IgE der Mutter nicht die Plazentabarriere durchdringen kann. Inwieweit ein erhöhtes Nabelschnur-IgE ein stärkeres Risiko für eine sich später entwickelnde Allergie darstellt, ist Gegenstand der aktuellen Forschung.

Die Entdeckung von Myelom-IgE-Proteinen ermöglichte die molekulare und funktionelle Charakterisierung des IgE's. Das IgE-Molekül besteht analog zur Struktur der anderen Immunglobuline aus zwei schweren und zwei leichten Ketten (entweder Kappa (ϰ) oder Lambda (λ)) und gleicht somit der Struktur anderer Immunglobuline. Die schwere Kette besteht auf fünf Domänen. IgE ist durch seine Hitzelabilität charakterisiert und hat eine kurze Halbwertszeit von nur 2,5 Tagen im Serum. Durch Bindung an Mastzellen oder Basophile erwirbt das zellständige IgE eine Verlängerung der Halbwertszeit. Diese Zellen sind selbst nach 8–10 Wochen noch mit dem Allergen stimulierbar.

Das IgE weist ein Molekulargewicht von 190 kD auf. Für die Klassenspezifität ist die Aminosäuresequenz der schweren Kette ausschlaggebend. Sie trägt drei hauptantigenetische Determinanten und bindet sich mit starker Affinität an spezifische, hochaffine Rezeptoren auf Mastzellen und Basophilen. Diese Bindung wird durch Strukturen vermittelt, die im Fc-Anteil des IgE-Moleküls lokalisiert sind.

4.1.2 Regulation der IgE-Synthese

Atopiker bilden in der Regel hohe Spiegel an IgE, wenn Sie mit dem entsprechenden Antigen (Allergen) in Kontakt kommen. Nicht-Atopiker hingegen bilden andere Immunglobulin-Klassen wie IgM und IgG und höchstens geringe Mengen an IgE. Vier miteinander verknüpfte Faktoren sind für die Regulation der IgE-Synthese verantwortlich:
1. Vererbung,
2. natürliche Antigenexposition,
3. die Natur des Antigens und
4. die Beteiligung von Helfer T-Zellen und ihren Zytokinen.

Vererbung

Abnormale hohe Spiegel an IgE und damit einhergehende Atopie kommen familiär gehäuft vor. Obwohl das Vererbungsmuster wahrscheinlich von vielen Genen abhängt, haben Familienstudien eine autosomale Übertragung der Atopie aufgezeigt. Das Zielorgan sowie die Ausprägung der atopischen Erkrankungen variieren jedoch. So können Heuschnupfen, Asthma, Ekzem sowie Nahrungsmittelallergien in unterschiedlichem Maße bei den verschiedenen Mitgliedern einer Familie auftreten. Die Individuen zeigen in der Regel höhere Mittelwerte ihres Plasma-IgE-Spiegels im Vergleich zu Normalpersonen und bilden in verstärktem Maße antigenspezifisches IgE. Unterschiedliche IR (Immune Response) -Gene sind offenbar daran beteiligt. So wurden signifikant höhere HLA-B8 und DW3-Frequenzen bei Probanden mit positiven Hautproben im Vergleich zu negativen Kontrollen gefunden. Eine Assoziation zwischen Pollenallergenen von Ragweed (RA5) mit HLA-DW2 und von Roggen (Rye I) mit HLA-B8, -DW3 wurde aufgezeigt.

Natürliche Antigen-(Allergen) Exposition

Die Antigen(Allergen)-Exposition ist ein wichtiger Faktor für die Induktion spezifischer IgE-Antikörper. Wiederholte Exposition von geringsten Mengen an Antigenen begünstigen die IgE-Antikörperantwort.

Natur des Antigens (Allergens)

Antigene, die zu einer IgE-Synthese führen, werden Allergene genannt. Sie werden häufig nach ihrer chemischen Zusammensetzung, ihrer Herkunft sowie nach der Art der Aufnahme eingeteilt. Die meisten Allergene haben ein Molekulargewicht, das zwischen 10- und 60 kD liegt (s. Kapitel 8). Moleküle dieser Größenordnung durchdringen die epidermalen muköse Barrieren relativ leicht. Neben Proteinen und Glykoproteinen können Polysaccharide potente Allergene und entzündungsauslösende Aktivatoren sein. Die genetische Voraussetzung für die Entwicklung von Allergien ist von zwei Faktoren abhängig: das Individuum
a) besitzt eine besondere Veranlagung, um vermehrt IgE-Antikörper gegenüber aufgenommenen Antigenen (inhalativ, parenteral) zu bilden, und
b) erkennt vornehmlich definierte Epitope eines komplexen Antigens. Der größte Anteil von klinisch relevanten Allergenen stammt aus der Luft (Pollen, Hausstaubmilben, Schimmelpilze usw.). Jeder allergischen Raktion geht eine Sensibilisierungsphase voraus. Sie führt zur Proliferation der spezifisch reagierenden B- und T-Zellklone. Die Aufnahme des Allergens erfolgt über den Respirationstrakt, über die Haut, parenteral oder über den Gastrointestinaltrakt. Langerhanszellen der Haut und Schleimhaut, dendritische und andere Antigen verarbeitende Zellen nehmen das Antigen auf und spalten es in kleinere Fragmente. Immunogene Peptide werden dann mit körpereigenen HLA-Strukturen (HLA-DR, -DP, -DQ) denjenigen T-Zellen präsentiert, die über antigenspezifische T-Zell-Rezeptoren verfügen. Die Wechselwirkung des T-Zell-Rezeptors mit dem HLA-Peptidkomplex sowie mit zusätzlichen zellulären Adhäsionsmolekülen vermittelt die intrazelluläre Signaltransduktion mit der nachfolgenden T-Zellaktivierung. Es kommt zur T-Zellproliferation sowie zur Freisetzung von Zytokinen.

Zellbiologische Kontrolle der IgE-Synthese

Die zellbiologische Kontrolle wird im Wesentlichen durch zwei Zytokine ermöglicht: IL-4 als Induktor und Interferon γ als Suppressor der IgE-Synthese (Abb. 4/2). Für diese Annahme sprechen folgende Befunde:

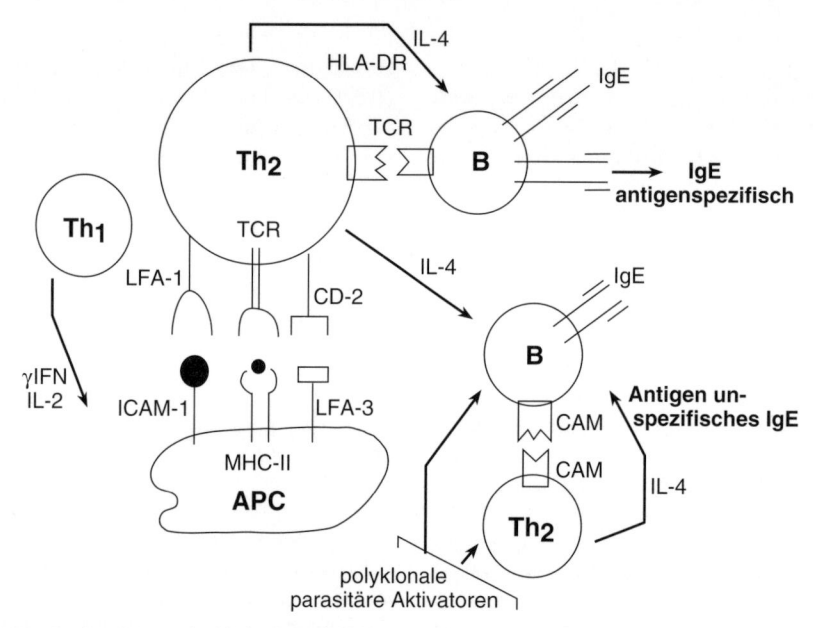

Abb. 4/2: Zelluläre Wechselbeziehung im Verlauf der IgE-Immunantwort.
Antigen präsentierende Zellen (APC) binden immunogene Strukturen mit Hilfe des MHCII. Dieser MHCII/Antigen-Komplex wird dem entsprechenden T-Zell-Rezeptor (TcR) präsentiert. Der Zellkontakt wird durch Adhäsionsmoleküle (LFA-3, CD2, ICAM, LFA-1) unterstützt. Die Freisetzung von IL-4 seitens der TH2-Zelle und der TcR-abhängige TH2/B-Zellkontakt führen zur Produktion von antigenspezifischem IgE. Außerdem können voraktivierte B-Lymphozyten (Bystander-B-Zellen), die durch Zelladhäsionsmoleküle (CAM) mit der TH2-Zelle interagieren, in Gegenwart von IL-4 zur antigen-unspezifischen polyklonalen IgE-Synthese angeregt werden. Hingegen kommt es nach Aktivierung von TH1-Lymphozyten zur Freisetzung von IL-2 und IFN-γ; dies hat die Suppression der IL-4-induzierten IgE-Synthese zur Folge.

1. Die Zugabe von rekombinantem IL-4 führt zur IgE-Synthese aus peripheren mononukleären Zellen.
2. Dieser Effekt wird durch IFN-γ inhibiert.
3. Antikörper gegen IL-4 (α-IL-4) supprimieren sowohl die durch IL-4 eingeleitete als auch die durch T-Zellüberstände von atopischen Spendern ausgelöste IgE-Synthese.
4. Die laufende IgE-Synthese kann durch Zugabe von anti-IL-4 oder IFN-γ unterdrückt werden. Neben den oben erwähnten Faktoren können auch andere Zytokine wie IL-2, IL-5, IL-6, IL-12 und Spaltprodukte des niedrigaffinen Rezeptors für IgE (sCD23) eine Steigerung der IgE-Synthese auslösen. Der Transforming-Growth-Factor Beta (TGF-β) hingegen führt zu einer Suppression der Freisetzung. Lipidmediatoren, wie das Leukotrien B_4 und PAF stimulieren die IgE-Synthese, während Prostaglandin E_2 diese vermindert.

Der Einfluß des interzellulären Kontaktes auf die IgE-Synthese

IL-4 alleine führt an gereinigten, humanen B-Zellen nicht zu einer IgE-Synthese. Die Kreuzvernetzung des B-Zellepitops CD40 mit anti-CD40 oder die Aktivierung von B-Zellen mit dem rekombinanten, löslichen Liganden von CD40 führt nach Zugabe von IL-4 auch im humanen Modell zur IgE-Freisetzung (Abb. 4/3). Ansonsten ist die Anwesenheit von autologen oder allogenen T-Zellen notwendig. Zur optimalen Ausprägung der IgE-Synthese sind Monozyten wesentlich. Obwohl unter diesen Bedingungen die IgE Freisetzung durch anti-IL-2 und anti-IL-6 unterdrückt wird, kann der Einfluß von T-Zellen oder Monozyten nicht durch die exogene Zugabe von Zytokinen ersetzt werden. Der interzelluläre Kontakt von T- und B-Zellen zu Beginn der Stimulation mit IL-4 ist mit Ausnahme der anti-CD40 Aktivierung von B-Zellen für die Einleitung der IgE-Synthese absolut notwendig. Er kann auf zwei verschiedene Weisen zustande kommen (Abb. 4/2):

α) durch die sogenannte kognate Wechselwirkung und
β) durch eine nicht kognate Zell-Zell-Interaktion.

Unter kognater Wechselwirkung versteht man die T-Zellrezeptor vermittelte Erkennung von Antigenpeptiden, die mittels des MHC-II (HLA-DR) Komplexes von antigenpräsentierenden Zellen angeboten werden. Diejenigen Moleküle, die an der nicht kognaten Wechselwirkung beteiligt sind, wurden bisher nicht eindeutig identifiziert.

Das Zwei-Signalmodell der IgE-Synthese, in dem sowohl IL-4 als auch der Zellkontakt für die Produktion von IgE notwendig sind, wurde durch die Analyse der genomischen Organisation und der Genexpression des CH-Locus bestätigt (Abb. 4/4). Zwei unterschiedliche m-RNA-Transkripte sind für das lösliche IgE beschrieben: 1. ein

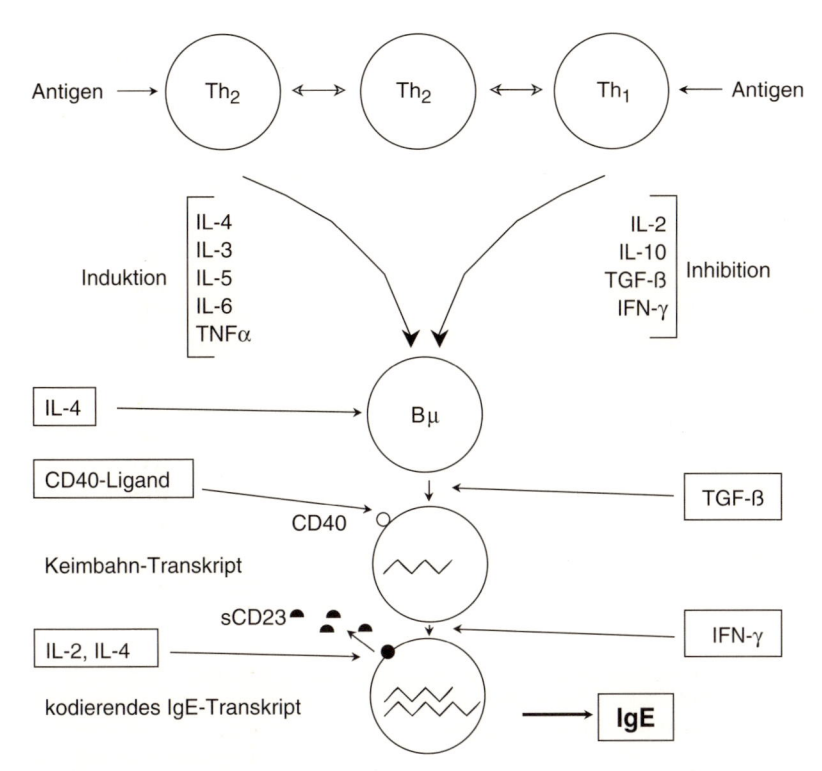

Abb. 4/3: Induktion und Inhibition der IgE-Synthese.
Einfluß löslicher Faktoren auf die Differenzierung der B-Zellen zur IgE-sezernierenden Plasmazelle.

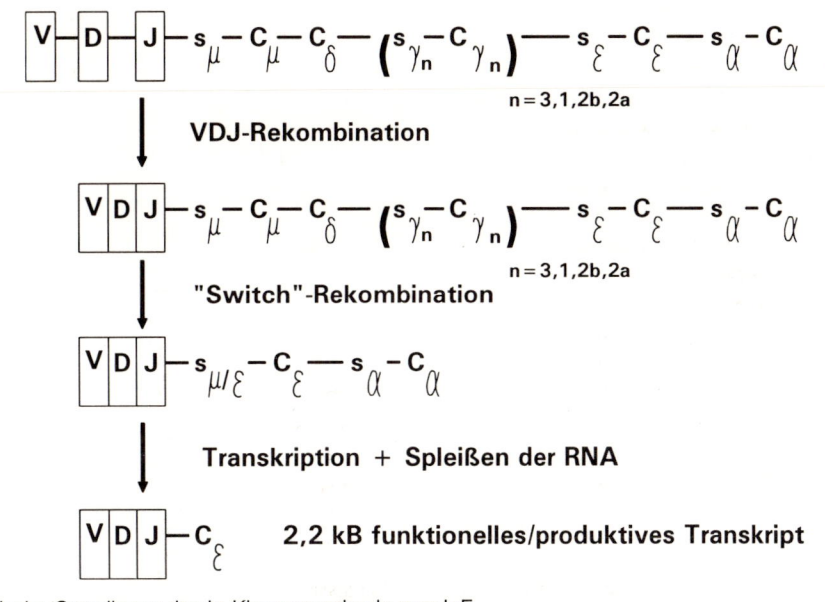

Abb. 4/4: Genetische Grundlagen des Ig-Klassenwechsels zum IgE.
Der früheste Schritt in der Differenzierung des CH-Locus ist die Generierung der Antikörperdiversität durch die Rearrangierung der V-D-J-Region in der prä-B-Zelle. Nach diesem Schritt liegt der 3'-Bereich des CH Locus noch in Keimbahnfiguration vor. Hierbei ist die Reihenfolge der konstanten Regionen der CH-Ketten µ δ γ3 γ1 γ2b γ2a ε α. IL-4 alleine induziert die Transkription des nicht rearrangierten cHε-Gens von einem Promotor aus, der im 5'-Bereich der ε-«Switch»-Rekombinationsregion (sε) liegt. Hierbei werden nicht funktionelle, sogenannte Keimbahn-Transkripte gebildet, die keine variable VDJ-Region besitzen. Erst nach dem T-Zell-Kontakt findet die «Switch»-Rekombination durch die Fusion der s-Regionen der µ- und ε-Ketten statt. Anschließend wird von einem Promotor, der sich im 5'-Bereich der VDJ-Region befindet, das funktionelle, für das spezifische Immunglobulin E dieser B-Zelle codierte Transkript gebildet.

nicht funktionelles, sogenanntes Keimbahntranskript und 2. das funktionelle oder produktive Transkript. Der früheste Schritt in der Veränderung des CH-Locus ist die Generierung der Antikörpervielfalt durch die Rekombination der VDJ-Region der B-Zelle. Nach diesem Schritt liegt der 3'-Bereich des CH-Locus noch in der Keimbahnkonfiguration vor. Bei B-Zellen führt die Zugabe von reinem IL-4 zur Transkription des nicht rearrangierten c_ϵ-Gens. Hierbei wird ein Promotor benutzt, der im 5'-Bereich der ε-Region liegt. Die sogenannten Keimbahntranskripte besitzen folglich keine VDJ-Region und kodieren somit nicht für die Sequenz der kompletten schweren Kette des IgE. Erst durch den Zellkontakt wird ein zweites Signal gegeben, daß zum Wechsel der Antikörperklasse führt. Anschließend wird von einem Promotor, der sich im 5'-Bereich der VDJ-Region befindet, das funktionelle, für das spezifische Immunglobulin E dieser B-Zelle kodierende m-RNA-Transkript gebildet.

Die Rolle der CD4⁺ T-Helferzelle für die IgE-Regulation

Eines der wichtigsten Zytokine für die allergische Immunantwort ist das Interleukin 4. Es wirkt als Switchfaktor auf die Immunglobulin-Regulation. Es macht die ε-Region des Gens für eine Rekombinase zugänglicher. Interleukin-5 stimuliert das Wachstum bereits aktivierter B-Zellen, und Interleukin-6 steigert die Enddifferenzierung zu Immunglobulin sezernierenden Plasmazellen. IL-4 und IL-5 beeinflussen auch andere Zellen der allergischen Entzündungsreaktion. IL-4 führt zur verstärkten Ausprägung von Fcε-Rezeptoren II (niedrigaffin = CD23) auf B-Zellen und Monozyten. IL-5 stimuliert das Wachstum und die Differenzierung von Eosinophilen. Die Mastzellen- und Basophilenreifung wird durch IL-3 angeregt. Im Mausmodell konnte die bevorzugte Zytokinfreisetzung von einerseits IFN-γ, IL-2 und andererseits IL-4, IL-5 und IL-10 mit zwei T-Helfer-Zellpopulationen (Th_1, Th_2) assoziiert werden. Die TH_2-Zellen produzieren vor allen Dingen IL-4, IL-5 und IL-10 im Unterschied zu den TH_1-Zellen (IL-2, IFN-γ). Die Ausprägung dieses Zytokinmusters wird jedoch auch in humanen T-Zellklonen unter Kulturbedingungen gesehen. Unter in vivo-Bedingungen ist die exogene Konzentration an Zytokinen und Mediatoren für die jeweilige Ausprägung von T-Helferzellen verantwortlich. Dabei stellt man sich vor, daß eine pluripotente T-Helferzelle (T_0) als Vorläuferzelle (TH_0p) oder Gedächtniszelle TH_0m) entweder in eine Th_1- oder Th_2-Zelle umgewandelt wird. Inwieweit der jeweilige T-Helferzelltyp reversibel ist und damit ein verändertes Zytokinmuster sezernieren kann, ist Gegenstand weiterer Untersuchungen. Offensichtlich ist die Konzentration des angebotenen Allergens sowie auch die Gabe von Adjuvantien, die Modulation des exogenen Zytokineinstroms von entscheidender Bedeutung.

Jüngste Studien zeigen, daß auch beim Menschen nach wiederholter langandauernder Stimulation CD4⁺ T-Zellen, Klone mit einem Th_1- oder Th_2-Lymphokinmuster gefunden werden. Allergene, wie z. B. Der.p. I sowie auch Allergene mit Enzymcharakter aktivieren vornehmlich Th_2-Zellen, durch die eine IgE-Produktion ausgelöst wird. Molekularbiologische und histochemische Untersuchungen haben bei Allergikern eine präferentielle Anhäufung CD4⁺-Zellen in der Bronchialschleimhaut ergeben, die das Th_2-Zytokinmuster tragen. Nicht nur Lymphozyten, sondern auch Mastzellen können nach ihrer Aktivierung Zytokine wie GM-CSF, IL-3, IL-4, IL-5, bilden und freisetzen. Auch eosinophile Granulozyten sollen stimulusabhängig neben den granulenständigen Exoprodukten die Zytokine wie IL-1, TGF-β, TGF-α, IL-5 und IL-6 freisetzen. Somit führt die Stimulation von Entzündungszellen über IgE-unabhängige Mechanismen zu einem Zytokinmuster, das in Analogie zu dem der Th_2-Zelle eine nachfolgende IgE-Antwort begünstigt. Für die Pathophysiologie allergischer Reaktionen bedeutet dies, daß eine primäre Mastzellaktivierung neben dem Reaktionsweg durch antigenspezifische T-Zellen ebenfalls zur IgE-Antwort führen kann.

4.1.3 Modulation der IgE-Synthese

Der niedrigaffine Rezeptor für IgE (Fcε-RIIa, –IIb)

Neben dem hochaffinen Fcε-RI wurde auch ein niedrigaffiner Fcε-RII (CD23) beschrieben (Abb. 4/5; Tab. 4/1). Er wird auf Monozyten/Makrophagen, Langerhans-Zellen der Haut, Thrombozyten sowie T- und B-Lymphozyten exprimiert. Einige der proteolytischen Spaltprodukte des Rezeptors (sCD23), die IgE-Bindeeigenschaften haben, wirken als Wachstumsfaktoren auf bestimmte Zellpopulationen. Eine Vielzahl von Befunden weist auf die Bedeutung von CD23 und sCD23 an der IgE-vermittelten allergischen Reaktion und an der Regulation der IgE-Synthese hin. Die Ausprägung von CD23 wird durch verschiedene Zytokine zelltypspezifisch reguliert: IL-4 steigert die CD23-Expression und die sCD23-Frei-

Tab. 4/1: Lokalisation und Funktion von Fc-IgE-Rezeptoren (IIa/IIb)

	Fc-IgE-RIIa	Fc-IgE-RIIb
Vorkommen	$\mu^+ \delta^+$ B-Lymphozyten	$\mu^+ \delta^+$ B-Lymphozyten Makrophagen T-Lymphozyten
Funktion	Stadium-spezifischer B-Zellmarker	Regulation der allergischen Reaktion lösliche Faktoren (sCD23) Antigenpräsentation parasitäre Immunität

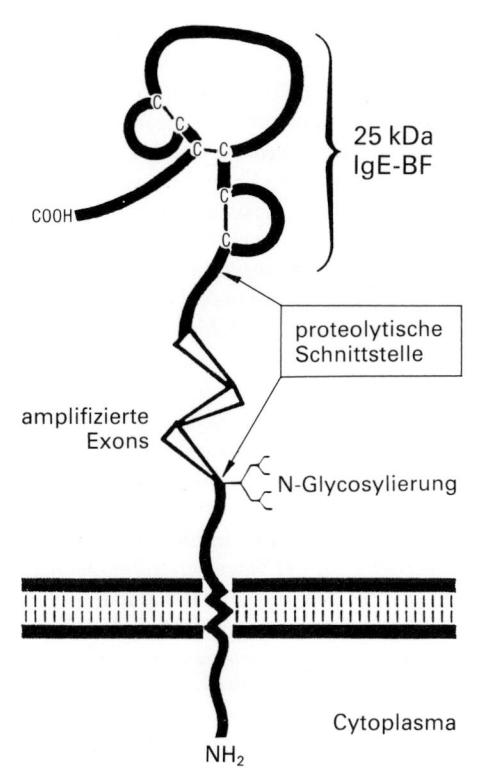

Abb. 4/5: Struktur des niedrigaffinen Rezeptors für IgE (Fcε-RII).
Die Abbildung gibt die hypothetische zweidimensionale Struktur von CD23 wider. Diese Faltung wurde anhand von Sequenzanalysen und Homologien zu tierischen Lektinen vorgeschlagen (nach G. Delespesse).

schaft von IgE-beladenen Mastzellen und Basophilen in vivo.

Der hochaffine IgE-Rezeptor besteht aus einem Multikomponentensystem der Struktur α, β, $γ_2$ (Abb. 4/6). Die Gene, die für die drei unterschiedlichen Proteineinheiten kodieren, sind kloniert. Die α-Kette ist für die Bindung des IgE verantwortlich. Das IgE bindet sich über ein Epitop innerhalb seiner CH_2-CH_3 Domäne der konstanten Kette. Der extrazelluläre Teil der α-Kette (α2) besitzt Homologie zu Immunglobulinen. Es bestehen keine Sequenzhomologien zum niedrigaffinen IgE-Rezeptor (Fcε-RII, CD23). Die γ-Kette, die eine große Verwandtschaft zur zeta-Kette des TcR-CD3-Komplexes aufweist, ist für die intrazelluläre Signaltransduktion wesentlich und ist möglicherweise in ähnlicher Form im Fcγ-RIII (CD16) vorhanden. Die Anzahl der gebundenen Moleküle bei verschiedenen Zellspendern kann erheblich variieren. Sie erstreckt sich von 3000 bis 400 000 pro basophiler Zelle. Diese Unterschiede hinsichtlich der Rezeptorbeladung haben keinen Einfluß auf die Sekretionsleistung der Zellen.

Die membranbiochemischen Vorgänge, welche nach der Bindung des Antigens an dem Rezeptor auf Basophilen und Mastzellen ablaufen, bezeichnet man als Aktivierung. Es reichen zwei juxtaponierte IgE-Moleküle aus, um nach Bindung des Antigens die Aktivierung der Zielzellen einzuleiten. So kommt es zu einem Zusammenfließen der vernetzten IgE-Rezeptoren auf der Oberfläche. Dieser Vorgang – die Koaggregation der Rezeptoren – stellt offenbar das für die Sekretion notwendige Membransignal

setzung auf der Oberfläche von B-/T-Zellen, Monozyten und weiteren Zellen, die an der Immunantwort beteiligt sind. Die IL-4-induzierte CD23-Expression peripherer Lymphozyten wird durch IFN-γ supprimiert.

Der hochaffine Rezeptor für IgE (Fcε-Rezeptor I)

Die membranbiologischen Grundlagen der Sensibilisierung durch IgE schließen zwei Vorgänge ein:
α) die Bindung des IgE-Antikörpers an den Rezeptor sowie
β) die Aktivierung der Zielzelle durch Antigenzugabe, so daß die Mediatoren der Entzündung freigesetzt werden.
Die Rezeptoren für IgE auf Mastzellen und Basophilen (vermutlich auch auf Langerhans-Zellen) stellen eine Gruppe von Molekülen dar, die als Fcε-RI bezeichnet werden. Mastzellen und Basophile weisen circa 10 000 bis 50 000 hochaffine IgE-Rezeptoren pro Zelle auf, die eine Affinitätskonstante von 10^{-10}/M für IgE haben. Daraus erklärt sich die hohe Affinität von IgE bei passivem Transfer minimaler IgE-Konzentrationen, die eine Sensibilisierung des Gewebes erlaubt (Prausnitz-Küstner-Versuch) sowie die ausgeprägte lange Sensibilisierungsbereit-

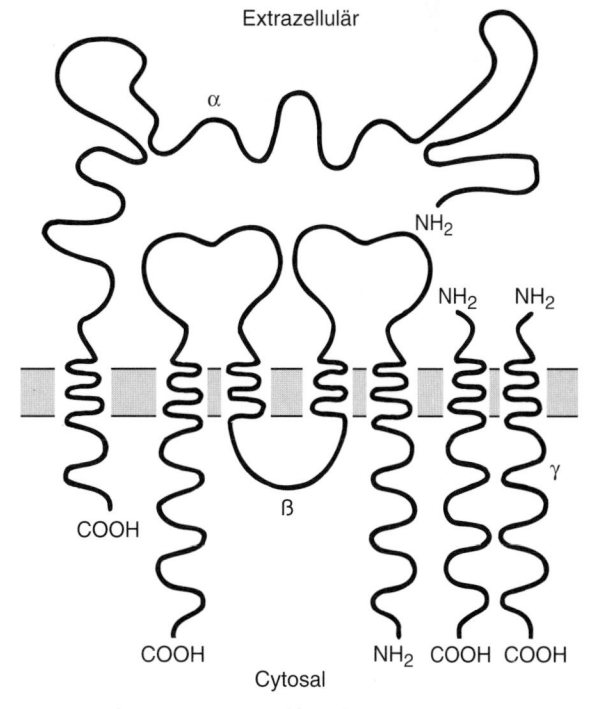

Abb. 4/6: Struktur des hochaffinen Rezeptors für IgE (Fcε-RI).

dar. Eine solche Membranaktivierung kann durch Antikörper gegen das zellgebunde IgE, bei einer Vernetzung der IgE-Moleküle mit Concanavalin A (ConA), durch Aktivierung der Zellen mit IgE-Dimeren oder Polymeren, mit antiidiotypischen Antikörpern gegen das gebundene IgE sowie mit Antikörpern, die gegen die IgE-Rezeptoren gerichtet sind, erzielt werden. Die Vorstellung, daß die Vernetzung zweier IgE-Moleküle ausreicht, um Mastzellen und Basophile zu stimulieren, hat die Grundlage für die «Bridging-Theorie» gelegt. Die in der Zelle ablaufenden Vorgänge der Signaltransduktion, die für die Mediatorfreisetzung verantwortlich sind, sind sehr komplex.

4.1.4 Effektorzellen bei der allergischen Reaktion vom Soforttyp

Neben den spezifisch reagiblen Lymphozyten, die als T-Zellen für die Allergenerkennung und durch die Ausprägung eines definierten Zytokinmusters an B-Zellen den IgE-Antikörper-«Switch» und somit die antigenspezifische IgE-Antwort auslösen, kommt den Effektorzellen der allergischen Reaktion eine herausragende Bedeutung zu. Sie setzen nach ihrer Aktivierung präformierte (zellständige) oder neugenerierte Mediatorsubstanzen (Eicosanoide, Sauerstoffradikale, Zytokine) frei. Zu den Effektorzellen zählt man die inflammatorischen Zellen wie Monozyten, Makrophagen, Neutrophile, Basophile, Mastzellen sowie Eosinophile und Thrombozyten. Darüberhinaus wird die Bedeutung der nicht entzündlichen Effektorzellen (Epithel-Endothelzellen, Fibroblasten) für die Bedeutung allergisch entzündlicher Erkrankungen und für die Chronifizierung immer stärker diskutiert. Sie produzieren wichtige Zytokine (IL-1, IL-6, IL-8, TNF) sowie Wachstumsfaktoren und führen damit zur zellulären Aktivierung, Chemotaxis und zur Ausprägung von Adhäsionsmolekülen. Ferner interagieren sie mit den klassischen Effektorzellen und modulieren deren zelluläre Reaktivität. Die Fibroblastenaktivierung – direkt oder indirekt eingeleitet und unterhalten – verändert die Gewebestruktur und führt zur Verdickung der Basalmembran. Lymphozyten leisten ebenfalls ihren Beitrag als Effektorzellen, indem sie durch Freisetzung definierter Zytokine eine erhöhte Reaktivitätsneigung der Entzündungszellen einleiten. Dieses Phänomen wird als Voraktivierung («Priming») bezeichnet. Derart stimulierte Effektorzellen entlassen nach ihrer Aktivierung eine erhöhte Menge von Mediatorsubstanzen. Die Tatsache, daß inflammatorische Effektorzellen wie Mastzellen, Basophile und Eosinophile nach ihrer Aktivierung Zytokine ähnlich der Th_2-Zelle freisetzen, und somit ihrerseits in die klassenspezifische Ig-Regulation (insbesondere IgE-Bildung) eingreifen, zeigt die wechselseitige Beeinflussung der beteiligten Zellen bei der allergischen Reaktion auf (Abb. 4/7).

Mastzellen und basophile Granulozyten

Mastzellen und Basophile sind bedeutende Effektorzellen der allergischen Sofortreaktion. Beide Zelltypen ähneln

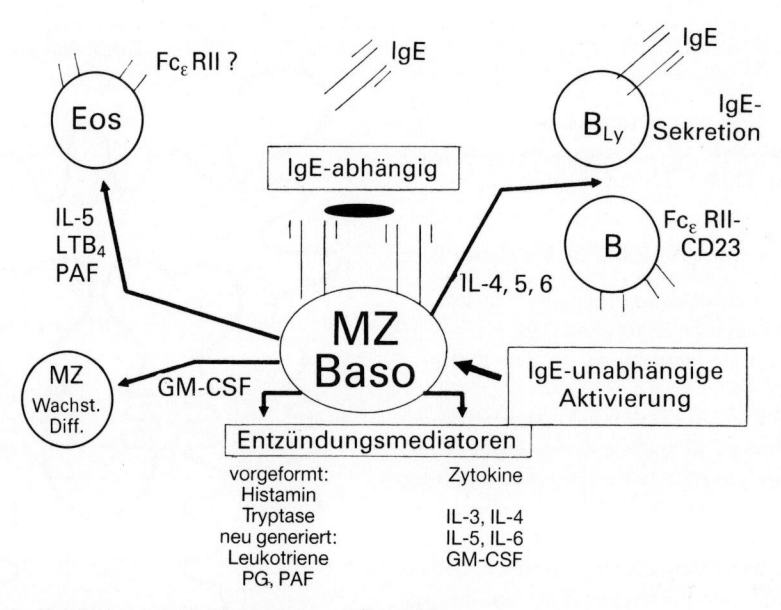

Abb. 4/7: Regulation der Entzündung durch Mastzellen und Basophile.
Die Kreuzvernetzung von membranständigen IgE-Molekülen auf Mastzellen und basophilen Granulocyten führt zur Freisetzung von präfomierten (Histamin, Tryptase), neugebildeten Entzündungsmediatoren (Leukotriene, Prostaglandine, Platelet-activating-factor = PAF) und Zytokinen (IL-3, IL-4, IL-5, IL-6, GM-CSF). Diese Mediatoren beeinflussen in der Folge die Zellen der Entzündungsreaktion (eosinophile Granulozyten, weitere Mastzellen) sowie die beteiligten Zellen der IgE-vermittelten Immunantwort. Ferner ist auch eine IgE-unabhängige Aktivierung der basophilen Granulozyten und Mastzellen möglich.

Tab. 4/2: Unterscheidungskriterien von Mastzellen und basophilen Leukozyten

	Mukosamastzellen	**Gewebsmastzellen**	**Basophile**
Lokalisation	Lunge, intestinale Mukosa	Haut, intestinale Mukosa	Blut
Reifung	Knochenmark T-zellabhängig Gewebe	Knochenmark T-zellunabhängig Gewebe	Knochenmark T-zellabhängig
Lebensdauer	Wochen bis Monate		Tage
Histamin[a]	3–5 pg	2–4 pg	1 pg
Tryptase	+	+	+
Chymase	+	–	–
LTC$_4$[b]	60 µg	3 µg	60 µg
PGD$_2$[b]	60 µg	25 µg	–

a) Gehalt pro Zelle
b) nach Stimulation

sich durch das Vorhandensein von metachromatischen Granula und hinsichtlich ihrer Proteoglykan-Zusammensetzung (Tab. 4/2 + 4/3). Sie produzieren und speichern Histamin und stellen damit die größte Quelle an Histamin in fast allen Geweben dar. Basophile finden sich als zirkulierende Zellen und werden nur selten im Gewebe angetroffen. Mastzellen sind vor allem gewebsständige Zellen und finden sich gehäuft in exponierten Organen (z. B.

Tab. 4/3: Präformierte und neugenerierte Mediatoren aus Mastzellen

Präformiert (granulär)	**Wirkung**
Histamin	Gefäßerweiterung, Bronchokonstriktion, Chemokinese
Proteoglycan	Bindung granulärer Proteasen
neutrale Protease	aktiviert C3
β-Glucosaminidase	Abspaltung von Glukosamin
Interleukine -3, -4, -5, -6, GM-CSF, TNF	vielfältige Makrophagenaktivierung, IgE-switch, Entwicklung von Mastzellen und Eosinophilen, akute Phase-Reaktion

Neugeneriert (Lipoxigenase-Weg)	**Wirkung**
Leukotriene C$_4$, D$_4$, E$_4$ (SRS-A)	Vasoaktiv, Bronchokonstriktion
Leukotrien B$_4$	Chemotaxis und/oder Chemokinese

Neugeneriert (Cyclooxigenase-Weg)	**Wirkung**
Prostaglandine, Thromboxane	Bronchialmuskulatur, Thrombozytenaggregation, Gefäßerweiterung

Haut, Lunge, Gastrointestinaltrakt). Morphologische Untersuchungen und in vitro Zellkulturen haben zur Unterscheidung von zwei Mastzellsubpopulationen geführt: Gewebsmastzellen («connective tissue mast cells») sowie mukosaständige Mastzellen. Inwieweit diese unterschiedlichen Mastzellpopulationen das Endstadium einer verschiedenartigen Differenzierung oder Funktion darstellen, bleibt zu klären. Gewebsständige Umgebungsfaktoren sollen für die Ausprägung des jeweiligen Mastzellentyps mitverantwortlich sein. Mastzellen, sowie auch basophile Leukozyten, können aufgrund ihres Mediatorenprofils auch histochemisch unterschieden werden. T-Zellen sind für die Ausreifung von Chymase-negativen und Tryptase-positiven Mastzellen des Gastrointestinaltraktes verantwortlich.

In der Lunge kommt den Mastzellen eine besondere Bedeutung zu. Dort sind sie wegen ihres Mediatorengehaltes an allergischen Atemwegserkrankungen, insbesondere dem Asthma, bei interstitiellen Lungenerkrankungen, der Sarkoidose sowie bei chronischen hypoxischen Zuständen beteiligt. Im Respirationstrakt des Menschen sind die Mastzellen überall anzutreffen, etwa zu gleichen Teilen im Bereich des Lungenparenchyms und in den Atemwegen. Periphere Lungenmastzellen finden sich unmittelbar unter der Pleura gelegen aber auch perivaskulär im Bereich der Lungenarterien. Mastzellen sind auch im Bereich der alveolären Septen nachweisbar. Von besonderer Bedeutung für die Entwicklung und Chronifizierung des Asthmas sind die bronchialen Mastzellen. Man findet sie sowohl in der Mukosa als auch in der Submukosa der Bronchien und Bronchiolen. Im Bindegewebe der Submukosa gelegene Mastzellen sind in der Nachbarschaft zu ihren Effektorzellen den glatten Muskelzellen, Endothelzellen, mukösen Drüsenzellen und marklosen Nervenfasern anzutreffen. Mastzellen finden sich bei Asthmatikern im Unterschied zu Normalpersonen gehäuft in der bronchoalveolären Lavage. Im Vergleich zu Nicht-Asthmatikern ist ihre Anzahl um das drei- bis fünffache erhöht. Das

Wachstum und die Differenzierung von Mastzellen und Basophilen wird durch Zytokine reguliert. IL-3 wirkt dabei als Wachstumsfaktor und IL-4 beeinflußt die Differenzierung von Basophilen und Mastzellen. Interferon-γ, das die Ausschüttung von Histamin aus Basophilen verstärkt, hemmt wiederum das Wachstum von Basophilen und Mastzellen.

Mastzellen und Basophile werden durch Kreuzvernetzung von mindestens zwei juxtaponierten IgE-Molekülen aktiviert. Dann kommt es zur Fusion der Granula mit der Zellmembran und der anschließenden Ausschüttung des Histamin-Heparin-Komplexes wie auch neutraler Proteasen (Chymase, Tryptase), von Karboxypeptidasen sowie Glykosidasen. Der genaue Ablauf der Degranulation kann stimulusabhängig in unterschiedlicher Weise erfolgen und beinhaltet entweder eine Ausschleusung des intakten Granulums oder eine Fusion unterschiedlicher Granula mit einer Öffnung zur äußeren Membran hin («piece meal degranulation»). Die Aktivierung von Mastzellen und Basophilen (Abb. 4/7) kann neben dem IgE-vermittelten Signal auch durch andere Aktivatoren wie Anaphylatoxine (C3a, C5a), Zytokine (IL-3, c-kit-Ligand), bestimmte Medikamente sowie Enzyme eingeleitet werden. Diese Aktivierung, die sich bezüglich ihrer Auswirkung auf die Mediatorfreisetzung nicht von der IgE-induzierten Stimulation unterscheidet, wird als pseudoallergische Reaktion bezeichnet.

Unter «Releasibility» (Freisetzungsfreudigkeit) einer Mediator sezernierenden Zelle versteht man die Fähigkeit, die gespeicherten oder neu zu bildenden Mediatorsubstanzen freizusetzen. Neuropeptide (Substanz P, Somatostatin, das vasoaktive intestinale Peptid (VIP) u. a.) können die sekretorische Leistung von Mastzellen und Basophilen beeinflussen. Daneben sind «Histamine Releasing»-Faktoren beschrieben worden, die IgE-abhängig oder unabhängig die Mediatorfreisetzung stimulieren. Einige der «Histamine-Releasing»-Faktoren können sich – je nach dem Glykosilierungsgrad des IgE – binden und damit eine Vernetzung des zellständigen IgE mit der Mastzellmembran einleiten. Dies führt zu einem Aktivierungssignal mit nachfolgender Mediatorausschüttung. Die Freisetzungsfähigkeit der Zelle kann auch durch die exogene Zugabe von definierten Zytokinen moduliert werden, die zu einer Voraktivierung führt (Tab. 4/4). Unterschiedliche Zytokine (IL-3, IL-8, GM-CSF, TNF) zeigen ein unterschiedliches Wirkoptimum hinsichtlich ihrer Konzentration und der zeitlichen Einwirkung auf. Damit ist auch eine physiologische Gegenregulation gewährleistet, die zum gegebenen Zeitpunkt die optimale Mediatorfreisetzung gewährleistet und andererseits der übersteigerten Freisetzung entgegenwirken kann.

Neutrophile Granulozyten

Die neutrophilen Granulozyten überwiegen zahlenmäßig die anderen Mediator-bildenden Zellen und reagieren auf unterschiedliche, chemotaktische Stimuli (Anaphylatoxine (C3a, C5a), Eicosanoide (LTB$_4$, PAF), Zytokine (IL-8 und verwandte Peptide). Im Rahmen der Infektabwehr stellen sie die erste Abwehrlinie. Mittels des oxidativen und nicht oxidativen Weges können Mikroorganismen abgetötet werden. Neutrophile sind das wesentliche zelluläre Element in der frühen Phase vieler akuter Entzündungsformen. Im Verlauf der allergischen Spät-Reaktion treten sie frühzeitig in der bronchoalveolären Lavage auf. Aufgrund ihres vielfältigen Mediatorengehaltes (präformierte Mediatoren – proteolytische Enzyme, neugenerierte Mediatoren – Eicosanoide (Abb. 4/8), Zytokine) sind sie für Veränderungen der vaskulären Permeabilität, die Ansammlung von Entzündungszellen sowie für die Aktivierung anderer Zellen mit verantwortlich. Wesentliche Aktivatoren der Granulozyten sind das bakterielle Peptid (fMLP), die Anaphylatoxine (C3a, C5a), sowie mikrobielle Exoprodukte (Exotoxine – z. B. das E.-coli α-Hämolysin, die Pseudomonas – Phospholipase C u. a.). Unter den Arachidonsäuremetaboliten, die von Neutrophilen produziert werden, spielen die chemotaktisch aktiven Metabolite (die 5-Hydroxyeicosatetraensäure – 5-HETE, das Leukotrien B$_4$ (LTB$_4$), der Thrombozyten aggregierende Faktor – (PAF) sowie das Prostaglandin E$_2$ (PGE$_2$) die Hauptrolle. Zusätzlich können Granulozyten auch Zytokine (IL-8 und verwandte Peptide) mit chemotaktischer Aktivität sowie Wachstumsfaktoren freisetzen.

Eosinophile Granulozyten

Eosinophile sind bei allergischen Erkrankungen wie Rhinitis, Asthma bronchiale und atopischer Dermatitis verstärkt im Blut vertreten. Eine Korrelation der Eosinophilenzahl in der bronchoalveolären Lavage mit dem Schweregrad des Asthma scheint zu bestehen. Auch bei Medikamentenallergien sowie anderen Erkrankungen kommt es zur Eosinophilie. Auffallend ist die markante Eosinophilie bei parasitären Erkrankungen, wobei dem Eosinophilen im Rahmen der parasitären Abwehr eine bedeutende Funktion zugesprochen wird. Neuere Untersuchungen an transgenen Mäusen, die eine IL-5-Überexpression zeigen und somit eine hohe Eosinophilie aufweisen, belegen daß die ausschließliche Zunahme an Eosinophilen nicht zum allergisch-entzündlichen Krankheitsbild führt. Zusätzliche Aktivierungssignale (z. B. Zytokine, Anaphylatoxine) sind erforderlich. Aktivierte Eosinophile verän-

Tab. 4/4: Auswirkung von Zytokinen auf die Histaminfreisetzung von Basophilen

Sekretion	Priming	Inhibition	keine Auswirkungen
IL-3	IL-8	IL-8	IL-2, IL-4, IL-6,
GM-CSF	IL-5	(NAP-1)	IL-7, IL-9, G-CSF,
(IL-1, IL-8)	IFN-		M-CSF, TGF-β

nach Kaplan – Adv. Immunol. **50**, 237–260, 1990

Alkyl-Phospholipid

PLA2

Arachidonsäure   lyso-PAF

Acetyl CoA
Acetylsynthase
CoA

PAF
(platelet activating factor)

a)

Phospholipide
↓
Arachidonsäure
↓
5-Lipoxygenase
↓
5-HPETE
→ 5-HETE
↓
LTA4

15-Lipoxygenase
↓
15-HPETE
↓
5-Lipoxygenase
↓
Lipoxin A / Lipoxin B

Cyclooxygenase
↓
11-HPETE
↓
PGG2
↓
TxA2 ← PGH2 → 12-HHT
↓   ↓
TxB2   PGD2   PGI2
              ↓   ↓
              PGE2   PGF2
                        ↓
                     6-keto-PGF1

Glatathion-S-Transferase
→ LTC4 → LTD4 → LTE4

Hydrolase
→ LTB4 → ω-Oxidation

b)

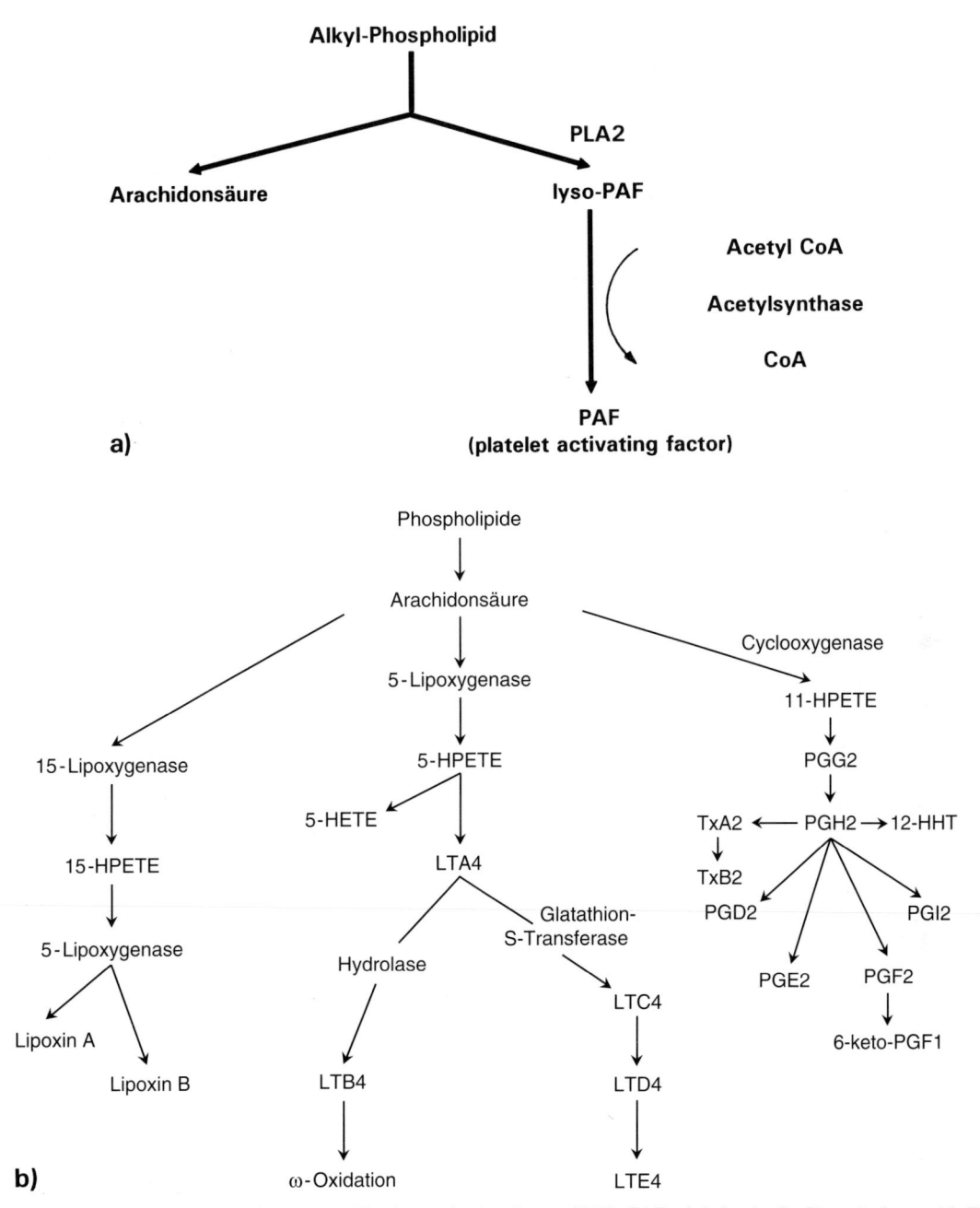

Abb. 4/8: Biogenese der Lipidmediatoren. **a:** Platelet activating factor (PAF). PAF wird durch die Phospholipase A2 (PLA2) vermittelte Spaltung aus membranständigem Alkylphospholipid und anschließender Acetylierung generiert. **b:** Die Arachidonsäuremetaboliten. Die verschiedenen Klassen der Lipidmediatoren (Hydroxyeicosanotetraensäuren = HETEs, Lipoxine, Leukotriene = LT, Prostaglandine = PG, Thromboxane = TX) werden jeweils in einer komplexen Kaskade aus der Arachidonsäure gebildet.

dern ihre Dichte. Eine verstärkte Mediatorbildung (z. B. LTC$_4$) oder Umsetzung von Mediatormolekülen ist die Folge. Das verstärkte Auftreten von eosinophilen Granulozyten bei der spät eintretenden allergischen Reaktion wird als prognostischer Indikator der Schädigung angesehen. Die Vielzahl der aus Eosinophilen freigesetzten Mediatorsubstanzen (präformiert – kationische Proteine; proteolytische Enzyme, neugeneriert – Lipidmediatoren, Zytokine, Sauerstoffradikale) sind für die auftretenden sekundären Schädigungen wie Epitheldesquamation, Mukusproduktion, Bronchokonstriktion und Fibroblastenaktivierung mit Basalmembranverdickung verantwortlich. Ausdifferenzierte, eosinophile Granulozyten haben einen typischen, brillenförmigen Nukleus mit einer An-

Tab. 4/5: Biologische Aktivitäten der granulären Proteine von Eosinophilen

Protein	Molekulargewicht	Quelle	Wirkung
MBP	14kD	sekundäre Granule Kernstruktur	Zytotoxisch für Parasiten, Histaminfreisetzung v. Basophilen, Neutralisation von Heparin, bakterizid, verstärkt bronchiale Hyperreaktivität, Bronchospasmus, Aktivierung von Thrombozyten und Neutrophilen
EDN	18–19kD	sekundäre Granule Matrixteil	Neurotoxin, RNAse Aktivität, schwach parasitär zytotoxisch, identisch mit EPX
ECP	21kD	sekundäre Granule Matrixteil	stark parasitär zytotoxisch, Neurotoxin, Histaminfreisetzung, bakterizid, neutralisiert Heparin, veränderte Fibrinolyse
EPO	66kD	sekundäre Granule Matrixteil	Mit H_2O_2 + Haliden: Abtötung von Mikroorganismen und Tumorzellen, Histaminfreisetzung u. Degranulation, Leukotrieninaktivierung, Schädigung des respiratorischen Epithels, Bronchospasmus

zahl von verschieden großen Granula. Die großen Granula, die einen Kern und eine Matrix enthalten, sind in der Zelle kompartimentalisiert. Im Kern findet sich das major basic protein (MBP), in der Matrix das eosinophile kationische Protein (ECP), das von Eosinophilen abstammende Neurotoxin (EDN) und die eosinophile Peroxidase (EP) (Tab. 4/5). Die Freisetzung dieser Substanzen führt zur Gewebsschädigung. Im Bronchialtrakt könnte die Freilegung sensorischer Nervenendigungen eine Erklärung für die Hyperreaktivität der Atemwege sein. Die kleinen Granula enthalten Enzyme wie Arylsulfatase, Kollagenase, Elastase, saure Phosphatasen, Proteasen, spezifische Esterasen, Phospholipase D. Patienten mit Asthma bronchiale zeigen im Sputum Charcot-Leydenkristalle, die aus Lysophospholipasen bestehen. Diese Kristalle sollen mit dem «Surfactant System» in Wechselwirkung treten. Ob dies zu Veränderungen der mikrobiellen Infektabwehr führt, wird diskutiert.

Die Reifung des eosinophilen Leukozyten im Knochenmark steht unter dem Einfluß von Zytokinen, wie IL-3, GM-CSF und G-CSF. Die Ausdifferenzierung zum reifen Eosinophilen findet unter der Einwirkung von IL-5 statt. Die im Gewebe auftretende Eosinophilie ist weitaus stärker als die des peripheren Blutes. Eosinophile können in Abhängigkeit vom Stimulus selber auch Zytokine freisetzen, wie IL-1, TGF(-α, -β), IL-5 sowie IL-6. Eosinophile tragen auf der Oberfläche Rezeptoren für IgG (alle Subklassen), für IgA, ein IgE-Bindeepitop (Mac-2), Rezeptoren für Komplementfragmente, Lipidmediatoren (PAF, LTB_4) sowie für die Zytokine IL-3, IL-5, GM-CSF u. a. Eosinophile exprimieren HLA-DR sowie das CD4 Epitop. Die ausschließliche Zuordnung eines einzelnen Chemotaxins zur Erklärung einer Eosinophilie ist nicht möglich. Faktoren wie das IL-2 und der ‹lymphocyte chemoattractant factor› (LCF) wirken chemotaktisch auf Eosinophile. Ihre Aktivität ist 100- bis 1000-fach stärker, als die von C5a oder PAF. Das IL-5 besitzt eine schwache chemotaktische Aktivität. LCF ist ein 14 kD Protein und erscheint als 56 kD Tetramer in der Zellkultur. LCF wird durch $CD8^+$ T-Zellen nach Mitogenaktivierung sowie durch biogene Amine wie Histamin und Serotonin freigesetzt. Die Aktivität von LCF beschränkt sich auf $CD4^+$-Zellen. Eosinophile exprimieren CD11b und HLA-DR. Das CD4-Epitop ist der zelluläre Rezeptor für LCF. CD4 bindende Liganden stimulieren ebenfalls die Mobilität von Eosinophilen. Eosinophilen wie Lymphozyten benutzen gemeinsame Mechanismen, um an Endothelzellen zu adhärieren (Tab. 4/6). Die Bindung von Eosinophilen

Tab. 4/6: Familie der Adhäsionsmoleküle (links) und ihre Liganden (rechts)

Ig-Superfamilie:	
CD2	LFA-3
ICAM-1	LFA-1, Mac-1
ICAM-2	LFA-1
ICAM-3	
VCAM-1	VLA-4
Integrinfamilie:	
LFA-1 (CD11a/CD18)	ICAM-1, ICAM-2
Mac-1 (CD11b/CD18)	ICAM-1, iC3b, Faktor X, LPS
VLA-1–3	Laminin, Kollagen
VLA-4	Fibronectin, VCAM-1
Selektinfamilie:	
E-Selektin	Sialyl-Lewis-Antigen
L-Selektin	vaskuläre Addressine
P-Selektin	unbekannt

an durch Zytokine aktivierte Endothelzellen, erfolgt über das VCAM-1. Dieser Ligand ist auch für die lymphozytäre Adhärenz an Endothelzellen verantwortlich. Die Adhäsion von Eosinophilen an VCAM-1 wird über das α4-Integrin (VLA-4) vermittelt, welches auf Eosinophilen und Lymphozyten, aber nicht auf Neutrophilen vorliegt. Neutrophile lagern sich im Unterschied zu Eosinophilen an die Adhäsine ICAM-1 und ELAM (E-Selectin) des vaskulären Endothels an. Die Aufregation der Adhäsionsmoleküle steht unter dem Einfluß verschiedener Zytokine, wie z. B. IL-1, TNF-α und IL-4. Dies mag eine Erklärung dafür sein, warum im Rahmen der allergischen Reaktion (Th_2-Zellaktivierung, Mastzellstimulation mit Freisetzung von IL-4 und IL-5) Eosinophile präferentiell in das Entzündungsareal einwandern. Interpretiert man die Rolle des Eosinophilen unter dem Aspekt der Infektabwehr, so scheint er für die parasitäre Elimination neben Monozyten, Mastzellen und Makrophagen bedeutsam zu sein. Die Bindung des Parasiten über das an Eosinophilen vorliegende IgE-Bindeepitop (Mac-2) führt zur Freisetzung von kationischen Proteinen und damit zu seiner Expulsion und Abtötung. Die durch die Evolution erhalten gebliebene Funktion des Eosinophilen führt offensichtlich zu Schadensreaktionen in Lebensgemeinschaften mit höherem Hygienestandard, bei denen parasitäre Infektionen eine untergeordnete Rolle spielen.

Monozyten und Makrophagen

Diese Zellen sind durch ihre Phagozytoseaktivität charakterisiert. Im Gewebe haben sie eine lange Überlebenszeit und können dort ausdifferenzieren, wie sich durch den Nachweis definierter Oberflächenmarker zeigen läßt. In Kooperation mit Lymphozyten kommt es zur antigenspezifischen Antwort, wobei eine Vielzahl von Mediatorstoffen freigesetzt wird. Diese wiederum führen zur Aktivierung oder auch Inhibition anderer Zellen. Die Aktivierung des Makrophagen kann rezeptorunabhängig (bakterielle Toxine, Phospholipasen, u. a.) sowie rezeptorabhängig (Fcγ, Fcε-Rezeptor II, Komplementrezeptoren, Zytokinrezeptoren) erfolgen. Makrophagen haben somit proinflammatorische als auch antiinflammatorische Funktionen. Ihre Hauptfunktionen bestehen somit in der Phagozytose, Zytotoxizität, Sekretion sowie Immunregulation. Neben Zytokinen und proteolytischen Enzymen werden aus Monozyten und Makrophagen Eicosanoide und biologisch aktive Komplementbruchstücke freigesetzt, die das Entzündungsumfeld weiterhin beeinflussen (Abb. 4/9). Im Rahmen allergischer Reaktionen findet man die Zellen nach 8–12 Stunden im Entzündungsherd, wo sie, insbesondere bei der Überempfindlichkeit vom verzögerten Typ, eine wesentliche Rolle spielen. Im Rahmen der allergischen Reaktion kommt es

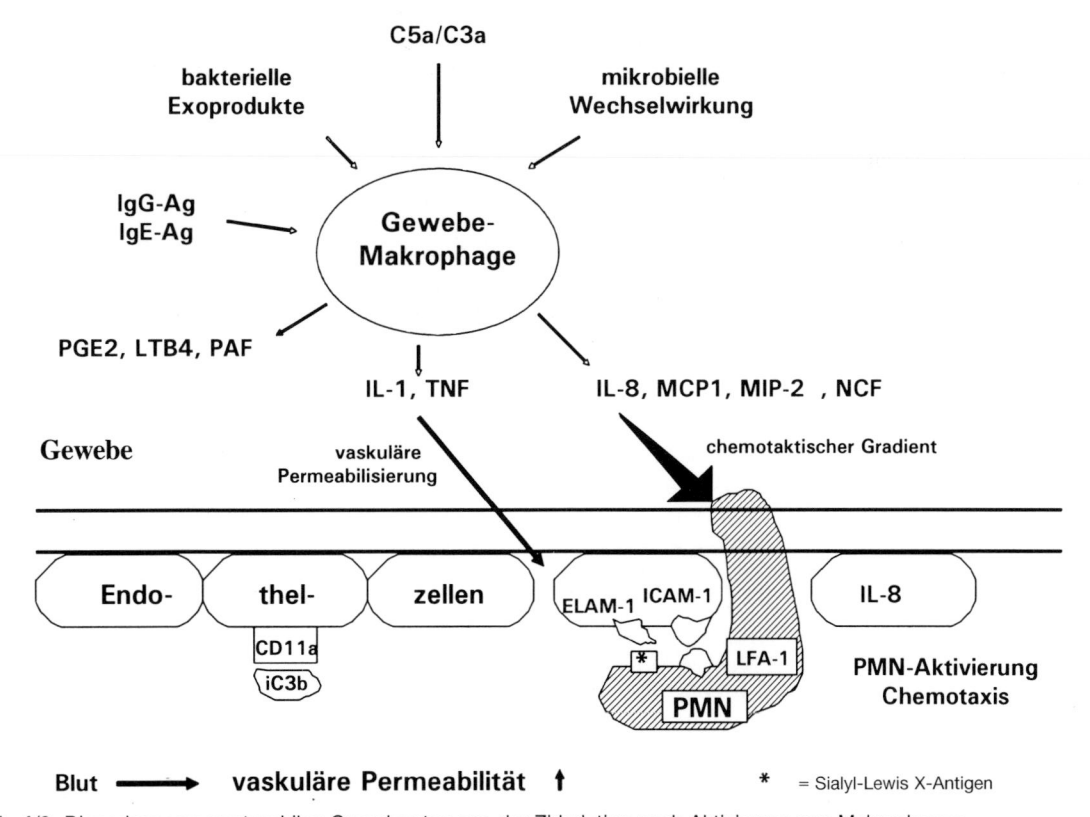

Abb. 4/9: Diapedese von neutrophilen Granulozyten aus der Zirkulation nach Aktivierung von Makrophagen. Unterschiedliche Faktoren führen zur Hochregulation von Adhäsinen an Endothelzellen sowie entsprechender Rezeptoren an Granulozyten. Der Granulozyt folgt einem chemotaktischen Gradienten und sezerniert seine Exoprodukte.

unter Einwirkung von IL-4 zur Hochregulation des niedrigaffinen Rezeptors für IgE (CD23). Durch Bindung von antigenspezifischem IgE und dessen Vernetzung mit Allergen wird eine antigene Präsentation sowie Aktivierung des Makrophagen mit Ausschüttung der o. g. Entzündungssubstanzen eingeleitet.

Thrombozyten

Thrombozyten können durch IgE, durch den Thrombozyten aggregierenden Faktor (PAF), durch die Substanz P, Thrombin und andere Faktoren direkt aktiviert werden. Aktivierte Plättchen entlassen die chemotaktisch aktive 12-Hydroxyeicosatetraensäure (12-HETE); sie scheiden Gerinnungs- und Wachstumsfaktoren sowie verschiedene vasoaktive Amine aus. Ferner werden neutrale und saure Hydrolasen von Thromboxan A_2. Plättchen können über Aktivierung des Fcε-RI diese Mediatoren entlassen und somit spezifisch auf Allergene reagieren. Die exogene Zugabe des Leukotrienvorläufers (LTA_4) zu Plättchen führt zur Umwandlung in das spasmogen aktive Leukotrien C_4 (LTC_4). Damit beteiligen sich Thrombozyten an der Bronchokonstriktion durch die Metabolisierung von neu gebildetem Leukotrien A_4 mit der Bildung zu Leukotrien C_4. Atopiker weisen im Vergleich zu normalen Individuen etwa dreimal mehr Fcε-RI an Thrombozyten auf. Thrombozyten entlassen CTAP III, das nach seiner Spaltung durch den Granulozyten ähnlich wie IL-8 und verwandte Substanzen chemotaktisch wirksam ist und Granulozyten voraktiviert.

4.1.5 Die Bedeutung von Zytokinen für die IgE-vermittelte allergische Entzündung

Die Bedeutung der Zytokine für die Induktionsphase der allergischen Reaktion wird am Beispiel des Ig-Klassen-Wechsels zu IgE durch IL-4 wie auch an der Ausreifung von Effektorzellen (Mastzelle, Basophile, Eosinophile) klar aufgezeigt. Die einmal eingesetzte IgE-vermittelte Reaktion kann durch Einbeziehung unterschiedlicher Rezeptoren (Fcε-RI, Fcε-RII) sowie durch Aktivierung vielfältiger Zellen ein verstärktes sowie auch abgestuftes Entzündungsbild aufzeigen. Die Zytokine ihrerseits modulieren die Reaktivitätsbereitschaft von Entzündungszellen für den nachfolgenden Stimulus. Sie können aber auch selber aktivierend in die Mediatorfreisetzung eingreifen. So führt IL-3, IL-5, GM-CSF und IFN-γ zur Histaminfreisetzung aus humanen Basophilen, während der c-kit Ligand die Histaminfreisetzung aus Mastzellen einleitet. Die Aktivierung von Entzündungszellen durch Lymphokine ist damit nicht nur für die Ausprägung der allergischen Reaktion vom Soforttyp maßgeblich. Sie bereitet auch die zelluläre Infiltration in das Gewebe durch vermehrte Expression definierter Adhäsionsmoleküle vor;

sie ist verantwortlich für die interzelluläre Wechselwirkung mit der darauffolgenden Sekretion und Akkumulation weiterer Entzündungszellen, wie es für die spätauftretende allergische Reaktion (LPR) charakteristisch ist. Die Voraktivierung Eosinophiler und Neutrophiler verändert die Freisetzungsfähigkeit dieser Zellen für Lipidmediatoren (Leukotriene, PAF). Eosinophile wie auch neutrophile Granulozyten von Patienten mit atopischer Dermatitis zeigen nach ihrer Aktivierung eine erhöhte Freisetzung des chemotaktisch aktiven LTB_4 sowie des spasmogen wirksamen LTC_4.

4.2 Mediatoren der Entzündung

Für die Ausprägung einer allergischen und entzündlichen Symptomatik sind in der Regel mehrere Mechanismen und zahlreiche Einzelkomponenten verantwortlich (Tab. 4.7). Ihre Aktivität unterliegt einem ausgewogenen Gleichgewicht von Aktivierung und Inaktivierung. Jedes Mediatorensystem läßt sich durch immunologische und nichtimmunologische Abläufe induzieren, wobei jedoch das Ausmaß der Sekretion durch den Stimulus, durch den Zelltyp und durch interzelluläre Wechselwirkungen bestimmt wird. Mediatoren sind biologische Effektormoleküle, die mit spezifischen Rezeptoren an Organen oder Zielzellen reagieren. Es folgt dann die sekundäre Aktivierung von biochemischen Mechanismen an den Zellen oder Endorganen. Die Mediatoren werden entweder aus Vorläufermolekülen in den Körpersäften (humorale Mediatorsysteme) oder aus Körperzellen (zelluläre Mediatorsysteme) freigesetzt. Zelluläre Faktoren ihrerseits (z. B. Enzyme aus Mastzellen) können die humoralen Vorläufer von Mediatoren aus dem Komplement-, Kinin- und Gerinnungssystem aktivieren, und so akute, subakute und chronische Entzündungsprozesse einleiten. Das Vorhandensein unterschiedlicher Entzündungssubstanzen, das heißt Mediatoren mit Spezifität für unterschiedliche Entzündungspartner und Zielzellen, könnte dafür eine Erklärung sein. Grundsätzlich können Mediatoren zur a) vaskulären Entzündung (Ödem, Schwellung), b) Zellinfiltration, c) Gewebsschädigung führen oder d) als neurogene Faktoren wirken. Stimulusabhängig, wie auch am Ort der Entzündung, leiten sie die lokale akute sowie die verspätet einsetzende, allergische Reaktion ein. Damit übernehmen die einzelnen Mediatorkaskaden in ihrer pathophysiologischen Auswirkung keine scharf abgegrenzte Rolle, sondern greifen ineinander über. Der auslösende Stimulus (IgE, Mastzelle) oder die Aktivierung des entzündlichen Infiltrates mag dann das Ausmaß der pathophysiologischen Reaktion bestimmen. Neben der gegenseitigen Amplifikation werden die Entzündungsmediatoren in vivo über antientzündliche Mechanismen kontrolliert. Sie sind entweder zell- oder organspezifisch lokalisiert oder werden unter Umständen auch von mikrobiellen Erregern freigesetzt (z. B. Katalase-Umwandlung von Sauerstoffradikalen), rezeptorabhängige Endozytose (z. B. C5a), Metabolisierung der Eicosanoide (–PAF → Lyso-PAF; LTB_4 → ω-Oxidation, – LTC_4 → D_4 → E_4).

Tab. 4/7: Eigenschaften neugebildeter Mediatoren

I. Lipidfaktoren	Herkunft	Wirkung
Prostaglandin D_2	Mastzellen	Bronchokonstriktion, verstärkte Leukotrieneffekte
Prostaglandin E_2	Monozyten, Makrophagen, Epithelzellen u. a.	Bronchodilatation, verstärkt Leukotrieneffekte, Zellinfiltration, Ödeme, inhibiert lymphozytäre Funktionen
Thromboxan A_2	Thrombozyten, Monozyten, Makrophagen u. a.	Bronchokonstriktion, Aggregation von Thrombozyten
Prostazyklin (PGI_2)	Endothelzellen u. a.	Hemmung der Aggregation von Thrombozyten
5-Hydro(peroxi)-eicosatetraensäure, 5-H(P)ETE	Zellen mit 5-Lipoxigenase (Neutrophile)	chemotaktisch auf Neutrophile, verstärkt IgE-Antigen induzierte Histaminfreisetzung
12-HPETE, 12-HETE	Thrombozyten	chemotaktisch auf Neutrophile
15-HPETE, 15-HETE	Eosinophile, Bronchial Epithelzellen	Aktivierung von Mastzellen u. a., inhibiert 5-Lipoxigenase
Leukotrien A_4	alle Zellen nach Aktivierung, potentes Epoxid, Bindeglied d. interzellulären Aktivierung, s. a. LTA_4 + Zellen	transzelluläre Umwandlung: Thrombozyten + LTA_4 zu LTC_4, Eos + LTA_4 zu LTB_4, Ly + LTA_4 zu LTB_4
Cysteinyl-Leukotriene (SRS-A) LTC_4, D_4, E_4	Mastzellen, Basophile, Eosinophile, Metabolisierung von LTA_4 über LTC_4 nach LTD_4 und weiter nach LTE_4	Bronchokonstriktion, Ödem, Mukus
Leukotrien B_4	Neutrophile, Monozyten, Makrophagen	Chemotaxis von Neutrophilen und Eosinophilen
omega Oxidationsprodukte		biologisch inaktive Produkte
platelet activating factor (PAF)	Neutrophile, Eosinophile, Monozyten, Makrophagen u. a.	chemotaktisch auf Eosinophile und Neutrophile, Ödem, Bronchokonstriktion erhöht die Effektorleistung

II. Reaktive Sauerstoffspezies	Herkunft	Wirkung
Sauerstoffradikale (O_2^-, $\cdot OH^-$, H_2O_2)	Entzündungszellen, respiratorischer Burst	Zytotoxizität, Bakterizidie, Gewebsschädigung, Inaktivierung der Leukotriene
Stickoxide	Endothelzellen, Makrophagen	Erschlaffung glatter Muskulatur

III. Peptidmediatoren	Herkunft	Wirkung
Anaphylatoxine (C3a/C5a)	Komplement	Degranulation von Mastzellen, Chemotaxis, Ödem, Kontraktion der glatten Muskulatur
Neuropeptide (Substanz P, vasoaktives intestinales Peptid (VIP))	Nervenfasern, Mastzellen	Permeabilitätserhöhung, Bronchokonstriktion, vermehrte Sekretion, Mastzellen Degranulation
Endothelin	Endothelzellen, Epithelzellen	Vasokonstriktion, Vasodilatation durch Freisetzung von NO, Bronchokonstriktion
Calcitonin gene related peptide (CGRP)	Nervenfasern	Gefäßerweiterung, Mitbeteiligung bei Ödemen
Nerve Growth Faktor	Schwann-Zellen	Nervenentwicklung, Mastzellvermehrung, Mastzelldegranulation

4.3 Interzelluläre Wechselwirkungen bei immunpathologischen Vorgängen

Allergische und entzündliche Reaktionen stellen ein Kontinuum von Wechselwirkungen dar, die nach heutigen Kenntnissen durch Neurotransmittersubstanzen weiter moduliert werden. Infektionen können darüberhinaus das Gesamtbild überlagern, so daß eine eindeutige Zuordnung des immunologischen Reaktionsbildes erschwert wird. Klinisch kann zwischen Sofort- und Spätreaktion sehr deutlich unterschieden werden, während dies für die pathophysiologischen Vorgänge nur mit großen Vorbehalten gilt. Während der allergischen Reaktion vom Soforttyp spielen die Faktoren wie Histamin, Tryptase, Enzyme sowie Eicosanoide (PGD_2, LTC_4, LTB_4, PAF) eine wesentliche Rolle. Sie sind für die Permeabilitätserhöhung der Gefäße verantwortlich und sind an der rasch eintretenden Vasodilatation und Exsudation des Gewebes, dem Ödem sowie an der Quaddelbildung beteiligt. Cysteinyl-Leukotriene (LTC_4, $-D_4$, $-E_4$) wie auch PAF entfalten spasmogene Wirkungen und verändern die gastrointestinale Peristaltik sowie die Mukussekretion (Abb. 4/10). Die einsetzende Zellinfiltration mit der Bildung von Zytokinen, der Ausprägung von Adhäsinen, dem höheren Reaktivitätserwerb für die Mediatorfreisetzung (Priming) charakterisiert die spät einsetzende, allergische Reaktion. Humorale Systeme sind sowohl bei der Sofortreaktion als auch bei der spät einsetzenden allergischen Reaktion beteiligt. Dazu gehören die Aktivierung der Komplementkaskade über tryptische Enzyme oder die Aktivierung des Kininsystems mit dem Auftreten von Bradykinin, was eine sofortige oder auch eine verzögerte Wirkung zur Folge haben kann. Die spät einsetzende allergische Reaktion, die nicht bei allen Personen nachweisbar ist, wurde am gründlichsten bei Asthmatikern analysiert. Die Möglichkeit, Zellmaterial aus der bronchoalveolären Lavage mit entsprechenden Biopsien aus der Bronchialschleimhaut zu vergleichen, ergab, daß die Schleimhaut mit $CD4^+$ Lymphozyten sowie Eosinophilen durchsetzt ist. Jüngste Untersuchungen an Primaten zeigten, daß die spät einsetzende allergische Reaktion (LPR) zunächst durch den Neutrophileneinstrom in der bronchoalveolären Lavage gekennzeichnet ist, dem einige Stunden später die Eosinophilen folgen. Eine Rolle des Thrombozyten bei der interzellulären Wechselwirkung wird ebenfalls postuliert. Die pathophysiologischen Auswirkungen der LPR ließen sich durch einen monoklonalen Antikörper gegen das P-Selectin aufheben. Die $CD4^+$ Lymphozyten vom Th_2-Typ zeigen bei Allergikern eine verstärkte Expression der m-RNA von IL-4 und IL-5. Offenbar korreliert die Aktivierung von T-Lymphozyten (CD45RA in der bronchoalveolären Lavage) mit dem Auftreten der Eosinophilie. Dieses Zellbild sowie die Expression der Zytokine ist aber auch von der eingesetzten Allergenkonzentration abhängig. Prinzipiell ist der Ablauf der Spätreaktion (LPR) sehr komplex und läßt sich nur durch die überlappenden Auswirkungen der Mediatoren erklären, die entscheidend für die Zusammensetzung des zellulären Infiltrates sind, wie z. B. bei der Eosinophilie gezeigt werden konnte. Unterschiedliche

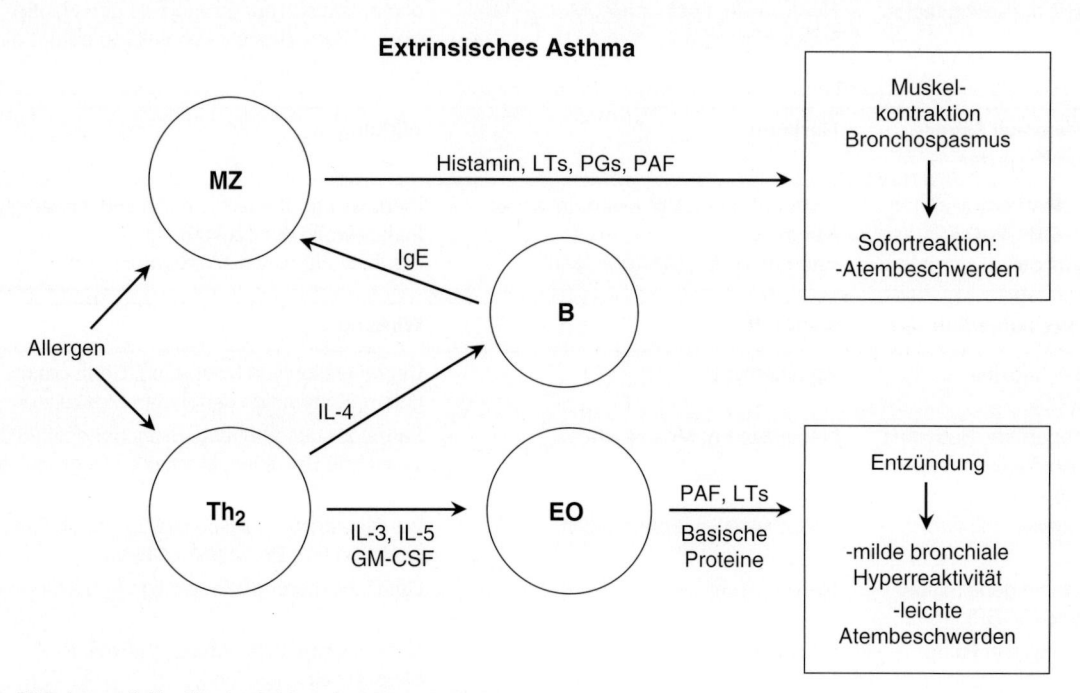

Abb. 4/10: Interzelluläre Wechselwirkungen bei extrinsischem Asthma.

chemotaktische, speziesspezifische Faktoren sind für die Eosinophilie verantwortlich und neue (z. B. LCF, IL-2) kommen hinzu. Chemotaktisch wirksame Zytokine wie IL-1, TNF-α, IL-8/NAP sowie Komplementbruchstücke (C3a/C5a) führen zur Aufrechterhaltung des chemotaktischen Gradienten nach Abfluten der niedrigmolekularen chemotaktischen Faktoren und leiten die Freisetzung weiterer Entzündungsmediatoren und Zytokine ein. Die Permeabilitätserhöhung führt zum Austritt von Plasmaproteinen, wobei der Hagemann-Faktor und das hochmolekulare HMW-Kinogen aktiviert werden. HFA wirkt fibrinolytisch und wandelt das Präkallikrein in Kallikrein um. Das Kallikrein wiederum spaltet von HMW-Kinogen das Bradykinin ab, das in der Sofortreaktion wie auch in der Spätreaktion wirksam ist. Eine wiederholt auftretende Spätreaktion führt zur Chronifizierung des Entzündungsgeschehens, was pathophysiologisch zur Entwicklung eines Asthma bronchiale führt. Obwohl unsere Kenntnisse zu den unterschiedlichen Mediatoren sowie zu den molekularbiologischen Vorgängen, die für die zelluläre Wanderung erforderlich sind, immer deutlicher werden, weiß man wenig über die Abläufe, welche letztendlich die pathophysiologische Schädigung einleiten. Neben der Infiltration von Entzündungszellen müssen spezifische Mechanismen zu ihrer Aktivierung führen. Wie dies im einzelnen vonstatten geht ist unklar, zumal ein Großteil der Entzündungszellen stimulusabhängig reagiert und die Mediatoren kompartmentalisiert entlassen werden. Weiterhin kann die Einzelzelle über die Komplexität ihrer Signaltransduktionskette das Ausmaß der Reaktionsfolge mitentscheiden. Warum in dem einen Fall die Entzündungsreaktion physiologisch abgefangen wird, im anderen Falle sich diese chronifiziert, ist unklar. Ferner kommen viele individuelle Faktoren hinzu, welche die Ursache für die Heterogenität der bei der Sensibilisierung auftretenden pathophysiologischen Abläufe verantwortlich sind. So ist die Bereitschaft auf die freigesetzten Mediatoren zu reagieren unterschiedlich. Außerdem kann es auch ohne Sensibilisierung oder Allergenkontakt zu immunpathophysiologisch sehr ähnlichen Reaktionen mit häufig schwerem Verlauf (intrinsisches Asthma) kommen. Diese zeigen wie das extrinsische Asthma eine nahezu identische Zellinfiltration in der Bronchialschleimhaut sowie Zytokinexpression und Sekretion von Mediatoren. Alle Komponenten des Immunsystems greifen in die Komplexität IgE vermittelter Abläufe ein. Somit ist die von Gell und Coombs vorgenommene Klassifizierung lediglich für didaktische Zwecke nutzbar, da die immunpathologischen Vorgänge der Typ I–IV Reaktionen fließend sind und ineinander übergreifen.

Literatur

Abbas, A. K., A. H. Lichtman, J. S. Pober: Cellular and Molecular Immunology, W. B. Saunders Co., 1991, 1–417.

Benhamou, M., R. P. Siraganian: Proteintyrosine phosphorylation: an essential component of Fcε-RI signaling, Immunology today 13, 195–197, 1992.

Berman, J. S., P. F. Weller: Airway Eosinophils and lymphocytes in Asthma, Am. Rev. Resp. Disease, 145, 1246–1248, 1992.

Herman, A., J. W. Kappler, Ph. Marrack, A. M. Pullen: Superantigens: Mechanisms of T-cell stimulation and role in immune responses, Annu. Rev. Immunol. **9**, 745–772, 1991.

Ishizaka, K.: Regulation of immunglobulin E biosynthesis, Adv. Immunol. 47, 1–44, 1989.

Kaplan, A. P., S. Reddigari, M. Balza, P. Kuna: Histamine releasing factors and cytokine dependent activation of basophils and mastcells, Adv. Immunol. **50**, 237–260, 1991.

König, W., J. Bujanowski-Weber, A. Fischer, J. Fränken, I. Knöller, K. Neuber, U. Stephan: Mechanismen der IgE-Induktion und -Modulation, Allergologie, **14** S. 1–S. 23, 1991.

König, W., A. Fischer, T. Pfeil, J. Bujanowski-Weber: Regulation of CD23 in allergic diseases in: Gordon, J. (ed): CD23 – a novel multifunctional regulator of the immune system that binds IgE, Monogr. Allergy, Basel, Karger, 1991, Vol. 29, pp. 94–123, 1991.

Metzger, H.: The receptor with affinity for IgE, Immunol. Rev. **125**, 37–48, 1992.

Miyajima, A., T. Katamura, N. Harada, T. Yokota, K. I. Arai: Cytokine receptors and signal transduction, Annu. Rev. Immunol. **10**, 295–331, 1992.

Mosmann, T. R., R. L. Coffman: Heterogeneity of cytokine secretion patterns and functions of helper T-cells, Adv. Immunol. **46**, 111–147, 1989.

de Weck, A. L., C. A. Dahinden, S. Bischoff: The multiple role of cytokines in IgE mediated allergic reactions, Behring Inst. Mitt. **91**, 100–106, 1992.

5 Autoimmunität, HLA-Assoziationen
G.-R. Burmester

Kennzeichen des Immunsystems der Vertebraten ist die hohe Spezifität und Universalität, d. h. gegen jedes nur erdenkliche Molekül, das in geeigneter Weise dem Immunsystem angeboten – «präsentiert» – wird, kann eine Immunantwort eingeleitet werden, die spezifisch nur für die bestimmte Konfiguration dieses Moleküls ist. Diese hohe Spezifität und Universalität ist offensichtlich von großem Vorteil in der evolutionären Entwicklung, da diese Grundzüge des Immunsystems allen höher entwickelten Spezies gemeinsam sind. Der große Nachteil der Universalität des Immunsystems besteht jedoch darin, daß grundsätzlich auch gegen körpereigene – autologe – Substanzen eine Immunantwort eingeleitet werden kann. Autoimmunität ist also definiert als die Reaktion des Immunsystems auf körpereigene Substanzen. Dabei ist die Frage nicht, warum es überhaupt Autoimmunität gibt, sondern warum sie nicht viel häufiger auftritt oder gar ein generelles Phänomen ist, da ja – wie oben ausgeführt ist – grundsätzlich jeder Stoff, also auch körpereigenes Material, eine Immunantwort hervorrufen kann. Verhinderung der Autoimmunität, «Toleranz», muß also ein aktiver Vorgang sein, der durch verschiedene Deletions- und Suppressionsmechanismen ständig aufrechterhalten werden muß. Störungen dieser Mechanismen führen dann zu dem Phänomen der Autoimmunität.

5.1 Autoimmunität – ein häufiges physiologisches Begleitphänomen

Autoimmune Vorgänge sind nicht grundsätzlich gleichzusetzen mit krankmachenden Ereignissen. So werden z. B. im Alter häufig Autoimmunphänomene ohne klinische Symptome beobachtet. Diese bestehen z. B. im Vorkommen von antinukleären Antikörpern (ANA), d. h. Antikörpern gegen normale Zellkernbestandteile, oder auch in Rheumafaktoren (RF) – Antikörpern, die gegen den konstanten Teil von Immunglobulinen gerichtet sind. Letztere bilden geradezu das Paradebeispiel eines Autoimmunphänomens, da sich hier die Erkennungsmoleküle des Immunsystems, also die Antikörper, gegen sich selbst richten. Auch bei heftigen Auseinandersetzungen des Immunsystems mit Bakterien oder Viren können «physiologischerweise» antinukleäre Antikörper oder Rheumafaktoren gefunden werden.

Tab. 5/1: Physiologisches und pathophysiologisches Auftreten von Autoimmunphänomenen

Auto-immun-phänomen	Situationen physiologisch	pathologisch
Anti-nukleäre Antikörper	Alter, Virus-infektionen	«Kollagenerkrankungen», z. B. system. Lupus erythematodes
Rheuma-faktoren	bakterielle Infektionen	chronische Polyarthritis

Die physiologische Bedeutung des Auftretens dieser Antikörper ist noch nicht klar; im Alter werden nachlassende Suppressionsmechanismen diskutiert; bei Infektionen werden Abräumvorgänge von zerstörten Zellen (ANA) oder Verstärkung der Immunantwort durch Potenzierung der Immunglobulin-Beladung von Bakterien (RF) angenommen. In allen diesen Situationen sind die autoimmunen Antikörper in der Regel niedrigtitrig, d. h. in geringer Zahl vorhanden und im Fall von Infektionskrankheiten nur passager nachweisbar – hier verschwinden die Autoimmunphänomene nach Beseitigung der Infektion. Zwei Folgerungen ergeben sich aus diesen Beobachtungen:
1. Autoimmunphänomene können auch bei gesunden Organismen entstehen, ohne Krankheiten hervorzurufen, und
2. in bestimmten Situationen, z. B. Infektionen, können Autoimmunphänomene auch eine physiologische Bedeutung haben und unterliegen einem wirksamen Regulationsmechanismus.

Tabelle 5.1 zeigt eine Gegenüberstellung von physiologischen und pathologischen Situationen, in denen die genannten Autoimmunphänomene auftreten.

5.2 Verhinderung der Autoimmunität

Trotz der auch gelegentlich physiologisch auftretenden Autoimmunphänome ist deren Verhinderung eine entscheidende Aufgabe des Immunsystems. Die in Tabelle 5.2 aufgeführten Mechanismen stehen hier zur Verfügung und werden im einzelnen unten ausgeführt. Wesentliche Impulse zur Erklärung der Toleranzinduk-

Tab. 5/2: Mechanismen der Toleranzinduktion/-erhaltung

Art	Mechanismus	vermutete Wirkungsweise
Zentral:		
prä-/perinatale Toleranzinduktion	Kontakt mit Antigen während Entwicklung des Immunsystems	Deletion, toleranzerhaltende T-Zellen
Peripher:		
Zielzellen haben keine MHC-Antigene	keine Erkennungsmöglichkeit	keine Reaktion der T-Zellen
Fehlen eines Ko-Stimulator-Signals	keine Induktion der T-Zell-Aktivierung	Fehlen aktivierter T-Zellen
periphere Suppressionsmechanismen	natürlich aktivierte autoreaktive T-Zellen	toleranzerhaltende T-Zellen
«low zone»-Toleranz	Injektion kleinster Antigenmengen	Induktion von spez. Suppressorzellen
«high zone»-Toleranz	Injektion großer Antigenmengen	«Immunparalyse»
«sequestrierte» Antigene	Antigene ohne Kontakt zur Blutversorgung	kein Kontakt zum Immunsystem
Schwangerschaft	Tolerierung väterlicher Fremdantigene	Plazentaprodukte? Suppressorzellen? Anti-HLA-Antikörper?

tion und deren Erhaltung sind in der jüngsten Zeit von der Untersuchung transgener Mäuse oder Ratten ausgegangen. Dabei werden ein oder mehrere fremde Gene in die Keimbahn eingebracht, indem die für diese Gene kodierende DNA in die Pro-Nuclei befruchteter Eizellen micro-injiziert wird. Diese werden anschließend in scheinschwangere Mäuse implantiert, so daß die sich aus diesen Eizellen entwickelnden Nachkommen «transgen» sind, das heißt ein fremdes Gen fest in die eigene Keimbahn integriert haben, das auf folgende Generationen übertragen werden kann (s. Schema in Abb. 5/1). Ein entscheidender Vorteil dieses experimentellen Systems besteht darin, daß das Genprodukt, dessen toleranz-induzierende Eigenschaften untersucht werden sollen, von Anfang an im sich entwickelnden Organismus vorhanden sein kann und nicht erst zu einem späteren Zeitpunkt artefiziell zugeführt werden muß, wie es unter den bisherigen experimentellen Bedingungen der Fall war.

Folgende Vorteile ergeben sich insgesamt aus diesem experimentellen System unter Verwendung transgener Mäuse:
1. Das gewählte Gen kann für ein normalerweise fremdes Antigen kodieren, das im transgenen Organismus während einer bestimmten Entwicklungsphase exprimiert wird und sich dann wie ein Selbst-Antigen verhält. 2. Das Gen kann an einen gewebsspezifischen Promoter gekoppelt werden, der die Expression nur in bestimmten Organen zuläßt. Ein Beispiel ist die Kopplung an den Insulin-Promotor, so daß das interessierende Gen nur in den Inselzellen des Pankreas exprimiert wird (s. auch Abb. 5/4). 3. Die Konzentration, der Synthese-Ort, und der Expressionszeitpunkt des Transgen-Produktes kann durch bestimmte gentechnische Verfahren bestimmt werden. 4. Die Transgen-Produkte können immunologisch bedeutsame Moleküle selbst darstellen, beispielsweise MHC («major histocompatibility complex») Antigene, bestimmte T-Zell-Rezeptoren (s. auch Abb. 5/4) oder Immunglobuline, deren Einfluß auf die Toleranzentwicklung im transgenen Organismus untersucht werden kann. Wesentliche Erkenntnisse, etwa zur Rolle des Thymus bei der T-Zell-Selektion, konnten durch die Untersuchung transgener Mäuse gewonnen werden.

5.2.1 Zentrale Mechanismen der Toleranzinduktion

Das entscheidende Organ bei der Reifung und der Selektion geeigneter T-Zellen ist der Thymus. Einige Mechanismen sind schematisch in Abb. 5/2 dargestellt. Aus dem Knochenmark wandern unreife T-Zell-Vorläufer-Zellen ein. Diese können folgende Charakteristika haben:

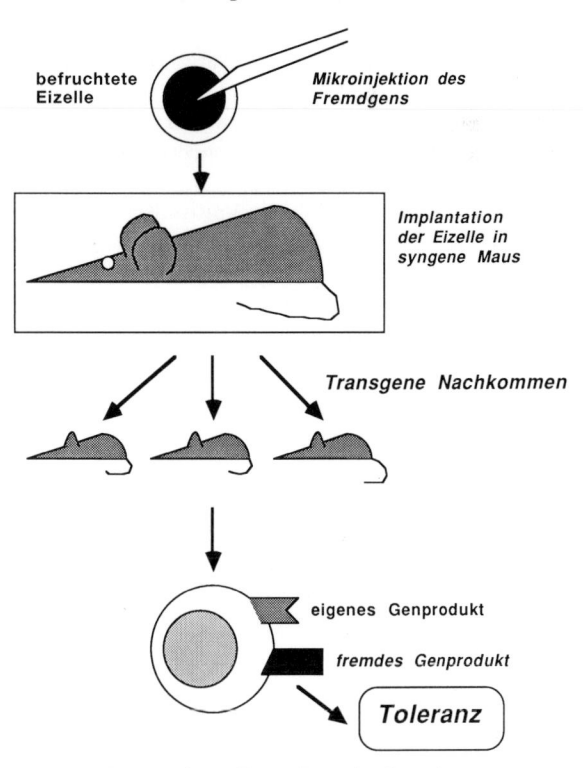

Abb. 5/1: Schematische Darstellung der Generierung transgener Mäuse mit anschließender Toleranzinduktion gegenüber dem eingebrachten Fremdgen.

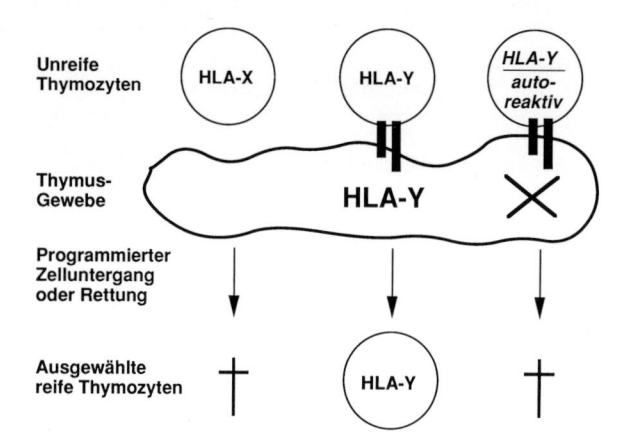

Abb. 5/2: Schematische Darstellung der T-Zell-Selektion im Thymus aufgrund des Kontaktes mit den MHC-Antigenen im Thymus.

1. Sie sind nicht in der Lage, über ihren T-Zell-Rezeptor mit den MHC-Molekülen des eigenen Organismus (hier zur Vereinfachung mit «Y» bezeichnet) eine Bindung einzugehen. Eine solche Bindung ist jedoch erforderlich, wenn z. B. Virus-infizierte Zellen vernichtet werden sollen. Bei diesem Vorgang wird den T-Zellen nämlich das eigentliche Virusantigen auf den passenden MHC-Molekülen präsentiert. Würde die T-Zelle jedoch irrtümlich für das MHC-Antigen «X» als Kooperationspartner ausgerichtet sein, könnte eine solche Antigenerkennung nicht stattfinden und damit auch die infizierten Zellen nicht abgetötet werden. Eine derartig «fehlprogrammierte» T-Zelle ist damit für den Organismus ohne Wert und muß eliminiert werden. Wir gehen heute davon aus, daß solche Zellen nicht aktiv getötet werden, sondern daß bei ihnen ein endogenes «Selbstmordprogramm» oder Apoptose abläuft, das in diesem Fall durch positive Rettungssignale nicht unterbrochen wird.

2. Anders ist es, wenn die T-Zelle für die Kooperation mit dem richtigen, zu ihr passenden MHC-Molekül («Y») vorbereitet ist. Jetzt kann der T-Zell-Rezeptor eine Bindung mit Thymusgewebe (vermutlich den Thymusepithelzellen) über die MHC-Moleküle eingehen. Bei diesem Vorgang erhält die T-Zelle Signale, die das Selbstmordprogramm anhalten und so der T-Zelle ein Überleben erlauben. Eine solche Zelle kann weiter reifen und schließlich in die Zirkulation entlassen werden. Offensichtlich ist hier jedoch noch ein wichtiger Schutzmechanismus eingebaut. Ist nämlich die Bindung zwischen dem T-Zell-Rezeptor und den eigenen MHC-Molekülen zu stark, so daß später eine zytotoxische Reaktion gegenüber diesen eigenen Zellen eingeleitet werden könnte, fällt eine solche Zelle ebenfalls der Vernichtung anheim.

3. Schließlich kann auch der Fall eintreten, daß zwar T-Zell-Rezeptor und MHC-Antigene gut zueinander passen, jedoch der Rezeptor ein körpereigenes Antigen erkennt. Eine anschließende Reaktion einer solchen «autoimmunen» T-Zelle wäre fatal, da es dann zu einer Selbstzerstörung des Körpers kommen könnte. Daher müssen auch solche Zellen aus-selektiert werden. Dies wird vermutlich über in den Thymus eingewanderte dendritische Zellen vermittelt, die auf ihrer Oberfläche die meisten, jedoch nicht alle möglichen Autoantigene des Körpers tragen (s. Abb. 5/3). Reagiert nun eine T-Zelle mit diesen körpereigenen Antigenen, erhält sie ebenfalls keine Rettungssignale, und das endogene Selbstmordprogramm führt zum Absterben dieser Zelle.

Folgender experimenteller Ansatz legt dieser Hypothese zu Grunde: Einer adulten Maus des Stammes A wurden Teile der Milz entnommen und Zellpräparationen etabliert, die dendritische Zellen enthielten. Im Kontrollexperiment wurden solche Zellen mit reifen T-Zellen des fremden Stammes B inkubiert. Erwartungsgemäß kam es hier zur Aktivierung und Reaktion der Zellen des Stammes B. Anders war die Situation, wenn die fremden Zellpräparationen des Stammes A mit unreifen Thymus-Zellen des Stammes B inkubiert wurden. Es trat eine spezifische

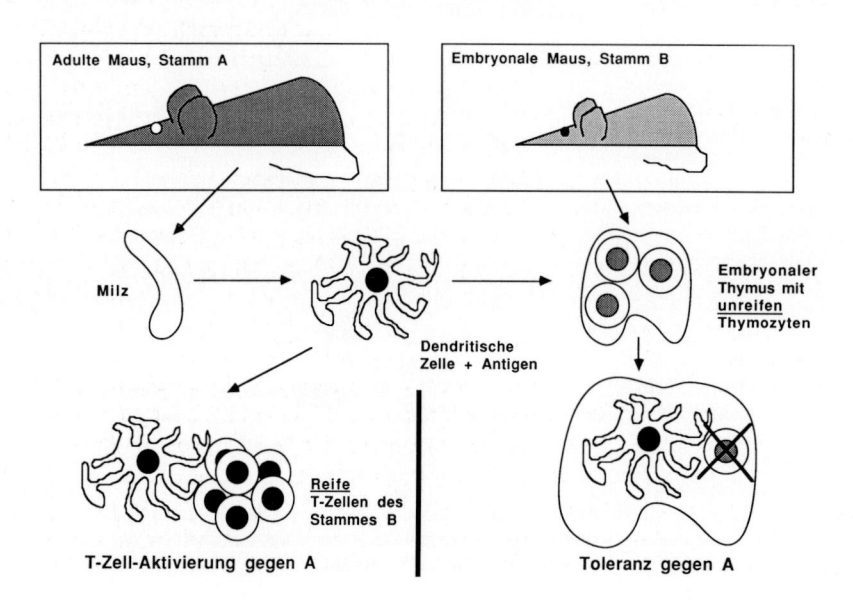

Abb. 5/3: Experimenteller Ansatz zur Erklärung der Elimination autoreaktiver T-Zellen im Thymus (n. Matzinger 1989, Erklärung s. Text).

Nichtreaktivität – also Toleranz – auf. Offenbar wurde diese im Thymus durch den pränatalen Kontakt mit den fremden dendritischen Zellen erzeugt (Abb. 5/3).

Eine entscheidende Bedeutung bei der Toleranzinduktion, d. h. bei der Verhinderung einer späteren Autoimmunität, kommt somit der vorgeburtlichen Phase und einer kurzen postnatalen Zeitspanne zu.

Zwei weitere Beobachtungen seien hier exemplarisch herausgegriffen: Kälber mit unterschiedlichem Erbgut, also nicht-identische Zwillinge, jedoch mit gemeinsamem plazentarem Kreislauf («Chimären») zeigten keine Abstoßungsreaktionen auf Material des jeweiligen Zwillings. Neugeborene Mäuse, die unmittelbar nach der Geburt Zellen eines anderen Mäusestamms injiziert bekamen, tolerierten später Hauttransplantate dieses Stammes im Gegensatz zu nicht-injizierten Tieren, die diese Hautübertragung rasch abstießen. Interessanterweise konnte diese Art der Toleranz durch die Injektion von T-Zellen auch auf ursprünglich nicht tolerante Mäuse übertragen werden, was ebenfalls ein Beweis für die aktive Rolle dieser Zell-Population bei der Toleranzerhaltung ist.

5.2.2 Periphere Mechanismen der Toleranzinduktion

Diese in der vorgeburtlichen und unmittelbar postnatalen Phase stattfindenden Selektionsmechanismen funktionieren normalerweise fast zu 100 Prozent. Einige autoreaktive T-Zellen entgehen jedoch auf noch nicht bekannte Weise der negativen Selektion, können jedoch durch periphere Toleranzmechanismen noch «im Zaum» gehalten werden. Erst wenn auch dieser Mechanismus versagt, kann es zu autoimmunen Vorgängen im Körper kommen. Wie die peripheren «fail-safe»-Mechanismen zur Toleranzerhaltung ablaufen, ist im einzelnen noch nicht geklärt. Insbesondere ist das Konzept der CD8-positiven «Suppressor-T-Zellen», die in einer negativen Rückkopplung eine überschießende Immunreaktion unterdrücken oder eine autoimmune Reaktion verhindern, sehr umstritten. Von wenigen, jedoch gut dokumentierten Ausnahmen abgesehen war der experimentelle Nachweis einer solchen Zellgruppe bisher nicht zu führen, und zum anderen ist die Erkennungs-Strategie der CD8-positiven Zellen in Zusammenhang mit den MHC-Klasse I-Antigenen nur schwer mit einer suppressiven Wirkung der CD8-positiven Zellen in Einklang zu bringen. Zudem konnte insbesondere in Transfer-Experimenten bei bestimmten Autoimmunerkrankungen («T-Zell-Vakzinierung») im Tierversuch belegt werden, daß eine spezifische Nichtreaktivität gegenüber einer späteren Provokation mit einem normalerweise krankheitsinduzierenden Auto-Antigen überwiegend durch CD4-positive T-Zellen vermittelt wurden, die ja normalerweise mit einer Helfer-Funktion assoziiert werden. Daher wurden alternative Konzepte zur peripheren Toleranzerhaltung entwickelt, die auf komplizierten experimentellen Ansätzen mit Chimären unter Verwendung von Thymi verschiedener Herkunft beruhten oder mit bestimmten transgenen Mäusen durchgeführt wurden. Die genauen experimentellen Bedingungen hier auszuführen, würde den Rahmen dieses Kapitels sprengen.

Folgende Erkenntnisse zur peripheren extrathymischen Toleranzinduktion gelten jedoch als gesichert:

1. Das normale Immunsystem enthält eine Anzahl von natürlichen autoreaktiven Lymphozyten, die intern aktiviert und selbstreaktiv sind und die eine ständige postthymische Selektion des T- und B-Zell-Repertoires garantieren.

2. Die Aktivität dieser Zellgruppe unterscheidet sich jedoch bezüglich des dynamischen und funktionellen Verhaltens deutlich von ursprünglich ruhenden T-Zellen nach einer Stimulation durch Fremdantigene.

3. So bauen die natürlich aktivierten autoreaktiven T-Zellen keine Immunantworten auf, sondern unterdrücken die Selbstreaktivität anderer Lymphozyten durch noch unbekannte Vorgänge. Diese Toleranz ist daher dominant über andere autoreaktive Mechanismen.

4. Diese T-Zellen besitzen keine oder nur wenige Rezeptoren für Interleukin-2, lassen sich in vitro kaum expandieren und sind nicht zytolytisch.

5. Offensichtlich werden diese natürlichen autoreaktiven Zellen während einer bestimmten Entwicklungsphase in einem Aktivierungszustand «gefangen gehalten», der sich stark von einer normalen Immunantwort unterscheidet.

Nach diesem Konzept ist also die Selbsterkennung ein normaler immunologischer Vorgang, der jedoch dann, wenn er zu einem bestimmten Entwicklungszeitpunkt stattfindet, zur dauerhaften Induktion von toleranz-erhaltenden Zellen führt. Zu diesem Konzept paßt sehr gut, daß die Entfernung des Thymus in einem bestimmten «Zeitfenster», nämlich am dritten Lebenstag bei der Maus, zu einer starken Häufung von organ-spezifischen Autoimmunerkrankungen führt – zu einem Zeitpunkt also, an dem die eigentliche Produktion von T-Zellen im Thymus nahezu beendet ist. Eine zusätzliche Erklärung zur Toleranzerhaltung liegt in dem Fehlen eines Ko-Stimulator-Signals, das heißt es gibt potentielle autoreaktive T-Zellen, die jedoch durch ihre Zielzellen nicht aktiviert werden können, da ihnen ein Ko-Stimulator-Signal fehlt. Erst wenn beispielsweise durch eine Infektion das Antigen in geeigneter Weise durch professionelle antigen-präsentierende Zellen den T-Zellen dargeboten wird, kommt es zur T-Zellaktivierung mit entsprechender Zerstörung der Zielzellen (s. u., Abb. 5/4).

Weitere Mechanismen einer Toleranzinduktion im Erwachsenenorganismus sind diskutiert und größtenteils experimentell belegt worden. Im «low zone»-Toleranz-Modell kann im Tiermodell durch das Zuführen von geringsten Mengen einer Substanz Toleranz erzeugt werden, d. h. eine Immunreaktion auf ein späteres Hinzufügen findet nicht mehr statt. Hier konnten sogar von einer Arbeitsgruppe spezifische Suppressorzellen kloniert werden, die den CD8-positiven T-Lymphozyten angehörten. Aber auch durch die Injektion sehr großer Antigenmen-

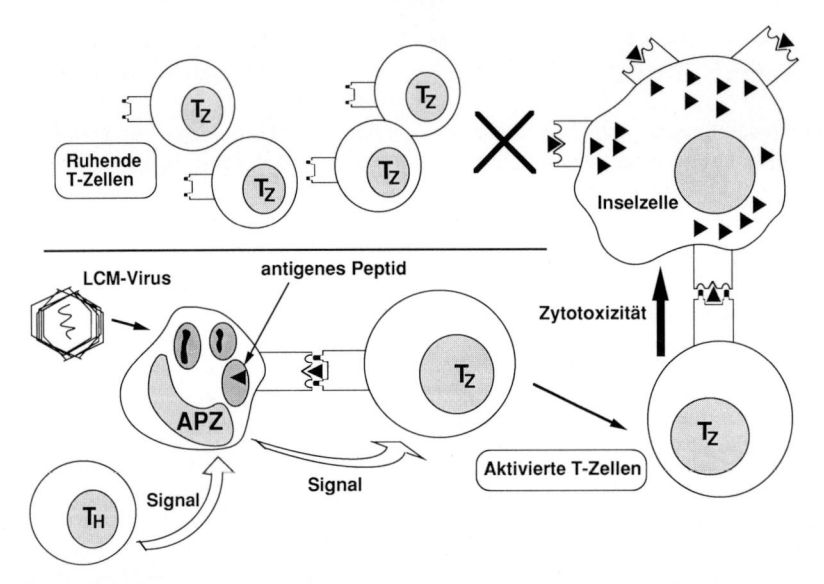

Abb. 5/4: Schematische Darstellung des Experimentes mit doppelt-transgenen Mäusen, bei denen alle T-Zellen den gleichen T-Zell-Rezeptor tragen, der gegen ein Glykoprotein des LCM-Virus gerichtet ist. Das Gen für genau dieses Glykoprotein wurde an den Insulin-Promotor gekoppelt und in den gleichen Stamm eingebracht, so daß die Inselzellen auf ihrer Oberfläche in der MHC-Grube dieses Zielantigen aufweisen. Erst nach einer zusätzlichen Infektion mit dem LCM-Virus werden jedoch die Inselzellen abgetötet (n. Hengartner 1991).

gen kann das Immunsystem in dem Modell der «high zone»-Toleranz gegenüber einer bestimmten Substanz gelähmt werden («Immunparalyse»). Der Mechanismus der «high zone»-Toleranz ist noch nicht geklärt, diskutiert wird hier jedoch gleichsam ein sofortiges «Aufbrauchen» an bestimmten immunkompetenten Zellen durch große Antigenzufuhr.

Die Beobachtung, daß – z. B. nach bestimmten Augenverletzungen – plötzlich das andere, gesunde Auge an dem Krankheitsbild der «sympathischen Ophthalmie» erkrankte, führte zu dem Konzept der «sequestrierten» Antigene. Hier sind bestimmte Regionen des Körpers dem Immunsystem, das ja auf Blut- und Lymphkreislauf angewiesen ist, nicht zugänglich – «sequestriert». Nach Durchbrechung dieser Abgeschlossenheit, z. B. durch Verletzungen oder schwere Entzündungen, hat das Immunsystem Zugang zu dem dann als «fremd» erkannten Gewebe. Kompliziert wird dieses Konzept jedoch durch Experimente, die zeigten, daß einmal gegen derartige Antigene aktivierte T-Lymphozyten problemlos auch über vorbestehende intakte Gewebsschranken, wie z. B. die Blut-/Hirnschranke, eindringen können.

Ein interessantes Experiment der Natur, das darlegt, wie effektiv auch in einem erwachsenen Organismus Toleranz aufgebaut werden kann, stellt die Schwangerschaft dar. Auf Grund der teilweise fremden Gewebestruktur des Embryos/Fötus (väterliche Antigene) müßte dieser als fremd erkannt und abgestoßen werden. Daß dies nicht geschieht, wird zum einen suppressiven Mediatoren der Plazenta zugeschrieben und zum anderen erneut durch die Wirkung von suppressiven zellulären Mechanismen erklärt.

5.3 Mechanismen der Toleranzdurchbrechung

Tabelle 5/3 gibt die heute am meisten diskutierten Mechanismen wider, die zum Aufheben der Toleranz und damit zur Einleitung einer Autoimmunreaktion führen könnten. Die «molecular mimicry»-Hypothese besagt, daß ein bestimmtes Antigen, z. B. ein Virus oder Bakterium,

Tab. 5/3: Mechanismen der Toleranzdurchbrechung

«molecular mimicry»	Ähnlichkeit zwischen Fremd- und Selbstantigen, kreuzreagierende Antikörper und Zellen
«altered self»	«Immunogenisierung» von Selbstantigenen, z. B. nach Virusinfektion
Auftreten des Ko-Stimulator-Signals	Infektion ermöglicht die Aktivierung von T-Zellen durch Signale professioneller antigenpräsentierender Zellen
Antigenpräsentation durch autoantigen-erkennende B-Zellen	T-Zell-Hilfe richtet sich irrtümlich an autoantigen-erkennende B-Zellen
Verlust von toleranz-erhaltenden T-Zellen	Mechanismen unbekannt
Verletzung immunologisch «geschützter Organe»	Immunsystem hat Zugang zu vorher «sequestrierten» Antigenen

große Ähnlichkeit mit körpereigenen Strukturen aufweist und daß sich dann bei einer Infektion mit diesem Agens aufgrund einer Verwechslung der Körper nicht nur gegen fremde, sondern auch gegen eigene Moleküle richtet. Ein gutes Beispiel ist z. B. das rheumatische Fieber, anhand dessen gemeinsame Strukturen zwischen Streptokokken der Gruppe A und Herzmuskelzellen nachgewiesen wurden. In jüngster Zeit war es auch durch Computer-Analysen möglich, Peptidsequenzen zwischen infektiösen Agentien und körpereigenen Proteinen zu vergleichen, die auch in vielen Fällen in der Regel kurze Homologie-Bereiche aufzeigten. Inwieweit es sich hier um reine statistisch zufällig auftretende Gemeinsamkeiten ohne Relevanz handelt, muß jedoch weiter untersucht werden.

Die «altered self»-Hypothese besagt, daß z. B. durch ein Virus sich neue, vorher nicht vorhandene Moleküle auf bestimmten Zelloberflächen befinden. Diese neuen Zelloberflächen-Antigene werden vom Immunsystem als fremd erkannt und die betroffenen Zellen dann zerstört. Hierbei würde es sich nicht um Autoimmunität im eigentlichen Sinn handeln, da ja letztlich fremde, nämlich vom Virus bestimmte Strukturen eine Immunreaktion auslösen. Eine solche Hypothese wird insbesondere bei dem Verlust von CD4-positiven T-Zellen bei dem erworbenen Immundefektsyndrom diskutiert. Hier würden CD8-positive zytotoxische T-Zellen diejenigen CD4-positiven T-Zellen abtöten, die vom HIV-Virus codierte Proteine auf der Oberfläche tragen. Interessanterweise konnte gezeigt werden, daß offenbar als Folge einer solchen Reaktion auch eine eigentlich autoimmune humorale Immunantwort gegen das CD4-Molekül selbst eingeleitet werden kann.

Bereits oben wurde die Toleranzerhaltung durch das Fehlen eines Ko-Stimulator-Signals angesprochen. In diesem experimentell belegten Modell gibt es potentielle autoreaktive T-Zellen, die jedoch durch ihre Zielzellen nicht aktiviert werden können, da ihnen ein Ko-Stimulator-Signal fehlt. Erst wenn beispielsweise durch eine Infektion das Antigen in geeigneter Weise durch professionelle antigen-präsentierende Zellen den T-Zellen dargeboten wird, kommt es zur T-Zellaktivierung mit entsprechender Zerstörung der Zielzellen.

Folgende Experimente, durchgeführt von der Gruppe um Hengartner, legen einen solchen Mechanismus nahe, wobei erneut in dem System der transgenen Mäuse gearbeitet wurde (Abb. 5/4). Hierbei wurden sogenannte doppelttransgene Mäuse erzeugt, deren T-Zellen durch die beschriebenen Gen-Manipulationen alle den gleichen T-Zell-Rezeptor trugen, der sich gegen ein Glykoprotein des lymphozytären Choriomeningitis-Virus (LCMV) richtet. Zusätzlich wurde das Gen für das vom T-Zell-Rezeptor erkannte Virusprotein an den Insulin-Promotor gekoppelt und in den gleichen Tierstamm eingebracht, so daß alle Inselzellen dieses Protein über ihre MHC-Moleküle exprimierten. Im Prinzip hätten nun die Inselzellen rasch abgetötet werden müssen, da sie ja ein Molekül trugen, das von den zytotoxischen T-Zellen erkannt wurde. Interessanterweise hatte sich in den betroffenen Mäusen vorgeburtlich keine Toleranz entwickelt, offenbar weil das transgene Genprodukt (in diesem Fall das Virusprotein) nicht oder nur in zu geringer Zahl in den vorgeburtlichen Thymus gelangt war. Dennoch trat keine Reaktion der T-Zellen ein, und die Tiere wurden nicht diabetisch. Anders war jedoch die Situation, als die Tiere mit dem LCM-Virus selbst infiziert wurden. Nach einer solchen Infektion wurden die T-Zellen aktiviert und zerstörten die Inselzellen. Offenbar war erst jetzt ein geeignetes (Ko-Stimulator-)Signal über antigen-präsentierende Zellen und aktivierte T-Helfer-Zellen den zytotoxischen T-Zellen übermittelt worden.

Eine weitere interessante Erweiterung hat das Modell des «Altered Self» ebenfalls in jüngster Zeit erfahren. Hier gingen Beobachtungen voraus, daß in vielen autoimmunen Krankheitssituationen HLA (Humane Leukozyten-Antigene entsprechend den humanen Haupt-Histokompatibilitätsantigenen)-Antigene der Klasse II auf Zielzellen bei Autoimmunreaktionen gefunden wurden, deren korrespondierende Zellsysteme im gesunden Organismus diese Antigene nicht aufweisen. Ein möglicher Mechanismus dieser «aberranten» Klasse II-Antigen-Expression könnte in der Wirkung von Interferon-Gamma liegen, das diese Antigene auf zuvor negativen Zellen induzieren kann. Die HLA-Klasse-II-Antigene spielen eine entscheidende Rolle bei der Einleitung der Immunantwort – nur in Verbindung mit diesen Zelloberflächenmolekülen ist die Induktion der Immunantwort überhaupt möglich. Abbildung 5/5 beschreibt ein mögliches Modell der Einleitung einer Autoimmunreaktion unter Berücksichtigung der oben erwähnten Erkenntnisse. Eine bestimmte Zellgruppe wird von einem Virus infiziert, dessen Zelloberflächenmoleküle von spezifischen T-Lymphozyten als fremd erkannt werden. Diese sezernieren im Rahmen des Abwehrvorgangs Interferon-Gamma, das auf anderen bisher nicht beteiligten Zellen die Induktion von Klasse II-Antigenen bewirkt. Diese «aberrante» Expression von Klasse II-Antigenen könnte dann autoreaktive T-Zellen veranlassen, im Zusammenhang mit den sonst nicht exprimierten Klasse II-Antigenen Autoantigene auf der Zelloberfläche als fremd zu erkennen und die betroffenen eigenen Zellen zu zerstören.

Bereits oben wurde das Konzept der «sequestrierten» Antigene erwähnt, deren außergewöhnliche Verfügbar-

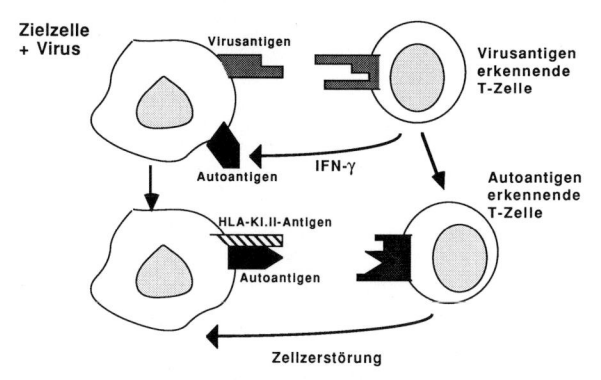

Abb. 5/5: Zusätzliche Hypothese über die Induktion einer zellulären Autoimmunreaktion nach vorausgegangenem Virusinfekt über die aberrante Klasse II-Antigen-Expression auf den Zielzellen der Autoimmunität.

keit gegenüber dem Immunsystem eine Immunantwort einleiten könnte.

Eine zusätzliche Möglichkeit zur Induktion von Autoantikörpern wurde kürzlich von Roosnek (1991) experimentell belegt. Bereits im normalen Organismus gibt es zahlreiche B-Zellen, gekennzeichnet durch das Oberflächenmolekül CD5, die sogenannte multireaktive Autoantikörper mit geringer Affinität gegenüber Zellkernbestandteilen oder Cardiolipin unter in-vitro-Bedingungen sezernieren können. Möglicherweise spielen solche Autoantikörper eine wichtige Rolle bei Abräumvorgängen des Organismus (s. o.). Bei dem von Roosnek entwickelten Modell (Abb. 5/6) spielen Autoantigen-erkennende B-Zellen eine wesentliche Rolle bei der Antigenpräsentation. Wir wissen, daß die Selektion autoantigen-erkennender B-Zellen bei weitem nicht so strikt ist wie auf der T-Zell-Ebene. Normalerweise können diese B-Zellen jedoch nicht zur Autoantikörperbildung aktiviert werden, da ihnen die Hilfe durch die T-Zellen fehlt. Letztere sind ja entweder im Thymus aus-selektioniert worden oder aber werden durch periphere Mechanismen inaktiviert. Autoantigenerkennende B-Zellen könnten jedoch über ihr zellständiges Immunglobulin solche Moleküle erkennen, binden, prozessieren und schließlich auch präsentieren, die aus einem auch dem Körper eigenen («Autoantigen») und einem Fremdantigen-Bestandteil bestehen. Ein Beispiel wäre tierisches Eiweiß, bei dem viele Bestandteile dem menschlichen ähnlich – konserviert – sind, einige sich jedoch in der Aminosäurestruktur unterscheiden. Nach Prozessierung eines solchen Antigens könnten nun die B-Zellen über ihre MHC-Moleküle den fremden Teil des Antigens den entsprechenden T-Zellen präsentieren, die dann auch Signale zur B-Zell-Hilfe aussenden, in diesem Fall jedoch einer B-Zelle, die eigentlich ein Autoantigen erkennt und demzufolge auch Autoantikörper sezerniert. Inwieweit dieses Modell auch sein Korrelat bei in-vivo-Vorgängen findet, muß noch weiter untersucht werden.

5.4 Faktoren bei der Entstehung von Autoimmunkrankheiten – Genetik und Umwelt

5.4.1 Immungenetische Faktoren – das HLA-System

Die Entstehung von Autoimmunerkrankungen bedarf zweier Voraussetzungen: 1. einer genetischen Komponente und 2. Umwelteinflüssen, sog., Realisationsfaktoren, die auf dem Boden einer genetischen Empfänglichkeit eine Autoimmunkrankheit erst zum Ausbruch kommen lassen. Die besten Hinweise stammen hier aus der Zwillingsforschung, wo z. B. die höchste Konkordanz für das Auftreten einer Autoimmunerkrankung bei eineiigen Zwillingen, nämlich dem systemischen Lupus erythematodes, mit etwa 40% errechnet wurde.

Die entscheidende Rolle im genetischen Hintergrund spielt sicherlich das oben erwähnte HLA-System, da mit bestimmten HLA-Konstellationen auch eine hohe Krankheitsempfänglichkeit vererbt wird. So zeigte schon früh die Untersuchung bestimmter HLA-Antigene überraschende Häufungen bestimmter Determinanten bei einigen Autoimmunerkrankungen (Übersicht s. Tabelle 5/4).

Die Spondylarthritiden sind sogar so häufig mit dem HLA-B27-Antigen verbunden, daß die Bestimmung dieser Determinante einen wichtigen Baustein für die Diagnostik darstellt.

Über die Grundlagen des HLA-Systems und deren Rolle bei der T-Zell-Selektion ist bereits an anderer Stelle (Abschnitt 1/2) und in diesem Abschnitt berichtet worden, hier soll nur insoweit auf diesen Aspekt eingegangen werden, als er eine fundamentale Voraussetzung zum Verständnis der Autoimmunerkrankungen darstellt. Exemplarisch sollen hier Beispiele der beiden Assoziationsbereiche herausgegriffen werden: 1. Klasse I-Assoziation: das HLA-B27-Antigen und die seronegativen Spondarthritiden, und 2. Klasse II-Assoziation: die chronischen Polyarthritis (c.P.) mit den HLA-DR-Antigenen 4 und 1 und der Diabetes mellitus Typ I mit den HLA-Antigenen DR3 und DR4.

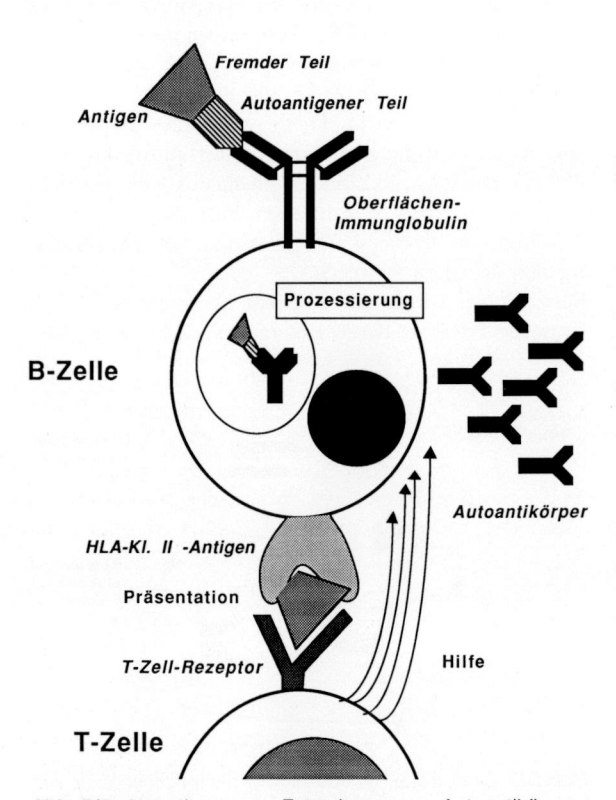

Abb. 5/6: Hypothese zur Entstehung von Autoantikörpern nach Antigen-Präsentation durch autoreaktive B-Zellen (n. Roosnek 1991, Erklärung s. Text).

Tab. 5/4: Assoziationen zwischen Krankheiten und dem HLA-System

Krankheit	Allel	Patienten	Häufigkeit (%) Kontrollen	Relatives Risiko
M. Behçet	B5	41	10	6,3
Ankylosierende Spondylitis	B27	90	9	87,4
M. Reiter	B27	79	9	37
Akute anteriore Uveitis	B27	52	9	10,4
Subakute Thyreoiditis	B35	70	15	13,7
Psoriasis vulgaris	Cw6	87	33	13,3
Dermatitis herpetiformis	DR3	85	26	15,4
Zöliakie	DR3	79	26	10,8
M. Basedow	DR3	56	26	3,7
Diabetes mellitus Typ I	DR3 und/oder DR4	91	57	7,9
Myasthenia gravis	DR3	50	26	2,5
Syst. Lupus erythematodes	DR3	70	26	5,8
Idiopath. membr. Nephropathie	DR3	75	26	12
Narkolepsie	DR2	100	25	nicht berechenbar
Multiple Sklerose	DR2	59	25	4,1
chronische Polyarthritis	DR4	50	19,4	4,2
Hashimoto-Thyreoiditis	DR5	19	6	3,2
Perniziöse Anämie	DR5	25	6	5,4

Berechnung des relativen Risikos:

Anzahl der Individuen

	Antigen vorhanden	Antigen abwesend
Patienten	a	b
Kontrollen	c	d

Relatives Risiko (RR)

$$RR = \frac{a \times d}{b \times c}$$

modifiziert nach Klein 1990 und Svejgaard 1983

Das HLA-B27-Antigen und Arthritiden

Zwei widersprüchliche Modelle existieren, die die hohe Assoziation des HLA-B27-Antigenes mit seronegativen Spondarthritiden zu erklären versuchen. Das erste Modell behandelt die Kreuzreaktivität oder molekulare Mimicry (Kreuztoleranz-Hypothese) zwischen dem HLA-B27-Antigen und Antigenen, die in bestimmten gramnegativen Bakterien gefunden werden (z. B. Klebsiellen, Shigellen und Yersinien). Bei diesem Modell besteht kein Unterschied zwischen den Lymphozyten gesunder und erkrankter HLA-B27-positiver Personen. Das zweite Modell basiert ebenfalls auf Kreuzreaktivität mit bakteriellen Produkten. Bei diesem Modell soll jedoch eine Immunreaktivität nur gegenüber HLA-B27-positiven Lymphozyten stattfinden, die von erkrankten Patienten, nicht jedoch von normalen Spendern mit dem HLA-B27-Antigen stammen.

Mittlerweile liegen zahlreiche Befunde vor, die die Kreuzreaktivität zwischen gramnegativen Bakterien und dem HLA-B27-Antigen belegen. So reagierte ein monoklonaler Antikörper gegen das HLA-B27-Antigen (M1) auch mit einer Proteinkomponente bei zwei Klebsiellenstämmen (K21 und K43) und Yersinia enterocolitica Typ 9.

Umgekehrt liegen auch monoklonale Antikörper vor, die durch Immunisierung gegen Yersinia enterocolitica gewonnen wurden. Auch diese Antikörper kreuzreagierten mit allen getesteten B27-positiven Zellinien, jedoch nur mit einer Minderzahl von B27-negativen Zellen. Ähnliche Versuche konnten auch mit Seren gewonnen werden, die sich gegen Klebsiellen richten. Zusätzlich haben Patienten mit aktiver ankylosierender Spondylitis häufig hohe Titer gegen Klebsiellen, nicht jedoch gegen andere Darmbakterien.

Während für das vorgenannte Modell der Kreuztoleranz zahlreiche Belege existieren, konnte das zweite Modell durch spezifische Veränderung des HLA-B27-Antigenes bei erkrankten HLA-B27-positiven Spendern bisher nur von einer Gruppe (Gecy und Mitarbeiter) dargestellt werden. Diese Theorie geht davon aus, daß bestimmte Darmbakterien modifizierende Faktoren produzieren, die in HLA-B27-Antigen-positive Zellen eindringen und hier das Antigen in einer Weise verändern, die die Entstehung der Gelenkerkrankungen erst ermöglicht. Großangelegte gentechnologische Studien mit Klonierung des gesamten HLA-B27-Genes und der angrenzenden Genloci haben jedoch bisher keinerlei Veränderungen zumindest auf der Basis der Nukleinsäure-Struktur zwischen gesunden und kranken HLA-B27-positiven Spendern gefunden. Eindeutig klar ist jedoch, daß das HLA-B27-Gen selbst und nicht etwa ein in der Nähe liegendes Gen die Krankheitsempfänglichkeit bestimmt. Es konnte nämlich in transgenen Ratten, die das humane HLA-B27-Gen tragen, ein den seronegativen Spondarthritiden sehr ähnliches Krankheitsbild gefunden werden.

Chronische Polyarthritis (Synonym: «rheumatoide Arthritis») und Klasse-II-Antigene

Wenngleich die seropositive rheumatoide Arthritis im Kindesalter nur relativ selten vorkommt, so soll doch wegen der bahnbrechenden Erkenntnisse, die sich aus der Analyse der HLA-Assoziationen bei dieser Erkrankung ergaben, an dieser Stelle ausführlicher auf die genetischen Grundlagen dieser Erkrankung eingegangen werden.

Während bei den vorgenannten seronegativen Spondarthritiden eine zum Teil über 90-prozentige Assoziation zwischen dem Vorliegen des genetischen Markers und der Erkrankung besteht, ist die Assoziation von bestimmten HLA-Klasse-II-Determinanten und der c.P. überwiegend von wissenschaftlichem Interesse, da einerseits manche Patienten diese Antigene nicht aufweisen, umgekehrt jedoch große Teile der Bevölkerung ohne Gelenkerkrankungen gleiche genetische Marker tragen. Attraktive Hypothesen sind entwickelt worden, die die Häufung von bestimmten HLA-Klasse-II-Antigenen und dem Auftreten der c.P. erklären. Diese Modelle berücksichtigen die Tatsache, daß in der Induktion der Immunantwort, also auch einer autoimmunen Reaktion, die T-Zellaktivierung nur dann möglich ist, wenn ein bestimmtes Antigen im Kontext mit passenden HLA-Determinanten der Klasse-II präsentiert wird. Natürlich kann der T-Zell-Rezeptor, der das Autoantigen und gleichzeitig das Klasse-II-Molekül erkennt, immer nur eine bestimmte kurze Sequenz auf dem Klasse-II-Antigen erkennen, nicht jedoch die Gesamtheit der Moleküle, die den HLA-Klasse-II-Typ ausmachen. Daher wurde die sog. «Shared epitope hypothesis» entworfen – aufbauend auf dem Befund, daß bestimmte Klasse-II-HLA-Determinanten, die mit monoklonalen Antikörpern entdeckt werden, bei Patienten mit chronischer Polyarthritis signifikant häufiger auftraten als die klassischen HLA-DR-Determinanten, die jeweils mit Alloseren zahlreiche Moleküle erkennen und dann den klassischen HLA-DR-Typ definieren. So setzt sich die HLA-DR4-Determinante, die häufig mit der c.P. vergesellschaftet ist, aus verschiedenen Subtypen zusammen. Es gelang auch, die molekulare Basis dieser DR4-Subtypen komplett auf dem DNA-Sequenzbereich zu definieren. Dabei konzentrieren sich die Unterschiede in der DNA-Sequenz vornehmlich auf die Codons um die Position 70 der ersten oder N-terminalen Domäne des Moleküls und somit auf die dritte hypervariable Region des DRβ1-Moleküls. Diese dritte hypervariable Region ist von entscheidender Bedeutung für die T-Zell-Erkennung. Aufbauend auf diesen Ergebnissen wird nahegelegt, daß durch Gen-Konversionsmechanismen ähnliche Strukturen in der dritten hypervariablen Region auch auf anderen DR-Molekülen auftreten können, die dann in der Lage sind, den T-Lymphozyten ein Autoantigen zu präsentieren, um somit die Autoimmunerkrankung zu induzieren.

Diabetes mellitus Typ I

Eine ebenfalls sehr interessante Assoziation mit HLA-Klasse II-Antigenen ergibt sich bei dieser Erkrankung, bei der vor allem Familienstudien wichtige Erkenntnisse erbracht haben (Tab. 5.5). Hierbei dominieren drei serologisch definierte HLA-Typen: DR3/4 oder DR3 bzw. DR4 mit anderen DR-Antigenen, wobei allerdings die DR-Antigene 2 und 5 außerordentlich selten sind und somit einen protektiven Charakter aufweisen. Weitergehende molekularbiologische Analysen haben zusätzlich die Beobachtung beigesteuert, daß ein wichtiger Gen-Ort bezüglich des Diabetes-Risikos auf dem Gen vorhanden ist, das für die β-Kette des HLA-DQ-Antigens (ebenfalls ein HLA-Klasse II-Antigen) codiert. Hier konnte beim Vergleich verschiedener Allele gezeigt werden, daß eine Assoziation der Erkrankung mit der Aminosäure in Position 57 besteht. Findet sich hier ein Aspartat, ist das Diabetes-Risiko gering; ist jedoch Alanin, Valin oder Serin vorhanden, ist das Risiko hoch. Auch hier wird vermutet, daß ein «autoantigenes» Peptid besonders gut von einem so konfigurierten HLA-Klasse II-Antigen präsentiert werden kann.

Tab. 5/5: Diabetes mellitus Typ I und das HLA-System (nach Kolb 1991)

A. Genetische Assoziation des Diabetes mellitus Typ I	
	Erkrankungsrisiko (%)
Gesamtbevölkerung	ca. 0,3
Kinder diabetischer Mütter	1–2
Kinder diabetischer Väter	5–7
Geschwister diabetischer Kinder	
eineiige Zwillinge	30–40
im HLA identisch	12–30
im HLA halbidentisch	8–12
im HLA verschieden	ca. 1

B. HLA-Klasse II-Assoziation des Diabetes mellitus Typ I		
DR-Typ	Prävalenz (%)	
	DM Typ I	Normalbevölkerung
DR3/4	30–40	3–5
DR4/nicht DR4 und nicht DR3	20–35	15–25
DR3/nicht DR3 und nicht DR4	15–25	12–20
weder DR3 noch DR4	3–8	55–65

5.4.2 Die Rolle von T-Zell-Rezeptoren bei Autoimmunerkrankungen

Wie oben und in vorangegangenen Kapiteln erwähnt, wird das T-Zell-Rezeptor-Repertoire während der Ontogenese durch den Kontakt zu den MHC-, im menschlichen Fall den HLA-Antigenen determiniert. Es lag daher nahe, bei den Autoimmunerkrankungen auch nach einem veränderten T-Zell-Repertoire zu suchen. Im Tierversuch gelang es auch sehr gut, einerseits durch die Elimination bestimmter T-Zell-Rezeptoren Autoimmunerkrankungen erneut unter Verwendung transgener Mäuse gar nicht erst entstehen zu lassen. Andererseits war es auch möglich, die Rezeptoren derjenigen T-Zellen zu identifizieren, die mit dem Autoantigen reagierten und die Autoimmunkrankheit auslösten. Häufig gebrauchen diese T-Zellen einen bestimmten Rezeptor, der nach dem variablen Teil der β-Kette mit Vβ8 bezeichnet wurde. Mit monoklonalen Antikörpern gegen diesen Rezeptor war es im Tierexperiment auch möglich, nur die T-Zellen mit diesem Rezeptor zu beseitigen und damit den Ausbruch des Autoimmunprozesses zu verhindern.

Nach diesen Beobachtungen begann auch im humanen System eine intensive Suche nach dem überhäufigen Auftreten von bestimmten T-Zell-Rezeptoren bei Autoimmunerkrankungen. Diese Untersuchungen konzentrierten sich vor allem auf Erkrankungen, bei denen entweder das beteiligte Gewebe gut zugänglich ist – so Synovialgewebe bei der c.P. oder Liquor bei der Multiplen Sklerose (M.S.) – oder das auslösende Antigen bekannt ist, so bei der Myasthenia gravis mit dem Azetylcholin-Rezeptor. Nach anfänglichen ermutigenden Ergebnissen eines präferentiellen T-Zell-Rezeptor-Gebrauches in diesen Situationen, sind diese Daten doch inzwischen einer Ernüchterung gewichen, da offenbar eine oligoklonale Expansion von bestimmten T-Zellen nicht überzeugend zu dokumentieren war oder sich zwischen den beteiligten Laboratorien keine Übereinstimmungen fanden, obwohl ähnliches Ausgangsmaterial bzw. gleiche Methoden angewandt wurden. Drei nicht notwendigerweise alternative Erklärungen zur Diskrepanz zwischen den Ergebnissen aus den Tierversuchen und den menschlichen Studien sind denkbar: 1. bei den humanen Autoimmunerkrankungen sind sehr viel mehr T-Zell-Klone beteiligt als bei den Tiermodellen, so daß eine oligoklonale Expansion von vornherein nicht zu erwarten ist, 2. unter den zur Untersuchung zur Verfügung stehenden T-Zell-Präparationen ist nur eine sehr kleine Minderheit direkt gegen das Autoantigen gerichtet, alle anderen Zellen sind unspezifisch an den Ort der Gewebsdestruktion gelockt worden und verderben somit den methodischen Ansatz, 3. in der Regel kommt menschliches Untersuchungsmaterial erst sehr spät im Krankheitsverlauf zur Analyse – zu einem Zeitpunkt also, an dem die ursprünglich spezifischen krankheitsinduzierenden T-Zellen schon durch eine Vielzahl von anderen T-Zellen mit breiterem Reaktionsspektrum abgelöst worden sind. Trotz dieser zunächst wenig ermutigenden Ergebnisse im humanen System ruhen dennoch viele Hoffnungen auf der Analyse der autoantigenerkennenden T-Zellen und deren Rezeptoren, da gegen sie hochspezifische Agentien zur Therapie erzeugt werden könnten.

5.4.3 Realisationsfaktoren

Trotz der wichtigen immungenetischen Komponente bei der Entstehung von Autoimmunkrankheiten, tragen jedoch andere Parameter eine wesentliche Rolle bei. Zu betonen ist, daß die diskutierten HLA-Antigene in der Bevölkerung häufig vorkommen und eine wichtige Aufgabe erfüllen müssen, da sie sonst von der Evolution längst als schädliche Faktoren beseitigt worden wären. Auch die oben erwähnten Familienstudien insbesondere bei homozygoten Zwillingen zeigen, daß die HLA-Gene zwar wichtig sind, jedoch nicht unausweichlich, sondern nur zu bestimmten Prozentsätzen zur Krankheitsentstehung beitragen. Daher sind weitere Realisationsfaktoren erforderlich, die sich vermutlich aus der Auseinandersetzung des Immunsystems mit infektiösen Erregern ergeben. So sind eineiige Zwillinge zwar genetisch identisch, haben jedoch kein identisches Immunsystem, da bei jedem Zwillingspartner aufgrund unterschiedlicher Kontakte zu Mikroorganismen ein anderes immunologisches Repertoire ausgeprägt wird.

Eine weitere wichtige Rolle zur Manifestation von Autoimmunerkrankungen stellt das Geschlecht dar, da bei der Mehrzahl der Autoimmunerkrankungen bevorzugt das weibliche Geschlecht betroffen ist. Offenbar beeinflussen hier weibliche Geschlechtshormone das Immunsystem und begünstigen auf bisher unbekannte Weise das Auftreten von Autoimmunerkrankungen. Neben HLA-System und Geschlecht spielt auch die ethnische Zugehörigkeit eine wichtige Rolle, da bei bestimmten Völkern einige Autoimmunerkrankungen ungleich häufiger als bei anderen auftreten, was nicht allein durch unterschiedliche HLA-Muster zu erklären ist. Entscheidende Bedeutung kommt auch dem Alter zu; die meisten Autoimmunerkrankungen manifestieren sich überwiegend in der zweiten Lebenshälfte (z. B. chronische Polyarthritis), während z. B. der Diabetes mellitus Typ I bevorzugt in den drei ersten Lebensjahrzehnten zum Ausbruch kommt. Wenig erforscht sind bislang Realisationsfaktoren, die sich aus

Tab. 5/6: Faktoren bei Autoimmunerkrankungen

- Vererbung (vor allem HLA-Determinanten)
- Umwelt (Viren, Bakterien, Fremdstoffe)
- Geschlecht ($♀ > ♂$)
- ethnische Zugehörigkeit
- Alter (höheres > jüngeres Alter)
- sonstige (mechanische, chemische Faktoren, Streß u. a.)

Umwelteinflüssen herleiten. Diskutiert werden hier mechanische Faktoren, etwa bei einigen Gelenkerkrankungen, oder chemische Komponenten, wie z. B. Schwermetalle, die – unabhängig von ihrer Toxizität – z. B. «autoimmune» Nierenerkrankungen hervorrufen können. Tabelle 5/6 gibt eine Übersicht über die genannten Faktoren.

5.5 Mechanismen der Gewebsschädigung – Krankheitsbilder und Tiermodelle

Tabelle 5/7 zeigt die möglichen Mechanismen der Gewebsschädigung bei Autoimmunerkrankungen auf, angelehnt an die verschiedenen Typen der Überempfindlichkeitsreaktionen nach Coombs und Gell.

Allergische IgE-vermittelte Typ I-Reaktionen vom Sofort-Typ scheinen bei autoimmunen Vorgängen nur eine untergeordnete Rolle zu spielen, bisher ist lediglich bei seltenen Vaskulitis-Formen, beispielsweise vom Churg-Strauß-Typ, eine wichtige Rolle von Antikörpern der IgE-Klasse beschrieben worden.

Wichtiger ist die Typ-II-Reaktion, bei der zytotoxische Antikörper unmittelbar schädigen können – entweder direkt durch die Beladung von Zielstrukturen mit anschließender komplement-vermittelter Lyse oder mittels des sog. ADCC(Antibody Dependent Cellular Cytotoxicity)-Mechanismus, bei dem Immunzellen mit Hilfe ihres Fc-Rezeptors immunglobulinbeladene Zellen binden und anschließend zerstören. Beispiele für Typ II-vermittelte autoimmune Reaktionen sind die «Coombs»-positive autoimmunhämolytische Anämie oder das Goodpasture-Syndrom, bei dem sich Antikörper gegen die globuläre Komponente des Typ-IV-Kollagens der glomerulären oder Lungen-Basalmembran richten.

Im Vordergrund bei vielen Autoimmunerkrankungen steht die Typ-III («Arthus»)-Reaktion, bei der die Gewebsschädigung durch die Formation von Immunkomplexen ausgelöst wird. Abhängig von Größe und Ladung der Komplexe, die auf Grund ihrer großen Zahl nicht mehr vom RES abgeräumt und unschädlich gemacht werden können, kommt es zur Ablagerung von Immunkomplexen in den Gefäßwänden bestimmter Gewebe, z. B. Haut und/oder Nieren. Aus einer konsekutiven Komplementaktivierung und Zellinfiltration resultiert dann die Gewebsschädigung, zum einen in Form einer Ischämie durch direkten Gefäßverschluß, zum anderen durch Schädigung von molekularen Austauschflächen in Niere oder Lunge mit nachfolgendem Organversagen.

Nicht weniger wichtig als die Typ-III-Reaktion ist die Typ-IV-zellvermittelte-Reaktion, bei der offenbar antikörpervermittelte Vorgänge keine wesentliche Rolle spielen. Das klassische Beispiel ist die Tuberkulin-Reaktion, bei der es nach Injektion von Tuberkulin in die Haut beim sensibilisierten Organismus zu einer massiven Infiltration mit Makrophagen und T-Lymphozyten mit möglicher nachfolgender Gewebsnekrose kommt. Ähnliche Mechanismen sind auch bei Autoimmunerkrankungen wahrscheinlich, nur daß hier kein von außen eingebrachtes Antigen, sondern ein wahrscheinlich zellständiges Autoantigen die Typ-IV-Reaktion auslöst. Wie eine solche Reaktion beispielsweise durch das «altered self»-Phänomen eingeleitet werden kann, wurde bereits oben ausführlich erwähnt. Hier bestehen die Mechanismen der Gewebsschädigung in zellulären zytotoxischen Vorgängen, entweder durch direkten Kontakt von Zielzellen mit sensibilisierten Immunzellen oder aber durch toxische Mediatoren (z. B. Interferon-Gamma), die von letzteren freigesetzt werden.

Den genannten vier klassischen Typen der Überempfindlichkeitsreaktionen wurde auf Vorschlag von Roitt die Typ-V-Reaktion hinzugefügt, bei der ein Anti-Hormon-Rezeptor-Antikörper Hormone imitiert und eine endokrine Überfunktion auslöst. Ein Beispiel hierfür ist der Morbus Basedow, bei dem das «Thyroid Stimulating Immunoglobulin» (TSI) Wirkung wie das thyreoideastimulierende Hormon (TSH) durch seine Bindung an den TSH-Rezeptor entfalten kann. Tabelle 5/8 gibt eine Übersicht über die wichtigsten autoimmunen Krankheitsbilder mit Zuordnung zu den verschiedenen Typen der Überempfindlichkeit wieder; betont werden sollte jedoch

Tab. 5/7: Mechanismen der Gewebsschädigung bei Autoimmunerkrankungen – Typen der Überempfindlichkeitsreaktionen

Typ	Bezeichnung	Mechanismus
I	Soforttyp	IgE-Antikörper-beladene Mastzellen sezernieren anaphylaktisch wirkende Mediatoren
II	zytotoxisch	direkte Zell-/Gewebsschädigung durch zytotoxische Antikörper oder ADCC-Mechanismen
III	«Arthus»-Reaktion	Ablagerung von Immunkomplexen perivaskulär, Komplementaktivierung mit nachfolgender Gefäß- und Gewebsschädigung
IV	Tuberkulin-Typ	Invasion von Makrophagen und T-Lymphozyten an den Antigen-Ort mit nachfolgender Gewebsnekrose
V	stimulatorische Hypersensitivität	Autoantikörper binden an Hormonrezeptoren mit überschießender Hormonproduktion

Tab. 5/8: Zuordnung verschiedener Autoimmunerkrankungen zu den Typen der Überempfindlichkeitsreaktionen

Typ	Erkrankungsbeispiele	vermutete Zielstruktur (Autoantigen)
I	Churg-Strauss-Vaskulitis	unbekannt
II	Goodpasture-Syndrom	globuläre Komponente des Typ-IV-Kollagens
	Autoimmunhämolytische Anämie	Blutgruppen-Antigene
	Myasthenia gravis	Azetylcholin-Rezeptor
III	Immunkomplexerkrankungen:	
	systemischer Lupus erythematodes	doppelsträngige DNS
	Vaskulitis bei chron. Polyarthritis	Immunglobuline
IV	Diabetes mellitus Typ I	Inselzellantigen
	Hashimoto-Thyreoiditis	Thyreozyten-Antigen
	Synovitis bei chron. Polyarthritis	Kollagene? Proteoglykane?
V	Hyperthyreose (M. Basedow)	TSH-Rezeptor

an dieser Stelle, daß es sich hier nur um eine schematische Einteilung handelt und bei einigen Krankheitsbildern durchaus mehrere Mechanismen möglich sind, so z. B. bei der chronischen Polyarthritis.

Das Studium der Autoimmunerkrankung beim Menschen stößt auf viele Grenzen. Zum einen kann auf Grund des schleichenden Beginns nur selten der direkte Auslöser erfaßt werden. Zum anderen verlaufen fast alle diese Erkrankungen individuell verschieden – in der Regel schubweise mit mehr oder minder langen Remissionen; auch erstrecken sich viele Krankheiten über Jahrzehnte mit unterschiedlichen Stadien. Erst recht nicht kann im humanen System eine beliebige Immunmanipulation durch spezifische oder unspezifische Agenzien durchgeführt werden. Aus diesen Gründen wurden verschiedenste Tiermodelle für die unterschiedlichen Formen der Autoimmunerkrankung entwickelt, die den humanen Erkrankungen mehr oder weniger nahekommen und die es erlaubten, Autoimmunerkrankungen unter Einschluß einer möglichen therapeutischen Beeinflussung umfassend zu untersuchen. Unterschieden werden muß bei diesen Modellen zwischen den spontanen, geradezu gesetzmäßig ab einem bestimmten Alter auftretenden Erkrankungen und den von außen durch experimentelle Manipulation hervorgerufenen Erkrankungen. Die genaue Schilderung dieser Modelle würde den Rahmen dieser Übersicht sprengen; Tabelle 5/9 enthält daher nur eine Übersicht über die wichtigsten mit dem Vergleich der entsprechenden humanen Erkrankungen.

5.6 Ansatzpunkte zum Durchbrechen autoimmuner Vorgänge

Die klassischen Therapieverfahren (s. Kapitel 56) der Immunsuppression mit Steroiden, zytostatisch/zytotoxisch wirkenden Pharmaka oder in jüngster Zeit auch die Behandlung mit monoklonalen Antikörpern gegen bestimmte T-Zell-Antigene unterdrücken lediglich unspezifisch die Immunreaktion allgemein. Aufbauend auf den bisher vorliegenden Kenntnissen sind in der Zukunft jedoch Ansätze einer spezifischen Immuntherapie denkbar (Tabelle 5/10, s. a. Kap. 56). Gelingt es, die spezifischen krankmachenden Lymphozyten zu isolieren, so

Tab. 5/9: Übersicht über humane autoimmune Erkrankungen und vergleichbare Tiermodelle (Beispiele)

Humanes System	Tiermodell
	a) spontan auftretend
systemischer Lupus erythematodes	NZB-Maus, MRL-Maus
chronische Polyarthritis	MRL-Maus
Diabetes mellitus Typ I	BB-Ratte
Hashimoto-Thyreoiditis	«Obese chicken»-Modell
	b) induziert
chronische Polyarthritis	Adjuvans-Arthritis, kollagen-induzierte Arthritis
Spondylarthropathien	Schweinerotlauf-Arthritis
Myasthenia gravis	zahlreiche Tiermodelle nach Injektion von Azetylcholinrezeptor
Multiple Sklerose	Experimentell allergische Enzephalomyelitis

Tab. 5/10: Ansätze einer Immuntherapie

- Anti-T-Zell-Antikörper (gegen CD4, CD3, TcR)
- «T cell vaccination» («Impfung» mit pathogenen T-Zellen)
- Anti-Klasse-II-Antikörper
- spez. immunsupprimierende Pharmaka (z. B. Cyclosporin A)
- spezifische Leukapherese
- Anti-Mediator-Therapie (z. B. gegen Interleukin-1)
- Anti-Rezeptor-Therapie (z. B. gegen Interleukin-2-Rezeptor)

können gegen deren Erkennungsstrukturen monoklonale Antikörper entwickelt werden («antiidio(clono)typische» Antikörper) und somit auch nach Injektion der Organismus von diesen Lymphozyten befreit werden. Ähnliche Mechanismen auf zellulärer Ebene werden bei der «T-Zell-Vakzinierung» (s. o.) diskutiert. Denkbar wäre auch trotz der methodischen Schwierigkeiten eine Isolierung der toleranzerhaltenden T-Lymphozyten mit anschließender Klonierung und Expansion, die – zurückinjiziert – dann erneut eine Toleranz aufbauen würden. Ein interessanter Therapieansatz wäre auch das Verabreichen von Anti-Klasse-II-HLA-Antikörpern, da diese Antigene – wie oben erwähnt – eine Schlüsselstellung bei der Einleitung autoimmuner Vorgänge spielen. Neben den klassischen Immunsuppressiva sind in jüngster Zeit auch spezifischer wirkende Pharmaka, wie z. B. das Cyclosporin-A, entwickelt worden, die nur ganz bestimmte Immunreaktionen unterdrücken. Analog den oben genannten monoklonalen Antikörpern wäre auch mittels spezifischer Lymphapherese eine extrakorporale Entfernung von pathogenen Lymphozyten denkbar. Schließlich scheint bereits in naher Zukunft eine Therapie mit Anti-Mediatoren (z. B. gegen Interleukin-2) oder gegen die Rezeptoren dieser Mediatoren möglich, da viele dieser Strukturen bereits genau bekannt sind. So bleibt zu hoffen, daß mit diesen zu entwickelnden Therapieverfahren in Zukunft Autoimmunerkrankungen wirkungsvoller als bisher behandelt werden können.

Literatur

Albert, E.: Immungenetik. *In:* D. Gemsa, J. R. Kalden, K. Resch, (Herausgeber): Immunologie, pp. 79–108. Thieme-Verlag, Stuttgart/New York 1991.
Burmester, G. R.: Bewegungsapparat, rheumatische Erkrankungen. *In:* D. Gemsa, J. R. Kalden, K. Resch, (Herausgeber): Immunologie, pp. 398–418. Thieme-Verlag, Stuttgart/New York 1991.
Cohen, I. R., H. L. Weiner: T cell vaccination. Immunology Today 9:332–335, 1988.
Coutinho, A., A. Bandeira: Tolerize one, tolerize them all: tolerance is self-assertion. Immunology Today 10:264–266, 1989.
Dziarski, R.: Autoimmunity: polyclonal activation or antigen induction? Immunology Today 9:340–342, 1988.
Free, J. H., E. F. Rosloniec: Molecular aspects of the role of class II MHC molecules in antigen presentation to T cells. The Year in Immunology 3:161–178, 1988.
Klein, J.: Immunology. Blackwell Scientific Publications, Boston 1990.
Kolb, H., K. V. Toyka, E. Gleichmann: Histocompatibility antigens and chemical reactivity in autoimmunity. Immunology Today 8:3–6, 1987.
Kolb, H.: Diabetes. *In:* D. Gemsa, J. R. Kalden, K. Resch, (Herausgeber): Immunologie, pp. 503–511. Thieme-Verlag, Stuttgart/New York 1991.
Lawlor, D. A., J. Zenmour, P. D. Ennes, P. Parham: Evolution of class-I MHC genes and proteins: from natural selection to thymic selection. Annu Rev Immunol 8:23–63, 1990.
Matzinger, P., S. Guerder: Does T-cell tolerance require a dedicated antigen-presenting cell? Nature 338:74–76, 1989.
Miller, J. F. A. P., G. Morahan, J. Allison: Immunological tolerance: new approaches using transgenic mice. Immunology Today 10:53–57, 1989.
Ohashi, P. S., S. Oehen, K. Buerki, H. Pircher, C. T. Ohashi, B. Odermatt, B. Malissen, R. Zinkernagel, H. Hengartner: Ablation of «tolerance» and induction of diabetes by virus infection in viral transgenic mice. Cell 65:305–317, 1991.
Parham, P.: Intolerable secretion in tolerant transgenic mice. Nature 333:500–503, 1988.
Pujol-Borrel, R., G. F. Bottazzo: Puzzling transgenic mice: a lesson for human type 1 diabetes? Immunology Today 9:303–306, 1988.
Roosnek, E., A. Lanciavecchia: Efficient and selective presentation of antigen-antibody complexes by rheumatoid factor B cells. J Exp Med 173:487–489, 1991.
Shoenfeld, Y., D. A. Isenberg: The mosaic of autoimmunity. Immunology today 10:123–126, 1989.
Silver, J.: Disease susceptibility and the Ia system. Rheumatol Int 4 (Suppl):25–30, 1984.
von Boehmer, H., H. S. Teh, P. Kisielow: The thymus selects the useful, neglects the useless and destrys the harmful. Immunology Today 10:57–61, 1989.
Wekerle, H.: Autoimmunität. *In:* D. Gemsa, J. R. Kalden, K. Resch (Herausgeber): Immunologie, pp. 204–215. Thieme-Verlag, Stuttgart/New York 1991.
Zamoyska, R., H. Waldman, P. Matzinger: Peripheral tolerance mechanisms prevent the development of autoreactive T cells in chimeras grafted with two minor incompatible thymuses. Eur J Immunol 19:111–117, 1989.

6 Ernährung und Immunfunktionen
B. Koletzko, H. Schroten

Auswirkungen der Ernährung auf immunologische Funktionen zeigen sich besonders deutlich in der Infektionsprotektion durch das Stillen und in der Abwehrschwäche bei mangelernährten Kindern. Für einzelne Nährstoffe sind immunologische Wirkungen beim Menschen gut dokumentiert, bei vielen anderen Nährstoffen ergeben sich Hinweise für Einflüsse auf das Immunsystem aus Tierversuchen und *in vitro* Studien.

6.1 Immunologische Aspekte des Stillens

Die Morbidität und Mortalität durch infektiöse Erkrankungen im Säuglingsalter wird besonders unter ungünstigen sozioökonomischen Verhältnissen durch das Stillen deutlich verringert. Für die Dauer der Stillzeit und sogar darüber hinaus besteht eine Schutzwirkung vor allem hinsichtlich gastrointestinaler und respiratorischer Infektionen. Noch Ende des 19. Jahrhunderts wurde in Deutschland eine etwa 5- bis 10-fach niedrigere Sterblichkeit bei gestillten als bei nicht-gestillten Kindern beobachtet. Zu diesem eindrucksvollen Vorteil des Stillens dürfte neben der damals hohen Verbreitung an Infektionskrankheiten und den vorherrschenden ungünstigen hygienischen Bedingungen auch eine schlechte Qualität der zu dieser Zeit verfügbaren Milchnahrungen beigetragen haben. Noch heute zeigt sich in Entwicklungsländern ein stark *protektiver Effekt des Stillens* hinsichtlich der Inzidenz und Mortalität infektiöser Durchfallerkrankungen. Aber auch in Industrieländern bleibt die antiinfektiöse Wirkung der Muttermilch praktisch bedeutsam. So findet man in Finnland und bei kanadischen Inuit (Eskimos) eine deutlich geringere Häufigkeit der kindlichen Otitis media bei gestillten Kindern. In Nordamerika ist das Stillen mit einem 4- bis 16-fach niedrigeren Risiko einer Haemophilus-Meningitis verbunden. Prospektive Untersuchungen in Industrieländern zeigen auch heutzutage bei gestillten Säuglingen ein selteneres Auftreten und einen milderen Verlauf gastrointestinaler Infektionen. Eine *spezifische Schutzwirkung* besteht u. a. gegen Infektionen durch Escherichia coli, Salmonella, Shigella, Clostridium botulinum, Vibrio cholerae, Rotavirus, Poliovirus, andere Enteroviren, Pneumoviren, Giardia lamblia und Entamoeba histolytica.

Die antiinfektiöse Wirkung der Muttermilch kommt nicht nur dem Kind, sondern auch der stillenden Mutter zugute, da auch die bakterielle Besiedlung der laktierenden Brustdrüse und damit das *Mastitisrisiko vermindert* wird. Bei Frauen mit durchgemachter Mastitis enthielt die Milch im Intervall signifikant niedrigere Konzentrationen an IgA, C3 und Lactoferrin als bei einer Vergleichsgruppe ohne Mastitis. Dagegen sind während einer akuten Mastitis die Milchkonzentrationen an IgG, IgM, C3 und C4 stark erhöht, offenbar im Sinne einer Abwehrreaktion mit transientem parazellulären Übergang von Serumproteinen in die Milch.

Muttermilch scheint nicht nur eine direkte antiinfektiöse Wirkung auszuüben, sondern auch *Funktionen des kindlichen Immunsystems* zu *modulieren*. So findet man beispielsweise bei gestillten Säuglingen eine höhere Zahl an CD8-Zellen als bei nicht-gestillten Kindern. Muttermilch enthält Proteine, die Wachstum und Differenzierung ruhender B-Lymphozyten induzieren, sowie Glycoproteine mit hemmender Wirkung auf die T-Zellproliferation. Neben kurzfristigen Wirkungen während der Stillzeit hat die Ernährung mit Muttermilch offenbar auch langfristig wirksame Effekte auf das Immunsystem. Bei mehrmonatiger Stilldauer bleibt auch nach dem Abstillen eine deutliche Risikominderung für gastrointestinale Infektionen sowie für Nahrungsmittelallergien bestehen (vgl. auch Kapitel 34). Epidemiologische Untersuchungen mit Langzeitbeobachtungen konnten eine *mit dem Stillen verbundene Risikominderung hinsichtlich des Auftretens von Diabetes mellitus, Morbus Crohn und malignen Lymphomen* im späteren Lebensalter nachweisen (Borch-Johnsen et al 1984, Davis et al 1988, Koletzko et al 1989). Diese Beobachtungen legen langdauernde Auswirkungen des Stillens auf immunologische Funktionen im kindlichen Organismus nahe.

6.1.1 Immunologische Faktoren der Muttermilch

Humorale und zelluläre Komponenten tragen zur antiinfektiösen Wirkung der Muttermilch bei (Tabelle 6/1). Von den enthaltenen *Immunglobulinen* wird der ganz überwiegende Teil durch *sekretorisches IgA* (SIgA) beigetragen, welches besonders in den ersten Lebenstagen mit dem Kolostrum in sehr hohen Mengen zugeführt wird (vgl. Tabelle 6/2). Das mit der Milch zugeführte SIgA ist weitgehend resistent gegen niedrigen pH und proteolytische Enzyme und läßt sich noch im kindlichen Stuhl

Tab. 6/1: Antiinfektiös wirksame Bestandteile der Muttermilch

Humorale Komponenten
Immunglobuline (vorwiegend sekretorisches IgA, daneben IgG, IgM, IgD)
- Lysozym
- Lactoferrin
- Lactoperoxidase
- Oligo- und Polysaccharide, Glykokonjugate
- Monoglyzeride, unveresterte Fettsäuren, Membranen der Milchfettkügelchen
- Nucleotide

Zelluläre Komponenten
Neutrophile Granulozyten, Makrophagen
Lymphozyten
Epithelzellmembranen

nachweisen, d. h. es kann im Verlaufe der gesamten Darmpassage wirken und makromolekulare Antigene und Mikroorganismen binden. Stabil gegen tryptische Verdauung und damit im ganzen Gastrointestinaltrakt antimikrobiell wirksam sind auch *Lysozym* (Muramidase), welches Mukopolysacharide und Mukopeptide in Zellwänden grampositiver Bakterien spaltet und mit SIgA und C3 synergistisch wirkt, und *Lactoferrin*. Lactoferrin ist ein eisenbindendes Glykoprotein aus der Molkefraktion. Es entzieht Enterobakterien das für deren Wachstum notwendige Eisen und wirkt dadurch bakteriostatisch. Die in menschlicher Milch offenbar von Leukozyten freigesetzte *Lactoperoxidase* trägt zur Abwehr von Streptokokken, Pseudomonas, E. coli und Salmonella typhimurium bei. *Oligo- und Polysaccharide*, sowie freie und an *Membranen* der *Milchfettkügelchen* gebundene *Glykokonjugate* konkurrieren mit Bakterien und Toxinen um die Rezeptorbindung an gastrointestinale Mukosaepithelien und tragen dadurch zur Infektionsabwehr bei (Schroten et al 1991). Bei der Fettverdauung freigesetzte *Monoglyzeride* und *unveresterte Fettsäuren* können die Vermehrung von Bakterien, Viren und Protozoen hemmen (Thormar et al 1987). *Nucleotide*, die 0.1 bis 0.15% des Stickstoffgehaltes der Muttermilch beitragen, stimulieren die Interleukin-2-Bildung mononukleärer Zellen sowie die Zytotoxizität von Killerzellen. Möglicherweise beeinflussen auch einige andere Inhaltsstoffe der menschlichen Milch immunologische Funktionen, z. B. die *Komplementfaktoren* C3 und C4, *Hormone*, *Wachstumsfaktoren* und zahlreiche enthaltene *Nährstoffe*.

Vitale *Leukozyten* sind in extrem großer Zahl (um 4×10^6/ml) in Kolostrum enthalten und bleiben während den folgenden 3 bis 4 Monaten der Laktation als Milchbestandteile vorhanden, wenn auch mit weitaus niedrigeren Zellzahlen. Ganz vorwiegend handelt es sich dabei um Makrophagen und neutrophile Granulozyten. Muttermilchmakrophagen passieren wahrscheinlich unbeschädigt den Magen und üben im Gastrointestinaltrakt eine immunprotektive Wirkung aus. Die Mehrzahl der Milchlymphozyten sind T-Zellen mit einem dem peripheren Blut analogen Verhältnis von CD4 (sog. Helferzellen) zu CD8 (sog. Suppressorzellen).

Neben den antiinfektiös wirksamen Komponenten enthält Muttermilch auch zahlreiche Bestandteile, welche *Entzündungsreaktionen hemmen* (Tabelle 6/3). Insgesamt bietet das komplexe System unterschiedlicher und interaktiv wirksamer immunologischer Komponenten der Muttermilch für den gestillten Säugling mit noch unreifem körpereigenem Immunsystem einen wirksamen Schutz vor Infektionen.

Tab. 6/3: Antiinflammatorisch wirksame Bestandteile der Muttermilch (erweitert nach Goldman et al. 1986)

Inhaltsstoff	Wirkung
Lactoferrin	hemmt Komplement
Lysozym	hemmt Chemotaxis
Katalase	spaltet H_2O_2
Histaminase	spaltet Histamin
Arylsulfatase	spaltet Leukotriene
Prostaglandine E_2, F_{2a}	hemmen Neutrophilen-Degranulation und Lymphozytenaktivierung
Omega-3 Fettsäuren	hemmen T-Zellfunktionen
Schwangerschafts-assoziiertes alpha-2-Glykoprotein	hemmt Lymphoblastogenese
Tocopherole, Retinol, Cystein, Ascorbinsäure	hemmen Radikalbildung

Tab. 6/2: Mittlere Sekretion (mg/Tag) einiger humoraler antiinfektiöser Komponenten mit menschlicher Milch in Abhängigkeit von der Laktationsdauer (nach Akre 1989)

| | Laktationsdauer: | | | |
	< 1 Woche	1–2 Wochen	3–4 Wochen	> 4 Wochen
IgG	50	25	25	10
SIgA	5000	1000	1000	1000
IgM	70	30	15	10
Lysozym	50	60	60	100
Lactoferrin	1500	2000	2000	1200

6.2 Immunologische Folgen von Mangelernährung

Malnutrition ist weltweit die *häufigste Ursache für eine sekundäre Immundefizienz* bei Kindern. Mangelernährung ist untrennbar mit einer hohen Rate schwer verlaufender Infektionen verbunden und stellt eine der Hauptursachen für die unerträglich hohe Zahl frühkindlicher Todesfälle in den Entwicklungsländern dar. In Industrieländern entsteht eine primäre Mangelernährung mit unzureichendem Nahrungsangebot praktisch nur durch schlechte sozioökonomische Verhältnisse oder durch Kindesmißhandlung. Häufiger ist hier eine sekundäre Malnutrition bei chronischer kindlicher Erkrankung (z. B. Herzfehler, cystische Fibrose, Malabsorption, chronisch entzündliche Darmerkrankungen, Malignome). Sowohl bei primärer als auch sekundärer Unterernährung wird häufig der diagnostische Begriff «Protein-Energie-Malnutrition» gewählt, obwohl bei schwerer Mangelernährung nicht nur ein Mangel an Protein und Energie, sondern regelmäßig auch an vielen anderen Nährstoffen vorliegt (Uany & Koletzko 1993).

Eine ausreichende Verfügbarkeit an Nährstoffen ist Voraussetzung für eine intakte Zellproliferation und Proteinsynthese und damit für eine regelrechte Funktion des Immunsystems. Darüber hinaus ist die Aktivität zahlreicher für Immunfunktionen wichtiger Enzyme abhängig von Kofaktoren wie z. B. Zink, Eisen und Vit. B_6. Daher verwundert es nicht, daß mangelernährte Kinder eine gestörte Abwehr aufweisen und häufig schwere Infektionen erleiden, auch durch opportunistische Erreger wie z. B. Pneumocystis carinii. Ein sekundärer Immundefekt mit gestörter zellulärer Immunreaktion erklärt auch die bei Malnutrition häufigen und oft schwer verlaufenden Erkrankungen mit generalisierter Herpes simplex Infektion, Mykosen und Tuberkulose sowie die hohe Mortalität der Maserninfektion.

6.2.1 Immunfunktionen bei Malnutrition

Schon seit Mitte des 19. Jahrhunderts ist bekannt, daß eine schwere kindliche Malnutrition regelmäßig zu hochgradiger *Atrophie von Thymus, Milz und anderen lymphatischen Geweben* führt. Dabei zeigt sich eine gestörte lymphozytäre Funktion durch *verminderte Hautreaktionen gegenüber Recall-Antigenen,* nicht selten sogar eine komplette Anergie, welche sich unter einer Ernährungstherapie über einen Zeitraum von Wochen bis Monaten normalisieren. Diese Befunde korrespondieren mit niedrigen Zahlen ausdifferenzierter T-Lymphozyten in der Zirkulation und einem erniedrigten Verhältnis zwischen CD4- und CD8-Zellen. Die durch Concanavalin A und Phytohämagglutinin stimulierbare Proliferation von Lymphozyten sowie deren Interferon-Synthese sind vermindert.

In vitro ist auch die Zahl antikörperbildender Zellen und die *Immunglobulinsekretion erniedrigt.* Dagegen sind bei betroffenen Patienten die Serumimmunglobuline meist normal oder erhöht, wahrscheinlich aufgrund der begleitenden chronischen Infektionen. Allerdings ist in Sekreten die SIgA-Konzentration regelmäßig erniedrigt.

Die *Chemotaxis* von Mono- und Granulozyten kann bei Mangelernährung stark *gestört* sein, während die *Phagozytose meist erhalten* bleibt. Häufig ist aber die *intrazelluläre Bakterizidie und Fungizidie beeinträchtigt,* möglicherweise ausgelöst durch eine Störung des Pentosephosphatzyklus mit beeinträchtigter NADPH-Synthese. *In vitro* zeigen mononukleäre Zellen mangelernährter Kinder nach Endotoxin-Stimulation eine *verminderte Freisetzung von Interleukin-1 und -2,* die nach alimentärer Proteinzufuhr wieder zunimmt. Diese substratabhängige Erholung der Zytokinbildung könnte erklären, daß bei schwerst mangelernährten Kindern Fieber und Entzündungsreaktionen oft erst in der Phase des Nahrungsaufbaus auftreten. Trotz der vorliegenden Infektionen sind die Komplementfaktoren C3, C5, Faktor B und das gesamthämolytische *Komplement CH50 meist stark reduziert* und normalisieren sich erst nach Ernährungsrehabilitation.

6.3 Immunologische Wirkungen einzelner Nährstoffe

Die bei kindlicher Malnutrition erhobenen Befunde erlauben nur begrenzte Schlußfolgerungen auf die Effekte eines Mangels an Einzelsubstanzen, da praktisch immer eine Unterversorgung mit mehreren Nährstoffen vorliegt. So ist eine Verminderung der Protein- und Kalorienaufnahme regelmäßig auch mit einer niedrigen Zufuhr an Vitaminen und Spurenelementen verbunden. Eine isolierte primäre Mangelversorgung findet man im Kindesalter heute nur bei wenigen Nährstoffen wie z. B. Eisen. Dagegen liegen detaillierte Untersuchungen über die immunologischen Effekte vieler Nährstoffe aus Tierexperimenten und *in vitro* Studien vor. Tabelle 6/4 faßt wichtige immunologische Effekte einiger Nährstoffe zusammen.

6.3.1 Protein

Eine experimentelle Proteindepletion führt zur *Verminderung der Phagozytosefähigkeit* neutrophiler Zellen, der Serumspiegel der *Komplementfaktoren* C1, C4, C2 und C3 und der *Interleukin-1-Produktion.* Unter experimentellen Bedingungen tritt bei mäßiggradiger Proteinrestriktion zunächst eine Depression des B-Zellsystems mit verminderter *Immunglobulinsynthese* ohne stärkere Beeinträchtigung der T-Zellen auf, erst bei stärkerem Pro-

Tab. 6/4: Beobachtete immunologische Effekte bei Mangel an einigen Nährstoffen

	Protein	Vit. A	Vit. B₆	Pantothen-säure	Vit. C	Folsäure	Eisen	Zink	Kupfer
Phagozytose	↓				↓			↓	
Bakterizidie					↓	↓	↓		↓
Komplement	↓								
Lymphozytenzahl	↓	↓						↓	
T-Lymphozyten	↓	↓	↓	↓		↓	↓	↓	
Lymphozyten-proliferation	↓	↓	↓			↓		↓	↓
Hautreaktionen	↓		↓	↓	↓	↓	↓	↓	
Ig-Synthese *in vitro*	(↓)	↓							↓
Zytokine	↓							↓	↓

↓ = reduziert

teindefizit wird auch die *Stimulierbarkeit von T-Lymphozyten in vitro* und die kutane Reaktion auf Recall-Antigene *in vivo* beeinträchtigt.

6.3.2 Fette

Die Synthese von Zellmembranen und die Eigenschaften der enthaltenen Strukturlipide hängen von der Verfügbarkeit mehrfach ungesättigter Fettsäuren ab. Auch bei immunkompetenten Zellen ist die Nahrungszufuhr an essentiellen Polyenfettsäuren von entscheidendem Einfluß auf die Zellmultiplikation und auf Membranfunktionen wie z. B. Membranfluidität, Bindungsverhalten membranständiger Rezeptoren, hormonelle Signaltransduktion und zelluläre Reaktionen auf die Präsentation immunogener Peptide. Mehrfach ungesättigte Fettsäuren dienen außerdem als Vorstufen für die Synthese von Eicosanoiden, die als Entzündungsmediatoren wirken und im Falle des Prostaglandins E$_2$ auch direkt zelluläre Immunreaktionen steuern.

Ein **Linolsäuremangel** ist bei Säuglingen wie auch im Tierversuch mit *erhöhter Infektionsanfälligkeit* verbunden. Experimentell wirkt auch eine *sehr hohe Zufuhr an Linolsäure* und ihren Metaboliten der omega-6 Reihe *immunsuppressiv*, reduziert das Thymusgewicht, die Antikörpersynthese sowie die T-Zellproliferation und hemmt die Transplantatabstoßung. Eine in epidemiologischen Untersuchungen bei Erwachsenen postulierte Zunahme der Malignominzidenz durch hohe Linolsäuregehalte der Nahrung wurde nicht bestätigt.

Omega-3 Fettsäuren bewirken beim Menschen eine ausgeprägte *Entzündungshemmung*, wobei langkettige omega-3 Fettsäuren (aus Fischölen) eine wesentlich stärkere Wirkung zeigen als deren Vorläufer alpha-Linolensäure (aus Pflanzenölen wie z. B. Leinsamen- oder Sojaöl). Bei gesunden Erwachsenen führt eine hohe Nahrungszufuhr an omega-3 Fettsäuren zur Hemmung der durch Endotoxin stimulierten Produktion von Interleukin-1-alpha und -beta sowie Tumornekrosefaktor (TNF) aus Monozyten, zur Suppression der Proliferation mononukleärer Zellen durch Phytohaemagglutinin und Concanavalin A sowie zu abgeschwächten Hautreaktionen gegen Recall-Antigene. Im Tierexperiment hemmen hochdosierte omega-3 Fettsäuren die Aktivität chronisch entzündlicher Darmerkrankungen und die Abstoßung von Transplantaten.

6.3.3 Vitamine

Ein Mangel an **Vitamin A** prädisponiert zu Infektionen, wozu neben der *kompromittierten Immunfunktionen* auch eine *gestörte Integrität des Schleimhautepithels* und damit eine erleichterte Erregerpenetration beizutragen scheint. Experimentell führt Retinolmangel zu milder Thymusatrophie und verminderter Lymphozytenproliferation sowie zu erhöhter Bakterienadhärenz an Mukosaepithelzellen. Großangelegte epidemiologische Studien zeigten bei Kindern mit Vitamin-A-Mangel eine stark erhöhte Morbidität und Mortalität an Infektionskrankheiten (Enteritiden, Atemwegsinfektionen, Masern). Interventionsstudien mit Supplementierung von Retinol bei Säuglingen und Kleinkindern führten in Mangelgebieten zu einer Senkung der Infektionsmortalität um ¼ bis ⅓.

Eine Defizienz an **Vitamin B$_6$ (Pyridoxin)** hemmt im Tierexperiment die *Antikörpersynthese* und die *zellvermittelte Immunität*. Depletionsstudien bei menschlichen Probanden zeigten nur eine gering gestörte Antikörpersynthese durch Pyridoxinmangel, während bei einem gleichzeitig vorliegendem Mangel an **Pantothensäure** eine ausgeprägte Hypogammaglobulinämie resultierte.

Vitamin C (Ascorbinsäure) spielt eine wichtige Rolle für die phagozytäre Funktion, bei einem Mangel wird die *bakterizide Aktivität* beeinträchtigt. Obwohl vielfach die Einnahme von Megadosen zur Infektionsprophylaxe oder -therapie empfohlen wird, liegen Nachweise über den postulierten Nutzen dieses Vorgehens nicht vor.

Ein Mangel an **Folsäure** kann die *Stimulierbarkeit von T-*

Zellen durch Phytohaemagglutinin und ihre *zytotoxische Funktion* schädigen.

6.3.4 Spurenelemente

Eine ungenügende Versorgung mit **Eisen** ist eine der häufigsten Mangelerscheinungen in den Industrieländern. Benötigt wird Eisen u. a. für die *DNA-Synthese* und *Zellproliferation* und für die Bildung von Hydroxylradikalen, die zur *Bakterienabtötung* in Makrophagen und Neutrophilen dienen. Bei Eisenmangel kommt es zu einer mäßig starken Reduktion zirkulierender Leukozyten und T-Zellen, deren proliferative Reaktion auf Mitogenstimulation reduziert ist, und zu abgeschwächten kutanen Reaktionen auf Recall-Antigene. Die bakterizide Kapazität neutrophiler Granulozyten ist signifikant vermindert bei meist normaler Phagozytosefähigkeit, und die Bildung von *Zytokinen* wie Interleukin-1 und Interleukin-2 ist reduziert. Klinisch beobachtete man bei Patienten mit schwerem Eisenmangel eine vermehrte *Reaktivierung intrazellulärer Infektionserreger* (z. B. Malaria, Tuberkulose, Brucellose). Bei Säuglingen und Kleinkindern mit mangelhafter Versorgung bewirkt eine Eisensupplementierung eine deutliche Verminderung der Häufigkeit respiratorischer und gastrointestinaler Infektionen. Da andererseits die meisten Mikroorganismen für ihre Vermehrung auf Eisen angewiesen sind, kann auch eine *hochdosierte Eisengabe* mit *vermehrter Infektionsanfälligkeit* assoziiert sein. So wurde in zwei Untersuchungen bei Neugeborenen nach intramuskulärer Eisenzufuhr eine erhöhte Rate an Sepsis und Meningitis berichtet, bei Thalassämiepatienten mit Eisenüberladung besteht ein erhöhtes Risiko für eine Yersinia-Sepsis. Anscheinend führt ein Eisenüberschuss mit einer Übersättigung des Serumtransferrins über 60–80% zu einem Verlust der bakteriostatischen Transferrinwirkung und zu einer vermehrten Eisenverfügbarkeit für Mikroorganismen.

Klinisch und experimentell ist ein Mangel an **Zink** regelmäßig mit niedriger Nährstoffaufnahme und Malnutrition assoziiert, wodurch die Beurteilung der immunologischen Wirkungen des eigentlichen Zinkdefizits erschwert wird. Im Tierversuch führt ein Zinkmangel zur *lymphatischen Atropie* mit Thymusinvolution und kleiner Milz, verminderter Lymphozytenzahl und -proliferation mit niedriger Zahl an T-Zellen sowie gestörten Hautreaktionen auf Recall-Antigene. Bei Patienten mit Zinkmangel durch Akrodermatits enteropathica ist die *Chemotaxis* und *Bakterizidie* neutrophiler Granulozyten beeinträchtigt, welche sich nach Zinksupplementierung normalisiert. Patienten mit Zinkmangel neigen zu *verzögerter Wundheilung* und *gehäuften Infektionen*, besonders auch zu *Pilzinfektionen*.

Ein Mangel an **Kupfer** wird bei ungenügender Zufuhr (langdauernde parenterale Ernährung ohne ausreichenden Zusatz), chronisch erhöhten Verlusten (Diarrhoe, Fisteln) oder gestörtem Kupferstoffwechsel bei Menke's kinky hair disease beobachtet. Kupfermangel ist klinisch und im Tierversuch mit vermehrter Infektionsanfälligkeit verbunden, wobei eine besondere *Anfälligkeit für Salmonellainfektionen* zu bestehen scheint. *In vitro* beobachtet man Störungen der *Lymphozytenproliferation* und der *Antikörperantwort* auf T-Zell-abhängige Antigene. Beeinträchtigt sind auch die *Zytokinfreisetzung* sowie die *Funktion des retikulo-endothelialen Systems* und die *bakterizide Kapazität* von Phagozyten, möglicherweise aufgrund einer Aktivitätsminderung der Kupfer-abhängigen Enzyme Superoxid-Dismutase und Zytochrom-C-Oxidase.

Als Folgen einer Mangelversorgung mit **Selen** wurden eine *verminderte Antikörpersynthese* gegen T-Zell-abhängige Antigene und eine *reduzierte Abtötung von Hefezellen* berichtet. Als eine Ursache für die verminderte Mikrobizidie bei einer Mangelversorgung wird die niedrige Aktivität der selenabhängigen Glutathionperoxidase in Phagozyten angesehen.

6.4 Immunologische Perspektiven der klinischen Ernährungstherapie

Die verbesserte Kenntnis über immunregulatorische Wirkungen der Nährstoffversorgung beeinflußt zunehmend die Praxis der klinischen Ernährungstherapie. Gewichtsverlust und Mangelernährung sind typische Begleitsymptome bei vielen chronisch kranken Patienten. Bei Kindern mit allgemeiner Mangelernährung oder bei mangelhafter Versorgung mit einzelnen Nährstoffen wird heute eine weitaus konsequentere Therapie für notwendig erachtet als in der Vergangenheit üblich war, wobei ggf. eine gezielte Anreicherung der Nahrung, eine Sondenernährung oder eine parenterale Nährstoffzufuhr zur Anwendung kommt. Als Ausnahme von dem allgemeinen Grundsatz des konsequenten Defizitausgleiches sollte *bei akuten Infektionen* im allgemeinen *keine Eisengabe* erfolgen, insbesondere nicht auf parenteralem Zufuhrweg, um eine dadurch mögliche Förderung mikrobiellen Wachstums zu vermeiden. Auch sollten bei akuten Infektionen mit deutlich erhöhten Akute-Phase-Proteinen *intravenöse Lipidinfusionen* nur mit großer Zurückhaltung und bei strenger Indikation zugeführt werden, da Serum von Patienten mit erhöhtem C-reaktiven Protein *ex vivo* zur Agglutination der Lipidpartikel handelsüblicher intravenöser Emulsionen führt und nachteilige Wirkungen *in vivo* nicht sicher ausgeschlossen werden können. Insbesondere bei zu hoch dosierter Lipidinfusion mit stark erhöhten Serumlipidwerten kann es zur Lipidüberladung von Makrophagen und konsekutiv zu möglichen Störungen der Makrophagenfunktion kommen.

Die Bedeutung der klinischen Ernährungstherapie für das

Immunsystem soll im folgenden an den Beispielen maligner Erkrankungen und der cystischen Fibrose dargestellt werden. Die potentiellen Möglichkeiten einer gezielten Modulation immunologischer Funktionen durch die Zufuhr von Nährstoffen werden bei den omega-3 Fettsäuren deutlich.

6.4.1 Onkologische Erkrankungen

Bei Kindern und Jugendlichen mit maligner Erkrankung ist meist die Energiebilanz gestört (Bender-Götze & Rumpf 1993). Oft ist der Energieverbrauch durch tumor- und infektionsbedingten Hypermetabolismus gesteigert, während die Erkrankung selbst und die Folgen diagnostischer und therapeutischer Interventionen eine sehr niedrige Nahrungszufuhr bedingen. Die bei zahlreichen onkologischen Patienten resultierende Malnutrition könnte neben anderen Kausalfaktoren, wie z. B. den Auswirkungen der Grunderkrankung und der zytostatischen Therapie, zu den bei diesen Kindern regelmäßig zu beobachtenden Beeinträchtigungen immunologischer Funktionen beitragen. Die praktische Relevanz zeigt sich in der bei Kindern mit malignen Erkrankungen beobachteten Assoziation von Malnutrition und Infektionen mit opportunistischen Erregern. Bei erwachsenen Karzinompatienten führt eine therapeutisch induzierte Verbesserung des Ernährungszustandes im Rahmen kontrollierter Studien zu signifikanten Besserungen der zirkulierenden Lymphozytenzahl, des Anteils an T-Lymphozyten und des mitogenen Effektes von Phytohaemagglutinin. Obwohl im Kindesalter kontrollierte Studien über die Effekte einer Ernährungsintervention mit ausreichender Dokumentation der immunologischen Effekte nicht vorliegen und aufgrund ethischer Überlegungen auch kaum durchgeführt werden können, erscheint auch für dieses Lebensalter eine konsequente Ernährungstherapie zur Prävention der Mangelernährung und Verbesserung der immunologischen Kompetenz der Patienten sinnvoll.

6.4.2 Cystische Fibrose

Eine schwere und chronische Malnutrition hielt man über Jahrzehnte für ein untrennbar mit der cystischen Fibrose (Mukoviszidose) verbundenes Symptom. Verschiedene Untersuchungen zeigen jedoch bei Patienten mit cystischer Fibrose einen *Zusammenhang zwischen Mangelernährung, gehäuften Infektionen, ungünstiger Entwicklung der Lungenfunktion und schlechterer Lebenserwartung* (Koletzko & Koletzko 1993). Das im Krankheitsverlauf häufig auftretende Untergewicht resultiert einerseits aus einer niedrigen Nährstoffaufnahme, die durch exokrine Pankreasinsuffizienz und durch Inappetenz bei gastrointestinalen Beschwerden, Infektionen und schlechter Lungenfunktion bedingt ist. Andererseits besteht vielfach ein gesteigerter Energieverbrauch, vor allem durch vermehrte Atemarbeit und durch Infektionen. Da eine Malnutrition bei cystischer Fibrose mit gehäuften pulmonalen Infektionen einhergeht, kann sie die Lungenfunktion verschlechtern und damit zu einer weiteren Erhöhung des Energiebedarfs führen, die im Sinne eines Circulus vitiosus wiederum die Mangelernährung verstärken kann. Eine frühzeitige und effektive Ernährungstherapie ist also dringend geboten. Dabei sind *aus immunologischer Sicht* besonders auch die häufig auftretenden *Defizite der Nährstoffe Protein, Vitamin A, Eisen, Zink und essentielle Fettsäuren* zu berücksichtigen, die zu einem sekundären Immundefekt bei cystischer Fibrose beitragen können.

6.4.3 Adjuvante Therapie chronisch entzündlicher Erkrankungen mit langkettigen omega-3 Fettsäuren

Klinische Studien bei erwachsenen Patienten mit chronisch-entzündlichen Erkrankungen haben einen günstigen Effekt einer adjuvanten Therapie mit hochdosierter Gabe langkettiger omega-3 Fettsäuren aus Fischölen nachgewiesen. Die antientzündlichen Wirkungen der Fischöle sind zum Teil bedingt durch eine *Hemmung des 5-Lipoxygenase-Stoffwechselweges* in Neutrophilen und in Monozyten und durch eine Hemmung Leukotrien B_4-vermittelter Funktionen der Neutrophilen bei gleichzeitig erhöhter Produktion des antagonistisch wirkenden Leukotrien B_5.

Bei erwachsenen Patienten mit *rheumatoider Arthritis* führte die tägliche Gabe von 15–20 g verkapseltem Fischöl mit etwa 5–7 g langkettigen omega-3 Fettsäuren (Eicosapentaensäure, C20:5n-3, und Docosahexaensäure, C22:6n-3) in Doppelblindstudien zu signifikanten Verbesserungen der subjektiven Beschwerden, objektiver Meßgrößen der Gelenkfunktion und verschiedener Laborparameter (Simopoulos 1991). Auch bei *Psoriasis, immunogener Keratitis* und *chronisch entzündlicher Darmerkrankung* wurden im Erwachsenenalter günstige therapeutische Effekte berichtet. Neben Fischölpräparationen zur oralen Gabe werden neuerdings auch Lipidemulsionen mit hohem Gehalt an langkettigen omega-3 Fettsäuren zur parenteralen Therapie bereitgestellt. Grundsätzlich erscheint eine therapeutische Anwendung langkettiger omega-3 Fettsäuren auch bei chronisch entzündlichen Erkrankungen im Kindes- und Jugendalter möglich und vielversprechend, aber ausreichende Erfahrungen liegen derzeit noch nicht vor. Es ist zu bedenken, daß bei Gabe von omega-3 Fettsäuren in therapeutischen Dosierungen Nebenwirkungen auftreten können, insbesondere eine vermehrte Blutungsneigung. Deshalb sollte der *therapeutische Einsatz* langkettiger omega-3 Fettsäuren *bei Kindern zunächst nur in kontrollierten Studien* erfolgen.

Literatur

Akre, J. (Hrsg.): Infant feeding. The physiological basis. Bull World Health Organisation 1989; 67, Suppl.: 1–108.

Bender-Götze C, Rampf U. Onkologische Erkrankungen und Abwehrschwäche. In: Koletzko B (Hrsg.): Ernährung chronisch kranker Kinder und Jugendlicher. Berlin, Heidelberg, Springer Verlag 1993: 221–231.

Borch-Johnsen, K., G. Joner, T. Mandrup-Poulsen, M. Christy, B. Zachau-Christiansen, K. Kastrup: Relation between breast-feeding and incidence rates of insulin-dependant diabetes mellitus. Lancet 1984; II: 1083–1086.

Chandra, R. K. (Hrsg.): Nutrition and immunology. Contemporary issues in clinical nutrition. New York, Allan R. Liss, 1988.

Chandra, R. K.: Nutrition and immunity: lessions from the past and new insights into the future. 1990 McCollum Award Lecture. Am J Clin Nutr 1991; 53: 1087–1101.

Davis, M. K., D. A. Savitz, B. I. Graubard: Infant feeding and childhood cancer. Lancet 1988; II: 365–368.

Goldman, A. S., L. W. Thorpe, R. M. Goldblum, L. A. Hanson: Antiinflammatory properties of human milk. Acta Paediatr Scand 1986; 75: 689–695.

Grimble, R. F.: Nutrition and cytokine action. Nutr Res Rev 1990; 3: 193–210.

Keen, C. L., M. E. Gershwin: Zinc deficiency and immune function. Ann Rev Nutr 1990; 10: 415–431.

Koletzko, B.: Essentielle Fettsäuren: Bedeutung für Medizin und Ernährung. Akt Endokr Stoffw 1986; 7: 18–27.

Koletzko, S., P. Sherman, M. Corey, A. Griffiths, C. Smith: Role of infant feeding practices in development of Crohn's disease in childhood. Brit Med J. 1989; 298: 1617–1618.

Koletzko S, Koletzko B. Zystische Fibrose – Normalernährung oder Ernährungstherapie? In: Koletzko B (Hrsg.): Ernährung chronisch kranker Kinder und Jugendlicher. Berlin, Heidelberg, Springer Verlag 1993: 167–190.

Kuvibidila, S., S. B. Baliga, R. M. Suskind: Consequences of iron deficiency on infection and immunity. *In:* Lebenthal, E. (Hrsg.): Textbook of gastroenterology and nutrition in infancy. New York, Raven, 1989.

Myrvik, Q. N.: Nutrition and immunology. *In:* Shils, M. E., V. Y. Young (Hrsg.): Modern Nutrition in Health and Disease. Philadelphia, Lea & Febiger, 7th ed., 1988: 585–616.

Phillips, M., A. Baetz (Hrsg.): Diet and resistance to disease. New York, Plenum, 1981.

Schroten, H., B. Koletzko, F. G. Hanisch: Immunologische Aspekte menschlicher Milch. Ernährungsumschau 1991; 38: 484–489.

Simopoulos, A. P.: Omega-3 fatty acids in health and disease and in growth and development. Am J Clin Nutr 1991; 54: 438–463.

Thormar, H., C. E. Isaacs, H. R. Brown, M. R. Barshatzky, T. Pessolano: Inactivation of enveloped viruses and killing of cells by fatty acids and monoglycerides. Antimicrob Agents Chemother 1987; 31: 27–31.

Tomkins, A., G. Hussey: Vitamin A, immunity and infection. Nutr Res Rev 1989; 2: 17–28.

II Allergische Erkrankungen

A. Allgemeiner Teil
Diagnostik (8–18)
Therapien (19–24)

7 Epidemiologie allergischer Erkrankungen im Kindesalter

K. E. Bergmann, N.-M. I. Kjellman, R. L. Bergmann, U. Wahn

Die allergischen, insbesondere die atopischen Krankheiten sind für die Epidemiologie eine wahre Herausforderung. Es besteht Einigkeit darüber, daß sie häufig vorkommen. Aber schon beim Versuch, die Verbreitung (Prävalenz, Lebensprävalenz[1]), das Neuauftreten (Inzidenz[2]) oder die Krankheitshäufigkeit (Periodenprävalenz[3]) genauer zu ermitteln, trifft man auf extreme Schwierigkeiten: Zwischen «gesund» und «krank» gibt es einen breiten Bereich fließender Übergänge: Selbst für eine so wichtige Krankheit wie Asthma kann die Verbreitung bei der gleichen Bevölkerungsgruppe – je nach Kriterium – 2,8 bis 7,3% betragen (Multizentrische Atopiestudie, Daten aus dem Jahr 1990). Auch bei sogenannten objektiven Tests der bronchialen Reaktivität muß man mehr oder weniger willkürliche Festlegungen treffen. Immunologische Messungen wiederum sagen nur etwas aus über die Sensibilisierung, nicht aber über Vorhandensein, Art oder Schwere der Allergiekrankheit.

Mit der Verbesserung des diagnostischen und therapeutischen Vorgehens und der Vermehrung des wissenschaftlichen und des öffentlichen Interesses daran, nimmt verständlicherweise die Zahl von Menschen zu, die von ihrer Allergie wissen und ihretwegen behandelt werden, ohne daß dahinter schon ein echter Anstieg der Verbreitung stehen muß. Der darauf zurückzuführende Trend ist dann nur der Ausgleich bisheriger Unterdiagnose eines schon lange bestehenden, nur nicht ausreichend erkannten Gesundheitsproblems.

Wesentliche Elemente unserer Gesundheit, Lebenserwartung und unserer Krankheiten haben eine genetische Grundlage. Ihre Realisation wird aber mehr oder weniger stark von der Umwelt – im weitesten Sinne – beeinflußt oder modifiziert, also z. B. von sozialen und ökonomischen Lebensumständen, Exposition gegenüber natürlichen und anthropogenen Substanzen oder von der Lebensweise. Dadurch kann es zu objektiven Veränderungen der Inzidenz und Prävalenz auch von genetisch stark determinierten Krankheiten kommen.

Die Tatsache, daß ein Krankheitsbild kaum je nur eine Ursache hat, sondern fast immer durch einen aus vielen zusammenwirkenden Faktoren bestehenden Ursachenkomplex bestimmt wird, spielt bei den allergischen Krankheiten offensichtlich eine besonders große Rolle. Ihre Ätiologie ist also multifaktoriell. Möchte man z. B. nach der Wirkung des Zigarettenrauchens suchen, so ist man gut beraten, wenn man gleichzeitig zumindest das Alter, Geschlecht, den Bildungsstand und die Nationalität berücksichtigt, weil diese sowohl einen Einfluß auf Atopie-Manifestationen als auch auf das Zigarettenrauchen haben. Hier mangelt es leider noch an konsistenten Ergebnissen. Die derzeit laufenden Kohortenstudien sollen für mehr Transparenz sorgen.

7.1 Morbidität an Respirationsallergien

Bei der Asthma**morbidität** spielen Definitions- und Codierungsprobleme eine große Rolle. Bei der Rekrutierung einer Hochrisikokohorte fragten wir Mütter und Väter von Neugeborenen (Multizentrische Atopiestudie: Berlin, Düsseldorf, Freiburg, Mainz, München, 1990) nach Asthma und einschlägigen Symptomen. Tabelle 7/1 faßt die dazugehörigen Befragungsergebnisse zusammen. Haben oder hatten Sie jemals Asthma («Lebensprävalenz») beantworteten 4,6% der Frauen und 4,5% der Männer mit «ja». Erkannten wir Asthma als Diagnose nur an, wenn auch einschlägige Asthmasymptome angegeben waren (bei gleichzeitiger inhalativer Sensibilisierung), so wa-

Tab. 7/1: Einfluß des Befragungsmodus auf die geschätzte Verbreitung (%) von Asthma bei 4505 deutschen Müttern und 2854 Vätern in der multizentrischen Atopiestudie

Screeningbedingung	Mütter	Väter
Asthma **und** mindestens 1 Symptom	3,4%	2,8%
Asthma	4,6%	4,5%
Asthma **oder** mindestens 1 Symptom	7,3%	7,1%

---

[1] Prävalenz: Anteil von Atopikern an der Bevölkerung zu einem bestimmten Zeitpunkt.
  Lebensprävalenz: Anteil von jemals an Atopie Erkrankten in der Bevölkerung.
[2] Inzidenz: Anzahl von Neuerkrankungen an Atopie in einem bestimmten Zeitraum bezogen auf die (Risiko-)Bevölkerung.
[3] Periodenprävalenz: Atopieerkrankungen in der Bevölkerung in einem bestimmten Zeitraum.

ren die entsprechenden Anteile bei Frauen nur 3,4 und bei Männern nur 2,8%. Wurde jeder als Asthmatiker bezeichnet, der die Frage nach Asthma *oder* nach einem typischen Symptom bejahte, dann stieg der Anteil potentieller Asthmatiker auf 7,3 bzw. 7,1% an.

Stellt man also einen säkularen Trend der Asthmaprävalenz fest, so kann dieser an einer echten Zunahme oder an einer besseren diagnostischen Erfassung (nach vorausgehender Unterdiagnose) liegen.

In einer Reihe von britischen Studien zum säkularen Trend der Asthmaprävalenz haben sich die Autoren besonders bemüht, den Einfluß der verbesserten Erfassung zu kontrollieren: So konnte *Anderson* (1989) plausibel machen, daß die erhebliche Zunahme von Krankenhausaufnahmen wegen Asthma (in der South West Thames Region) in der Zeit zwischen 1978 und 1985 um 186% bei 0–4jährigen und um 56% bei 5–14jährigen nicht auf einer veränderten Einweisungspraxis beruhte.

Burney et al. (1990) fanden bei Schülern im Alter zwischen 5 und 12 Jahren, daß die Diagnose «Asthma» zwar die der «Bronchitis» in der Zeit zwischen 1973 und 1986 durchaus substituierte, daß aber gleichzeitig der Anteil der Schüler (nach Geburtskohorten), die an giemender Atmung litten – ohne daß ein Asthma oder eine Bronchitis diagnostiziert worden war – stetig zugenommen hatte, besonders bei Mädchen (+1,7% pro Jahreskohorte; Jungen +1% pro Jahreskohorte).

In South Wales stellten *Burr* et al. (1989) anhand von Befragung, Peak-flow-Messungen und Laufbelastungstest bei 12jährigen Schülern der jeweils gleichen Schulen fest, daß das Vorkommen von Giemen zwischen 1973 und 1988 von 17 auf 22%, Asthma von 6 auf 12%, Asthma in den jeweils zurückliegenden 12 Monaten von 4 auf 9%, und Heuschnupfen von 9 auf 15% angestiegen war. Die Autoren halten ihre Trendbeobachtungen für echt, weil sich das angewandte Instrumentarium einschließlich Stichprobenziehung nicht geändert hatte.

Als weiterer Hinweis auf eine Zunahme von Asthma und Heuschnupfen seien die Untersuchungen und Analysen von *Åberg* (1988) an etwa 55000 Rekruten der Erhebungsjahrgänge 1971 und 1981 erwähnt, wo ein signifikanter Anstieg der Asthmaprävalenz (in den jeweils zurückliegenden 12 Monaten) von 1,9% 1971 auf 2,8% im Jahr 1981 festzustellen war. Die Prävalenz an allergischer Rhinitis stieg in diesem Zeitraum von 4,4% auf 8,4%. Der Anstieg war in den nördlichsten Teilen Schwedens besonders deutlich.

7.2 Asthmamortalität

Definitionsprobleme spielen auch hier eine große Rolle. So wurde in den USA seit den 60er Jahren anstelle von Asthma immer häufiger die allgemeinere, übergeordnete Todesursache ‹chronisch obstruktive Lungenkrankheit›

(COLK) verwendet, die für den Altersbereich der 5–44jährigen als Todesursache die Entwicklung der Asthmamortalität befriedigend beschreiben läßt. Die Mortalität an Asthma hat sich in den zurückliegenden Jahrzehnten in verschiedenen Ländern unterschiedlich entwickelt:

In den USA (Evans et al., 1987) ist für die chronisch obstruktiven Lungenkrankheiten – für alle Altersgruppen zusammengenommen – ein deutlicher Anstieg in den 70er und 80er Jahren zu verzeichnen: Insgesamt stehen die chronisch-obstruktiven Lungenkrankheiten als Todesursache dort jetzt an 5. Stelle. Die Mortalität an COLK in den ersten 5 Lebensjahren ist in der gleichen Zeit allerdings deutlich zurückgegangen.

Bousquet et al. beschreiben 1987 ähnliche Entwicklungen für Großbritannien, Deutschland West, Irland, Belgien, Dänemark und Frankreich. Ein Sonderfall scheint Deutschland zu sein, wo die Asthmamortalität bei 5–34jährigen in der Zeit zwischen 1959 und 1979 (unter erheblichen Fluktuationen von 0,8 auf 4,1 pro 100000 anstieg. Einflüsse der medizinischen Versorgung wurden dafür verantwortlich gemacht.

In einer neueren Analyse (Bergmann, 1993) zeigt sich, daß die Mortalität an obstruktiven Lungenerkrankungen in der Bundesrepublik für die Altersgruppe 0 bis 5 Jahre in den 60iger Jahren steil abnimmt, für die bis 15-Jährigen in den 70er Jahren und die 15- bis 35-Jährigen zwischen 1970 und 1985 allmählich ansteigt, danach (bis 1989) aber praktisch wieder auf das Niveau von 1961 zurückgeht, Abb. 7/1 u. 7/2.

Die Ursachen für diese Entwicklungen können nicht verläßlich angegeben werden. Hinter dem Rückgang der COLK-Mortalität in den ersten 5 Lebensjahren dürften verbesserte Behandlungsmöglichkeiten stehen. Für den deutlichen Anstieg der COLK-Mortalität der Altersgruppen von 5 bis 24 Jahren zwischen 1970 und 1987 könnte

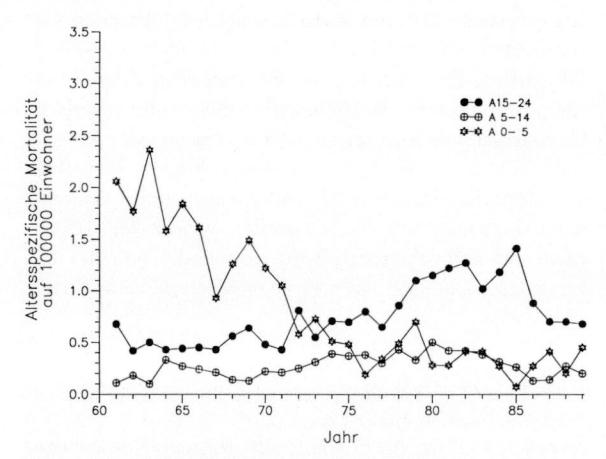

Abb. 7/1: Altersspezifische Mortalität an obstruktiven Lungenerkrankungen bei Jungen in der Bundesrepublik
A 0– 5 = Altersklasse 0– 5 Jahre
A 5–14 = Altersklasse 5–14 Jahre
A 15–24 = Altersklasse 15–24 Jahre

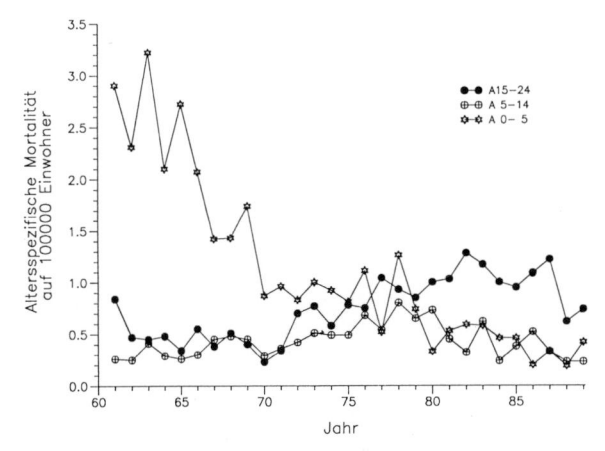

Abb. 7/2: Altersspezifische Mortalität an obstruktiven Lungenerkrankungen bei Mädchen in der Bundesrepublik
A 0– 5 = Altersklasse 0– 5 Jahre
A 5–14 = Altersklasse 5–14 Jahre
A 15–24 = Altersklasse 15–24 Jahre

eine veränderte Prävalenz von Asthma verantwortlich sein. Durch die rückläufige Sterblichkeit in den ersten fünf Lebensjahren gäbe es dafür eine gewisse Plausibilität. «Problemfälle» hätten also einfach ein späteres Alter erreicht. Ein verändertes Behandlungsregime, veränderte therapeutische Compliance aber auch eine veränderte Exposition gegenüber Allergenen und Adjuvantien könnten eine Rolle spielen. Hier denkt man z. B. an Autoabgase, schlecht gelüftete Innenräume als Folgen von Energiesparmaßnahmen, neue Baustoffe mit Emissionen, die die Sensibilisierung begünstigen oder unspezifisch reizen. Im Einzelnen sind Ursachen dieser Entwicklungen noch ungeklärt.

In der DDR entwickelte sich die COLK-Mortalität in den ersten 25 Lebensjahren etwas günstiger. Dies muß allerdings insofern relativiert werden, als bei Einschluß aller Altersgruppen die standardisierte Mortalitätsrate an COLK vor allem bei Männern der DDR höher war, der Verlust an Lebensjahren – ebenfalls alterstandardisiert – größer und das mittlere Sterbealter an COLK niedriger als in der Bundesrepublik (Bergmann, 1992).

7.3 Morbidität an Nahrungsmittelallergien

Unter diesem Begriff werden häufig Krankheitsphänomene subsummiert, die nicht zum atopischen Formenkreis gehören und eher als Nahrungsmittelintoleranzen zu bezeichnen sind. Als Goldstandard der Diagnostik gilt die doppelt blinde placebokontrollierte orale Provokation, da im Säuglingsalter Haut- und Serumtests trotz eindeutiger Symptomatik häufig noch negativ ausfallen können und bei älteren Kindern und Erwachsenen der Sensibilisierungsnachweis noch keinen Rückschluß auf die Kausalität erlaubt.

Sichere Prävalenzangaben zur Nahrungsmittelallergie gibt es folglich nicht. Man kann eben nicht eine größere repräsentative Bevölkerungsstichprobe diesem aufwendigen Test unterziehen. Schätzungen sind nur mit Vorbehalten möglich, Überschätzungen sind zu erwarten. In der nationalen multizentrischen Allergiestudie gaben 10% der Mütter und 6% der Väter an, unter Nahrungsmittelallergie zu leiden. Bei 13% der Mütter und 7% der Väter waren laut Eigenangaben Allergietests gegen die häufigsten Nahrungsmittelallergene positiv ausgefallen, was über den ursächlichen Zusammenhang noch nichts aussagt.

Bei 23 erwachsenen Patienten in England z. B., die wegen vermeintlicher Nahrungsmittelallergie eine Spezialsprechstunde aufgesucht hatten, konnte nur in 4 Fällen die Diagnose bestätigt werden (Pearson et al., 1983). Die übrigen 19 Patienten mit diffusen Beschwerden wiesen ein pathologisch hohen psychiatrischen Symptomenscore auf. In einer prospektiven Studie in den USA (Bock, 1987) kamen 28% der bis 3-jährigen Kinder mit dem Verdacht auf Nahrungsmittelallergie in die Poliklinik, bei 8% konnte dies reproduziert, aber nur bei 3,3% durch doppelt blinde orale Provokation bestätigt werden. In einer dänischen Longitudinalstudie konnte bei 2,2% der Säuglinge eine **Kuhmilch**allergie gesichert werden. In einer neueren Schätzung in Schweden mit besonders differenziertem Vorgehen kommen die Autoren allerdings zu einer ‹Lifetime-Prävalenz› von Nahrungsmittelallergien bei Schulkindern von 7–8%.

7.4 Prävalenz der Atopischen Dermatitis

Im Vergleich zu Respirationsatopien, besonders dem oft lebensbedrohenden Asthma, sind epidemiologische Studien auch zur atopischen Dermatitis (A.D.) seltener. Außerdem ist die epidemiologische Erfassung dieses Krankheitsbildes schwierig, weil es dafür keine sicheren in vivo oder in vitro Tests und keine eindeutigen, allgemein anerkannten klinischen Charakteristika gibt. Für Säuglinge werden meist die Kriterien von Hanifin (1991), für Erwachsene die von Hanifin und Rajka (1980) verwendet. Man muß sich deshalb diagnostisch auf eine Kombination von physischen Symptomen wechselnder Zusammensetzung verlassen, die in der Remission fehlen können. Unter diesen Einschränkungen zeigen epidemiologische Studien eine Häufigkeitszunahme der A.D. in den letzten Jahrzehnten.

Dies kann man kaum durch eine veränderte genetische Disposition der Bevölkerung, sondern eher durch verän-

Tab. 7/2: Prävalenz an atopischem Ekzem bei Zwillingen in Dänemark (Schultz-Larsen, F., et al. 1986)

Geburtsjahr	Lebensprävalenz, % (0–7 Jahre)	Erblichkeitsindex $2(r_{MZ} - r_{DZ}) \pm SE$
1960–1964	3	0.96 ± 0.42
1965–1969	5	1.06 ± 0.46
1970–1974	10	1.40 ± 0.55

DZ: dizygot; MZ: monozygot

derte Lebensumstände erklären. In einer dänischen Studie (Schultz-Larsen et al., 1986) an fast allen mono- und dizygoten Zwillingspaaren, die zwischen 1960 und 1974 in einer Region geboren waren, fand sich zwar eine Konkordanz für A.D. von 0,86 bei monozygoten und nur 0,21 bei dizygoten Zwillingen. Die Häufigkeit der jemals an A.D. erkrankten Siebenjährigen nahm für die Geburtsjahrgänge 1960 bis 1974 von 3 auf 10% zu, der errechnete Erblichkeitsindex aber ebenfalls (Tab. 7/2). Dies könnte man so erklären, daß unter bestimmten Lebensbedingungen genetische Dispositionen stärker «durchschlagen».

Während bei allen Jahrgängen in der Studie von Schultz-Larsen et al. Fragebögen und klinische Untersuchungsbedingungen gleich waren (vielleicht hatte aber das Problembewußtsein zugenommen), wurden unterschiedliche Erhebungsmethoden in 3 großen Surveys aus Großbritannien benutzt, in denen Eltern danach gefragt wurden, ob ihre 5- bis 7-jährigen Kinder jemals an einem Ekzem gelitten hatten (Taylor et al., 1984). Bei den Geburtsjahrgängen 1946, 1956 und 1970 hatten 5,1, 7,3 und 12,2% an einer A.D. gelitten. Diese Häufigkeitszunahme entsprach aber auch dem Trend in anderen Ländern, Abb. 7.3.

Mit zunehmendem Alter nahm in einer longitudinalen Studie in Schweden die Zahl der Kinder zu, bei denen jemals eine atopische Dermatitis aufgetreten war (Croner, 1991). Als die Kinder 1½, 7 bzw. 11 Jahre alt waren, hatten nach Angabe der Eltern (bei gleicher Erhebungsmethode) 4,0%, 13,1% bzw. 21% bereits an einem Ekzem gelitten oder litten noch daran. In dieser Studie hatten allerdings 25% der Eltern von 11-Jährigen vergessen, atopische Symptome anzugeben, die sie früher noch genannt hatten (Croner und Kjellman, 1990). Eine größere Verläßlichkeit der anamnestischen Angaben spielt möglicherweise eine Rolle bei der Beobachtung, daß bei den 5-Jährigen eines Geburtsjahrganges in Wales um so häufiger ein Ekzem vorkam, je besser die sozioökonomischen Verhältnisse der Familie waren (Peter and Golding, 1987).

Bei Münchner Schulkindern der 4. Klassen kreuzten 20% der Eltern auf einem Fragebogen an, daß ihr Kind an einer A.D. gelitten hatte oder noch litt (v. Mutius et al., 1991). Dies liegt in der Größenordnung der schwedischen Daten und zeigt exemplarisch, daß wir hinsichtlich unserer Lebensumstände und der Begleitkrankheiten ein fortschrittliches Land sind.

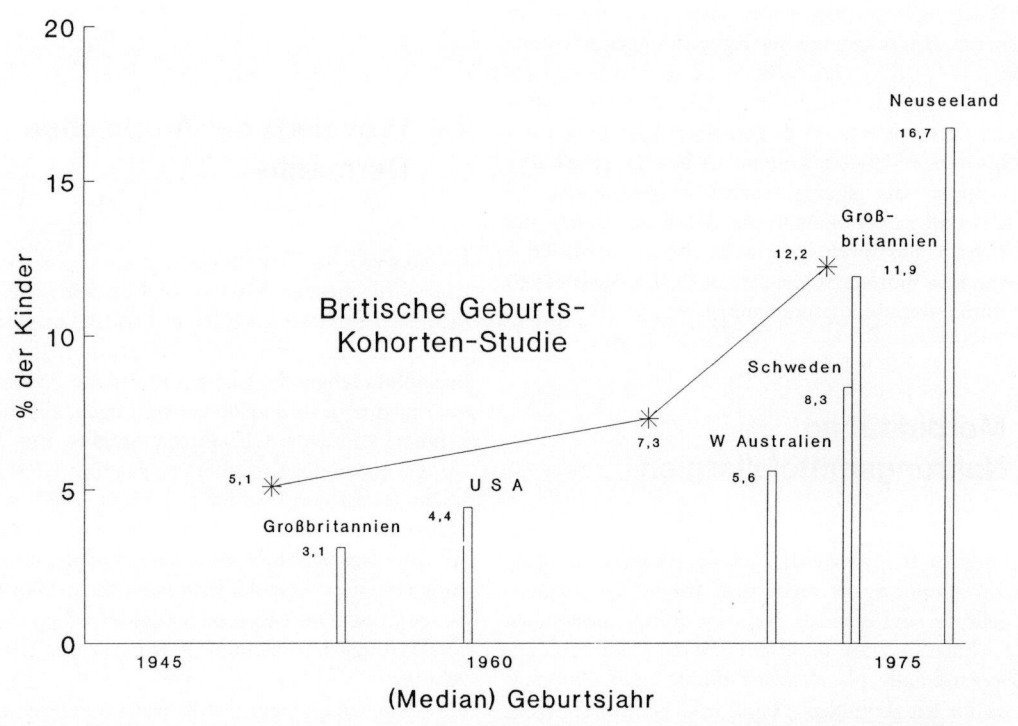

Abb. 7/3: Prävalenz von Ekzem in bevölkerungsbezogenen Studien seit dem 2. Weltkrieg (nach Taylor et al., 1984)

7.5 Prävalenz an allen atopischen Erkrankungen und Sensibilisierungshäufigkeit

Die Prävalenz an atopischen Erkrankungen insgesamt läßt sich nicht durch Summation der Prävalenzen an respiratorischen, dermalen oder intestinalen Atopien berechnen, da verschiedene atopische Erkrankungen bei einer Person oft gleichzeitig vorkommen. Åberg und Mitarbeiter (1989) fanden z. B. bei einer Befragung an 14-jährigen Schülern in Schweden, daß 24% der Atopiker an mehr als einer Erkrankung litten. Dabei war Asthma in 60%, allergische Rhinitis in 39%, und Ekzem in 34% der Fälle mit anderen Atopien assoziiert. In der schwedischen Longitudinalstudie (Croner und Kjellman, 1990) litten 23,7% der 11-Jährigen *in den letzten 12 Monaten* sicher an einer atopischen Erkrankung, deren Häufigkeitsverteilung im Einzelnen der Abb. 7/4 zu entnehmen sind. Die *Lebensprävalenz* atopischer Erkrankungen betrug bei den 11-Jährigen 32,5%.

Gab es in der unmittelbaren Verwandtschaft (Eltern, Geschwister) niemanden mit einer atopischen Erkrankung, so betrug die Prävalenz (in 12 Monaten) bei den 11-Jährigen 17,3%, bei den Kindern mit atopischen Angehörigen dagegen 37,4%.

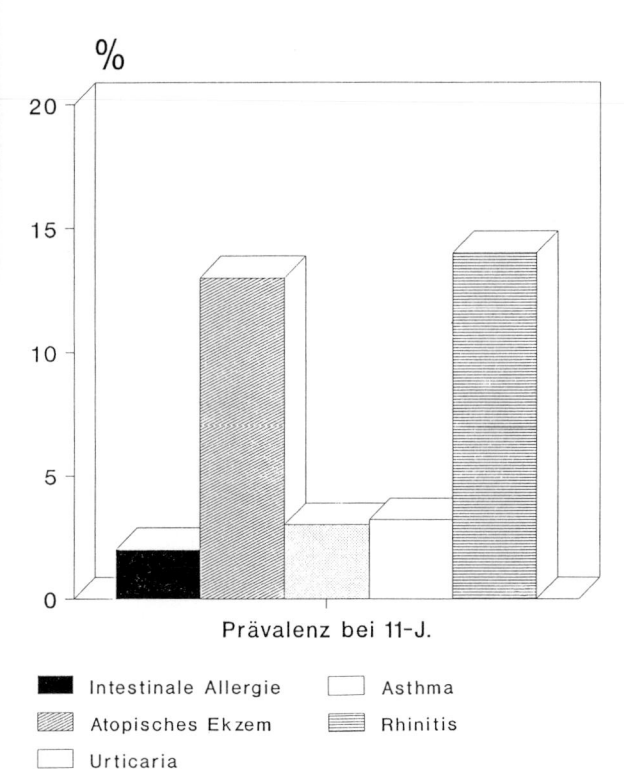

Abb. 7/4: Häufigkeit atopischer Erkrankungen in den letzten 12 Monaten bei 11jährigen (Croner und Kjellman, 1990)

Bei deutschen 9–11jährigen Schülern in München fand sich laut Elternangaben eine (Lebens-)Prävalenz an atopischen Erkrankungen von 32,9% (v. Mutius et al., 1991). 34,4% der 7–16jährigen Schulkinder in Südbaden waren kutan gegen mindestens eins von 10 Aeroallergenen sensibilisiert (Hader et al., 1990). In Neuseeland betrug die Prävalenz positiver Hauttests bei 13-Jährigen gegen mindestens 1 Allergen 44,8% (Sears et al., 1989). Obwohl nicht alle Kinder, die sensibilisiert sind, auch atopisch erkranken, ist zumindest die Fähigkeit, auf Allergene atopisch zu reagieren, offensichtlich bei einem Drittel bis zur Hälfte der Bevölkerung vorhanden. In einer großen bevölkerungsrepräsentativen Studie der USA (Gergen und Turkeltaub, 1987) war die Pricktest-Reaktivität mit der sozialen Klasse positiv korreliert. Stadtbewohner reagierten häufiger positiv als Landbewohner. Dies wird durch eine schwedische Untersuchung (Bråbäck, Kälvesten, 1991) bestätigt: Der Unterschied der Sensibilisierung war bei Kindern mit atopischer Krankheit besonders deutlich. Dies wiederum macht den Einfluß exogener Faktoren deutlich. Welchen Anteil Disposition und Exposition bei dem Auftreten, der Ausprägung und der Verbreitung atopischer Erkrankungen haben, müssen künftige Studien klären.

7.6 Die Bedeutung von Genetik und Umwelt bei der Entstehung atopischer Erkrankungen
B. Björksten

Seit langem ist bekannt, daß atopische Erkrankungen bei Kindern mit atopischer Familienanamnese häufiger vorkommen als bei Kindern ohne familiäre Vorbelastung (Burr, 1993).

Die Genetik allein jedoch kann den offensichtlichen Anstieg atopischer Erkrankungen in Industrieländern nicht erklären. Auch Umwelteinflüsse scheinen eine wichtige Rolle zu spielen, indem sie Krankheitsmanifestationen bei genetisch disponierten Individuen beeinflussen. Dabei ist die Bedeutung dieser Umwelteinflüsse bei Kindern mit und ohne genetisch bedingte Allergiedisposition offenbar unterschiedlich groß (Hattevig und Björksten, 1993, Holtet et al., 1990).

Im folgenden werden einige grundlegende Untersuchungen über die Genetik atopischer Erkrankungen zusammengefaßt. Da atopische Krankheiten durch eine übermäßige IgE-Antikörperbildung gekennzeichnet sind, werden einige Aspekte dieser IgE-Bildung diskutiert. Ferner wird auf die Bedeutung der verschiedenen Umwelteinflüsse bei Kindern mit Atopiedisposition näher eingegangen.

7.6.1 Genetische Faktoren

Die bekannte Häufung atopischer Krankheiten in Familien deutet nachdrücklich auf die Rolle genetischer Faktoren bei der Pathogenese hin. Bis heute ist nicht ein einzelnes dominant oder rezessiv vererbtes «Allergie-Gen» identifiziert worden. Vielmehr ist eine atopische Erkrankung eine multifaktoriell bedingte Krankheit, die sowohl durch mehrere genetische Faktoren wie auch durch verschiedene Einflüsse der Umwelt manifest wird.

«Genotyp» und «Phänotyp» sind zwei Begriffe, die zur Beschreibung der Genetik einer Erkrankung verwendet werden. Der erste Ausdruck umschreibt die beobachtete Krankheitsmanifestation, während mit Genotyp die zugrundeliegende Strukturläsion der DNA gemeint ist. Allergie (Atopie) kann auf sehr unterschiedliche Weise definiert werden, und der Phänotyp ist außerordentlich variabel. Dennoch konnte eindeutig belegt werden, daß Allergien, wie auch immer definiert, Kinder aus Familien mit Allergiebelastung sehr viel häufiger betreffen. Die Wahrscheinlichkeit einer Allergie aus Familien mit einem Verwandten 1. Grades ist für ein Neugeborenes deutlich erhöht, sie beträgt bei zwei atopischen Verwandten 1. Grades mindestens 50%. Wenn beide Eltern eine Atopie mit derselben Krankheitsmanifestation aufweisen, so erhöht sich das Risiko einer Allergie des Kindes weiter und erreicht etwa 70%. Ein starker genetischer Einfluß kann auch für Asthma, unabhängig von anderen atopischen Manifestationen nachgewiesen werden.

Da die Erhöhung der Immunglobulin E-Konzentration im Serum eines der wesentlichen Merkmale der Atopie darstellt, hat sich das Interesse auf die genetische Regulation dieses Immunglobulins konzentriert. Die überschießende IgE-Antikörperproduktion wird ohne Zweifel genetisch determiniert. Untersuchungen aus den letzten 15 Jahren weisen darauf hin, daß die Erhöhung von Serum-IgE-Spiegeln mit einer milden Form der Immundefizienz, vermutliche einer defekten T-Zell-Regulation, assoziiert ist. Die Studien zu Serum-IgE-Spiegeln in Allergikerfamilien haben kein einfaches Muster eines Mendel'schen Erbgangs für die globale IgE-Antikörper-Produktion ergeben, wenngleich die Mehrzahl der Studien dafür spricht, daß der Phänotyp «hoher IgE-Spiegel» durch ein oder zwei Loci, die ihrerseits durch andere Gene beeinflußt werden, bestimmt wird.

In den letzten Jahren wurde durch Cookson und Hopkin (1988) berichtet, daß zumindest in einzelnen Familien die spezifische IgE-Antwort auf gewöhnliche Umweltallergene durch ein Gen auf dem kurzen Arm des Chromosoms 11 determiniert wird. Allerdings haben verschiedene andere Forschergruppen diesen Befund bis heute nicht bestätigen können. Somit ist die exakte Identifizierung des Genes, auf dem die IgE-Antwort reguliert wird, weiter Gegenstand der Forschung.

Die über «Immune-response»-Gene vermittelte erhöhte Reagibilität scheint antigenspezifisch zu sein, sie führt auch bei jenen Personen zu einer Allergie gegen bestimmte Allergene, die keinen erhöhten Gesamt-IgE-Spiegel haben. Beispielsweise haben 95% aller Personen mit nachweisbaren IgE-Antikörper Amb 5, einem Major-Allergen aus Ragweedpollen, den HLA-Typ DR2/Dw2 gegenüber 22% der Ragweedallergiker, die gegen dieses Allergen keine Antikörper bilden. In ähnlicher Weise zeigen alle Patienten mit HLA-DR2/Dw2 unter der Hyposensibilisierung eine gute IgG-Antwort gegen Amb 5, während von den HLA DR2/Dw2-Negativen weniger als ein Drittel nach der Therapie Antikörper aufweisen. Die Antikörperspiegel der Dw2-negativen Patienten sind im Vergleich zu Dw2-positiven Respondern signifikant niedriger. Diese Befunde belegen vielleicht am deutlichsten das Vorhandensein von HLA-gekoppelten Immune-response-Genen beim Menschen überhaupt (Marsh et al., 1989).

Die allergische Entzündung wird nicht allein durch die Beteiligung von IgE-Antikörpern, sondern auch die Gegenwart eosinophiler und metachromatisch gefärbter Zellen (Basophile und Mastzellen) charakterisiert.

In prospektiven Studien konnte gezeigt werden, daß metachromatisch gefärbte Zellen in der nasalen Mukosa klinisch gesunder Säuglinge nachgewiesen werden, die später eine atopische Erkrankung entwickeln. Diese Beobachtung ist deshalb interessant, da die atopische Manifestation im Säuglingsalter in der Regel im Bereich der Haut und nur selten im Bereich der Atemwege erfolgt. Daher kann die Studie als Hinweis darauf angesehen werden, daß es bereits zu einem frühen Zeitpunkt immunologische Hinweise auf die allergische Entzündung im Bereich der Schleimhäute bei atopischen Säuglingen gibt, lange bevor sich klinische Krankheitssymptome manifestieren. Dieser Befund ist einer unter einer Vielzahl immunologischer Auffälligkeiten, die mit dem Atopiestatus assoziiert sind.

Im Gegensatz zu den Basophilen und Mastzellen stellt das Auftreten eosinophiler Granulozyten einen Befund dar, der eng mit dem Einsetzen klinischer Atopie-Symptome gekoppelt ist. Diese Zellen sind eher als Folge, denn als Ursache der atopischen Erkrankung anzusehen.

7.6.2 IgE-Antikörper-Produktion

Die Bildung vonm IgE-Antikörper ist ein Merkmal atopischer Erkrankungen. Eine überschießende IgE-Antikörper-Bildung ist dabei nicht gleichbedeutend mit Atopie, sondern kann auch als Reaktion auf parasitäre Infektionen, im Rahmen eines Immundefektes und bei anderen selten Erkrankungen vorkommen. Auch müssen nicht alle an einer Allergie erkrankten Kinder, auch nicht die schwer betroffenen, erhöhte Serum-IgE-Antikörper-Spiegel aufweisen.

Die Charakteristika der IgE-Antikörper-Bildung sind in Tab. 7/3 zusammengefaßt. Einige Untersuchungen dazu stammen aus Tierversuchen; die Resultate sind jedoch ebenso für den Menschen relevant.

Tab. 7/3: Charakteristika der normalen IgE-Antikörper-Antwort

- Teil der frühen Immunreaktion
- Kurze Dauer
- Induziert durch extrem niedrige Antigendosen
- Verstärkt durch Interleukin 4 und supprimiert durch Interferon-Gamma
- Hauptsächlich ausgelöst als Teil der lokalen Immunreaktion
- Nur bestimmte Adjuvantien, z. B. Aluminiumhydroxid (AlOH$_3$)
- Pertussis-Bakterien sind Stimulantien
- Leicht zu unterdrücken durch hohe Antigendosen oder durch wiederholte Immunisierung

Die IgE-Antikörper-Bildung ist Teil der frühen physiologischen systemischen und lokalen Immunantwort. Diese Antwort wird allerdings unter normalen Umständen rasch unterdrückt (Abb. 7/5). Klinische Beobachtungen und experimentelle Befunde deuten sehr stark darauf hin, daß die Atopie mit einer milden Anomalie der zellvermittelten Immunität assoziiert ist, die eine veränderte Regulation der IgE-Antikörperantwort bedingt. Eine flüchtige Bildung von IgE-Antikörpers wird recht häufig während des 1. Lebensjahres gegen Nahrungsmittelallergene beobachtet, normalerweise sind diese IgE-Antikörper-Erhöhungen im Serum jedoch gering und von kurzer Dauer. Ein Beispiel dafür ist die IgE-Antikörper-Bildung gegen Hühnereiweiß und Kuhmilch, die fast bei einem Drittel gesunder Kleinkinder dann nachweisbar ist, wenn die entsprechenden Nahrungsmittel in die Diät eingeführt werden.

Etwas später, üblicherweise während des 2.–4. Lebensjahres läßt sich oft eine schwache und vorübergehende IgE-Antwort gegen Inhalationsallergene nachweisen. Bei Kindern, die später allergische Krankheitssymptome entwickeln, sind die Serum-IgE-Antikörper-Spiegel gegen Nahrungsmittel und Inhalationsallergene jedoch deutlich stärker erhöht. Auch sind bei Ihnen IgE-Antikörper länger als bei Kindern ohne Krankheitssymptome im Serum nachweisbar. Es scheint also eher ein quantitativer als ein qualitativer Unterschied hinsichtlich der frühen IgE-Antwort bei atopischen und nichtatopischen Kindern vorzuliegen.

Eine verstärkte Tendenz zur IgE-Antikörper-Produktion kann bei vielen atopischen Individuen sogar bei Geburt beobachtet werden. Diese Antikörper sind sehr wahrscheinlich fetalen Ursprungs, da IgE nicht die Plazenta passieren kann. Ein erhöhtes Nabelschnur-IgE ist wahrscheinlich das Ergebnis einer spontanen, polyklonalen Antikörper-Produktion, die nicht effizient unterdrückt wurde und aller Wahrscheinlichkeit nach nicht als ein Indikator für eine intrauterine Sensibilisierung zu verwerten ist. Atopische Individuen scheinen somit eine angeborene Defizienz bezüglich der Suppression ihrer IgE-Antikörper-Synthese aufzuweisen.

Ein weiteres Charakteristikum der IgE-Antikörper-Regulation ist die Tatsache, daß extrem geringe Antigen-Konzentrationen (weniger als 100 pg) zur Induktion einer IgE-Synthese benötigt werden. Dies bedeutet beispielsweise, daß Neugeborene, die gestillt werden, durch minimale Mengen fremder Proteine, die in der Muttermilch präsent sind (0,5–45 µg Kuhmilchallergen pro Liter Muttermilch), sensibilisiert werden können.

Tierexperimente haben gezeigt, daß die frühe IgE-Antikörper-Antwort vor allem lokal auftritt. Bei Ratten wurde nachgewiesen, daß eine subkutane Immunisierung in der Nackenregion oder über ein Aerosol nach etwa zwei Wochen zu einer nachweisbaren IgE-Antikörper-Ant-

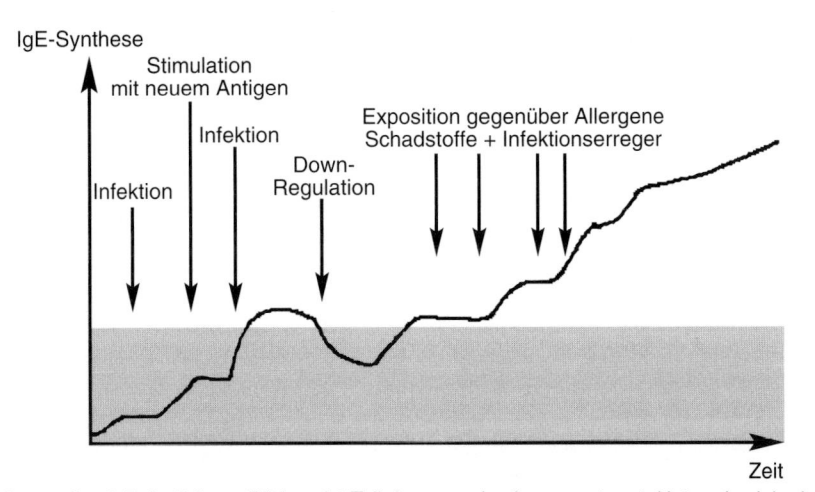

Abb. 7/5: Eine geringgradige IgE-Antikörper-Bildung ist Teil der normalen Immunantwort. Unter physiologischen Voraussetzungen ist diese Antwort schwach und nur mit besonders sensitiven Assays nachweisbar. Durch die Einwirkung verschiedener adjuvanter Faktoren wird die normale Toleranzentwicklung verhindert, eine wiederholte Allergenexposition führt zur Boosterung der normalen IgE-Antikörper-Bildung. Die Wahrscheinlichkeit einer derartigen Entwicklung ist bei Kindern mit einer genetischen Prädisposition zur IgE-Antikörper-Bildung deutlich erhöht.

wort in den regionalen axillären und mediastinalen Lymphknoten führt, während eine subkutane Immunisierung in der Schwanzwurzel mit einer ähnlichen frühen Synthese in den inguinalen Lymphknoten beantwortet wird. Später erst erscheinen IgE-Antikörper in der Zirkulation. Beim Menschen liegen nur wenige Daten zu diesem Themenkomplex vor: Eine Dichotomie zwischen systemischer und lokaler Immunreaktion könnte zumindest partiell die Tatsache erklären, daß IgE-Antikörper in der Zirkulation oder in der Haut einer klinischen Erkrankung vorausgehen können. So haben mehrere Studien gezeigt, daß der Nachweis von IgE-Antikörpern in der Haut oder in der Zirkulation bei Fehlen einer aktuellen oder früheren Allergieanamnese einen Indikator für ein späteres Auftreten atopischer Krankheitssymptome darstellt.

Untersuchungen der letzten Jahre haben deutlich gemacht, daß zwei Signale zur Induktion einer IgE-Antikörper-Antwort erforderlich sind (Abb. 7/6). Das erste Signal, welches isotypspezifisch ist, wird durch IL4 vermittelt und stimuliert B-Zellen zur Produktion von Immunglobulin E. Diese Synthese wird dann durch Wachstumsfaktoren stimuliert, die das zweite Signal darstellen. Die IgE-Antikörper-Bildung wird durch ein weiteres Lymphokin, IFN-γ, supprimiert. Beide Lymphokine werden von unterschiedlichen T-Helferzell-Subpopulationen (TH2 und TH1) produziert (siehe auch Kapitel 4). Bei neugeborenen Ratten erfolgt die primäre antigenspezifische T-Zellantwort auf ein Antigen durch T-Zellen vom TH1-Phänotyp. Demgegenüber findet man bei Ratten mit einer genetischen Veranlagung zur IgE-Antikörper-Bildung eine primäre Immunantwort vom TH2-Typ, die mit IL4-Synthese und verstärkter IgE-Antikörper-Produktion gekoppelt ist. Low Responder-Tiere können durch verschiedene Umwelteinflüsse in Richtung auf eine TH2-Antwort manipuliert werden, beispielsweise durch Tabakrauchexposition oder Einfluß anderer Umweltschadstoffe. Andererseits kann eine TH2-Antwort in High-Responder-Ratten durch sehr hohe Antigendosen in eine supprimierende TH1-Antwort umgewandelt werden. Somit ist klar, daß eine genetisch determinierte T-Zellantwort umgewandelt werden. Somit ist klar, daß eine genetisch determinierte T-Zellantwort nicht ein für alle Mal festgelegt, sondern durch Umweltfaktoren beeinflußbar ist.

7.6.3 Unspezifische Trigger einer atopischen Erkrankung

Verschiedene Faktoren der Umwelt können das Risiko des Auftretens allergischer Krankheitssymptome beim atopisch disponierten Kind mit beeinflussen. Selbstverständlich muß ein Mensch einem Allergen gegenüber exponiert sein, um sensibilisiert zu werden und eine Allergie zu entwickeln. Für diese Sensibilisierung ist die Intensität und die Dauer einer Exposition von Bedeutung. Zusätzlich gibt es eine Reihe von Umweltfaktoren mit unspezifischer Bedeutung, die eine Sensibilisierung gegen nahezu jedes Allergen begünstigen können. In Tab. 7/4 sind diese Faktoren zusammengefaßt.

Allgemein wird angenommen, daß Atemwegsinfektionen die klinischen Manifestationen der Atopie, beispielsweise das Asthma bei sensibilisierten Kindern, verstärken können. Es ist ferner bekannt, daß Infektionen ablaufende allergische Reaktionen beim Asthma oder dem atopischen Ekzem verstärken können. Epidemiologische und experimentelle Untersuchungen sprechen darüber hinaus dafür, daß Infektionen, insbesondere mit Pertussis und bestimmten Viren (RSV) auch den Sensibilisierungsprozeß gegen bestimmte Allergene der Umwelt begünstigen können.

Von besonderem Interesse waren Befunde, nach denen

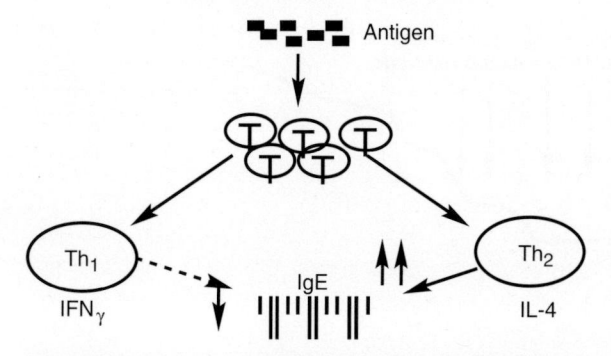

Abb. 7/6: Primäre Sensibilisierung gegenüber Antigenen. Die Antigenexposition führt zur bevorzugten Stimulation von TH1- oder TH2-Lymphozyten. Erstere produzieren Interferon-τ, die die IgE-Antikörper-Bildung inhibieren, letztere sezernieren Interleukin-4, welches die IgE-Synthese verstärkt. Die Entwicklung beider Zelltypen erfolgt nicht konstant und kann durch verschiedene Umwelteinflüsse moduliert werden.

Tab. 7/4: Umweltfaktoren, die wahrscheinlich eine Rolle für die Entwicklung von IgE-Antikörpern und das Auftreten atopischer Krankheitserscheinungen spielen

Unspezifische Stimuli

Atemwegsinfektionen
Pertussis
Tabakrauch, Schadstoffbelastung der Luft
Schlechte Ventilation
Ereignisse während der Fetalperiode (Pharmakotherapie der Mutter)

Faktoren mit möglicher Trigger-Funktion für die Sensibilisierung gegen Allergene

Dauer der Exposition
Konzentration des Allergens
Früher Zeitpunkt der Allergenexposition
Art des Allergens (Allergenität)

RSV-infizierte Säuglinge, die eine pfeifende Atmung entwickelten, höhere IgE-Antikörper-Titer gegen RSV aufwiesen als infizierte Kinder ohne Zeichen der bronchialen Obstruktion. Auch hatten sie weniger T-Suppressor-Zellen, möglicherweise eine Primär-Anomalie bei atopischen Säuglingen. Die IgE-Antikörper-Serumspiegel waren nicht nur höher, sondern peristierten bei Kindern mit Bronchialobstruktion auch über einen längeren Zeitraum. Dies könnte darauf hinweisen, daß RSV-Infektionen eine klinisch manifeste Atemwegsallergie begünstigen, insbesondere bei einer durch eine defekte T-Zell-Population chrakterisierten Risikogruppe.

Denkbar sind verschiedene Erklärungen für eine Assoziation zwischen einem Virusinfekt und atopischen Krankheitssymptomen. Zum einen kann eine Abwehrreaktion gegen Infektionserreger vorübergehend die normale Immunregulation der IgE-Antikörper-Produktion stören (Abb. 7/5 + 7/6), etwa durch einen Switch der T-Zell-Antwort mit Richtung auf den TH2-Phänotyp oder durch eine Inhibition der Immunsuppression. Eine zweite mögliche Erklärung könnte in einer veränderten Antigenpenetration durch die Schleimhaut liegen, die ihrerseits die Form der Antigenpräsentation in regionalen Lymphknoten beeinflussen könnte. Eine dritte Möglichkeit könnte die Tatsache darstellen, daß bestimmte Viren wie Epstein-Barr-Viren als polyklonale B-Zellen-Aktivatoren wirken und so die globale IgE-Antikörper-Synthese verstärken.

Pertussisbakterien sind – zusammen mit Aluminium – über viele Jahre in Tierexperimenten als die stärksten bekannten Adjuvantien zur Induktion der IgE-Antikörper-Synthese verwendet worden. Der mögliche Adjuvans-Effekt beim Menschen ist weniger eindeutig belegt. Keuchhusten wird allerdings oft als ein Verstärker der bronchialen Hyperreagibilität, die bis zu 6 Monate oder länger persistieren kann, beobachtet. Sowohl nach einer Pertussis*erkrankung* als auch nach einer *-impfung* können IgE-Antikörper gegen Pertussistoxin gefunden werden. Der gemeinsame Nenner sowohl für das Entstehen der bronchialen Hyperreagibilität als auch den Adjuvanseffekt auf die IgE-Antikörper-Bildung könnte in der Tatsache zu sehen sein, daß Pertussistoxin Beta-Rezeptoren auf Zellmembranen inhibiert. Als Konsequenz daraus könnte die Balance zwischen cAMP und cGMP zugunsten des letzteren gestört sein. Dies wiederum könnte zu reaktiveren Zellen in den Atemwegen und einer verstärkten IgE-Synthese im Immunsystem Anlaß geben.

Tabakrauch ist *der* große Luftverunreiniger im Haushalt. Bei Erwachsenen ist das Rauchen mit erhöhten IgE-Spiegeln sowie einer erhöhten Frequenz positiver Hautteste gegen berufliche Allegene assoziiert. Bei allergischen Kindern wurde ein signifikant früheres Auftreten allergischer Symptome dann festgestellt, wenn die Eltern rauchten. Eine obstruktive Bronchitis findet sich etwa fünf mal häufiger bei Kindern, deren Eltern starke Raucher sind als bei Kindern nichtrauchender Eltern. Auch haben Säuglinge von Eltern, die zu Hause rauchen, höhere Serum-IgE-Werte. Erst kürzlich wurde gezeigt, daß das Rauchen der Mutter während der Schwangerschaft zu erhöhten IgE-Spiegeln im Nabelschnurblut des Neugeborenen führt. Die Wirkung von Tabakrauch auf die allergische Sensibilisierung kann durch einen lokalen Effekt auf die Atemwege erklärt werden, da rauchende Ratten, die gegenüber Allergenen in Aerosolen exponiert sind, höhere IgE-Antikörper-Antworten zeigen als subkutan immunisierte und nichtrauchende immunisierte Kontrolltiere.

In ähnlicher Weise können andere Irritationen der Atemwege wie Ozon und SO_2, zumindest bei Versuchstieren, zu erhöhten Serum-IgE-Spiegeln führen. In einer kürzlich abgeschlossenen epidemiologischen Untersuchung an mehr als 5300 Kindern in Schweden wurde festgestellt, daß eine bronchiale Hyperreagibilität und eine Pollenallergie bei Kindern, die in der Nähe einer luftverschmutzenden Papierfabrik leben, häufiger auftritt als bei Kindern in einem bewaldeten, nicht industrialisierten Gebiet, 40 km entfernt von dieser Fabrik. Bei zu Haus rauchenden Eltern ist die Häufigkeit einer bronchialen Hyperreagibilität und einer Allergie gegen Birkenpollen noch höher. Es wurde auch bestätigt, daß Haushalte mit einer schlechten Lüftung, durch die möglicherweise häusliches Schimmelwachstum begünstigt wird, mit einer erhöhten Inzidenz atopischer Erkrankungen assoziiert sind. Kamen alle drei dieser Umweltfaktoren zusammen, war die Inzidenz am höchsten. Dies könne bedeuten, daß unspezifische Umweltfaktoren eine Sensibilisierung gegen definierte Allergene, etwa Pollen, begünstigen können.

Die Rolle der Umwelt bei der Entwicklung allergischer Sensibilisierungen und klinischer Atopiemanifestationen ist allerdings kompliziert und nicht nur eine Frage der «Umweltverschmutzung». Untersuchungen aus Papua, Neu Guinea, haben einen starken Anstieg der Prävalenz des allergischen Asthma im Laufe eines relativen kurzen Beobachtungsintervalls bestätigt. In den 70er Jahren wurde diese Bevölkerungsgruppe vom westlichen Lebensstil stark beeinflußt und änderte ihre hergebrachten Lebensgewohnheiten. Man begann, Wolldecken zu benutzen und neue Nahrungsmittel, insbesondere verschiedene Proteine zu konsumieren. Hausstaubmilben konnten in großer Zahl in den Wolldecken nachgewiesen werden. Parallel dazu registrierte man während eines Zeitraums von 10 Jahren eine deutliche Zunahme von Asthma-Erkrankungen bei Erwachsenen, nicht jedoch bei Kindern. Die Gründe dafür bleiben unklar. Die Untersuchungen deuten jedoch darauf hin, daß Umweltfaktoren die Entwicklung allergischer Krankheiten wesentlich mit beeinflussen können.

Das Verständnis der Beziehungen zwischen der Schadstoffbelastung und anderen Umweltfaktoren einerseits sowie der Sensibilisierung andererseits wird dadurch weiter erschwert, daß epidemiologische Studien der jüngsten Zeit eindeutig nachweisen konnten, daß die Atopieprävalenz in früheren sozialistischen Staaten Mittel- und Osteuropa trotz hoher Luftbelastung eindeutig niedriger lag

Tab. 7/5: Hautprickteste mit Inhalationsallergenen bei 11 Jahre alten Kindern aus Schweden, Polen und Estland

	Schweden		Polen	Estland	
	Land	Stadt	stark belastet	unbelastet	stark belastet
≥ 1 pos. (%)	24.2	35.3	13.6	8.3	12.3
Odds Ratio (im Vergleich zu Schweden, ländlich)		1.71	0.49	0.28	0.46
95% Konfidenz-Intervall		1.2–2.4	0.3–0.7	0.2–0.4	0.3–0.7

als in Westeuropa. Wie in Tab. 7/5 dargestellt, sind positive Hauttestergebnisse in Städten Polens und Estlands viel seltener zu finden als in Schweden. Allerdings zeigt die Tabelle auch insofern einen Einfluß der Belastung auf die Atopieprävalenz, als die schwach belasteten Städte Estlands (Tartu) sowie die ländlichen Gegenden Schwedens eine signifikant niedrigere Atopieprävalenz als die stark verschmutzten Gebiete der betroffenen Länder aufweisen. Obwohl also offenbar ein «Umweltverschmutzungsfaktor» eine Rolle spielt, scheinen andere Umweltfaktoren noch bedeutsamer zu sein. Da die Lebensbedingungen in den früheren sozialistischen Ländern Europas in vieler Hinsicht denen in Westeuropa vor 30–40 Jahren entsprechen, könnten die Befunde die These unterstützen, daß der Anstieg in der Prävalenz atopischer Erkrankungen in den letzten Jahrzehnten real ist. Gleichzeitig könnten die Befunde aus Osteuropa als Hinweis darauf verstanden werden, daß Hausstaubmilben in modernen Wohnungen möglicherweise nicht der Grund für eine erhöhte Prävalenz atopischer Erkrankungen sind, da gerade in Estland und Polen höhere Milbenkonzentrationen als in Skandinavien gefunden werden.

7.6.4 Begünstigende Faktoren bei der Sensibilisierung gegen spezifische Allergene

Allergene unterscheiden sich hinsichtlich ihrer Fähigkeit, allergische Sensibilisierungen auszulösen. Bestimmte Allergene sind in dieser Hinsicht besonders potent, beispielsweise Hühnereiweiß, welches bei Kleinkindern Nahrungsmittelallergien auslöst, auch Tierepithelien und Pollen, die den Respirationstrakt bei älteren Kindern sensibilisieren.

Die Intensität einer Exposition einem bestimmten Allergen spielt gleichfalls eine große Rolle, was durch Beobachtungen nahegelegt wird, nach denen Pollenallergien in Jahren starker Pollenbelastung in der Luft verbreitet auftreten. Es gibt verschiedene Untersuchungen, die zeigen, daß bald nach der Geburt offenbar eine Periode erhöhter Anfälligkeit gegenüber Umweltfaktoren wie Pollen, Hausstaub und Tierepithelien einsetzt. In ähnlicher Weise kommt es zu einer signifikanten Erhöhung der Sensibilisierungsfrequenz durch Ragweed bei Patienten, die ungefähr 3 Monate vor der Pollensaison geboren wurden, wobei Sensibilisierungen bei denjenigen Patienten besonders häufig waren, die während des Gipfels der Pollensaison zur Welt kamen. Über ein eindeutig erhöhtes Risiko für die spätere Allergieentwicklung auf Birken- und Graspollen bei Kindern, die im Frühling geboren wurden, wurde aus Finnland berichtet. Später wurde nachgewiesen, daß das Risiko einer Pollenallergie nicht nur durch den Monat der Geburt, sondern auch durch die Intesität der ersten Pollensaison beeinflußt wird, das die Bedeutung der Allergenexpositions-Intensität für eine Sensibilisierung belegt. Es konnte gezeigt werden, daß dies vor allem für Säuglinge mit hohem Risiko relevant ist. Sie zeigte, daß für im April geborene Säuglinge, die schon bei Geburt einen deutlich erhöhten IgE-Spiegel im Nabelschnurblut hatten, das Risiko einer atopischen Erkrankung doppelt so hoch war wie für Kinder, die im September geboren wurden. Dieser saisonale Effekt für die Entwicklung einer Atopie-Erkrankung wurde bei Neugeborenen mit normalem IgE-Spiegel nicht deutlich. Ähnlich wie eine frühe Exposition gegenüber Pollen scheinen frühe Kontakte mit Tierepithelien und Hausstaub das Auftreten allergischer Erkrankungen zu beeinflussen. So wurde festgestellt, daß bei einer Gruppe von Erwachsenen mit verschiedenartigen Allergien, die in den ersten Lebensjahren über mindestens 3 Monate zu Katzen Kontakt hatten, häufiger positive Hauttest-Reaktionen mit Katzenextrakten auftrat als bei einer nicht-exponierten Gruppe. Demgegenüber spielte der aktuelle Katzenkontakt zum Zeitpunkt der Testung keine Rolle.

Britische Untersuchungen haben gezeigt, daß der Geburtszeitpunkt während der Periode Mai bis Oktober statistisch mit einem signifikant erhöhten Risiko für ein Hausstaub-Milben-Asthma assoziiert ist. All diese Beobachtungen bei Pollen-, Tier- und Milbenallergikern deuten darauf hin, daß eine frühe Allergenexposition zu einem erhöhten Allergie-Erkrankungsrisiko führt.

Bei Säuglingen erfolgen Sensibilisierungen besonders häufig über den Gastrointestinaltrakt. Zahlreiche Studien haben bisher die möglichen Auswirkungen einer frühen Kuchmilchernährung auf die Allergieentwicklung untersucht. Die Ergebnisse variieren stark, was wohl durch unterschiedliche Studien-Designs zu erklären ist. Offenbar wirkt sich eine Kuhmilch-Ernährung bei Säuglingen mit und ohne genetische Neigung zur Allergie in unterschiedlicher Weise aus. Konsequentes Stillen wirkt andererseits nur bei *bestimmten* Säuglingen (Atopiebelastung, hohes Nabelschnur-IgE) mit einer genetischen Disposition für allergische Erkrankungen protektiv. Dabei können gestillte Säuglinge offenbar jedoch dann gegenüber sehr geringen Menschen von Kuhmilch-Proteinen in der Muttermilch sensibilisiert werden, wenn die Mutter selbst Milch trinkt. (Björksten, 1990, Kjellman, 1990, Zeiger et al., 1992)

Theoretisch denkbar ist, daß eine Sensibilisierung bei einer Exposition gegenüber niedrigen Antigendosen oder bei intermittierender Exposition häufiger auftritt als nach kontinuierlicher Kuhmilchfütterung, was dann eine Diät für die stillende Mutter erfordern würde. Verschiedene Studien haben sich mit der Frage der Allergieprävention durch Vermeidung bestimmter Nahrungsmittelallergene speziell Kuhmilch und Hühnerei in der Diät des jungen Säuglings beschäftigt. Prospektive Untersuchungen bei Säuglingen mit starker atopischer Prädisposition haben allerdings gezeigt, daß die Modifikation der Diät keinen Effekt auf die Entwicklung der Atemwegsallergie besitzt, hingegen eine gewisse Reduktion der Inzidenz des Säuglingsekzems, möglicherweise auch der Nahrungsmittelallergie während des ersten Lebensjahres erkennen läßt. Dies gilt auch für Untersuchungen, bei denen stillende Mütter selbst eine strikte Diät hinsichtlich möglicherweise sensibilisierender Nahrungsbestandteile eingehalten haben. Tierexperimentelle Untrsuchungen zeigen, daß der Effekt der Vermeidung einer Allergenexposition während einer besonders sensiblen Lebensphase antigenspezifisch ist. Auch diese Befunde legen die Schlußfolgerung nahe, daß ein protektiver Effekt hinsichtlich einer späteren Sensibilisierung gegenüber Inhalationsallergenen sehr unwahrscheinlich ist.

7.6.5 Schlußbemerkung

Die atopische Erkrankung ist das Ergebnis verschiedener Umwelteinflüsse, die auf Patienten mit einer genetischen Disposition für Sensibilisierungen einwirken. Zahlreiche unspezifische Faktoren scheinen eine Sensibilisierung zu begünstigen. Obwohl die zugrundeliegenden Mechanismen bisher noch kaum verstanden werden, wurden bei Säuglingen und Kleinkindern, die später Krankheitssymptome entwickelten, eindeutige biochemische und immunologische Abnormitäten gefunden. Es scheint im frühen Lebensalter eine Periode zu geben, in der Risikokinder besonders leicht sensibilisiert werden, wenn sie gegenüber Trigger-Faktoren der Umwelt exponiert sind. Andererseits scheinen diese Umwelteinflüsse bei Säuglingen ohne Disposition nicht wirksam zu sein. Diese unterschiedliche Sensibilisierungsbereitschaft bei Säuglingen mit und ohne genetische Determinierung könnte die Kontroverse in der Literatur zur Relevanz von Umweltfaktoren wohl erklären.

Präzise Kenntnisse über die charakteristischen immunologischen Veränderungen beim Atopiker sowie über die Rolle von Umwelteinflüssen und bestimmter moderner Lebensweisen bei der beobachteten Zunahme allergischer Erkrankungen, auch über die Bedeutung bestimmter Risikoperioden der Sensibilisierung im frühen Säuglingsalter sind eine notwendige Voraussetzung dafür, daß effektive Präventionsprogramme etabliert werden können.

Literatur

Åberg, N., I. Engström, U. Lindberg: Allergic diseases in Swedish school children. Acta Paediatr. Scand. **78** (1989) 246–252.

Åberg, N.: Asthma and allergic rhinitis in Swedish conscripts. Clin. Experim. Allergy **19** (1988) 59–63.

Anderson, H. R.: Increase in hospital admissions for childhood asthma: Trends in referal, severity, and readmissions form 1970 to 1985 in a health region of the United Kingdom. Thorax **44** (1989) 614–619.

Bergmann, K. E.: Krankheiten der Atmungsorgane. In: Bergmann, K. E., Baier, W., Casper, W., Wiesner, G. (Hrsg.): Entwicklung der Mortalität in Deutschland 1955–1989. MMV Medizin Verlag München (1993) 149–181.

Bock, S. A.: Prospective appraisal of complaints of adverse reactions to foods in children during the first 3 years of life. Pediatrics **79** (1987) 683–688.

Bousquet, J., Hatton, F., Godard, P., Michel, F. B.: Asthma mortality in France. J. Allergy Clin. Immunol. **80** (1987) 389–394.

Bråbäck, L., L. Kälvesten: Urban living as a risk factor for atopic sensitization in Swedish schoolchildren. Pediatr. Allergy Immunol. **2** (1991) 14–19.

Burney, P. G. J., S. Chinn, R. J. Rona: Has the prevalence of asthma increased in children? Evidence from the national study of health and growth 1973–86. BMJ **300** (1990) 1306–1310.

Burr, M. L., B. K. Butland, S. King, E. Vaughan-Williams: Changes in asthma prevalence: two surveys 15 years apart. Arch. Dis. Childh. **64** (1989) 1452–1456.

Croner, S., N.-I. M. Kjellman: Development of atopic disease in relation to family history and cord blood IgE levels. Pediatr. Allergy Immunol. **1** (1990) 14–20.

Croner, S.: Atopic dermatitis – epidemiology. Pediatr. Allergy Immunol. **2 (Suppl. 1)** (1991) 6–7.

Evans III, R.: Estimation of asthma prevalence by questionnaire. American-German Workshop on Epidemiology of Allergies & Asthma. Aachen, Sept. 1990.

Gergen, P. J., M. D. Turkeltaub, M. G. Kovar: The prevalence of allergic skin test reactivity to eight common aeroallergens in the U.S. population: Results from the second National health and nutrition Examination Survey. J. Allergy Clin. Immunol. **80** (1987) 669–679.

Hader, S., J. Kühr, R. Urbanek: Sensibilisierung auf 10 wichtige Aeroallergene bei Schulkindern. Monatsschr. Kinderheilkd. **138** (1990) 66–71.

Hanifin, J. M., Rajka, G.: Diagnostik features of atopic dermatitis. Acta Derm. Venereol. **92** (1980) 44–47.

Hanifin, J. M.: Atopic dermatitis in infants and children. Pediatr. Clin. North Am **38** 1991, 764.

v. Mutius, E., M. Wjst, S. Dold, P. Reitmeir, E. Stiepel, W. Lehmacher: Praevalenz atopischer Erkrankungen in Deutschland. EAACI, 26.–29. 05. 1991, Zürich.

Pearson, D. J., K. J. Rix: Food allergy: How much in the mind? A clinical and psychiatric study of suspected food hypersensitivity. Lancet I (1983) 1259–1261.

Peter, T. J., J. Golding: The epidemiology of childhood exzema: II. Statistical analyses to identify independent early predictors. Paediat. Perinatal Epidem. 1 (1987) 80–94.

Schultz-Larsen, F., N. V. Holm, K. Henningsen: Atopic dermatitis. J. Am. Acad. Dermatol. 15 (1986) 487–494.

Sears, M. R., G. P. Herbison, M. D. Holdaway, C. J. Hewitt, E. M. Flannery, P. A. Silva: The relative risks of sensitivity to grass pollen, house dust mite and cat dander in the development of childhood asthma. Clin. Experim. Allergy 19 (1989) 419–424.

Taylor, B., M. Wadsworth, J. Wadsworth, C. Peckham: Changes in the reported prevalence of childhood eczema since the 1939–45 war. Lancet II (1984) 1255–1257.

Björkstén, B. and Gerrard, J.: Environmental and developmental factors in allergic disease in infancy and early childhood. In: D. Marsh and N. Blumenthal, ed. Genetic and Environmental factors in Clincical Allergy. Minneapolis, MN: Univ. of Minnesota Press, 1990: 84–96.

Björkstén, B. and Kjellman, N-I.: Perinatal environmental factors influencing the development of allergy. Clin Exp Allergy 1990; 20: 3–8.

Burr, M. L. (Ed.): Epidemiology of Clinical Allergy Karger, Basel, 1993.

Cookson, W. O. C. M., Hopkin J. M.: Dominant inheristance of atopic immunoglobulin-E responsiveness, Lancet 1988, 1, 86–88.

Hattevig, G. and Björkstén, B.: Environmental factors in the development of allergy. In: M. Schatz and RN Zeiger, eds. Asthma and allergy in pregnancy and early infancy. New York: Marcel Dekker, 1993: 395–411.

Holt, P., McMenamin, C. and Nelson, D.: Primary sensitisation to inhalant allergens during infancy. Ped Allergy Immunol 1990; 1: 3–13.

Kjellman, N-I. and Nilsson, L.: Genetic factors in the development of allergy. In: M. Schatz and R. Zeiger, ed. Asthma and allergy in pregnancy and early infancy. New York, Basel, Hong Kong: Marcel Dekker Inc, 1993: 371–393. (D. Tinkelman, ed. Allergic Disease and therapy).

Marsh, D. G., Zwollo, P., Huang, S. K. and Ansari, A. A.: Molecular genetics of human immune responsiveness to allergens. Ciba Found Symp 1989; 147: 171–83.

Zeiger, R., Heller, S., Mellon, M., Helsey, I., Hamburger, R. and Sampson, H.: Genetic and environmental factors affecting the development through age 4 in children of atopic parents: A prospective randomized study of food allergen avoidance. Pediatr Allergy Immunol 1992, 3: 110–127.

8 Allergene, Allergennachweis
S. Lau-Schadendorf, U. Wahn

Jedes Individuum wird in seinem Leben stetig mit erheblichen Mengen verschiedener artfremder («nicht-selbst») Antigene konfrontiert, ohne daß die ausgelöste Immunantwort krank macht. Die Antigene erreichen den menschlichen Organismus bzw. die Mukosa durch die Atemwege, den Verdauungstrakt oder auch die Haut. Antigene, die beim Menschen eine IgE-vermittelte Immunantwort und eine lokale oder systemische anaphylaktische Reaktion auszulösen vermögen, nennen wir *Allergene*. Ca. 10–15% der Menschen werden bei entsprechender genetisch determinierter atopischer Prädisposition gegen Umweltallergene sensibilisiert, bilden spezifisches IgE und entwickeln allergische Krankheitserscheinungen wie Asthma bronchiale, Rhinokonjunktivitis, atopische Dermatitis und Urticaria.

8.1 Allergenquellen

Wir unterscheiden Inhalations- (Hausstaubmilben-, Pollen-, Tier- und Schimmelpilzallergene), Ingestions- (Nahrungsmittel, Medikamente) sowie Kontaktallergene. Auch parenteral verabreichte Substanzen können als Hapten oder auch Allergen allergische Reaktionen auslösen.

8.1.1 Pollen

Pollen sind in weiten Regionen der Welt als Auslöser der allergischen Rhinokonjunktivitis aber auch des saisonalen Asthma bronchiale bekannt. Besondere Bedeutung haben Pollen von Gräsern und Getreiden, gegenüber denen sich der Immunapparat des Menschen in hohem Maße kreuzreaktiv verhält, d. h. in verschiedenen Pollen sind Allergene vorhanden, die eine identische IgE-Antikörpergruppe sensibilisierter Menschen binden. Unter Baumpollen haben in unseren Breiten Frühblüher (Birke, Erle, Hasel, Weide) die größte klinische Relevanz. Einzelne ihrer Allergene kreuzreagieren miteinander. Ausdruck einer Kreuzreaktivität ist auch die Unverträglichkeit von Birkenpollen-Allergikern gegenüber bestimmter Obstsorten (Äpfel). Neben den erwähnten Pollen spielen auch Pollen verschiedener Unkräuter (Wegerich, Beifuß etc.) schon im Kindesalter eine Rolle.

8.1.2 Tierepithelien

Tierschuppen oder Epidermis-Bestandteile sind potente Allergenträger und führen oft bei längerem und intensivem Kontakt zu Sensibilisierungen. Auch Serum, Speichel (Katze) oder Urin (Ratte, Maus) von Tieren können Allergene enthalten. In der tierischen Milch (Rind) finden sich Allergene, die auch als Inhalationsallergene von Bedeutung sind.
Wie wir wissen, genügen geringste Mengen Allergen, um beim Menschen im Bereich der Atemwege allergische Reaktionen zu induzieren. Neben dem direkten Kontakt mit Tieren kann die direkte Exposition gegenüber tierischen Materialien (Kleidungsstücke, Teppiche, Matratzen) zu Sensibilisierungen und allergischen Symptomen führen. Zwischen Allergenen einzelner Tierarten (Serum-Albumin der Ratte und der Maus) besteht eine partielle Kreuzallergenität. Tierische Allergene sind an relativ kleine Schwebepartikel von 5–10 µm Durchmesser gebunden und sedimentieren daher nur sehr langsam, was für Eliminationsmaßnahmen (siehe Kapitel 20) zu berücksichtigen ist.

8.1.3 Hausstaub – Hausstaubmilben

Von den hier aufgeführten Allergenquellen ist Hausstaub mit Abstand die heterogenste Mischung von Substanzen, die tierischer und pflanzlicher Herkunft sein können. Eine «Allergie gegenüber Hausstaub» sollte daher unbedingt näher definiert werden (Milbenallergene, Tierallergene?), insbesondere wenn eine Hyposensibilisierung erwogen wird. Eine Hyposensibilisierungsbehandlung mit «Hausstaub» ist heute obsolet.
Seit Mitte der 60er Jahre ist bekannt, daß Hausstaubmilben in der Mehrzahl der Fälle für die Allergenaktivität von Hausstäuben verantwortlich ist, in Mittel- und Nordeuropa sowie den USA vor allem Dermatophagoides pteronyssinus, farinae und microceras. Bis zu 80% asthmatischer Kinder zeigen eine Sensibilisierung gegen Dermatophagoides. Diese Milben sind in Abhängigkeit von der Jahreszeit und somit von Temperatur und Luftfeuchtigkeit in wechselnder Zahl vor allem im Matratzenstaub, aber auch in Teppichen und Polstermöbeln zu finden. Sie ernähren sich von organischen Bestandteilen wie z.B. abgeschilferten menschlichen Hautschuppen. Im Kot der Milben, aber auch in ihrem Körper befinden sich Proteine, die für Sensibilisierungen beim Menschen verantwortlich sind.

8.1.4 Schimmelpilze

Die Sporen von Schimmelpilzen sind ähnlich wie Pollen in der Lage, allergische Symptome der Atemwege auszulösen. Unter ihnen kommen in Deutschland Alternaria tenuis und Cladosporium herbarum als Vertreter der extramuralen Schimmelpilze besondere klinische Bedeutung zu. Ihre Sporen erreichen im Sommer Spitzenkonzentrationen. Hingegen stellen Penicillum notatum, Aspergillus fumigatus und Mucor racemosus ganzjährig zu findende Schimmelpilze dar, die wahrscheinlich vorwiegend intramural wachsen. Pilzsporen stellen besonders komplexe Allergen-Mischungen dar, die bis zu 30 Allergene enthalten können.

8.1.5 Nahrungsmittel

Die für das frühe Kindesalter wichtigsten Nahrungsmittelallergene finden wir in der Kuhmilch und im Hühnerei. Weiterhin bedeutsam sind Nüsse, Fisch und Soja, in Einzelfällen auch andere Nahrungsquellen. Nahrungsmittelallergien finden wir besonders häufig bei Patienten mit atopischer Dermatitis in den ersten vier Lebensjahren (siehe Kap. 32).

8.2 Molekulare Charakteristika von Allergenen

8.2.1 Biochemische Charakterisierung

Allergene sind Proteine bzw. Glykoproteine mit einem Molekulargewicht i. A. zwischen 5 und 70 kD, es sind allerdings auch Allergene höherer und niedrigerer Molekulargewichte beschrieben. Die untere Grenze des Molekulargewichtes ist dadurch begründet, daß ein Molekül eine bestimmte strukturelle Komplexität haben muß, um immunogen zu sein. Das obere Limit erklärt sich dadurch, daß sehr große Moleküle die Mukosabarriere nicht überwinden können.

In den vergangenen 15 Jahren sind Allergene isoliert, biochemisch und molekulargenetisch charakterisiert worden. Von vielen Allergenen kennen wir Aminosäuresequenz und Genstruktur, so daß Allergene auch kloniert werden können. Wir kennen z. T. die Epitope, an die humanes IgE bindet, so wie die T-Zellepitope, die zur Stimulierung von T-Helferzellen führen.

Die Isolierung und Charakterisierung der verschiedenen Allergene erfolgte auf unterschiedliche Art und Weise. Zuerst versuchte man, die Proteine nach Molekulargewicht mit SDS-Gelelektrophorese oder Gelfiltration bzw. nach isoelektrischem Punkt (Isoelektrische Fokussierung) aus wäßrigen Allergenextrakten aufzutrennen. Eine weitere Methode, um insbesondere die biologische Relevanz der isolierten Proteine abschätzen zu können, ist die gekreuzte Radioimmunelektrophorese, in der im ersten Schritt Proteine zweidimensional aufgetrennt werden in einem elektrischen Feld und dann in einem zweiten Schritt mit Patientenserum mit spezifischen IgE-Antikörpern gegen die Proteinquelle und in einem dritten Schritt mit radioaktiv markiertem Anti-IgE inkubiert werden. Nach ca. 10-tägiger Exposition auf einem Röntgenfilm kann man anhand der Schwärzung die für eine Sensibilisierung relevanten Allergene erkennen. Unterschiede in Abhängigkeit vom Patienten gemäß individueller Sensibilisierung kommen vor, so daß man am besten mit einem gepoolten Allergikerserum arbeitet.

Eine weitere Möglichkeit der Allergenidentifikation ist die Herstellung von Antikörperseren nach Immunisierung von Versuchstieren.

Alle potentiellen Allergene besitzen nicht die gleiche allergene Potenz für eine Sensibilisierung, obwohl es klare Hinweise gibt, daß Allergenexposition und Sensibilisierungsgrad miteinander korrelieren. Die Immunantwort von atopischen Patienten auf ein Allergengemisch zeigt eine große Individualität bzgl. Intensität und Spezifität. Jedes Antigen, das IgE bindet, ist ein allergenes Molekül.

Major-Allergene nennt man jene Allergene, gegen die mindestens 50% der Patienten mit Sensibilisierung gegen die Allergenquelle spezifisches IgE gebildet haben. Im Gegensatz dazu stehen die Minor-Allergene. Die einzelnen Allergene stehen im nativen Protein in einem bestimmten Mengenverhältnis zueinander, was bei der Herstellung von Standard- bzw. Hyposensibilisierungs-extrakten berücksichtigt werden muß.

Jedes isolierte Allergen besitzt verschiedene z. T. speziesspezifische Epitope, das heißt Erkennungsstellen für das Immunsystem, in diesem Fall für IgE-Antikörper, aber auch für T-Zellen. Die Epitope können durch die Reihenfolge bestimmter Aminosäuren (Sequenzepitope) aber auch durch die räumliche Faltung der Tertiärstruktur (Konformationsepitope) gebildet werden. Hitzebehandlung, enzymatische Spaltung oder Inkubation mit organischen Substanzen ändern die Allergenität eines Proteins.

Um die Epitope auf einem Allergen-Molekül auszumachen, die in der Lage sind, eine spezifische Bindung mit menschlichem IgE einzugehen, wurden bei einzelnen Allergen-Molekülen, wie z. B. Ovalbumin oder dem Fischallergen Gad c I, Untersuchungen mit Peptidfragmenten hinsichtlich deren IgE-Antikörperbindungsfähigkeit oder des Vermögens, Histamin aus mediatorhaltigen Zellen freizusetzen, durchgeführt. Dabei zeigte sich für Gad c I, daß die Allergen-Aktivität vorwiegend im Bereich eines Hexadecapeptids lokalisiert ist.

Auch auf dem Serum-Albumin von Rind und Ratte wurden mit Hilfe von Peptidfragment-Untersuchungen Antikörper-bindende Sequenzepitope identifiziert. Die Allergenaktivität dieser Moleküle wird durch peptische Spaltung drastisch reduziert, woraus geschlossen werden muß, daß sie im wesentlichen konformationsabhängig ist.

Von seiten der molekularen Charakterisierung ist bisher unklar geblieben, wieso bestimmte Moleküle vorzugsweise die Produktion von IgE-Antikörpern hervorrufen und dadurch eine allergische Reaktion provozieren können. Es wird vermutet, daß in atopisch prädisponierten Individuen HLA-DR-assoziiert allergische Immunantworten gegen bestimmte Antigene auftreten.

8.2.2 Major-Allergene

In Tab. 8/1 sind einige isolierte Allergene, zum größten Teil Major-Allergene aus der Gruppe der Inhalations- und Nahrungsmittelallergene aufgeführt, wobei die von der WHO vorgeschlagene Nomenklatur verwendet wird (Platts-Mills 1991). Die Allergene sind mit den ersten Buchstaben (die ersten drei des Namens und der erste des dazugehörigen Adjektivs) des lateinischen Namens abgekürzt und römisch durchnummeriert. Viele Major-Allergene zeigen bzgl. ihres isoelektrischen Punktes eine gewisse Heterogenität. Die chemische Grundlage dafür ist genetischer Polymorphismus, d. h. 1.) gewisse Aminosäuren können ausgetauscht sein, 2.) Desaminierung von Asparagin oder Glutamin, 3.) Unterschiede der Glykosylierung.

Die meisten Major-Allergene sind Glykoproteine. Der Kohlenhydratanteil schwankt i. a. zwischen 2 und 10–15% (bei Cla h II aus Cladosporium sogar bis 80%).

Tab. 8/1: Auswahl isolierter Allergene mit ihren molekularen Charakteristika

	Allergen	Molekulargewicht (kD)	Isoelektr. Punkt	% des gesamten Proteinanteils
Inhalationsallergene	**Ragweed-Pollen (Ambrosie)**			
	Amb a I	37	11,3	8,5
	Amb a II	38	14,8	3
	Amb a III	15	13,1	0,4
	Amb a IV	28		0,9
	Amb a V	5		0,1
	Amb a VI			
	Lolium perenne-Pollen (Weidegras oder Lolch)			
	Lol p I	27	15,1	35,6
	Lol p II	11	10,6	
	Lol p III	11	10,6	
	Lol p IV			
	Phleum pratense-Pollen (Lieschgras)			
	Phl p V	30		
	Phl p VI	30		
	Phl p VII			
	Phl p VIII			
	Birken-Pollen			
	Bet v I	29	5,18	
	Dermatophagoides pteronyssinus (Hausstaubmilbe)			
	Der p I	25	4,5–7,1	6,4
	Der p II	14	7,6–8,5	
	Der p III	30		
	Dermatophagoides farinae (Hausstaubmilbe)			
	Der f I	25	4,7–7,2	
	Der f II	14	7,8–8,3	
	Der f III	29	4,1–4,7	
	Dermatophagoides microceras (Hausstaubmilbe)			
	Der m I	25		
	Aspergillus fumigatus			
	Asp f I	18		
	Cladosporium herbarum			
	Cla h I			
	Cla h II			
	Blatella germanica (Küchenschabe)			
	Bla g I	25–35		
	Bla g II	36		

Tab. 8/1 (Fortsetzung)

	Allergen	Molekular-gewicht (kD)	Isoelektr. Punkt	% des gesamten Proteinanteils
Inhalationsallergene	**Katze**			
	Fel d I	34	3,5–4,1	
	Albumin	68	4,5	
	Pferd			
	Equ c I	19	4,1	
	Equ c II	51	3,8	
	Equ c III	31	3,9	
	Rind			
	Bos d I	25	3,6	
	Bos d II	21	4,2	
	Bos d III	22	4,6	
	Ratte			
	Rat n I	20–21	4,5	
	Rat n II	16–18	5,4–5,8	
	Maus			
	Ag 1	17–18		
	Ag 3	16–21		
	Hund			
	Can f I	22–25 (18)		
Nahrungsmittel-allergene	**Kabeljau**			
	Gad c I	12	5,5	
	Kuhmilch			
	Casein	18–24	3,7–4,5	84
	Lactalbumin	15	5,1	5
	Lactoglobulin	18	5,3	10
	Serumalbumin	68	4,7	1
	Hühnerei			
	Gal d I	27	3,9	12
	Gal d II (Ovalbumin)	44	4,6	66
	Gal d III			

Die Entfernung der Kohlenhydrate (z. B. auch bei in E. coli rekombinant hergestellten Allergenen) kann die Immunogenität und Bindung mit bestimmten Antikörpern verändern. .Die meisten IgE-bindenden Epitope bleiben jedoch unverändert. Im Gegensatz dazu steht der Effekt von proteindenaturierenden Substanzen. Die Empfindlichkeit der einzelnen allergenen Proteine gegenüber einem physikalischen oder chemischen Agens hängt von den das Molekül stabilisierenden Kräften ab. Besonders Moleküle mit komplexer Quartärstruktur (Amb a I, Fel d I) verlieren zum größten Teil ihre Allergenität, wenn sie in Untereinheiten dissoziieren. Dies geschieht z. B. auch nach Proteinauftrennung per SDS-PAGE, welche unter denaturierenden Bedingungen stattfindet. Der Transfer auf Nitrocellulose (Immunoblot) kann das Protein zumindest partiell renaturieren.

Es gibt auch unterschiedliche Empfindlichkeiten gegenüber extremen pH-Werten und erhöhter Temperatur. Der p I z. B. erfährt eine irreversible Denaturierung bei einem pH von 3, während Der p II und das Katzenallergen Fel d I längere Zeit bei einem pH von 2–2,5 bestehen können. Hitzelabile Antigene wie z. B. Ag3 (Aspergillus fumigatus) und Der p I werden rasch bei 56 °C zerstört, während Fel d I, Der p II und Bet v I (Birke) bei Temperaturen um 100 °C 15–30 min. erhalten bleiben (und 1988).

Ähnliche Unterschiede kann man bezüglich der Empfindlichkeit verschiedener Allergene gegenüber proteolytischen Enzymen beobachten. Graspollen wie Lol p I und Amb a V werden schnell durch Trypsin und Chymotrypsin abgebaut, während das Graspollenallergen Amb a I und das Pferdeantigen Equ c II sowie das Hausstaubmilbenantigen Der p I relativ trypsin-resistente Proteine darstellen.

8.3 Molekularbiologie und Immunantwort am Beispiel von Milbenallergenen

Die Gruppe I Allergene der Hausstaubmilbe Dermatophagoides pteronyssinus und D. farinae, Der p I und

Der f I, werden vor allem mit der Fäces ausgeschieden und entsprechen einer Thioprotease des Verdauungssystems. Die Gruppe II Allergene Der p II und Der f II werden vorwiegend im Körper der Milben gefunden, ihre Funktion ist noch nicht geklärt. 80% der milbensensibilisierten Patienten haben IgE-Antikörper gegen diese beiden Allergengruppen. Molekularbiologische Untersuchungen zeigten, daß die Aminosäuresequenz 78% Homologie zwischen Gruppe I Allergenen und 88% Homologie zwischen Gruppe II Allergenen zeigt. Die N-terminale Aminosäuresequenz der Gruppe III-Allergene (Serinprotease) zeigt eine 75%ige Homologie. Daher werden große Mengen kreuzreagierender IgE-Antikörper, die sowohl mit Epitopen auf Der p I bzw. Der f I reagieren, von allergischen Patienten gebildet, ähnliche Kreuzreaktivität gilt für IgE-Antikörper gegen Der p II bzw. Der f II.

Interessanterweise zeigen T-Zellklone, die mit Gruppe I oder Gruppe II-Allergen reagieren, eine deutliche Spezies-Spezifität entweder für D. pteronyssinus oder D. farinae.

Es gibt Hinweise für eine HLA-Restriktion hinsichtlich der T-Zellproliferation auf Hausstaubmilbenallergene, z. B. HLA DRw52.

Wird Der p I rekombinant in E. coli exprimiert, reagieren nur noch ca. 40% der humanen IgE-Antikörper, die das native Der p I erkennen, mit dem rekombinanten Molekül. Rekombinantes Der p II hingegen behält fast seine komplette Immun-Reaktivität für monoklonale und humane IgE-Antikörper, woraus geschlossen werden muß, daß die Glykosylierung des Proteins für die Epitope von Der p I eine entscheidende Rolle, für die Epitope von Der p II eine untergeordnete Rolle spielen (Platts-Mills 1992).

8.4 Allergenextrakte

8.4.1 Allergenextraktion

Für diagnostische und therapeutische Zwecke werden Allergenextrakte kommerziell produziert. Allergenextrakte werden mit Hilfe wäßriger Lösungen hergestellt. Die für eine Sensibilisierung relevanten Proteine müssen in physiologischer Pufferlösung löslich sein, da dies der physiologische Weg im menschlichen Organismus ist, Proteine zu extrahieren. Auf diese Weise gewonnene Extrakte enthalten eine Vielzahl von verschiedenen Antigenen bzw. Allergenen. Je nach Allergenquelle kann die Anzahl zwischen ca. 10 und 80 variieren.

Zur Extraktherstellung werden die überwiegend entfetteten Rohstoffe mit einer physiologischen Salzlösung bei 4 °C über 12 Std. extrahiert. In diesem Zeitraum findet eine weitgehend erschöpfende Extraktion statt, ohne daß allergenes Material beispielsweise über enzymatischen Abbau zerstört wird. Nach der Extraktion wird der Rohextrakt zentrifugiert und filtriert. Über eine Dialyse werden die niedermolekularen Substanzen abgetrennt, die eventuell im Hauttest eine falsch positive Reaktion hervorrufen könnten. Zur Überprüfung der Dialyse werden weitere Verfahren wie Hochleistungs-Flüssigkeits-Chromatographie (HPLC), isoelektrische Fokussierung und SDS-Polyacrylamidgelelektrophorese (SDS-PAGE) angewandt, um Auskunft über die Proteinzusammensetzung der Extrakte zu erhalten. Die gekreuzte Radioimmunelektrophorese (CRIE) und das Immunblotting ermitteln die Allergenzusammensetzung.

8.4.2 Biologische Standardisierung

Hersteller von Allergenextrakten wenden eine Reihe verschiedener Verfahren an, die dazu beitragen, daß Endprodukte verschiedener Hersteller Unterschiede in ihrer Allergenpotenz und Allergenzusammensetzung aufweisen können.

Konzentrationsangaben, die sich auf das Gewicht des Ausgangsmaterials in Relation zum Volumen der Extraktionsflüssigkeit (W/V) beziehen oder Angaben von Protein-Stickstoff-Einheiten (PNU) sind überholt, da ein erheblicher Anteil der Protein-Bestandteile eines Extraktes nicht allergen-aktiv ist. Man bestimmt die biologische Aktivität eines Extraktes durch in-vitro und in-vivo Methoden, um Chargen einer Firma sowie Extrakte verschiedener Firmen vergleichen zu können.

Bei der in-vivo-Bestimmung der biologischen Aktivität eines Extraktes wird eine Verdünnungsreihe einer Allergen-Ausgangslösung bei einem Kollektiv von Patienten mit eindeutiger Sensibilisierung gegenüber in ihr enthaltenen Allergenen an der Haut getestet. Die Größe der Quaddel-Reaktion wird mit der Reaktion einer Histamin-Referenzlösung (1 mg/ml für den Prick-Test) verglichen (Björksten 1984). Diejenige Allergenlösung, die beim sensibilisierten Kollektiv eine mittlere Quaddel-Reaktion im Prick-Test wie die Histaminreferenz auslöst, enthält eine HEP-Einheit/ml (HEP = Histamin eqivalent prick) (sogenannte «Nordic guidelines»). Selbstverständlich muß dabei das Vorhandensein irritierender Substanzen im Extrakt durch vorherige Reinigungsprozeduren und simultane Testung bei einer nicht-allergischen Kontrollpopulation ausgeschlossen werden.

Neben der in-vivo-Testung ist es auch möglich, unter Verwendung verschiedener in-vitro-Methoden wie der RAST-Inhibition oder der Bestimmung der Histaminfreisetzung aus gewaschenen Leukozyten aktiv sensibilisierter Patienten die Globalaktivität eines Allergenextraktes zu bestimmen (s. S. Maasch 1984).

Durch die Erstellung internationaler Referenzextrakte, die durch die WHO erhältlich sind, sind den Allergenextraktherstellern heute Richtwerte für die Qualitätskontrolle an die Hand gegeben. Dem internationalen Referenzextrakt sind willkürlich 100 000 internationale Einheiten (IU) zugeordnet.

8.4.3 Konservierung von Allergenextrakten

Allergenextrakte müssen Substanzen enthalten, die ein bakterielles Wachstum verhindern. Die dazu am meisten verwandte Substanz ist Phenol in einer Konzentration von 0,2–0,5%. Auch Glycerin in einer Konzentration von 50% oder mehr verhindert mikrobielles Wachstum.

Ein weiterer Gesichtspunkt bei der Konservierung ist die Erhaltung der Aktivität eines allergenen Extraktes in verdünnter Form. Insbesondere stärkere Verdünnungen von Extrakten verlieren ihre Aktivität, vermutlich durch Absorption ihrer aktiven Komponenten an die Oberfläche der Gefäße. Diese kann durch Zugabe von humanem Serumalbumin reduziert werden. Die einfachste Methode, einen Extrakt in seiner Aktivität zu stabilisieren, ist, ihn zu trocknen. Gefriergetrocknete Extrakte behalten über mehrere Jahre ihre volle Stabilität. Die allergene Potenz eines Extraktes wird wesentlich beeinflußt durch die Temperatur und die Zeitdauer, über die er gelagert wird.

8.4.4 Allergoide als chemische Modifizierung von Allergenextrakten

Durch chemische Modifizierung der Allergenextrakte mit Glutaraldehyd oder Polyäthylenglykol wird die Allergenität des Extraktes herabgesetzt bei erhaltener Immunogenität. Häufig sind die Allergoide wie auch Allergene in konventionellen Hyposensibilisierungsextrakten an Aluminiumhydroxid gebunden, was als Adjuvans die Immunantwort verstärken soll.

8.4.5 Forderungen an Allergenextrakte für Diagnostik und Therapie

Die Anforderungen für die in Diagnostik (RAST, Hauttest) und Hyposensibilisierung verwendeten Allergenextrakte sind:
a) alle potentiellen Allergene sollten enthalten sein, auch diejenigen Proteine, die IgE-vermittelte Reaktionen bei einer Minderheit von Patienten induzieren (Minor-Allergene).
b) Das Verhältnis der Konzentrationen von Einzelallergenen zueinander muß im Extrakt konstant gehalten werden.
c) Standardisierte Extrakte sollten eine von Charge zu Charge sowie von Hersteller zu Hersteller konstante globale Allergenaktivität aufweisen.
d) Alle Allergene müssen in nativer, also nicht denaturierter Form vorliegen,
e) Irrelevantes Material ohne immunogene Bedeutung, was z. B. unspezifische Reaktionen hervorrufen kann (niedermolekulare Substanzen wie Histamin; Kulturmediumbestandteile) sollte entfernt sein.

Die Möglichkeit, der Heterogenität von Allergikern durch auf deren persönliche Sensibilisierungsmuster individuell zugeschnittene Therapieextrakte Rechnung zu tragen («tailored extracts»), ist zwar attraktiv, aber z. Zt. noch nicht möglich, da noch nicht alle in einem Allergenextrakt vorliegenden Einzelallergene rein vorliegen.

8.5 Allergennachweis in der Umwelt

8.5.1 Immunologische Testverfahren

Die klassische Methode der Quantifizierung von Inhalationsallergenen war die Pollenfalle. Diese Methode ist nur für Allergene, die an größere Partikel gebunden sind, wie z. B. Pollen und Pilzsporen anwendbar. Tier- und Milbenallergene, die an kleine Eiweißpartikel gebunden sind, sowie der immunologisch relevante Gehalt an Major-Allergen kann nur mit speziellen immunologischen Testverfahren erfaßt werden. Hausstaubmilben wurden vor der Etablierung solcher Verfahren mikroskopisch gezählt.

Nachdem in den 80er Jahren viele Major-Allergene isoliert sowie biochemisch charakterisiert wurden (Elsayed 1983 und 1988), konnten Assays zur Quantifizierung etabliert werden. Dies geschah, um die Allergenbelastung besonders im häuslichen Milieu eines atopischen Patienten abschätzen zu können und eventuell eine Korrelation zwischen Allergenexposition und Sensibilisierungsgrad sowie Erkrankungsschwere zu erstellen. An größeren Kollektiven in fast allen Regionen der zivilisierten Welt sind Untersuchungen erfolgt, um regionale Besonderheiten des Allergenvorkommens zu studieren. Die Quantifizierung von Allergenen ist eine Quantifizierung von Proteinen. Meist werden allergen-spezifische Antikörper in den Tests verwandt. Polyklonale, monospezifische oder auch monoklonale Antikörper gegen Major-Allergene werden eingesetzt in sogenannten RIAs oder ELISAs (Chapman 1989). Bei entsprechender Technik sind diese Assays sehr sensitiv und spezifisch. Die Meßergebnisse werden meist in Gewichtseinheiten angegeben, die auf einen internationalen Referenzstandard (WHO) bezogen werden, so daß Ergebnisse unterschiedlicher Laboratorien vergleichbar sind.

Die biologische Aktivität verschiedener Allergene kann auch mit Hilfe von sogenannten RAST- oder ELISA-Inhibitionstests angegeben werden, in denen humanes IgE als Reagenz verwandt wird.

Zum Nachweis von Inhalationsallergenen wie z. B. Milben- und Tierhaarallergenen können Staubproben von Matratzen, Teppichen oder auch Luftproben gesammelt werden. Hierzu werden Staubsauger bzw. Spezialgeräte wie z. B. der «cascade impactor» eingesetzt, die Luft kontinuierlich ansaugen, und die in der Luft befindlichen Teilchen nach Größe über Filter auftrennen. Aufgrund der besonderen Eigenschaften der Milbenallergene, die in der Regel an größere ca. 10 μm große Fäkalpartikel gebunden sind und daher nur sehr kurze Zeit in der Luft schweben und schnell sedimentieren, hat es sich als günstig erwiesen, Matratzenstaub zu sammeln, um eine repräsentative Aussage über die Milbenallergenbelastung des jeweiligen Haushalts zu machen (Platts-Mills 1987). Tierhaarallergene wie z. B. das Majorallergen der Katze Fel d I sind an sehr viel kleinere Partikel gebunden und bleiben sehr lange als Schwebepartikel in der Luft. Daher ist eine Luftprobe zum Allergennachweis ähnlich aussagekräftig wie eine Matratzen- oder Teppichstaubprobe (Luczynska 1990).

Die Analyse von Allergengehalt im häuslichen Milieu sollte Speziallabors mit entsprechenden Sachkenntnissen vorbehalten sein. Staubsammlung, Lagerung, Extraktion der Proteine sowie Allergenmessung müssen standardisiert und reproduzierbar durchgeführt werden, um die entsprechende Verläßlichkeit der Aussage über Exposition und eventueller Gefährdung eines atopischen Patienten gewährleisten zu können.

Staubproben sollten gekühlt und trocken lagern, da Allergene durch Autodigestion denaturiert werden können.

8.5.2 Guaninbestimmung

Im Falle der Hausstaubmilbenallergen-Quantifizierung wird alternativ zur Allergenmessung die quantitative Messung von Guanin in einigen Laboratorien durchgeführt. Guanin ist ein Stoffwechselprodukt aus dem Proteinstoffwechsel u. a. der Milben und wird wie die Gruppe I-Allergene mit der Fäces ausgeschieden. Der quantitative Guaninassay korreliert gut mit den Gruppe I-Allergenmessungen, jedoch bleibt auch dieser Test nur wenigen Speziallaboratorien vorbehalten. Zur Zeit wird auf dem Markt ein semiquantitativer Guanintest vertrieben, der sehr einfach zu handhaben ist. Mit Hilfe eines Streifentests wird anhand einer Farbreaktion der Guaningehalt aus Feststaubproben in 4 Stufen bestimmt. Dieser Test korreliert befriedigend mit den Messungen der immunologischen Testverfahren, jedoch zeigt er Mängel, da es starke Überlappungen gerade in den beiden unteren Stufen gibt, vergleicht man die entsprechenden Allergenmessungen. Außerdem erfaßt der Guanintest keine akute Reduktion des Milbenallergen-Gehalts z. B. mit einem Allergendenaturierenden Spray, wenn nicht auch gleichzeitig die Milbenpopulation vernichtet wird. Für Studienzwecke eignet sich der Guanintest deshalb nicht, er mag Anwendung in der Praxis finden, wenn man schnell eine orientierende Aussage über die Milbenallergen-Belastung im häuslichen Milieu eines Patienten treffen möchte.

Zusammenfassung

Die Bedeutung der Allergenquantifizierung für die allergologische Praxis läßt sich wie folgt zusammenfassen:
- Charakterisierung des individuellen Patienten-Milieus und Abschätzung des Expositionsrisikos
- Entscheidungshilfe für Eliminationsmaßnahmen (z. B. bei hoher Allergenexposition)
- Entscheidungshilfe für eine eventuelle Hyposensibilisierungstherapie z. B. bei Nicht-Durchführbarkeit von erfolgreichen Eliminationsmaßnahmen.

Literatur

Björksten, F., T. Haahteila, A. Backman, I. Suoniemi: Assay of the biologic activity of allergen skin test preparations. J Allergy Clin Immunol 73, 324–331 (1984).

Chapman, M. D.: Monoclonal antibodies as structural probes for mite, cat, and cockroach allergens. In: Advances in the Biosciences Vol. 74, 1989, Pergamon Press Great Britain.

Elsayed, S., J. Apold: Immunochemical analysis of cod fish allergen M: locations of the immunoglobulin binding sites as demonstrated by the native and synthetic peptides. Allergy 38, 449–459 (1983).

Lind, P., H. Lowenstein: Characterization of asthma-associated allergens. In: Baillière's Clinical Immunology and Allergy-Vol. 2, No. 1, February 1988.

Luczynska, C. M., Y. Li, M. D. Chapman, T. A. E. Platts-Mills: Airborne concentrations and particle size distribution of allergen derived from domestic cat (Felis domesticus). Am Rev Respir Dis 1990; 141: 361–367.

Maasch, H. J., B. Fischer, R. Wahl, U. Wahn: Comparison of histamine release assay and RAST inhibition as tools for allergen extract standardization. Int Archs Allergy appl. Immun 73, 314–320 (1984).

Platts-Mills, T. A. E., M. D. Chapman: Dust mites: Immunology, allergic disease, and environmental control. J Allergy Clin Immunol 1987; 80: 755–775.

Platts-Mills, T. A. E., W. R. Thomas, R. C. Aalberse, D. Vervloet, M. D. Chapman: Dust mite allergens and asthma: report of a second international workshop. J Allergy Clin Immunol 1992 89: 1046–1060.

Platts-Mills, T. A. E., M. D. Chapman: Allergen standardization. J Allergy Clin Immunol 1991; 87: 621–625.

⑨ Die allergologische Anamnese
R. L. Bergmann, U. Wahn

Zur allergologischen Diagnose gehört nicht nur die Beurteilung über **Organmanifestation, Schweregrad, Krankheitsverlauf** und **Beeinträchtigung** des Kindes, sondern auch die Kenntnis über den Anteil **allergischer** und **nicht-allergischer** Faktoren am Krankheitsbild und über **allergenspezifische Sensibilisierungen.**

Eine zuverlässige allergologische Diagnose stützt sich im Regelfall auf Informationen, die aus **anamnestischen Angaben, ärztlichen Untersuchungsergebnissen und Testresultaten** bestehen. Da sich diese Informationen in mehrerer Hinsicht voneinander unterscheiden, stellt sich für die Praxis die Frage, welchen Stellenwert der Arzt diesen Daten bei der diagnostischen Beurteilung geben soll.

Anamnestische Angaben beruhen auf Selbstauskünften von Patienten und sind dem Zweifel subjektiver Berichterstattung ausgesetzt. Bei der über Eltern erhobenen Anamnese ist darüberhinaus eine Interpretation der kindlichen Beschwerden erfolgt. Andererseits ist es gerade dem anamnestischen Gespräch vorbehalten, Details und Begleitumstände der Erkrankung auszuleuchten, deren Genese retrospektiv zu verfolgen, sowie etwas über die persönliche Betroffenheit des Patienten und seiner Familie zu erfahren.

Ärztliche Untersuchungsergebnisse sind oft abhängig von der Präsenz und Prägnanz der Symptomatik, von der Eindeutigkeit ihrer Klassifizierbarkeit und vom Erfahrungswissen des Arztes. Bei eindeutigen und typischen Symptomen sind ärztliche Befunde nach wie vor die beste Grundlage für eine Diagnose.

Testdaten sind vor allem dann eine wichtige Entscheidungshilfe, wenn nach Anamnese und ärztlicher Untersuchung die Diagnose noch unsicher ist oder der Schweregrad festgestellt werden muß, um ein passendes Therapiekonzept zu entwickeln. Allerdings stehen nur wenige anerkannte Teste zur Verfügung, deren Einsetzbarkeit begrenzt ist und die das ganze Spektrum allergologischer Diagnosen nicht abdecken. Zudem muß bei der Bewertung von Allergietesten immer deren Reproduzierbarkeit sowie Sensitivität und Spezifität kritisch bewertet werden.

Die Frage nach dem Stellenwert diagnostischer Daten bei der diagnostischen Beurteilung ist vorläufig so zu beantworten, daß eine Datenkombination am ehesten zu einer allergologischen Diagnose führt (die allerdings auch nicht immer so scharf definiert ist, wie man meinen sollte, s. unten!) Dabei sind bestimmte Entscheidungskriterien hilfreich.

Die wichtigsten Kriterien zur Einschätzung diagnostischer Daten sind deren **Relevanz und Güte**.
Relevant sind Daten dann, wenn sie Schlüsselinformationen enthalten, ohne deren Vorliegen eine bestimmte Diagnose nicht gestellt werden kann. Fehlen beispielsweise Leitsymptome oder Laborbefunde, ist im allgemeinen eine diagnostische Entscheidung nicht möglich, allenfalls eine Verdachtsdiagnose. Die **Güte** von Daten wird danach beurteilt, ob die realen Erhebungs- und Auswertungsbedingungen objektiv und genau waren und welche **Reliabilität** und **Validität** die Erhebungsinstrumente oder Erhebungstechniken selbst besitzen, mit denen die Daten gewonnen wurden. Da aber auch in der Forschung nur wenige Instrumente allen Güteansprüchen genügen, wird es in der Praxis entscheidend darauf ankommen, die erhobenen Daten auf ihre **Konsistenz** zu überprüfen. Damit ist gemeint, daß eine Diagnose an Sicherheit gewinnt, wenn sie sowohl mit der Anamnese, als auch den ärztlichen Befunden und den Testdaten in Einklang steht. Die Entscheidungsmatrix in Abb. 9/1 soll veranschaulichen, wie die Informationsbasis einer Allergiediagnose bewertet werden kann, und welche Entscheidungsstrategie anzuwenden ist, wenn die diagnostischen Daten widersprüchlich sind.

9.1 Methoden der Anamneseerhebung

Die **mündliche Befragung** ist zunächst **unstrukturiert** und offen. Auf die einleitende Frage: «Was fehlt dem Kind?» oder «Was führt Sie zu uns?» werden die Eltern und der Patient zunächst frei reden und sich aussprechen. Dabei kommen oft weniger wichtige Einzeldaten zur Sprache, die nicht unmittelbar mit dem Krankheitsprozeß zusammenhängen, wie persönliche Erlebnisse, Familienprobleme und soziale Umstände. Obwohl auch diese Informationen für die Deutung des Krankheitsbildes wichtig sind, wird der Arzt dann das Gespräch gezielt auf Krankheits- und allergiespezifische Fragen richten. Dabei kann er sich eines Fragebogens bedienen, in dem Inhalt, Anzahl und Reihenfolge der Fragen festgelegt sind: **Strukturiertes Interview.** Oder er läßt für bestimmte Angaben einen **schriftlichen Fragebogen** ausfüllen.

Die Antworten im strukturierten Interview werden vom Patienten meist frei formuliert, besonders wenn dieses

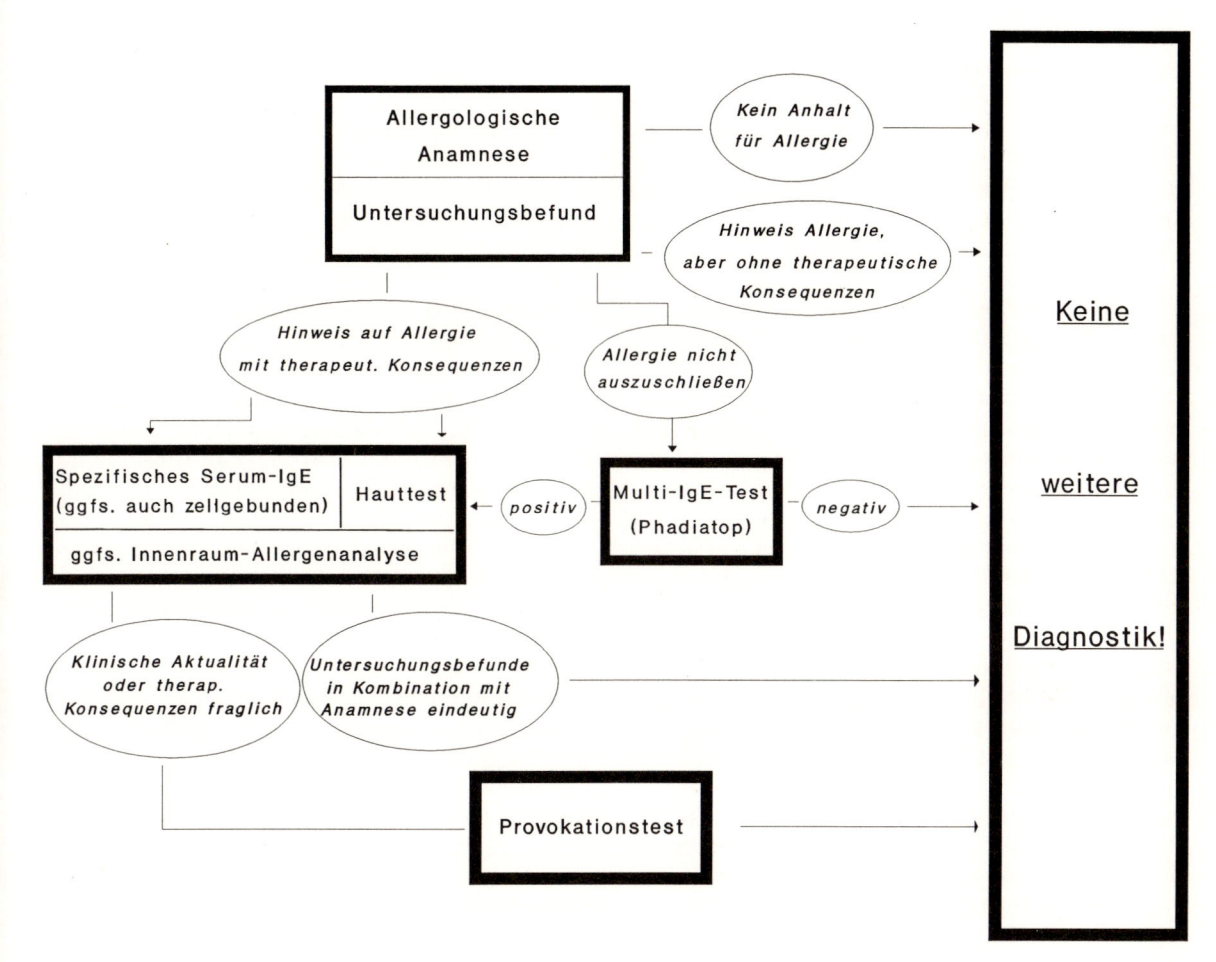

Abb. 9/1: Vorgehen bei der Diagnostik allergischer Erkrankungen

mündlich abgefragt wird. Im schriftlichen Fragebogen kann die Antwort entweder eine quantitative Angabe sein, oder es kann zwischen verschiedenen standardisierten Antwortmöglichkeiten gewählt werden (multiple choice). Die Qualität der ärztlichen Anamnese wird von den Fähigkeiten und Kenntnissen des Arztes abhängen, die Qualität eines Fragebogens davon, wie präzise und verständlich die Fragen sind, wie treffend allergieprovozierende Situationen beschrieben wurden (Dirksen, 1982), und wie gut die Standardisierung der Antwortmöglichkeiten vorgenommen wurde. Mancher wird z. B. seine Beschwerden in keine der vorgegebenen Kategorien einordnen können.

Der pädiatrischen Anamnese über die Eltern haften **immer** die subjektiven Verzerrungen der indirekten Berichterstattung an, die andererseits bei der mündlichen Befragung Einblick in die Familienstruktur geben können.

Auch bei weiter zurückliegenden Ereignissen wird die Reliabilität der Antworten gewöhnlich schlechter sein als bei aktuellen Beschwerden. Die Reliabilität dieser Angaben wird in praxi dadurch überprüfbar, ob sie sich gut in die übrige Anamnese und in das durch weitere diagnostische Verfahren gewonnene Krankheitsbild einfügen.

9.2 Die krankheitsspezifische Allergieanamnese

9.2.1 Asthma

Wird Asthma bronchiale definiert als «eine vorwiegend anfallsweise auftretende, in seltenen Fällen chronische Atemwegsobstruktion, die begleitet wird von einer Hyperreagibilität des Bronchialsystems», dann muß nach den **Symptomen** der Atemwegsobstruktion und der Hyperreagibilität, der Häufigkeit und dem Schweregrad der **Episoden,** sowie dem gesamten bisherigen **Verlauf** der Erkrankung gefragt werden.

Der jahreszeitliche Verlauf sowie eine circadiane Rhythmik können Hinweise auf spezifische Allergene geben (Pollen oder Hausstaub, s. u.!). Die **Umstände** unter denen es zur Exacerbation oder Aggravierung kommt, weisen sowohl auf spezifische Allergene als auch auf unspezifische Trigger hin: Beim Umgang mit fell- oder federtragenden Tieren, in der Nähe von Bäumen und Wiesen, nach Aufnahme bestimmter Nahrungsmittel oder Medikamente oder auch bei Erkältungen, nach anstrengender Tätigkeit in kalter Luft.

Als **Leitsymptom** des Asthma bronchiale gilt in der englischsprachigen Literatur das «wheezing», ein Begriff, der dort wohl ohne weiteres verstanden wird. Bei einer Wiederbefragung von 200 Eltern wurde dieses Symptom am sichersten wiedererkannt (Clifford et al., 1989). Beim Versuch, ihn ins Deutsche zu übersetzen, gab es Schwierigkeiten: Ein «brummendes, giemendes, rasselndes, fiependes, keuchendes oder pfeifendes Atemgeräusch», das «aus dem Brustkorb kommt». Weitere Asthmasymptome sind Husten (Attacken und Episoden), Engegefühl in der Brust, farbloses oder glasiges Sekret. Zur Einschätzung des **Schweregrades** kann man danach fragen, wie *häufig* obstruktive Episoden vorkamen, ob die Luftnot so schlimm war, daß kein Satz zu Ende *gesprochen* werden konnte oder in wie vielen Nächten der *Schlaf* unterbrochen wurde. Weitere Hinweise erhält man durch Fragen nach dem Gebrauch von Medikamenten (z. B. topischen Steroiden), der Beeinträchtigung des Allgemeinbefindens und nach Einschränkungen in der Lebensführung.

Die **Eigenanamnese** (häufig rezidivierende Virusinfekte, perinatale Komplikationen, obstruktive Säuglingsbronchitis, andere Krankheiten des atopischen Formenkreises) und die **Familienanamnese** (chronische Bronchitis, allergische Erkrankungen) sowie nach der Wohnungsqualität, nach Haustieren und Hobbies, erleichtern eine Zuordnung zu einem atopischen (extrinsischen) oder unspezifischen (intrinsischen) Asthma.

9.2.2 Rhinokonjunktivitis

Die ärztliche Befragung berücksichtigt meist nur die **lokalen Symptome** der allergischen Rhinokonjunktivitis, vor allem Juckreiz, Nießreiz, wäßrige Rhinorrhoe, verstopfte Nase und Lidschwellung, den Verlauf (erstes Auftreten, saisonale oder perenniale Beschwerden), die auslösenden Bedingungen, sowie weitere Angaben hinsichtlich einer Atopie in der Eigen- und Familienanamnese. Berücksichtigt man noch den Ausprägungsgrad der lokalen Symptome, dann kann man z. B. die perennialen Rhinitiskranken in «Nießer», «Verstopfte» und «Nasenputzer» einteilen.

Die Befindlichkeit des Patienten wird jedoch nicht nur durch die lokalen Symptome, sondern vor allem durch mittelbare **Allgemeinsymptome** beeinträchtigt. Ein Fragebogen zur Lebensqualität bei Pollenallergikern zeigte dann auch, daß sich der Therapieerfolg deutlicher am Ansprechen der Allgemeinsymptome ablesen läßt als an den Angaben über lokale Symptome (Juniper and Guyatt, 1991).

9.2.3 Atopisches Ekzem

Da es keine eindeutigen serologischen Marker zur Sicherung der durch Anamnese und Befundung gestellten Diagnose einer atopischen Dermatitis gibt, müssen strikte Kriterien benützt werden, z. B. die nach Hanifin und Rajka für Erwachsene (1980) oder eine Modifikation dieser Kriterien für Kinder und Säuglinge (s. Sampson, 1990).

Als **Leitsymptom** gilt das chronische oder rezidivierende, juckende, Ekzem in den Beugen beim Schulkind, im Gesicht und an den Streckseiten bei Säuglingen und Kleinkindern. Ein weiteres Hauptkriterium ist die eigene oder familiäre atopische Belastung, besonders mit atopischen Ekzem. In der Eigenanamnese wird man deshalb zunächst nach Indikatoren dieser diagnostischen Kriterien fragen, dann aber auch nach Nebenkriterien wie: trockener Haut, Einfluß von Jahreszeiten, emotionaler Faktoren und Nahrungsmitteln, Empfindlichkeit für Schwitzen, Wolle und Kunstfasern, Ohr-Rhagaden und rezidivierenden Hautinfektionen.

Der **Schweregrad** der Erkrankung läßt sich vor allem durch das subjektive Leitsymptom Juckreiz und dessen objektive Folgen eruieren, z. B. die Störung des Nachtschlafs. Schwankungen im Verlauf der Erkrankung und vermutete Einflüsse kann der Patient in einem Tagebuch festhalten.

9.2.4 Nahrungsmittelallergie

Kaum ein Bereich unserer Umwelt ist derart emotional besetzt wie die Nahrung. Einerseits ist bei vermuteter Nahrungsmittelallergie die Anamnese sehr wichtig, andererseits kann man sich aber schlecht auf sie verlassen. Dabei beginnt die Allergikerkarriere häufig im ersten Lebensjahr mit einer Nahrungsmittelallergie. Von dieser immunologischen, IgE-vermittelten Nahrungsmittelallergie sind die Nahrungsmittelintoleranzen abzugrenzen (s. Kap. 34).

Bei erwachsenen Patienten, die wegen vermeintlicher Nahrungsmittelallergie eine Allergiesprechstunde aufsuchten, konnte nur in 20% der Fälle die Diagnose durch Exklusion, Provokation und Pricktest bestätigt werden (Pearson et al., 1983). Diese litten unter typischen Atopiesymptomen, nämlich allergischer Rhinitis, Asthma, atopischem Ekzem, Durchfall oder akuter Urticaria. In den nicht bestätigten Fällen mit vielfältigen, diffusen Beschwerden fand sich ein pathologisch hoher psychiatrischer Symptomen-Score. Ähnlich unscharf und bunt kann das Symptomenbild bei Kindern sein: In einer prospektiven Studie in Denver (Bock, 1987) wurde in 28% der Fälle in den ersten drei Lebensjahren eine Nahrungsmittelallergie von Eltern und Ärzten vermutet, aber nur in 8% durch offene oder doppelt blinde orale Provokation reproduziert.

Bei der Anamnese der Nahrungsmittelallergie sollte also

neben der Art der Symptome, nämlich Ekzem, Erbrechen, Durchfall, Kolik, Urticaria, Rhinitis, Bronchitis, Asthma, Schlafstörung, nach dem Zeitintervall zwischen Exposition und Reaktion, nach der jüngst aufgetretenen Reaktion, der Art der Exposition, nämlich oral oder durch Hautkontakt, nach dem Nahrungsmittel (auch versteckten), der zur Auslösung nötigen Nahrungsmenge, nach Eigen- und Familienanamnese sowie dem Gedeihen des Kindes gefragt werden.

Ein über mehrere Wochen geführtes Tagebuch oder Symptom/Nahrungsmittelprotokolle können im Einzelfall die zur exakten Nahrungsmitteldiagnostik notwendigen Provokationstests planen helfen (Niggemann et al., 1991). Oft sagen sie aber mehr über die Mutter und deren Einschätzung des Krankheitsbildes aus und sind weniger von echtem diagnostischen Wert.

9.3 Die allergenspezifische Anamnese

Anamnestische Angaben geben oft **direkte Hinweise auf allergenspezifische Sensibilisierungen.** Dabei ist eine genaue Kenntnis des Arztes über die wichtigsten Allergenträger und deren Verbreitung erforderlich. Sie erlaubt es, örtlich und zeitlich gebundene Symptome eines Patienten bestimmten Allergenexpositionen zuzuordnen. Die Beurteilung einzelner Details der Lebensführung berücksichtigt neben Alter und Wohnort des Patienten auch die Zeit, die er inner- oder außerhalb der Wohnung verbringt.

9.3.1 Pollen

Vor allem bei streng saisonal auftretenden Atemwegssymptomen muß an eine Pollenallergie gedacht werden. Durch anamnestische Eingrenzung der Beschwerdezeit kann häufig bei Kenntnis der verschiedenen Pollenflugzeiten eine Identifizierung klinisch bedeutsamer Sensibilisierung erfolgen. Für eine Expositions-Vorhersage und eine Meidung maximaler Belastungen sind Kenntnisse über die durchschnittlichen tageszeitlichen Schwankungen pollenhaltiger Luft gelegentlich hilfreich. Regionale Pollenmessungen sowie ein Pollen-Informationsdienst über Presse und Rundfunk haben wesentlich zur besseren Einordnung saisonal auftretender Beschwerden beigetragen.

9.3.2 Tiere

Bei Sensibilisierungen durch tierische Allergene ist zu berücksichtigen, daß eine Allergenexposition nicht an die Gegenwart eines Tieres gebunden ist, sondern daß insbesondere das häusliche Milieu durch tierische Produkte (Haare, Speichel, Urin etc.) kontaminiert sein kann oder tierische Materialien (Felle, Teppiche, Matratzen) enthalten mag. Die Bedeutung der Haustier-Exposition wird häufig von Eltern und Kindern verkannt und verdrängt.

9.3.3 Milben

Neben tierischen Allergenen stellen Proteine von Hausstaubmilben die wichtigste Allergenkomponente im Hausstaub dar. Eine saisonale Beschwerdezunahme im Zusammenhang mit einer Sensibilisierung durch Hausstaubmilben ist eher ungewöhnlich; meist verteilen sich Beschwerde-Episoden über das ganze Jahr. Ein eindeutiger Expositionsbezug wird anamnestisch nur selten deutlich; verwertbar ist allerdings häufig eine längerfristige Beschwerdefreiheit bei Aufenthalten außerhalb des häuslichen Milieus, etwa im Hochgebirge. Die quantitative Allergenanalyse im Staub erlaubt es, Präventions- und Sanierungsmaßnahmen gezielt vorzunehmen.

9.3.4 Schimmelpilze

Anamnestisch weist auf eine Schimmelpilzallergie hin, daß die Symptome bei feuchtem Wetter, faulenden Pflanzen, in feuchten Räumen, nach Genuß von Bier, Wein, Fruchtsäften, Obst, Gemüse und bestimmten Käsesorten auftreten. Schimmelpilz-Allergiker sind aber meist gegen mehrere inhalative Allergene sensibilisiert. Aus diesem Grunde ist eine spezifische Sensibilisierung gegen Schimmelpilze trotz saisonaler Schwankungen der Allergen-Exposition und verdächtiger Umstände anamnestisch allein schwer abgrenzbar und sollte erst nach eingehender diagnostischer Abklärung angenommen werden.

9.3.5 Insektengift

Oft bereitet die Unterscheidung zwischen Bienen- und Wespenstichen Schwierigkeiten. Für einen Bienenstich spricht, daß der Stachel im allgemeinen in der Haut stekkenbleibt, während dies bei Wespenstichen nicht die Regel ist. Die Anamnese entscheidet über die Notwendigkeit einer weiterführenden Diagnostik: Jeder Patient mit einer **systemischen** Reaktion nach Insektenstichen muß als potentiell gefährdet angesehen und der Allergie-Diagnostik zugeführt werden. Patienten mit einer verstärkten **Lokalreaktion** haben demgegenüber bei künftigen Stichen mit einem gegenüber der Normalpopulation nicht erhöhten Anaphylaxie-Risiko zu rechnen. Stiche an Kopf und Hals können auch bei Nichtallergikern starke lokale oder leichtere systemische Reaktionen verursachen.

9.3.6 Nahrungsmittelallergie

(s. unter 9.3.4)

Tab. 9/1: Bedeutung diagnostischer Verfahren bei speziellen Allergenen

	Pollen	Tiere[1]	Milben[2]	Pilzsporen	Nahrungsmittel	Insekten
Anamnese	+++	+++	+	+	+	+++
Hauttest	+++	++	++	++	+	++
Spezifische IgE-Antikörper	+	++	++	++	+	++
Histaminfreisetzung				++	+	++
Provokation erforderlich	selten	selten	gelegentlich	selten	in der Regel	gelegentlich

[1,2] Zusammen mit Analyse der häuslichen Allergenexposition (Allergen-Elisa aus Hausstaub) gewinnt die Anamnese an Relevanz

9.3.7 Der Stellenwert anamnestischer Angaben bei speziellen Allergenen

Nur in besonderen Fällen ermöglichen anamnestische Angaben eine eindeutige Zuordnung von Krankheitsbeschwerden zu bestimmten Auslösern und machen damit weitere Diagnostik überflüssig. Meistens jedoch reichen alleinige anamnestische Angaben zur Diagnosestellung nicht aus, Abb. 9/1. Von hohem diagnostischen Wert ist z. B. die Anamnese bei bestimmten Formen der Pollenallergie.

Dies bedeutet, daß eine weiterführende Diagnostik (Hauttestung, Nachweis spezifischer IgE-Antikörper) häufig nur anamnestisch erhobene Kenntnisse bestätigt. Bei Pollen mit weniger gut abgrenzbarem saisonalen Auftreten sowie bei Vorliegen polyvalenter Sensibilisierung gegen saisonale Allergene muß man mit einer wesentlich geringeren Verläßlichkeit anamnestischer Angaben rechnen. Die Notwendigkeit einer Allergen-Belastung als Such- oder Bestätigungstest zur Diagnostik von Pollen-Allergien stellt sich jedoch nur ausnahmsweise, Tab. 9/1.

Im Vergleich zur Pollen-Allergie sind anamnestische Daten bei Milben-Sensibilisierungen meist weniger eindeutig, so daß hier in jedem Fall Hauttestungen, spezifischer IgE-Nachweis zur Bestätigung des anamnestischen Verdachtes gehören. Zum Aktualitätsnachweis einer Sensibilisierung kann die Bestimmung der häuslichen Allergenbelastung aus Staubproben eine wichtige Hilfe sein und Provokationsproben gelegentlich ersetzen.

Die diagnostische Wertigkeit der Anamnese sowie weiterer Teste wurde für Schimmelpilz-Sensibilisierungen bisher nicht detailliert geprüft. Vorerst erscheint es unerläßlich, auch angesichts der oft ungenügend charakterisierten Allergenextrakte alle diagnostischen Untersuchungsverfahren einschließlich einer Schleimhaut-Provokationstestung einzusetzen, bevor Hyposensibilisierungsbehandlungen erwogen werden.

Literatur

Bock, S. A.: Prospective Appraisal of Complaints of Adverse Reactions to Food in Children During the First 3 Years of Life. Pediatrics 79 (1987) 683–688.

Clifford, R. D., M. Radford, J. B. Howell, S. T. Holgate: Prevalence of respiratory symptoms among 7 and 11 year old schoolchildren and association with asthma. Arch. Dis. Childhood 64 (1989) 1118–1125.

Dirksen, A.: Clinical vs paraclinical data in allergy. Dan. Med. Bull. 29 (Suppl. 2) 1982.

Hanifin, J. M., G. Rajka: Diagnostic Features of Atopic Dermatitis. Acta Dermatovener Suppl. 92 (1980) 44–47

Juniper, E. F., G. H. Guyatt: Development and testing of a new measure of health status for clinical trials in rhinoconjunctivits. Clinical and Experimental Allergy 21 (1990) 77–83.

Niggemann, B., B. Ehnert, U. Wahn: Diagnostik der Nahrungsmittelallergie im Kindesalter – was ist gesichert? Allergologie 14 (1991) 208–213.

Sampson, H. A.: Pathogenesis of eczema. Clin. Exp. Allergy 20 (1990) 459–467.

10 Hauttestung im Kindesalter
S. Dreborg

Der erste Hauttest wurde von Charles Blackley im Jahre 1873 beschrieben. Er hatte ein Stück Haut von seinem eigenen Unterschenkel abgeschabt und bedeckte dieses abgeschabte Areal mit einem Brei aus Pollenkörnern und Wasser. Es entwickelte sich ein sehr großes Infiltrat mit Erythem. Die Reaktion blieb mehrere Tage lang bestehen. Blackley beschrieb nichts anderes als einen hochdosierten epikutanen Hauttest mit vorherrschender Spätreaktion. Seit dieser Zeit sind verschiedene Methoden für Hauttestungen entwickelt worden.

10.1 Testlösungen

10.1.1 Allergene

Für Hauttestungen sollten nur biologisch standardisierte Allergenextrakte benutzt werden, wobei die biologische Potenz auf dem Etikett angegeben sein sollte. Die meisten Hersteller geben Konzentrationen in willkürlichen Maßeinheiten (Gewicht/Volumen, Protein-Stickstoff-Einheiten (PNU)) an, so daß die verschiedenen auf dem Markt angebotenen Allergenlösungen nicht miteinander verglichen werden können. Die Konzentrationen sollten vorzugsweise in biologisch relevanten Einheiten angegeben werden. Auch sollten Informationen zugänglich sein zur Allergenpotenz im Verhältnis zu den internationalen Referenzextrakten und zum Gehalt an Majorallergenen, d. h. dem/n wichtigsten Allergenen im Extrakt. Diese zusätzlichen Informationen sollten auf der Packungsbeilage angegeben werden. Stabilisiert werden sollten die für intradermale Hauttestungen benutzten Hauttestextrakte durch humanes Serum-Albumin oder andere wasserlösliche Stabilisatoren, die für die Pricktestung benutzten Extrakte durch 50% Glyzerin. Pricktest-Extrakte sind monatelang haltbar, wohingegen wässrige Extrakte ohne Stabilisatoren in vielen Fällen schon innerhalb weniger Wochen eine verminderte Potenz aufweisen. Nur wenige Allergenextrakte sind bis heute standardisiert, und hier handelt es sich meist um Extrakte, die aus Pollen und anderen gewöhnlichen Inhalationsallergenen hergestellt wurden. Die Konzentration, Zusammensetzung und Stabilität anderer Extrakte ist unbekannt, was die Testresultate in hohem Maße beeinflußt. Nahrungsmittelallergene sind nicht standardisiert. Aus diesem Grunde sollten nur frische Nahrungsmittel zur Hauttestung eingesetzt werden (Dreborg and Foucard 1983).

10.1.2 Kontrollösungen

Eine Negativ-Kontrolle, d. h. die zur Extraktion oder Stabilisation des Extraktes benutzte Lösung, sollte immer zur Anwendung kommen. Eine positive Reaktion mit der negativen Kontrollösung weist auf einen Dermographismus hin. Negative Allergenteste können durch Medikamente wie z. B. Antihistaminika bedingt sein. Aus diesem Grunde sollte auch eine Positiv-Kontrolle vorgenommen werden, etwa mit Histamin, 10 mg/ml für die Pricktestung und 0,1 mg/ml für die Intrakutantestung.

10.3 Durchführung der Hauttestungen

Im Prinzip werden zwei verschiedene Methoden angewandt. Die ältere Methode ist der Intrakutantest, der den Nachteil hat, schmerzhaft zu sein, was besonders bei Kindern ungünstig ist, und der mit größerem Risiko behaftet ist als der Pricktest. Er ist jedoch präzise (Dreborg et al. 1987) und ungefähr 30 000mal sensitiver als der Pricktest. Auf der anderen Seite ist der Pricktest einfacher und sicherer durchzuführen, und mit der Einführung von standardisierten, hochpotenten Allergenextrakten konnte der Hauptnachteil der Pricktestung, seine geringe Sensitivität, überwunden werden. Aus diesem Grunde stellt diese Methode heutzutage unter Kinderärzten die Methode der Wahl dar. Die Prick-Prick-Methode (Drehborg and Foucard 1983) schließlich kann zur Austestung von frischem Obst und anderen Nahrungsmitteln eingesetzt werden.

10.3.1 Intrakutanteste

Der Intrakutantest wird mit Hilfe einer mit einer Mantoux-Spritze verbundenen kurzen abgeschrägten Nadel durchgeführt. Es werden dann 0.02 (–0.05) ml einer verdünnten Allergenlösung in die oberflächlichen Hautschichten injiziert. Die Testlösung sollte eine kleine beständige Blase formen. Die einzelnen Teste sollten mit einem Mindestabstand von 5 cm durchgeführt werden, um jeglichen Einfluß des benachbarten Testes auf das entsprechende Hautgebiet zu vermeiden.

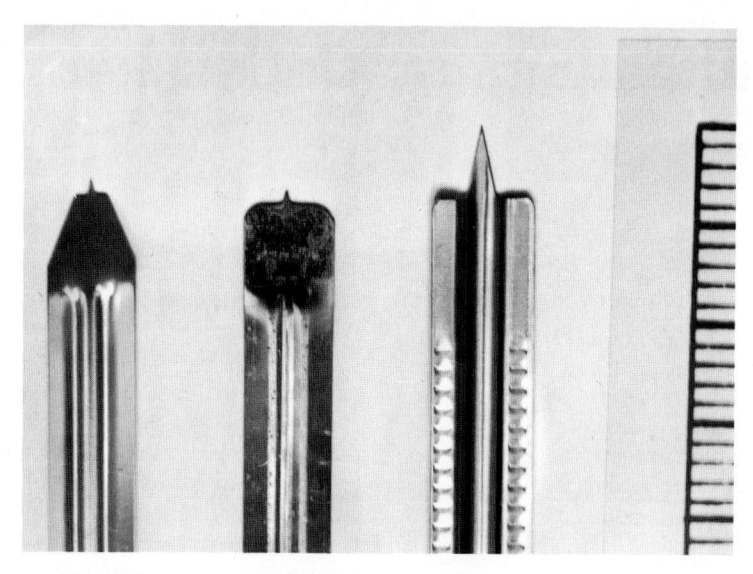

Abb. 10/1: Einmal-Lanzetten zur Pricktestung im Vergleich zu einer Lanzette für die kapilläre Blutentnahme.

10.3.2 Prickteste

Zur Pricktestung sollte eine genormte Stahllanzette (Abb. 10/1) mit einer Spitze von 1 mm und «Schultern» benutzt werden, um traumatische Einstiche zu vermeiden. Ein Tropfen der Testlösung wird auf die Hautoberfläche aufgetragen. Die Spitze der Lanzette wird durch die Testlösung senkrecht auf die Haut gepreßt (Abb. 10/1). Mit der Spitze des Zeigefingers wird dann die Lanzette eine Sekunde lang gegen die Haut gepreßt. Dieses Verfahren wird an allen Teststellen wiederholt (Dreborg 1987, Bousquet et al. 1991). Zur Erzielung vergleichbarer Resultate ist die angewandte Technik von großer Bedeutung. Wenn die Lanzette zurückgezogen und abgelegt wurde, kann die Testlösung mit einem weichen Stück Zellstoff durch Druck auf die Hautoberfläche entfernt werden.

Die Prick-Prick-Methode mit frischen Nahrungsmitteln

Im Jahre 1983 beschrieben Dreborg und Foucard (1983) die einfache Prick-Prick-Methode, d. h. die Haut-Pricktest-Lanzette wird zuerst in die entsprechende Frucht (oder ein anderes Nahrungsmittel) und dann in die Haut gestochen. Diese Methode garantiert, daß keine Allergene durch Enzyme oder Phenole zerstört werden, und sollte bis zur Verfügbarkeit standardisierter Nahrungsmittelallergene zur Anwendung kommen.

10.3.3 Aufzeichnung der Hautreaktionen

In der Klinikroutine ist es empfehlenswert, die Umrandungen der entstehenden Quaddeln mit einem feinen Kugelschreiber oder Filzschreiber nachzuzeichnen. Diese gezeichnete Linie wird dann mittels Tesafilmstreifen auf ein Reaktionsblatt übertragen. Das Mittel aus dem längsten Quaddeldurchmesser und dem dazu senkrecht verlaufenden wird als Maß für die Hautreaktion genommen.

Für wissenschaftliche Zwecke ist es empfehlenswert, die Fläche der Quaddeln zu berechnen (Dreborg 1987).

10.3.4 Cut off-Werte für Hautreaktionen

Aas und Belin haben 1972 ein Referenzsystem vorgeschlagen, bei dem die Quaddelgröße von Allergentesten mit der durch Histamin entstandenen Quaddel verglichen wird. Dieses System wurde vor der Verfügbarkeit standardisierter Extrakte eingeführt. Heutzutage ist es empfehlenswert, die Quaddelgröße, d. h. also den Quaddeldurchmesser, zur Berechnung der Hautsensitivität heranzuziehen. Es wird empfohlen, einen Quaddeldurchmesser von 3 mm als Grenze für ein positives Resultat anzusehen, vorausgesetzt, die angewandte Technik produziert Histamin (10 mg/ml Histamin HCl)-Quaddeln von 6 mm Durchmesser.

10.3.5 Was bedeuten unterschiedliche Quaddelgrößen?

Die Dosis-Wirkungs-Beziehung, d. h. die Zunahme einer Hautreaktion auf zunehmende Allergenkonzentrationen verläuft als flache Kurve (Dreborg et al. 1987), so daß eine starke Zunahme in der Allergenkonzentration nur einer geringen Zunahme der Quaddelreaktion der Haut entspricht. Dieses Phänomen wird in Abb. 10/2 dargestellt. Eine zehnfache Zunahme in der Allergenkonzentration

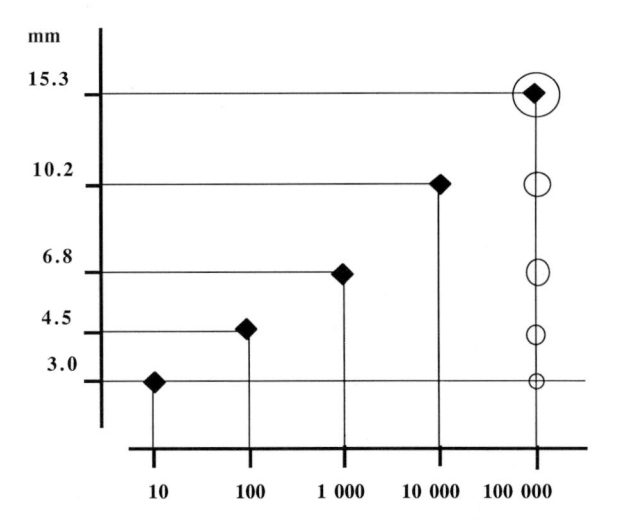

Abb. 10/2: Dosis-Wirkungsbeziehung zwischen den im Hauttest geprüften Allergenextrakt-Verdünnungen und Quaddelgrößen bei einem sensibilisierten Patienten. Die Ringe markieren Quaddelgrößen bei Patienten mit um eine Zehnerpotenz unterschiedlicher Hautsensitivität.

führt zu einer 1,5-fachen Zunahme im Quaddeldurchmesser. Beim Einsatz des gleichen Testextraktes bei zwei verschiedenen Gelegenheiten bedeutet eine 2,25-fache (1,5×1,5 = 2,25) Vergrößerung des Quaddeldurchmessers, z. B. von 3 auf 6,8 mm, eine hundertfach stärkere Hautsensitivität, dem gegenüber bedeutet eine Verkleinerung von 6,8 auf 3 mm nicht, daß die Hautsensitivität auf 30%, sondern auf 1% der ursprünglichen Sensitivität zurückgegangen ist (Dreborg 1992).

Es ist wichtig, diese Beziehung zu verstehen, da sie von großer Bedeutung für die tägliche Auswertung der Patientendaten ist. Nur stabile Extrakte von gleicher und dokumentierter Konzentration können sicherstellen, daß der praktizierende Allergologe die richtigen Informationen aus dem einfachen, aber wichtigen Pricktest-Verfahren erhält.

10.4 Diagnostische Wertigkeit von Hauttesten

Die Eigenschaften diagnostischer Tests werden meistens nach der Nomenklatur von Galen und Gambino (1977) angegeben:
- **Die Sensitivität** beschreibt die prozentuale Anzahl von Kindern mit einer klinischen Allergie, die einen positiven Test aufweisen. Eine hohe Sensitivität ist wichtig zur Aufspürung aller Kinder mit klinischen Symptomen.
- **Die Spezifität** gibt die prozentuale Anzahl von Kindern ohne klinische Allergie an, die einen negativen Test aufweisen. Eine hohe Spezifität ist wichtig, um sicherzustellen, daß nur allergische Kinder diagnostiziert werden.
- **Der positive Voraussagewert** liefert die prozentuale Anzahl allergischer Kinder unter denen mit einem positiven Test.
- **Der negative Voraussagewert** liefert die prozentuale Anzahl gesunder Kinder unter denen mit einem negativen Test. Ein hoher negativer Voraussagewert und ein hoher positiver Voraussagewert sind für die Verläßlichkeit des Testes von großer Wichtigkeit, d. h. sie geben eine Aussage über den Nutzen des Testes.

Zur Wertigkeit des Pricktestes gibt es nur sehr wenige diagnostische Untersuchungen, die mit standardisierten Extrakten durchgeführt wurden. Kürzlich berichteten Dreborg et al. (1992), daß hohe Allergenkonzentrationen vonnöten sind, um all jene Patienten zu erfassen, die nach Kontakt mit Hunden klinische Symptome aufweisen. Die höchste in dieser Untersuchung eingesetzte Konzentration entspricht ungefähr 1 mg des Majorallergens/ml. Die empfindlichsten Patienten können mit Hilfe des Pricktestes durch nur 1 ng/ml Majorallergen ermittelt werden. Da die biologische Aktivität von Allergenextrakten ihrem Majorallergen-Gehalt entspricht, können diese Resultate auch auf andere Allergene übertragen werden, vorausgesetzt, Allergenhersteller liefern den Ärzten auch Informationen über den Majorallergen-Gehalt ihrer Produkte.

10.4.1 Latente Allergie

Seit langem ist bekannt, daß nicht alle Patienten mit einem positiven Testresultat klinisch allergisch sind. Viele Kinder mit einem positiven Pricktest, aber ohne klinische Symptome bei Kontakt mit dem fraglichen Allergen, entwickeln innerhalb weniger Jahre nach zunächst latenter eine klinisch manifeste Allergie. In ähnlicher Weise werden positive Teste oft bei älteren Leuten gefunden, die ihre Sensitivität verloren haben.

10.5 Die Zukunft der Hauttestung

Bis heute bietet der Pricktest Probleme durch seine geringe Präzision und die unzureichende Dokumentation seiner diagnostischen Wertigkeit. Eine höhere Präzision könnte dadurch erreicht werden, daß auf die Standardlanzette jeweils der gleiche Druck angewandt wird. Vor einigen Jahren wurde eine allergenbeschichtete Lanzette auf den Markt gebracht (Belin et al. 1985). Die Hauttestungen wurden durch den Gebrauch dieser Lanzette sehr vereinfacht. Allerdings wurde sie aus ökonomischen Gründen wieder vom Markt genommen. So bleibt es eine Aufgabe für die Zukunft, die diagnostische Wertigkeit verschiedener Hauttestverfahren mit Allergenextrakten bei unterschiedlichen Patientengruppen noch besser zu standardisieren. Allergenextrakte sind Gemische aus einer Vielzahl von Allergenmolekülen. In vielen Situationen ist es von großer Wichtigkeit, eine Allergie gegen Majorallergene oder andere Komponenten von besonderem Interesse zu diagnostizieren. Bis jedoch Testlösungen dieser Art erhältlich sind, müssen die zur Zeit verfügbaren zeitaufwendigeren und teureren Laborteste (RAST, Immunoblotting) eingesetzt werden, um die IgE-Antwort gegen bestimmte Allergenkomponenten zu untersuchen.

Literatur

Aas, K., L. Belin (1974), Suggestions for biological quantitative testing and standardization of allergen extracts. Acta Allergol 29: 238–240.

Belin, L., S. Dreborg, R. Einarsson, M. Holgersson, R. Halvorssen, B. Lund, T. Löfkvist, A. Moxnes, G. Ståhlenheim, J. Å Wihl, I. J. Våla (1985): Phazet – a new type of skin prick test. Calibration and stability. Allergy 40, Suppl 4: 60–63.

Bousquet, J., W. Skassa-Brociek, S. Dreborg, C. Segalen, F. B. Michel (1991): Precision of skin prick tests using nine methods. J Allergy Clin Immunol (in press).

Dreborg, S. (1987): The skin prick test. Methodological studies and clinical applications. Linköping University Medical dissertation No 239, 1–148.

Dreborg, S. (1992): Evaluation of the potency of allergen coated lancets. clin Exp Allergy 22: xx.

Dreborg, S., M. Holgersson, G. Nilsson, O. Zetterström (1987): Dose response relationship of allergen, histamine, and histamine releasers in skin prick test and the precision of the skin prick test method. Allergy 42: 117–125.

Dreborg, S., T. Foucard (1983): Allergy to apple, carrot and potatoe in children with birch pollen allergy. Allergy 38: 167–171.

Galen, R. S., S. R. Gambino (1975): Beyond normality. The predictive value and efficiency of medical diagnoses. John Wiley & Sons New York 115–116.

Horak, F. (1985): Manifestation of allergic rhinitis in latent-sensitized patients. A prospective study. Arch Otorhinolaryngol 242: 242–249.

11 Allergologische Labordiagnostik
R. Urbanek, U. Wahn

Die allergologische Labordiagnostik umfaßt drei verschiedene Felder: Im Rahmen der serologischen Diagnostik werden spezifische oder unspezifische Antikörper erfaßt, die für die Pathogenese allergischer Reaktionen von Bedeutung sein können. Zelluläre Untersuchungen beschreiben die Funktionen, die für die Sensibilisierung, die Regulation der Antikörperantwort oder die Effektorphase der allergischen Entzündung relevant sind. Weiterhin können Mediatorstoffe unterschiedlicher Zellen, die in vivo freigesetzt wurden, aus verschiedenen biologischen Flüssigkeiten gemessen werden, etwa Lymphokine, pharmakologisch wirksame Mediatoren aus Mastzellen und Eosinophilen oder auch lösliche Fragmente von Rezeptoren.

Bereits 1921 haben Prausnitz und Küstner die passive Übertragbarkeit der Fähigkeit zur urtikariellen Sofortreaktion im Intrakutantest durch Serum-Antikörper nachgewiesen. Die Entdeckung des Immunglobulins E erfolgte in den Sechziger Jahren. Von den spezifischen IgE-Antikörpern, die Atopiker nach Allergenexposition produzieren, zirkulieren etwa 50% im Blut, der andere Teil befindet sich an Zellen gebunden im Interstitium und auf Schleimhäuten. Wegen der niedrigen Serumkonzentrationen sind für Immunglobulin E empfindlichere Nachweismethoden als für die übrigen Immunglobuline erforderlich.

11.1 Serologische Diagnostik

11.1.1 Bestimmung von IgE-Antikörpern

Die in-vitro Untersuchungen sind zu unterteilen in Bestimmungen des Gesamt-IgE und der allergen-spezifischen IgE-Antikörper.

Die Übereinstimmung der immunologischen in-vitro Resultate mit den in-vivo Ergebnissen hängt von der Qualität der angewandten Antigen/Allergen-Präparationen und von den Testbedingungen ab. Werden immunchemisch und biologisch charakterisierte und standardisierte Allergene verwendet, erreicht man in beiden Test-Systemen, in-vivo und in-vitro, gleichwertige Ergebnisse.

Die immunologischen Nachweisverfahren werden je nach Art des angewandten Markers unterteilt: wir unterscheiden zwischen Radioimmunoassay, Enzymimmunoassay und Fluoreszenzimmunoassay (Tab. 11/1). Das Prinzip der immunologischen Reaktion ist bei allen 3 Verfahren identisch.

Vom Technischen her wendet man 2 unterschiedliche Methoden an, die kompetitive Technik und den sog. Sandwichassay:

Kompetetiver Immunoassay: hier konkurrieren markiertes und nicht-markiertes, zu quantifizierendes Anti-

Tab. 11/1: Methoden für Antikörperbestimmungen in der Allergologie

Abkürzung	Name	Merkmale
RIA	Radio-Immuno-Assay	Antigen radioaktiv markiert; Trennung der gebundenen und nicht-gebundenen Fraktionen notwendig
IRMA	Immuno-Radio-Metrischer-Assay	Antikörper radioaktiv markiert; Trennung der gebundenen und nicht-gebundenen Fraktion notwendig; Bindung des Antigen-Antikörperkomplexes an ein Immunadsorbent (Sandwich-Prinzip) (RAST = Radio-Allergo-Sorbent-Test oder PRIST = Papier-Radio-Immuno-Sorbent-Test; entsprechen einem IRMA mit spezifischer Anwendung für IgE-Antikörper-Bestimmung)
EIA	Enzym-Immuno-Assay	Immunoassay, in dem Enzyme als Marker angewandt werden
IEMA	Immuno-Enzym-Metrischer-Assay	Immunoassay, in dem der Antikörper mit einem Enzym markiert wird; vergleichbar mit IRMA
ELISA	Enzyme-Linked-Immuno-Sorbent-Assay	Markierung mit einem Enzym; Antigen-Antikörper-Komplexe werden an ein Immunadsorbent (Sandwich-Prinzip) immobilisiert; Trennung der gebundenen Fraktion erforderlich
FIA	Fluoreszenz-Immuno-Assay	Immunoassay, in dem fluoreszierende Stoffe zur Markierung angewandt werden

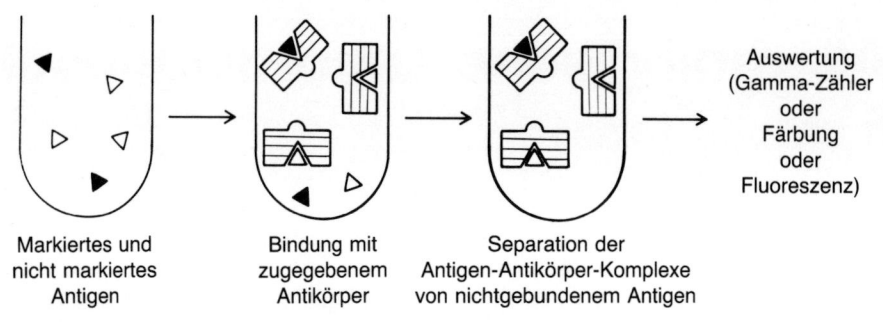

Abb. 11/1: Antigen-Bindungs-Test (RIA, EIA, FIA) ▲ markiertes, △ nicht-markiertes Antigen, ▨ Antikörper.

gen um die Bindungsstellen an einer definierten Menge Antikörper. Je mehr unmarkiertes Antigen in der Probe vorliegt, desto weniger wird das markierte Antigen gebunden. Nach einem Trennschnitt wird dann die verbleibende Aktivität (Radioaktivität, enzymatische Aktivität, Fluoreszenz) bestimmt (Abb. 11/1).

Sandwich-Assay: an einen festen Träger – z. B. ein Reaktionsröhrchen, eine Plastikwand der Mikrotiterplatte, ein Sepharose-Partikel oder ein Papierscheibchen können als Immunoabsorbent dienen – bindet ein nicht-markiertes Antigen oder ein nicht-markierter Antikörper. Nach einem Waschvorgang wird ein markierter Antikörper gegen das gekoppelte Antigen zugegeben. Die gemessene Aktivität (Radioaktivität, Enzymaktivität oder Fluoreszenz) ist umso höher, je mehr Antigen oder Antikörper im ersten Schritt gebunden wurde. Diese Technik setzt allerdings voraus, daß das nachzuweisende Antigen oder der Antikörper über 2 Antigendeterminanten verfügt (Abb. 11/2). Hierzu gehören auch der Papier-Radio-Immuno-Sorbent-Test (PRIST), der Radio-Allergo-Sorbent-Test (RAST) sowie CAP System und der Enzyme-Linked-Immuno-Sorbent-Assay (ELISA). Serum-IgE-Antikörperspiegel werden in IE (Internationale Einheiten)/ml angegeben. Dem WHO-Standard 1 IE entsprechen 2,4 ng IgE.

Magnetische Partikel als fester Träger

In diesem Verfahren (Magic Lite Assay) werden supramagnetische Eisenoxidpartikel verwendet. Sie sind mit einer Silanhaut überzogen und mit dem gewünschten Allergen/Antigen gekoppelt.

Die beschichteten Partikel sind leicht suspendierbar und aggregieren nicht. Nach Inkubation dieser allergenbeschichteten Partikel mit einem IgE-haltigen Serum erfolgt eine rasche Separation in einer magnetischen Trenneinheit. Danach erfolgt eine Darstellung der Allergen-(am magnetischen Partikel gekoppelt)-IgE-Komplexe mit einem gegen humanes IgE ausgerichteten Antikörper. Dieser Komplex ist dank eines luminogenen Markers (Acridiniumester) mit Hilfe der Chemilumineszenz nach dem Prinzip eines immunometrischen Tests quantifizierbar. Die Ergebnisse werden in Einheiten oder Klassen angegeben.

Semiquantitative Schnellteste zur IgE-Bestimmung

Nach dem IEMA oder IRMA Prinzip verlaufen auch Schnellverfahren zur Bestimmung des Gesamt- oder spezifischen IgE-Spiegels. Hierbei wird das Anti-IgE oder das Allergen auf einen Teststreifen gekoppelt, dieser in ein Patientenserum eingetaucht und damit mit dem Serum-IgE inkubiert. Nach einem Waschvorgang kann durch eine Visualisierung (z. B. Farbe) die Menge der vorhandenen IgE-Antikörper grob geschätzt werden. Der geringere zeitliche sowie apparative Aufwand wird durch Präzisionsnachteile erkauft.

Die Ergebnisse der semiquantitativen Untersuchung auf spezifisches IgE oder IgG können auch in Klassen, in Prozent der Bindung der Gesamtaktivität, in reziproken

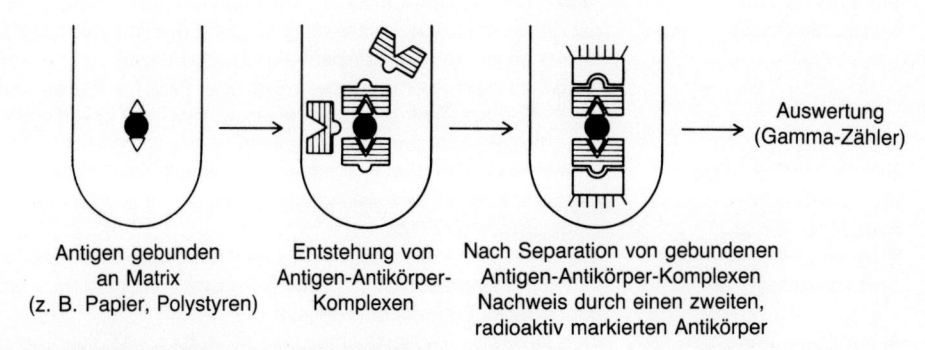

Abb. 11/2: Indirekter (Sandwich) Immuntest (IRMA/RAST)
● Antigen oder Antikörper gebunden an Immunosorbent, ▨ spezifischer Antikörper, ⊔ markierter Antikörper.

Titern oder in arbiträren Einheiten eines Referenzserums ausgedrückt werden. Eine standardisierte und vergleichbare Quantifizierung wird noch angestrebt, da die Zuverlässigkeit und Reproduzierbarkeit der in-vitro-Resultate von der noch nicht immer zufriedenstellenden Qualität (Reinheit, Spezifität u. a.) der unterschiedlichen Antigen/Allergen-Präparationen abhängt. Ein Hauptproblem der semiquantitativen IgE-Bestimmungsmethoden ist die Verfügbarkeit dieser Instrumente für Ärzte ohne fachliche Qualifikation. Aus der Unsicherheit bei der Indikationsstellung und Interpretation der Befunde sind vermeidbare, kostenaufwendige und oft überflüssige Untersuchungen zu befürchten.

11.1.2 Methoden zur Bestimmung der Allergenaktivität einzelner Fraktionen oder Antigene

Im Rahmen der allergologischen Forschung haben sich in den letzten Jahren diejenigen Techniken bewährt, die die Anzahl der Antigene/Allergene und deren Allergenaktivität in einer Präparation (Extrakt) bestimmen können. Zu ihnen zählen vor allem die RAST-Inhibition, die gekreuzte Radio-Immun-Elektrophorese, die Fused-Rokket-Immun-Elektrophorese sowie das Immunoblot-Verfahren. Die Verfahren sind vor allem bei der Herstellung und Standardisierung von Allergenextrakten zum Einsatz gekommen. Sie können auch zur Feststellung individueller Sensibilisierungsspektren angewandt werden.

11.1.3 Serum-IgE-Werte bei Nicht-Allergikern

Die Untersuchung an nicht-allergischen Kindern zeigt eindeutig, daß die Gesamt-IgE-Spiegel im Laufe der Kindheit von niedrigen bis kaum meßbaren Werten bei Neugeborenen stetig auf maximale Werte im frühen Schulalter ansteigen (Tab. 11/2). Im späteren Schulalter liegen die Gesamt-IgE-Spiegel von Nicht-Allergikern wieder niedriger, wobei sich der fallende Trend vom späteren Schulalter bis ins Erwachsenenalter fortsetzt. Der altersabhängige Anstieg der Gesamt-IgE-Spiegel gleicht dem physiologischen Anstieg der Immunglobuline A und G während der ersten Lebensjahre und des IgM während der ersten Lebenswochen; er kann als Ausdruck einer Reaktion auf exogene Antigene aufgefaßt werden. Immundefekte mit gestörter Funktion der B-Zellen oder der B- und T-Zellen gehen mit niedrigen IgE-Werten einher, hierzu gehören die angeborene Agammaglobulinämie, die erworbene Hypogammaglobulinämie und die Ataxia teleangiectatica. Demgegenüber werden bei T-Zell-Immundefekten wie dem Wiskott-Aldrich-Syndrom, beim Hyperimmunglobulin-E-Syndrom (Job-Syndrom), IgE-Myelom sowie bei akuter «graft-versus-host»-Reaktion nach Knochenmarktransplantation erhöhte IgE-Werte gefunden.

Parasitäre Infektionen durch Helminthen können exorbitante IgE-Werte induzieren, nach entsprechender Behandlung fallen die IgE-Spiegel ab. Protozoale Parasitosen wie Amöbiasis, Lambliasis, Malaria und Trypanosomiasis sind dagegen mit normalen IgE-Spiegeln vergesellschaftet.

Von erhöhten IgE-Konzentrationen wurde auch bei interstitiellen Nephritiden durch Medikamente, beim nephrotischen Syndrom, bei Leberzirrhose und bei Hepatitis berichtet.

11.1.4 Serum-IgE-Spiegel bei Allergikern

Die höchsten Gesamt-IgE-Spiegel wurden bei polyvalenten Allergikern gemessen, die sowohl unter saisonalen Beschwerden infolge von multiplen Sensibilisierungen gegen Pollen als auch unter perennialen Symptomen aufgrund von Überempfindlichkeit gegen allergisierende Proteine der Hausstaubmilben, der Tierepithelien oder der Schimmelpilzsporen leiden. Erhöhte Gesamt-IgE-Spiegel finden sich auch bei Pollinotikern mit lediglich ausgeprägt saisonalen Beschwerden und zwar kosaisonal und postsaisonal; während des Winters sinkt das Gesamt-IgE wieder ab, sodaß präsaisonal – über das ganze Jahr gesehen – die relativ niedrigsten Gesamt-IgE-Spiegel gemessen werden.

Tab. 11/2: IgE-Normwerte (U/ml): Median, Mittelwert und obere Normgrenze einzelner Altersgruppen, 200 nicht-allergische Kinder

Alter	1–28 Tage	1–6 Monate	7–12 Monate	1–3 Jahre	4–6 Jahre	7–10 Jahre	11–14 Jahre
n =	45	28	22	24	23	29	29
Median	0,3	3	5	9	23	50	34
Mittelwert*	0,4	3	5	9	21	41	30
Obere Normgrenze**	1,5	15	25	66	118	330	240

* Anti-log $\bar{x}$ der log-Transformation
** Obere Grenze des einseitigen 95%-Toleranzbereiches

Einzelsensibilisierungen führen hingegen zu geringeren Erhöhungen des Gesamt-IgE; das gilt ganz besonders für die Monosensibilisierung gegen Insektengifte, gegen Penicillin und gegen Hausstaubmilben. Bei diesen Patienten werden fast immer altersübliche Gesamt-IgE-Werte gefunden. Man muß daher annehmen, daß der Spiegel des Gesamt-IgE-Pools umso deutlicher ansteigt, je mehr Allergene an der Sensibilisierung beteiligt sind.

11.1.5 Serum-IgE-Spiegel bei Hauterkrankungen

Fragt man sich nach der Bedeutung der Gesamt-IgE-Spiegel für die Diagnose einzelner allergischer Erkrankungen und für die Differentialdiagnose relevanter Krankheitsbilder, so läßt sich feststellen, daß die atopische Dermatitis, insbesondere wenn sie mit weiteren allergischen Symptomen, wie Rhinitis, Konjunktivitis und Asthma bronchiale einhergeht, zu besonders hohen Gesamt-IgE-Spiegeln führt; so haben Neurodermitiker, wenn sie vorwiegend polyvalent gegen Pollen und andere perennial vorkommende Allergene sensibilisiert waren, die höchsten Gesamt-IgE-Spiegel. Kinder und Säuglinge mit den höchsten Gesamt-IgE-Spiegeln weisen auch klinisch einen schweren Krankheitsverlauf auf. Allerdings führt das atopische Ekzem nicht in allen Fällen zu einer Erhöhung des Gesamt-IgE, etwa 20% der Kinder weisen keine erhöhten Gesamt-IgE-Spiegel auf, wobei sich bei diesen Kindern keine oder nur eine geringe assoziierte Sensibilisierung gegen einzelne Allergene (z.B. gegen Hausstaubmilben- oder gegen Ei-Proteine) nachweisen läßt. Obwohl es einzelne Neurodermitiker mit normalem IgE-Spiegel gibt, muß man eine Beziehung zwischen atopischen Ekzem und der Allergie vom Sofort-Typ annehmen; diese Vermutung wird vor allem durch die häufige Kombination mit allergischen Atemwegserkrankungen gestützt.

Die seborrhoische Dermatitis, in ihrer schwersten und ausgedehntesten Form auch Erythrodermia desquamativa Leiner genannt, ging bei keinem der untersuchten Säuglinge mit einer Erhöhung des Gesamt-IgE-Spiegels einher.

Eine weitere auf die allererste Lebenszeit begrenzte Hautveränderung, bei der die Gesamt-IgE-Spiegel untersucht wurden, stellt das Erythema toxicum neonatorum dar, das früher auch Urtikaria neonatorum genannt wurde. Das Sekret aus den eröffneten Effloreszenzen enthält reichlich eosinophile Granulozyten; morphologisch kann das Erythema toxicum gelegentlich sogar an eine beginnende Neurodermitis erinnern. Die Serum-Konzentration des Immunglobulins E wurde stets im Normbereich für Neugeborene gefunden. Patienten mit bullösem Pemphigoid haben häufig erhöhte IgE-Spiegel, während Kranke mit Pemphigus vulgaris normale Serum IgE-Werte aufweisen.

11.1.6 Bedeutung der Gesamt-IgE-Bestimmung im Serum

Über die Altersnorm erhöhte Gesamt-IgE-Spiegel können bei unklaren Krankheitsbildern, bei denen man unter anderem auch an eine allergische Genese denkt, diesen Verdacht verstärken. Andererseits muß man wissen, daß altersnormale Gesamt-IgE-Spiegel eine allergische Erkrankung nicht ausschließen.

Zur Abschätzung der atopischen Disposition kann das Gesamt-IgE im Nabelschnurblut bestimmt werden. Immunglobulin E ist nicht plazentagängig und wird vom Föten bereits ab der 11. Gestationswoche gebildet. Bei 10% aller Neugeborenen der europäischen Population wird im Nabelschnurblut mehr als 0,9 kU/L IgE gemessen. Die prädiktive Wertigkeit der Nabelschnur-IgE-Bestimmung scheint nach neueren Befunden deutlich niedriger zu liegen als ursprünglich angenommen.

Es ist zu berücksichtigen, daß unter nicht-allergischen Erkrankungen vor allem Parasitosen, Immundefekte, bestimmte Nephritiden, Lebererkrankungen und einige Dermatitiden (HBs-Ag negative infantile papulovesikulöse Akrodermatitis Giannoti-Crosti, bullöses Pemphigoid) mit erhöhten Gesamt-IgE-Spiegeln einhergehen.

11.1.7 Allergen-spezifische IgE-Antikörper

Für die Diagnostik und Differenzierung atopischer Erkrankungen hat die Gesamt-IgE-Bestimmung nur einen sehr beschränkten Wert.

Als Entscheidungshilfe bei der differentialdiagnostischen Abklärung einer allergischen Genese von Beschwerden der Atemwege oder des Gastrointestinaltraktes wurden in-vitro-Suchtests entwickelt (z.B. Phadiatop, Pharmacia/Schweden). Das Verfahren entspricht dem Radio-Allergo-Sorbent-Test (RAST) mit dem Unterschied, daß nicht ein, sondern mehrere inhalative oder nutritive Allergene an den Träger (Papierscheibe) gebunden sind. Nach Inkubation der Multi-Allergen-Papierscheibe mit dem Patientenserum bekommt man eine Ja/Nein-Antwort. Auf diese Weise kann eine Sensibilisierung auf ein oder mehrere der getesteten Allergene angenommen oder verneint werden.

Als Maß für die Aussagekraft dieser Untersuchung wird für die inhalativen Allergene eine Sensitivität von 95% und eine Spezifität von 92% angegeben. Damit ist der Multi-Allergen-Suchtest als Screening-Verfahren bei Verdacht auf inhalative oder nutritive Sensibilisierung der Gesamt-IgE-Bestimmung überlegen.

IgE-Antikörper kommen zwar im Gewebe als zytophile Antikörper vor, sie werden aber auch in verschiedenen Sekreten wie Sputum, Tränen, Speichel und Nasenschleim gefunden. Die größte Bedeutung der in-vitro Bestimmung der Allergen-spezifischen IgE-Antikörper liegt im Nachweis des zirkulierenden Anteiles im Serum. Die Menge der zirkulierenden Antikörper ist proportional der Menge der über ihre Fc-Anteile an den Rezeptoren der Mastzellen und Basophilen fixierten IgE-Moleküle. Für den serologischen Nachweis der Allergen-spezifischen Antikörper werden immunologische Methoden angewandt. Obwohl die IgE-Immunantwort des disponierten Organismus auf inhalative, nutritive und parenterale Allergene auch mit einer Bildung spezifischer IgG-Antikörper einhergeht, kann die IgG/IgE-Interferenz bei der Antikörper-Bestimmung im Serum – ein Antigen/Allergen-Überschuß im Testeinsatz allerdings vorausgesetzt – allgemein vernachlässigt werden.

Diagnostische Anwendung

Bei Pollinotikern konnte eine direkte Beziehung zwischen der Konzentration der spezifischen IgE-Antikörper und der Stärke der saisonalen Beschwerden nachgewiesen werden. Wird mit einem über die übliche Unterteilung in «Klassen» hinausgehenden Meßverfahren gearbeitet, so kann man – ähnlich wie bei dem titrierten Hauttest (Endpunkt-Titration) – die spezifische Sensibilisierung quantifizieren.

IgE-Antikörper gegen verschiedene nutritive, inhalative und parenterale Allergene werden bekanntlich auch bei Personen gefunden, die sich in einem Allergen-Belastungstest als tolerant erweisen. Ob bei einem sensibilisierten Organismus tatsächlich auch Allergie-bedingte Symptome auftreten, ist aus der Konzentration spezifischer Serum-IgE-Antikörper allein nicht abzulesen. Somit ergibt sich, daß die klinische Relevanz einer in-vitro festgestellten Sensibilisierung nur im Zusammenhang mit den anamnestischen Angaben und ggf. zusätzlichen Untersuchungen beurteilt werden kann.

Ein Vorteil der spezifischen IgE-Bestimmung liegt in der möglichen Anwendung bei nicht-kooperativen Patienten, bei anti-allergischer Dauermedikation, bei nicht-testfähiger Haut und bei Patienten im akuten Krankheitsstadium; in diesen Situationen eignet sich der spezifische IgE-Nachweis sowohl als Such- als auch als Ergänzungs- und Bestätigungstest.

Bei Patienten mit nicht eindeutigen Angaben zu verursachendem Allergen und einer Mehrfachsensibilisierung ist der Inhibitionstest (z. B. RAST-Inhibition) dafür geeignet, die Spezifität der Antigen-Antikörper-Reaktionen und der Kreuzreaktivitäten zu klären.

11.1.8 Allergen-spezifische IgG-Antikörper

Für die allergologische Diagnostik spielt die Bestimmung allergenspezifischer IgG-Antikörper keine große Rolle. Die verschiedenen kommerziellen Testsysteme zur Bestimmung allergenspezifischer IgG-Antikörper gegen Inhalations- oder Nahrungsmittelallergene sind für die Diagnostik in Klinik und Praxis ohne jeden Wert und sollten nicht länger verwendet werden.

Im Rahmen der Hyposensibilisierung ist regelmäßig eine IgG-Antwort zu beobachten, die in erster Linie die IgG 1 und IgG 4-Subklasse betrifft. Da auch hyperimmune Imker über hohe Spiegel an spezifischen IgG 4- und IgG 1-Antikörpern gegen Bienengift bzw. Bienengiftkomponenten verfügen, wurde diesen Antikörpern im Insektengiftallergiemodell eine protektive Bedeutung zugeschrieben. Auch wenn heute die Überzeugung vorherrscht, daß ein insektengiftspezifischer IgG-Antikörperspiegel im Serum allein keinen sicheren Rückschluß auf das klinische Anaphylaxierisiko erlaubt, kann im Einzelfall die Verfolgung allergenspezifischer IgG-Spiegel im Serum von Insektengiftallergikern unter der Hyposensibilisierung sinnvoll sein. Demgegenüber hat sich die IgG-Bestimmung auf inhalative Allergene unter der Hyposensibilisierung nur für klinische Studien als sinnvoll erwiesen. Die meisten Untersuchungen haben nicht belegen können, daß der Spiegel allergenspezifischer Serum-IgG-Antikörper mit dem klinischen Erfolg der Therapie eng korreliert.

11.2 Zelluläre Testverfahren

11.2.1 Basophilen-Degranulationstest

Dieses Verfahren basiert auf der Eigenschaft basophiler Granulozyten, sich nur in intaktem Zustand mit Toluidinblau färben zu lassen und diese Anfärbbarkeit nach der Degranulation zu verlieren. Basophile Leukozyten werden angereichert und mit Allergenen inkubiert. Die Degranulation wird an den gefärbten Zellen mikroskopisch quantifiziert.

Für quantitative und exakt reproduzierbare Untersuchungen zum Sensibilisierungsgrad eines Patienten sowie für differenzierte immunologische Untersuchungen der Mediatorfreisetzung ist diese Untersuchungsmethode zu unpräzise.

11.2.2 Histaminfreisetzung aus gewaschenen Leukozyten

Die Methode ist ein ausgezeichnetes in-vitro-Modell zum Studium der allergischen Sofortreaktion. Da basophile Leukozyten die einzigen Blutzellen sind, die Histamin enthalten, erübrigen sich für das Verfahren Methoden der Anreicherung oder Zellfraktionieren.

Methodik

Aus frisch entnommenem Blut werden aktiv sensibilisierte Leukozyten von Allergikern über eine Sedimentation in einer EDTA-Dextran-Lösung gewonnen und mehrmals gewaschen, bevor sie mit Allergenen in geeigneten Konzentrationen inkubiert werden. Zur Ermittlung des Gesamt-Histamingehaltes der Zellen wird einigen

Proben 3%ige Perchlorsäure zugegeben. Als Negativ-Kontrollen dienen Proben mit Zellen in Pufferlösung ohne Allergen. Die Histaminfreisetzung erfolgt im 37 °C-Wasserbad während einer Inkubationszeit von 40 Minuten.

Passive Sensibilisierung

Der Nachweis einer IgE-vermittelten Histaminfreisetzung kann mit Hilfe der passiven Sensibilisierung von Leukozyten erfolgen. Hierzu werden geeignete Leukozyten eines nicht sensibilisierten Spenders mit dem IgE-Antikörer-haltigen Serum eines Allergikers präinkubiert, bevor den Zellen nach mehrmaligem Waschen in einem zweiten Inkubationsschritt Allergen zugesetzt wird. Erfolgt nunmehr eine gegenüber dem Kontrollansatz signifikante Freisetzung von Histamin, so ist eine durch Antikörper vermittelte Zellaktivierung bewiesen.

Histamin-Bestimmung

Aus den Zellüberständen kann Histamin fluorometrisch, radioimmunologisch oder enzymimmunologisch quantifiziert werden. Mit Hilfe der automatisierten fluorometrischen Histaminbestimmung, wie sie von Siraganian entwickelt wurde, kann ein großes Probenaufkommen relativ einfach bewältigt werden.

11.2.3 Klinische Anwendungen der Allergen-induzierten Histaminfreisetzung

Allergologische Diagnostik

Das Verfahren ist immer dann von klinischem Interesse, wenn die Haut als Testorgan ungeeignet ist (atopisches Ekzem), wenn bei hochsensibilisierten Patienten eine Gefährdung durch die in-vivo-Testung nicht ausgeschlossen werden kann oder wenn bei diagnostischer Unsicherheit ein zusätzlicher Parameter herangezogen werden soll.

Gegenüber dem Nachweis spezifischer IgE-Antikörper hat die Histaminfreisetzung aus basophilen Leukozyten den Vorteil, den eigentlich relevanten IgE-Antikörper-Anteil für die anaphylaktische Reaktion zu erfassen, zum anderen auch für gelöste Allergene verwendbar zu sein, die primär nicht an eine feste Phase gekoppelt worden sind.

Die Histaminfreisetzung erfolgt in Form einer Dosis-Wirkungskurve in Abhängigkeit von der zugegebenen Allergenkonzentration (Abb. 11/3). Diejenige Konzentration, welche für eine bestimmte prozentuale Histaminfreisetzung erforderlich ist, etwa 30%, kann als Maß für die Zell-Sensitivität angegeben werden. Unter der Reaktivität basophiler Leukozyten eines Patienten versteht man die durch ein Allergen maximal induzierbare prozentuale Histaminfreisetzung. Für Pollenallergiker fand sich eine gute Korrelation zwischen dem klinischen Sensibilisierungsgrad des Patienten und der Sensitivität basophiler Leukozyten.

Globaltests zur Messung von Allergen-Potenzen

In ähnlicher Weise wie der RAST-Inhibitions-Assay kann auch die Histaminfreisetzung aus Leukozyten als Globaltest zur Potenzmessung eines Allergenextraktes oder Allergens verwendet werden.

Messung blockierender Antikörper

Die Bestimmung «blockierender Antikörper» im Patientenserum erfolgt über eine Modifikation der Experimente mit gewaschenen Leukozyten. Die Bestimmung blockierender Serum-Antikörper wird ausgedrückt als «Allergen-neutralisierende Kapazität des Serums». (Abb. 11/4)

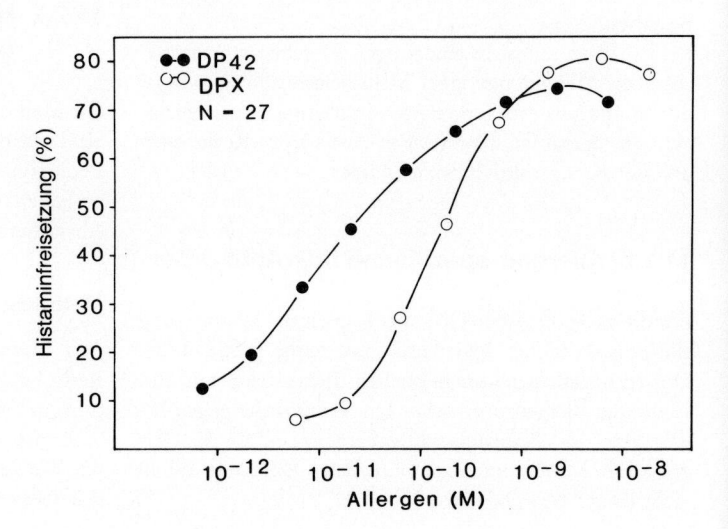

Abb. 11/3: Dosis-Wirkungskurve der Histaminfreisetzung durch zwei gereinigte Allergene von D. pteronyssinus aus gewaschenen Leukozyten sensibilisierter Patienten.

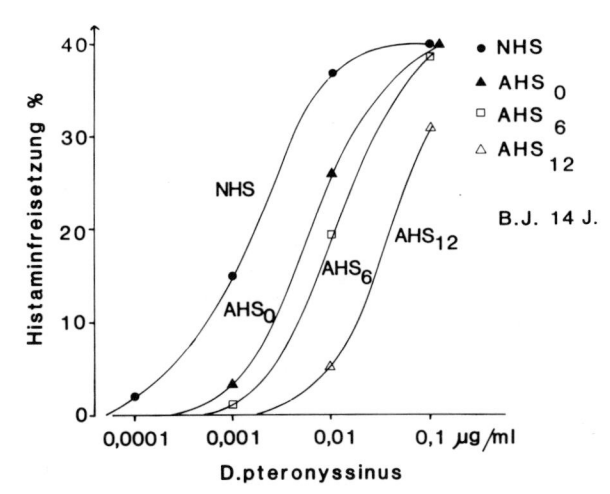

Abb. 11/4: Bestimmung «blockierender» Antikörper mit Hilfe der durch Serum inhibierten Histaminfreisetzung. Seren vor (AHS_0), während (AHS_6) und nach (AHS_{12}) einjähriger Hyposensibilisierung sowie normales Referenzserum (NHS) werden mit der Allergen-Verdünnungsreihe präinkubiert, bevor Leukozyten zugesetzt werden. Die Verschiebung der Dosis-Wirkungskurve nach rechts ist ein Maß für die Antigen-neutralisierende Kapazität des Serums.

11.2.4 Untersuchung der Lymphozytenfunktion

In den letzten Jahren wurden verschiedene lymphozytäre Testsysteme entwickelt, die für das Verständnis allergologischer Mechanismen hilfreich sind und im Einzelfall auch diagnostische Wertigkeit gewonnen haben. Lymphozyten aus dem Blut oder aus anderen Kompartimenten (bronchoalveoläre Lavage, Haut, Gastrointestinaltrakt) können entweder als gemischte Zellpopulationen oder nach Klonierung auf ihre Antigen-spezifische Reaktivität untersucht werden.

Lymphozytentransformationstest

Mit diesem Testverfahren wird geprüft, inwieweit kultivierte Lymphozyten durch die Gegenwart von Allergenen transformiert und zur Inkorporation von H-3-markiertem Thymidin veranlaßt werden. Dieses Testverfahren scheint für die Diagnostik verzögerter Reaktionen gegen Nahrungsmittelallergene hilfreich zu sein, möglicherweise wird es auch als Parameter zur Verfolgung immunologischer Veränderungen unter der Hyposensibilisierung Bedeutung gewinnen.

Expression von Aktivierungsmarkern

Kultivierte Lymphozyten, die spezifisch gegen ein Allergen sensibilisiert sind, exprimieren in der Zellkultur in Gegenwart des Allergens Oberflächenmarker, die durchfluß-zytometrisch bestimmbar sind. Die Wertigkeit dieses Verfahrens für die Allergiediagnostik ist bisher noch nicht eingehend geprüft worden.

Interleukinsekretion in vitro

Spezifisch sensibilisierte T-Lymphozyten sind in der Lage, in der Zellkultur in Gegenwart von Allergenen Zytokine zu sezernieren. Die diagnostische Wertigkeit dieses Verfahrens für die Allergologie ist noch nicht abschließend zu beurteilen.

Nachweis allergenspezifischer B-Lymphozyten

Mit Hilfe des «Elispot-Assay» ist es möglich, Allergenspezifische B-Lymphozyten, die in der Lage sind, spezifische Antikörper der IgG-, A-, M- oder E-Klasse zu produzieren, semiquantitativ zu erfassen. Das Verfahren wurde bisher erst in einzelnen Studien zur Verfolgung immunologischer Veränderungen unter der Hyposensibilisierung geprüft.

11.3 Quantifizierung von Entzündungsmediatoren

Zahlreiche Mediatorstoffe verschiedener Zellen, die im Rahmen der allergischen Entzündung in vivo freigesetzt werden, sind heute aus biologischen Flüssigkeiten (Tränen, Speichelflüssigkeit, Nasen- oder Bronchialsekret, Serum, Urin) mit Hilfe radioimmunologischer Techniken quantifizierbar. Mit ihrer Hilfe ist nicht nur das Verständnis über die Pathogenese allergischer Entzündungen an den verschiedenen Organen gewachsen, einzelne von ihnen haben in den letzten Jahren auch echte diagnostische Bedeutung gewonnen.

11.3.1 Histamin, Methylhistamin

Im Rahmen anaphylaktischer Reaktionen wird Histamin aus Mastzellen und Basophilen freigesetzt und ist im Serum sowie in Sekreten nachweisbar. Sein wichtigster Metabolit, Methylhistamin, kann, etwa im Rahmen klinischer Provokationsteste, im Urin nachgewiesen werden. Die diagnostische Wertigkeit ist umstritten.

11.3.2 Tryptase

Tryptase ist ein Mastzell-spezifischer Mediator; er ist aus dem Serum nachweisbar. Als Parameter für ein Monitoring von Provokationstestungen ist er nicht geeignet, da signifikante Konzentrationserhöhungen im Serum nur bei schweren anaphylaktischen Reaktionen zu beobachten sind.

11.3.3 Mediatoren aus Eosinophilen

Mehrere pharmakologisch aktive Mediatorstoffe aus eosinophilen Granulozyten wurden in den letzten Jahren beschrieben, die heute quantitativ erfaßt werden können. Unter ihnen hat offensichtlich das eosinophile kationische Protein (ECP) und das eosinophile Protein X (EPX) eine Wertigkeit als Verlaufsparameter für die allergische Entzündung sowie als ein Instrument für ein Monitoring allergologischer Provokationstestungen.

Literatur

Homburger, H. A., Katzmann, J. A. Methods in Laboratory Immunology. Principles and Interpretation of Laboratory Tests for Allergy. In: Allergy-Principles and Practice Ed. E. Middleton et al., Mosby, 1993, 554–572.

12 Konjunktivaler Provokations-Test
R. Urbanek

Das Auge und seine Anhangsgebilde sind der klinischen und experimentellen Beobachtung allergischer Reaktionen leicht zugänglich. Grundlage der Anwendung von Allergen-Provokationstesten am Auge ist die immunologische Kompetenz dieses vor allem für aerogene Allergene häufigen Zielorgans. In der Substantia propria der Konjunktiva lassen sich Mastzellen nachweisen und möglicherweise erfolgt die Bildung spezifischer IgE-Antikörper in der Tränenflüssigkeit auch nach einer Sensibilisierung von Schleimhäuten anderenorts.

Mit dem konjunktivalen Provokationstest steht eine reproduzierbare und schnell anwendbare Methode der Provokation zur Verfügung (Aichane et al, 1993). Der Test ist leicht in der Durchführung, Risiken einer systemischen Reaktion, wie sie z. B. bei der bronchialen Provokation auftreten können, bestehen nicht. Der konjunktivale Provokationstest wird im Sinne einer Endpunkt-Titration mit ansteigenden Konzentrationen des zu untersuchenden Allergens durchgeführt (Abb. 12/1). Eine sichtbare konjunktivale Reizung mit Rötung, Schwellung und Juckreiz sowie Tränenfluß kennzeichnen den positiven Ausfall des konjunktivalen Provokationstestes.

12.1 Durchführung des konjunktivalen Provokationstestes

Ein Tropfen der Testlösung wird bei leicht rekliniertem Kopf in den unteren Konjunktivalsack getropft. Danach soll der Patient das Auge schließen und leicht hin und her bewegen. Der anfänglich unangenehme Reiz verschwindet spontan binnen 30 bis 60 Sekunden. Um eine unspezifische konjunktivale Reizung ausschließen zu können, wird ein Auge zum Vergleich mit dem Lösungsmittel getropft, während am anderen Auge die gleichzeitig niedrigste Konzentration des Allergens appliziert wird. Tritt keine konjunktivale Reizung auf, wird nach 20 Minuten die nächsthöhere Konzentration des Allergens in das jeweils andere Auge getropft, wobei zunächst wieder auf das mit Lösungsmittel getropfte Auge gewechselt wird. Bei abwechselnder Applikation kann entweder in semi- oder logarithmischen Schritten die Allergenkonzentration auf diese Weise gesteigert werden.

Bei starker Sensibilisierung können gelegentlich auch nasale Reizbeschwerden auftreten. Nach positivem Ausfall des Provokationstestes kann die Reizung der Konjunktiven mit abschwellenden Augen- oder Nasentropfen schnell behandelt werden.

Wird die Histamin-Antwort der Bindehaut geprüft, so liegt die Schwelle bei einer Konzentration von etwa 100 ng/ml (Abelson and Allansmith, 1979).

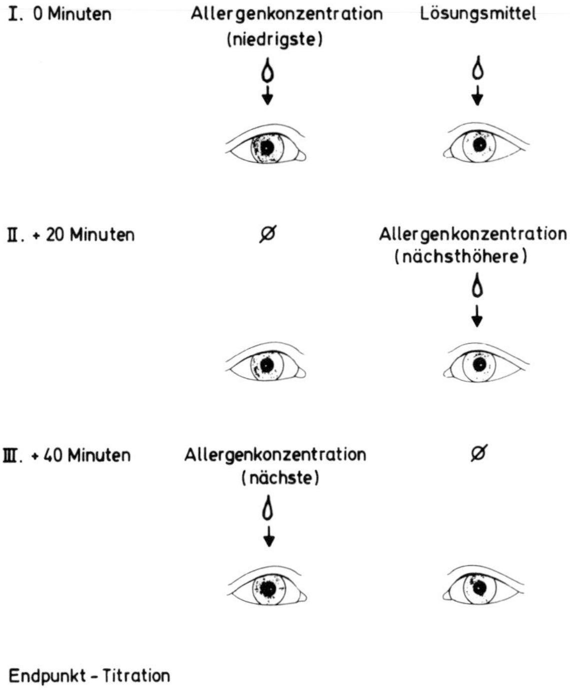

Abb. 12/1: Durchführung des konjunktivalen Provokations-Testes.

12.2 Anwendungsmöglichkeiten für den konjunktivalen Provokationstest

In erster Linie eignet sich die konjunktivale Provokation als diagnostische Methode zur Prüfung einer angenommenen Sensibilisierung. Darüberhinaus kann auch der pharmakologische Effekt einer medikamentösen Behand-

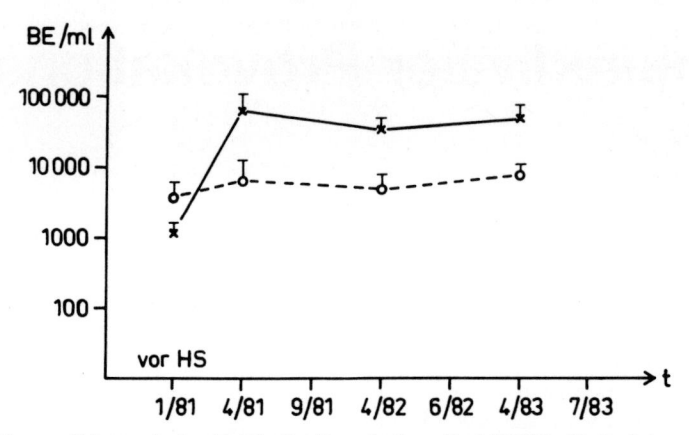

Abb. 12/2: Änderung der Allergen-Toleranz im konjunktivalen Provokations-Test (KPT) im Verlauf einer unterschiedlich dosierten Hyposensibilisierung (HS).
Hochdosierte Gruppe x————x
Niedrigdosierte Gruppe o--------o
Abszisse: Zeitpunkte der Kontrolluntersuchungen
Ordinate: Allergen-Konzentrationen in BE (= biologische Einheiten)
Symbole: Positiver Ausfall der KPT.

lung (z. B. Antihistaminika) oder die immunologische Wirksamkeit einer Hyposensibilisierungsbehandlung damit untersucht werden.

Abbildung 12/2 zeigt den Verlauf der konjunktivalen Reaktivität während einer 3-jährigen, prospektiven Studie bei zwei Patientengruppen mit Gräserpollenallergie, von denen die eine mit einem niedrig dosierten Allergoid, die andere mit einem höher dosierten gereinigten Gräserpollenextrakt hyposensibilisiert wurde. Bereits 3 Monate nach Beginn der Behandlung läßt sich ein signifikanter Unterschied beider Gruppen im konjunktivalen Provokationstest nachweisen. Die Patientengruppe, bei der saisonal bessere therapeutische Ergebnisse mit niedrigeren Symptom- und Medikamenten-Scores erreicht wurden, zeigte mit dem konjunktivalen Provokationstest bereits 3 Monate nach Beginn der Behandlung auch einen signifikanten Unterschied der Allergen-Toleranz.

Voraussetzung für den aussagekräftigen Einsatz des konjunktivalen Provokationstestes in Diagnostik und Therapieüberwachung ist die Anwendung von immunchemisch charakterisierten und standardisierten Allergen-Präparationen. Da der konjunktivale Provokationstest eine auch bei wiederholten Anwendungen gute Reproduzierbarkeit bzw. Genauigkeit aufweist (Möller et al., 1984), können auch Änderungen der bestehenden Sensibilisierung semiquantitativ erfaßt werden. Wiederholte Untersuchungen haben keinen Einfluß auf die konjunktivale Empfindlichkeit, weshalb sich der Test zur Diagnostik wie auch zur Verlaufskontrolle eignet. Seine nicht auf teuere Apparaturen gebundene sowie sichere Durchführbarkeit sollte eine größere Berücksichtigung in der allergologischen Diagnostik finden.

Literatur

Abelson, M. B., M. R. Allansmith: Histamine and the eye. In: Silverstein, A. M., G. R. O'Connor, eds. Immunology and immunopathology of the eye. New York: Masson, 1979: 362–4.

Abelson, M. B., Allansmith M. R. Histamine and the eye. In: Siverstein, A. M., O'Connor, G. R., eds. Immunology and immunopathology of the eye. New York: Masson: 362–364, 1979.

Aichane A., Campbell A. M., Canal I., Richard M. Ch., Arnaud B., Michel F. B., Bousquet J.: Precision of conjunctival provocation tests in right and left eyes. J Allergy Clin Immunol 92: 49–55, 1993.

Möller C., Björksten B., Nisson G., Dreborg S. The precision of the conjunctival provocation test. Allergy 39: 37–41, 1984.

13 Nasaler Provokationstest
D. Berdel

Mit Hilfe des nasalen Provokationstestes (NPT) mit Allergenen kann bei allergischer Rhinitis die Aktualität einer Sensibilisierung überprüft werden. Der NPT kann jedoch auch eingesetzt werden, wenn bei fehlendem Antikörpernachweis im Serum oder in der Haut anamnestische Angaben für eine allergische Genese des Krankheitsbildes sprechen.

13.1 Indikationen, Kontraindikationen und Begleittherapie beim NPT

Es ergeben sich folgende **Indikationen:**
1. Sicherung der Diagnose bei fehlender Übereinstimmung zwischen Anamnese und IgE-Antikörpernachweis in Haut oder Serum (beide Richtungen).
2. Nachweis einer Sensibilisierung gegenüber Allergenen, die anamnestisch und mit Hilfe des Hauttestes nicht ohne weiteres als solche zu erkennen sind.
3. Negatives oder nicht verwertbares Hauttestergebnis infolge einer Reaktionsanomalie der Haut (falsch positive Befunde bei Urticaria factitia, falsch negative bei Neurodermitis).
4. Identifizierung pathogener Allergene bei polyvalenter Sensibilisierung vor einer Hyposensibilisierungsbehandlung.

Der NPT ist in folgenden Fällen nicht durchführbar oder **kontraindiziert:**
1. bei akuten Entzündungen der Nase oder Nasennebenhöhle, seien sie infektiös oder allergisch bedingt (d. h. auch kein NPT bei Pollinotikern während der Pollenflugzeit).
2. Bei einer fortgeschrittenen Nasenerkrankung, die eine allergische Reaktion in der Nase nicht mehr erwarten läßt.
3. Bei einer akuten allergischen Reaktion vom Soforttyp an anderen Manifestationsorganen.
4. Für 6–8 Wochen nach einer Operation im Nasenbereich.

Besondere Vorsicht ist geboten beim NPT mit nativen Allergenen sowie mit Allergenen, bei denen aufgrund von Anamnese, Haut- und in vitro-Tests der begründete Verdacht auf einen hohen Sensibilisierungsgrad besteht.

Zur **Begleittherapie** existieren noch keine detaillierten wissenschaftlichen Untersuchungen. Bezüglich der Karenzfristen vor nasalen Provokationen liegen Erfahrungswerte für die in Tab. 13/1 aufgeführten Pharmaka vor.

13.2 Testallergene

13.2.1 Eigenschaften und Lagerung

Es sollten isotone gepufferte Testlösungen mit neutralem pH-Wert benutzt werden, die vor Applikation auf Raumtemperatur gebracht werden müssen. Die zugefügten Stabilisatoren sollten selbst keine Schleimhautreaktionen bewirken, es empfiehlt sich deshalb eine Konservierung mit 0,4%igem Phenol. Die Lagerung sollte bei 2–8 °C erfolgen.

13.2.2 Applikation

Am vorteilhaftesten wird das Allergen am sitzenden Probanden mit Hilfe eines Pumpdosiersprays auf die Nasenschleimhaut, an der Seite der besseren Nasenluftpassage, durch zweimaliges Herunterdrücken des Sprühkopfes ge-

Tab. 13/1: Voraussetzungen für die Durchführung des nasalen Provokationstests
Zur Begleittherapie existieren noch keine detaillierten wissenschaftlichen Untersuchungen. Bezüglich der Karenzfristen vor der nasalen Provokation liegen Erfahrungswerte für die folgenden Pharmaka vor:

Pharmakon	Karenzfrist
DNCG, nasal	3 Tage
Kortikosteroide, nasal	14 Tage
α-adrenerge Substanzen, nasal	1 Tag
inhalierte Bronchospasmolytika	keine
Kortikosteroide, oral, > 10 mg Prednisolon	7 Tage
H_1-Blocker: keine Angabe möglich, da stark substanzabhängig	1–42 Tage
Nichtsteroidale Analgetika	7 Tage
zentral wirkende Antihypertensiva (Rauwolfia-Alkaloide, Guanethidin, α-Methyldopa, Clonidin)	21 Tage
trizyklische Psychopharmaka	21 Tage

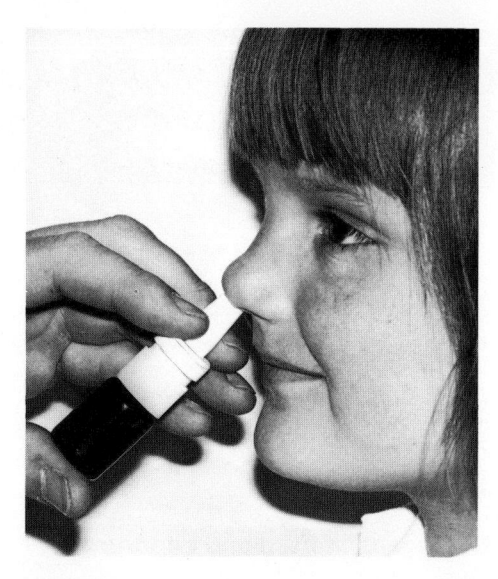

Abb. 13/1: Handhabung des Pump-Dosier-Aerosols bei nasaler Provokation.

bracht. Dies entspricht einer Menge von 0,08–0,1 ml. Die Applikation sollte in Richtung auf die untere Nasenmuschel in der postinspiratorischen Pause erfolgen (s. Abb. 13/1). Danach wird durch die Nase ausgeatmet, wodurch eine Verschleppung des Aerosols in die unteren Atemwege verhindert wird.

Pro Tag dürfen höchstens zwei verschiedene Allergenextrakte getestet werden. Für unterschiedliche Konzentrationen ein und desselben Allergens gilt dies jedoch nicht.

Da aus der Stärke der Hautreaktion nicht unbedingt auf den Sensibilisierungsgrad des Patienten geschlossen werden kann, sollte bei Kindern nach Applikation der Kontrollösung, die auch das Konservierungsmittel in entsprechender Konzentration enthalten muß, mit einer Verdünnung der Standardlösung des Allergenextraktes begonnen werden. Erst wenn innerhalb von 15 Minuten nach Applikation dieser verdünnten Lösung keine Reaktion zu verzeichnen ist, kann auf eine höhere Allergenkonzentration übergegangen werden. Wird mit einer zu hohen Allergenkonzentration begonnen, kann es bei starker Sensibilisierung zu Uvulaschwellung, Schluckbeschwerden, Halsschmerzen und zu einer Behinderung der Nasenatmung über mehrere Tage kommen.

Bei der zuletzt eingebrachten Konzentration sollte die endgültige Bewertung erst nach 30–45 Minuten erfolgen, da die Reaktion, besonders bei Allergenen, die ganzjährig auf die Schleimhaut einwirken, langsam auftreten kann.

An der Nasenschleimhaut treten nicht nur Sofort-, sondern auch Spätreaktionen auf, insbesondere nach Schleimhautkontakten mit Hausstaubmilben- oder Schimmelpilzextrakten. Sie machen sich vornehmlich durch Schleimhautschwellung mit behinderter Nasenatmung bemerkbar. Auf die Möglichkeit einer solchen Reaktion ist jeder Patient aufmerksam zu machen. Die nasalen Provokationen sollten daher möglichst am Vormittag durchgeführt werden. Zwischen zwei Tests an der selben Nasenseite muß nach positiver Reaktion eine 48-stündige Pause eingeschaltet werden, da kurz aufeinanderfolgende Testungen zu einer vorübergehenden Änderung der nasalen Reagibilität führen können mit der Folge falsch positiver Nasenschleimhautreaktionen.

13.3 Ablauf der nasalen Provokation

Vor Beginn des Testes sollte sich der Patient 30 Minuten an die Untersuchungsumgebung adaptieren. Danach erfolgt die erste rhinomanometrische Messung zur Bestimmung des Ausgangswertes, wenn möglich sollte auch eine Rhinoskopie durchgeführt werden. Als nächster Schritt wird das Lösungsmittel in die besser belüftete Nasenseite appliziert. Es erfolgt die rhinomanometrische Bestimmung des Leerwertes 15 Minuten nach Applikation und evtl. auch eine Inspektion. Sodann wird die Anfangskonzentration des Allergens eingebracht. Die nächste rhinomanometrische Messung und Inspektion erfolgt nach 15 Minuten – bei negativem Reaktionsverlauf die letzte Messung nach 30–45 Minuten. Es sollten jeweils rhinomanometrisch beide Nasengänge, auch der nicht allergenbelastete, untersucht werden.

13.4 Bewertung

Zur Beurteilung der nasalen Provokation werden die Symptome Schleimhautschwellung (Obstruktion), Sekretion und Irritation herangezogen. Der Nachweis der Obstruktion erfolgt durch Messung des nasalen Strömungswiderstandes. Sekretion und Irritation werden klinisch und, wenn möglich, zusätzlich rhinoskopisch beurteilt.

Dieses Vorgehen ist deshalb besonders sinnvoll, weil einerseits die Schleimhaut während des NPT nicht nur ansondern auch abschwellen kann, die Beurteilung mittels der ausschließlichen Rhinomanometrie also falsch negativ ausfallen würde, zum anderen können Sekretion und Irritation auch fehlen, so daß ohne Rhinomanometrie wiederum ein falsch negatives Ergebnis resultieren würde. Im allgemeinen lassen sich mit Hilfe der klinischen Symptome Sekretion und Irritation nur 30–40% der nasalen Provokationsteste richtig diagnostizieren (Schlenter, 1990).

Eine NPT ohne Rhinomanometrie ist somit nur in der Vorfelddiagnostik sinnvoll.

13.5 Rhinomanometrie

Es gibt derzeit verschiedene Methoden zur Messung der Strömungswiderstände im Bereich der oberen Atemwege, die bis auf die Spirometrie alle auf der Bestimmung des Druckflußdiagrammes beruhen. Hierbei wird, unter Verwendung einer elektrisch pneumatischen Analogie dem Ohm'schen Gesetz (Widerstand = Spannung/Strom) folgend, der Atemwiderstand R aus dem Quotienten der Druckdifferenz (ΔP) zwischen dem distalen Meßpunkt (Nasopharynx) und dem proximalen Meßpunkt (Außenluft) sowie der Atemstromstärke ($\dot{V}$) gebildet.

Daraus ergibt sich $R = \frac{\Delta P}{\dot{V}}$. Entsprechend dieser Formel kann der Strömungswiderstand im Nasopharyngealbereich mit Hilfe der Eigen- oder Fremdstrommethode gemessen werden. Bei der Eigenstrommethode atmet der Patient spontan, bei der Fremdstrommethode wird der Eigenatmung ein separater Volumenstrom überlagert. Wird der Druckgradient (ΔP) über der Nase abgegriffen, spricht man von anteriorer, wird er vom Mund her gemessen, von der posterioren Meßweise. Dieses gilt sowohl für die Fremd-, als auch für die Eigenstrommethode.

Das Verfahren der Wahl ist zur Zeit die aktive anteriore Eigenstrommethode (Rhinomanometrie). Andere Verfahren, wie Unterbrechermethode, passive anteriore Rhinomanometrie (PAR), Oszillationsmethode oder Spirometrie sind nur alternativ einzusetzen. Es sei hier in erster Linie das Oszillationsverfahren genannt, das eine spezielle Form der aktiven Fremdstrommethode darstellt. Es eignet sich besonders zur Messung bei Kleinkindern, weil es nahezu mitarbeitsunabhängig und in keiner Weise belastend ist. Das Prinzip beruht darauf, daß die Atmung mit einer höher-frequenten Wechselströmung in Form einer oszillierenden Luftsäule überlagert wird, die sich in den Atemwegen fortsetzt. Der Patient atmet ruhig bei geschlossenem Mund durch die Nase in die dem Gesicht fest aufgesetzte Klarsichtmaske mit aufblasbarem Randwulst (s. Abb. 13/2) (Berdel, Buhr, 1989 und Gonsior et al. 1990).

13.5.1 Aktive Eigenstrommethode (Rhinomanometrie)

Bei der Eigenstrommethode atmet der Proband bei der Untersuchung spontan durch die Nase. Synchron zum jeweiligen Atemstrom ($\dot{V}$) wird der entsprechende Differenzdruck (ΔP) bestimmt, wobei sogenannte Resistanceschleifen bzw. Atemwiderstandskurven registriert werden. Der Differenzdruck resultiert aus dem Unterschied zwischen dem Druck vor den beiden Nasenlöchern und dem in- und exspiratorischen Druck in Höhe der Choane. Die Atemströmung der Nase wird in 1/Sek. registriert. Die Geräte, die nach diesem Verfahren entwickelt wurden, messen diese voneinander abhängigen Werte bei spontaner Nasenatmung und erfassen sie synchron (s. Abb. 13/3). Die Meßwertabnahme erfolgt in einer Klarsichtmaske, die der Patient mit beiden Händen auf das Gesicht drückt.

Bei der anterioren Meßweise wird der Druckmeßschlauch zunächst in das eine, dann in das andere Nasenloch luftdicht eingepaßt. Die angeschlossene Nasenhaupthöhle wirkt als Verlängerung des Druckschlauches bis zur Choane. Durch spiegelbildliche Darstellung der Atemwiderstandskurven für beide Nasenseiten entsteht eine sogenannte Atemzange (s. Abb. 13/4.b).

Bei der posterioren Messungsweise wird der Druckmeßschlauch in den Mund genommen, wobei der Nasopharynx als Verlängerung bis zur Choane dient. Auf diese Weise kann der Widerstand beider Nasenseiten zugleich bestimmt werden (s. Abb. 13/4.a).

Die Resistanceschleifen haben in Abhängigkeit von dem in der Nase vorherrschenden Strömungsprofil unterschiedliche Verlaufsformen. Bei niedrigem Nasenwegswiderstand (überwiegend laminare Strömung) verlaufen die Atemwiderstandskurven mehr

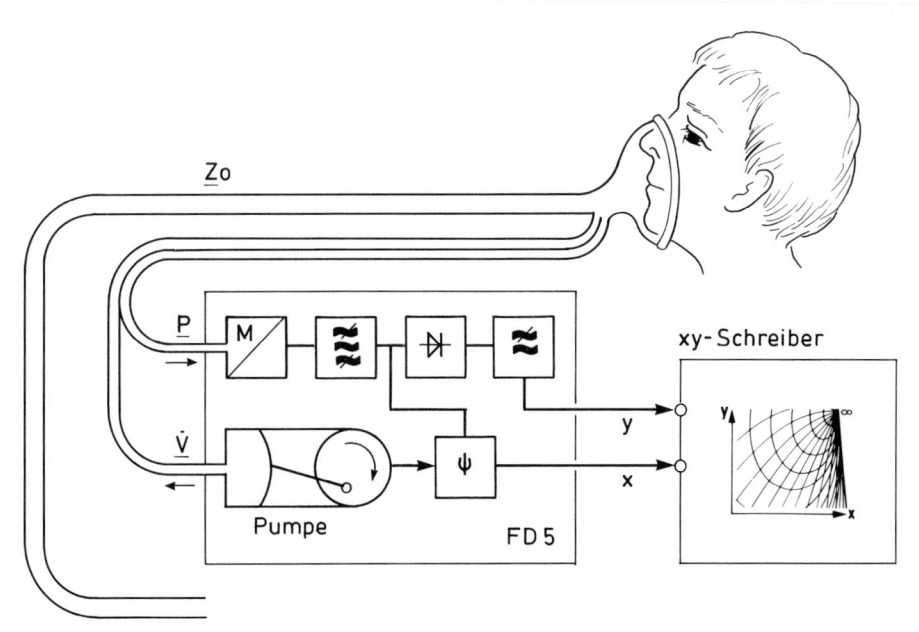

Abb. 13/2: Blockschaltbild des Oszillationsgerätes (Siregnost FD_5) zur Atemwiderstandsmessung. Als Referenzwiderstand (Z_0) wird eine pneumatische Induktivität in Form eines Schlauches verwendet. Der Munddruck (P) wird durch ein Mikrofon (M) gemessen. Sein Amplitudenwert wird auf die Y-Achse des Koordinatenschreibers gegeben, der Phasenwinkel (4) auf die X-Achse.

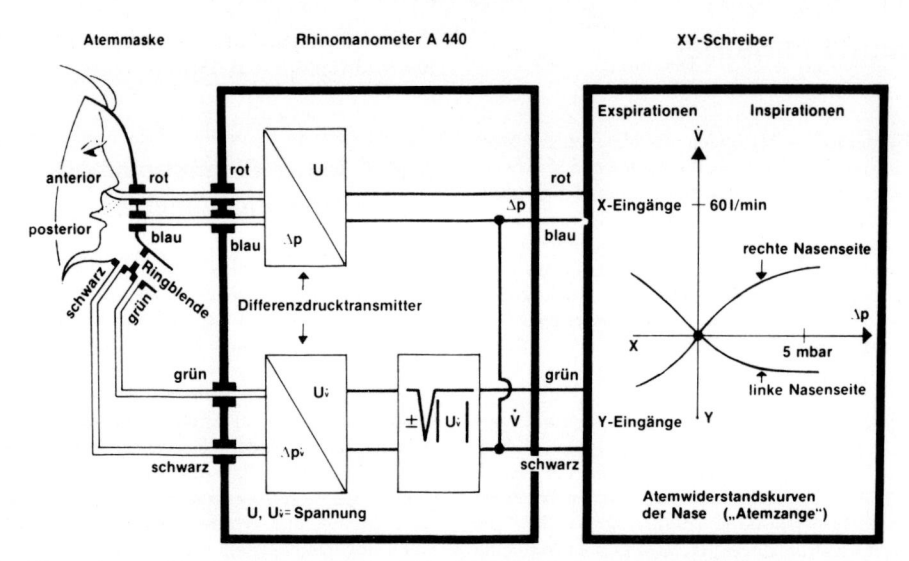

Abb. 13/3: Funktionsschema der Eigenstrommethode (Rhinomanometer A 440). Der Differenzdruck ΔP wird aus in- und exspiratorischem Druck (an der einen Nasenseite oder im Mund) abgegriffen, in Relation zum atmosphärischen Druck (Maskeninnendruck) bestimmt und nach elektronischer Transformation über das Rhinomanometer auf der X-Achse eines Schreibers dokumentiert. Der Flow ($\dot{V}$) wird über die Druckdifferenz vor und hinter der Ringblende der Gesichtsmaske gemessen und nach anschließender Transformation auf der Y-Achse des Schreibers aufgetragen. Nach beidseitiger Messung resultiert das typische Bild der Atemzange.

gradlinig (s. Abb. 13/4.a). Mit zunehmendem Anstieg des Nasenwegswiderstandes (überwiegend turbulente Strömung) werden die Kurven wegen der in diesem Falle quadratischen Abhängigkeit zwischen Differenzdruck und Fluß mehr und mehr parabelförmig (s. Abb. 13/4.b). Grundsätzlich gibt es zwei Auswertungsmöglichkeiten. Entweder wird bei konstantem Flow (1 l/sec) der Differenzdruck abgetragen (Abb. 13/4 a) oder bei einem willkürlich festgelegtem Differenzdruck (etwa 1,5 m bar) der Volumenstrom abgelesen (Abb. 13/4 b).

Grundsätzlich gilt, daß nach Gabe des Lösungsmittels der nasale Strömungswiderstand höchstens um 30% ansteigen bzw. der Volumenfluß um maximal 20% abfallen darf. Werden diese Grenzwerte überschritten, so ist die Nasenschleimhaut zu hyperreagibel und die Provokation nicht durchführbar.

Der NPT wird als positiv beurteilt, wenn bei einer Messung nach Gabe von Allergen verglichen mit dem Wert nach Lösungsmittel eine Widerstandssteigerung um mehr als 60% bzw. eine Verringerung des Volumenflusses um mindestens 40% oder mehr eintritt (Gonsior et al., 1990).

Ein positives Ergebnis der Widerstandsmessung ist – auch bei negativem Symptomscore – ausreichend für ein positives Provokationstestergebnis.

Abb. 13/4: Atemwiderstandskurven der Nase:
a) Registrierung des Gesamt-Widerstandes mit Hilfe der posterioren Meßweise (druckabnehmender Schlauch im Mund). ΔP wird bei einem Volumenstrom von 1 l/sec abgegriffen.
b) Registrierung des Nasenwiderstandes des linken und rechten Nasenganges einzeln mit Hilfe der anterioren Meßweise (spiegelbildliche Darstellung mit der Abbildung einer Atemzange). Der Volumenfluß ($\dot{V}$) wird beim Differenzdruck (ΔP) von 1,5 mbar abgegriffen.

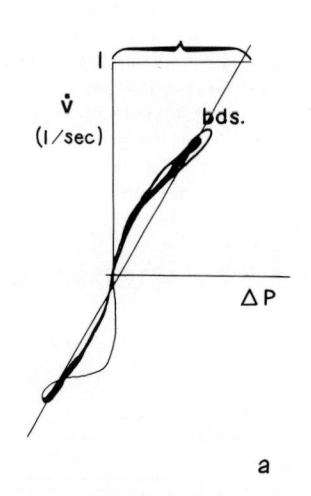

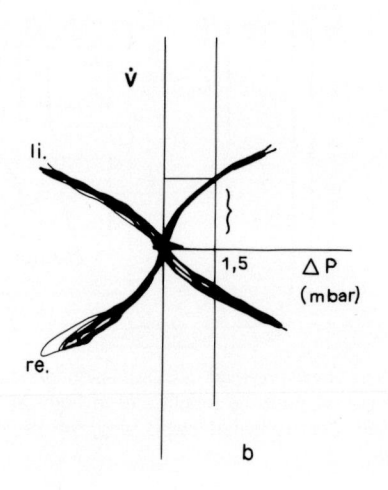

Die Punktzahlen für den klinischen Symptomscore, die Rhinoskopie und die Rhinomanometrie werden addiert. Werden bei einem NPT 3 oder mehr Punkte erreicht, so wird sie als positiv beurteilt.

Erfolgt bei einer Provokation mit Allergenen keine Reaktion, so ist zum Nachweis der normalen Reaktionsfähigkeit der Nasenschleimhaut eine Provokation mit Histamin durchzuführen. Die Reaktion wird als positiv beurteilt, wenn 5–10 Minuten nach Gabe von Histamin dihydrochlorid in einer wässrigen, gepufferten Lösung mit einer Konzentration von 2 mg/ml, einem pH-Wert, der mit einer 0,01 molaren Phosphatpufferlösung auf 6,6 eingestellt ist, der Nasenwegswiderstand verglichen mit dem Wert nach Lösungsmittelapplikation um mehr als 60% angestiegen bzw. der Volumenfluß um mindestens 40% abgefallen ist.

13.6 Fehlermöglichkeiten beim nasalen Provokationstest

13.6.1 Meßtechnische Fehler

Bei der aktiven anterioren Rhinomanometrie (Eigenstrommethode) sind folgende Punkte zu beachten:
Die Verbindung zwischen Druckschlauch und Nase muß fest sein. Der Abschluß des Nasenloches muß luftdicht sein, ohne daß eine Verformung des Nasenkanals eintritt. Die zur Messung verwandte Gesichtsmaske muß einen luftdichten Abschluß mit dem Gesicht ohne Verformung der äußeren Nase gewährleisten, sie sollte also nicht zu klein sein. Außerdem sollte sie aus durchsichtigem Material sein, damit der Verschluß des Mundes während der Messung kontrolliert werden kann.
Der Patient muß möglichst ruhig und gleichmäßig atmen, damit nicht verschiedene Strömungsprofile (laminar, turbulent) die Resistanceschleifenbildung so unterschiedlich ausfallen lassen, daß allein dadurch stark differente Meßergebnisse resultieren.

13.6.2 Sympathische Stimulation der Nasenschleimhaut

Es ist dafür zu sorgen, daß ein reflektorisches Ab- und Anschwellen der Nasenschleimhaut dadurch vermindert wird, daß der Patient sich an den Raum ca. 30 Minuten adaptiert, daß der Raum ruhig ist, und sich der Patient vor der Messung nicht körperlich angestrengt hat.

Werden die Richtlinien für einen NPT (E. Gonsior et al., 1990) befolgt, so wird die allergologische Diagnostik mit seiner Hilfe präziser.
Wird bei der Indikation für einen NPT der Grundsatz berücksichtigt, daß bei einer Übereinstimmung von Anamnese und Hauttest eine Organprovokation nicht notwendig ist, so wird sich auch die Zahl der zeitaufwendigen NPT in einem realisierbaren Umfang halten.

Literatur

Clement, P. A. R., E. A. van Dishoek, R. I. van de Waal, A. P. Stoop, G. T. Hoek, R. van Strik: The nose provocation and the passive anterior rhinometry. Acta Oto-Rhino-Laryng. 32, 56–63 (1978).
Berdel, D., W. Buhr: Oszillatorische Impedanzmessung des Respirationstraktes im Kindesalter, Pneumologie 43 (1989) 392–399. © Georg Thieme Verlag Stuttgart · New York.
E. Gonsior et al.: Richtlinien für die Durchführung von nasalen Provokationstests mit Allergenen bei Erkrankungen der oberen Luftwege, Allergologie, 13, 53–55 (1990).
Schlenter, W. W.: Die nasale Provokationstestung, Allergologie, 13, 42–52 (1990).

14 Lungenfunktionsprüfungen im Kindesalter

W. Dorsch, B. Niggemann

Lungenfunktionsprüfungen asthmakranker Kinder bezwecken zweierlei: Zum einen muß die Diagnose «Asthma bronchiale» gesichert und eine Abgrenzung gegenüber anderen Lungenerkrankungen vorgenommen werden, zum anderen sind sie unverzichtbar, um die Therapie dieser Kinder zu überprüfen und um den Schweregrad ihrer Erkrankung einzuschätzen. Kinder mit sogenannter «latenter Obstruktion» (nur geringe oder keine klinischen Symptome bei pathologischer Lungenfunktion) sind besonders gefährdet: Fehlende oder nur geringe Beschwerden können dazu verleiten, die notwendige Behandlung abzubrechen. Genaue Kontrollen decken bei diesen Kindern schwerwiegende Störungen der Lungenfunktion auf, vor allem eine Obstruktion der kleinen Bronchien mit unterschiedlich ausgeprägter Hypoxie (Ventilations/Perfusions-Verteilungsstörung). Sie sind als Warnzeichen aufzufassen und häufig monatelang vor lebensbedrohlichen Entwicklungen nachzuweisen. Asthmakranke Kinder sind daher unbedingt regelmäßig Lungenfunktionskontrollen zu unterziehen. Hierzu stehen eine Reihe von Methoden zur Verfügung:

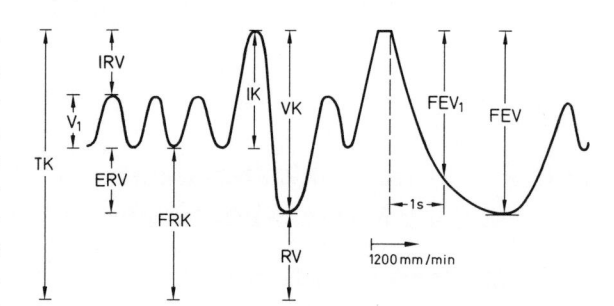

Abb. 14/1: Statische und dynamische Lungenvolumina. V_T: Atemzugvolumen, IRV: inspiratorisches Reservevolumen, ERV: exspiratorisches Reservevolumen, IK: inspiratorische Kapazität, FRK: funktionelle Residualkapazität, RV: Residualvolumen, VK: Vitalkapazität, TK: Totalkapazität, FEV: forciertes exspiratorisches Volumen, FEV_1: forciertes exspiratorisches Volumen pro 1 s.

14.1 Spirometrie

Bei der geschlossenen Spirometrie benutzt man ein mechanisches Glockenspirometer. Diese Art der Spirometrie kann in Kombination mit einer Fremdgasverdünnungsmethode (meist Helium), der Bestimmung von funktioneller Residualkapazität (FRK) und Totalkapazität (TK) kombiniert werden. Bei der heute gebräuchlichen offenen Spirometrie (Abb. 14/1) werden die diversen Lungenvolumina aus dem Atemfluß errechnet (integriert), der mit einem Pneumotachographen gemessen wird. Die Spirometrie wird im Stehen oder im aufrechten Sitzen durchgeführt, die Kinder müssen Nasenklemme und Mundstück akzeptieren und aktiv mitmachen, so daß verläßliche Messungen meist erst ab einem Alter von 6 Jahren möglich sind. Ein weiterer Nachteil besteht darin, daß forcierte Atemmanöver asthmatische Reaktionen hervorbringen können (sog. «Spirometer-Asthma»).
Interpretation: Bei restriktiven Lungenerkrankungen ist die Vitalkapazität (VK) erniedrigt. Sie wird inspiratorisch

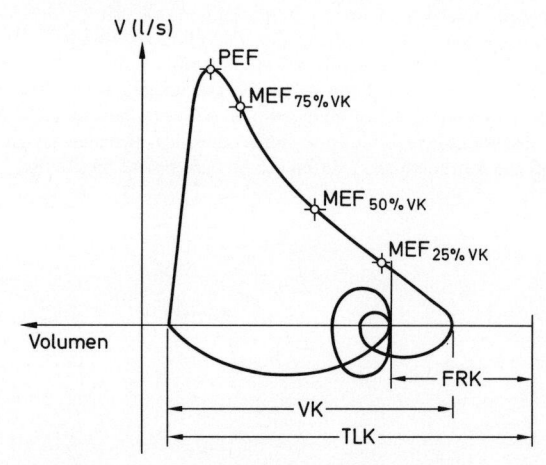

Abb. 14/2: Flußvolumen-Diagramm (Schema) PEF = peak expiratory flow (maximaler Atemfluß), MEF = maximal expiratory flow (in % der Vitalkapazität).

bestimmt. Die 1-Sekundenkapazität (FEV 1) sinkt unter 80% der VK bei obstruktiver Lungenerkrankung.
In sogenannten Flußvolumenkurven werden synchron Atemfluß und Atemvolumen aufgezeichnet (Abb. 14/2).
Aus diesen Kurven kann der maximale Atemfluß abgelesen werden (PEF = peak exspiratory flow). Dieser Parameter hängt stark von der Mitarbeit ab und ist vom Patienten manipulierbar.

Große Bedeutung wird dem maximalen Atemfluß bei 25% der Vitalkapazität (MEV_{25}) beigemessen. Er soll am wenigsten von der Stärke der Exspiration – d. h. der Kooperationsbereitschaft des Kindes – abhängen und am besten das Ausmaß der Obstruktion, vor allem der peripheren Bronchialabschnitte, repräsentieren. Die Formanalyse von Fluß-Volumen-Kurven läßt sich ebenfalls zum Früherkennen einer Bronchialobstruktion heranziehen (Niggemann 1992) (Abb. 14/3).

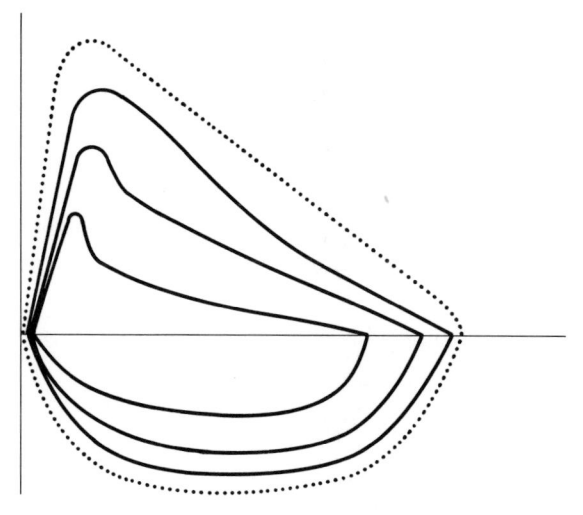

Abb. 14/3: Verschiedene Schweregrade obstruktiver Ventilationsstörungen in der Fluß-Volumen-Kurve.

14.2 Peak-flow-Meter

Bei gut angeleiteten Kindern hat sich die orientierende Lungenfunktionsmessung mit einfachen Peak-Flow-Metern vor allem bei der ambulanten Langzeitbetreuung bewährt. Mit Hilfe dieser Methode können z. B. episodisch auftretende obstruktive Zustände bei Langzeit-Registrierung aufgedeckt werden. Sie sind ein nützliches Mittel, um Schwere und Verlauf des Asthma bronchiale gerade bei Kindern richtig einzuschätzen. Auch die Erfolgsbeurteilung therapeutischer Maßnahmen kann durch den Einsatz von Peak-flow-Metern erleichtert werden. Zirkadiane Schwankungen der Lungenfunktion («Morning dips») und deren Veränderungen unter Therapie werden registriert. Der kindliche Patient entwickelt ein Gespür für sein Lungenfunktionsoptimum und erlernt die Perzeption asthmatischer Symptome, eine wichtige Voraussetzung für therapeutische Entscheidungen im ambulanten Bereich, so daß eine verbesserte Compliance kindlicher Asthmatiker bei ambulanter Selbstmessung der Lungenfunktion erreicht werden kann (Abb. 14/4).

14.3 Ganzkörperplethysmographie

Mittels der Ganzkörperplethysmographie messen wir den Atemwegswiderstand (Raw) und das thorakale Gasvolumen (TGV), letzteres entspricht der FRK. Routinemäßig wird diese aufwendige, aber empfindliche Methodik erst bei Kindern von 5 und mehr Jahren durchgeführt, obwohl spezielle Verfahren für Säuglinge und Kleinkinder entwickelt wurden.

Die funktionelle Residualkapazität kann somit durch die Ganzkörperplethysmographie (FRK_{box}) und die Fremdgasverdünnungsmethode (FRK_{he}) bestimmt werden. Bei Kindern mit obstruktiven Lungenerkrankungen ist die FRK_{he} häufig kleiner als die FRK_{box}. Dies deutet darauf hin, daß größere Lungenbezirke von der Ventilation ausgeschlossen sind (Abb. 14/5). Der Fehlbetrag zwischen

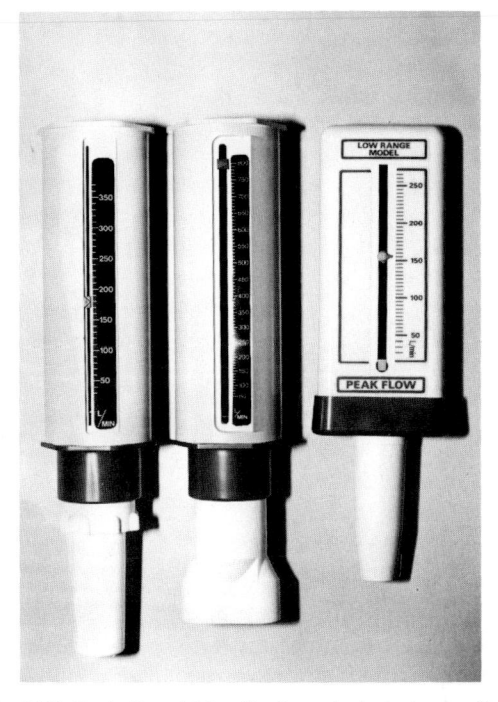

Abb. 14/4: Peak-Flow-Meter für die ambulante Langzeitkontrolle kindlicher Asthmatiker.

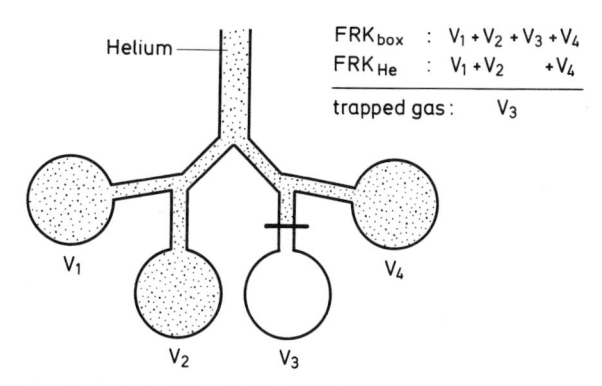

Abb. 14/5: Schematische Darstellung der Trapped-gas-Bezirke.

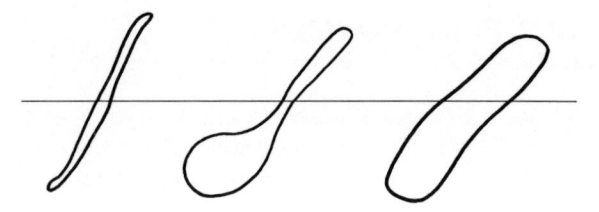

Abb. 14/6: Verschiedene Schweregrade obstruktiver Ventilationsstörungen in der Atemwegsschleife (Volumen-Druck-Diagramm).

beiden Parametern wird als «trapped gas» bezeichnet und spiegelt das Ausmaß einer (reversiblen) Überblähung bzw. eines Emphysems (irreversible Überblähung) wider. Die Formanalyse der Atemschleifen kann besondere Hinweise auf Art und Lokalisation einer Atemwegsobstruktion geben (Abb. 14/6).

14.4 Oszillations- und Unterbrechermethode

Das Ausmaß einer Bronchialobstruktion kann auch durch den Atemwegswiderstand mittels der Oszillations- und der Unterbrechermethode ermittelt werden. Beide Methoden sind weniger empfindlich und weniger aussagefähig als die Ganzkörperplethysmographie. Sie werden vor allem bei bronchialen Provokationstesten eingesetzt. Ihre Meßwerte (R_{os} bzw. R_{vd}) entsprechen aber nicht dem ganzkörperplethysmographisch ermittelten Atemwegswiderstand.

14.5 Messung des intrapleuralen Drucks

Restriktive Erkrankungen beeinflussen frühzeitig die Dehnbarkeit der Lunge, d. h. das Verhältnis zwischen intrapleuralem Druck und Lungenvolumen. Der intrapleurale Druck wird mittels Ösophagusdrucksonde gemessen, die nasal eingeführt wird. Indikation und Durchführung dieser Untersuchungen («statische compliance, dynamische compliance») unterscheiden sich kaum von der Erwachsenenmedizin, so daß hier auf die einschlägige Spezialliteratur verwiesen sei.

Zusammenfassend stellt heute die Durchführung einer Fluß-Volumen-Kurve den «gold standard» der Lungenfunktionsdiagnostik dar. Diese Untersuchung kann bei besonderen Fragestellungen (z. B. Überblähung, zentraler Atemwegswiderstand) durch die Bodyplethysmographie erweitert werden.

Literatur

Niggemann, B.: «Lungenfunktionsdiagnostik in der Praxis» Monatsschr Kinderheilkd 140, F 45–F 57, 1992.

15 Methoden zur Messung der bronchialen Reaktivität

M. Zach, B. Niggemann

Die Atemwege des Kindes mit Asthma bronchiale reagieren auf viele exo- und endogene Reize mit einer generalisierten entzündlichen und obstruktiven Reaktion. Diese gesteigerte Reaktivität – «bronchiale Hyperreaktivität» – ist pathophysiologischer Zentralbegriff des asthmatischen Syndromes und Angelpunkt der heute gängigen Definition des Krankheitsbildes (American Thoracic Society, 1962). Neben dem obligaten Vorkommen der unspezifischen Luftwegshyperreaktivität beim Asthma bronchiale kann sie auch phasenhaft oder persistierend bei anderen Krankheitsbildern wie Mukoviszidose, allergischer Rhinitits, chronischer Bronchitis oder einfacher Rhinopharyngitis auftreten. Die Entstehung der Luftwegshyperreaktivität ist nur unvollständig verstanden; wahrscheinlich ist sie uniformes Resultat einer interindividuell variablen Kombination von erblichen, allergischen, infektiösen und umweltabhängigen Faktoren. Die Zusammenhänge zwischen Allergie und Luftwegshyperreaktivität sind komplex. Einerseits wird das Ausmaß der allergischen Sofortreaktion entscheidend von der unspezifischen Reaktivität beeinflußt, andererseits resultiert die durch Allergeninhalation ausgelöste bronchiale Reaktion, insbesondere bei Auftreten einer Spätreaktion, in einer länger anhaltenden, unspezifischen Reaktivitätssteigerung (Cockcroft, 1983). Die bronchiale Hyperreaktivität ist nicht als grundsätzlich pathologisches Phänomen, sondern vielmehr nur als krankhafte Steigerung einer auch im gesunden Respirationstrakt existenten Reaktionsbereitschaft zu verstehen.

Dementsprechend erscheint es grundsätzlich wünschenswert, dieses Phänomen meßtechnisch nachweisen und quantifizieren zu können. Die dazu entwickelten verschiedenen Bronchusprovokationsmethoden beruhen allesamt auf dem Prinzip, nach Einwirkung eines standardisierten Reizes die obstruktive Reaktion des Bronchialsystems mit Lungenfunktionsmessungen zu quantifizieren. Die gängigen Methoden zur Messung sind Provokationen mit pharmakodynamisch wirksamen Substanzen (Histamin, Metacholin), Kaltlufthyperventilation und körperlicher Belastung.

Die praktische Indikation zur bronchialen Provokationstestung ergibt sich meist aus der Vorstellung eines Patienten mit atypischen, möglicherweise asthmabedingten Symptomen. So kann, z.B. beim chronisch hustenden Kind, die Dokumentation einer Luftwegshyperreaktivität die Diagnose klären und den therapeutischen Ansatz präzisieren.

Im folgenden werden die drei gebräuchlichsten Provokationsverfahren erläutert:

15.1 Die inhalative Provokation mit Histamin oder Metacholin

15.1.1 Grundlagen

Jeder Respirationstrakt antwortet auf Inhalation von Histamin oder cholinergen Substanzen mit einer Bronchokonstriktion; allerdings benötigt man zur Erzeugung einer bestimmten obstruktiven Reaktion beim Hyperaktiven wesentlich geringere Bronchokonstriktordosen als beim Gesunden. Histamin ist Vertreter der Mediatorsubstanzen, Metacholin das häufigst verwendete Cholinergicum. Das gängige Vorgehen besteht aus einer Serie von Inhalationen mit schrittweise verdoppelter Bronchokonstriktorkonzentration unter laufender Kontrolle der Lungenfunktion. Dieses Verfahren wird fortgesetzt bis zur Erreichung einer vorgegebenen obstruktiven Reaktion oder der höchsten noch sicheren Bronchokonstriktordosis. Ziel ist die Bestimmung der $PC_{20}FEV_1$, d.h. der Konzentration des Mediators, die einen 20%igen Abfall des forcierten exspiratorischen Volumens der ersten Sekunde (FEV1) hervorruft.

15.1.2 Der Untersuchungsgang: Praktische Durchführung (Zach, 1986)

Sicherheiten: Erfahrener Untersucher, Bronchodilatatormedikationsbereitschaft, Meßplatzentlüftung.
Kontraindikation: Signifikante Basisobstruktion, mangelnde Reproduzierbarkeit der Basisfunktion, signifikante obstruktive Reaktion auf Verdünnungslösung.
Voraussetzungen: Ausreichender zeitlicher Abstand (mindestens 1 Woche) zur Belastung mit reaktivitätssteigernden Faktoren (Infekt, Lebendvirusimpfung, Antigenbelastung, Rauchen) und reaktivitätssenkender antiasthmatischer Medikation (topische Steroide und

DNCG mindestens 2 Tage, Theophyllin und Beta-2-Mimetika mindestens 24 Std.).
Meßwiederholungen zur selben Tageszeit. Schulung und Aufklärung des Probanden.
Bronchokonstriktoren: Histamin oder Metacholin in Konzentrationen von 0,03, 0,06, 0,12, 0,25, 0,5, 1,0, 2,0, 4,0 und 8,0 mg/ml.
Verneblergerät und Inhalation: Düsenverneblergerät mit stabiler Bauweise, mit guter intrapulmonaler Aerosoldeposition, definierter Teilchengröße und vor allem genau bekannter und konstanter Verneblerleistung. Inhalationen mit Nasenklemme, Mundstück, senkrecht gehaltenem Verneblerkopf in ruhiger Atmung. Ein gut standardisiertes Verfahren ist die Verwendung der Reservoirmethode (Pari Provotest[R]).
Lungenfunktionsdiagnostik: Verwendung der Einsekundenkapazität (FEV_1) als Parameter zur Quantifizierung der induzierten Obstruktion, graphische Darstellung der Kurve.
Durchführung der Provokation: Messung der Basisfunktion, Inhalation der Verdünnungslösung und Messung der Lungenfunktion nach 1 und 3 Minuten nach Ende der Inhalation (Abbruch wenn FEV_1 um über 20% abfällt). Verwendung des niedrigsten FEV_1 nach dieser Verdünnungslösung als Basiswert für weiteres Vorgehen.

Die weitere Provokation besteht zeitlich aus einer Serie von Blöcken, wobei, beginnend mit niedrigster, schrittweise in den Konzentrationsstufen des Bronchokonstriktors hochgegangen wird. Beendigung der Provokation, wenn das FEV_1 um mehr als 20% des Basiswertes abgefallen ist oder die höchste Konzentration erreicht ist (Abb. 15/1).

15.2 Die Kaltlufthyperventilationsprovokation

15.2.1 Grundlagen

Das anstrengungsinduzierte Asthma bronchiale beruht teilweise auf dem hyperventilationsbedingt gesteigerten Wärme- und Wasserverlust von der Respirationstraktschleimhaut (Deal, 1979). Dieser Wärme- und Wasserverlust ist umso höher, je größer die Dimension der Ventilation und je kälter und trockener die inhalierte Luft ist. Im Gegensatz zum gesunden beantwortet der hyperreaktive Respirationstrakt diesen Reiz mit einer generalisierten Atemwegsobstruktion. Der praktische Wert dieser Methode wurde auch an Kindern ausführlich geprüft (Zach, 1984). Dabei zeigte sich eine sehr gute diskriminative

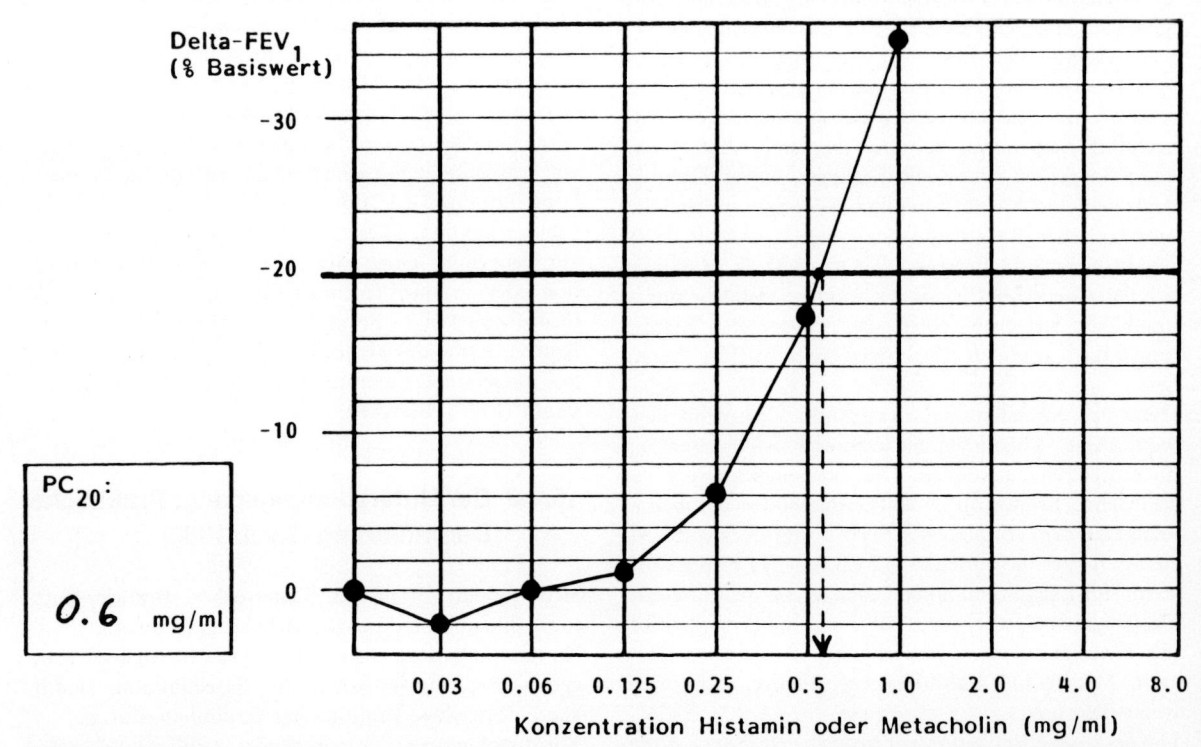

Abb. 15/1: Graphische Auswertung der Histaminprovokation eines 8jährigen Knaben mit der Anamnese chronischen nächtlichen Hustens. Beginnend mit einer Konzentration von etwa 0,25 mg Histamin/ml kommt es zu einer obstruktiven Reaktion. Diese überschreitet die 20%-Grenze zwischen 0,5 und 1,0 mg/ml; die PC_{20} wird auf 0,6 mg/ml geschätzt. Für das verwendete Verneblergerät liegt die Grenzzone zwischen «hyper-» und «normoreaktiv» im Bereich von 2,0 bis 4,0 mg/ml; dementsprechend liegt eine eindeutige Luftwegshyperreaktivität vor.

Potenz, d. h. eine klare Trennung zwischen «normo»- und «hyperreaktiv». Andererseits bewirkt das zu dieser Diskrimination notwendige Maß an respiratorischem Wärmeaustausch auch bei schweren Asthmatikern eine noch subjektiv tolerierbare obstruktive Reaktion. Damit ergibt sich die grundsätzliche Möglichkeit, nicht analog zur inhalativen Provokation schrittweise dosissteigernd vorgehen zu müssen, sondern einfach die Reaktion auf ein einziges, standardisiertes Reizquantum zu messen. Ein FEV_1-Abfall von $\geq 9\%$ des Basiswertes gilt als pathologisch.

Vorteile liegen neben dem entscheidend kürzeren zeitlichen Aufwand auch in der Umgehung der gesamten Aerosolproblematik, in der vermutlich höheren Relevanz für das Asthma bronchiale und schließlich in der wesentlich geringeren ethischen Problematik im Einsatz dieses natürlichen bronchokonstriktorischen Reizes.

15.2.2 Der Untersuchungsgang: Praktische Durchführung (Zach, 1984)

Sicherheiten, Kontraindikationen und Voraussetzungen wie bei der inhalativen Provokation. Als Geräte kommen die nach dem Kühlschrankprinzip arbeitenden Wärmeaustauscher zum Tragen. Die Hyperventilation des Probanden wird durch den gleichbleibenden Füllungszustand eines Zielballons sichergestellt. Zur Erhaltung der Eukapnie am Einlaß des Austauschers wird kontinuierlich CO_2 in einer Konzentration von ca. 5% zugegeben, am besten angepaßt entsprechend der Lesung eines CO_2-Analyzers (Abb. 15.2).

Als Lungenfunktionsparameter wird auch hier am häufigsten das FEV_1 verwendet. Die Lungenfunktion wird vor und 4 Minuten nach Provokation gemessen.

15.3 Laufbandprovokation

Die für asthmakranke Kinder typische, anstrengungsinduzierte Bronchokonstriktion, Ursache des klinischen Phänomens «Anstrengungsasthma», kann zur Grundlage einer Bronchusprovokation verwendet werden. Die einfachste Form der Laufprovokation ist auch beim niedergelassenen Arzt möglich: Nach Lungenfunktionsmessung läuft das Kind 6–8 Minuten durch das Treppenhaus; 5 Minuten danach wird die Lungenfunktionstestung wiederholt. Dieses Verfahren ist schlecht standardisierbar, kommt aber den praktischen Gegebenheiten am nächsten.

Durch Verwendung eines Laufbandes mit einer Steigerung von 10–15%, Provokation durch Laufen von 6–8 Minuten mit einer monitorisierten Herzfrequenz von 170–180/min, kann dieses diagnostische Verfahren weiter

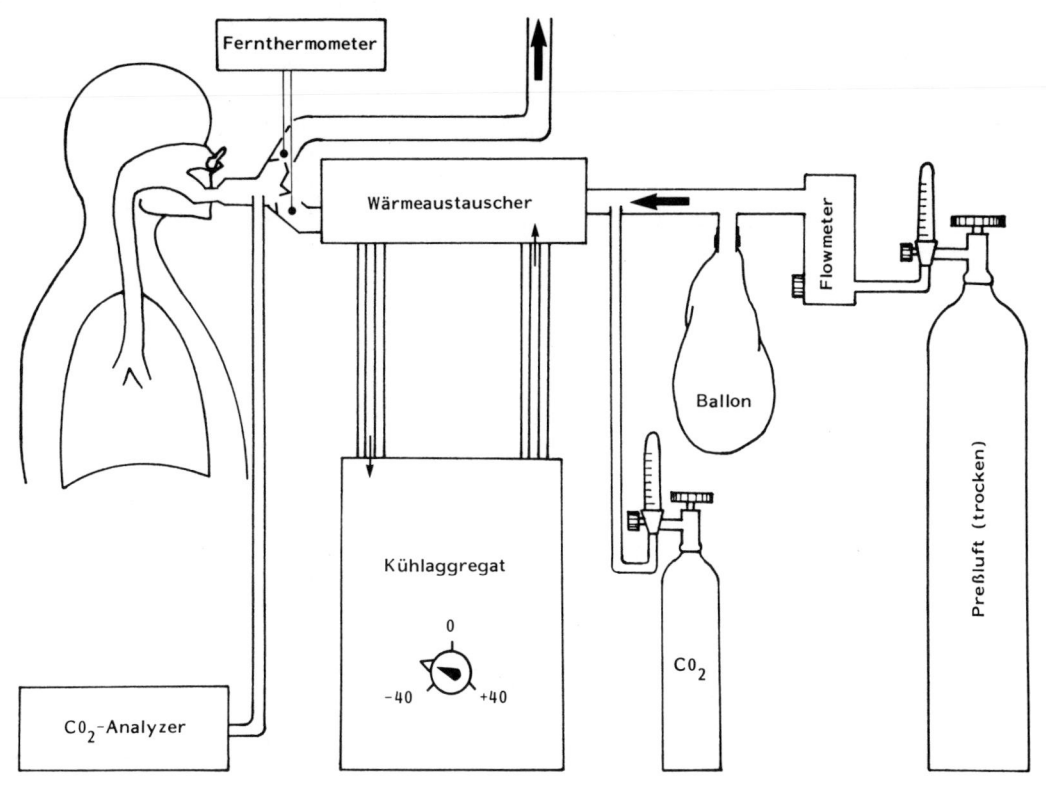

Abb. 15/2: Methodischer Aufbau der Kaltlufthyperventilationsprovokation; weitere Erläuterungen im Text.

standardisiert werden. Die meisten Erfahrungen mit der Laufprovokation bei Kindern stammen noch aus der Zeit vor Kenntnis der Rolle des respiratorischen Wärmeaustausches in der Entstehung des anstrengungsinduzierten Asthma. Dementsprechend resultieren diskrepante Ergebnisse verschiedener Untersuchungen wahrscheinlich aus variierenden klimatischen Faktoren während der Provokation.

15.4 Zusammenfassung

Zweifellos haben alle heute zur Verfügung stehenden Bronchusprovokationsmethoden zur Messung der unspezifischen bronchialen Reaktivität noch teilweise experimentellen Charakter. Jede Methode bedarf weiterer Erforschung und Verbesserung. Nationale und internationale Standardisierungsbemühungen müssen die Provokationsergebnisse einzelner Untersucher vergleichbar machen. Die relative Wertigkeit der verschiedenen Provokationsmethoden zur Beantwortung der gängigen Fragestellungen aus Routine und Forschung bedarf der vergleichenden Klärung. Vor dem Hintergrund dieser Einschränkungen ist aber die Messung der unspezifischen Atemwegsreaktivität ein diagnostisches Werkzeug von überlegener Wertigkeit; sie ist Voraussetzung zur profunden Beschäftigung mit hyperreaktiven Luftwegserkrankungen im Kindesalter. Besonders in der Langzeitbeobachtung eines Asthma bronchiale, zur objektiven Schweregradbeurteilung, in der Evaluation eines klinischen Remissionseindruckes, zur Verfolgung saisonaler Reaktivitätsschwankungen, zur Einschätzung der Folgen einer Allergenbelastung oder einer viralen Infektion, nicht zuletzt auch zur objektiven Bewertung von prophylaktischer medikamentöser Therapie, von Allergenkarenz und Hyposensibilisierung, ergibt sich mit Verfügbarkeit und Einsatz der Bronchusprovokation ein vertiefter Einblick ins individuelle Krankheitsgeschehen.

Literatur

American Thoracic Society: Chronic Bronchitis, Asthma and Pulmonary Emphysema: Definitions and Classification of Chronic Bronchitis, Asthma and Pulmonary Emphysema. Am. Rev. Respir. Dis. 85, 762–768 (1962).

Cockroft, D. W.: Mechanisms of Perennial Allergic Asthma. Lancet 2, 253–256 (1983).

Deal, E. C., E. R. McFadden, R. H. Ingram, R. H. Strauß, J. J. Jäger: Role of Respiratory Heat Exchange in Production of Exercise Induced Asthma. J. Appl. Physiol. Respir. Environ. Exercise Physiol. 46, 467–475 (1979).

Zach, M., G. Polgar, H. Kump und P. Kreusel: Cold Air Challenge of Airway Hyperreactivity in Children: Practical Application and Theoretical Aspects. Pediatr. Res. 18, 469–478 (1984).

Zach, M. et al.: Österreichische Gesellschaft für Lungenerkrankungen und Tuberkulose, Arbeitsgemeinschaft für klinische Atemphysiologie. Empfehlungen zur Standardisierung der inhalativen Provokation zur Messung der unspezifischen bronchialen Reaktivität. Prax. Klin. Pneumol. 40, 356–364 (1986).

16 Inhalative Provokation mit Allergenextrakten
W. Dorsch

16.1 Indikation

Der bronchiale Provokationstest (BPT) gehört zu den Routinemaßnahmen der klinischen Allergologie. Er wird vor allem durchgeführt,
- wenn Anamnese, Hauttest und RAST nicht ausreichen, um die Diagnose eines allergischen Asthma bronchiale zu stellen und das verantwortliche Allergen zu identifizieren (z. B. beim Schimmelpilzasthma),
- wenn aus einer Vielzahl möglicher Antigene die klinisch bedeutsamsten ausgewählt werden müssen und
- wenn überprüft werden soll, ob eine spezifische Hyposensibilisierung den gewünschten Erfolg erzielt hat.

Weiterhin testet man gelegentlich mittels BPT die Wirksamkeit einer asthmaprotektiven Medikation, auch kann manchmal nur durch den BPT festgestellt werden, welche Form der Überempfindlichkeitsreaktion ein bestimmtes Allergen auslöst (Asthma bronchiale, exogen-allergische Alveolitis, extrapulmonale Fernwirkung?).

16.2 Planung

Der BPT wird nach Möglichkeit *im beschwerdefreien Intervall durchgeführt* (bei Pollen-Allergikern also in der pollenflugfreien Zeit). Asthmawirksame Medikamente müssen rechtzeitig abgesetzt worden sein: Betasympatiko-Mimetika, Anticholinergika, Theophylline und Antihistaminika 12 Stunden, Dinatrium cromoglicicum und Ketotifen 2 Tage vorher. Eine orale Therapie mit Corticosteroiden muß nicht grundsätzlich unterbrochen werden, da Dosen bis zu 0,1 mg/kg/ die nur die verzögerte obstruktive Reaktion unterdrücken, nicht jedoch die vorangehende Sofortreaktion. Ein abruptes Absetzen würde die Patienten gefährden, so daß bei entsprechend gelagerten Fällen die Steroid-Dosis schrittweise auf den o. a. Betrag gesenkt und dann der BPT durchgeführt werden sollte. Steroidhaltige Aerosole sind zuletzt 24 Stunden vor Testbeginn zu verabreichen.

Wegen der häufig zu beobachtenden verzögerten Reaktionen beginnen wir grundsätzlich vormittags mit dem BPT. Dies empfiehlt sich auch wegen der circadianen Rhythmik des Bronchialtonus und der bronchialen Erregbarkeit. Der Patient muß bis zu 8 Stunden überwacht werden können. Pro Tag kann immer nur ein Allergen getestet werden. Da ein positiver Test häufig (d. h. vor allem bei Vorliegen einer verzögerten Reaktion) eine bronchiale Überempfindlichkeit hinterläßt (Cartier, 1982), muß bei mehreren Testungen auf einen ausreichenden Abstand geachtet werden (1 Woche, bei wissenschaftlichen Fragestellungen 4 Wochen).

Während und unmittelbar nach akuten Infekten wird der BPT nicht durchgeführt, ebenso nicht bei bereits vor Testbeginn pathologischer Lungenfunktion und im fortgeschrittenem Krankheitsstadium. Vorsicht ist geboten bei Patienten mit hohem Sensibilisierungsgrad (Anamnese!, Atemnot schon bei Pferdegeruch etc.) und bei bekannt aggressiven Antigenen (z. B. Rizinusbohne).

16.3 Durchführung

16.3.1 Allergeninhalation

Fertige Allergenlösungen enthalten Glycerin oder Phenol als Stabilisatoren. Dies bedeutet, daß vor dem Allergen die entsprechende Kontroll-Lösung inhaliert werden muß, um eine antigenunspezifische Reaktion auszuschließen. Bei gefriergetrockneten Allergenextrakten ist dies in der Regel unnötig. Unmittelbar vor der Inhalation werden die Allergenzubereitungen in physiologischer Kochsalzlösung verdünnt, um überschießende Reaktionen zu vermeiden. Der Grad der Verdünnung ist dem individuellen Sensibilitätsgrad anzupassen (Anamnese!), wobei als Faustregel gelten mag, daß 1/100 bis 1/1000 der Konzentration, die in der Prick-Testung eine mittlere Reaktion hervorgerufen hat (Quaddeldurchmesser < 8 mm), als Anfangskonzentration gewählt werden soll.

Als Vernebler kommen sowohl druckluft- wie ultraschallbetriebene Geräte in Betracht, die eine Aerosolgröße von 2–5 µm erzeugen.

Die Dosierung von Aerosolen ist ein noch ungelöstes Problem (Ryan et al., 1981). Wie die Abbildungen 16/1 und 16/2 zeigen, können reproduzierbare bronchiale Reaktionen nur erzielt werden, wenn es gelingt, Atemfrequenz, Atemzugvolumen, inspiratorischen flow und Ab-

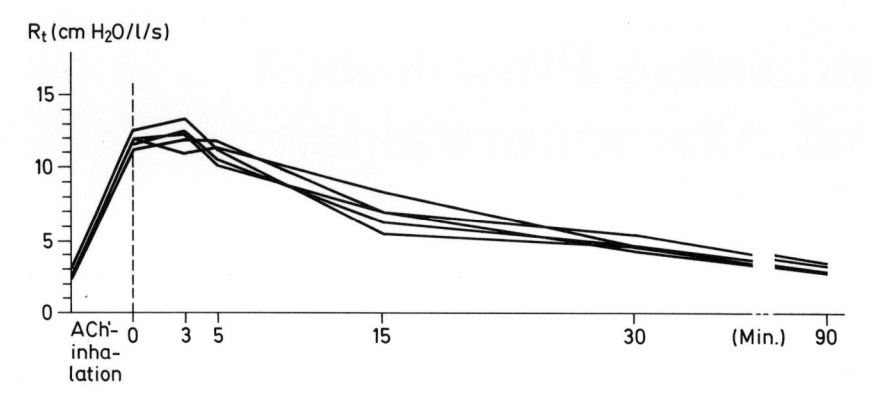

Abb. 16/1: Hohe Reproduzierbarkeit der obstruktiven Reaktion eines asthmakranken Patienten auf die wiederholte Inhalation einer gleichbleibenden Dosis Acetylcholin unter konstanten Atemparametern (Atemfrequenz, Flow und Atemzugvolumen).

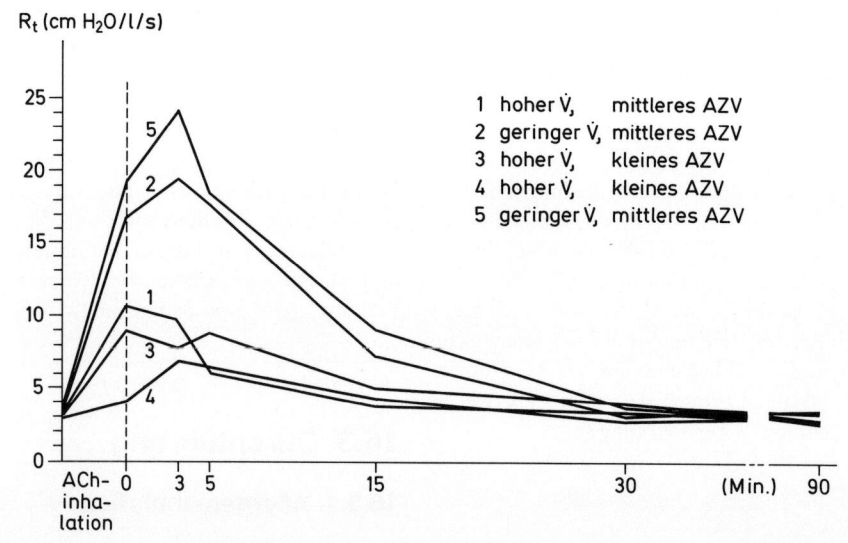

1 hoher $\dot{V}$, mittleres AZV
2 geringer $\dot{V}$, mittleres AZV
3 hoher $\dot{V}$, kleines AZV
4 hoher $\dot{V}$, kleines AZV
5 geringer $\dot{V}$, mittleres AZV

Abb. 16/2: Einfluß variabler Inhalationsbedingungen auf die asthmatischen Reaktionen eines Asthmakranken auf die wiederholte Inhalation einer gleichen Dosis von Acetylcholin bei konstanter Atemfrequenz (15/Min.), aber inkonstantem Flow ($\dot{V}$) und Atemzugvolumen (AZV).

gabemenge des Aerosols pro Atemzug einigermaßen konstant zu halten. Die erwähnte Methodik ist für Erwachsene erarbeitet und bei Kindern kaum praktikabel. Vielerorts wird das Allergen über einen Inhalationsbeutel verabreicht (Abb. 16/3), aber auch halboffene Systeme werden empfohlen (Abb. 16/4). Handbetriebene Düsenvernebler werden ebenfalls benutzt, das Allergen darf dann nur während der Inspiration vernebelt werden. Die Kinder sollen die Testlösung in ruhiger Spontanatmung inhalieren (10–15 Atemzüge pro Minute). Die aerosolhaltige Ausatemluft wird durch eine geeignete Absaugevorrichtung entfernt.

Allergenkonzentration und/oder Inhalierdauer werden schrittweise gesteigert, bis entweder eine signifikante Bronchialabstruktion auftritt, oder die jeweilige Maximaldosis erreicht ist. Da die allergische Sofortreaktion ihren Gipfel etwa nach 15 Minuten erreicht, darf eine

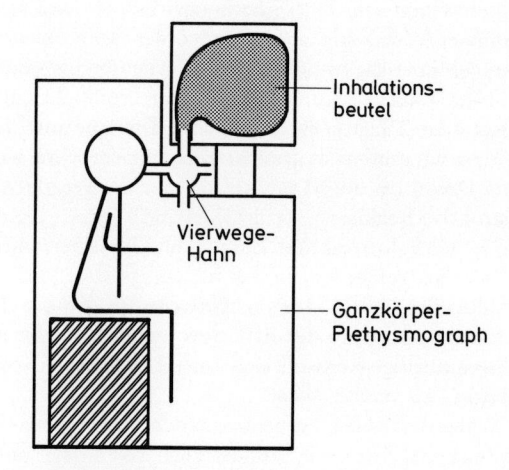

Abb. 16/3: BPT mittel Inhalationsbeutel.

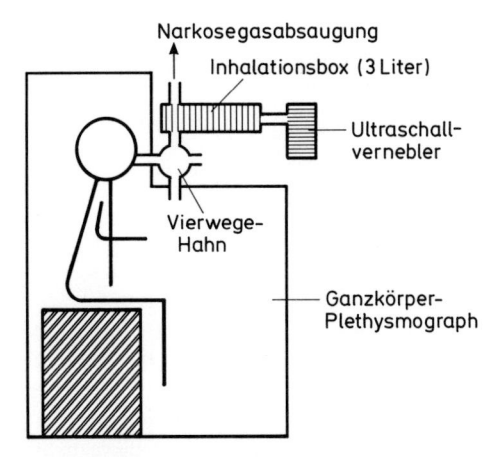

Abb. 16/4: Halboffenes Inhalations-System: Der Ultraschallvernebler erzeugt ein allergenhaltiges Aerosol, das mit konstanter Geschwindigkeit (0,5 l/sec) durch die Inhalationsbox in die Narkosegasabsaugung transportiert wird. Für die Dauer der Inhalation wird das Atemrohr mit der Inhalationsbox verbunden.

Dosissteigerung nur nach jeweils 15–20 Minuten erfolgen. Nach Abklingen der Sofortreaktion wird stündlich der Atemwegwiderstand bestimmt, um eine verzögerte Reaktion zu erfassen. Klingt diese spontan während des Nachmittags ab, so kann der Patient entlassen werden. Natürlich muß er auch zu Hause mit einer geeigneten Notfallmedikation ausgerüstet sein. Muß sie jedoch behandelt werden, so ist eine stationäre Aufnahme vorzuziehen. Aus der Stärke der Sofortreaktion läßt sich die Intensität der verzögerten nicht vorhersagen.

16.3.2 Lungenfunktionsmethoden

Spirometrische Größen (Einsekundenkapazität, FEV_1) maximaler Atemfluß (PEF), maximaler Atemfluß bei halber Vitalkapazität (MEF_{50}) können zwar mit relativ einfachen Geräten erfaßt werden. Die Spirometrie besitzt jedoch 2 gravierende Nachteile: die Kinder müssen zur aktiven Mitarbeit motiviert werden, was vor allem bei jüngeren Patienten gelegentlich Schwierigkeiten verursacht; die bei der Spirometrie nötige forcierte Exspiration kann ihrerseits asthmatische Reaktionen hervorrufen («Spirometrie-Asthma»). Deshalb empfehlen sich von der Mitarbeit unabhängige Methoden. Am empfindlichsten ist die Ganzkörperplethysmographie. Mit ihrer Hilfe gelingen häufig positive BPT unterhalb der Dyspnoeschwelle. Neben Atemwegwiderstand (Raw) bzw. Atemleitfähigkeit (Gaw) werden das thorakale Gasvolumen (TGV) und somit Veränderungen auch der kleinen Bronchien erfaßt. Als weniger empfindliche, aber durchaus brauchbare Hilfsmethoden werden die Unterbrechermethode (R_{vd}, und die Oszillationsmethode (R_{os}, angesehen (Gonsior et al., 1984).

Bei allen drei Methoden (Raw, R_{os}, R_{vd}) kann durch geeignete Vorrichtungen ein «breath by breath monitoring» erreicht werden.

Als positiv wird ein BPT gewertet, wenn der Atemwegswiderstand (Raw) den Normalbereich verläßt und um 100% gegenüber dem Wert nach Lösungsmittelinhalation ansteigt. Für den APTA-Test (R_{vd}) wird bei Kindern unter 165 cm Größe ebenfalls eine Zunahme um 100% gefordert, bei größeren Kindern und Erwachsenen nur 50%. Der oszillatorisch ermittelte Atemwiderstand (R_{os}) muß um 50% ansteigen. Für die Sekundenkapazität (FEV_1) gilt ein Abfall um 20% als signifikant.

16.4 Risiken/Kontraindikationen

In den Händen eines versierten Allergologen/Pneumologen kann der BPT als weitgehend gefahrlose Maßnahme angesehen werden. Trotz aller Vorsichtsmaßnahmen (ausführliche allergologische Diagnostik, niedrige Anfangsdosierung) können unerwartete pulmonale und extrapulmonale Reaktionen auftreten: Schock, Schockfragmente, Urtikaria, Herzrhythmusstörungen als Folge einer kardialen Anaphylaxie u. a.) Als *Notfallausrüstung* ist daher zu fordern:
Untersuchungsliege, Sauerstoffquelle, Absaugvorrichtung, Intubationsbesteck, Ambu-Beutel, Infusionsbesteck
Folgende Medikamente sind nötig:
Adrenalin 1 : 1000 (mit physiologischer Kochsalzlösung für die i.v.-Gabe auf 1 : 10 000 verdünnen), wasserlösliches Corticosteroid (z. B. 250 mg Soludecortin), injizierbare Antihistaminika, injizierbare Theophylline (z. B. 0,24 g Euphyllin), inhalierbare bzw. injizierbare Betasympatiko-Mimetika, Plasmaexpander.
Der BPT darf *nur unter ärztlicher Aufsicht und von geschultem Personal* durchgeführt werden. Kontraindiziert ist er bei relevanter Einschränkung der Lungenfunktion, jeder Erkrankung mit Beeinträchtigung des Allgemeinbefindens und bei der Behandlung mit Betablockern und Cholinergika.

Literatur

Gonsior, E.: Arbeitskreis bronchiale und nasale Provokationstests der Deutschen Gesellschaft für Allergie- und Immunitätsforschung: Richtlinien für die Durchführung von bronchialen Provokationen. Allergologie 7, 238–242 (1984).

17 Orale Nahrungsmittelprovokationen
B. Niggemann, U. Wahn

Aufgrund der Tatsache, daß es keinen in-vitro-Test gibt, der die klinische Aktualität einer Nahrungsmittelallergie belegen kann, stellen orale Provokationsteste heute den «gold standard» der Diagnostik dar. In Abbildung 17/1 wird ein Flußschema zum praktischen Vorgehen bei Verdacht auf eine Nahrungsmittelallergie vorgestellt.

Sinn oraler Provokationstestungen ist es, Eltern eindeutige und begründete Ratschläge zur Ernährung des Kindes zu liefern. Nur bei gesicherter klinischer Aktualität einer Nahrungsmittelallergie wird man das entsprechende Allergen meiden. Eine positive Reaktion bei der oralen Nahrungsmittelprovokation ist nicht automatisch mit ei-

```
Anamnese          Symptom/Nahrungsmittelprotokoll          In-vitro-Diagnostik
                              ↓
                          Verdacht
              ↙                           ↘
    Gezielter Verdacht              Kein gezielter Verdacht
           ↓                                   ↓
    Gezielte Elimination            Oligoallergene Basisdiät
       (5–7 Tage)                         (7–10 Tage)
           ↓                        a) Säuglinge (Hydrolysat)
       Provokation                  b) Kinder (s. Text)
           ↓                           ↙           ↘
   Gezielte Elimination/          Besserung    Keine Besserung
   Provokation wiederholen            ↓              ↓
       ↙         ↘                orale         Keine
   negativ    positiv           Provokation   Provokation
      ↓          ↓                                 ↓
  Keine      Gezielte                         Keine diätetische
  diätetische Karenz                          Einschränkung
  Einschränkung
```

Reaktion vom Soforttyp   verzögerte Reaktion
(1) alle 24 Std   (1) alle 48 Std
(2) Dosis niedrig   (2) Dosis hoch
(3) titriert   (3) Einzeldosis

                negativ   positiv
                  ↓   ↓
          Keine spezielle   Gezielte Karenz
          diätetische Einschränkung

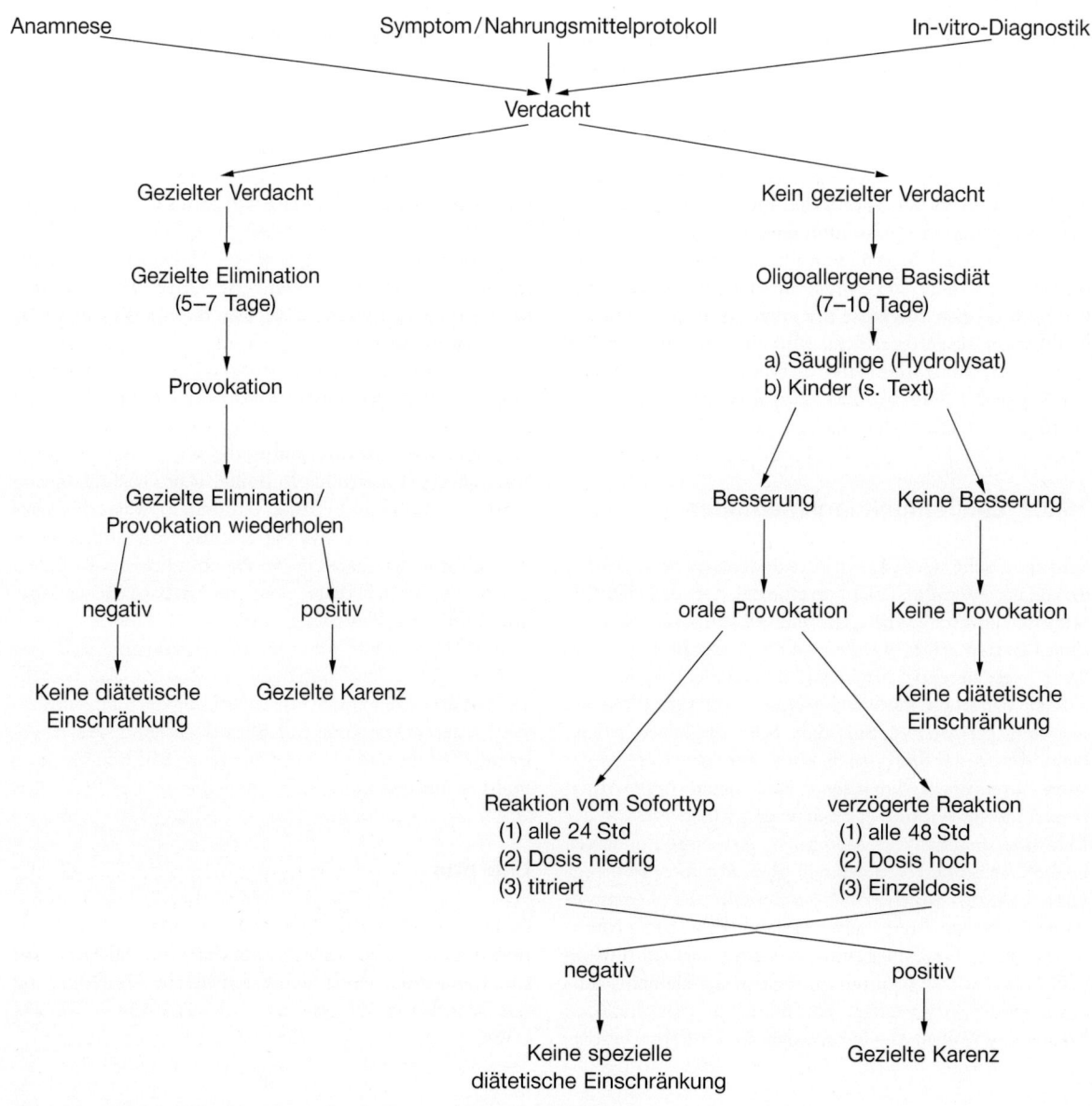

Abb. 17/1: Praktisches Vorgehen bei Verdacht auf Nahrungsmittelallergie

ner «Allergie», d. h. einer immunologisch-vermittelten Antwort gleichzusetzen. Intoleranz-Reaktionen können das gleiche klinische Bild hervorrufen. Diese Unterscheidung spielt für die Diätempfehlungen allerdings meist keine Rolle.

Bedacht werden sollte schließlich, daß ein negatives Ergebnis der Testungen für die zukünftige Ernährungssituation des Kindes ebenso wichtig sein kann wie ein positives, da z. B. eine unnötig durchgeführte kuhmilchfreie Diät dem Kind einen wertvollen Baustein der Ernährung vorenthalten würde.

Der *Verdacht* auf eine Nahrungsmittelallergie ergibt sich in erster Linie durch drei Maßnahmen:

a) Die Erhebung einer gezielten Allergieanamnese, bei der oft schon der Zusammenhang zwischen den Symptomen und dem Genuß bestimmter Nahrungsmittel klar wird.

b) Das Führen eines kombinierten Symptom/Nahrungsmittel-Protokolls für mindestens vier Wochen. Aus diesem lassen sich u. U. auch nicht gleich erkennbare Kausalitäten ablesen.

c) In-vitro-Diagnostik in Form der Bestimmung allergenspezifischer Serum-IgE-Antikörper gegen die häufigsten Nahrungsmittelallergene.

Falls sich aus diesen Informationen ein *gezielter Verdacht* ergibt, wird für 5–7 Tage eine Eliminationsdiät mit dem verdächtigen Nahrungsmittel durchgeführt. Anschließend erfolgt eine gezielte Provokation mit dem gleichen Nahrungsmittel. Bei nicht gänzlich eindeutigem Ergebnis sollte diese Elimination/Provokation wiederholt werden. Bei negativem Ausfall der Testungen sind spezifische diätetische Einschränkungen nicht notwendig. Bei positivem Ergebnis ist die gezielte Karenz des entsprechenden Nahrungsmittels angezeigt.

Für den Fall, daß *kein gezielter Verdacht* vorliegt, wird zuerst eine oligoallergene Basisdiät für 7–10 Tage veranlaßt. Bei Säuglingen besteht diese aus einer Hydrolysatformula, bei älteren Kindern z. B. aus der ausschließlichen Gabe von Reis, Kartoffeln, Blumenkohl, Banane, Tee, Mineralwasser und Salz.

Wenn sich unter dieser Basisdiät *keine Besserung* der Symptomatik (z. B. Urtikaria, Ekzem) einstellt, kann davon ausgegangen werden, daß eine klinisch relevante Nahrungsmittelabhängigkeit der Symptome nicht vorliegt. In seltenen Fällen können aber auch die «oligoallergenen» Nahrungsmittel verantwortlich sein.

Bei *Besserung* der Symptomatik unter der «Basisdiät» ist eine titrierte orale Nahrungsmittelprovokation indiziert. Diese sollte am geeignetsten placebokontrolliert und mit definierten Allergenen im Rahmen eines kurzen Krankenhausaufenthaltes durchgeführt werden, wobei alle Allergene des Nahrungsmittels enthalten sein sollten. Alle 20–60 Minuten wird das «geblindete» Allergen (z. B. in Casein-Hydrolysat mit Geschmackskorrigens) bzw. das «Placebo» (nur Hydrolysat) verabreicht, wobei die Menge bis zum Eintreten von eindeutigen Symptomen oder bis zu der entsprechenden Höchstdosis jeweils verdreifacht wird. Die Reihenfolge der zu provozierenden Allergene richtet sich nach ernährungsphysiologischen Notwendigkeiten (z. B. Kuhmilch, Hühnerei, Soja, Weizen), nach der erhobenen allergologischen Vorbefunden sowie nach der individuellen Speisekarte des Kindes.

Wenn die Symptome einer allergischen *Sofortreaktion* zugeordnet werden können (z. B. Urtikaria, Quincke-Ödem, Erbrechen, Durchfall), sollte die Provokation

(1) doppelblind,
(2) alle 24 Stunden jeweils Verum oder Placebo und
(3) in niedriger Dosierung (mg-Bereich)

durchgeführt werden. Die Testungen erfordern also pro Allergen einen zweitägigen stationären Aufenthalt.

Wenn die Symptome eher einer *verzögerten Reaktion* entsprechen (z. B. Juckreiz und Ekzemverschlechterung bei atopischer Dermatitis), sollte besser

(1) einfach-blind,
(2) alle 48 Stunden und
(3) in hoher Dosierung (g-Bereich) des entsprechenden Nahrungsmittels provoziert werden.

Im Anschluß an eine negative Provokationstestung wird mit dem Nahrungsmittel direkt nativ und offen provoziert.

Bei eher subjektiven Symptomen einer Nahrungsmittelallergie, wie Juckreiz, Ekzemverschlechterung, Übelkeit usw. ist eine objektive Aussage, ob das Ergebnis der Provokationstestung positiv ist oder nicht, oft schwierig zu entscheiden. Neben klinischen Zeichen kann daher möglicherweise ein Monitoring der Provokation mittels Mediatorbestimmung Abhilfe schaffen. Zur Zeit befinden sich zellspezifische Mediatorassays aus dem Urin oder Serum (Histamin aus Mastzellen bzw. Basophilen, Eosinophiles cationisches Protein aus Eosinophilen, Tryptase aus Mastzellen) in der Phase der klinischen Erprobung. Ziel dieser Untersuchung ist es, möglicherweise einen objektiven Marker einer positiven Provokationsantwort zu erhalten.

Literatur

Bock, S. A., Sampson, M. A., Atkins, F. M. et al.: Double-blind, placebo-controlled food challenge (DBPCFC) as an official procedure: A manual. J Allergy Clin Immunol 82: 986–997 (1988).

Niggemann, B., B. Ehnert, U. Wahn: «Diagnostik der Nahrungsmittelallergie im Kindesalter – was ist gesichert?», Allergologie, 14: 208–213 (1991).

Niggemann, B., Wahn, V., Sampson, H. A.: Proposals for standardization of oral food challenge tests in infants and children. Pediatr Allergy Immunol, 5: 11–13 (1994).

Sampson, H. A.: Immunologically mediated food allergy: The importance of food challenge procedures. Am. Allergy, 60: 262–269 (1988).

18 Provokationsproben bei Insektengift-Allergie
R. Urbanek

Zur Bestätigung der Immunität nach einer Hyposensibilisierungsbehandlung und bei Zweifeln an der anamnestisch oder auch diagnostisch angenommenen Sensibilisierung kann die Reaktionsweise des Patienten in standardisierter Weise überprüft werden. Der Expositionsversuch erfolgt entweder mit einem natürlichen Insektenstich oder mit ansteigenden Mengen des subkutan verabreichten Insektengiftes unter klinischer Behandlungsbereitschaft einschließlich der Möglichkeit der Reanimation und intensivmedizinischen Betreuung.

18.1 Vorbereitung

Vor einer Stichprovokation sollte ein intravenöser Zugang gelegt werden, Adrenalin sowie eine Corticosteroidlösung sollte injektionsbereit vorhanden sein, ebenso ein inhalativ zu verabreichender Brochodilatator. In Anbetracht der möglichen anaphylaktischen Reaktion sollte eine Stichprovokation nur unter klinischen Bedingungen durchgeführt werden.

18.2 Durchführung

Die subkutane Gift-Applikation erfolgt fraktioniert; in 30-minutigen Intervallen werden am dorsalen Oberarm 10, 20, 40 und schließlich 80 µg des entsprechenden Insektengiftes verabreicht. Ein Insektenstich entspricht etwa der Menge von 50 µg, so daß bei diesem Verfahren kumulativ wie auch in bezug auf die Enddosis die mindestens einem Stich entsprechende Giftmenge verabreicht wird.
Natürliche Insektenstiche erfolgen zwar intrakutan, die Resorption des Giftes ist aber durch die zusätzlich vorhandenen vasoaktiv wirksamen Substanzen beschleunigt. Das lebende Insekt sollte zweckmäßigerweise kurz im Kühlschrank gekühlt werden. Es kann dann mit der Pinzette oder den Fingern auf die Vorderseite des Unterarms gesetzt werden, wo der Stich erfolgt. Die Giftblase des bei Bienenstichen zurückgebliebenen Stachels sollte völlig entleert werden (Abb. 18/1).

Als Parameter der Verträglichkeit werden das subjektive Befinden, das etwaige Auftreten einer Allgemeinreaktion, eine lokale Schwellung, sowie Pulsfrequenz, Blutdruck und gegebenenfalls der Atemstoßwert 30 Minuten lang registriert (Urbanek et al. 1978). Bei systemischen Reaktionen treten die Symptome innerhalb von Minuten auf und können bei sofort einsetzender Behandlung mit Adrenalin (Suprarenin 0,1 mg/10 kg Körpergewicht subkutan oder 2 Hübe Adrenalin Medihaler inhalativ) und Antihistaminika (2–4 mg/h Clemastin i.v.) beherrscht werden. Zeitlicher Ablauf und Schweregrad der anamnestisch angegebenen systemischen Reaktion beim letzten Insektenstich sind für die Vorbereitung von eventuellen Behandlungsmaßnahmen bei den Expositionsproben von größter Bedeutung.

Spätreaktionen oder starke Schwellungen können 2–24 Stunden später auftreten, sie sprechen auf Corticoide (1–2 mg Prednisonäquivalent/kg Körpergewicht) gut an.

Patienten, die lange Zeit keinen Insektenstich erhielten,

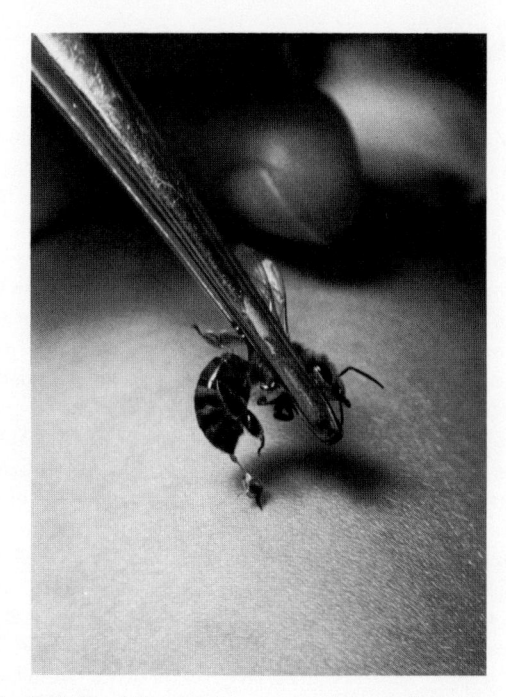

Abb. 18/1: Durchführung des provokativen Insektenstiches (Bienenstiches).

können durch die Exposition eine Boosterung ihrer Sensibilisierung erfahren. Diese Auffrischung der klinischen Sensibilisierung ist von natürlichen, kurz nach einander erfolgten Insektenstichen her bekannt. Man sollte deshalb 2–4 Wochen nach einer Stich- bzw. Gift-Exposition die Sensibilisierung des Patienten kontrollieren.

Bei kritischer Würdigung aller Vorteile und Risiken einer Insektenstich-Exposition kann dieses Verfahren unter entsprechender Behandlungsbereitschaft als ein zuverlässiger und für den Patienten und seine Eltern auch eindrucksvoller und überzeugender Parameter des bestehenden Schutzes betrachtet werden (Blaauw und Smithius, 1985). Die Dauer der erwogenen Immuntherapie mit Insektengiften, die Möglichkeit eines spontanen Verschwindens oder einer Abnahme der Sensibilisierung und die Erleichterung der Patienten nach therapeutisch erreichter Toleranz rechtfertigen diese Untersuchung in indizierten Fällen.

Literatur

Forster, J., Eckes, A., Hauk, P., Urbanek, R.: Spezielle Probleme der Insektengift-Allergie im Kindesalter. Allerg. Immunol, 37, 59–62 (1991).

Müller, U. R.: Insect sting allergy: Clinical picture, diagnosis and treatment. Stuttgart, Gustav Fischer Verlag (1990).

19 Atopie-Früherkennung und -Prophylaxe

M. Kjellman

19.1 Atopiefrüherkennung

Angesichts einer offensichtlichen Zunahme atopischer Erkrankungen in diesem Jahrhundert sucht man schon lange nach einer Möglichkeit zur Atopie-Früherkennung, möglichst zu einem Zeitpunkt, ehe bei einem Kind Symptome erkennbar sind. Hinter diesen Bemühungen steht die Hoffnung, durch Eingriffe in die Umwelt oder die Ernährung des Kleinkindes die Prognose auf längere Sicht verbessern zu können. Eine Prävention sollte dann sinnvollerweise schon bald nach der Geburt eines Kindes mit erhöhtem Atopierisiko einsetzen.

19.1.1 Familienanamnese

Die Wahrscheinlichkeit, daß ein Kind vor dem Alter von etwa 7 Jahren atopische Krankheitszeichen entwickelt, hängt wesentlich von seinem genetischen Risiko ab und liegt zwischen 10 und 70–80%. Es erbt – wahrscheinlich voneinander unabhängig – die Fähigkeit a) viel oder wenig IgE zu produzieren und b) bei Antigenkontakt spezifisches IgE zu bilden und auch ohne weiteren Kontakt zu behalten (Marsh et al., 1981). Die Anzahl atopischer Familienmitglieder 1. Grades (d. h. Eltern und Geschwister eines Kindes) sowie deren Krankheitssymptome scheinen für das Gesamtrisiko der Entwicklung einer Atopie wie auch für das Risiko, eine besondere Krankheitsmanifestation (atopisches Ekzem) zu bekommen, von Bedeutung zu sein (Tab. 19/1).

Mit steigender Zahl erkrankter Familienmitglieder manifestiert sich die Krankheit des Kindes früher (Tab. 19/2).

In einer Gruppe von 1701 Kindern, deren Entwicklung bis zum Alter von 7 Jahren verfolgt wurde, betrug die Sensitivität des Parameters «Familienanamnese» für die Vorhersage einer atopischen Krankheit 49%, die Spezifität 73%. Mehr als 30% aller Neugeborenen hatten eine positive Familienanamnese für Atopie (Kjellman und Croner, 1984). Die Familienanamnese kann somit benutzt werden, um Kinder mit erhöhtem Atopierisiko zu erfassen, bei denen weitere Untersuchungen (Blutproben oder Hautteste) vorgenommen werden sollten, um jene Kinder herauszufinden, die ein besonders hohes Risiko haben. Atopische Krankheiten bei entfernteren Verwandten spielen eine wesentlich geringere Rolle für das Risiko eines Kindes.

Tab. 19/1: Atopische Krankheiten vor dem Alter von 7 Jahren bei 1325 Kindern. Bedeutung der Familienanamnese

Atopie bei		%
beiden Eltern	(gleiches Organ betroffen)	72
	(verschiedene Organe betroffen)	21
einem der Eltern	(mehr als 1 Organ betroffen)	38
	(nur 1 Organ betroffen)	18
keinem der Eltern oder Geschwister		10
nur bei Geschwistern		32

Tab. 19/2: Alter (in Jahren) bei Atopie-Krankheitsmanifestation

Atopie bei	n	Alter ± SD	Kumulative Prävalenz (%)
beiden Eltern	48	0,8 ± 0,9	67
einem der Eltern und bei Geschwistern	54	2,8 ± 1,9	53
keinem der Eltern	37	2,9 ± 1,6	23

19.1.2 Blutproben der Eltern

Die Serum-IgE-Konzentrationen bei Kindern von Eltern, die erhöhte IgE-Spiegel haben, sind in der Regel ebenfalls erhöht (Hamburger et al., 1983), oft schon von Geburt an. Die IgE-Konzentrationen bei 4 Monate alten Kindern korrelieren zwar gut mit denen der Mütter, derzeit ist jedoch nicht bewiesen, daß eine Bestimmung der IgE-Konzentration der Mutter für die Atopievorhersage bei ihrem Kind irgendeinen Vorteil gegenüber der sorgfältig erhobenen Familienanamnese ergibt (Kjellman et al., 1985). IgE-Konzentrationen der Väter scheinen mit denen der 4 Monate alten Kinder schlecht zu korrelieren.

Eine spezifische Sensibilisierung scheint besonderen HLA-Haplotypen zu folgen (Marsh et al., 1982), jedoch hat eine HLA-Analyse für die Prädiktion derzeit keine praktische Bedeutung. Eine Korrelation zwischen Atopie und gewissen Blutgruppen oder Alpha-I-Antitrypsin-Phänotypen wird diskutiert, ist jedoch ebenfalls ohne prognostische Bedeutung. Möglicherweise beeinflussen mütterliche Antikörper der IgG-Klasse das Risiko des Säuglings für eine spezifische Sensibilisierung (Casimir et al., 1985): atopische Beschwerden wurden häufiger bei Kindern von Müttern mit niedrigen (im Vergleich zu hohen) Konzentrationen von IgG-Antikörpern gegen Betalaktoglobulin gesehen.

19.1.3 Untersuchung der Amnionflüssigkeit

Nach Heiner (1983) erlaubt die Bestimmung von IgE-Konzentrationen in der Amnionflüssigkeit eine genauere Atopievorhersage als eine IgE-Bestimmung beim Neugeborenen. Am besten geeignet für die Vorhersage war eine Bestimmung kuhmilchspezifischer Antikörper in der Amnionflüssigkeit. Allerdings sind diese offenbar nur selten nachweisbar. Nach Heiner's Untersuchungen ist der Quotient aus IgD in der Amnionflüssigkeit und im Nabelschnurblut besonders relevant: Lag dieser über 1, entwickelte das Kind fast immer atopische Krankheitssymptome. Leider sind diese Befunde bisher nicht bestätigt worden.

19.1.4 Untersuchungen von Nabelschnurblut

IgE wird von der 11. Schwangerschaftswoche an vom Fötus produziert. Die IgE-Konzentrationen im Nabelschnurblut sind allerdings zumeist sehr niedrig, in der Hälfte der Neugeborenen auch mit sehr empfindlichen Methoden nicht nachweisbar. Mit ansteigender Anzahl atopischer Verwandter ist die IgE-Konzentration bei Neugeborenen zunehmend erhöht. Dabei bedeutet eine erhöhte Konzentration meistens ein stark erhöhtes Risiko (bis 82%) für spätere atopische Krankheitsmanifestationen (Tab. 19/3).
Die Krankheitserscheinungen treten bei IgE-Konzentrationen über 1,3 kU/l frühzeitiger auf als bei Konzentrationen um 1,0 kU/l herum. Die Sensitivität dieses Tests bis zum achten Lebensjahr beträgt, wenn nur sichere

Tab. 19/4: Atopie-Symptome bis zum 8. Lebensjahr und Nabelschnur-IgE

	N	% mit erhöhtem IgE
Alle Atopie-Symptome	606	28,2
Sichere Atopie-Krankheit	300	40,0
Zwei Organe betroffen	111	49,5
Drei Organe betroffen	26	65,4
Lang persistierende Krankheitssymptomatik	63	93,7
Atopisches Ekzem	216	36,6
Allergische Rhinitis	66	37,9
Asthma	63	49,2

atopische Krankheiten berücksichtigt wurden, 40% bei einer Spezifität von 94%. Die Sensitivität der neonatalen IgE-Bestimmung erhöht sich mit der Zahl der verschiedenen Organmanifestationen und auch mit zunehmendem Schweregrad der Krankheitsausprägung des Kindes (Tab. 19/4), ist darüber hinaus ebenfalls besonders hoch bei Kindern mit protrahierten Krankheitsverläufen. Neuere Studien konnten belegen, daß die Sensitivität eines Nabelschnur-IgE-Tests für ein allgemeines Screening-Verfahren bei allen Neugeborenen zu niedrig ist (Lilja & Öman, 1991) und mit steigendem Alter so stark abfällt, daß sie bei 11jährigen Kindern nur 26% beträgt (Croner & Kjellman, 1990).
Der Geburtsmonat (d.h. wahrscheinlich eine besondere Allergenexposition nach der Geburt) ist für die Atopienmanifestation bis zum 7. Lebensjahr von Bedeutung, jedoch nur bei Kindern mit erhöhtem IgE im Nabelschnurblut. Das Atopierisiko bei den von uns untersuchten schwedischen Kindern, die im April oder Mai geboren wurden, war doppelt so hoch wie bei den im November geborenen Patienten.
Kombiniert man die Familienanamnese und die neonatale IgE-Konzentration, so läßt sich die Klassifizierung in atopische und nichtatopische Kinder verbessern (Bousquet et al., 1983). Die Sensitivität beider Parameter (beide bzw. ein Kriterium positiv) betrug 67%, die Spezifität 65% (Kjellman und Croner, 1984). Auch die Ernährung scheint eine Rolle bei der Atopieentwicklung zu spielen: Insbesondere bei erhöhtem Nabelschnur-IgE war die

Tab. 19/3: Atopie-Krankheitsmanifestation und Nabelschnur-IgE

Referenz	N	Prospektive Verfolgung (in Jahren)	Grenzwert (kU/l)	Krankheitsmanifestation (%)	
				Über Grenzwert	Unter Grenzwert
Danaeus et al. −78	53	2	0,4	50	11
Businco et al. −83	101	2	0,8	61	21
Bousquet et al. −83	281	3	1,0	52	11
Croner et al. −82	1701	1½	1,3	70	5
Kjellman & Croner −84	1651	7	0,9	82	30

Kuhmilchernährung mit einem wesentlich höheren Manifestationsrisiko (83%) im Vergleich zu Muttermilchernährung (31%) korreliert (Businco et al., 1983, Chandra et al., 1985).

Gelegentlich findet man im Nabelschnurblut IgE-Antikörper mütterlichen Ursprungs: Dies war in unserer Untersuchung bei 5 von 200 neugeborenen Kindern aus atopischen Familien der Fall. Andere fanden bis zu 4% der Nabelschnurblutproben «kontaminiert» (z.B. durch Blutbeimischungen während der Entbindung). Eine derartige Verunreinigung kann durch das Vorkommen spezifischer IgE-Antikörper im Nabelschnurblut, die auch im Blut der Mutter nachweisbar sind, bewiesen werden. Möglicherweise kann auch der Nachweis stark erhöhter Konzentrationen von IgA oder IgM eine Verunreinigung bestätigen. Eine Eosinophilie sowie eine erhöhte Konzentration der Phosphodiesterase in Leukozyten aus Nabelschnurblut (Hanifin et al., 1985) wurde bei Kindern mit erhöhtem Atopierisiko gefunden. Prospektive Studien haben inzwischen gezeigt, daß die prädiktive Wertigkeit dieser Parameter ungenügend ist.

19.1.5 Blutproben während der ersten Lebensmonate

Als eine Alternative zur Anlayse des Nabelschnurblutes wurde die Bestimmung von IgE am 5. Lebenstag in kapillären Blutproben empfohlen (Casimir und Duchateau, 1983), um eine Kontamination sicher auszuschließen. Nach unserer Erfahrung kommt jedoch das Ergebnis einer Blutprobe vom 5. Lebenstag oft zu spät, um für die Familie von praktischer Bedeutung zu sein, deshalb sollten vorsichtig entnommene Nabelschnurblutproben bevorzugt werden.

Zwei prospektive Untersuchungen haben gezeigt, daß man durch eine Untersuchung der Lymphozyten in den ersten Lebensmonaten Kinder mit erhöhtem Atopierisiko identifizieren kann. Juto (zusammengefaßt in Björkstén und Juto, 1983) fand bei einem Monat alten Säuglingen mit einer Atopie-Disposition häufiger eine niedrigere Konzentration E-Rosetten-bildender T-Zellen (ERTC) als bei Kindern ohne Familienanamnese. Atopische Beschwerden entwickeln sich im ersten Lebensjahr häufiger bei Kindern, die im Alter von einem Monat niedrige ERTC-Konzentrationen aufweisen. Eine Kuhmilchernährung erhöht die Frequenz bei dieser Risikogruppe zusätzlich. Neuere Untersuchungen konnten zeigen, daß die prädiktive Wertigkeit von Nabelschnur-Lymphozytenanalysen für ein Atopie-Screening unzureichend ist (Lilja & Öman, 1991).

19.1.6 Blutproben im späteren Lebensalter

Erhöhte Serum-IgE-Konzentrationen können in jedem Alter bei scheinbar gesunden Kindern auftreten. Diese Kinder entwickeln in etwa 70% während der folgenden 18 Monate atopische Beschwerden. Nur 5% der Patienten, die auch während einer Beobachtungsperiode von 18 Monaten gesund blieben, hatten demgegenüber ein erhöhtes Serum-IgE.

Eine IgE-Bestimmung kann bei der Differentialdiagnose zwischen atopischem und seborrhoischem Ekzem hilfreich sein: Die Mehrzahl der Kinder mit atopischem Ekzem weist schon frühzeitig erhöhte Serum-IgE-Konzentrationen auf, während bei Patienten mit seborrhoischem Ekzem Serum-IgE-Spiegel meist im Normbereich liegen. Auch bei rezidivierender Bronchitis kann eine erhöhte Serum-IgE-Konzentration auf ein späteres Asthma oder andere allergische Symptome hindeuten. Bei Kindern mit rezidivierender Otitis media sind IgE-Spiegel oft erhöht. Bei ihnen findet man bei sorgfältiger Beobachtung nach ein paar Jahren Zeichen einer Sensibilisierung.

Hattevig (1984) konnte zeigen, daß spezifische IgE-Antikörper gegen Nahrungsmittel (besonders gegen Hühnereiweiß) oft bei gesunden Säuglingen auftreten, meist jedoch in geringer Konzentration. Bei hohen Ovalbumin-Antikörper- oder Kuhmilch-Antikörper-Konzentrationen trat später eine atopische Krankheitsmanifestation auf. Allerdings kamen IgE-Antikörper auch bei nichtatopischen Kindern vor, wodurch ihr Wert als prognostisches Instrument wiederum gemindert wird. Auch Yates et al. (1983) konnten zeigen, daß insbesondere IgE-Antikörper gegen Hühnereiweiß fast immer bei Kindern mit atopischem, nicht jedoch seborrhoischem Ekzem nachweisbar waren. IgE-Antikörper gegen Pollen wurden in 9 von 13 gesunden Schulkindern von 1–2 Jahren vor den ersten Pollinose-Symptomen nachgewiesen (Kjellman, 1984). Allerdings gab es auch in dieser Untersuchung Kinder, die zwar Antikörper hatten, dennoch gesund blieben, zumindest während der Zeit der Untersuchung.

19.1.7 Hautteste

Positive Prick-Teste mit standardisierten Extrakten deuten auf eine spezifische Sensibilisierung hin. Positive Hautteste können aber Jahre nach oder vor einer klinisch relevanten Symptomatik auftreten, was unter anderem auch für eine Vorhersage bzw. Früherkennung einer Atopie verwendet wurde. So fanden Hagy & Settipane (1971) bei 614 College-Studenten, daß Hauttest-positive Individuen 10 mal häufiger eine Pollinose während der kommenden 3 Jahre entwickelten als Hauttest-negative.

19.1.8 Früherkennung bei unspezifischen Symptomen

Bei muttermilchernährten Säuglingen mit Koliken und nachgewiesener Überempfindlichkeit gegen Kuhmilch gibt es Berichte über eine Beziehung zu atopischen

Krankheiten, die derzeit jedoch noch umstritten sind (Illingworth, 1985).
Eine rezidivierende Bronchitis legt besonders bei Kindern mit gleichzeitigem Ekzem oder einer Atopie-Familienanamnese die Diagnose «Asthma» nahe (Foucard, 1974). Auch hinter rezidivierenden Episoden von Pseudocroup kann sich eine atopische Konstitution verbergen (s. S. 208).

19.2 Prophylaxe

19.2.1 Vor der Konzeption

Obwohl genetische Faktoren von großer Bedeutung für die Entwicklung einer atopischen Krankheit sind, gehören atopische Krankheiten nicht zu denen, die zu einem Abraten von einer Schwangerschaft berechtigen. Dennoch sollten junge Eltern mit schwerer atopischer Krankheitsmanifestation auf die Bedeutung der Vererbung hingewiesen werden, um so eine Entscheidungshilfe zu erhalten. Dabei kann auch das erhöhte Risiko bei im Frühjahr geborenen Kindern und bei jenen Patienten, deren Mütter während der Schwangerschaft rauchen, erwähnt werden.

19.2.2 Während der Schwangerschaft

Die Frage, ob eine Diät während der letzten 3 Monate der Schwangerschaft das Risiko einer Atopie des Kindes zu mindern vermag, wird derzeit in 2 schwedischen Studien untersucht. Bis jetzt konnte nicht eindeutig gezeigt werden, daß die IgE-Serumspiegel bei Neugeborenen durch eine vollständige Elimination von Kuhmilch oder Hühnerei ab der 28. SSW oder durch reichliche Zugabe dieser Nahrungsmittel irgendwie beeinflußt werden können. Auch die Häufigkeit von Krankheitssymptomen wird bis zum Alter von 5 Jahren durch eine Elimination nicht beeinflußt (Fälth-Magnusson, 1987 und 1992).

19.2.3 Nach der Geburt

Vereinzelte Zugaben von Kuhmilch während der ersten Lebenswoche sollten vermieden werden, da sonst eine Kuhmilchallergie begünstigt wird. Muttermilch ist die natürliche und zweckmäßige Ernährung für alle Säuglinge, von Bedeutung auch durch ihre immunologisch aktiven und immunregulatorischen Komponenten (Björkstén, 1983).
Grulee und Sanford konnten schon 1936 zeigen, daß gestillte Säuglinge 7 mal seltener ein atopisches Ekzem als Kuhmilch-ernährte Kinder entwickelten. Später hat man diese Ergebnisse so nicht mehr bestätigt, und eine Vielzahl von Studien zeigt jetzt nur geringfügige Unterschiede zwischen der Frequenz atopischer Krankheitsmanifestationen bei Muttermilch- und Kuhmilch-ernährten Säuglingen. In der Literaturübersicht von Burr (1983) wird deutlich, daß in 13 von 24 Untersuchungen ein Zusammenhang zwischen Atopie und frühzeitiger Kuhmilchernährung bestätigt wird. In nur einer Studie wurde gefunden, daß Muttermilchernährung das Erkrankungsrisiko erhöht, und in 10 weiteren fand sich gegenüber Kuhmilchernährung kein Unterschied. Offenbar traten mehrere unterschiedliche Faktoren zu den divergierenden Ergebnissen bei:

1. Die Allergenität adaptierter Kuhmilchpräparate ist möglicherweise bedeutend niedriger als die der reinen unbehandelten Kuhmilch.
2. Die untersuchte Gruppe sollte aus ausgewählten Atopie-Risikokindern bestehen, bei denen Umweltbedingungen von größerer Bedeutung sind als bei Kindern ohne genetische Belastung.
3. Nur prospektive Untersuchungen sollten evaluiert werden – anderenfalls kann man sich zum Beispiel auf die Information über die Ernährung nicht verlassen.
4. Am besten sollten nur Studien mit randomisierten Gruppen (Muttermilch-Ernährung oder Kuhmilchernährung) evaluiert werden. Die übrige Ernährung sowie sonstige Faktoren sollten in beiden Gruppen gleichgehalten werden.
5. Während der Stillperiode sollte die Diät der stillenden Mütter registriert werden. Die Aufnahme von Allergenen aus der mütterlichen Nahrung über die Muttermilch ist für die Atopieentwicklung gestillter Atopie-Risikosäuglinge von Bedeutung (Hattevig et al., 1989).
6. Die Auswertung sollte «blind» durchgeführt werden.
7. Untersuchungen sollten so lange verfolgt werden, daß auch später auftretende Beschwerden registriert werden können.

Die bis heute veröffentlichten Untersuchungen können dahingehend zusammengefaßt werden, daß es sinnvoll ist, atopische Kinder mindestens 4 Monate lang zu stillen. Wenn ein besonders hohes Atopie-Risiko vorhanden ist, sollten stillende Mütter mit Hilfe einer Diätassistentin (Kalzium-Supplmentierung!) Kuhmilch und Hühnereiweiß vermeiden (Hattevig et al., 1989 Sigurs et al. 1992). Am besten sollte Beikost aller Art frühestens im Alter von 4–6 Monaten eingeführt werden, Ei und Fisch möglichst erst nach dem 1. Geburtstag. Dabei sind freilich die Wünsche und besonderen Voraussetzungen der einzelnen Mutter zu beachten. Kann oder will sie nicht stillen, sollte bei stark erhöhtem Atopie-Risiko (z. B. bei 2 atopischen Eltern oder erhöhtem Nabelschnur-IgE) ein Hydrolysat empfohlen werden, welches gegenüber Sojapräparaten seiner niedrigeren Allergenität wegen vorzuziehen ist (Eastham et al., 1978). Kuhmilchhydrolysate, wie stark hydrolysiertes Kasein oder schwach hydrolysierte Molke, wurden in den letzten Jahren als allergieverhütende Säuglingsernährung empfohlen (Zeiger et al., 1989, Chandra & Hamez, 1991). Obwohl es erste ermutigende Berichte über den atopiepräventiven Effekt dieser Produkte gibt, bedürfen die Ergebnisse noch einer weiteren Bestätigung, bevor eine

Tab. 19/5: Empfehlungen für Atopie-Risikofamilien

I. **Während der Schwangerschaft**
Nicht rauchen
Vorbereitungen für Allergenelimination (Tiere in der Wohnung)

II. **Auf der Entbindungsstation**
Hilfe zum Stillen
Keine Kuhmilch- (oder Soja-)Zufütterung

III. **Zu Haus**
Stillen, wenn möglich 4–6 Monate ohne Zufütterung.
Unter Umständen (siehe Text) Diät während der Stillperiode
Besonders allergene Beikost (Eier, Fisch) erst nach dem Alter von (9–)12 Monaten
Nicht rauchen in der Nähe des Kindes
Keine Pelztiere oder Tierprodukte im Bett
Milbenallergen-Elimination

Hydrolysatfütterung als Alternative zur Muttermilchernährung im Sinne der Atopieprophylaxe generell empfohlen werden kann.

Eine Soja-Allergie bedeutet für die Familie eine erhebliche Belastung, sie vermag über Jahre zu persistieren. Unter prophylaktischen Gesichtspunkten bietet Soja bei Atopie-Risikokindern keinen Vorteil gegenüber Kuhmilchernährung.

Nachdem gezeigt wurde, daß ein frühzeitiger Kontakt mit Haustieren ein erhöhtes Sensibilisierungsrisiko bedeutet, sollten Atopie-Risikokinder am besten während der ersten 2 Jahre ohne Tiere aufwachsen (Rugtveit, 1990, Holt et al., 1990). Das Rauchen sollte in der Nähe des Kindes ganz vermieden werden (Andrae et al., 1988, Riedel 1989), ebenso Bodenbeläge, in denen sich Staub ansammelt (Tab. 19/5). Alle Möglichkeiten der Milbenallergenreduktion in Innenräumen sind zu nutzen (siehe Kapitel 20).

Literatur

Andræ, S., O. Axelson, B. Björkstén, M. Fredriksson, N.-I.M. Kjellman: Symtoms of bronchial hyperreactivity and asthma in relation to environmental factors. Arch Dis Child; 63: 473–78 (1988).

Björkstén, B.: Does breast-feeding prevent the development of allergy? Immunology Today 8, 215–217 (1983).

Björkstén, B. und P. Juto: Lymphozyten und Allergie bei Kindern. In Wahn (Hrsg.): Aktuelle Probleme der päd. Allergologie. Gustav Fischer Verlag, Stuttgart (1983).

Bousquet, J., J. L. Menardo et al.: Predictive value of cord serum IgE determination on the development of «early-onset» atopy. Ann. Allergy 51, 291–295 (1983).

Businco, L., F. Marchetti et al.: Predictive value of cord blood IgE levels in «at-risk» newborn babies and influence of type of feeding. Clin. Allergy 13, 503–508 (1983).

Casimir, G., B. Gossart et al.: Antibody against betalactoglobulin (IgG) and cow's milk allergy. J. Allergy and Clin. Immunol. 75, 206 (1985).

Casimir, G., J. Duchateau: Neonatal serum IgE concentrations as predictor of atopy. Lancet 1, 413–414 (1983).

Chandra, R. K., A. Hamez: Cumulative incidence of atopic disorders in high risk infants fed whey hydrolysate, soy, and conventional cow milk formula. Ann Allergy; 67: 29–32 (1991).

Chandra, R. K. et al.: Development of atopic disease and role of breast-feeding in its prevention. Clin. Allergy 16, 517–522 (1985).

Croner, S., N.-I.M. Kjellman: Development of atopic disease in relation to family history and cord blood IgE levels – eleven years' follow-up in 1654 children. Pediatr Allergy Immunol; 1: 14–20 (1990).

Croner, S., N.-I.M. Kjellman, B. Eriksson and A. Roth: IgE screening in 1701 newborn infants and the development of atopic disease during infancy. Arch. Dis. Child. 57, 364–368 (1982).

Dannaeus, A., S. G. O. Johansson and T. Foucard: Clinical and immunological aspects of food allergy in childhood. II. Development of allergic symptoms and humoral immune response to foods in infants of atopic mothers during the first 24 months of life. Acta Paed. Scand. 67, 497–504 (1978).

Eastham, E. J., T. Lichuaco et al.: Antigenicity of infant formulas: Role of immature intestine on protein permeability. J. Pediatr. 93, 561–564 (1978).

Fälth-Magnusson, K., Kjellman, N-IM: Development of atopic disease in babies whose mothers were on exclusion diet during pregnancy – a randomized study. J. Allergy Clin. Immunol. 80, 868–875 (1987).

Fälth-Magnusson, K., Kjellman, N-IM: Allergy prevention by maternal elimination diet during late pregnancy – a 5-year follow-up of a randomized study. J. Allergy Clin. Immunol. 89, 709–713 (1992).

Foucard, T.: A follow-up study of children with asthmatoid bronchitis. II. Serum IgE and eosinophil counts in relation to clinical course. Acta Paediatr. Scand. 63, 129–139 (1974).

Grulee, C., H. N. Sanford: The influence of breast and artificial feeding on infantile eczema. J. Pediatr. 9, 223–225 (1936).

Hagy, G. W., G. A. Settipane: Prognosis of allergy skin tests in an asymptomatic population. A three-years follow-up of college students. J. Allergy Clin. Immunol. 48, 200–211 (1971).

Hamburger, R. N., S. Heller et al.: Current status of the clinical and immunologic consequences of a prototype allergic disease prevention program. Ann. Allergy 51, 281–290 (1983).

Hanifin, J. M., J. M. Butler and S. C. Chan: Immunopharmacology of the atopic diseases. J. Invest. Dermatology 85, 161–164 (1985).

Hattevig, G., B. Kjellman et al.: Clinical symptoms and IgE responses to common food proteins in atopic and healthy children. Clin. Allergy 14, 551–559 (1984).

Hattevig, G., B. Kjellman, N. Sigurs, B. Björkstén, N.-I. M. Kjellman: The effect of maternal avoidance of eggs, cow's milk and fish during lactation upon allergic manifestations in infants. Clin Exp Allergy; 19: 27–32 (1989).

Heiner, D. C.: IgE in colostrum, maternal blood, cord blood and amniotic fluid. In: Proceedings XI Internat. Congress of Allergology and Clinical Immunology, McMillan Press Ltd., London 1983.

Holt, P. G., C. McMenamin, D. Nelson: Primary sensitization to inhalant allergens during infancy. Pediatr Allergy Immunol.; 1: 3–13 (1990).

Illingworth, R. S.: Infantile colic revisited. Arch. Dis. Child. 60, 981–985 (1985).

Kjellman, N.-I. M.: Atopic allergy and serum IgE concentrations in randomly selected children followed up from 8 to 12 years of age. Allergy 39, 443–450 (1984).

Kjellman, N.-I. M., S. Croner: Cord blood IgE determination for allergy prediction – a follow-up to seven years of age in 1651 children. Ann. Allergy 53, 167–171 (1984).

Lilja, G., H. Öman: Prediction if atopic disease in infancy by determination of immunological parameters: IgE, IgE- and IgG-antibodies to food allergens, skin prick tests and T-lymphocyte subsets. Pediatr Allergy Immunol 1991; 2: 6–13.

Marsh, D. G., D. A. Meyers u. V. B. Bias: The epidemiology and genetics of atopic allergy. N. Engl. J. Med. 26, 1551–1559 (1981).

Marsh, D. G., S. H. Hso et al.: HLA-Dw 2: A genetic marker for human immune response to short ragweed pollen antigen Ra 5. J. Exp. Med. 155, 1439–1451 (1982).

Riedel, F.: Nonspecific trigger mechanisms for specific immune responses. Allergologie; 12 (Suppl B 1366 E): 54–7 (1989).

Rugtveit, J.: Environmental factors in the first months of life and the possible relationship to later development of hypersensitivity. Allergy; 45: 154–6 (1990).

Sigurs, N., Hattevig, G., Kjellman, B.: Maternal avoidance of eggs, cow's milk and fish during lactation: Effect on allergic manifestations, skin-prick tests and specific IgE antibodies in children at age 4 years. Pediatrics 89, 735–739 (1992).

Warner, J. A., S. A. Little, I. Pollock, J. L. Longbottom, J. O Warner: The influence of exposure to house dust mite, cat, pollen and fungal allergens in the home on primary sensitization in asthma. Pediatr Allergy Immunol; 1: 79–86 (1990).

Yates, V. M., R. E. I. Kerr et al.: Early diagnosis of infantile seborrhoeic dermatitis and atopic determatitis-total and specific IgE levels. Br. J. Dermatol. 108, 639–645 (1983).

Zeiger, R. S., S. Heller, M. H. Mellon, A. B. Forsythe, R. D. O'Connor, R. N. Hamburger, M. Schatz: Effect of combined maternal and infant food allergen avoidance on development of atopy in early infancy: A randomized study. J. Allergy Clin. Immunol; 84: 72–89 (1989).

20 Elimination von Innenraumallergenen

S. Lau-Schadendorf, B. Ehnert, U. Wahn

20.1 Bedeutung von Innenraumallergenen für allergische Atemwegserkrankungen

Für den natürlichen Verlauf allergischer Atemwegserkrankungen bei Kindern spielt die Exposition gegenüber Inhalationsallergenen eine entscheidende Rolle. Insbesondere die perennialen Innenraumallergene der Hausstaubmilbe Dermatophagoides und Tierhaare bzw. -epithelien (v. a. Hund und Katze) haben eine große Bedeutung. Etwa 30–40% der kindlichen Asthmatiker in Mittel- und Nordeuropa zeigen eine Sensibilisierung gegen Katzen und ca. 70–80% eine Sensibilisierung gegen Hausstaubmilben. Von besonderer Bedeutung sind die Majorallergene Der p I und Der f I, aber auch Gruppe II-Allergene der Hausstaubmilbe Dermatophagoides sowie das Majorallergen Fel d I der Katze (s. Kapitel 8).

Es gibt Hinweise darauf, daß es eine Dosis-Wirkungsbeziehung zwischen Milbenallergen-Exposition und Sensibilisierung gegen Hausstaubmilbe (spezifisches Serum-IgE, positiver Histamin-Release auf das Majorallergen Der p I) bei atopischen Kindern gibt. In einer retrospektiven Studie in England konnte eine Korrelation zwischen Milbenallergenexposition im häuslichen Milieu während des ersten Lebensjahres und dem Beginn von asthmatischen Symptomen an einer Gruppe atopisch prädisponierter Kinder gezeigt werden: Je höher die Milbenallergen-Belastung, desto eher entwickelten die Kinder asthmatische Symptome.

Patienten mit Asthma und allergischer Sensibilisierung gegen Dermatophagoides können in einem milbenfreien Milieu einen dramatischen Rückgang ihrer Symptome erfahren. Oberhalb 1500 m ü. d. Meeresspiegel oder auch in den meisten Krankenhäusern, wo keine Milben (zumindest auf Linoleumboden und sterilisierter Matratze) nachgewiesen werden können, bessert sich die Lungenfunktion (z. B. gemessen an der bronchialen Hyperreagibilität) nach einigen Wochen bzw. Monaten signifikant. In zwei Eliminationsstudien stieg die PC_{20} für Histamin 4,5–8fach nach 5–8 Monaten Milbenallergenkarenz.

Bei Inhalationsallergie und entsprechender klinischer Symptomatik scheint neben der Pharmako-Therapie die Allergenelimination das vorrangigste Ziel und von großer gesundheitsökonomischer Relevanz zu sein.

In der Literatur findet man Angaben von Schwellenwerten um 2 μg Major-Milbenallergen/g Staub, oberhalb derer das Sensibilisierungsrisiko gegen Hausstaubmilbe bei Atopikern drastisch erhöht ist (Lau 1989). Platts-Mills gibt eine Konzentration von 10 μg Major-Milbenallergen/g Staub an, oberhalb der das Risiko eines akuten Asthmaanfalls eines milbenallergischen Asthmatikers signifikant steigt. Für Katzenallergen gibt es nur vorläufige Schätzungen über eine signifikante Schwellenkonzentration, die bei ungefähr 8 μg Majorallergen Fel d I/g Staub liegen soll. Hiermit werden Kriterien für jede Elimination gesetzt. Es ist zu fordern, daß eine erfolgreiche Allergenreduktion in Innenräumen die Allergenkonzentration unterhalb der vermuteten Risikoschwellen zu senken vermag und mit einer klinischen Verbesserung assoziiert sein muß. Bisherige Empfehlungen bezüglich Elimination von Innenraumallergenen wie z. B. Beseitigung von Staubfängern (Gardinen, Teppiche, Polstermöbel) beruhten mehr oder minder auf Empirie ohne eindeutige wissenschaftliche Belege. Die Erprobung von milbentötenden Chemikalien erfolgte meist in unkontrollierten Studien und zeigte häufig in vitro Ergebnisse ohne klinische Daten. Erst in jüngerer Zeit gibt es einige Langzeitstudien, die allergenreduzierende Maßnahmen in Placebo-kontrollierten Studien untersuchten und die Verbesserung von allergischen Atemwegssymptomen evaluierten.

20.2 Maßnahmen zur Allergenreduktion in Innenräumen

20.2.1 Elimination von tierischen Allergenen

Die Sanierung des häuslichen Milieus gestaltet sich in der Regel nicht einfach, weil sie meist einschneidende Veränderungen erfordert. Bei einer Sensibilisierung gegen Tierhaare ist die Elimination der Allergenquelle, also des Tieres, notwendig, auch wenn dies oft ein schmerzlicher Schritt ist. Jedoch dauert es oft bis zu einem Jahr, bis z. B. Katzenallergenkonzentrationen im häuslichen Milieu nach Entfernung der Katze signifikant abfallen (Wood 1989).

Erstaunlicherweise findet man aber auch in Wohnungen und öffentlichen Gebäuden, wo nie eine Katze oder ein Hund gehalten wurde, hohe Konzentrationen an Tierallergen. Da diese Allergene sehr adhäsiv und ständig als Schwebepartikel vorhanden sind, haften sie an Kleidung und werden häufig von Katzen- oder Hundebesitzern in andere Innenräume getragen, wo sie nur schwer zu eliminieren und oft noch Jahre lang nachweisbar sind.

Einige Staubsauger erhöhen sogar durch die vermehrte Luftbewegung die Konzentration von Katzenallergen Fel d I in der Luft. Staubsauger mit HEPA-Filter oder HEPA-Filter als Luftreinigungsanlage können Fel d I in der Raumluft reduzieren, vorausgesetzt die Flußrate ist nicht zu hoch.

Eine amerikanische Studie berichtete, daß in jenen Familien, die sich von ihrer Katze nicht trennen wollen, 1× wöchentliche Waschungen des Tieres zu einem signifikanten Abfall des in der Luft gemessenen Allergengehalts führen können (de Blay 1991). Ob das immer praktikabel ist, bleibt dahingestellt.

20.2.2 Elimination von Schimmelpilzallergenen

Häuser schlechter Bausubstanz, aber auch im Rahmen von Energiesparmaßnahmen extrem gut isolierte Gebäude können zur Erhöhung der Innenraumfeuchtigkeit und zum Schimmelpilzbefall führen. In Skandinavien z. B. wurde nach der Energiekrise der 70er Jahre begonnen, Häuser mit hoher Wärmedämmung und Dreifachverglasung zu bauen. Dies senkte die Luftaustauschrate beträchtlich und führte zur Bildung von Kondenswasser an den Fensterrahmen, wo Pilze wie z. B. Aureobasidium pullulans aber auch Alternaria, Cladosporium, Aspergillus- und Penicillium-Arten ein ideales Milieu vorfanden. Wir finden Schimmelpilze auch in Luftbefeuchtern, Klimaanlagen, Inhalationsgeräten sowie außerhalb des Hauses. Natürlich sondern diese Pilze auch Allergene ab, die dann eingeatmet werden und zur Sensibilisierung führen können, wobei aber eine Sensibilisierung gegen Pilzsporen verglichen mit Tierhaar- und Milbenallergien vergleichsweise selten zu finden ist.

Schimmelpilzbefall kann verhindert werden durch Senkung der Innenraumluftfeuchtigkeit und ausreichender Luftaustauschrate. Bei lokalisiertem Schimmelpilzbefall werden desinfizierende alkoholische Lösungen von quartärem Ammoniumchlorid empfohlen, jedoch liegen keine kontrollierten Studien vor.

20.2.3 Unspezifische Reizstoffe

Chemische Stoffe wie Formaldehyd, Ozon und Stickstoff- sowie Schwefeldioxid sind Reizstoffe, die zu Atemwegssymptomen führen können. Sie selbst sind keine Allergene, aber z. B. Schwefeldioxid kann im Tiermodell eine inhalative Sensibilisierung gegen Ovalbumin begünstigen. Eine Vermeidung dieser Stoffe ist wünschenswert, z. B. ist die Verwendung von Formaldehyd bei der Holzbehandlung weitgehend überflüssig.

Das Rauchen von Zigaretten und Zigarren durch Eltern stellt einen wichtigen Faktor der Innenraumluftverschmutzung dar. Das Passivrauchen steht in eindeutigem Zusammenhang mit der Entwicklung von allergischen Atemwegssymptomen im Kindesalter und sollte daher unbedingt vermieden werden.

20.2.4 Milbenallergen-Elimination

Physikalische Maßnahmen

Die Routine-Säuberung mit einem Staubsauger kann zwar zu einem gewissen Teil die Menge an oberflächlichem Allergen reduzieren, jedoch nicht die Anzahl der Milben, die an Textilfasern haften. Die Effektivität von Luftfiltern und Staubsaugern mit Mikrofiltern ist noch als kontrovers zu betrachten. Da Milbenallergene zum größten Teil an Partikel > 10 µm Durchmesser gebunden sind, sedimentieren sie schnell und die Effektivität von Luftfiltern zeigt sich nur in geringerem Maße bei hoher konstanter Luftbewegung. Der Nutzen eines Ionisators, der die Luft negativ auflädt, hat in Doppelblindstudien nur eine geringe Reduktion des Milbenallergenanteils in der Luft bewirkt und nach 12-wöchigem Untersuchungszeitraum keine klinische Besserung bei milbenallergischen Asthmatikern. Waschen mit Temperaturen $>60°C$ tötet Milben z. B. in Stofftieren oder Bettwäsche und sollte 2-wöchentlich durchgeführt werden. Temperaturen $>56°C$ denaturieren Gruppe I-Allergene, Gruppe II-Allergene benötigen eine über 15-minütige Exposition gegenüber Temperaturen $>100°C$, um komplett denaturiert zu werden. Die Applikation von flüssigem Stickstoff tötet sehr effektiv Milben, jedoch muß die Anwendung durch Spezialunternehmen ausgeführt werden (Platts-Mills 1991).

Sehr gute Ergebnisse, d. h. eine Milbenallergenreduktion von bis zu 98% auf Matratzen, werden durch Polyvinyl- bzw. Polyurethan-beschichtete Bett- und Matratzenbezüge erzielt (Ehnert 1992). Die effektive Milbenallergenreduktion unterhalb einer Konzentration von 2 µg/g Matratzenstaub führt nach 4–8 Monaten dann auch zur Reduktion der bronchialen Hyperreagibilität, wie eine Studie an milbensensibilisierten asthmatischen Kindern zeigte (Abb. 20/1 und 20/2). Bei extrem hoher Milbenbesiedlung sollte die Matratze erneuert, der Teppich und andere Staubfänger wie Gardine und Polstermöbel gegebenenfalls entfernt werden. Eine Grundvoraussetzung für Milbenwachstum ist eine relative Luftfeuchtigkeit zwischen 70–80%. Reduktion der Luftfeuchtigkeit in Innenräumen unter 50% kann zu einer effektiven Milbenreduktion führen. Dabei ist die Ventilation und der Luftaustausch die wichtigste Maßnahme, sofern die Luftfeuchtigkeit der Außenluft die der Innenluft nicht überschreitet. Von Luftbefeuchtern muß abgeraten werden.

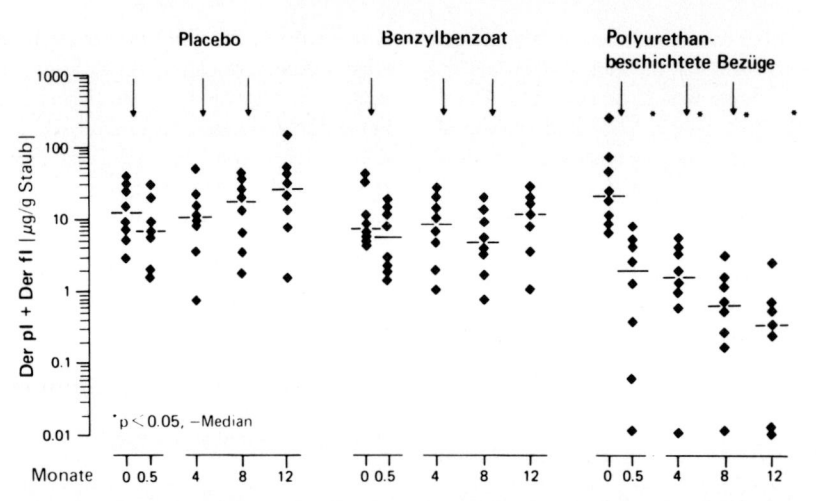

Abb. 20/1: Milbenallergenkonzentrationen (Majorallergene Der p I plus Der f I) im Verlauf einer Eliminationsstudie über ein Jahr ausgedrückt als Prozent der Ausgangskonzentration. In zwei Gruppen wurde die Matratze doppelblind mit Benzylbenzoat bzw. Placebo dreimalig behandelt (↓), in einer Gruppe wurde die Matratze mit einem Polyurethan-beschichteten Matratzenüberzug (PU) versehen. Staubproben wurden am Tag 0, 15 sowie in den Monaten 4, 8 und 12 gesammelt. Die Milbenallergenreduktion war nur in der PU-Gruppe signifikant ($p < 0{,}05$).

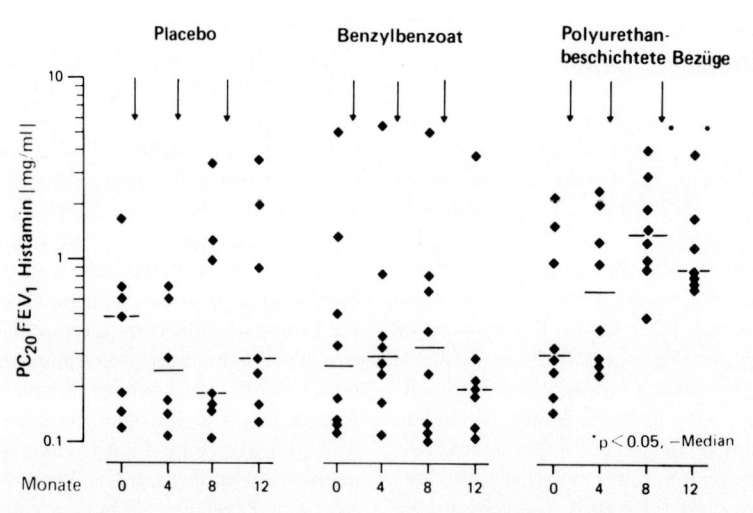

Abb. 20/2: Bronchiale Hyperreagibilität, ausgedrückt als Prozent der Ausgangskonzentration der $PC_{20}FEV_1$ für Histamin, parallel gemessen zur Milbenallergenreduktion, im Verlauf der in Abb. 20/1 bereits beschriebenen Eliminationsstudie. Der Anstieg der $PC_{20}FEV_1$ für Histamin bzw. die Abnahme der bronchialen Hyperreagibilität ist nur in der PU-Gruppe zu verzeichnen ($p < 0{,}05$).

Acarizide und andere Chemikalien

Es gibt viele wirksame Acarizide, die in vitro Milbenkulturen töten. Die Anwendung im Haushalt erfordert hohe Penetrationsraten bei zu sanierenden Geweben, daher zeigen viele Studien deutlich schlechtere Ergebnisse bei der Anwendung auf Teppichen und Matratzen als in vitro. Tabelle 20/1 zeigt eine Zusammenfassung der wichtigsten Chemikalien und ihrer Wirkungsweise. Wenn wir davon ausgehen, daß das Überschreiten einer bestimmten Schwellenkonzentration an Milbenallergen das Risiko einer Sensibilisierung bei einem Atopiker signifikant erhöht, so müssen wir von einer effektiven Milben- und Milbenallergenelimination fordern, daß die Allergenexposition nach Durchführung der entsprechenden Maßnahme weit unterhalb jener Schwelle liegen sollte. Bei hochbelasteten Haushalten ($>2\,\mu g$ Majorallergen/g Staub) sollte die Reduktion ca. 90% betragen. Dünnere Textilien wie Wolldecken und kurzflorige Teppiche zeigen bessere Sanierungsergebnisse als dickere Objekte wie z. B. Matratzen und Polstermöbel, da die Durchdringraten umgekehrt proportional zu der zu durchdringenden Tiefe ist. Die Milbenallergenreduktion auf Teppichen und Polstermöbeln nach Anwendung von Pirimiphos-Methyl lag in einer amerikanischen Studie zwischen 50% und 75%. Das Produkt ist unter anderem wegen seines unangenehmen Geruchs nicht auf dem Markt.

In einer australischen Studie wurde eine Allergenreduk-

Tab. 20/1: Auflistung von chemischen Substanzen, die milben- bzw. milbenallergenreduzierend wirken. Die zitierten Studien wurden Mitte der 80er–1991 veröffentlicht.

Chemische Substanz	Name	Wirkmechanismus	Autor
Benzylbenzoat	Acarosan	Acarizid	Bischoff Lau
Pyretroide	Actomite	Insektizid Acarizid	Tafforeau
Pirimiphos methyl	Actellic	Insektizid Acarizid	Mitchell
Natamycin	Tymasil	Fungizid	Saint-Georges-Gridelet
Tanninsäure 3%	Allergy Control Solution	Protein-denaturier.	Miller Green
Flüss. Stickstoff	–	Milbentod d. Kälte	Colloff
Benzyltannat	D.M.S.	Acarizid	Green
Coffein	–	Acarizid Protein-denaturier.	Russell

tion von über 90% auf Wolldecken und Teppichen mit einem Präparat erreicht, das ein acarizides Benzylderivat sowie ein proteindenaturierendes Tannat enthält. Benzylbenzoat kennen wir als Externum aus der Skabiesbehandlung. Studien, die Benzylbenzoat auf Teppichen und Matratzen in Pulver- bzw. Sprayform erprobten, kamen zu kontroversen Ergebnissen. Insgesamt läßt sich sagen, daß auf Teppichen eine gewisse Allergenreduktion erreicht werden kann, die aber nicht ausreichend ist, um in einem Zeitraum von einem Jahr eine Abnahme der bronchialen Hyperreagibilität bei milbenallergischen asthmatischen Kindern zu erzielen. Auf Matratzen zeigte Benzylbenzoat keine überzeugenden Resultate, da offensichtlich die im Handel erhältliche Präparation keine ausreichende Penetrationsrate aufweist.

Gute milbenreduzierende Ergebnisse wurden mit feingemahlenem Kochsalz auf Teppichen erzielt. Hierbei werden Milben osmotisch dehydriert.

Toxizität

Im Tierexperiment und in klinischen Fallberichten haben sich alle hier vorgestellten Chemikalien als für den Menschen unbedenklich erwiesen. Zur Langzeitbehandlung, die bei einer dauerhaften Milbenreduktion erforderlich wäre, da alle oben vorgestellten Maßnahmen einen zeitlich limitierten Effekt haben, fehlen zuverlässige Daten, die die Unbedenklichkeit speziell hinsichtlich einer Neusensibilisierung bzw. unspezifischen Reizung der Atemwege bescheinigen.

Ratschläge zur Praxis der häuslichen Allergenbelastung

Milbenallergenreduktion scheint zu einem gewissen Grad möglich. Chemische Maßnahmen haben sich als unzureichend effektiv erwiesen, so daß man zur Zeit eher physikalische Maßnahmen empfehlen würde. Am überzeugendsten, praktikabelsten und ungefährlichsten scheinen waschbare, allergenundurchlässige Polyurethan-beschichtete Matratzen-, Bett- und Kopfkissenbezüge zu sein.

Angesichts der steigenden Asthmaprävalenz und -mortalität sollten wir über bauliche Maßnahmen nachdenken, die eine Milbenbesiedlung reduzieren oder gar verhindern könnten. Die Reduktion der Innenraum-Luftfeuchtigkeit ist sicherlich von besonderer Wichtigkeit, also sollte die Luftaustauschrate hoch sein.

Weitere prospektive Studien sind erforderlich, die uns zeigen, welche Allergenkonzentrationen die Sensibilisierung und Entstehung von allergischen Atemwegserkrankungen bahnen können. Erst dann wird man effektive Maßnahmen empfehlen können, wenn man weiß, zu welchem Zeitpunkt ein Individuum besonders anfällig ist für eine Sensibilisierung, und ob beispielsweise eine Exposition mit niedrigen Allergenmengen über einen längeren Zeitraum weniger gefährlich ist als eine kürzere Exposition mit hohen Allergenmengen.

20.2.5 Pollen

Pollenzahlen über $50/m^3$ führen bei sensibilisierten Patienten in der Regel zu Beschwerden. Im Haus können die Pollenzahlen bis zu 30% der außerhäuslichen Konzentrationen erreichen. Es ist deshalb sinnvoll, während der Pollenflugzeit Fenster möglichst lange geschlossen zu halten und das Lüften möglichst nur kurz zu Zeiten geringer Luftbewegung durchzuführen. Blühende Wiesen und Felder sollten für Spiele und Spaziergänge oder Radtouren gemieden werden. Wenn möglich, dann sollten pollenarme Gegenden wie Gebirge oder Meer aufgesucht werden. Pollenwarndienste, die über Zeitung und Rundfunk verbreitet werden, können als Entscheidungshilfe dienen, ob eher ein Aufenthalt in geschlossenen Räumen empfehlenswert ist. Eine vollständige Allergenkarenz gegenüber ubiquitären Allergenen wie Pollen wird jedoch selten möglich sein.

Literatur

de Blay, F., M. D. Chapman, T. A. E. Platts-Mills: Airborne Cat Allergen (Fel d I). Am Rev Respir Dis 1991; 143: 1334–1339.

Ehnert, B., S. Lau-Schadendorf, A. Weber, P. Buettner, U. Wahn: Reducing domestic exposure to dust mite reduces bronchial hyperreactivity in sensitive children with asthma. J. Allergy Clin Immunol 1992; 90: 135–138.

Kaepylae, M.: Frame fungi on isolated windows. Allergy 1985; 40: 558–564.

Lan, S., G. Falkenhorst, A. Weber, I. Werthmann, P. Lind, P. Buettner, U. Wahn: High mite allergen exposure increases the risk of sensitization in atopie children and young adults). Allergy Clin Immunol 1989; 84: 718–25.

Platts-Mills, T. A. E., W. R. Thomas, R. C. Alberse, D. Vervloet, M. D. Chapman: Dust mite allergen and asthma: report of a second international workshop. 1991. J. Allergy Clin Immunol 1992: 89: 1046–1060.

Wood, R. A., M. D. Chapman, N. F. Adkinson Jr., P. A. Eggleston: The effect of cat removal on allergen content in household-dust samples. J. Allergy Clin Immunol 1989; 83: 730–734.

21 Pharmakotherapie allergischer Erkrankungen

D. Reinhardt, B. Niggemann

21.1 Allgemeine Pharmakologie der Antiallergika

In der Reaktionskette allergischer Mechanismen kann man zwischen einer Erkennungsstufe, einer Sensibilisierungsstufe und einer Effektorstufe unterscheiden (Reinhardt, 1991). Auf jeder Ebene dieser Reaktionskette können antiallergische Mechanismen eingreifen. (Abb. 21/1).

In der ersten Stufe der **Erkennung** entscheidet sich, in welchem Umfang Allergene von Makrophagen aufgenommen werden und wie diese Aufnahme als Information bei der Proliferation zu T- und B-Lymphozyten weiterge-

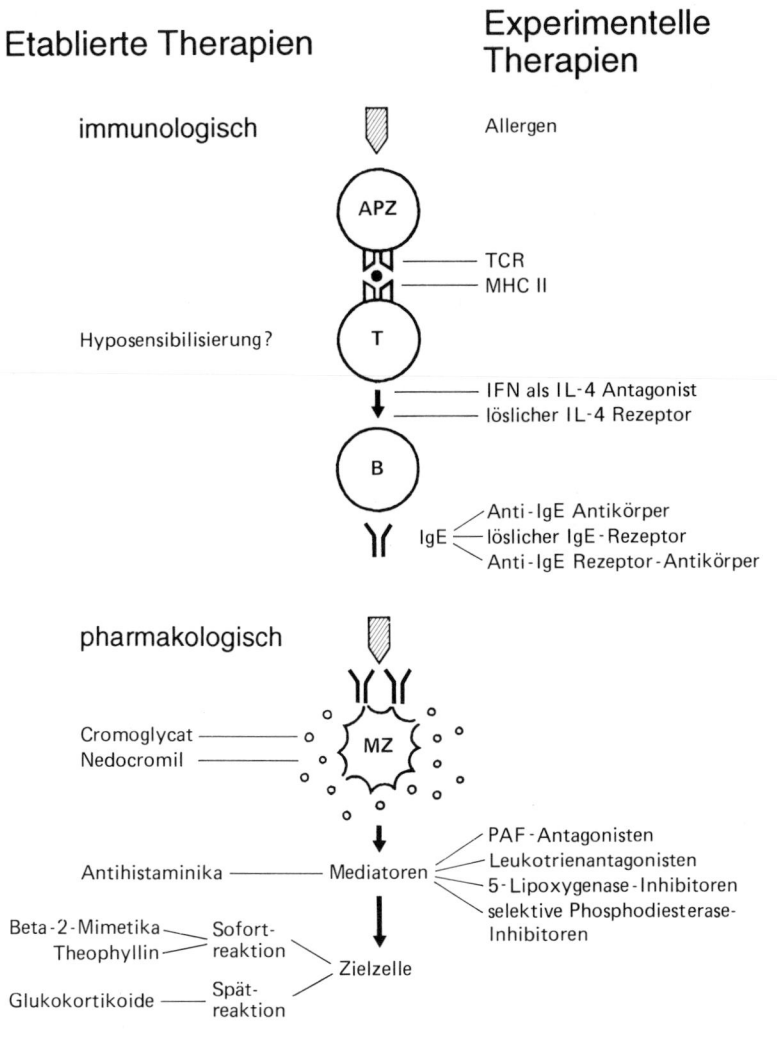

Abb. 21/1: Etablierte und experimentelle Therapieansätze allergischer Erkrankungen
Abkürzungen: APZ = Antigen präsentierende Zelle, T = T-Lymphozyt, TCR = T-Zell Rezeptor, MHC II = Haupthistokompatibilitätskomplex, B = B-Lymphozyt, MZ = Mastzelle, PAF = Plättchen-aktivierender Faktor

geben wird. In diesem Bereich der Reaktionskette kann man auf der einen Seite präventiv eingreifen, indem man die Konzentration und die Konstitution des Allergens verändert. Auf der anderen Seite ist es möglich, durch Stimulation und/oder Immunsuppression die Art und Menge der gebildeten Antikörper zu beeinflussen. Der Übergang von der Erkennungs- in die allergische Stufe ist fließend. Dabei ist bis heute nicht geklärt, warum bei den meisten Menschen der Allergenkontakt Immunität hinterläßt, während bei einigen eine Allergie entsteht.

Sicher ist nur, daß es beim Vorgang der Sensibilisierung auf dem Boden einer genetisch determinierten Disposition zur Produktion von IgE und dessen Fixation an Mastzellen und Basophile kommt. Daneben scheinen diese Zielzellen über die IgE-Beladung hinaus auch so konditioniert zu werden, daß sie auf unspezifische Reize überempfindlich reagieren. Auf dieser Stufe greifen sog. Mastzellstabilisatoren wie Dinatrium-cromoglicicum an. Substanzen, die den intrazellulären Gehalt von zyklischem AMP in der Mastzelle erhöhen, wie beta-Sympathomimetika und Theophyllin, hemmen ebenfalls die Mediatorfreisetzung. Durch die Freisetzung der pharmakologisch aktiven Mediatorsubstanzen und deren Wechselwirkung mit den Effektorzellen in den Endorganen werden schließlich die allergischen Symptome ausgelöst.

Die letzte Ebene von der Freisetzung der allergischen Mediatoren bis zur Wirkung auf die Effektorzellen kann man daher auch als Effektorstufe bezeichnen. Hier greifen die bis heute noch am häufigsten verwendeten Antiallergika ein. Beta-Sympathomimetika und Theophyllin haben neben ihrer Wirkung auf die Histaminfreisetzung aus Mastzellen und Basophilen ihren Hauptangriffspunkt im Bereich der Effektorstufe. Die Antihistaminika wirken ausschließlich in diesem Bereich, während die Glukokortikoide wahrscheinlich auf allen drei Stufen der pathogenetischen Sequenz antikörperabhängiger Reaktionen eine Wirkung entfalten.

Die bei allergischen Erkrankungen angewandten Arzneimittelprinzipien können entweder systemisch oder topisch, letzteres z. B. in Form von Dosieraerosolen, Inhalationslösungen oder Bestandteil von Salben, verwendet werden.

Im einzelnen sollen die Arzneimittel nach ihrem Angriffspunkt in der Reaktionskette allergischer Mechanismen besprochen werden. Dabei ist zu unterscheiden zwischen Substanzen, die auf allen drei Stufen (Glukokortikoide), die auf der allergischen Stufe und der Effektorstufe (beta-Sympathomimetika, Theophyllin) und die ausschließlich auf der Effektorstufe (Antihistaminika) angreifen. (Tabelle 21/1).

Tab. 21/1: Einfluß von Arzneimitteln auf verschiedene Stufen der allergischen Sofortreaktion
+ Fördernd   − Hemmend

Reaktionsstufe	Einfluß
IgE-Synthese	
Theophyllin	−
β-Sympathomimetika	−
Immunsuppressiva	+
β-Rezeptorblocker	+
Mediatorfreisetzung	
Dinatrium-Cromoglicicum	−
β-Sympathomimetika	−
Theophyllin	−
Parasympathikolytika	−
α-Sympathomimetika	+
Prostaglandine	
PGF$_2$	−
PGE	+
Antihistaminika	+
Histamin	−
Antiphlogistika	−
Bronchialtonus	
Antihistaminika	−
Leukotrienantagonisten	−
Serotoninantagonisten	−
β-Sympathomimetika	−
Theophyllin	−
Glukokortikoide	−
Parasympatholytika	−
α-Sympathomimetika	+

21.2 Glukokortikoide

Glukokortikoide werden seit über 30 Jahren in der präventiven und kurativen Therapie der allergischen Erkrankungen eingesetzt (Shapiro, 1983). Durch die Einführung zahlreicher anderer Wirkprinzipien wie z. B. des Dinatrium-cromoglicicum und der topisch applizierbaren Glukokortikoide ist der systematische Einsatz dieser Substanzgruppe in der Langzeitbehandlung allergischer Erkrankungen weitgehend zurückgedrängt worden. Teilweise verursachen die Nebenwirkungen der Glukokortikoide stärkere Beschwerden als die Krankheiten, für die sie verschrieben werden. Daher sollte man sich vor ihrem Einsatz über den Nutzen, aber auch über das Risiko ihrer Anwendung im klaren sein.

Die physiologische Sekretion des endogenen Cortisols aus der Nebennierenrinde unterliegt dem adrenokortikotropen Hormon des Hypophysenvorderlappens, dem ACTH. Aufgrund eines negativen Rückkopplungsmechanismus hemmen die Glukokortikoide die Ausscheidung von ACTH, so daß unter normalen Umständen eine Homöostase erreicht wird. Die Sekretion der Glukokortikoide unterliegt dabei einem Tag/Nacht-Rhythmus mit maximalen Werten in den frühen Morgenstunden und tiefsten Werten um Mitternacht. Auch die Applikation von topischen (inhalierbaren) Glukokortikoiden kann – in hohen Dosen (ab ca. 800 µg/Tag) – die endogene Cortisoiproduktion supprimieren. Diese Nebenwirkung ist im Einzelfall jedoch zu tolerieren, wenn ein therapeutisch guter Effekt erzielt werden kann.

21.2.1 Wirkungsmechanismus

Glukokortikoide entfalten eine Reihe unterschiedlicher Wirkungen in verschiedenen Systembereichen (Pauwels 1986). Eine Zusammenstellung der Mechanismen, die für ihre Effektivität in der Therapie allergischer Erkrankungen verantwortlich sind, enthält die Tabelle 21/2. Ein Teil der aufgeklärten verschiedenen Wirkungsmodi wird durch eine intrazelluläre Induktion der Proteinsynthese bedingt. Die Glukokortikoide werden innerhalb der Zelle an ein spezifisches Rezeptorprotein gebunden, wandern dann mit diesem zum Nukleus, wo sie schließlich durch Transkription der Desoxyribonukleinsäure über die Bildung einer spezifischen Messenger-Ribonukleinsäure (mRNS) die Synthese neuer Proteinmoleküle induzieren. Das so entstehende Protein Makrocortin hemmt die Phospholipase A2 und damit die Arachidonsäurefreisetzung. Aus Arachidonsäure werden im Lipooxygenaseweg die Leukotriene und im Zyklooxygenaseweg die Prostaglandine gebildet. Glukokortikoide erhöhen nicht nur die Zahl der adrenergen beta-Rezeptoren, sondern sie scheinen auch die Effizienz beta-adrenerg ausgelöster Wirkungen zu steigern. Worauf dieser permissive Effekt beruht, ist noch unklar.

Tab. 21/2: Mögliche Wirkungsmechanismen von Glukokortikoiden beim Asthma bronchiale (modifiziert nach Shapiro, 1983)

Einfluß auf das adrenerge System
Zunahme der Zahl der adrenergen β-Rezeptoren
Zunahme der Adenylzyklase-Aktivität
Abnahme der Phosphodiesterase-Aktivität
Abnahme der Aktivität des zyklischen GMP

Einfluß auf die Leukozytenaktivität
Veränderte Migrationsfähigkeit
Zerstörung von spezifischen Zelltypen
Beeinflussung der Zytotoxizität

Einfluß auf die Entzündungsmediatoren
Stabilisierung der Lysosomen
Abnahme der Histaminwirkung
Abnahme der Kininwirkung
Abnahme der Arachidonsäuremetabolite

21.2.2 Klinische Anwendung

Gemäß der Plasma- und biologischen Halbwertzeiten werden die Glukokortikoide in kurzwirksame (Cortisol), mäßig langwirksame (Prednison, Prednisolon) und lang wirksame Substanzen (Triamcinolon und Dexamethason) eingeteilt (Tabelle 21/3).

Bei anaphylaktischen Reaktion und im Status asthmaticus werden Glukokortikoide (meist die mäßig lang wirksamen) hochdosiert intravenös verabreicht. Eine hohe Initialdosis von 2–3 mg/kg Körpergewicht wird als Bolusinjektion appliziert und die übrigen Tagesdosen auf drei- bis viermalige Applikationen verteilt. Eine Maximaldosis von 6–7 mg/kg Körpergewicht pro 24 Stunden sollte nicht überschritten werden. Bei der Anwendung muß beachtet werden, daß die Initialwirkung erst nach einer Stunde und die Maximalwirkung erst nach etwa 6 Stunden eintritt. Glukokortikoide sollten somit im Notfall nicht als erstes Medikament verabreicht werden. Hier sind wegen des sofort einsetzenden Effektes andere Substanzen zu bevorzugen. Beim allergischen Schock sind dies Adrenalin und Antihistaminika, beim Asthma bronchiale beta-2-Sympathomimetika und Theophyllin.

Eine Langzeittherapie mit systemischen Glukokortikoiden bei chronischen allergischen Erkrankungen ist in den seltensten Fällen nötig. Wenn der Einsatz jedoch unumgänglich ist, sollte die Dosis möglichst titriert werden, d. h. in einen Bereich gesenkt werden, bei dem eben gerade noch die klinischen Symptome unterdrückt werden. Ferner sollte, um eine Suppression der Hypophysennebennierenachse zu umgehen, eine alternierende Therapie versucht werden. Diese wird jedoch in den seltensten Fällen die allergische Symptomatik voll unterdrücken können. Die intramuskuläre Injektion von Kristallsuspensionen ist bei Kindern obsolet (Farb-Abb. FA 1 auf Farbtafel I).

Die lokale Applikation eines Glukokortikoids in Form eines Dosieraerosols ist möglich bei der allergischen Rhinitis und beim Asthma bronchiale (Szefler, 1991). In einer therapeutischen Dosis können durch die topisch anwendbaren Glukokortikoide bis zu 5–10 mg Prednisolon ersetzt werden. In der üblicherweise durchzuführenden Dosierung (bis etwa 800 µg/Tag) erfolgt auch bei einer Langzeittherapie in der Regel keine Suppression der Nebennierenrinde. Diese Therapie erlaubt es häufig bei asthmatischen Patienten eine systemische Glukokortikoidtherapie zu umgehen bzw. einzusparen. Bei einigen Patienten tritt unter einer Therapie Heiserkeit oder eine Soorinfektion auf, beide Nebenwirkungen sind nach Absetzen reversibel. Auch bei der Pollinosis oder der perennialen Rhinitis können lokale Kortikoide zur Anwendung kommen.

Glukokortikoidhaltige Externa für die Haut sin in allen Formen so in Fettsalben, Salben, Cremes, Lotiones, Gelen, Pasten und Tinkturen erhältlich (s. S. 249).

Tab. 21/3: Vergleich der Wirkung verschiedener Glukokortikoide

Kortikoide	Warenzeichen (Beispiele)	Tabletten (bzw. Perlen) (mg)	Klinische Äquivalenzdosis (mg)	Relative anti-inflammatorische Wirksamkeit	Relative Na-Retention	Plasmahalbwertszeit (min)	Biol. Halbwertszeit (h)	Schwellendosis (mg/m²) für die Suppression der Hypophyse
a) Systemische Glukokortikoide:								
Cortison	Cortison «Ciba»	25	25	0,8	0,8	90	8–12	14
Cortisol	Hydrocortison «Hoechst»	10	20	1	1	90	8–12	12
Prednison	Decortin	1, 5, 20, 50	5	3,5	0,6	200 od. >	18–36	9
	Hostacortin	5						
	Ultracorten	5, 50						
Prednisolon	Decortin H	5, 50	5	4	0,6	200 od. >	18–36	9
	Hostacortin H	5						
	Scherisolon	5						
6-Methylprednisolon	Urbason	4, 16, 40	4	5	0	200 od. >	18–36	9
Fluocortolon	Ultralan oral	5, 20, 50	5	5	0	200 od. >	18–36	9
Triamcinolon	Delphicort	2, 4, 8	4	5	0	200 od. >	18–36	9
	Volon	1, 4, 8, 16						
Dexamethason	Fortecortin	0,5, 1,5, 4	0,8	30	0	300 od. >	36–54	0,6
b) Inhalierbare Glukokortikoide:		Dosis (µg pro Hub)						
Budesonid	Pulmicort	200 µg						
Beclomethason-Dipropionat	Sanasthmax	250 µg						
Flunisolid	Inhacort	250 µg						

c) Externe Glukokortikoide (s. S. 249)

Tab. 21/4: Nebenwirkungen der Glukokortikoidtherapie

Systemisch
Suppression der Hypophysen-NNR-Achse
Wachstumshemmung
Osteoporose
Fettumverteilung
Arterielle Hypertonie
Diabetogene Stoffwechsellage
Diverse

Inhalierbar
Mundsoor
Heiserkeit

Extern
Atrophie der Haut
Pigmentverschiebungen
Teleangiektasen
Striae
Diverse

21.2.3 Unerwünschte Wirkungen

Die systemische Gabe der Glukokorticoide bedingt langfristig viele und unangenehme Nebenwirkungen (Tabelle 21/4). Ihr Einsatz sollte daher streng indiziert werden. Um die Nebenwirkungen auf ein Minimum zu reduzieren, sollte immer versucht werden, ob eine alternierende systemische Therapie oder die Anwendung eines topischen Glukokortikoids möglich ist. Nebenwirkungen der inhalierbaren Kortikoide können durch Verwendung eines «Spacer-Systems» reduziert und die intrabronchiale Deposition verbessert werden.

21.3 Dinatrium-Cromoglicicum

Die Einführung des DNCG im Jahre 1968 hat bedingt, daß die Therapie asthmatischer Symptome durch eine möglichst präventiv zu gestaltende Therapie ersetzt wurde. Das Wirkungsprofil dieser Substanz bezieht dabei die Form der IgE-vermittelten allergischen Reaktionen ebenso ein wie das hyperreagible Bronchialsystem und das Anstrengungsasthma. Obwohl DNCG gemeinhin als «Stabilisator» der Mastzellmembran gilt, ist der molekulare Mechanismus, der der Mastzellstabilisation zugrunde liegt, bis heute noch nicht aufgeklärt. Die Vielfalt der Untersuchungen zur Aufklärung des Wirkmechanismus läßt vermuten, daß dem DNCG wahrscheinlich mehrere Wirkungen innerhalb der Reaktionskette, die eine Bronchokonstriktion auslösen können, zugrunde liegen (Church, 1989).

21.3.1 Besonderheiten der klinischen Anwendung

DNCG liegt zur inhalativen Anwendung beim Asthma bronchiale in Form von Ampullen und Kapseln sowie als Dosieraerosol vor. Darüber hinaus ist es Bestandteil einiger Kombinationspräparate, die zusätzlich beta-2-Sympathomimetika enthalten (z. B. Reproterol). Eine Reihe von Untersuchungen sprechen dafür, daß diese Kombination sinnvoll ist im Rahmen der Dauerprophylaxe des kindlichen Asthma. Um die gute Effizienz des DNCG gegenüber dem hyperreagiblen Brochialsystem auszunützen, kann die Gabe über ein Inhalationsgerät evtl. in Kombination mit Salbutamol bzw. Ipratropiumbromid versucht werden. Im Säuglings- bzw. frühen Kleinkindalter ist das Erlernen der Inhalation von DNCG in Pulver- oder Dosieraerosolform oft noch nicht möglich. Bei älteren Klein- und Schulkindern wird die Inhalation meist gut erlernt. Da der maximale Wirkeffekt erst Tage bis Wochen nach Einleiten der Therapie auftritt, muß die Therapie mit DNCG als Langzeittherapie geplant werden. Im Kindesalter scheint DNCG besser zu wirken als im Erwachsenenalter. Dies ist in erster Linie dadurch bedingt, daß Sekundärveränderungen noch nicht bestehen und eine chronisch-obstruktive Bronchitis nur in den seltensten Fällen vorliegt.

Von einigen Autoren wird aber auch über die erfolgreiche Anwendung des oral applizierten (aber nicht resorbierten) DNCG (Colimune®) bei Nahrungsmittelallergien berichtet. Diese Berichte beziehen sich jedoch in erster Linie auf allergisch bedingte Gastroenteropathien, dagegen zeigen Untersuchungen bei Patienten mit durch Nahrungsmitteln bedingten Exanthemen, z. B. einer Urtikaria bzw. eines Ekzems, keine Beeinflussung der Symptome.

21.3.2 Unerwünschte Wirkungen

Nebenwirkungen treten bei DNCG auch nach monate- bzw. jahrelanger Anwendung kaum auf. In sehr seltenen Fällen muß mit einem leichten Pruritus, papulösen Dermatitiden, einer Myositis oder Gastroenteritis gerechnet werden, wobei diese Nebenwirkungen voll reversibel sind.

21.4 Nedocromil-Natrium

Nedocromil-Natrium ist ein Derivat der Pyranochinolindicarbonsäure. Die Substanz ist in ihrem Wirkungsspektrum dem Dinatrium-Cromoglicicum (DNCG) ähnlich, wenngleich chemisch keine Verwandtschaft besteht. Es stellt eine Neuentwicklung des Herstellers vom DNCG zur prophylaktischen und antiinflammatorischen Behandlung dar. Mehrere Studien konnten die positive Beeinflussung der bronchialen Hyperreagibilität beim Erwachsenen nachweisen. Im Vergleich mit topischen Steroiden ist das Nedocromil-Natrium unterlegen. Bedeutende Nebenwirkungen wurden nicht gefunden. Aufgrund seines bitteren Geschmacks wird der Substanz ein Geschmacksstoff zugefügt. Bisher liegt die Substanz nur als Dosieraerosol vor, so daß der Anwendungsbereich im Kindesalter limitiert ist.

21.5 Beta-Sympathomimetika

Nachdem nachgewiesen werden konnte, daß die adrenergen Endstrukturen nicht einheitlicher Natur sind, sondern aus zwei Rezeptorpopulationen bestehen, war es das Bestreben, durch Synthese neuer Substanzen ausschließlich den einen, mit «alpha» oder den anderen, mit «beta» belegten Rezeptortyp zu stimulieren. Betaadrenerge Rezeptoren vermitteln eine Bronchodilatation, daneben aber auch eine positiv chrono- und inotrope Wirkung am Herzen.

Ein wesentlicher Fortschritt für die Synthese neuer antiasthmatisch wirksamer beta-Sympathomimetika war die 1967 von Lands et al. gemachte Beobachtung, daß auch die beta-Rezeptorfraktion nicht einheitlicher Natur ist. Aufgrund des Affinitätsverhaltens zahlreicher Agonisten wurden nach dem Vorschlag von *Lands* die beta-Rezeptoren am Herzen und Ileum mit dem Symbol «beta 1», die am Bronchialsystem und am Uterus mit dem Symbol «beta 2» bezeichnet. Substanzen, die eine relativ selektive Affinität zu den Rezeptoren der Bronchialschleimhaut haben, sind die drei klassischen beta 2-Sympathomimetika Salbutamol, Fenoterol und Terbutalin. In der Zwischenzeit sind eine Reihe weiterer beta 2-Stimulantien synthetisiert worden, ohne daß sie jedoch einen wesentlichen Vorteil gegenüber den drei Grundsubstanzen der beta 2-Sympathomimetika gebracht hätten.

Im oberen therapeutischen Bereich der bronchodilatatorischen Wirkprinzipien muß immer auch mit unerwünschten kardialen Wirkungen gerechnet werden.

In der Phase der klinischen Erprobung finden sich momentan neue beta 2-Mimetika (Formoterol, Salmeterol), denen außer einer wesentlich verlängerten Wirkung – sie brauchen nur zweimal täglich appliziert zu werden – auch antiinflammatorische Wirkungen zugeschrieben werden. Einige erfolgversprechende Studien wurden hierzu bereits vorgelegt.

21.5.1 Wirkungsmechanismus

Der Mechanismus, der den beta-sympathomimetisch ausgelösten Wirkungen zugrunde liegt, ist in seiner Komplexheit weitgehend geklärt. So enthalten die Zellen, die über beta-adrenerge Stimuli beeinflußt werden, in der Zellmembran neben den spezifischen beta-Rezeptoren auch das Enzym Adenylzyklase. Durch die Bindung des beta-Sympathomimetikums an den Rezeptor wird in diesem eine Konformationsänderung ausgelöst, so daß sich ein Guanin-diphosphat (GDP) bindendes Regulationsprotein anlagern kann. Nach Umwandlung von GDP in Guanin-triphosphat (GTP) am Regulationsprotein, dissoziiert dieses vom Rezeptor und lagert sich an die katalytische Einheit der Adenylzyklase an. Durch die hierdurch bedingte Aktivierung der Adenyzyklase erfolgt die Umwandlung des Adenosintriphosphats (ATP) in das zyklische Adenosin 3′-5′-Monophosphat (cAMP), das als der eigentliche Überträger der beta-adrenergen Wirkungen angesehen werden muß. An der Mastzelle und am Bronchialsystem entzieht cAMP dem Zytoplasma freies Kalzium und akkumuliert es in der Zellmembran bzw. im endoplastischen Retikulum. Durch diesen Vorgang wird eine Hemmung der Mediatorfreisetzung aus der Mastzelle bzw. eine Relaxation der glattmuskulären Bronchialzelle eingeleitet. Unter dem Einfluß einer beta-Rezeptorstimulation kann es am Zielorgan jedoch auch zu einer Verminderung der Zahl der beta-Rezeptoren («down regulation») kommen. Offenbar wird der Substanzrezeptorkomplex bei einer Sättigungskonzentration der Substanz und exzessiv hohem GTP von dem GTP-bindenden Protein tein entkoppelt und in das Zellinnere internalisiert, wo er dann einer Endozytose unterliegt. Ein Teil der internalisierten Rezeptoren scheint einem Recycling zu unterliegen, das heißt nach Rückkehr an die Zelloberfläche wieder verfügbar zu sein. Ob das Phänomen der «down regulation» mit der Entwicklung einer Tachyphylaxie verbunden ist, ist eher unwahrscheinlich.

21.5.2 Klinische Besonderheiten

Die klinische Erfahrung zeigt, daß trotz theoretischer Gegenargumente bei einem kleinen Teil der Säuglinge mit obstruktiver Bronchitis die beta-sympathomimetischen Wirkprinzipien einen klinischen Effekt haben. Ob dieser auf einer echten Bronchodilatation oder auf einer gesteigerten Mukokinese beruht, ist im Einzelfall nicht zu beantworten. Ein Versuch mit der Gabe von beta-Sympathomimetika bei Säuglingen ist in jedem Fall gerechtfertigt. In dieser Altersgruppe ist man jedoch häufig auf die orale Gabe von beta-Sympathomimetika angewiesen. Dabei sollte beachtet werden, daß in diesen Fällen der Wirkungseintritt wesentlich langsamer und die Wirkungsmaxima geringer sind als nach Gabe von Inhalaten.

Aufgrund des zusätzlichen alpha-sympathomimetischen Anteils und der dadurch bedingten schleimhautabschwellenden Wirkung ist die Applikation von Adrenalin als Inhalat (1:10 mit NaCl 0,9% verdünnt) bei einigen Kindern wirksamer als ein reines beta-Sympathomimetikum.

Für Kleinkinder, die die Inhalationstechnik noch nicht beherrschen, besteht die Möglichkeit, das beta-Sympathomimetikum in Form eines Pulvers zu inhalieren oder sogenannte Inhalationshilfen zu verwenden, die es gestatten, nach Aufnahme eines Hubes des Dosieraerosols in eine Kammer den Inhalt aus dieser in einem bestimmten Zeitraum abzuatmen.

21.5.3 Unerwünschte Wirkungen

Da die beta 2-Sympathomimetika nur eine begrenzte Selektivität haben, kann es auch zu Nebenwirkungen über die Stimulation von beta 1-Rezeptoren kommen. Dies bedingt bei einigen Patienten subjektiv das Gefühl der Unruhe und des Herzjagens. Die zuweilen beobachtete tremorogene Wirkung beruht auf Stimulation von beta 2-Rezeptoren, wobei wahrscheinlich eine Synchronisation der sonst ungeordneten Einzelfaser-Kontraktion der Skelettmuskulatur zugrunde liegt.

Für die beta-Sympathomimetika ist immer wieder das Phänomen der Tachyphylaxie und einer dadurch bedingten Gewöhnung beschrieben worden. Dieses Phänomen wird jedoch wahrscheinlich überbewertet, und die unter der Therapie beobachtete Abnahme der Zahl adrenerger beta 2-Rezeptoren ist nicht unmittelbar mit der Entwicklung einer Tachyphylaxie gleichzusetzen.

Für das Kindesalter gilt, daß die Anwendung der beta 2-Sympathomimetika möglichst auf einen Asthmaanfall und den Status asthmaticus beschränkt bleiben sollte und eine Dauertherapie nur in Kombination mit antiinflammatorisch wirksamen Substanzen (DNCG, Glukokortokoide) zum Einsatz kommen sollte, da die bronchiale Hyperreagibilität durch eine Monotherapie auf Dauer negativ beeinflußt werden kann.

21.6 Atropinabkömmlinge

Der Tonus der glatten Muskulatur des Bronchialsystems unterliegt ebenso wie der anderer autonom innervierter Organe dem zweizügeligen Einfluß von Sympathicus und Vagus. Während die Stimulation beta-adrenerger Rezeptoren eine Bronchodilatation einleitet, verursacht die Stimulation muscarinartiger Acetylcholinrezeptoren eine Bronchokonstriktion. Die Erkenntnis, daß der Vagus und sein Überträgerstoff, das Acetylcholin, eine Bronchokonstriktion hervorruft, hat schon frühzeitig dazu geführt, Atropin als Parasympatholytikum therapeutisch einzusetzen. Wegen der zentralnervösen Nebenwirkungen des Atropins war es das Bestreben, Substanzen zu synthetisieren, die eine bevorzugte Wirkung auf die peripheren Organe, insbesondere auf das Bronchialsystem, haben. Dies scheint mit der Synthese von Isomeren des Atropins, dem Ipratropium- und Oxatropiumbromid, zumindest teilweise gelungen.

21.6.1 Wirkungsmechanismus

Die molekularen Mechanismen, die der Übertragung des Acetylcholinsignals auf die parasympathisch innervierten Zelle zugrunde liegen, sind noch nicht so gut abgeklärt wie die beta-adrenerg vermittelten Wirkungen. Es wird angenommen, daß durch Stimulation muskarinartiger Rezeptoren eine Guanylzyklase aktiviert wird, die das Guanintriphosphat in das zyklische Guanin-3′,5′-Monophosphat (cGMP) umwandelt. Das cGMP fungiert wahrscheinlich als intrazellulärer Vermittler der cholinergen Wirkungen, indem es über eine Erhöhung des transmembranären Ca^{2+}-Einstroms an der Mastzelle eine Mediatorfreisetzung bzw. an der glattmuskulären Bronchialzelle eine Tonuserhöhung bedingt. Von einigen Autoren wird auch vermutet, daß die Erhöhung des cGMP nur eine Sekundärfolge der Rezeptorstimulation darstellt.

21.6.2 Klinische Anwendung

Das Wirkungsprofil der Anticholinergika auf die IgE-vermittelte Sofort- und verzögerte Reaktion ähnelt in etwa dem der beta-Sympathomimetika. Es muß bei ihrer Anwendung beachtet werden, daß die Wirkung langsamer eintritt und das Wirkungsmaximum geringer ist, die Wirkungsdauer (6–8 Stunden) dagegen länger anhält (Gross, 1988). Wegen des verzögerten Wirkungseintritts sind die Anticholinergika nicht als Monotherapie für die Anfallskupierung geeignet. Da Ipratropiumbromid auch als Inhalationslösung zur Verfügung steht, kann eine kombinierte Anwendung mit beta-Sympathomimetika und DNGG über ein Inhalationsgerät auch im Kleinkindesalter erfolgen. Bei einigen Säuglingen ist Ipratropiumbromid in der Behandlung einer Atemwegsobstruktion wirksamer als beta-Sympathomimetika.

21.6.3 Unerwünschte Wirkungen

Das Nebenwirkungspotential der Anticholinergika ist gering. In therapeutischen Dosen führen sie zu einer gewissen Trockenheit und einem schlechten Geschmack im Mund.

21.7 Theophyllin

Theophyllin wird seit nunmehr über 40 Jahren in der Therapie des Asthma bronchiale angewendet. Vor etwa 10 Jahren hat es eine Renaissance in seinem Einsatz erfahren. Dies lag zum einen darin begründet, daß aufgrund einer weitgehend linearen Beziehung zwischen Serumkonzentration und Wirkung ein «drug monitoring» durchgeführt werden und so die große intra- und interindividuelle

Streuung dieser Substanz gesteuert werden kann. Zum anderen wurde in den letzten Jahren eine Reihe von Retardpräparaten synthetisiert, so daß eine Reduktion der Dosierungsintervalle und eine Verminderung der Serumskonzentrationsschwankungen innerhalb des Dosierungsintervalls ermöglicht wurde.

Präventiv wirksame Arzneimittelprinzipien, wie DNCG und topische Glukokortikoide, haben in den letzten Jahren zu einem rückläufigen Einsatz von Theophyllin geführt.

21.7.1 Wirkungsmechanismus

Theophyllin hemmt das abbauende Enzym des zyklischen AMP's, die Phosphodiesterase. Dieser Effekt wird jedoch erst in supratherapeutischen Konzentrationen erreicht, so daß neuerdings dieser Mechanismus, der sowohl die bronchodilatatorische Wirkung als auch die Hemmung der Mediatorfreisetzung aus der Mastzelle erklären könnte, für den therapeutischen Effekt infrage gestellt wird. Daher wird auch eine antagonistische Wirkung gegenüber dem endogenen Adenosin, das über einen purinergen Rezeptor die Mediatorfreisetzung aus der Mastzelle bedingen soll, als Wirkungsmechanismus angenommen.

Neben der Hemmung der Freisetzung der Mediatoren aus der Mastzelle und einer direkten bronchospasmolytischen Wirkung sind an den Wirkeffekten des Theophyllins auch eine Verbesserung der mukoziliären Clearance, eine positiv inotrope Wirkung auf die Atemmuskulatur, eine Drucksenkung im kleinen Kreislauf sowie eine zentrale Atemstimulation beteiligt.

21.7.2 Besonderheiten der klinischen Anwendung

Bei der Therapie mit Theophyllin stößt man auf das Problem einer großen intra- und interindividuellen Variabilität. Dies betrifft insbesondere das Kindesalter. Als Ursache hierfür ist eine altersabhängige Pharmakokinetik des Theophyllins anzunehmen, die darauf beruht, daß die Plasmaclearance im frühen Säuglingsalter relativ gering, im Kleinkindesalter dagegen maximal ist. Im Alter von 8 bis 10 Jahren fällt sie dann linear bis etwa zum 16. Lebensjahr ab. Diese altersabhängigen Unterschiede der Plasmaclearance von Theophyllin und der dadurch bedingten Alterscharakteristik der Halbwertzeiten haben zu altersspezifischen Kriterien für die Dosierung von Theophyllin geführt (Tab. 21/5). So empfiehlt es sich, zur Erreichung eines therapeutischen Spiegels zwischen 10 und 20 mg/l in den einzelnen Lebensaltersklassen folgende Enddosen pro kg Körpergewicht und Tag zu verabreichen: 12–14 mg bei Säuglingen mit einer obstruktiven Bronchitis, die älter als 3 Monate sind, 18–24 mg zur Asthmatherapie im Klein- und Schulkindesalter bis zum 6. Lebensjahr, 10–14 mg bei erwachsenen Nichtrauchern und 14–16 mg bei erwachsenen Rauchern.

Im akuten Asthmaanfall sollte initial eine Sättigungsdosis von 6 mg/kg Körpergewicht innerhalb von 10–20 min. verabreicht werden, bevor die Dosierungskriterien für die 24-Stunden-Dauertherapie angewendet werden.

Die Pharmakokinetik von Theophyllin unterliegt einem Tag/Nacht-Rhythmus. Bedingt durch eine veränderte Resorptionskinetik war bei morgendlicher und abendlicher Applikation gleicher Dosen eines Retardpräparates in den Nachtstunden eine signifikant niedrigere Theophyllinserumkonzentration zu erreichen als in den Tagesstunden. Da zudem die Asthmasymptomatik meist in den Nachtstunden stärker ist, sollte aus diesen Gründen bei Verabreichung eines Retardpärparates die Abenddosis höher gewählt werden als die Morgendosis, z. B. ⅓ morgens – ⅔ abends.

21.7.3 Unerwünschte Wirkungen

Wegen der großen intra- und interindividuellen Varabilität der Pharmakokinetik von Theophyllin sollte bei der Therapieeinstellung mit Theophyllin ein «drug monitoring» durchgeführt werden, um eine individuelle Dosiseinstellung vornehmen zu können. Zu berücksichtigen bleibt jedoch, daß einige Patienten bereits im therapeutischen Bereich Nebenwirkungen zeigen, die sich in erster Linie in Kopfschmerzen, Übelkeit, gastrointestinalen Be-

Tab. 21/5: Altersspezifische Kriterien für den Einsatz von Theophyllin (nach *Reinhardt*, 1985)

	Früh- und Neugeborene	Säuglinge bis 2 Mon.	Säuglinge ab 3 Mon.	Kleinkinder und Schulkinder	Erwachsene Nichtraucher	Erwachsene Raucher
Indikation	Apnoeprophylaxe	Apnoeprophylaxe	Obstruktive Bronchitis	Asthma bronchiale	Asthma bronchiale	Asthma bronchiale
$t_{1/2}$(h)	30,2 (14,4–58)	19,9 (12,6–29)	4,4 (0,8–8,6)	3,7 (1,4–7,9)	7,03 (5–9)	4,31
Eigene Dosierungsempfehlung mg/kg/Tag	2–4	6–8	m12–14	16–24	10–14	14–16

schwerden und Einschlafstörungen äußern. Anzustreben ist eine Plasmakonzentration von 13–16 mg/l 2–4 Std. nach Gabe der letzten Dosis.

21.8 H1-Rezeptor-Antagonisten

Seit 40 Jahren werden chemisch stabile Stickstoffbasen, die wie das Histamin eine substituierte Seitenkette besitzen, als Antagonisten der Histaminwirkungen bei allergischen Erkrankungen eingesetzt. Diese als «klassisch» bezeichneten Antihistaminika können jedoch nur einen Teil der pharmakologischen Wirkungen des Histamins antagonisieren, so daß die Existenz von inzwischen drei Histaminrezeptortypen postuliert wurde. Dieses Konzept wurde bestätigt, als es gelang, Strukturanaloge von Histamin zu synthetisieren, die die gegenüber den klassischen Antihistaminika resistenten Histaminwirkungen antagonisieren konnten. Aufgrund systematischer Untersuchungen unter Verwendung der verschiedenen Histaminrezeptorantagonisten ließ sich ein spezifisches Verteilungsmuster für Histamin-H1- und Histamin-H2-Rezeptoren nachweisen. In der Therapie allergischer Erkrankungen kommen in erster Linie H1-Antihistaminika zur Anwendung, von denen über 50 verschiedene kommerziell erhältlich sind.

Wegen der sedierenden Nebenwirkungen der klassischen H1-Rezeptorantagonisten war man in den letzten Jahren bemüht, durch Synthese neuer Substanzen das Wirkungsprofil selektiver zu gestalten. Dieses Bemühen war zumindest weitgehend erfolgreich mit der Synthese von Terfenadin, Loratadin, Cetirizin und Astemizol (Simons, 1990). Astemizol nimmt aufgrund einer langen Halbwertzeit von mehreren Tagen eine Sonderstellung ein. Es birgt den Nachteil der schlechteren Steuerbarkeit in sich.

21.8.1 Wirkungsmechanismus

Die klassischen H1-Rezeptor-Antagonisten zeigen gegenüber dem Histamin einen kompetitiven Antagonismus, d.h. diese Substanzen verdrängen Histamin aus seiner Bindung an den H1-Rezeptor. Pharmakologisch ist ein solcher kompetitiver Antagonismus charakterisiert durch eine Parallelverschiebung der Dosiswirkungskurve von Histamin. Die meisten H1-Rezeptor-Antagonisten führen jedoch auch zu einer Suppression der Wirkungsmaxima von Histamin. Dieser Effekt beruht auf einer unspezifisch membranstabilisierenden Wirkung, wobei sowohl ein lokalanästhetischer als auch ein Calcium-antagonistischer Effekt beteiligt sein dürfte.

21.8.2 Klinische Anwendung

Es gibt eine Fülle von topischen und systemisch anzuwendenden Antihistaminika. H1-Antihistaminika werden vor allem in der Therapie der allergischen Rhinitis verwendet. Nach Literaturangaben führen sie bei etwa 70–90% aller Patienten zumindest teilweise zu einer Verbesserung der Symptomatik. Die meisten H1-Antihistaminika sind bei einer akuten allergischen Symptomatik wirksam, bei chronischen oder ganzjährigen Rhinitiden haben sie nur einen geringen Effekt, die chronisch-entzündliche Schleimhautschwellung kann besser durch topische Steroide beeinflußt werden. Bei der Therapie des Juckreizes als Folge einer atopischen Dermatitis oder einer Urtikaria sind die klassischen Antihistaminika sowohl in der topischen als auch in der systemischen Anwendung nur teilweise und unzuverlässig wirksam. Hydroxyzin, das neben seiner antihistaminischen Wirkung auch antiserotoninerge und anticholinerge Wirkungen entfaltet, ist in der Behandlung einer Urtikaria meist am wirksamsten, insbesondere bei einer physikalisch bedingten Urtikaria.

H1-Antihistaminika sind unwirksam in der kurativen und präventiven Behandlung des Asthma bronchiale, obwohl nachgewiesenermaßen Histamin einer der Hauptmediatoren bei der IgE-vermittelten Bronchokonstriktion ist. Diese Ineffizienz ist wahrscheinlich darin begründet, daß bei den allergisch bedingten Asthmaformen lokal so hohe Histaminkonzentrationen in der Bronchialschleimhaut vorliegen, daß nur exzessive, nicht tolerable Dosen der Antihistaminika einen Schutz ausüben können.

Der Anwendungsbereich der neuen H1-Antihistaminika beschränkt sich wie der der klassischen H1-Antihistaminika auf die Therapie der allergischen Rhinitis, Konjunktivitis und der allergischen Hauterkrankungen, einschließlich des Pruritus. Aufgrund der geringeren Nebenwirkungen dieser Substanzen werden sie heute hauptsächlich eingesetzt, während die klassischen H1-Antihistaminika noch bei der Behandlung der atopischen Dermatitis Verwendung finden, wo der sedierende Effekt kurzfristig eher erwünscht ist.

21.8.3 Unerwünschte Wirkungen

Die klassischen H1-Antihistaminika weisen alle in mehr oder weniger starker Ausprägung eine sedierende Wirkung auf, die wahrscheinlich auf einer Blockade zentralnervöser H1-Rezeptoren beruht.

Andere Antihistaminika, wie z.B. Meclozin, haben einen ausgeprägten antiemetischen Effekt und werden daher auch bei der Reisekrankheit, aber auch bei innenohrbedingtem Vestibularschwindel, wie z.B. bei der Meniere'schen Erkrankung, eingesetzt. Diese Wirkungen beruhen nicht auf einer histaminantagonistischen, sondern wahrscheinlich auf dem anticholinergen Effekt. Die durch den anticholinergen Wirkanteil bedingten Nebenwirkungen bestehen in erster Linie in einer Austrocknung des Mundes, der Schleimhäute der Nase und des Kehlkopfes. In hohen Dosen – besonders bei Kindern – können sie auch eine Tachykardie, eine Urinretention und eine Obstipation bedingen.

Die o. g. neueren H1-Antihistaminika (Aaronson, 1991) wirken gegenüber einer Placebobehandlung kaum noch sedierend.

21.9 Ketotifen

Mit dieser Substanz aus der Gruppe der trizyklischen Benzocycloheptathiophen-Derivate steht ein weiteres orales Mittel zur Prävention allergischer Symptome bereit. Ketotifen kann, wenn auch schwächer als DNCG, die allergische Sofortreaktion und die verzögerte Reaktion sowie das hyperreagible Bronchialsystem beim Asthma bronchiale positiv beeinflussen. Beim Anstrengungsasthma hat es nur einen teilprotektiven Effekt. Nach den experimentellen pharmakologischen Untersuchungen muß davon ausgegangen werden, daß Ketotifen neben einer mastzellstabilisierenden auch eine H1-antihistaminerge und phosphodiesterasehemmende Wirkung hat. Zumindest die Wirkungen auf die Mastzelle und auf die Phosphodiesterase sind jedoch umstritten, so daß Ketotifen von vielen auch als nichtklassisches H1-Antihistaminikum eingestuft wird. Wahrscheinlich vereint es aber, genau wie das DNCG, eine Vielfalt von Wirkungen in sich. Unter anderem wird auch ein Effekt auf das plättchenaktivierende Faktor (PAF)-System und eine permissive Wirkung auf das adrenerge beta-Rezeptorensystem vermutet.

21.9.1 Klinische Anwendung

Säuglinge und Kleinkinder mit einem hyperreagiblen Bronchialsystem und/oder einem allergisch bedingten Asthma bronchiale sind der Inhalationstherapie in besonderen Einzelfällen nicht zugänglich. In diesen Fällen kann Ketotifen in einer Dosierung von 0,03 mg/kg Körpergewicht/Tag zur Stabilisierung des Bronchialsystems versucht werden. Über den Grad seiner Wirkung bei Schulkindern und Erwachsenen bestehen widersprüchliche Ansichten.

21.9.2 Unerwünschte Wirkungen

Genau wie bei der Anwendung klassischer H1-Antihistaminika kommt es unter dem Einfluß von Ketotifen bei einem Teil der Patienten zu einer sedierenden Wirkung, die allerdings in den meisten Fällen nach wenigen Tagen wieder verschwindet. Selten bleibt die Wirkung über längere Zeit bestehen. Bei manchen Kindern läßt jedoch aufgrund dieses Effektes die Schulleistung nach, so daß die Therapie abgesetzt werden muß. Wegen der Strukturähnlichkeit mit dem Cyproheptadin tritt darüber hinaus bei einigen Kindern eine deutliche Appetitsteigerung auf, die eine Gewichtszunahme bedingen kann. Das Gewicht muß daher unter der Therapie kontrolliert werden. Es gilt, den therapeutischen Effekt und die beobachteten unerwünschten Wirkungen gegeneinander abzuwägen, bevor man eine Therapie fortsetzt.

21.10 Zukunft der Pharmakotherapie allergischer Erkrankungen

Die Therapie der allergischen Erkrankungen ist immer noch weitgehend symptomatisch. Zur Zeit befinden sich verschiedene neue Ansätze in der Erprobung: Leukotrien-Antagonisten, selektive Phosphodiesterasehemmer, Platelet Aktivating Factor (PAF)-Antagonisten usw. Aber auch diese Behandlungsansätze berücksichtigen (wie auch schon die Antihistaminika) jeweils nur einen Mediator oder eine «Schiene» der immunologischen Antwort, die eine allergische Reaktion ausmacht. Die zukünftige Forschung wird darauf ausgerichtet sein, immunmodulatorisch zu therapieren, um so bereits bei der Entstehung einer «Allergie-Antwort» präventiv einzugreifen. (s. Abb. 21/1).

21.11 Inhalationstherapie

Unter Inhalationstherapie versteht man die Behandlung der Atemwege mit einem Aerosol. Entscheidend für die Wirkung des Aerosols in den Atemwegen ist dessen Deposition. Die Deposition hängt entscheidend ab (Niggemann, 1989):
- vom Verneblersystem (z. B. Partikelgröße, Aerosoldichte, Inhalationshilfen),
  - vom Patienten (z. B. Anatomie, Inhalationstechnik)
  - von der Erkrankung (z. B. Ausmaß der Atemwegsobstruktion).

Die Inhalationstherapie von Pharmaka zur Behandlung von Atemwegserkrankungen hat gegenüber der systematischen Applikation einige entscheidende Vorteile:
- nur das erkrankte Organ wird behandelt
- hohe lokale Konzentration möglich
- schneller Wirkungseintritt
- geringe systemische Nebenwirkungen.

Potentielle Nachteile bestehen in der zumeist relativ kurzen Wirkdauer sowie der bei extremer Obstruktion oft ungenügenden Wirkung.

Therapeutische Aerosole lassen sich prinzipiell mit Hilfe dreierlei verschiedener Systeme applizieren:
1) Verneblerinhalation (meist per Kompressorgerät)
2) Dosieraerosol
3) Pulverinhalation.

Verneblerinhalation sind weitgehend von der Kooperation des Patienten unabhängig und können daher auch schon bei kleinen Kindern angewandt werden. Sie sind vor allem bei der Therapie der akuten schweren Atemwegsobstruktion sinnvoll, da die Dosis des Pharmakons kontinuierlich appliziert wird und damit eine bessere Wirkung erzielt wird, als die «Bolusinhalation» der anderen Applikationssysteme. Nachteile liegen in der Zeitaufwendigkeit und der Umständlichkeit des stromabhängigen Systems.

Inhalationen mit positivem Druck (IPPB) scheinen keine bessere Wirkung zu erreichen als ein «normaler» Vernebler, bergen aber die Gefahr eines Pneumothorax in sich. Zudem sind die Systeme sehr teuer.

Dosieraerosole stellen das am weitesten verbreitete System dar, sind billig und handlich. Eine richtige Inhalationstechnik ist aber für die Deposition und die klinische Wirkung entscheidend und setzt eine erhebliche Kooperation des Kindes voraus. Fehlermöglichkeiten bei der Inhalation sind vielfältig (Niggemann, 1989). Tabelle 21/6 zeigt die empfehlenswerte Inhalationstechnik eines Dosieraerosols:

Tab. 21/6: Inhalationstechnik des Dosieraerosols

- Schutzkappe entfernen
- Dosieraerosol schütteln
- tief ausatmen
- Dosieraerosol senkrecht halten, in den Mund nehmen
- Kopf leicht zurückneigen
- gleichzeitig Hub auslösen und langsam inhalieren
- so tief wie möglich einatmen
- 10 Sekunden Luft anhalten
- durch die Nase ausatmen

Neben der starken Abhängigkeit von der Kooperation des Kindes besteht ein Nachteil in der Verwendung von Treibgasen. Pulverinhalationen bieten eine Alternative. Leider gibt es heute immer noch nicht alle gängigen Substanzen (incl. der wichtigsten Kombinationen) auf dem Markt.

Bei der Inhalation von topischen Steroiden per Dosieraerosol sollten großvolumige Inhalationshilfen («Spacer») Verwendung finden, da sie nicht nur die Deposition des Aerosols in den Atemwegen erhöhen können, sondern vor allem die oropharyngeale Deposition erheblich verringern und damit mögliche lokale Nebenwirkungen verhindern helfen. Bei der Inhalation von Beta-2-Mimetika spielt dieser Effekt der Inhalationshilfen keine große Rolle.

Literatur

Aaronson, D. W.: Comparative efficacy of H1-antihistaminies. Am Allergy 67, 541–547 (1991).

Church M. K.: Reassessment of mast cell stabilizers in the treatment of respiratory disease. Am Allergy 62, 215–221 (1989).

Gross, N. J.: Ipratopium bromide. New Engl. J Med 319, 486–494 (1988).

Niggemann, B.: Aerosoltherapie bei obstruktiven Atemwegserkrankungen: Deposition, Applikationsarten, Inhalationstechniken, Inhalationshilfen. Ergebnisse der Inneren Medizin und Kinderheilkunde 59, 169–212 (1989).

Pauwels, R.: Mode of action of corticosteroids in asthma and rhinitis. Clin Allergy 16, 281–288 (1986).

Reinhardt, D., O. Richter, M. Schäfers, B. Becker: Klinische Pharmakologie des Theophyllins. Internist 23, 728–735 (1982).

Reinhardt, D.: Allergische Reaktionen. In: Therapie der Krankheiten des Kindesalters. Eds. Reinhardt, D., v. Harnack, G.-A. Springer Verlag, 4. Aufl. 303–316 (1991).

Shapiro, G. G.: Corticosteroids in the treatment of allergic disease: principles and practise. Ped. Clin. North. Am. 30, 955–973 (1983).

Simons, F. E. R.: Recent advances in H1-receptor antagonist treatment. J Allergy Clin Immunol 86, 995–959 (1990).

Szefler, S. J.: Glucocorticoid therapy for asthma. Clinical pharmacology. J Allergy Clin Immunol 88, 147–165 (1991).

22 Die Hyposensibilisierung
U. Wahn

Unter der Hyposensibilisierung (im englischen Sprachraum auch «Immuntherapie» genannt) versteht man eine Therapie, in deren Rahmen sensibilisierten Patienten mit einer durch IgE-Antikörper vermittelten allergischen Erkrankung Extrakte allergenen Materials in unterschwelliger, allmählich ansteigender Dosierung mit dem Ziel verabreicht werden, eine klinische Toleranz gegen die im Extrakt enthaltenen Allergene zu induzieren.

Die Therapie wurde Anfang des 20. Jahrhunderts erstmals empfohlen, zu einem Zeitpunkt, als über die immunologischen Grundlagen der atopischen Erkrankungen noch keine differenzierten Erkenntnisse vorlagen. Die Entwicklung und Modifizierung der Behandlungsmethode erfolgte ausschließlich nach empirischen Kriterien, die Bewertung von Behandlungserfolgen beruhte weitgehend auf subjektiven Eindrücken, anekdotischen Mitteilungen, gelegentlich auch retrospektiven Therapieauswertungen. Erste kontrollierte Studien, die prospektiv angelegt worden waren, wurden in den 50er Jahren an Pollenallergikern durchgeführt. Bis in die letzten Jahre hinein war die Frage der Wirksamkeit dieser Therapie Gegenstand der Diskussion. Im folgenden soll ausschließlich auf die Problematik der Hyposensibilisierungsbehandlung bei Atemwegsallergien eingegangen werden, da andere Problembereiche gesondert behandelt werden.

22.1 Indikationen

Die Einleitung einer Hyposensibilisierung setzt voraus, daß
a) eine durch IgE-vermittelte allergische Erkrankung vorliegt.
b) die Sensibilisierung gegen Allergene von eindeutiger Relevanz für die Symptomatik des Patienten und die Schwere der Erkrankung ist.
c) ein adäquater Allergenextrakt von hoher Qualität zur Verfügung steht
d) der mögliche Nutzen der Hyposensibilisierung gegen das relative Risiko der Therapie, den Aufwand und die Kosten mit allen Beteiligten gründlich abgewogen wurde.

Allergische Atemwegserkrankungen können im Kindesalter zwar nicht selten schon im dritten Lebensjahr auftreten, stellen aber keinesfalls automatisch eine Indikation zur Hyposensibilisierung dar. Bei allergisch bedingten Atemwegssymptomen, die über zwei Jahre persistieren und zu einer erheblichen subjektiven Belastung der Patienten führen, ist die Indikation zur Hyposensibilisierung zu erwägen. Ob die Hyposensibilisierung vor dem 6. Lebensjahr den natürlichen Verlauf der allergischen Erkrankung im Sinne einer Prävention günstigt beeinflußt, ist derzeit Gegenstand der Diskussion und durch Studien noch nicht hinreichend abgesichert.

22.2 Auswahl der Allergene

Ausschließlich jene Allergene bieten sich für eine Hyposensibilisierung an, die aus dem Umfeld des Patienten nicht eliminierbar sind. Dies gilt im allgemeinen für Pollen, mit Einschränkungen auch für Hausstaubmilben und in besonderen Fällen auch für Tiere. Die derzeit auf dem Markt angebotenen Schimmelpilzextrakte genügen höchsten Qualitätsanforderungen noch nicht, weshalb eine allgemeine Anwendung außerhalb kontrollierter Studien z. Zt. nicht empfohlen wird.

22.2.1 Hyposensibilisierung mit Pollenextrakten

Die meisten bisher vorliegenden Untersuchungen zur klinischen und immunologischen Wirksamkeit der Sensibilisierungsbehandlung wurden an Patienten mit Ragweed- oder Graspollen-Allergien durchgeführt. Zahlreiche Studien belegen in ihrer großen Mehrzahl, daß die unter einer Pollenbelastung saisonal auftretende allergische Atemwegssymptomatik nach einer präsaisonal durchgeführten Hyposensibilisierung signifikant schwächer auftritt als bei mit Placebo behandelten Vergleichskollektiven. Es kann somit heute als gesichert angesehen werden, daß die Hyposensibilisierung mit modernen, biologisch standardisierten und gut charakterisierten Allergenextrakten eine wirksame Immuntherapie sowohl der saisonalen allergischen Rhinokonjunktivis als auch des durch Pollenexposition induzierten saisonalen Asthma bronchiale darstellt (Malling 1988, Varney et al. 1991). Von besonderem Interesse ist die Tatsache, daß nicht nur die nach Allergeninhalation induzierbare asthmatische Sofort- sondern auch die Spätreaktion durch die Hyposensibilisierung mit Pollenextrakten signifikant vermindert werden kann (van Bever et al. 1988).

22.2.2 Hyposensibilisierung mit Hausstaubmilbenextrakten

Die bisher publizierten Studien zur Therapie mit Hausstaubmilbenextrakten wurden in der Regel mit Asthmatikern durchgeführt. Sie unterscheiden sich hinsichtlich der verwendeten Extrakte, der Therapiedauer sowie der untersuchten Verlaufsparameter erheblich. Die überwiegende Anzahl der kontrolliert durchgeführten Studien, insbesondere derjenigen Untersuchungen, in denen standardisierte Extrakte verwendet wurden, zeigen, daß sowohl ein mit Hausstaubmilbenallergie assoziiertes Asthma bronchiale als auch eine allergische Rhinitis durch die spezifische Hyposensibilisierung gebessert werden können. (Tabelle 22/1) (Bousquet et al. 1990; Malling 1988; Ohman 1989; Wahn 1988)

Gerade im Kindesalter ist die Milben-Sensibilisierung oft mit einem Asthma bronchiale assoziiert. Es bleibt festzuhalten, daß eine Hyposensibilisierungsbehandlung dieser Patienten immer dann nicht indiziert ist, wenn neben der Milbenallergie andere Asthma-Trigger-Faktoren (Infekte, Kälte etc.), im Vordergrund stehen. Kinder mit einem medikamentös schwer kontrollierbaren Asthma bronchiale haben auch bei eindeutig nachgewiesener Milben-Allergie nur eine geringe Chance, von einer Hyposensibilisierung zu profitieren. Selbstverständlich müssen alle Möglichkeiten der häuslichen Allergenelimination (s. Kapitel 20) genutzt werden.

22.2.3 Hyposensibilisierung mit Tierallergen-Extrakten

Eine spezifische Hyposensibilisierung mit einem Tierallergen-Extrakt ist im Kindesalter selten indiziert. Eine weitestgehende Allergenkarenz ist der langjährigen, aufwendigen und teuren Behandlung ist in jedem Fall vorzuziehen. In kontrollierten Untersuchungen der letzten Jahre konnte allerdings gezeigt werden, daß bei Katzen- und Hundeallergikern die Hyposensibilisierung dazu beiträgt, daß die Allergenschwellendosis, die im Provokationstest für die Auslösung einer signifikanten Bronchialobstruktion erforderlich ist, erhöht werden kann. Da in Einzelfällen auch nach Entfernung von Haustieren eine signifikante Tier-Allergenexposition im Umfeld von Kindern vorliegt, kann die Einleitung einer Hyposensibilisierung gerechtfertigt sein.

22.3 Allergenextrakte

Genaue Kenntnisse der Zusammensetzung von Allergenextrakten sind für den pädiatrischen Allergologen, der eine Hyposensibilisierung verordnet oder durchführt, entscheidend. Für das Rohmaterial, welches für Therapieextrakte Verwendung findet, gibt es weitgehend befolgte Empfehlungen der International Union of Immunological Societies.

Was die biologische Potenz und Komposition der Extrakte angeht, so ist es wichtig, zu wissen, daß Allergenextrakte komplexe Mischungen von 15–50 verschiedenen Allergenmolekülen darstellen, die alle als potentielle Allergene fungieren können. Für Therapieextrakte ist es entscheidend, daß alle potentiellen Allergene im Extrakt vorhanden sind, daß die biologische Globalaktivität von Charge zu Charge konstant ist und daß die allergene Komposition der Einzelproteine – für den Therapeuten transparent und deklariert – von Charge zu Charge konstant gehalten wird. Diese Kriterien sind nicht von allen Anbietern industriell hergestellter Allergenextrakte erfüllt worden, unterschiedliche Extraktqualitäten sind jedoch nicht nur für unterschiedliche Therapieeffekte verantwortlich zu machen, sondern vermutlich auch die Ursache für Unterschiede in der Verträglichkeit der Hyposensibilisierung.

Bei der Auswahl von Therapieextrakten sollte biologisch standardisierten, partiell gereinigten und hinsichtlich ihrer Allergenkomposition gut charakterisierten Extrakten der Vorzug gegeben werden.

22.3.1 Modifizierte Extrakte

Physikalische Modifikationen wie die Absorption von Aluminiumhydroxyd oder Tyrosin resultieren in einem klinisch wünschenswerten Depot-Effekt, der oft dazu beiträgt, Nebenwirkungen der Hyposensibilisierung zu vermindern.

Chemische Modifikationen wie die Polymerisierung von Allergenen mittels Polyäthylenglykol oder die Behand-

---

Tab. 22/1: Immunologische Veränderungen unter Hyposensibilisierung

1. Initialer allergenspezifischer IgE-Anstieg im Serum mit nachfolgendem langsamen Abfall.
2. Induktion allergenspezifischer IgG-Antikörper im Serum (vor allem IgG_1 und IgG_4).
3. Suppression des saisonalen spezifischen IgE-Anstiegs im Serum.
4. Verminderung der Zellsensitivität basophiler Leukozyten gegenüber Allergenen.
5. Induktion einer lokalen IgG- und IgA-Antwort im Schleimhautsekret.
6. Reduktion der Zahl CD 4 positiver T-Zellen und aktivierter Eosinophiler in der Schleimhaut.
7. Verminderung der IL4-Synthese allergenspezifischer CD 4 positiver T-Zellen (Switch von TH 2 zu TH 1?).

lung der applizierten Allergen-Proteine durch Formaldehyd oder Glutaraldehyd können zu einer Veränderung der allergenen Proteine in ihrer räumlichen Struktur («Allergoide») und so zu einer Verminderung ihrer IgE-Antikörperbindungsfähigkeit führen. Eine derartige Reduktion der Allergenaktivität kann therapeutisch unter Umständen erwünscht sein, ist jedoch oft mit einer Veränderung der Epitopstruktur, wie die nativen Allergene sie aufweisen, assoziiert.

22.4 Evaluation der Wirksamkeit

Zur Beurteilung der Wirksamkeit von Langzeitbehandlungen bei chronischen oder saisonalen Erkrankungen, deren Symptome in Ausprägung und Spontanverlauf zahlreichen Einflüssen unterliegen, müssen strikte Kriterien gefordert werden: Eine Therapie ist dann und nur dann «wirksam», wenn sie einer Placebo-Behandlung an einem vergleichbaren Patientenkollektiv signifikant überlegen ist. Derart kontrollierte Untersuchungen zum Therapieeffekt können nur prospektiv durchgeführt werden.

22.4.1 Klinische Parameter

Für die Erfolgskontrolle einer Hyposensibilisierung haben sich bei saisonal auftretender Symptomatik Tagebücher bewährt, aus denen Symptom- oder Medikamenten-Scores ermittelt werden können, die einer gleichzeitig gemessenen Allergenbelastung (Pollenzählung) gegenüber gestellt werden können. (Abb. 22/1)
Eine weitere Möglichkeit der Therapiekontrolle bietet eine vor und nach der Therapie in standardisierter Weise titriert durchgeführte Provokationstestung an den durch die Krankheit betroffenen Organen. Mit ihrer Hilfe können Variationen der Schwellendosis eines Allergenextraktes erfaßt werden, die zur Auslösung bestimmter Symptome (konjunktivale Injektion, Erhöhung des nasalen oder bronchialen Widerstandes) erforderlich ist.
Im Rahmen zahlreicher Untersuchungen konnte aufgezeigt werden, daß die Hyposensibilisierungsbehandlung die Allergenschwellendosierungen, die klinische Symptome an Erfolgsorganen wie Konjunktiva, der Nase und den unteren Atemwegen auslösen, günstig beeinflußt. Bei jugendlichen Asthmatikern konnten nicht nur Einflüsse auf allergeninduzierte Sofortreaktionen, sondern auch die möglicherweise relevantere Spätreaktion gemessen werden, die nach erfolgreicher Hyposensibilisierung nur noch abgeschwächt registrierbar ist.
Als ein weiterer in-vivo-Parameter zur Dokumentation eines Hyposensibilisierungseffektes hat sich die titrierte Hauttestung erwiesen, mit deren Hilfe Veränderungen der allergenspezifischen Hautreagibilität ermittelt werden kann.

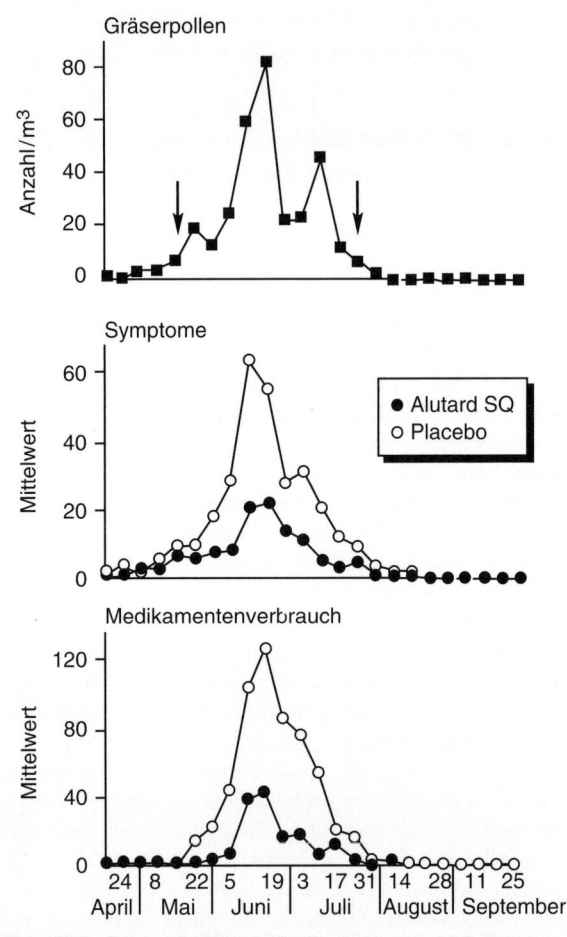

Abb. 22/1: Saisonal auftretende Symptome und Medikamentenverbrauch bei Graspollen-allergischen Patienten während der Gräserblüte. Dargestellt sind die mittleren Symptom-Indices für 2 Gruppen von Patienten nach Hyposensibilisierung im Vergleich zu einer mit Placebo behandelten Patientengruppe (Varney et al., 1991).

Da bis heute kein in-vitro-Test bekannt ist, dessen Ergebnisse mit dem klinischen Verlauf einer Atemwegsallergie eng korrelieren, sollten in erster Linie die klinischen Parameter für die Beurteilung des Hyposensibilisierung-Effektes herangezogen werden.

22.4.2 Immunologische Veränderungen

Unter der Hyposensibilisierung kommt es zum Auftreten von Faktoren im Serum der Patienten, die die allergeninduzierte Freisetzung von Mediatorstoffen aus basophilen Leukozyten inhibieren. Das Substrat dieser «Antigenneutralisierenden Kapazität» des Serums sind, wie wir heute wissen, Immunglobuline der Klasse IgG, vor allem der Subklasse der IgG_4, welche zirkulierende Antigene neutralisieren können, ohne selbst mediatorhaltige Zellen zu aktivieren. Zwar besitzen Mastzellen und Basophile auch Rezeptoren für IgG_4, doch werden diese Antikörper

nur mit niedriger Affinität gebunden und spielen beim Menschen für die Auslösung einer anaphylaktischen Reaktion keine Rolle. (Djurup u. Østerballe, 1984)
In der Literatur werden diese Antikörper als «blockierende Antikörper» bezeichnet, womit nahegelegt wurde, daß ihnen der eigentliche protektive Effekt im Sinne der Therapie zukommt. Tatsächlich konnte gezeigt werden, daß Seren von Patienten nach Allergeninjektionen den passiven Transfertest (Prausnitz-Küstner-Test) blockieren konnten. Das Ausmaß der IgG_4-Antikörperproduktion, die durch die Therapie ausgelöst wird, hängt von der kumulativ verabreichten Allergendosis ab, die Antikörperproduktion erfolgt spezifisch über das applizierte Allergen. Nach Unterbrechung der Behandlung zeigen die Antikörperspiegel abfallende Tendenz. Die Korrelation der im Serum vorhandenen IgG_4-Antikörper-Konzentrationen mit dem klinischen Effekt der Therapie ist im größeren Patientenkollektiv nachweisbar, im Einzelfall jedoch schwach. (Abb. 22/2)
Im Laufe der letzten Jahre wurden zahlreiche andere immunologische Veränderungen unter der Hyposensibilisierung beschrieben, die in Tabelle 22/2 aufgeführt sind. Der Abfall allergenspezifischer IgE-Antikörper im Serum zeigt keine enge Korrelation mit dem klinischen Behandlungserfolg. Er kann kaum für einen Therapieeffekt verantwortlich gemacht werden. Die lokale Antikörperantwort in den Sekreten der Atemwege unter einer Hyposensibilisierungsbehandlung ist relativ schwach.
Neben humoralen Veränderungen wurden verschiedene zelluläre Funktionen beschrieben, die durch eine Hyposensibilisierung beeinflußt werden. So zeigen basophile Leukozyten unter der Therapie eine verminderte Sensitivität gegenüber den applizierten Allergenen. Aktivierte Eosinophile sind nach Allergenexposition in der Schleimhaut nur noch vermindert nachweisbar. Lymphozyten behandelter Patienten zeigen im Vergleich zu denen unbehandelter Kontrollpersonen Veränderungen ihrer Cytokin-Produktion nach Allergenexposition im Sinne eines TH 1-Musters (Secrist et al. 1993) CD 8 positive, T-Zell-Subpropulationen sind nach Hyposensibilisierung verstärkt, CD 4 positive Zellen vermindert in der Mucosa nachzuweisen (Durham, 1991).
Die klinische Bedeutung der verschiedenen Beobachtungen zu immunologischen Parametern ist bis heute nicht klar. Keiner der untersuchten Parameter kann allein oder unmittelbar für eine erfolgreiche Hyposensibilisierung

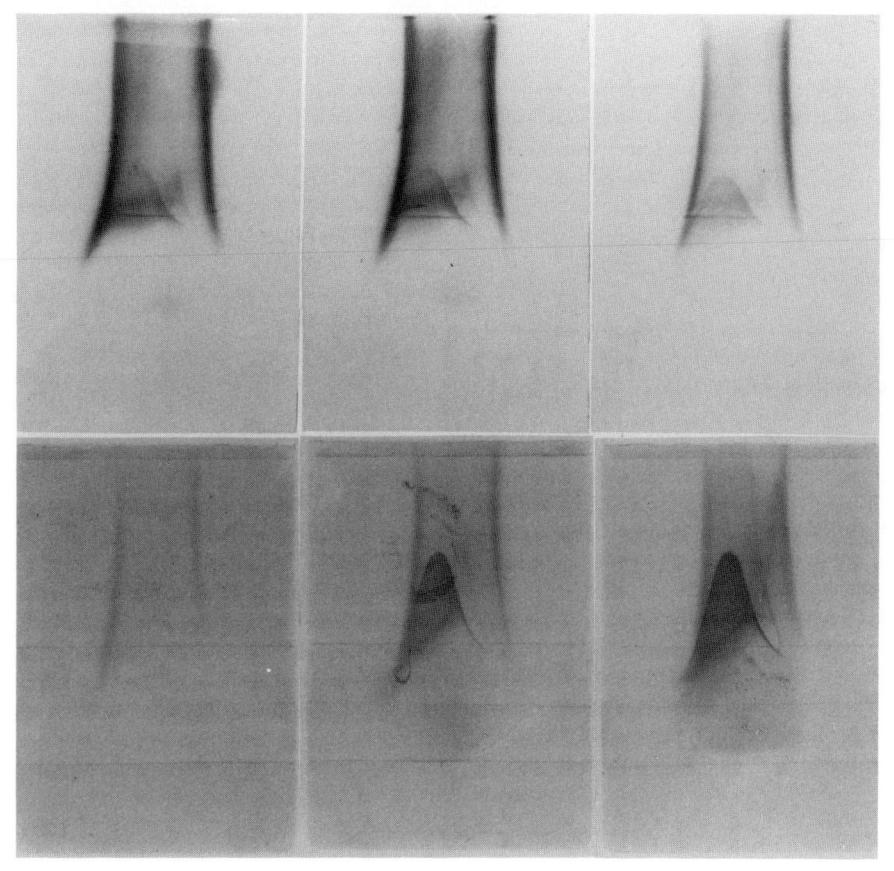

Abb. 22/2: Typische Veränderungen spezifischer IgE (obere Reihe) und IgG-Antikörper (untere Reihe) gegen Allergene aus Birkenpollen im Verlaufe der Hyposensibilisierung, bestimmt mit Hilfe der gekreuzten Radio-Immunelektrophorese (CRIE). Links: Befund vor Therapie, Mitte: nach 4monatiger Hyposensibilisierung, rechts: präsaisonal nach einjähriger Therapie (Abb. Dr. Maasch, Reinbek).

Tab. 22/2: Plazebo-kontrollierte Studien zur Hyposensibilisierung bei Asthma und Hausstaubmilben-Allergie (mod. nach *Mosbech*, 1985)

		Therapie-Dauer	Effekt (+/−)
Wässrige Extrakte:	Smith (1971)	4	+
	D'Souza (1973)	3	+
	Brit. Thorac. Assoc. (1979)	4–18	−
	Maunsel (1971)	6–9	+
Semi-Depot Extrakt:	Newton (1978)	12	+
Tyrosin-adsorbierte Extrakte:	Gaddie (1976)	12	−
	Warner (1982)	12–24	+
	Marques (1978)	1½–8	+
	Davies (1982)	12	+
Gereinigter Extrakt:	Formgren (1983)	12	+

verantwortlich gemacht werden. Die Frage nach dem eigentlichen Wirkungsmechanismus der Therapie muß daher zur Zeit noch offen bleiben.

22.4.3 Einfluß auf die allergeninduzierte Entzündung der Atemwege

Bei hyposensibilisierten Patienten mit saisonal auftretendem Pollenasthma konnten deutlich verringerte Konzentrationen von Entzündungsmediatoren (Eosinophiles kationisches Protein, chemotaktische Faktoren) im Serum und in der Bronchial-Lavageflüssigkeit unter natürlicher Allergenbelastung gemessen werden. Diese Daten deuten daraufhin, daß die Hyposensibilisierung die durch den natürlichen Allergenkontakt bedingte Entzündung der Atemwege auch beim Asthma bronchiale vermindert oder hemmt (Rak et al., 1988).

22.5 Praktische Durchführung

Allergen-Extrakte in sensibilisierte Individuen zu injizieren, ist grundsätzlich mit dem Risiko von Nebenwirkungen verbunden. Dieses Risiko läßt sich minimieren, wenn der behandelnde Allergologe über das notwendige Maß an Erfahrung, seine Mitarbeiter über ausreichendes Training, der Patient über Motivation und Information verfügt und der verwendete Extrakt von hoher Qualität ist.
Die Eltern der behandelten Patienten sollten mündlich und schriftlich über das Wesen der Hyposensibilisierung sowie mögliche Nebenwirkungen und Komplikationen informiert werden.

22.5.1 Dosierung

Die Therapie besteht aus einer Initialbehandlung, in der Regel einer wöchentlichen Injektion ansteigender Allergendosen, und der sich daran anschließenden Erhaltungstherapie mit monatlichen Injektionen. (Abb. 22/3). Auch bei der Behandlung mit saisonal auftretenden Allergenen (Pollen) hat sich die präsaisonal begonnene, aber ganzjährig fortgesetzte Hyposensibilisierung durchgesetzt.
Idealerweise wird als Erhaltungstherapie die vom Patienten maximal tolerierte Allergendosis injiziert. Gerade bei potenten Allergenextrakten liegt diese unter Umständen deutlich unter der vom Hersteller empfohlenen Erhaltungsdosis.
Von diesem Standard-Therapieregime muß dann abgewichen werden, wenn bei der zuletzt gegebenen Injektion verstärkte lokale oder Allgemeinreaktionen beobachtet wurden, wenn Atemwegsinfektionen oder Asthmaepisoden auftreten oder wenn das vorangegangene Injektionsintervall verlängert war. Auch bei neuen Chargen des Allergenextraktes sollte vorsichtshalber die Dosierung reduziert werden.

22.5.2 Technik

Injektionen sollten ausschließlich durch einen erfahrenen Allergologen gegeben werden, der vor jeder Injektion die zu applizierende Allergenmenge festlegt. Die Injektion erfolgt subkutan mit Hilfe einer 1 ml Tuberkulinspritze (cave intravasale Injektion). Es hat sich als praktikabel herausgestellt, das distale Drittel der Außenseite des Oberarmes als Injektionsstelle zu wählen. Nach jeder Injektion sollte der Patient 30 Minuten lang in der Praxis verweilen. Jede Injektion und eventuelle Reaktion wird protokolliert.

22.5.3 Therapiedauer

Die Auswirkungen der Hyposensibilisierung auf den Krankheitsverlauf sollten einmal jährlich evaluiert werden. Ist kein Effekt spürbar, sollten die Indikation zur Therapie sowie die Kriterien zur Verwendung des Therapieextraktes nach 2 Jahren noch einmal überprüft werden. In der Regel kann von einer Therapiedauer von drei Jahren ausgegangen werden.

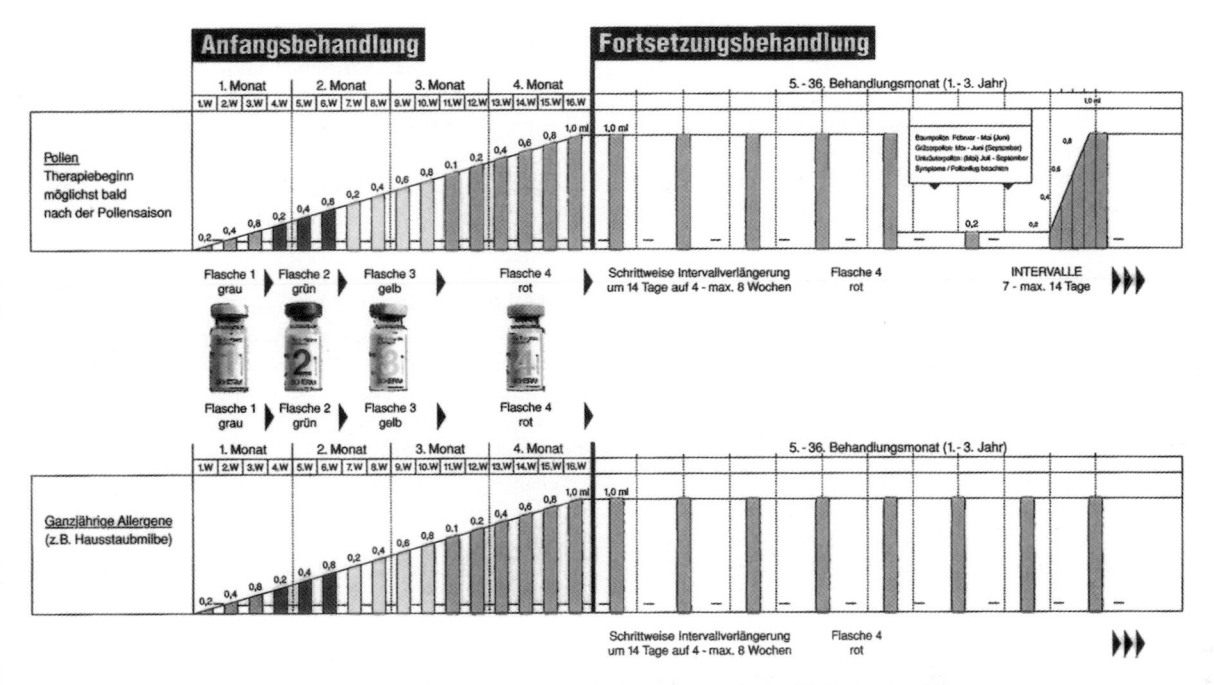

Abb. 22/3: Behandlungsschema der Hyposensibilisierung mit saisonalen und ganzjährigen Allergenen.

22.5.4 Risiken und Nebenwirkungen

Das bekannteste und häufigste unerwünschte Risiko der Hyposensibilisierung ist die anaphylaktische Allgemeinreaktion nach einer Injektion. Sie tritt auch bei erfahrenen Therapeuten in etwa 0,1–1% aller Injektionen auf, meist in Form einer milden Urtikaria, einer Rhinokonjunktivitis oder eines Asthma bronchiale. Das Risiko konnte durch die Verwendung von Aluminium-absorbierten Allergenen in Depotextrakten gegenüber früher häufiger verwendeten wässrigen Allergenextrakten reduziert werden.

Das in der Vergangenheit in der Literatur diskutierte Auftreten von Immunkomplexen bzw. Immunkomplexerkrankungen im Zusammenhang mit Hyposensibilisierungstherapien hat sich nach prospektiven Studien nicht bestätigen lassen.

Auch für den Verdacht, daß unter der Therapie möglicherweise Neu-sensibilisierungen gegen einzelne Proteine des Extraktes induziert werden, gegen die ein Patient primär nicht allergisch war, gibt es bis heute keine soliden Belege.

22.6 Orale Hyposensibilisierung

Die Behandlung allergischer Atemwegserkrankungen mit oral applizierten Pollenextrakten wurde erstmals um die Jahrhundertwende in der homöopathischen Literatur empfohlen. In den letzten Jahrzehnten wurde insbesondere im deutschsprachigen Raum versucht, einen ähnlichen Therapieeffekt wie mit der subkutanen Hyposensibilisierung auch durch orale Applikation von Allergenextrakten zu erzielen. Gut dokumentierte Kasuistiken haben zeigen können, daß lokale oder systemische allergische Reaktionen nach Ingestion von Inhalationsallergenen bei sensibilisierten Patienten ausgelöst werden können. Diese Beobachtungen sowie tierexperimentelle Befunde, nach denen eine Vorfütterung von Antigenen eine Toleranz bzw. Hyporeaktivität gegenüber einer nachfolgenden systematischen Antigenprovokation erzeugen kann, haben dazu geführt, daß Versuche mit einer oralen Hyposensibilisierung gerade im Kindesalter unternommen wurden. Nicht kontrollierte Untersuchungen ergaben Erfolgsquoten dieser Therapie von 50–70%. Leider haben prospektive Untersuchungen verschiedener Arbeitsgruppen indes keinen ausreichenden Beleg für eine klinische oder immunologische Wirksamkeit dieser Therapie mit wässrigen Allergenlösungen erbringen können. Auch Studien, bei denen Birken- oder Graspollenallergene in Kapselform oral appliziert wurden, haben keine einheitlich überzeugenden Therapieresultate ergeben: Die orale Hyposensibilisierungsbehandlung ist der subkutanen Therapie mit einem vergleichbaren Allergenextrakt eindeutig unterlegen. Ihre Wirksamkeit liegt vermutlich im Placebobereich. Diese Therapieform kann daher für allergische Kinder nicht empfohlen werden.

22.7 Abschlußbemerkung

Solange eine wirksame und praktikable Methode, die spezifische IgE-Antikörper-Antwort im Menschen zu unterdrücken, nicht in Klinik und Praxis zur Verfügung steht, wird die Hyposensibilisierung ihren Platz in der Therapie allergischer Atemwegserkrankungen behalten. Ihre Erfolgschancen hängen wesentlich ab von einer kritischen Indikationsstellung bei sorgfältig ausgewählten Patientengruppen, von der Qualität des verwendeten Extraktes und der Auswahl der Allergene sowie Gewissenhaftigkeit bei der Durchführung der Therapie, der Wahl der Allergendosis und Dosierungsintervalle. Neuere tierexperimentelle Untersuchungen haben gezeigt, daß die Verwendung von Allergenen mit Liposomen zur Immuntherapie die gewünschten Therapieeffekte möglicherweise verstärken, die ungewollten systemischen und lokalen Nebenwirkungen möglicherweise vermindern kann. (Arora u. Gangal, 1992)

Eine attraktive Perspektive für eine moderne Strategie, die Immunglobulin-E-Synthese durch eine Immuntherapie zu modulieren, stellt die Verwendung nicht stimulatorischer Peptide von Allergenmolekülen dar, die allergenspezifisch eine T-Zell-Antwort inhibieren können. Es könnte sein, daß in Zukunft durch die Blockade der Interaktion zwischen dem T-Zellrezeptor und dem HLA-Klasse II-Molekül durch Allergen-Peptide neue Formen der Immuntherapie möglich werden. (O'Hehir u. Lamb, 1992)

Literatur

Bever van H.P., J.Bosmans, de Clerk, W.J. Stevens: Modification of the late asthmatic reaction by hyposensitization in asthmatic children allergic to house dust mite or grass pollen. Allergy 43, 378 (1988).

Bousquet, J., A. Heijaoui, F. B. Michel: Specific immunotherapy in asthma. J Allergy Clin Immunol 86, 292 (1990).

Djurup, R., O. Østerballe: IgG subclass antibody response in grass pollen allergic-patients undergoing specific immunotherapy. Allergy 39, 433 (1984).

Durham, S. R., V. A. Varney, M. Gaga, A. J. Frew, M. Jacobson, A. B. Kay: Immunotherapy and allergic inflammation. Clin. Exp. Allergy 21 (S1), 206–210 (1991).

Secrist, H., Chelen, C. J., Wen, Y., Marshall, J. D., Umetsu, D. T. Allergen immunotherapy decreases interlenkin 4 production in CD4 positive Tcells from allergic individuals. J. Exp. Med. 178, 2123–2130 (1993).

Malling, H.J.: Immunotherapy. Position paper. Allergy 43, Suppl 6, 9 (1988).

Ohman jr., J.L.: Allergen immunotherapy in asthma. Evidence for efficacy. J Allergy Clin Immunol 84, 133 (1989).

Rak, S., O. Lövhagen, P. Venge: The effect of immunotherapy on bronchial-hyperresponsiveness and eosinophil cationic protein in pollen allergic patients. J Allergy Clin Immunol 82, 470 (1988).

Varney, V.A., M. Gaga, A.J. Frew, V.R. Aber, A.B. Kay, S.R. Durham: Usefulness of immunotherapy in patients with severe summer hay fever uncontrolled by antiallergic drugs. Brit med J 302, 265 (1991).

Wahn, U., C. Schweter, P. Lind, H. Löwenstein: Prospective study on immunologic changes induced by two different Dermatophagoides pteronyssinus extracts prepared from whole mite culture and mite bodies. J Allergy Clin Immunol 82, 360 (1988).

Arora, N., S. V. Gangal: Efficacy of liposome entrapped allergen in down regulation of IgE response in mice. Clin Exp Allergy, 42, 22–35 (1992).

O'Hehir, R.E., J.R. Lamb: Strategies for modulating immunoglobulin E synthesis. Clin and Experimental Allergy, 22, 7–10 (1992).

23 Impfungen bei allergischen Kindern
U. Wahn

Unverträglichkeitsreaktionen im Zusammenhang mit aktiven Immunisierungen werden sowohl nach der Gabe von Toxoiden, bakteriellen Vakzinen und viralen Impfstoffen beobachtet. Ihre klinische Manifestation reicht von leichtem Fieber und geringfügigen Lokalreaktionen bis hin zu schweren Formen der Arthus-Reaktion, der Serumkrankheit oder auch lebensbedrohlichen anaphylaktischen Reaktionen.

Nicht alle Unverträglichkeitsreaktionen sind immunologisch vermittelt: So können Toxine oder Zusatzstoffe im Impfstoff direkt Fieberreaktionen induzieren. Das in der Vergangenheit gefürchtete Ekzema vakzinatum als Folge der Pockenschutzimpfung, welches bei etwa 2% der Kinder mit atopischer Dermatitis beobachtet wurde, wurde im wesentlichen durch die gestörte Integrität einer ekzematös veränderten Haut begünstigt.

23.1 Reaktionen gegenüber Toxoiden

Allergische Reaktionen auf die heute verwendeten Diphtherie- und Tetanustoxoide sind nach Verwendung weitgehend gereinigter Toxoide deutlich seltener geworden. Im Falle von Tetanustoxoidpräparationen scheint die Frequenz von Nebenreaktionen direkt mit der Anzahl der Impfinjektionen und der Höhe des Antikörpertiters zu korrelieren. Die Inzidenz einer lebensbedrohlichen Reaktion wird mit 1:1 000 000 angegeben. Reaktionen auf Diphtherietoxoid sind möglicherweise etwas häufiger. Formaldehyd stellt das bekannteste Inaktivierungsmittel für Impfstoffe dar, echte Sensibilisierungen gegen diese Substanz wurden bisher nicht beschrieben.

23.2 Reaktionen gegenüber bakteriellen Vakzinen

Zu den im Rahmen von Impfungen applizierten bakteriellen Antigenen gehören die BCG-, die Pertussis- und die Typhus-Vakzine. Eine speziell erhöhte Reaktionsbereitschaft gegenüber BCG beim Allergiker, der immunologisch kompetent ist, besteht offenbar nicht. Schockähnliche Symptome nach Pertussis-Impfungen werden mit einer Frequenz von 1:10 000 angegeben. Sie sind von Krämpfen, Hyperpyrexie sowie der Pertussis-Enzephalopathie abzugrenzen.

Die früher bei parenteraler Gabe von Typhus-Vakzine, die aus einer wäßrigen Lösung der Dottersackmembran eines Hühnerembryos gewonnen wird, gelegentlich beobachteten Überempfindlichkeitsreaktionen sind bei oraler Gabe des Impfstoffes in der Regel zu vermeiden.

23.3 Unverträglichkeitsreaktionen gegen Virusimpfstoffe

Allergische Reaktionen gegen virale Impfstoffe können durch Kulturgewebsbestandteile, Media, Additiva und Fremdantigene, die während der Präparation und Reinigung des Impfstoffes zugesetzt werden, induziert werden.

Die meisten allergischen Reaktionen werden im Zusammenhang mit Impfstoffen, die aus Geflügel-Embryonen gewonnen wurden, bei Patienten mit einer Sensibilisierung gegen Hühnereiproteine beobachtet. Zu diesen gehören Röteln, Influenza, Mumps, Masern, Gelbfieber, Rabies und FSME (Miller, 1983; Murphy 1983).

Im Rahmen der Influenza-Impfung von 76 000 US-Soldaten wurden zwei anaphylaktische Schocks registriert. Bei Patienten zum Zeitpunkt der Impfung nachgewiesener Hühnerei-Sensibilisierung scheint das Risiko einer Allgemeinreaktion auf Masern-Röteln-Mumps-Impfstoff, welches früher mit 3–5% angegeben wurde, nach neueren Untersuchungen deutlich geringer zu sein. Verschiedene Studien der letzten Jahre konnten zeigen, daß Kinder mit einer klinisch nicht aktuellen Sensibilisierung gegen Hühnereiweiß keinerlei klinische Reaktionen nach Masern-Röteln-Mumpsimpfung entwickelten, während Patienten mit einer aktuellen Sensibilisierung gegenüber Ovalbumin, dem Hauptallergen in Hühnerei, trotz einer positiven Hauttest-Reaktion mit reduzierten Dosen des Impfstoffes in steigender Konzentration gleichfalls immunisiert werden konnten.

Die Ergebnisse von Hauttestungen mit Hühnereiextrakt korrelieren nur schwach mit dem klinischen Sensibilisierungsgrad gegenüber der Vakzine. Auch sind durch eine orale Provokation mit Hühnerei Patienten mit einem

Anaphylaxie-Risiko nicht sicher zu identifizieren. Ob die Hauttestung mit der Vakzine selbst von höherem prädiktiven Wert ist, konnte bis heute durch prospektiv kontrollierte Studien nicht sicher belegt werden. In der Vergangenheit waren die Zusätze von Penicillin und Streptomycin als Zusatz von Gewebekultur-Impfstoffen nicht selten Anlaß für die Auslösung allergischer Reaktionen bei sensibilisierten Patienten. In letzter Zeit wird weitgehend Neomycin als Zusatz verwendet, wodurch bei parenteraler Applikation offenbar nur sehr selten Überempfindlichkeitsreaktionen verursacht werden. Weiter sind IgE vermittelte anaphylaktische Reaktionen gegen Gelatine im Impfstoff beschrieben (Kelso, 1993).

23.4 Durchführung von Impfungen bei Allergikern in der Praxis

23.4.1 BCG-Impfung

Die Indikation zur BCG-Impfung wird bei atopisch disponierten Neugeborenen nach den gleichen Kriterien gestellt wie bei Nichtatopikern.

23.4.2 Diphtherie/Tetanus

Bis heute liegen keine gesicherten Daten über eine erhöhte Frequenz allergischer Reaktionen auf die kombinierte Diphtherie/Tetanus-Impfung bei atopischen Kindern vor. Es ist davon auszugehen, daß das Impfrisiko demjenigen in der Normalpopulation entspricht.

23.4.3 Pertussis

Die Bedeutung der Pertussis-Impfung für eine frühe Manifestation einer atopischen Erkrankung ist derzeit Gegenstand der Diskussion. Eindeutige Daten im Sinne eines auf den Atopieverlauf ungünstigen Effektes der Pertussis-Impfung liegen bisher nicht vor. Die Indikation zur Pertussis-Impfung (zum Beispiel bei bronchopulmonaler Dyspasie etc.) sollte daher vorerst bei Atopikern und Nichtatopikern in gleicher Weise gestellt werden.

23.4.4 Polio-Schluckimpfung

Während die parenterale Polio-Impfung wegen der Zufuhr möglicher sensibilisierender Fremdproteine, insbesondere bei Atopikern nicht empfohlen werden sollte, wird nach gegenwärtigem Kenntnisstand die Polioschluckimpfung auch bei Atopikern gut toleriert. Ein erhöhtes Reaktionsrisiko besteht offenbar nicht.

23.4.5 Masern-Röteln-Mumps-Impfung

Eine atopische Disposition allein ist keine Kontraindikation für die Masern-Röteln-Mumps-Impfung.
Auch bei nachgewiesener Sensibilisierung gegenüber Hühnereiproteinen besteht vermutlich nur ein geringfügig erhöhtes Risiko (ca. 1%) allergischer Reaktionen (Businco, 1990; Greenberg, 1988; Kemp, 1990; Lavi, 1990; Beck, 1991; Fasano, 1992), weshalb eine Hauttestung mit der Vakzine (intrakutan) bis auf weiteres sinnvoll erscheint. Bei negativer Sofortreaktion kann die Impfung durchgeführt werden. Bei nur diskreter Hautreaktion ist eine fraktionierte Immunisierung, beginnend etwa mit 0,05 ml, verabreicht im Abstand von 20 Minuten, möglich. In diesem Fall sollte jedoch die Impfung nur bei Verfügbarkeit aller Notfallmaßnahmen zur Bekämpfung anaphylaktischer Nebenreaktionen erfolgen.
Ein entsprechendes Vorgehen gilt für andere Impfstoffe, die durch Hühnereiproteine kontaminiert sind. Eine Alternative stellt die Verwendung von HDC-Impfstoffen (in der Schweiz erhältlich) dar, die frei sind von Hühnereiweiß.

23.5 Hyposensibilisierungsbehandlungen und Impfungen

Kontrollierte Studien über mögliche Risiken, die aus einer simultanen Verabreichung aktiver Immunisierungen und einer Hyposensibilisierungs-Injektion resultieren können, liegen bisher nicht vor. Es erscheint praktikabel, zwei Wochen vor und nach einer Impfung Hyposensibilisierungs-Injektionen zu verabreichen.

Literatur

Beck, S. A., L. W. Williams, M. A. Shirell, A. W. Burks: Egg hypersensitivity and measles-mumps-rubella vaccine administration. Pediatrics 88, 913–917 (1991).
Businco, L., M. Grandolfo, G. Bruno: Safety of measles immunization in egg-allergic children, Pediatr Allergy Immunol, 2, 195–198 (1990).
Fasano, M. B., R. A. Wood, S. K. Cooke, H. A. Sampson: Egg hypersensitivity and adverse reactions to measles, mumps and rubella vaccine. J. Pediatr. 120, 878–881 (1992).
Greenberg, M. A., D. L. Birx: Safe administration of mumps-measles-rubella vaccine in egg allergic children. J pediatrics 1988, 113, 504–506 (1988).
Kelso, J. M., R. T. Jones, J. W. Yunginger: Anaphylaxis to measles, mumps, and rubella vaccine mediated by IgE to gelatin. J. Allergy Clin Immunol 91, 867–72 (1993).

Kemp, A., P. Van Asperen, A. Muhki: Measles Immunoziation in Children with Clinical Reactions to Egg Proteine, Am J Dis Child 144, 33–35 (1990).

Lavi, S., B. Zimmerman, G. Koren, R. Gold: Administration of Measles, Mumps and Rubeola virus vaccine (life) to egg allergic children. JAMA 263, 269–271 (1990).

Miller, J. R., H. A. Orgel, E. O. Meltzer: The safety of egg-containing vaccines for egg-allergic patients. J Allergy Clin Immunol, 71, 568–573 (1983).

Murphy, K. R., R. C. Strunk: Safe administration of influenza vaccine in asthmatic children hypersensitive to egg proteins, J. Pediatrics, 106, 931–933 (1983).

24 Die Rolle von Diäten in der Vorbeugung und Behandlung allergischer Erkrankungen

C. Pohl, U. Wahn

Bei einer großen Anzahl kindlicher Allergiker bestehen eindeutige Zusammenhänge zwischen Nahrungsbestandteilen und der Ausprägung ihrer allergischen Symptome. Noch größer ist die Zahl derjenigen Kinder, deren Angehörige oder betreuende Ärzte der Überzeugung sind, daß eine Umstellung der Ernährung das Schicksal der chronischen Erkrankung zum Guten wenden könne, wenngleich weder die diagnostischen Standard-Untersuchungen einen Hinweis einer Sensibilisierung ergeben noch die Anamnese eindeutig für eine klinisch relevante Allergie spricht.

Kaum ein anderes Feld der klinischen Allergologie ist so sehr durch Kontroversen geprägt wie der Bereich der Ernährung im Zusammenhang mit allergischen Erkrankungen. Vielfältige Vorurteile, irrationale Erwartungen, Weltanschauungen und vielfältige kommerzielle Interessen bestimmen die Auseinandersetzung. Eine überaus komplexe klinische Problematik steht bis heute einer relativ kleinen Zahl wissenschaftlich akzeptabler Untersuchungen gegenüber.

Aufgrund der vorliegenden Daten gibt es bis heute drei gut begründete Indikationen für eine diätetische Intervention im Zusammenhang mit allergischen Erkrankungen:

1. Die kurzfristige **diagnostische** Eliminationsdiät.
2. Die gezielte **therapeutische** Eliminationsdiät
3. Die **präventive** Diät des Neugeborenen und jungen Säuglings

24.1 Diagnostische Eliminationsdiäten

Während allergische Sofortreaktionen an der Haut, dem Gastrointestinaltrakt oder den Atemwegen oft allein durch anamnestische Hinweise, gelegentlich auch durch den Nachweis spezifischer IgE-Antikörper, unter Umständen auch durch gezielte Provokationstestung gut erfaßbar sind, ist die Entscheidung der Frage, inwieweit Nahrungsmittelantigene an der Pathogenese chronisch entzündlicher Erkrankungen des Magen-Darm-Traktes oder der Haut, beispielsweise beim atopischen Ekzem beteiligt sind, ungleich schwieriger.

Der natürliche Krankheitsverlauf eines Kindes mit atopischem Ekzem unterliegt zahlreichen Einflüssen, die zu einer Exazerbation oder Abschwächung des Niveaus der Entzündung der Haut beitragen, so daß die Rolle der Ernährungsfaktoren häufig schwer zu beurteilen ist. Hinzu kommt, daß befriedigende Testinstrumente bis heute nicht zur Verfügung stehen.

Eine ungezielte diagnostische Elimination, die die wichtigsten Quellen von Nahrungsmittelallergenen umfaßt, ist gerade bei den schweren Formen des atopischen Ekzems in den ersten Lebensjahren oft die einzige Methode, die pathogenetische Rolle von Nahrungsmittelallergenen zu beweisen oder zu widerlegen. Sie sollte unter stabilen äußeren Bedingungen, ggf. stationär über ca. 7 Tage durchgeführt werden. Während dieser Zeit sollte die Art und Intensität einer Behandlung der ekzematischen Haut mit Externa möglichst konstant gehalten werden.

Im Säuglingsalter wird die Eliminationsdiät (oligoallergene Basisdiät) im allgemeinen mit einer Hydrolysatnahrung mit geringer residualer Allergenaktivität (z. B. Caseinhydrolysat) durchgeführt. Sinnvoll ist auch die Verwendung von Proteinhydrolysaten, die aus anderen Eiweißquellen als Kuhmilchprotein hergestellt werden (z. B. Rinderkollagen/Soja). Bei Kindern jenseits des Säuglingsalters kann eine Eliminationsdiät beispielsweise auf der Grundlage von Reis, einer Obstsorte, vier bis fünf Gemüsen, eventuell einer Fleischsorte, Mineralwasser und Tee durchgeführt werden. Wichtig ist eine überschaubar kleine Zahl definierter Nahrungsmittelkomponenten, die nach eingehender Ernährungsanamnese bisher zu keiner Symptomverschlechterung geführt haben und eine gut kontrollierte, möglichst stabile Umgebungssituation.

Sollten nach sieben Tagen keine eindeutigen Veränderungen des Entzündungsniveaus der Haut bei einem Kind mit atopischem Ekzem zu registrieren sein, ist eine nennenswerte pathogenetische Rolle von Nahrungsmittelbestandteilen für den Krankheitsverlauf sehr unwahrscheinlich. Provokationsteste (s. Kapitel 17) erübrigen sich in diesem Fall. Über längere Zeit von Müttern geführte Symptomtagebücher können eine Hilfe darstellen. Bei klinischer

Befundbesserung unter Elimination schließt sich eine stufenweise Wiedereinführung der Einzelkomponenten unter sorgfältiger klinischer Beobachtung an.

24.2 Gezielte therapeutische Langzeitdiäten

Jede Art längerfristiger diätetischer Einschränkung ist beim Erwachsenen und beim sich entwickelnden kindlichen Organismus begleitet vom Risiko spezieller Mangelzustände, körperlicher Nebenwirkungen und besonderer psychischer Belastungen. Aus diesem Grund sind therapeutische Diäten nur bei eindeutig nachgewiesener klinischer Relevanz einer Sensibilisierung gegen Nahrungsmittelbestandteile indiziert. Ungerichtete «Neurodermitis-Diäten» entspringen unwissenschaftlichen Ideologien. Ihr therapeutischer Wert ist bis heute durch keinerlei kontrollierte Studien wissenschaftlich abgesichert.

Nach verschiedenen Untersuchungen bedürfen im Kindesalter etwa 30–40% der Patienten mit atopischen Ekzem vorübergehend oder längerfristig einer diätetischen Karenz.

Dabei sind es vor allem Allergene aus Grundnahrungsmitteln (Ei, Milch, Weizen, Kartoffel, Soja, Fisch, Nüsse etc.), die in einzelnen Fällen klinische Aktualität besitzen. Es ist die Aufgabe einer engen Kooperation zwischen dem pädiatrischen Allergologen und der Diätassistentin, diese Patienten zu führen und diätetisch so zu betreuen, daß Mangelzustände unter einer ernährungsphysiologisch optimal zusammengesetzten Allergie-Kost vermieden werden und ein normales Gedeihen der Kinder gewährleistet ist, ohne daß die Lebensqualität nennenswert eingeschränkt wird.

Bei einer Kuhmilchallergie im Säuglingsalter bietet sich Soja als geeignete alternative Proteinquelle an. Die früher beschriebene Kreuzreaktivität von 30% zwischen Kuhmilch- und Sojaallergikern scheint wesentlich zu hoch eingeschätzt worden zu sein. Moderne hypoallergene Proteinhydrolysate stellen weitere Alternativen dar, sind jedoch wegen ihres bitteren Geschmacks vor allem für Säuglinge jenseits des 9. Lebensmonats und Kleinkinder nicht immer akzeptabel.

Eine Diät bei klinisch eindeutig aktueller Nahrungsmittelallergie sollte zunächst für ein bis zwei Jahre festgelegt werden. Longitudinaluntersuchungen zum natürlichen Krankheitsverlauf haben belegen können, daß die Mehrzahl der ursprünglichen diätpflichtigen Kinder nach zwei bis vier Jahren klinisch tolerant geworden sind und sich im Laufe der Zeit weitgehend normal ernähren lassen.

Tabelle 24/1 und 24/2 geben eine Übersicht über zu meidende und erlaubte Speisen bei Hühnerei und Kuhmilchallergie.

Tab. 24/1: Hühnereifreie Kost (nach altersgerechter Lebensmittelauswahl)

Zu meidende Speisen:	
Hühnerei:	in jeglicher Form
Eierspeisen:	Cremespeisen, Flammeries, Pudding
Brot und Backwaren:	einige Zwiebacksorten, handelsübliche Kuchen und Gebäcke
Teigwaren:	Nudeln mit Eianteil
Kartoffelprodukte:	Kartoffelpuffer, Klöße, Kartoffelkroketten
Fleisch und Fleischprodukte:	panierte Fleischstücke, Hamburger, Bouletten, Hackbraten, Terrinen, Pasteten
Fisch:	panierte Fischstücke (Fischstäbchen u. ä.)
Fertigprodukte:	Salatsoßen, Mayonnaisen, Dressings, Holländische Soße, Tiefkühlgerichte
Süßwaren:	Speiseeis, Schokoladenerzeugnisse, Ovomaltine, Milchschnitte etc.
Erlaubte Speisen:	
Brot und Backwaren:	Vollkornbrot, Mischbrot, Weißbrot, Brötchen
	Knäckebrot, Pumpernickel, einige Zwiebacksorten
	Selbst hergestellte Kuchen und Gebäcke ohne Ei, z. B. mit einem «Ei-Ersatz» auf Sojabasis
Teigwaren:	Nudeln ohne Eianteil (Vollkorn, Hartweizengrieß, Graumehl)
Kartoffelprodukte:	Kartoffelprodukte selbst gemacht
Fleisch:	unpaniert oder bemehlt
Fisch:	unpaniert, einige Fischstäbchen sind auch ohne Eipanade im Handel erhältlich (Zutaten-Liste beachten!)
Süßwaren:	Wassereis, Gelee, Fruchtgummi, Konfitüre, Honig, Popcorn, Puffreis

Vermerk: Alle anderen Nahrungsmittel, wie Getreide und Getreideerzeugnisse, Gemüse, Obst, Kräuter, Gewürze, Milch und Milchprodukte, Käse, Fleisch, Fisch, Geflügel, Fette und Getränke, sind erlaubt, sofern sie nicht aufgrund einer anderen speziellen Nahrungsmittelallergie zu meiden sind.

Tab. 24/2: Kuhmilchfreie Kost (nach altersgerechter Lebensmittelauswahl)

Zu meidende Speisen:

Milch und	Vorzugsmilch (Rohmilch), Trinkmilch, H-Milch, Kondensmilch, Milchpulver, Molke, Molkenpulver
Milchprodukte:	Buttermilch, Buttermilchpulver, Sahne, Creme fraiche, Creme double, Joghurt, Kefir, Sauerrahm, Schmand, Quark, Frischkäse, Schichtkäse und alle handelsüblichen Kuhmilchkäsesorten
Milcherzeugnisse:	Milchpudding, Milchkakao, Instantkakao mit Milch, Ovomaltine, Fertigdesserts, Müsli mit Milch, Milchshakes, Instant Desserts, Säuglingsmilch auf Kuhmilchbasis
Fette:	Butter (süß, sauer und mildgesäuert), Butterfett Halbfettbutter, Margarine mit Milch
Brot und Backwaren:	Einige handelsüblichen Weißbrotsorten, Toast, Milch-Brötchen, Baguette, Fladenbrot (in türkischen Läden evtl. ohne Milch), Zwieback und Knäckebrot (einige Sorten), Fertigkuchen, Gebäcke, Torten, Waffeln, Löffelbiskuit, Butterkeks, Tiefkühlblätterteig (einige Sorten) (Zutaten-Liste beachten!)
Kartoffelprodukte:	Kartoffelbrei mit Milchzusatz
Fleischerzeugnisse:	Milch darf unter Kenntlichmachung mit dem Begriff «Milcheiweiß» in hocherhitzten Fleischerzeugnissen wie Frühstücksfleisch, Bierschinken, Mortadella, Wiener etc., Ragout und Pasteten enthalten sein
Fischerzeugnisse:	Milch darf unter Kenntlichmachung mit dem Begriff «Milcheiweiß» in Fischkonserven enthalten sein, z. B. Fisch in Soßen
Fertigprodukte:	Mayonnaisen, Remouladen, Fertigsoßen, Fertigsuppen, Fertiggerichte, Salat-Dressings, Fertigsalate, Tiefkühlfertiggerichte, Pizza, Tütensuppen und -soßen Kaseinate, Molkenproteine, Milchzucker werden häufig bei der industriellen Lebensmittelverarbeitung verwendet zur Geschmacksverfeinerung und aus technologischen Aspekten als Bindemittel, Emulgatoren und Schaumverhüter
Süßwaren:	Milchspeiseeis, Eiscremepulver, die meisten Schokoladen, Nougat, Nutella, Karamelbonbons, Sahnebonbons, Pralinen, Schokobonbons, Schokoriegel, Schokopops
Sonstiges:	Medikamente, Vitaminpräparate

Erlaubte Speisen:

Sojamilch:	Sojamilch, Sojamilch mit Kalzium
Sojamilchprodukte:	Sojamilcherzeugnisse wie Sojadesserts, streng pflanzlicher Kaffeeweißer, Tofu, vegetarische Pasteten etc.
Andere Milchsorten:	Schafsmilch, Ziegenmilch und die daraus hergestellten Käse und Joghurts
Säuglingsnahrung:	Hydrolysatnahrung auf Sojabasis, Rinderkollagen oder Caseinhydrolysat
Fette:	Margarinesorten ohne Milch: Diät-Margarine
Brot und Backwaren:	Vollkornbrot, Mischbrot, Pumpernickel, Vollkornbrötchen, Brötchen, einige Sorten Knäckebrot, selbsthergestellte Kuchen und Gebäcke
Kartoffelprodukte:	Kartoffelbrei selbstgemacht
Fleischerzeugnisse:	Salami, Schinken, Rindersaft-Schinken, Bratenaufschnitt, Putenbrust
Fertigprodukte:	Ohne Milch
Süßwaren:	Lakritze, Wassereis, Honig, Konfitüre, Corn-flakes, Popcorn, Puffreis, einige Zartbitterschokoladen

Vermerk: Alle anderen Nahrungsmittel, wie Getreide und Getreideerzeugnisse, Gemüse, Obst, Kräuter, Gewürze, Ei, Fette, Fleisch, Fisch, Geflügel und Getränke, sind erlaubt, sofern sie nicht aufgrund einer anderen speziellen Nahrungsmittelallergie zu meiden sind.

24.3 Präventive Diäten

Die Kontroverse über die präventive Bedeutung des Stillens hinsichtlich atopischer Krankheitsmanifestationen scheint beigelegt. Konsequentes Stillen über vier bis sechs Monate unter Vermeidung jeglicher Zufütterung von Kuhmilch und anderen Nahrungsmitteln (Beikost) in den ersten Lebensstunden oder Tagen trägt bei atopisch prädisponierten Säuglingen im Gegensatz zur nichtprädisponierten Normalpopulation dazu bei, daß in den ersten drei Lebensjahren weniger klinische Zeichen der Atopie (vor allem atopisches Ekzem und Nahrungsmittelallergie) manifest werden, als bei Kindern, die mit Kuhmilch ernährt werden. Die Rolle der «heimlichen Flasche in der Nacht», die auf Entbindungsstationen immer noch gelegentlich verabreicht wird, ist inzwischen gut belegt. Intermittierendes Zufüttern von Kuhmilch kann den präventiven Wert des Stillens weitgehend zunichte machen.

Für die praktische Beratung zur Durchführung von Diätmaßnahmen zur Prävention ist es wichtig, auf die Dauer von 4–6 Monaten hinzuweisen. Kürzere Diäten sind weniger effektiv, bis heute liegt keine Untersuchung vor, die nachweist, daß länger durchgeführte Diäten einen zusätzlichen Effekt versprechen.

Nachdem verschiedene Proteinhydrolysate zur Verfügung standen, wurde in den letzten Jahren geprüft, inwieweit ihnen eine ähnliche präventive Rolle zukommen könnte, wie der ausschließlichen Fütterung von Muttermilch.

Erste Studien sprechen für eine Verminderung der frühen Atopiemanifestationen in den ersten zwei Lebensjahren bei denjenigen Hochrisiko-Säuglingen, die mit hydrolysierten Casein- oder Molkeprodukten ernährt wurden. Eine vergleichende Bewertung zum Präventionseffekt stark und schwach hydrolysierter hypoallergener Formulanahrungen liegt bis heute nicht vor. Auch fehlen noch abschließende Daten über die Dauer eines etwaigen Präventionseffektes. Einige Indikatoren sprechen dafür, daß bereits im 2. Lebensjahr ein präventiver Effekt nicht mehr nachweisbar ist.

Unter der Vorstellung, daß beim konsequent gestillten Säugling Nahrungsmittelallergene aus der mütterlichen Nahrung in Spuren der Muttermilch erscheinen und sensibilisierend wirken können, wurden in den letzten Jahren Untersuchungen zur Rolle der mütterlichen Diät in der Stillperiode durchgeführt, deren Ergebnisse dafür sprechen, daß eine konsequente Meidung potenter Nahrungsmittelallergene (Milch, Ei, Fisch etc.) aus der mütterlichen Diät einen gewissen protektiven Effekt für den Säugling bedeutet. Allerdings bedarf die stillende Mutter einer professionellen Ernährungsberatung (Kalzium-Supplementierung!), womit die Grenzen der Praktikabilität derartiger Diäten sichtbar werden.

Intrauterine Sensibilisierungen gegen Nahrungsmittel kommen praktisch nicht vor. Studien zur Rolle einer mütterlichen Diät während der Schwangerschaft für die Allergieprävention haben bisher keine eindeutigen Hinweise auf eine Protektion durch Diät erbringen können, weshalb Diäten der Mutter während der Schwangerschaft nicht empfohlen werden sollten.

Literatur

Businco, L., Dreborg, S., Einarsson, R., Gianpietro, P. G., Høst, A., Keller, K. M., Strobel, S., Wahn, U. Hypoallergenic formulae: Composition, allergenicity and use for treatment and prevention Ped. Allergy Immunol. 4, 101–111 (1993).

II Allergische Erkrankungen

B. Spezieller Teil

Auge (25)
Atemwege (26–29)
Haut (30–33)
Reaktionen auf Nahrungs-Bestandteile (34–36)
Systemische Reaktionen allergischer
und pseudoallergischer Genese (37–39)

25 Okuläre Allergien

S. Bonini, C. Armaleo

Immunologisch vermittelte Erkrankungen können unterschiedliche Regionen des Auges betreffen (Tab. 25/1). In den meisten Fällen unterscheiden sich Pathogenese, Diagnostik und Therapie der Manifestationen am Auge nicht von denen der Symptome an anderen Organen. An dieser Stelle sollen lediglich die IgE-vermittelten Überempfindlichkeitsreaktionen des vorderen Bulbusabschnittes, insbesondere die Formen der allergischen Konjunktivitis, wie sie in der Praxis des Allergologen vorkommen, besprochen werden.

25.1 Die verschiedenen Formen der allergischen Konjunktivitis

Unter dem Terminus «allergische Konjunktivitis» verstehen wir eine Gruppe von Krankheitserscheinungen, denen die pathogenetischen Mechanismen einer Überempfindlichkeitsreaktion vom Soforttyp gemeinsam ist. Sie gliedern sich in
1. Konjunktivitis pollinosa
2. Konjunktivitis vernalis
3. Atopische Konjunktivitis

In den letzten Jahren wurde auch die Möglichkeit eines IgE-vermittelten Mechanismus bei der Konjunktivitis von Kontaktlinsen-Trägern diskutiert.

25.2 Ätiopathogenese

Die Rolle von IgE-vermittelten Entzündungsmechanismen bei der allergischen Konjunktivitis ist durch zahlreiche Befunde bestätigt, insbesondere durch die Rolle der familiären Atopiedisposition, durch das gleichzeitige Auftreten anderer allergischer Symptome sowie die erhöhten IgE-Werte in Serum und Tränenflüssigkeit, schließlich auch durch den Nachweis spezifischer IgE-Antikörper, positiver Hauttests und die Effizienz einer antiallergischen Therapie. Allerdings treffen diese Umstände nicht immer zu, und auch die Behandlung durch eine spezifische Hyposensibilisierung ist nicht immer erfolgreich. Man neigt daher heute zu der Überzeugung, daß die Pathogenese der allergischen Konjunktivitis heterogener ist als bisher angenommen wurde, und daß neben den skizzierten Mechanismen auch die allergische Spätreaktion sowie eine unspezifische Überempfindlichkeit der Konjunktiva mit von Bedeutung sind.

Allergische Spätreaktionen können mit Hilfe des konjunktivalen Provokationstestes mit dem spezifischen Allergen demonstriert werden. Die wichtigsten, für die Frühreaktion nach Provokation charakteristischen Symptome wie Tränenfluß und Juckreiz treten bei der Spätreaktion meist nicht auf.

Anders als bei denjenigen Organen, bei denen die Spätreaktion durch Funktionsteste erkennbar wird (Bronchien

Tab. 25/1: Immunologische Erkrankungen im Augenbereich

Ort der Entzündung	
Augenlider	Atopisches Ekzem, Kontaktdermatitis, Urtikaria, Angioödem, Blepharitis
Konjunktiva	Allergische Konjunktivitis, Konjunktivitis vernalis, atopische Konjunktivitis, Giganto-Follikuläre Konjunktivitis, Bläschenförmige Konjunktivitis, Reaktionen auf Medikamente, Pemphigoid (Pemphigus, Stevens-Johnson-Syndrom, Lyell-Syndrom)
Hornhaut	Atopisches Ekzem, Kontaktdermatitis, Konjunktivitis vernalis, Bläschenförmige Konjunktivitis, Immunkomplexerkrankungen, Autoimmunerkrankungen, Keratitis rosacea, Virale Keratitis, Immunologische Abstoßung nach Hornhauttransplantation
Sklera	Rheumatoide Arthritis, SLE, Sklerodermie, Bindegewebsentzündungen, Wegnersche Granulomatose, Sarkoidose
Episklera	Bindegewebsentzündungen
Uvea	Autoimmunerkrankungen des Bindegewebes, Behcet Syndrom, Vogt-Koganagy-Harada Syndrom, Sympathische Ophtalmie
Linse	Phakoanaphylaktische Uveitis
Netzhaut	Vaskulitis und Immunkomplexerkrankungen, CMV-Infektion

und Nase), erweisen sich die entzündlichen Erscheinungen der Spätphase an der Konjunktiva als eine direkte Fortsetzung der Frühreaktion, erreichen ihren Höhepunkt in vier bis zehn Stunden und sind noch nach 24 Stunden nachweisbar. Neben den klinischen Erscheinungen ist histologisch eine lokale Infiltration von Entzündungszellen in der Konjunktiva und in der Tränenflüssigkeit nachweisbar. Während bei der Frühreaktion eine Zunahme der atypischen Epithelzellen und neutrophilen Granulozyten (20 min. nach Beginn der Provokation) erkennbar ist, sind nach Stunden eosinophile Granulozyten gegenüber anderen inflammatorischen Zellen (Neutrophile, Lymphozyten) in der Überzahl.

Im Rahmen der klinischen und histologischen Veränderungen durch den spezifischen konjunktivalen Provokationstest treten Mediatoren der allergischen Reaktion in der Tränenflüssigkeit auf, beispielsweise Histamin, C3a des Arg, C4a des Arg, LTB4 und LTC4. Die Eosinophilen der Spätreaktion, vermutlich auch andere sekundär aktivierte Zellen, können präformierte Mediatoren freisetzen, deren Konzentration in der Tränenflüssigkeit proportional zur Zahl der Eosinophilen erhöht ist.

An der Bronchial- und Nasenschleimhaut konnte durch zahlreiche Untersuchungen eine unspezifisch erhöhte Reaktivität demonstriert werden. In ähnlicher Weise konnte bei Patienten mit Konjunktivitis vernalis eine erhöhte Reaktivität auf den konjunktivalen Provokationstest mit Histamin festgestellt werden. Diese Reaktivität ist nicht durch eine spezifische Sensibilisierung bedingt. Vielmehr scheint die unspezifisch erhöhte Reagibilität des Auges ein wichtiger Faktor derjenigen Formen der allergischen Konjunktivitis zu sein, bei denen eine spezifische Sensibilisierung nicht festzustellen ist. Ein gutes Beispiel dafür ist die Konjunktivitis vernalis (spezifische Hauttestung häufig negativ) oder die Konjunktivitis bei Trägern von Kontaktlinsen. Für die unspezifisch erhöhte Reagibilität des Auges scheint ein chronischer Entzündungszustand infolge der Einwirkung von Bakterien, Viren, Allergenen und/oder chemisch/physikalischer Substanzen eine wichtige Rolle zu spielen

25.3 Klinik

25.3.1 Rhinokonjunktivitis pollinosa

(s. Kapitel 26)

25.3.2 Konjunktivitis vernalis

Die Erkrankung (Tab. 25/1) äußert sich in einer bilateralen chronischen Entzündung der Konjunktiva, die in Schüben im Frühjahr auftritt. Sie kommt besonders häufig in warmen und feuchten Klimaregionen vor und findet sich dort mit einer Inzidenz von 0,1–1% aller Augenkrankheiten. Sie befällt vornehmlich Kinder und Jugendliche (80–97% aller Fälle sind unter 15 Jahre alt) mit einer Geschlechtsverteilung männlich: weiblich von 3:1.

Eine familiäre Prädisposition für Atopien findet sich überzufällig häufig. Andererseits kann die Konjunktivitis vernalis auch isoliert ohne familiäre Disposition, positive Hauttests oder nachweisbare spezifische IgE-Antikörper im Serum vorkommen. In 22% der Fälle fanden wir eine assoziierte Sensibilisierung gegen Nahrungsmittelallergene. Histologisch können zwei Erscheinungsformen der Konjunktivitis vernalis unterschieden werden: die Konjunktivitis des Augenlids und die des Limbus, Mischformen sind jedoch nicht selten. Die Entzündung erstreckt sich zunächst auf das Epithel und die Submukosa, wobei eine Infiltration von Lymphozyten, Plasmazellen, neutrophilen, basophilen und eosinophilen Granulozyten nachweisbar ist. Im Verlauf der Erkrankung kommt es zu einer Neusynthese von Kollagen mit einer Vaskularisierung der Submucosa. Diese Veränderungen führen zur Entstehung von konjunktivalen Papillen, vor allem in der oberen Tarsalbindehaut (Konjunktivitis des Augenlids) und in der Konjunktivakante (Konjunktivitis des Limbus). Diese Papillen können ein beachtliches Ausmaß erreichen, so daß sie das Bild einer Pflasterstein-Konjunktivitis bieten und oft das Augenlid entstellen oder die Cornea komprimieren (Farbtafel I, FA 2). Elektronenmikroskopisch ist eine erhöhte Zahl von Mastzellen nachweisbar. Das Auftreten von Basophilen und Eosinophilen kann als Indiz für den allergischen Charakter der Entzündung gewertet werden. Die Untersuchung der Tränenflüssigkeit zeigt eine Vermehrung von Zellen und Immunglobulinen sowie eine Erhöhung des gesamten, gelegentlich auch spezifischen IgE. In einzelnen Untersuchungen ließen sich erhöhte Histaminmengen nachweisen.

Die klinische Manifestation der Konjunktivitis vernalis ist unterschiedlich. Zwar treten Symptome verstärkt im Frühjahr auf, können jedoch auch außerhalb der Saison vorkommen und variieren mitunter während eines Tages. Anhaltender Juckreiz der Konjunktiva als Hauptsymptom ist Anlaß zu wiederholtem Augenreiben. Die Photophobie mit oder ohne Tränenfluß kann so intensiv sein, daß ein dauernder Lichtschutz geboten ist, der sogar die klinische Untersuchung erschweren kann. Die morgendliche weißlich-gelbe, gallertige Sekretion findet sich in der Regel. Schmerzen sind selten. Eine meist bilaterale Ptosis des Augenlids ist eine häufige Erscheinung.

Beim Umschlagen des oberen Augenlids lassen sich auf der Höhe des oberen Tarsus die für das Krankheitsbild typischen Papillen beobachten, die von einer entzündeten Mukosa unterschiedlicher Färbung – rot (Vasodilatation), blaß (konjunktivales Ödem) oder weißlich (Atrophie) – bedeckt sind. Bei schwereren Formen sind sie vom weißlich-gelben zähflüssigem Sekret aus Mukus und Zelldetritus (Maxwell-Lyon-Symptom) überzogen.

Komplikationen, die die Kornea in Mitleidenschaft ziehen, sind leider häufig und gefährlich: im oberen Teil der Kornea tritt eine oberflächlich punktierte Keratitis auf. Zuweilen kommen ovale, aseptische und schmerzfreie

Ulzera vor, die wochenlang bestehen und therapieresistent sind. Wenn oberflächlich gelagert, bilden sie sich in der Regel komplikationslos zurück. In schweren Fällen können sie jedoch opake Plaques auf der Ballman-Membran hinterlassen, wodurch, wenn der zentrale Teil der Hornhaut betroffen ist, die Sehfähigkeit beeinträchtigt werden kann. Das «Lodato-Syndrom» ist die Assoziation eines sekundären Keratokonus mit einer Konjunktivitis vernalis.

Die Therapie der Konjunktivitis vernalis erfordert oft den Einsatz von Kortikosteroiden. In weniger schweren Fällen kann eine Therapie mit DNCG in Kombination mit Antihistaminika und Vasokonstriktoren versucht werden. Die spezifische Hyposensibilisierung hat sich bei dieser Erkrankung nicht bewährt.

25.3.3 Die atopische Konjunktivitis

Diese Variante ist assoziiert mit dem atopischen Ekzem in seinen verschiedenen Erscheinungsformen. Sie tritt in den ersten drei Lebensjahren auf und bildet sich nach einigen Jahren spontan zurück. Etwa 25% aller Patienten mit atopischem Ekzem entwickeln gleichzeitig Augenbeschwerden. Die Symptome sind meist bilateral, die Veränderungen an Lidern und Wimpernkanten zeigen eindeutig ekzematösen Charakter. Die Wimpernkante wird häufig von Superinfektionen durch Staphylococcus aureus mitbetroffen. Ein permanenter Tränenfluß führt zu einer Mazeration der Haut in der lateralen oder medialen Falte. Zuweilen wird eine papilläre Hypertrophie im Bereich des oberen Tarsus beobachtet. Der Limbus weist gallertige, selten papillenähnliche Infiltrate auf. Häufig besteht eine oberflächliche punktförmige Keratitis mit Neovaskularisation. In den schwersten Fällen kann auch eine irreversible Hornhauttrübung auftreten. Eine häufige Komplikation ist der Keratokonus. Die frühen Veränderungen der Linse erscheinen als Vakuolen (insbesondere bei Jugendlichen), die sich mehr oder weniger schnell zu einer Katarakt entwickeln, insbesondere dann, wenn nicht frühzeitig mit Kortikosteroiden behandelt wird. Eine weitere schwere Komplikation ist die Netzhautablösung. Abgesehen von den beschriebenen Komplikationen ist die Langzeitprognose der atopischen Konjunktivitis gut, wenngleich diese Form therapeutisch Probleme bereitet und zu den stärksten Beeinträchtigungen des Patienten führt.

Die Therapie der Wahl umfaßt zuallererst den Einsatz von Kortikosteroiden, die insbesondere beim Auftreten einer Keratitis indiziert sind, gelegentlich auch DNCG oder Nedocromil. Die lokale Therapie mit steroidhaltigen Salben ist als Vorbeugung gegenüber einer Blepharitis anzusehen. Bei einer Lidinfektion durch Staphylokokkus aureus empfiehlt sich der systemische und lokale Einsatz von Antibiotika. Eine spezifische Hyposensibilisierung hat keinen Effekt.

25.4 Diagnostik und Therapie

Zusätzlich zur allergologischen Routinediagnostik sind bei allergischen Konjuktivitiden zytologische Untersuchungen der Konjunktiva sinnvoll. Sie ermöglichen eine Unterscheidung in die allergische und nicht-allergische Form, den Ausschluß einer infektiösen Pathogenese sowie die Bewertung des Therapieerfolges.

Die Untersuchung kann durch eine konjunktivale Biopsie, durch «scraping» (Schabung der Konjunktiva) oder durch Entnahme von Tränenflüssigkeit durchgeführt werden. Das letztere Verfahren ist angesichts der Einfachheit und schnellen Anwendbarkeit ohne Traumatisierung des Patienten die Methode der Wahl und liefert zuverlässige Resultate. Die diagnostische Bedeutung von spezifischen und unspezifischen Provokationstesten kann Aufschluß über die Pathogenese geben.

Therapeutisch haben sich unter den Antihistaminika die H1-Blocker mit nur gering sedierender Wirkung (Terfenadin, Loratadin, Astemizol und Cetirizin) bewährt. Kortikosteroide als hochpotente antiinflammatorische Substanzen können bei systemischem und lokalem Einsatz zu schweren Nebenwirkungen auf das Auge (Katarakt, Glaukom) führen, was ihre Indikation einschränkt. 1%iges Prednisolon-Azetat sowie Dexamethason in alkoholischer Lösung haben sich als wirksam erwiesen und werden am besten toleriert. Bei Fluormetholon treten gegenüber Betametason bei gleicher Effizienz weniger Nebenwirkungen auf. Dinatriumcromoglykat allein oder kombiniert mit Kortikosteroiden kann bei allergischer Konjunktivitis zu einem guten Therapieerfolg führen.

Unter den nichtsteroidalen Antiphlogistika ist vor allem Acetylsalicylsäure zu erwähnen, dessen systemische wie auch topische Verwendung (bei Kollyrium) sich im Rahmen der Konjunktivitis vernalis-Therapie besonders bewährt hat.

Literatur

Allansmith, M.R.: The eye and immunology. C.V. Mosby Co, St. Louis, 1982.

Allansmith, M.R., R.N. Ross: Ocular Allergy. Clin. Allergy 18, 1–13, 1988.

Bonini, St.: Le congiuntiviti allergiche. Ghedini Ed., Milano, 1990.

Faure, J.P., R. Bloch-Michel, P. Le Hoang, E. Vadot: Immunopathologie de l'oeil. Societe Francais d'Ophtalmologie et Masson, Paris, 1988.

Friedlander, M.H.: Ocular Allergy. J. Allergy Clin. Immunol. 76, 645–657, 1985.

Sears, M.L., Ed.: Pharmacology of the eye. Springer Verlag, Berlin, 1984.

26 Allergische Rhinitis
N. Mygind, U. Heller, H. P. Zenner

Die Nasenhaupthöhle hat die Aufgabe, neben der Ausbildung eines Atemwegswiderstandes (etwa 30% des gesamten inspiratorischen Widerstandes) die Lufttemperatur und Feuchtigkeit zu konditionieren sowie die eingeatmete Luft zu filtrieren und aerogene Fremdsubstanzen abzuhalten. Weitere Funktionen sind Geruchssinn, Beteiligung an der Sprachbildung sowie die Einleitung nasaler Reflexe (unter diesen solche, welche zum Bronchospasmus führen).

Eine allergologisch bedeutsame Funktion der Mukosaoberfläche der Nasenhaupthöhle ist die Filtration und Beseitigung von Fremdkörpern, die einen Durchmesser von mehr als 15 Mikrometer besitzen. Im Gegensatz dazu werden Partikel von 1 Mikrometer und kleiner nur zu 5% durch die Schleimhaut der Nasenhaupthöhle zurückgehalten. Am Abtransport der Fremdpartikel ist zunächst der Sekretfilm der Nase beteiligt, der unspezifische Schutzfaktoren (Interferon, Lysozym, sekretorische Glucosidasen und Proteaseinhibitoren) sowie spezifische Immunglobuline enthält. Dieser Sekretfilm bedeckt die nasale Mukosa mit einer mukösen Außenschicht und einer serösen Innenschicht, welche die Bewegung der Zilien erleichtert. Lediglich die Enden der Zilien sind mit dem mukösen Außenfilm in Kontakt. Feine Festsubstanzen werden zum einen durch Eintauchen in den Sekretfilm, zum anderen durch elektrostatische Kräfte an der Oberfläche der Sekretschicht adhärent. Die Bewegung der Fremdpartikel wird durch den pharyngeal gerichteten Zilienschlag mit einer Geschwindigkeit von 1–2 mm/Min im vorderen Nasenabschnitt und 10 mm/Min im hinteren Nasenabschnitt getrieben. Die mucociliäre Clearance ist so effizient, daß die Nasennebenhöhlen physiologischerweise steril sind. Die mucociliäre Clearance kann durch Desquamation des respiratorischen Epithels nach nasalen Infektionen für zwei bis sechs Wochen, durch Inhalation flüchtiger Chemikalien wie Schwefeldioxid und Formaldehyd auf Dauer gestört sein.

Durchbricht ein fremdes Molekül die Barriere der Schleimhautoberfläche und dringt in die Tiefe ein, so trifft es auf die Abwehrfaktoren einer zweiten Abwehrzone in der Submukosa. Die Fremderkennung und Abwehr vollziehen als spezifische Strukturen sensibilisierte B- und T-Lymphozyten sowie die Immunglobuline IgG, IgM, IgA und IgE. Daneben werden Fremdsubstanzen unspezifisch durch Phagozyten, Mastzellen, Interferon, Proteasen und Proteaseinhibitoren, Komplement sowie Gewebshormone angegriffen. Zur Kommunikation zwischen den zahlreichen nasalen Strukturen dienen Mediatoren als chemische Botenstoffe. Sie treten durch Freisetzung aus nasalen Mastzellen und basophilen Leukozyten als auch als Transmitter aus nasalen Nervenendigungen auf. Sie sind von großer Bedeutung für das Verständnis der allergischen Rhinitis und der differentialdiagnostisch davon zu unterscheidenden allergieähnlichen (pseudoallergischen) Erkrankungen.

Adrenerge Fasern der Nasenschleimhaut ziehen bevorzugt zu den nasalen Blutgefäßen und nur selten zu Drüsenzellen. Bei einer Stimulation setzen adrenerge Fasern Noradrenalin frei, welches an die Alpharezeptoren der Blutgefäße bindet und zu einer ausgeprägten Vasokonstriktion führt. Gleichzeitig bindet Noradrenalin an Beta-Rezeptoren, die gegenläufig eine geringe Vasodilatation induzieren. Die Alpharezeptoren mediierte Vasokonstriktion überwiegt jedoch und wird klinisch durch abschwellende Nasentropfen ausgenutzt. Cholinerge Fasern finden sich ebenfalls an den Blutgefäßen, enden jedoch in besonders hoher Zahl an schleimproduzierenden Zellen. Die parasympathischen Nervenfasern setzen in der Nasenschleimhaut Acetylcholin frei, welches an Acetylcholinrezeptoren bindet und zu einer vorübergehenden Vasodilatation und Hypersekretion führt. Weiterhin ist das vasoaktive intestinale Polypetid (VIP) neben anderen Neuropeptiden an der Übertragung parasympathischer Signale beteiligt (Abb. 26.1).

Über das vegetative Nervensystem wird die nasale Luftpassage durch die Füllung von Blutgefäßen gesteuert. Die Weite der Nasengänge wird dadurch aktiv reguliert. Eine Änderung etwa von Temperatur und Feuchtigkeit der eingeatmeten Luft führt über den nervalen Steuerungsmechanismus zu einer Vasodilatation oder Vasokonstriktion, um die Konditionierung der Luft für den Tracheobronchialraum konstant zu lassen. So kann eine Mundatmung zur Bronchokonstriktion aufgrund eines bronchialen Wärmeverlustes führen, welches durch eine adäquate nasale Atmung verhindert werden kann. Unter physiologischen Bedingungen ist der Sympathikotonus einseitig überwiegend und wechselt als nasaler Zyklus alle 2–4 Stunden zur kontralateralen Seite. Er ist klinisch erkennbar am physiologisch wechselseitigen Schwellungszustand der Conchae («Muschelrhythmus»).

Als weitere nervale Versorgung laufen nasale Reflexbögen über den Nervus olfactorius als auch über Trigeminusäste. Reflexbögen der 5. Hirnnerven nehmen Einfluß auf die laryngeale und bronchiale Muskulatur (Bronchospasmus), die Herzfrequenz, die Lungenventilation und den Niesreiz.

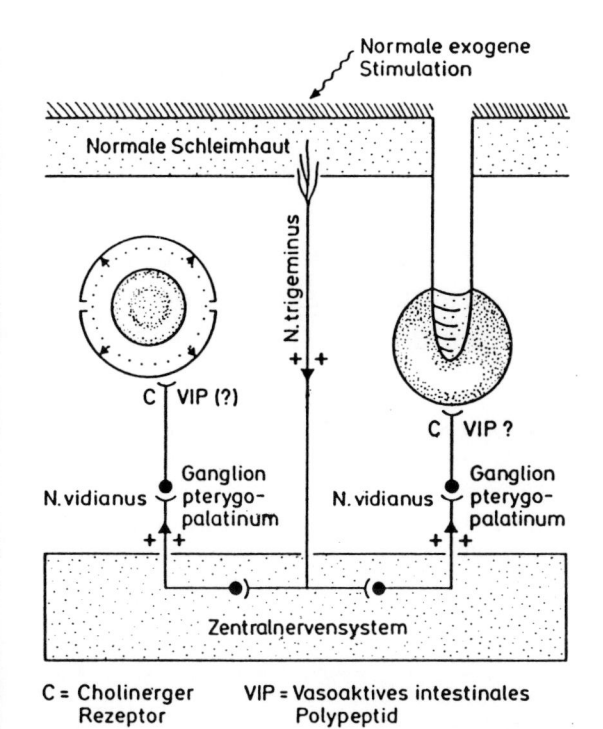

Abb. 26/1: Afferente sensorische Nerven der Nase verlaufen im N. Trigeminus. Efferente parasympathische Fasern stammen vom N. facialis, die Synapse zwischen präganglionären und postganglionären Fasern liegt auf dem pterygoplatinen Ganglion.
Die meisten der präganglionären Fasern führen über den Nerv des Canalis pterygoideus, der für operative Eingriffe zugänglich ist. Die parasympathische Stimulation der Drüsen und Blutgefäße wird über cholinerge Rezeptoren sowie Rezeptoren für VIP vermittelt. Normale Atemluft stimuliert die sensorischen Nerven in der Nase. Die daraus resultierende parasympathische Reflexaktivität verursacht eine leichte Hypersekretion und bedeutende Vasodilatation, die von Gesunden nicht bemerkt wird (Mygind, 1985).

26.1 Ätiologie und Pathogenese der allergischen Rhinitis

26.1.1 Sensibilisierung

Der Erstkontakt des Patienten mit dem später krankheitsauslösenden Allergen führt noch nicht zur Manifestation von Symptomen, sondern vielmehr zur Proliferation immunkompetenter Zellen, unter denen insbesondere IgE-Antikörper produzierende Zellen von Bedeutung sind. Spezifische B-Lymphozyten werden durch ein Allergen transformiert. Es entstehen Plasmazellen, die bis zu 2000 IgE-Antikörper pro Sekunde produzieren. Als Ursache dieser Fehlregulation besteht eine pathologische Aktivierung der regulatorischen T-Zellen (TH 2-Zellen). Die von T-Zellen und Monozyten stammenden immunregulatorischen Interleukine (IL) spielen auch eine Rolle, indem IL-4 zusammen mit einem CD40-Liganden die IgE-Synthese induziert.

Für die Diagnostik der allergischen Rhinitis ist es von besonderer klinischer Bedeutung, daß erhöhte IgE-Antikörperkonzentrationen sowohl in der nasalen Mukosa, dem gesamten Integument als auch vorübergehend im Blut vorkommen. IgE-Antikörper sind in der Lage, sekundär an die Oberfläche von Mastzellen im nasalen Epithel sowie an basophile Leukozyten im Sekretfilm zu binden. Bei Patienten mit einer Rhinopathia allergica finden sich 50 000 bis 300 000 besonders avide Rezeptoren für IgE-Antikörper an nasalen basophilen Zellen. Die IgE-Halbwertszeit ist durch Bindung an diese Rezeptoren in der Nase etwa drei Wochen erheblich länger als im Serum.

Die klinische Symptomatik einer Sofortreaktion tritt erst bei einem zweiten oder späteren Kontakt des Allergikers mit demselben spezifischen Allergen auf. Bei diesem Zweitkontakt des Patienten gelangt das krankheitsauslösende Antigen in den nasalen Sekretfilm und anschließend an die nasale Mukosa, *wo es auf den korrespondierenden an basophile Zellen gebundenen IgE-Antikörper trifft und gebunden wird.* Durch Überbrückung («bridging») benachbarter IgE-Moleküle wird anschließend eine komplizierte membranbiochemische Signalkaskade der basophilen Zelle ausgelöst.

26.1.2 Biochemische Phase durch Mediatoren

Die durch die IgE abhängige Reaktion induzierten chemischen Signale der basophilen Zellmembran (Mastzellen, basophile Leukozyten) bewirken im Zellinneren einen Kalziumeinstrom, welcher intrazelluläre Mikrotubuli und Mikrofilamente aktiviert. Diese sollen Granula, welche den Hauptinhalt der Mastzelle darstellen, zur Zellmembran transportieren. Sie verschmelzen mit ihr und entleeren ihren Inhalt in die Schleimhaut der Nase. Charakteristischerweise werden auf diese Weise präformiertes Histamin, Serotonin und Makrophagen anlockende Substanzen innerhalb der Nasenschleimhaut freigesetzt, woran IL-3, IL-4 und IL-5 beteiligt sind. Adhäsionsrezeptoren auf den Endothelzellen der Nasenschleimhaut (ELAM-1, ICAM-1 und VCAM-1), welche von IL-1 und TNF-Alpha induziert werden, ermöglichen die Transmigration weiterer Zellen, u. a. eosinophiler Granulozyten, in die Nasenschleimhaut. Neben diesen mastzellspezifischen Mediatoren werden von den basophilen Zellen aber auch solche Vermittlersubstanzen liberiert, welche auch von Leukozyten produziert werden können. So werden als Folge des Kontaktes der sensibilisierten Nasenschleimhaut mit einem krankheitsauslösenden Allergen zusätzlich als Arachidonsäuremetaboliten die biologisch aktiven Prostaglandine D_2, E_2, $F_{2\beta}$, I_2 sowie Thromboxan A_2, als auch Leukotriene und PAF freigesetzt.

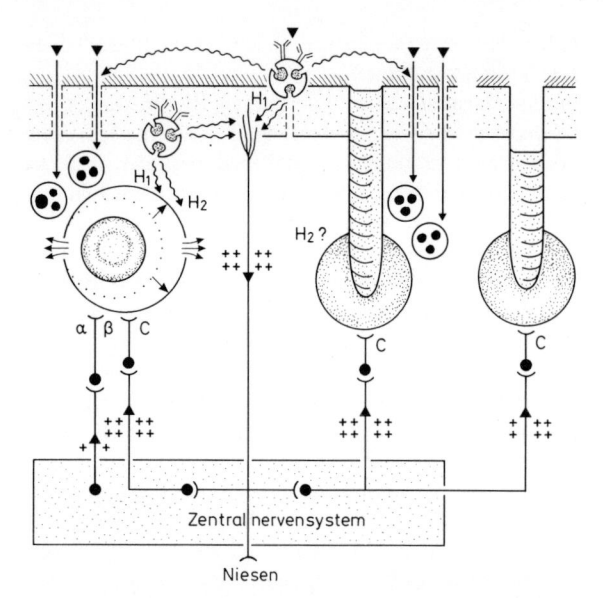

Abb. 26/2: Vereinfachte Hypothese zur Pathogenese der allergischen Rhinitis. Histamin wird aus oberflächlichen Mediatorzellen freigesetzt, die in erhöhter Anzahl bei allergischer Rhinitis vorhanden sind. Histamin wirkt auf dreierlei Weise: 1. Stimulation der sensorischen Nerven (wahrscheinlich H_1-Rezeptoren), dadurch Niesreiz, bilaterale Hypersekretion, leichte kurze Vasodilatation. 2. Wirkung auf Gefäß-Rezeptoren (H_1 und wahrscheinlich auch H_2), dadurch Vasodilatation und Ödembildung. 3. Erhöhung der epithelialen Permeabilität (Mygind, 1985).

Erst diese Mediatoren lösen die klinisch manifeste Symptomatik aus, indem Störungen der Mikrozirkulation mit Einengung der Arteriolen sowie einer Erweiterung der Venolen und Schwellkörper resultieren. Weiterhin aktivieren die in die Nasenschleimhaut freigesetzten Mediatoren die Schleimdrüsen und beeinflussen die Viskosität ihrer Sekrete. Sie erhöhen die Adhäsion von Thrombozyten und steigern die Permeabilität des Endothels der nasalen Blutgefäße. Dadurch können vermehrt Serum und weitere immunkompetente Zellen aus dem Blut in die Nasenschleimhaut eindringen. Darüber hinaus kann Histamin sensible Nervenendigungen im Epithel reizen, den klinisch faßbaren Niesreiz induzieren sowie über Efferenzen des parasympathischen Systems die Hypersekretion steigern (Abb. 26.2).

26.1.3 Hyperreaktivität

Die Signalkaskade führt also durch die Freisetzung von Mediatoren in der Nasenschleimhaut zum klinisch sichtbaren Bild der allergischen Rhinitis. *Aber auch physikalische, chemische und pharmakologische Reize können ohne Immunsystem dieselben Mediatoren freisetzen und ein identisches klinisches Bild erzeugen.*

Man spricht von einer Hyperreaktivität der Nasenschleimhaut, die sich bei Allergie, Pseudoallergie sowie weiteren am Schluß dargestellten Krankheitsbildern der Nase findet. Die Tatsache, daß eine Hyperreaktivität allergisch ausgelöst wurde, wird auch als «priming» bezeichnet.

26.2 Klinik der saisonalen und perennialen allergischen Rhinitis

Die saisonale allergische Rhinitis ist Folge einer spezifischen, allergischen Sofortreaktion der Nasenschleimhaut auf Allergene jahreszeitlich vorübergehend auftretender Allergenquellen (z. B. Gras-, Baum- oder Kräuterpollen). Begleitsymptome sind eine seröse Rhinorrhoe, nasale Obstruktion, nasaler Pruritus sowie Niesanfälle. Die Erstmanifestation erfolgt selten vor dem dritten, in der Regel bis zum 10. Lebensjahr.

Die Rhinorrhoe ist charakteristischerweise serös. Trübes oder eitriges Sekret sind Ausdruck einer primären oder sekundären Infektion. Die nasale Obstruktion tritt zu Beginn nur intermittierend mit Schwerpunkt am Abend und in den frühen Morgenstunden auf. Sie geht allmählich in eine Dauerobstruktion über. Folge der Nasenmuschelhyperplasie können eine behinderte Belüftung der Nasennebenhöhlen mit Vakuumkopfschmerz, eine Belüftungsstörung der Eustachischen Röhre mit Schalleitungsschwerhörigkeit sowie eine Einschränkung des nasalen wie auch gustatorischen Riechens sein. Eine nasale Obstruktion verbunden mit Pruritus verleitet zu einem häufigen manuellen Anheben der Nasenspitze, welches als «allergischer Gruß» bezeichnet wird. Dies kann zur Ausbildung einer bei der Untersuchung sichtbaren Querfalte der Haut im Übergangsbereich zwischen knorpeliger und knöcherner Nase bei Kindern führen. Die saisonale Rhinitis wird häufig von einer konjunktivalen Beteiligung mit Juckreiz und vermehrter Tränenproduktion begleitet.

Pathognomonische Eigenschaft der saisonalen Rhinitis ist die Periodizität. Nahezu gesetzmäßig erkranken die Patienten immer wieder zum gleichen Zeitpunkt jeden Jahres. Da die Flugzeit definierter Pollen zeitlich limitiert ist, kann aus dem Pollenflug auf mögliche pathogene Pollen geschlossen werden. Die Intensität der Symptomatik folgt dem Ausmaß der Pollenkontamination in der Luft. Die Zahl der Pollen in der Luft wird durch Regen gesenkt und ist bei trockenem und windigem Wetter erhöht, so daß die allergische Symptomatik entsprechend abgeschwächt oder verstärkt wird.

Klinisch bedeutsam sind Sonderformen der saisonalen Rhinitis allergica, welche im Gegensatz zu chronischen Exazerbationen durch eine ausgeprägte saisonale Bindung an die Zeit der Pollenexposition gekennzeichnet sind:
1. Paukenerguß

2. Subglottische und tracheale Beteiligung im Sinne eines «spasmodic croup»

Eine perenniale allergische Rhinitis ist durch intermittierende oder kontinuierliche nasale Symptome ohne saisonale Variation gekennzeichnet. Die Symptomatik persistiert im allgemeinen ganzjährig. Häufigstes Symptom ist eine nasale Obstruktion, welche insbesondere bei Kindern mit physiologisch kleiner nasaler Luftpassage auffällig ist. Wichtige perenniale Allergenträger sind Hausstaubmilben und Tierepithelien. Meist besteht eine Zunahme der nasalen Obstruktion im Laufe der Nacht mit Niesanfällen in den frühen Morgenstunden (Milbenallergie). Sie kann begleitet sein von einer Mundatmung, nächtlichem Schnarchen und einer Rhinolalia clausa und dadurch zu pharyngealen Beschwerden führen. Wie bei der akuten allergischen Rhinitis sind Belüftungsstörungen der Nasennebenhöhlen und des Mittelohres möglich, welche bei Kindern von rezidivierenden Paukenergüssen begleitet sein können. Eine permanente posteriore Drainage des nasalen Sekrets kann Räusperzwang oder Hustenattacken nach sich ziehen.

Gelegentlich können eine quer verlaufende Falte im Bereich des Nasenrückens, ein offener Mund, eine Verbreiterung des Mittelgesichtes sowie eine infraorbitale Verfärbung der Lidhaut (sekundär venöser Stau durch nasale Obstruktion) den Verdacht auf eine perenniale allergische Rhinitis ergeben. Bei frühkindlichem Beginn einer perennialen allergischen Rhinitis wurden Gesichtsschädeldeformitäten mit Entwicklung eines domförmigen harten Gaumens sowie einer Malokklusion angegeben.

26.3 Allgemeine Diagnostik

Die klinische Untersuchung des Patienten, Rhinoskopie, Röntgendiagnostik und Sonographie dienen der Erkennung nicht allergischer, obstruktiver Erkrankungen von Nasenhaupt- und Nebenhöhlen sowie des Nasopharynx. Diese diagnostische Abklärung ist zunächst erforderlich, da Begleiterkrankungen von Nase, Nasennebenhöhlen und Nasopharynx vorliegen können, deren Behandlung zusätzlich zu einer antiallergischen Therapie zweckmäßig sein kann. Zytologische Untersuchungen des Nasensekrets sowie histologische Kontrollen nasaler Polypen als auch die Blutuntersuchung können eine Eosinophilie bieten. Dies ist jedoch kein zuverlässiges diagnostisches Zeichen einer allergischen Rhinitis.

26.4 Spezielle Diagnostik

Ein Hauptgewicht der allergologischen Diagnostik liegt auf der Hauttestung sowie dem Nachweis spezifischer IgE-Antikörper im Serum. Bei Pollenallergikern reicht der Prick-Test in der Regel aus, um die endgültige Diagnose zu stellen und die Therapie einzuleiten.

Perenniale Inhalationsallergene (Tierepithelien, Hausstaubmilben) werden zunächst auch im Prick-Test geprüft. Für perenniale Allergene muß jedoch bedacht werden, daß Patienten mit einer allergischen Rhinitis positive Hauttestergebnisse auf Allergene zeigen können, welche klinisch bedeutungslos sind. Deshalb sollten zur Interpretation weitere Tests wie nasaler Provokationstest und eventuell der RAST-Test angeschlossen werden. Erst bei Übereinstimmung dieser Tests mit der Symptomatik und der Expositionsabhängigkeit kann für perenniale Allergene auf eine gegenwärtige Sensibilisierung mit Manifestation in der Nasenschleimhaut geschlossen werden.

26.5 Therapie der allergischen Rhinitis

Erstes Ziel der antiallergischen Therapie ist die Allergenkarenz. Ist diese nicht möglich, sollte eine Teilkarenz angestrebt werden. Die Karenz ist als alleinige Kausaltherapie ausreichend, wenn ein breiteres Allergenspektrum sicher ausgeschlossen werden konnte und larvierte Antigenexpositionen vermieden werden können. Beispiele sind Berufs- und Tierallergene. Meist ist nur eine Teilkarenz möglich. Sie umfaßt die häusliche Sanierung bei Hausstaubmilben und häuslicher Schimmelpilzallergie, um die Zahl der Allergenquellen zu reduzieren. Die Kontamination der Luft durch Schimmelpilzsporen und Pollen kann durch eine Klimaanlage oder tragbare Filtereinrichtungen reduziert werden. Durch die Pollenflugvorhersage kann der Allergiker gezielt prophylaktische Maßnahmen ergreifen, um sich vor erhöhter Pollenexposition zu schützen. Bei jungen Berufsanfängern mit Frühformen berufsbedingter nasaler Allergien kann ein Berufswechsel zweckmäßig sein. Da bei familiärer Belastung mit einer erhöhten Allergierate gegen Tierallergene gerechnet werden muß, muß für Haushalte allergischer Eltern als Prophylaxe für die Kinder von Haustieren abgeraten werden.

Bei nicht vermeidbaren Allergenquellen (Pollen) sollte eine Hyposensibilisierung durchgeführt werden.

Bei unzureichender Behandlung kann die allergische Erkrankung schicksalhaft fortschreiten. Die Sensibilisierung des Patienten gegenüber den ihn krankmachenden Allergenen kann zunehmen, das Spektrum der krankheitsauslösenden Allergene kann sich verbreitern und die allergische Erkrankung kann neben der Nasenschleimhaut weitere Manifestationsorgane erfassen.

Zur symptomatischen Therapie der allergischen Symptome werden lokal abbaubare steroidhaltige Nasensprays (Beclometason, Budesonid) sowie nichtsedierende

Antihistaminika (Loradadin, Terfenadin, Cetirizin etc.) eingesetzt. Die lokale DNCG-Therapie im Nasenbereich hat sich als eingeschränkt effektiv erwiesen, was möglicherweise auf die Rolle der basophilen Leukozyten im Nasensekret zurückzuführen ist. Neuerdings werden erste ermutigende Ergebnisse einer lokalen Antihistaminika-Behandlung (Azelastin) beschrieben.

26.6 Differentialdiagnose

Die differentialdiagnostisch für eine allergische Rhinitis zu erwägenden nasalen Erkrankungen sind diejenigen mit mechanisch-anatomischer Obstruktion oder Entzündungen unterschiedlicher Pathogenese. Die erstere Krankheitsgruppe, welche mit einer mechanisch-anatomischen Obstruktion von Nasenhaupthöhlen oder Nasenrachenraum einhergeht, kann in der Regel rhinologisch erkannt werden. Unter der Gruppe der Entzündungen hingegen finden sich Erkrankungen, die differentialdiagnostisch schwierig von einer Allergie abzugrenzen sind. Dabei handelt es sich um Erkrankungen der Nasenschleimhaut, die ein mit einer Allergie identisches Bild bieten, ohne daß ein IgE-abhängiger immunologischer Pathomechanismus beteiligt ist.

Wichtige Krankheitsgruppen sind:

26.6.1 Rhinitis vasomotorika

Die Symptomatik wird durch eine nicht-immunologische Freisetzung von Mediatoren der Nasenschleimhaut induziert. Es besteht eine erhöhte Empfindlichkeit der Nasenschleimhaut auf körpereigene oder Umweltreize, auf welche die Schleimhaut ohne Einbeziehung immunologischer Prozesse mit einer pathologisch erhöhten Freisetzung chemischer Mediatoren reagiert. Es tritt eine anfallsweise Nasenmuschelhyperplasie sowie eine Rhinorrhoe auf. Zur Differentialdiagnose vgl. Tab. 26/1.

Tab. 26/1: Die verschiedenen Formen der nichtinfektiösen Rhinitis

Befunde	Allergische Rhinitis	Nichtallergische Rhinitis	
		Eosinophile Rhinitis	Rhinitis vasomotorika
Manifestationsalter	3.–15. Lebensjahr	Erwachsene (selten bei Kindern)	Erwachsene (selten bei Kindern)
Symptome			
Verstopfte Nase	mäßig	deutlich	leicht–mäßig
Niesreiz	häufig	gelegentlich	selten
Juckreiz	üblich	gelegentlich	ungewöhnlich
Rhinorrhoe	stark	stark	stark
Anosmie	gelegentlich	bei Polyposis	bei Polyposis
Klinische Befunde			
Muschelschwellung	stark–deutlich	deutlich	deutlich
Sekret	wäßrig	wäßrig	wäßrig
Zusätzliche Befunde			
Vorherrschender Zelltyp im Sekret	in 50% Eosinophilie	Eosinophilie	keine Eosinophilie
Infekt	gelegentlich	bei Polyposis	bei Polyposis
Aspirin-Pseudoallergie	selten	gelegentlich	selten
Begleitsymptome			
Konjunktivitis	häufig	selten	nicht vorhanden
Asthma	häufig	häufig	selten
Urtikaria	selten	gelegentlich	selten
Röntgen-Befunde-CT-Siebbein			
Schleimhautverdickung	leicht	bei Polyposis	bei Polyposis
Therapeutische Beeinflußbarkeit			
Antihistaminika	gut	bei einem Teil der Pat.	bei einem Teil der Pat.
Abschweller	max. 8–14 J.	max. 8–14 J.	max. 8–14 J.
Kortikosteroide	ausgezeichnet	ausgezeichnet	bei einem Teil der Pat.
DNCG	gut	selten	selten
Ipratropium	begrenzt	bei Sekretion	bei Sekretion

26.6.2 Eosinophile Rhinitis

Sie ist durch eine auffällige Eosinophilie des Nasensekretes und Gewebes gekennzeichnet. Pathophysiologisch soll die Freisetzung eines major basic protein (MBP) und eosinophil cationic profein (ECP) aus den zahlreichen Eosinophilen beteiligt sein, welches die Basalmembran des endosnasalen Epithels schädigt. Klinisch imponieren eine blasse Schleimhaut, Rhinorrhoe, nasale Obstruktion sowie eine auffällige Eosinophilie des Nasensekretes. Eine Polyposis nasi ist möglich. Zur Differentialdiagnose vgl. Tab. 26/1.

26.6.3 Polyposis nasi

Sie ist eine pathologische Reaktionsform der Schleimhaut von Nase und Nasennebenhöhlen, welche keine Rückschlüsse auf den auslösenden Mechanismus erlaubt. Differentialdiagnostisch sollte man an eine Rhinitis allergica, Rhinitis vasomotorika, eosinophile Rhinitis, eine Arzneimittelpseudoallergie (bis 25% der Polyposisfälle, besonders häufig nichtsteroidale Analgetika, wie z. B. Azetylsalicylsäure), eine Mucoviszidose sowie an idiopathische Formen denken.

Literatur

Deicher, H., B. M. Czarnetzki, W. Schmutzler: Immunologische Grundlagen der Allergie. In: E. Fuchs, K.-H. Schulz (Hrsg.) Manuale allergologicum. Dustri-Verlag, München–Deisenhofen (1990).

Mygind, N., A. Änggard: Anatomy and physiology of the nose – pathophysiologic alterations in allergic rhinitis. Clin. Rev. Allergy 2: 173 (1984).

Mygind, N., R. M. Naclerio (eds.): Allergic and non-allergic rhinitis: clinical aspects. Copenhagen: Munksgaard (1993).

Prem, B., C. Bachert: Immunkompetente Zellen in der menschlichen Nasenschleimhaut. Allergologie, Jahrgang 16, 181–186 (1993).

Zenner, H. P.: Allergologie in der Hals-Nasen-Ohren-Heilkunde, Springer, Heidelberg (1993).

27 Krupp und Allergie
M. Zach

Wiewohl das gesamte Krupp-Syndrom klinisch klar definierbar, in seinen Unterformen gut einteilbar, und in seiner Ätiologie gut verstanden erscheint, bleiben andere Aspekte aus Ätiologie und Pathophysiologie noch unklar; dazu gehört die mögliche Assoziation von Krupp und Allergie und die pathophysiologische Rolle der Luftwegshyperreaktivität. Wenn im Folgenden dazu referiert werden soll, ist initial klarzustellen, daß hier die Ergebnisse von in den letzten Jahren publizierten Forschungsprogrammen beschrieben werden müssen; die folgende Darstellung muß dementsprechend als vorläufige Bilanz eines sich noch ausweitenden Wissensgutes verstanden werden.

Das Krupp-Syndrom ist klinisch definiert durch das akute Auftreten von bellendem Husten, Heiserkeit und inspiratorischem Stridor; unter Ausschluß des heute kaum mehr vorkommenden diphtherischen Krupp kann es in 3 Krankheitsbilder unterteilt werden:
1. Der *einfache Krupp* (Synonyme: Laryngitis acuta, Laryngitis subglottica, Laryngotracheitis acuta, Laryngotracheobronchitis acuta).
2. Der *rezidivierende Krupp* (Synonym: Spasmodischer Krupp).
3. Die *maligne Laryngotracheobronchitis* (Sonderform: Fibrinöse LTB).

Der einfache Krupp ist Ausdruck einer akuten viralen Infektion, vorwiegend durch Vertreter der Parainfluenzagruppe. Einige Kinder erleben nach einer ersten Krupp-Episode weitere Rezidive; dieser rezidivierende Krupp kann im Einzelfall aus 3 bis über 50 Episoden pro Kind bestehen (Zach et. al., 1981). Seine Ätiologie, Pathophysiologie, Epidemiologie und Immunologie war bis vor einigen Jahren noch völlig unklar. Die maligne Laryngotracheobronchitis, ein sehr selten auftretendes, lebensbedrohliches Krankheitsbild, ist wahrscheinlich Ausdruck einer bakteriellen Superinfektion und soll aus den folgenden Betrachtungen ausgeklammert werden.

27.1 Krupp und Allergie

Spekulativ wurde besonders der rezidivierende Krupp schon längere Zeit mit einer positiven Allergielage in Zusammenhang gebracht. Diese Vermutungen konnten durch eine retrospektive Großstudie weiter erhärtet werden (Zach et al., 1981). Neun Jahre nach einer Spitalsaufnahme mit dem klinischen Bild eines akuten Krupp wurden 110 Kinder anamnestisch, klinisch, allergologisch und atemphysiologisch nachuntersucht. Zweiundfünfzig Prozent der 110 Kinder mußten mit einer Anamnese von drei oder mehr Krupp-Episoden als Fälle von rezidivierendem Krupp definiert werden, der Rest hatte nur eine oder zwei Krupp-Episoden erlebt. Sechsundvierzig Prozent der Kinder mit rezidivierendem, aber nur 13 Prozent der Kinder mit einfachem Krupp, zeigten laut Anamnese und Hauttest eine positive Allergielage, was insgesamt eine statistisch hochsignifikante Assoziation von rezidivierendem Krupp und Allergie ergab. Das Profil der positiven Hauttestergebnisse entsprach dabei dem von Asthma bonchiale geläufigen Bild. Daneben zeigten die Kinder mit rezidivierendem Krupp im Vergleich zu jenen mit nur einer oder zwei Krupp-Episoden noch weitere statistisch signifikante Besonderheiten: Größere Knabenwendigkeit, Tendenz zu sehr früher erster Kruppmanifestation, Assoziation mit Luftwegshyperreaktivität, Neigung zum Übergang in ein Asthma bronchiale, familiäre Disposition zur Entwicklung eines rezidivierenden Krupp und schließlich Tendenz zu mäßig eingeschränkter Lungenfunktion. Das stark gehäufte Auftreten des rezidivierenden Krupp in Atopikerfamilien wurde in einer späteren epidemiologischen Studie weiter bestätigt (Hide et al., 1985). Insgesamt zeigt also der rezidivierende Krupp in seiner Assoziation zur Allergie aber auch in seinen anderen, oben aufgelisteten klinischen Charakteristika eine auffallende Ähnlichkeit zum Asthma bronchiale.

Im Zusammenhang mit den bisher geschilderten Ergebnissen steht das Resultat einer immunologischen Studie (Welliver et al., 1982). Das Nasensekret einer Gruppe von Säuglingen mit nachgewiesener Parainfluenzavirusinfektion wurde auf virusspezifisches IgE untersucht. Während bei Kindern mit einfacher Rhinopharyngitis kaum virusspezifisches IgE nachzuweisen war, zeigten jene mit Kruppsymptomatik und/oder obstruktiver Bronchitis im Verlauf der Erkrankung signifikante IgE-Erhöhungen. Dies bedeutet, daß auch der einfache Krupp nicht nur als Resultat einer bestimmten Virusinfektion, sondern dazu noch als Produkt einer möglicherweise genetisch prädeterminierten, besonderen immunologischen und reaktiven Disposition verstanden werden könnte.

27.2 Krupp und Luftwegshyperreaktivität

Wie bei der vorhin angesprochenen Ähnlichkeit des rezidivierenden Krupp mit dem Asthma bronchiale zu erwarten, konnten mehrere Studien eine signifikante Assoziation zwischen rezidivierendem Krupp und Luftwegshyperreaktivität nachweisen. Das besondere Wesen dieser Luftwegshyperreaktivität wurde in einer entsprechenden atemphysiologischen Untersuchung geklärt (Zach et al., 1980). In dieser Untersuchung von 17 kindlichen Krupp-Patienten wurde das Resultat einer inhalativen Histaminprovokation nicht nur mit Spirometrie, sondern auch mit einer in- und exspiratorischen maximalen Fluß-Volumen-Schleife objektiviert. Vierzehn der 17 Kinder zeigten eine hyperreaktive Antwort auf die Provokation; diese Luftwegshyperreaktivität unterschied sich aber von der beim Asthma bronchiale. Während beim Asthma lediglich eine intrathorakale Luftwegsobstruktion auftritt, boten die Kinder mit rezidivierendem Krupp neben gleichartigen intrathorakalen Veränderungen auch deutliche Zeichen einer koexistenten Obstruktion der extrathorakalen Luftwege, die sich in einer Reduktion der inspiratorischen Kurve manifestierte (Abb. 27/1). Als Labormodell des Krupp-Syndromes kam dementsprechend eine ausgedehnte, generalisierte Reaktion der unteren und oberen Luftwege zum Ausdruck; diese ist nicht mit einem isolierten Adduktorspasmus der Stimmbänder vereinbar, was Zweifel am häufig gebrauchten Terminus «*spasmodischer Krupp*» aufkommen läßt. Der beschreibenden Bezeichnung «rezidivierender Krupp» ist der Vorzug zu geben. Diese Luftwegshyperreaktivität ist eine weitere *Gemeinsamkeit von Asthma und rezidivierendem Krupp*. Die bevorzugte Lokalisation der Reaktion läßt aber zwischen beiden Erkrankungen unterscheiden. Der klinisch gelegentlich beobachtbare Übergang eines rezidivierenden Krupp in ein Asthma bronchiale könnte durch eine Verlagerung der Zone bevorzugter Obstruktion erklärt werden. Insgesamt sprechen die dargestellten Ergebnisse für eine pathophysiologische Erklärung des rezidivierenden Krupp als asthmaähnliche Reaktionserkrankung; für die generelle pathophysiologische Bedeutung einer anatomischen Prädisposition in Form einer subglottischen Engstelle finden sich keine Anhaltspunkte. Dieses Konzept eines «hyperreaktiven Krupp» wird durch gelegentlich erzielbare, prophylaktische Therapieerfolge mit inhaliertem Dinatriumcromoglykat weiter unterstützt.

27.3 Zusammenfassung

Die gesicherte virale Ätiologie vieler Krupp-Erkrankungen steht scheinbar im Widerspruch zu einer möglichen ursächlichen Rolle von Allergie und Luftwegshyperreaktivität. Das familiär gehäufte Auftreten von rezidivierendem Krupp erweitert das Spektrum möglicher Ätiologie noch um den Faktor genetischer Disposition. Besonders interessant ist die Rolle inhalativer Noxen in der Entstehung des Krupp-Syndromes; die mögliche Assoziation von Umweltverschmutzung und Krupp wurde mit beträchtlicher öffentlicher Anteilnahme vorurteilsbeladen diskutiert, ist aber trotz oder gerade wegen zahlloser widersprüchlicher Studien noch nicht mit letzter Sicherheit nachgewiesen.

Immerhin kann versucht werden, die wahrscheinlich multifaktoriell mögliche Kombinationsätiologie des zur Diskussion stehenden klinischen Syndromes in einem entsprechenden theoretischen Konzept zu ordnen (Abb. 27/2). Möglicherweise geht die Gültigkeit dieses Konzeptes aber über das Krupp-Syndrom hinaus und betrifft den gesamten Komplex der frühkindlichen, akut-obstruktiven Atemwegserkrankungen. Zur Entwicklung eines solchen Krankheitsbildes mag eine im Einzelfall variable Kombination von infektiösem Agens und gesteigerter Reaktivität des Respirationstraktes zusammenwirken; Luftwegshyperreaktivität wäre wiederum als von Fall zu Fall variables Kombinationsresultat von erblicher Disposition, Allergie und anderen, möglicherweise toxischen Schädigungsfaktoren zu sehen. So wären im Rahmen einer Virusepidemie auftretende, nicht rezidivierende, einfache Krupp-Fälle Ausdruck einer nur mäßig gesteigerten Reaktivität. Andererseits wäre bei extrem gesteigerter Reaktivität eine zunehmende Unabhängigkeit von der spezifi-

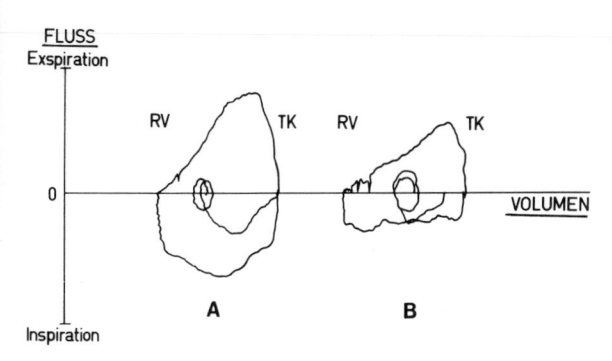

Abb. 27/1: In- und exspiratorische maximale Fluß-Volumen-Kurve eines Kindes (Knabe, Alter 7 Jahre) mit rezidivierendem Krupp vor (A) und nach Histamininhalation (B).
Die exspiratorische Kurve (über der Volumenachse) repräsentiert bevorzugt die intrathorakalen (unteren), die inspiratorische Kurve (unter der Volumenachse) die extrathorakalen (oberen) Luftwege.
TK = Totalkapazität, RV = Residualvolumen.
A: Normale in- und exspiratorische Kurve; keinerlei Hinweis auf eine anatomisch fixierte Obstruktion.
B: Situation nach Histamininhalation. Als Ausdruck einer generalisierten (asthmaartigen) Obstruktion der intrathorakalen Luftwege reduzierte exspiratorische Kurve. Daneben aber Strömungslimitation und Plateaubildung der inspiratorischen Kurve als Ausdruck einer zusätzlichen extrathorakalen Luftwegsobstruktion.

Obstruktive Erkrankung des kindlichen Respirationstraktes

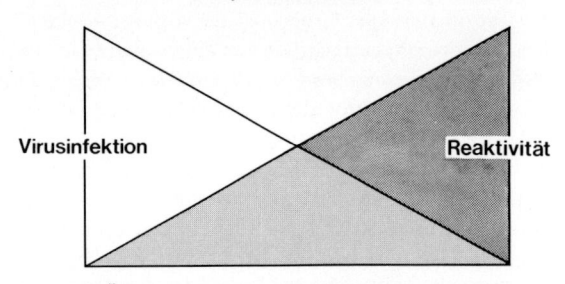

Virusinfektion   Reaktivität

Abb. 27/2: Ätiologisches Konzept frühkindlicher akut-obstruktiver Luftwegserkrankungen. Die Ätiologie einer einzelnen Krupp-Erkrankung kann durch eine senkrechte Linie in diesem Schema dargestellt werden. **Links:** Einfacher Krupp bei nur gering gesteigerter Reaktivität (resultiert aus Erbfaktoren, Atopie und Noxen) und massiver Infektion. **Rechts:** Krupprezidiv bei stark erhöhter Reaktivität, ev. nur geringer infektiöser oder sogar unspezifischer Auslösefaktor.

schen viralen Infektion denkbar; das Rezidiv der Krupp-Episode könnte asthmaähnlich durch eine Vielzahl unspezifischer Reizfaktoren ausgelöst werden.

Dieses kurz skizzierte ätiologische Konzept ist zur Zeit wohl die einzige zufriedenstellende Synthese verschiedenster Forschungsergebnisse, bedarf aber in seiner Gültigkeit noch der detaillierten wissenschaftlichen Beweisführung.

Literatur

Hide, D. W., B. M. Guyer: Recurrent croup. Arch. Dis. Child. 60, 585–586 (1985).

Welliver, R. C., D. T. Wong, E. Middleton et al.: Role of parainfluenza virus-specific IgE in pathogenesis of croup and wheezing subsequent to infection. J. Pediatr. 101, 889–896 (1982).

Zach, M. S., R. P. Schnall, L. J. Landau: Upper and lower airway hyperreactivity in recurrent croup. Am. Rev. Respir. Dis. 121, 979–983 (1980).

Zach, M. S., A. Erben and A. Olinsky: Croup, recurrent croup, allergy and airways hyperreactivity. Arch. Dis. Child. 56, 336–341 (1981).

28 Asthma bronchiale
D. Reinhardt

Das Asthma bronchiale ist die *häufigste chronische Erkrankung des Kindesalters*. Bezüglich des klinischen Bildes, der Pathogenese, der Prognose, aber auch der Ansprechbarkeit gegenüber den verschiedenen medikamentösen Prinzipien und deren Dosierungen unterscheidet es sich von dem des Erwachsenen. Dabei kann gelten, daß die Unterschiede umso größer sind, je jünger das Kind ist.

28.1 Definition und Einteilung

Bis heute gibt es keine generell gültige und akzeptierte Definition des Asthma bronchiale. Die am häufigsten verwendete Definition beruht auf einem Vorschlag der Gemeinsamen Kommission der American Thoracic Society und des American College of Chest Physicians, die 1962 erarbeitet wurde. Danach ist das Asthma bronchiale definiert als eine *gesteigerte Reaktivität des Bronchialsystems gegenüber verschiedenen exogenen und endogenen Stimuli*, die sich als generelle *Erhöhung des Atemwegswiderstandes* darstellt und sich spontan oder als Folge einer medikamentösen Therapie in ihrem Ausmaß ändern kann. Gerade für das Kindesalter hat diese Definition jedoch keine ausreichende Trennschärfe, da häufig im Gefolge von Infekten der oberen und unteren Luftwege, aber auch z. B. bei einer Mukoviszidose, eine Hyperreagibilität des Bronchialsystems mit einer Erhöhung des Atemwegswiderstandes bestehen kann. Besser wäre daher eine Definition, die die Strömungsbehinderung im Atemwegssystem miteinbezieht. Eine solche Definition könnte lauten: «*Das Asthma bronchiale ist eine vorwiegend anfallsweise auftretende, in seltenen Fällen auch chronische Atemwegsobstruktion, die von einer Hyperreagibilität des Bronchialsystems begleitet wird.*»

Ähnlich wie die Definition des Asthma bronchiale bietet auch die Einteilung Schwierigkeiten, da sie nach pathogenetischen, aber auch nach klinischen Gesichtspunkten möglich ist. Berücksichtigt man die pathogenetischen Gesichtspunkte, so ist auch heute noch die Einteilung extrinsisches und intrinsisches Asthma am gebräuchlichsten. Obwohl im Kindesalter die extrinsisch-atopische Genese des Asthmas am häufigsten ist, kommt es auf dem Boden der Atopie und der durch sie bedingten Hyperreagibilität auch immer zu Bronchokonstriktionen, die durch nichtatopische Faktoren ausgelöst werden können. Trotz einer primären Atopie besteht somit nahezu bei allen Fällen eine Asthmamischform. Nach klinischen Prinzipien kann eine Einteilung, die die Zahl der Anfälle pro Jahr, die Funktionseinschränkung oder den klinischen Verlauf berücksichtigt, erfolgen (Tab. 28/1).

28.2 Prävalenz

Aufgrund regionaler, ethnischer und sozio-ökologischer Gegebenheiten schwanken die Angaben über die Häufigkeit des Asthma bronchiale in beträchtlichem Umfang. Nach prospektiven Longitudinal-Untersuchungen muß davon ausgegangen werden, daß etwa 3,5% der Kinder bis zu einem Alter von 11 Jahren Hinweise für ein Asthma bronchiale aufweisen. Diese Zahlen erhöhen sich noch auf 14%, wenn die Kinder, die im Säuglings- oder Kleinkindalter im Rahmen eines Infektes eine obstruktive Bronchitis durchgemacht haben, einbezogen werden. Es bestehen Hinweise darauf, daß das Asthma bronchiale in den letzten 20 Jahren in seiner Häufigkeit zugenommen hat. So wies eine Studie, die 1973 und 1988 jeweils über 800 Kinder im Alter von 12 Jahren mit identischen Methoden in Südwales erfaßte, eine Zunahme der Inzidenz von 4% auf 9% nach (Burr et al., 1989). Das männliche Geschlecht zeigt in den ersten 10 Jahren eine eindeutig stärkere Prävalenz. Die Angaben variieren zwischen 4:1 und 3:2, wahrscheinlich liegen sie bei 2:1. Nach der Pubertät zeigt ein Teil der Patienten eine Abnahme der Asthmasymptomatik, und das Verhältnis der Geschlechter liegt bei 1:1. Die aufgrund der verschiedenen Studien geschätzte Mortalität beträgt etwa 1% (s. auch Kapitel 7).

28.3 Pathogenese

Die Leitsymptome des Asthma bronchiale sind ein exspiratorisches Giemen und Brummen, eine exspiratorische Dyspnoe und/oder Husten. Die Symptome werden bedingt durch eine Einengung des Bronchialsystems, an der in unterschiedlichem Ausmaß ein Spasmus der Bronchialmuskulatur, eine ödematöse Schwellung der Schleimhaut und eine Schleimdyskrinie, d. h. die vermehrte Produktion eines viskösen Schleims, beteiligt sind. Die Wertigkeit der einzelnen, das Bronchiallumen einengenden Faktoren ist individuell verschieden und hängt sowohl von

Tab. 28/1: Einteilungsmöglichkeiten des Asthma bronchiale nach verschiedenen Kriterien

Ätiologie Stimuli, die eine Bronchokonstriktion verursachen	Schweregrad (nach Anzahl der Anfälle pro Jahr)	Schweregrad (nach Belastungsfähigkeit)	Klinischer Verlauf

Mediatoren der
Allergie
  Histamin
  Leukotriene
  Prostaglandin $F_{2\alpha}$
	Grad I
	1–5 Anfälle/Vierteljahr
	Grad II
	6–12 Anfälle monatlich
		Grad I
		noch fähig Sport zu treiben und
		zur Schule zu gehen
			1. Asthmaanfälle
			   und Status
			   asthmaticus

Infektionen
 	
Anstrengung
		Grad II
		Fähig zur Schule zu gehen, aber
		keinen Sport zu treiben
			2. Intermittierende,
			   obstruktive
			   Bronchitis

Temperatur
Pharmakologische
Substanzen
	Grad III
	> 12 Anfälle (bis wöchentlich)
		Grad III
		nicht belastungsfähig, bettlägerig
			3. Chronisch-
			   obstruktive
			   Bronchitis

Physikochemische Noxen	Grad IV permanente Dyspnoe, täglich Anfälle	Grad IV Moribund	

den auslösenden Stimuli als auch vom Alter des Patienten ab. Generell können an einer Obstruktion der Atemwege zahlreiche Mediatoren der Allergie oder der Entzündung beteiligt sein, ihre Bedeutung bei den einzelnen Asthmaformen ist zum Teil jedoch noch Gegenstand wissenschaftlicher Untersuchungen. Der Pathomechanismus, der der Einengung des Bronchialsystems zugrundeliegt, ist komplex und meist bedingt durch eine multifaktorielle Reaktionskette. An deren Ende führt eine Zunahme freien intrazellulären Calciums über einen transmembranären Calcium-Einstrom oder eine Freisetzung aus den Speicher-Pools (endoplasmatisches Retikulum, Zellmembran) zu einer Kontraktion der Bronchialmuskelzelle. Eine Dilatation der Bronchialmuskulatur, wie sie zum Beispiel über eine Erhöhung des cyclischen AMP eingeleitet wird, wird durch einen Entzug freien Calciums aus dem Zytoplasma bedingt.

28.3.1 Die obstruktive Säuglingsbronchitis als disponierender Faktor

Im Säuglingsalter sind die Atemwege kurz und eng. Wenn man bedenkt, daß sich der Atemwegswiderstand umgekehrt proportional zur 4. Potenz des Radius der Atemwege verhält ($R_{aw} \sim 1/r^4$) wird verständlich, daß sich eine Verkleinerung des Bronchiallumens, etwa durch einen Bronchialmuskelspasmus, ein Schleimhautödem oder eine Verstopfung der Bronchiallichtung durch Schleim, in der früheren Kindheit wesentlich stärker auswirkt als bei Erwachsenen. Im Säuglingsalter sind es vor allen Dingen Infekte der Atemwege, insbesondere virale Infekte mit Parainfluenza, Adeno- und RS-Viren, die eine Atemwegsobstruktion bedingen. Die klinische Symptomatik wird neben Husten vor allem beherrscht durch ein charakteristisches exspiratorisches Pfeifen, weswegen die obstruktive Säuglingsbronchitis im angelsächsischen Raum auch mit dem Begriff «wheezy bronchitis» belegt wird.

Auch Mißbildungen, die eine Einengung des Tracheobronchialsystems bedingen, können eine Atemwegsobstruktion unterhalten oder bei auftretenden Infekten eine solche begünstigen. Bei Einengungen oberhalb der Thoraxapertur gehen die Atemwegsobstruktionen dabei mit einem inspiratorischen Stridor, bei Einengungen unterhalb der Thoraxapertur mit einem exspiratorischen Stridor einher.

Andere Ursachen, die das Bild einer obstruktiven Säuglingsbronchitis hervorrufen können, sind eine Allergie, eine Mukoviszidose, ein Oesophagusreflux oder eine bronchopulmonale Dysplasie (Tabelle 28/2).

Auch wenn eine Allergie vom Typ I (Atopie) nur bei einem geringen Teil der Säuglinge für eine obstruktive Bronchitis verantwortlich ist, muß bedacht werden, daß eine Wechselwirkung zwischen Infekten und einer Atopie besteht. Hydrolasen, die bei jedem viralen oder bakteriellen Infekt freigesetzt werden, können zu einer Dehiszenz der Epithelleisten der Bronchien führen. Hierdurch wird die Barrierefunktion des Bronchialepithels gegenüber der Atemluft nicht mehr erfüllt, so daß Allergenen der Eintritt in die Submukosa und dadurch eine allergische Sensibilisierung ermöglicht wird.

Andererseits ermöglicht die Öffnung der epithelialen Berührungsstellen der Bronchialschleimhaut («tight-junctions»), daß die vagalen sensiblen Nervenendigungen («ir-

Tab. 28/2: Differentialdiagnose der chronischen Atemwegsobstruktion und des chronischen Hustens im Kindesalter

Säuglingsalter	Vorschulalter	Schulalter

1. Infektionen
   viral
     – RS-Adeno-Parainfluenza-Viren
   bakteriell
     – Pertussis
2. Mißbildungen
   Tracheobronchomalazie
   Stenosen
   Tracheoösophageale Fistel
   kongenitales, lobäres Emphysem
   Gefäßmißbildungen
   Herzvitien (Links-rechts-Shunt)
3. Mukoviszidose
4. Allergie
5. Gastroösophagealer Reflux
6. Bronchopulmonale Dysplasie
7. IgA-Mangel
8. Passives Rauchen
	1. Infektionen
	   viral
	     – Parainfluenza-Adeno-Viren
	   Mykoplasmen
	   Sinubronchiales Syndrom
	2. Allergie (Asthma br.)
	3. Fremdkörper
	4. Mukoviszidose
	5. Immotiles Zilien-Syndrom
	6. Gastroösophagealer Reflux
	7. Passives Rauchen
		1. Allergie (Asthma br.)
		2. Infektionen
		   Mykoplasmen
		   Sinubronchiales Syndrom
		3. Irritative Reize
		   Rauchen
		   psychogen
		4. Gastroösophagealer Reflux
		5. Passives Rauchen

ritant receptors«) frei liegen und dem Einfluß exogener Reizfaktoren unterworfen sind, so daß über den eigentlichen Infekt hinaus ein hyperreagibles Bronchialsystem unterhalten werden kann. Dies bedingt, daß Kinder auch Wochen und Monate nach einem durchgemachten Infekt einen Husten oder eine Bronchokonstriktion mit Pfeifen, z. B bei Kältereiz, körperlicher Anstrengung etc., entwickeln können.

Es wird geschätzt, daß mindestens 20% der Säuglinge, die rezidivierende obstruktive Bronchitiden hatten, später ein Asthma bronchiale entwickeln. Ein Vergleich mit der Gesamtinzidenz des Asthma bronchiale, die auf 4–9% der Gesamtpopulation geschätzt wird, macht somit deutlich, daß eine Atemwegsobstruktion im frühen Kindesalter zur Entwicklung eines Asthmas disponiert.

Ganz sicher besteht für die Entwicklung einer Atemwegsobstruktion im Kindesalter eine **genetische Disposition**. So konnten Untersuchungen nachweisen, daß sich bei vielen Verwandten 1. Grades von Säuglingen mit rezidivierenden obstruktiven Bronchitiden der Nachweis einer allergischen Sensibilisierung durch einen positiven Hauttest und/oder der Nachweis eines hyperreagiblen Bronchialsystems durch einen Belastungstest führen ließ. Diese Zahlen erhöhten sich noch, wenn die Verwandten 1. Grades von asthmatischen Kindern mit nachgewiesener Atopie untersucht wurden. Bei Kindern von Atopikern kommt es in den meisten Fällen zu einer monotypischen Ausprägung der allergischen Manifestation. Es wird angenommen, daß für die Vererbung das Modell der multifaktoriellen Vererbung mit Schwellenwert, so wie sie auch für die Weitergabe von Körpermerkmalen angenommen wird, besteht. Studien an mono- und dizygoten Zwillingen wiesen eine erhöhte Konkordanzfrequenz für Asthma in 19% bei monozygoten gegenüber 5% bei dizygoten Zwillingen nach. Diese Befunde bestätigen eine gewisse Vererblichkeit, zeigen jedoch andererseits, daß andere Faktoren hinzukommen müssen, um eine Manifestation des Asthma bronchiale zu bedingen.

Ob eine atopische Sensibilisierung Zugehörigkeit zu bestimmten Histokompatibilitätsantigruppen zeigt, ist noch nicht geklärt. Beschrieben sind positive Korrelationen (Immune response Gene) zwischen HLA-Typen und IgE-Antikörpern auf bestimmte Pollen-Fraktionen (Ragweed Ra 5 mit HLA Dw 2, B 7; Ra 3 mit HLA-A2, A 28) und negative Korrelationen von HLA-Typen mit anderen Pollenallergenen (Ra 3 mit HLA-A3, A 11).

Vor kurzem konnte für atopisches Asthma und atopische Rhinitis eine genetische Basis durch Nachweis des Markergens MS.51 auf dem langen Arm des Chromosoms 11 gefunden werden. Das vermutliche Atopiegen dürfte nahe diesem Marker liegen (Cookson et al. 1989). Der Vererbungsmodus für eine atopische IgE-Reagibilität ist wahrscheinlich autosomal dominant.

Faßt man zusammen, so nimmt die Wahrscheinlichkeit, daß sich ein Asthma aus einer Säuglingsbronchitis entwickelt, zu mit der Schwere und Dauer der Symptomatik der Atemwegsobstruktionen, mit einer bestehenden atopischen Manifestation an anderen Organen, einer Atopie bei Familienangehörigen und einer ggf. artefiziellen Ernährung mit Kuhmilchpräparaten. Geschlecht, frühe Diagnose, Polyallergie, Glukokortikoidabhängigkeit sowie die familiäre oder soziale Situation spielen weder für die Entstehung des Asthmas aus einer Säuglingsbronchitis noch für die spätere Prognose des Asthmas eine Rolle.

28.3.2 Allergie/Atopie

Während im Säuglings- und Kleinkindalter eine Atemwegsobstruktion meistens durch einen viralen Infekt ausgelöst wird, ist bei Kindern im Vorschul- und Schulalter eine *IgE-vermittelte Allergie Hauptauslöser von rezidivierenden Atemwegsobstruktionen* (Tab. 28/3). Innerhalb des Spektrums von verschiedenen Inhalations- und Nahrungsmittelallergenen kommt in den meisten Fällen einer Pollenallergie und einer Hausstaubmilbenallergie die Hauptbedeutung zu. Auch IgE-vermittelte Nahrungsmittelallergien als Ursache eines Asthma bronchiale scheinen im Kindesalter eine größere Rolle zu spielen als bei Erwachsenen. Was die Ursache für eine Verschiebung vom allergischen zum nichtallergischen Asthma in der Pubertät bei einer gleichzeitigen deutlichen Tendenz zur Spontanheilung ist, ist bisher nicht geklärt. Möglicherweise spielen hormonale Faktoren eine Rolle, da die Spontanheilungsrate bei Jungen größer ist als bei Mädchen. Andererseits besteht durchaus die Möglichkeit, daß auf dem Wege einer natürlichen Hyposensibilisierung über den ständigen Allergenkontakt eine Besserung auf immunologischer Basis eintritt. Auch die Frage, was die Ursache für die unterschiedliche Organmanifestation (Asthma bronchiale, Rhinitis) bei einem gleichen IgE-Sensibilisierungsgrad ist, ist unklar. Denkbar ist jedoch, daß neben einem allergischen Sensibilisierungsgrad auch andere lokal wirksame Faktoren, wie z. B. ein transitorischer, sekretorischer IgA-Mangel im Schleimhautsystem der Nase und/oder der Bronchien, sowie ein Virusinfekt hinzukommen müssen, um die allergische Symptomatik an dem entsprechenden Endorgan in Gang zu setzen. IgE-vermittelte Reaktionen vom Soforttyp treten nicht nur unmittelbar nach dem Antigenkontakt auf und entsprechen damit in ihrem Verlauf dem der kutanen Testreaktion, sondern sie haben häufig auch eine Spätphase, die sich etwa 6–8 Stunden nach Allergenkontakt manifestiert. Die duale IgE-vermittelte Reaktion mit einem sofortigen und einem verzögerten Reaktionsanteil findet sich bei den unterschiedlichen Allergenen in verschiedener Ausprägung, so wird sie z. B. nach Milbenexposition häufiger beobachtet als nach Graspollenexposition.

Tab. 28/3: Altersabhängigkeit der Stimuli, die eine Bronchokonstriktion bei zugrundeliegendem hyperreagiblen Bronchialsystem auslösen können

Stimuli	Säuglingsalter	Kleinkindalter	Schulalter	Erwachsene
Infektion (viral)	++++	+++	+(+)	+++
Nahrungsmittelallergene	+	+	(+)	(+)
Inhalationsallergene ganzjährig	+	+++	+++	++
Inhalationsallergene saisonal		++	+++	++
Irritantien (Ozon, Rauch)	+	++	++	++
Anstrengung	+	++	+++	++
Aspirin	?	?	(+)	+
Psyche	?	?	(+)	(+)

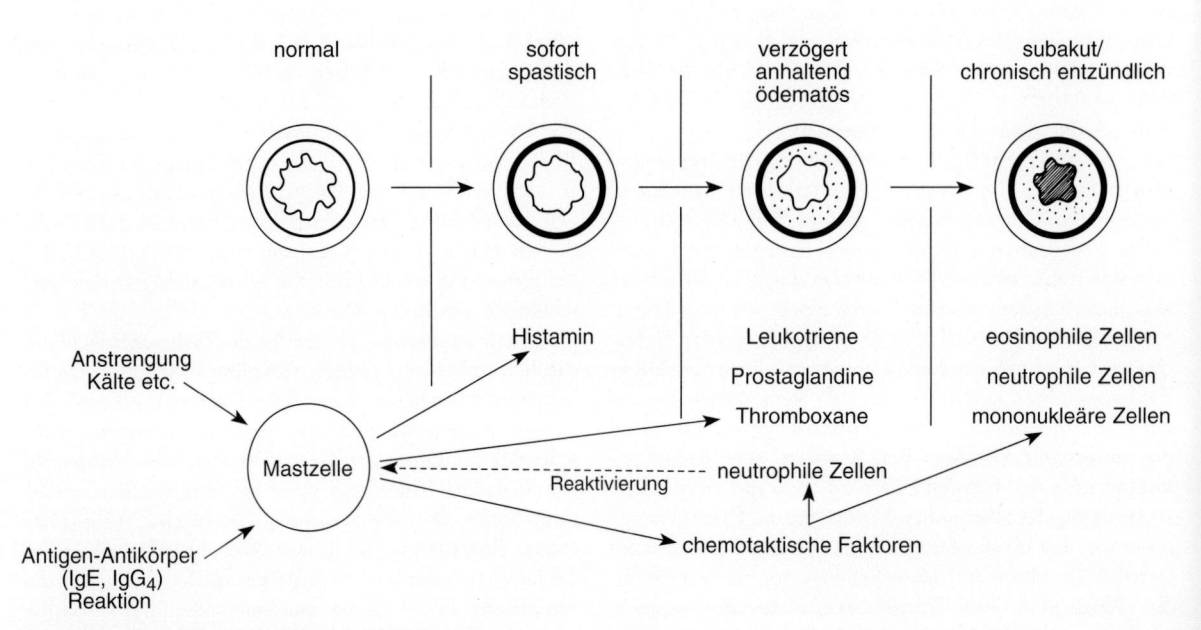

Abb. 28/1: Die 3 Phasen der Atemwegsobstruktion

Tab. 28/4: Mögliche pathogenetische Zusammenhänge zwischen Virus-Infekten und allergischer Reaktion (nach Busse, 1990)

Stimulation der IgE-Antikörperproduktion

Erhöhung der Histaminfreisetzung aus Basophilen und Mastzellen

Reduktion von Zahl und/oder Funktion adrenerger β-Rezeptoren

Reflexbronchokonstriktion

28.3.3 Infekte

Bei der Entstehung von Atemwegsobstruktionen bedingen sich Allergien und Infekte zum Teil gegenseitig. Für die wechselseitige Beziehung zwischen Infekten und Allergien besteht eine Reihe von Ursachen (Tabelle 28/4). Zum einen wird angenommen, daß Säuglinge mit einer atopischen Konstellation, d. h. diejenigen, die einen atopischen Elternteil haben, besonders disponiert sind für Infekte mit asthmogenen Viren, zu denen Parainfluenza-, Adeno- und RS-Viren gehören. Andererseits führen die genannten Viren über eine ausgeprägte Schleimhautschädigung zu einer Resorption von Allergenen, wodurch sekundär eine allergische Sensibilisierung ermöglicht wird. Die Zerstörung der festen Bindungen zwischen zwei Epithelzellen durch die bei Infekten freiwerdenden proteolytischen Enzyme bedingt ferner die Freilegung sensibler Nervenendigungen, sog. «irritant receptors», so daß diese nun von Reizen jeder Art erreicht werden können. Über einen vago-vagalen Reflexbogen wird dann eine Bronchokonstriktion ausgelöst. Erregertoxine setzen selbst Histamin frei und steigern die allergenbedingte Histaminfreisetzung aus Mastzellen, so daß ihnen eine Verstärkerfunktion für die Allergiemechanismen zukommt. Bakterielle und virale Endotoxine haben ferner einen Einfluß auf das autonome Nervensystem, wobei eine Verminderung betaadrenerger Wirkeffekte bei gleichzeitiger Steigerung alpha-adrenerger und cholinerger Wirkkomponenten beobachtet wurde.

28.3.4 Hyperreagibles Bronchialsystem

Charakteristisch für das Asthma bronchiale ist eine Hyperreagibilität des Bronchialsystems variablen Ausmaßes. Diese besteht in einer gesteigerten Ansprechbarkeit auf eine Reihe von exogenen und endogenen Stimuli. Zu diesen gehören die bei Allergien und Infektionen freigesetzten Mediatoren sowie eine Reihe von Irritantien (Ozon, Rauch, hypertone Salzlösungen), Temperatureinflüsse, wie sie bei Kälteexposition und Witterungsumschwüngen wirksam werden, ferner eine körperliche Belastung, psychische und hormonelle Faktoren sowie eine gesteigerte Reaktivität auf Histamin und Azetylcholinabkömmlinge. Eine solche Hyperreagibilität, die sich in einem Bronchospasmus, einer vermehrten Schleimbildung und einer Schleimdyskrinie äußern kann, kommt bei allen Asthmaformen vor. So bewirken sowohl Allergien als auch Infekte, wenn sie stark genug und lange genug einwirken, eine Hyperreagibilität. Der verzögerte Anteil der dualen IgE-vermittelten Reaktion ist dabei ein stärkerer Stimulus für die Auslösung einer protrahierten bronchialen Hyperreagibilität als der Sofort-Anteil (Abb. 28/2).

Die entscheidende Rolle, die die Hyperreagibilität für das Asthma bronchiale spielt, wird deutlich aus Untersuchungen, in den bei Patienten mit einer Katzenhaarallergie die inhalative Applikation des wäßrigen Allergenextrakts nur dann eine Bronchokonstriktion auslöste, wenn ein Grenzbereich des spezifischen IgEs überschritten war, und wenn eine gesteigerte Hyperreagibilität bestand. Bei normaler Reagibilität des Bronchialsystems konnte die inhalative Provokation mit Katzenhaarextrakt keine Bronchokonstriktion auslösen, selbst dann, wenn das spezifische IgE erhöht war. Als Index für die Reaktivität des Bronchialsystems diente bei diesen Untersuchungen die Festlegung der sog. PC_{20}, d. h. der Dosis von Histamin, die einen 20%igen Abfall der 1-Sekunden-Kapazität verursachte. In die gleiche Richtung weisen auch Befunde, die zeigen konnten, daß bei Pollenallergikern Asthmaanfälle nicht unmittelbar an die Pollensaison gebunden waren. Auf dem Boden eines durch die Pollenallergie induzierten hyperreagiblen Bronchialsystems waren vor allen Dingen Infekte Auflöser der Bronchialobstruktion.

Neben der Sensibilisierung der sog. *«irritant receptors»* durch die Mediatoren der allergischen und infektiös bedingten Entzündungen wird auch eine Dysregulation des autonomen Nervensystems mit einer Reduktion adrenerger β- und einem konsekutiven Überwiegen α-adrenerger Einflüsse (autonome Imbalanz) als Ursache der bronchialen Hyperreagibilität angeschuldigt. Zum gegenwärtigen Zeitpunkt lassen sich beide Theorien in einer multifaktoriellen Hypothese für die Entstehung der bronchialen Hyerreagibilität zusammenfassen:

1. Über direkt wirkende Mediatoren (Histamin, LTC_4, PGD_2, PAF) kommt es zu einer vermehrten Durchlässigkeit des Atemwegsepithels und Gefäßendothels. Hierdurch wird ein rascheres Eindringen des Antigens und die Freisetzung weiterer chemotaktischer Faktoren aus den submukös gelegenen Mastzellen und die Rekrutierung von Entzündungszellen verursacht. Die resultierende Atemwegsobstruktion durch Muskelkontraktion und Ödem könnte bereits zur Empfindlichkeitssteigerung führen: a) durch geometrische Faktoren (s. u.) und b) durch reflektorische Vorgänge (Axonreflex, schnell und langsam adaptierende zentral umgeschaltete Reflexe).

2. Über indirekt wirkende chemotaktische Mediatoren kommt es zu weiterer Anreicherung von neutrophilen und eosinophilen Granulozyten, Monozyten, Lymphozyten sowie Thrombozyten in der Mukosa. Die

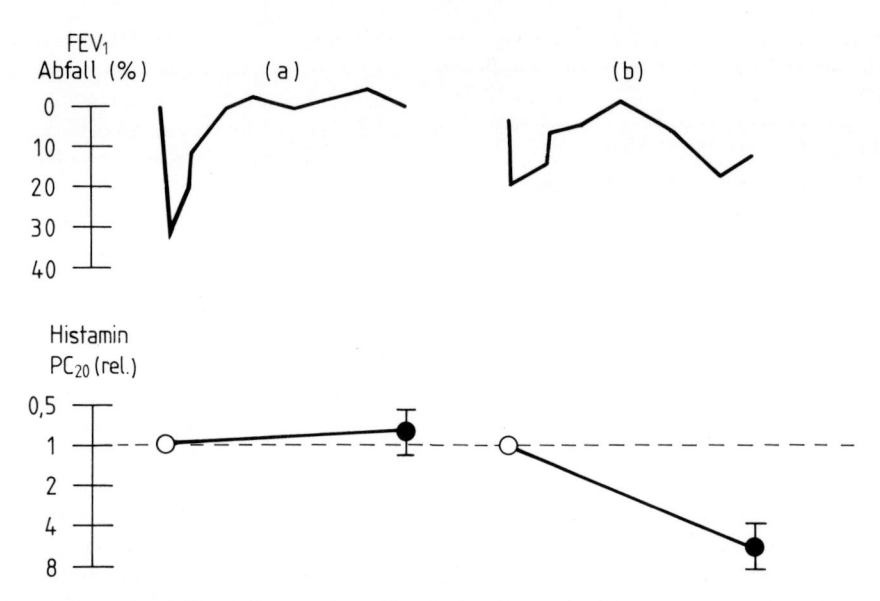

Abb. 28/2: Bronchiale Hyperreagibilität auf Histamin vor (○) und 8 Stunden nach (●) bronchialer Allergenprovokation
a) Patienten, die nur eine allergische Sofortreaktion entwickelten
b) Patienten, die eine IgE-vermittelte Sofort- und verzögerte Reaktion entwickelten.
Angegeben ist das Verhältnis der Dosis, die einen 20%igen Abfall der 1-Sekunden-Kapazität (PC_{20}) vor und nach der Provokation verursachte (Ordinate). Es wird deutlich, daß sich bei allergischer Sofortreaktion (a) das Verhältnis der PC_{20}-Dosis nicht veränderte, während im Falle einer verzögerten Reaktion (b) vor Allergenprovokation eine 6- bis 8fache höhere PC_{20}-Dosis als nach Allergenprovokation notwendig war. Eine bronchiale Hyperreagibilität ist somit hauptsächlich an die verzögerte allergische Reaktion agebunden (nach Cockcroft, 1982).

durch die Entzündung bedingten feingeweblichen Veränderungen am Epithel können ihrerseits im Sinne eines *circulus vitiosus* die Hyperreagibilität der Atemwege verstärken, indem diese tiefgreifende Entzündung zur Stimulation von weiteren nervösen Strukturen führt, die dann evtl. sogar die Entzündung selbst unterhalten (Imbalanz durch Neurosekretion) oder aber durch lokale und vagale Reflexe den Tonus und die Empfindlichkeit der Atemwege erhöhen. Daß die Schwere der Erkrankung einen direkten Einfluß auf die autonome Balance haben kann, d. h. die β-Rezeptorenfunktion beeinflußt, ist durch Allergen-Provokationstests belegt, in deren Gefolge eine Reduktion adrenerger β-Rezeptoren beobachtet wurde.

28.3.5 Asthma als entzündliche Erkrankung

Bei Kindern, die im Status asthmaticus verstorben waren, konnte aus morphologischen Untersuchungen das typische Veränderungsspektrum von muköser Verstopfung der Atemwege, Becherzellhypoplasie, subepithelialer Kollagenablagerung, Zerstörung des Atemwegsepithels sowie Hypertrophie der glatten Muskulatur nachgewiesen werden. Die Atemwegswände waren durch entzündliche Zellen infiltriert. Zur Frage, ob eine Atemwegsentzündung auch bei klinisch unauffälligem Asthma nachweisbar war, wurden in jüngster Zeit endobronchiale Biopsien und bronchoalveolare Lavagen durchgeführt. Für die Pädiatrie liegen zu diesem Thema bis dato allerdings nur sehr beschränkte Informationen vor, während bei Erwachsenen für praktisch alle Asthmaschweregrade ein entzündliches Korrelat gefunden werden konnte. Die Untersuchung von Lungenbiopsien zweier Kinder mit Asthma in Remission zeigt, daß sich auch bei ihnen pathologische Veränderungen fanden, die denen von Kindern mit Tod an Status asthmaticus entsprachen. Darüberhinaus korrelierte das Ausmaß der Atemwegshyperreagibilität bei 6–16jährigen mit stabilem Asthma sehr eng mit der Erhöhung von Eosinophilen und Makrophagen in der bronchoalveolaren Lavage.

Als maßgebliche Effektorzellen für die Entstehung und Aufrechterhaltung entzündlicher Manifestationen werden Lymphozyten, Mastzellen/basophile Granulozyten, vor allem aber Eosinophile und gelegentlich auch neutrophile Granulozyten betrachtet. Die Evaluierung, in welchem Ausmaß diese Zellen aktiviert und beteiligt sind, ist seit einiger Zeit durch die Bestimmung von zellspezifischen Mediatoren möglich. Hierbei hat sich besonders die Untersuchung von ECP (Eosinophil Cationic Protein) und/oder EPX (Eosinophil Protein X) als Indikatoren für die Aktivität eosinophiler Granulozyten als auch ihre Beteiligung bei Asthma bronchiale als sinnvoll erwiesen. Zwischen ECP Konzentration im Serum und dem klinischen Schweregrad von Asthma bronchiale bestehen deutliche Zusammenhänge. So zeigen ECP-Spiegel auch einen prädiktiven Wert für die Entstehung der Spätreaktionen bei Bronchialprovokationen, womit bewiesen ist, daß diese Reaktion von der Aktivierung der eosinophilen Granulozyten abhängig ist. Die Verhinderung der Spätreaktion durch Prämedikation mit inhalativem Glucokortikoiden normalisierte die eosinophile Aktivität (den ECP-Spiegel), ohne dabei die Anzahl der Bluteosinophilen zu beeinflussen.

Bei Kindern ist die akute Exazerbation im Rahmen von Infekten häufig. Durch die gleichzeitige Evaluierung von ECP-Konzentrationen und der Bestimmung von MPO (Myeloperoxidase als Marker der neutrophilen Aktivierung, d. h., der bakteriellen Entzündung) sowie von sIL-2R (löslicher Interleukin-2-Rezeptor; Marker der Lymphozytenaktivierung = virale Entzündung) kann für die Diagnose einer infektgetriggerten Asthmaproblematik Hilfestellung gefunden werden.

Aus dem Gesagten ergibt sich, daß die eosinophile Infiltration für asthmatische Atemwege charakteristisch ist (Bousquet et al., 1990) und eine Differenzierung von anderen entzündlichen Erkrankungen der Atemwege erlaubt. Auch beim Kind kann Asthma wahrscheinlich korrekterweise als «chronische eosinophile Bronchitis» bezeichnet werden. Während die Eosinophilen ursprünglich als Abwehrzellen betrachtet wurden, da sie Histamin und Leukotriene inaktivieren können, werden sie gegenwärtig mehr als schädigende Zellen gesehen, da die Freisetzung von «Basic-Proteins» und sauerstoffabhängigen freien Radikalen mit der Entwicklung der bronchialen Hyperreagibilität verknüpft ist. Die Rekrutierung der Eosinophilen beinhaltet zunächst die Adhäsion von eosinophilen Zellen am Gefäßendothel in der Atemwegszirkulation, ihre Migration in die Submucosa und ihre nachfolgende Aktivierung. Diese Prozesse werden durch Adhäsionsmoleküle (ICAM-1) und Faktoren wie dem plättchenaktivierenden Faktor (PAF), sowie einzelnen Zytokinen wie GM-CSF, IL3 und IL5 gesteuert. Diese Zytokine sind für das Überleben der Eosinophilen in den Atemwegen von Bedeutung.

Neben der Beteiligung von Eosinophilen, Makrophagen und Plättchen dürfte die Rolle der T-Zelle für die Entstehung chronischen Asthmas von besonderer Bedeutung sein, da sie Allergene erkennen dürfte und eine Reihe von Mediatoren direkt oder indirekt freisetzt. Diese sind mit den Krankheitssymptomen direkt verknüpft. Details dazu finden sich im Kapitel über Allergie und Entzündung (Kapitel 4).

Die sich stetig ausweitenden Kenntnisse über den entzündlichen Charakter von Asthma bronchiale (Mechanismen der chronischen Entzündung, Rolle der Zytokine, Sensibilisierungsprozesse der Atemwege gegenüber Allergenen) ermöglichen ein besseres Verständnis der Pathophysiologie von Asthma und werden den Weg für spezifische und wirksamere Therapien in der Zukunft eröffnen. Dies hat nach sich gezogen, daß primär antiinflammatorische Substanzen wie DNCG und topische Steroide das therapeutische Armatorium derzeit weitgehend beherrschen.

28.3.6 Das Anstrengungsasthma

Genau wie sich bei Kindern mit einem Asthma bronchiale im symptomfreien Intervall der Nachweis einer Hyperreagibilität auf Histamin- und Metacholininhalationen führen läßt, entwickeln viele asthmatische Kinder nach einer adäquaten körperlichen Belastung eine Bronchokonstriktion. Dabei ist Laufen zu ebener Erde mit einer Dauer von 6–7 Minuten der stärkste Stimulus für die Auslösung des sog. Anstrengungsasthmas (exercise-induced asthma). Obwohl die Angaben zur Inzidenz des Anstrengungsasthmas bei Kindern stark schwanken, muß davon ausgegangen werden, daß etwa 50–70% aller Kinder mit einem Asthma bronchiale auch im symptomfreien Intervall eine belastungsbedingte Bronchokonstriktion aufweisen. Genau wie bei Allergen- oder Histaminexposition kann auch beim Anstrengungsasthma zwischen einer bronchokonstriktorischen Sofortphase, die ihr Maximum wenige Minuten nach dem Lauf aufweist, und einer verzögerten Phase, die 3–9 Stunden nach der körperlichen Belastung auftritt, unterschieden werden. Die Spätreaktion ist bei diesen Auslösemodi in ihrer Ausprägung jedoch meist sehr gering und subjektiv sowie objektiv kaum faßbar.

Als Ursache für das Anstrengungsasthma wird eine Abkühlung der Bronchialmukosa aufgrund eines Wasser- und Wärmeentzuges durch die Einatmung trockener kalter Luft mit daraus resultierender epithelialer Osmolaritätsverschiebung vermutet. Darüber hinaus werden vagovagale Reflexe, eine pathologische Mediatorausschüttung und eine verminderte Zahl oder Affinität beta-adrenerger Rezeptoren im Bronchialsystem als Ursache vermutet.

Das Anstrengungsasthma kommt bei Kindern häufiger zur Beobachtung als bei Erwachsenen, was wahrscheinlich dadurch bedingt ist, daß eine submaximale Belastung, die eine Bronchokonstriktion bedingt, häufig nur von Kindern erbracht werden kann.

28.4 Klinische Erscheinungsform

Das typische Asthma ist leicht zu diagnostizieren, wenn der Patient eine exspiratorische Dyspnoe mit exspiratorischem Giemen und Brummen bietet. Diese Symptomatik stellt jedoch nur die Spitze eines Eisberges dar, und häufig ist es gerade eine uncharakteristische Hustensymptomatik mit Hustenattacken nach körperlicher Belastung oder in den Nachtstunden, die auf ein Asthma bronchiale hindeutet. Im Prinzip können *vier klinische Erscheinungsformen* des Asthma bronchiale unterschieden werden (Abb. 28/3):

1. Einige Patienten zeigen nur gelegentlich kurze, aber

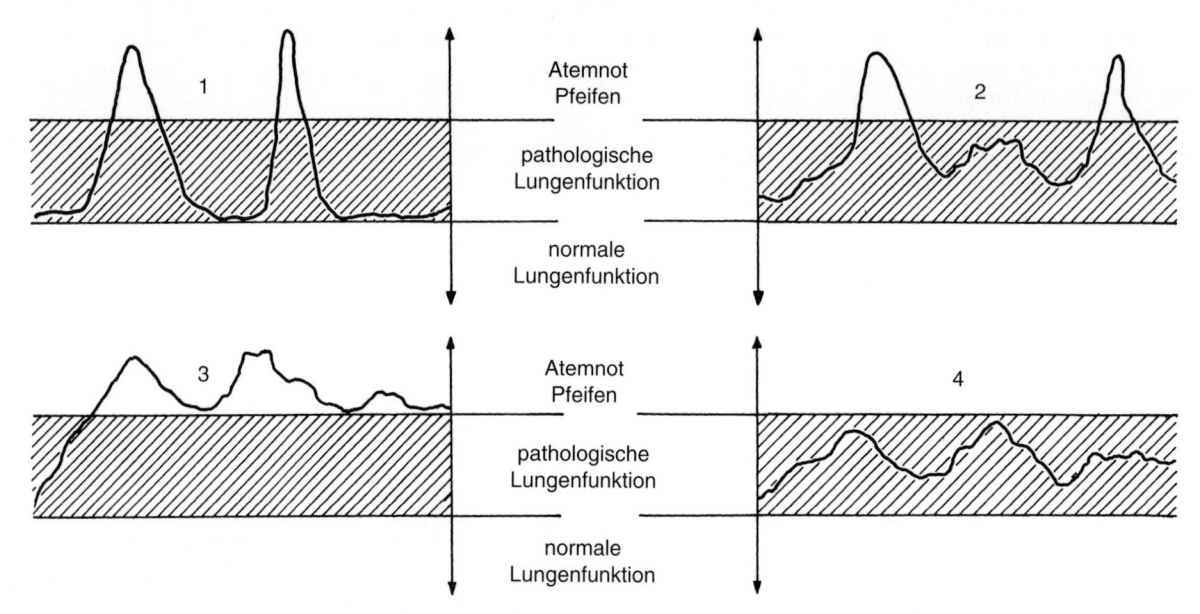

Abb. 28/3: Vier verschiedene klinische Erscheinungsformen des Asthma bronchiale
(Eisbergtheorie: nur ein Teil des Asthmakomplexes prägt sich in einem pathologischen Auskultationsbefund aus)

heftig auftretende Asthmaanfälle oder -episoden, etwa nach starker körperlicher Belastung oder nach Allergenkontakt, sind jedoch zwischen diesen Anfällen völlig symptomfrei.
2. Eine Reihe weiterer Patienten zeigt genau wie die erste Gruppe immer wieder einsetzende Asthmaanfälle, ist jedoch in der Zeit zwischen den Asthmaanfällen nie ganz symptomfrei und zeigt eine funktionelle Beeinträchtigung.
3. Ein weiterer Teil zeigt nie Asthmaanfälle, der asthmatische Eisberg versteckt sich sozusagen unter der Oberfläche. Diese Kinder sind vermindert leistungsfähig und in ihrer Lungenfunktion beeinträchtigt. Häufig imponieren sie nur durch einen kontinuierlichen Husten, so daß gezielte Lungenfunktionsuntersuchungen die Aufdeckung der Diagnose eines Asthma bronchiale ergeben müssen.
4. Etwa 5% der Asthmakinder zeigen eine chronische Symptomatik mit kontinuierlichem Giemen und Brummen ohne symptomfreie Intervalle.

Jeder Asthmaanfall kann unter bestimmten Bedingungen in einen *Status asthmaticus* übergehen, der in jedem Lebensalter, auch unter 2 Jahren, auftreten kann. Zur Abgrenzung des Status asthmaticus vom Asthmaanfall werden Dauer und Heftigkeit der Symptomatik sowie eine Nichtansprechbarkeit gegenüber beta-sympathomimetischen Prinzipien herangezogen. Dabei ist definitionsgemäß ein Asthmaanfall, der länger als 1 bis 2 Tage dauert, mit einem Anstieg des PCO_2 über 60 mmHg einhergeht und durch die Applikation von beta-Sympathomimetika nicht beeinflußbar ist, als Status asthmaticus zu bezeichnen. Seine Ursachen liegen in einer Kausalkette verschiedener Faktoren begründet, die schließlich einen circulus vitiosus bedingen. Durch die bronchiale Obstruktion wird zunächst ein Anstieg des Atemwegswiderstandes und ein Abfall der dynamischen Compliance bedingt. Dies verursacht einen Abfall des PO_2, der zu einer Hyperventilation und einem vermehrten Abatmen von PCO_2 und daher zu einem Anstieg des pH-Wertes führt, so daß eine respiratorische Alkalose resultiert. Mit Zunahme der Obstruktion kann schließlich der weitere Abfall des PO_2 nicht mehr respiratorisch kompensiert werden, so daß PCO_2 und pH durchaus normal sein können. Durch die bei schweren, langanhaltenden exspiratorischen Atemnotzuständen bedingte vermehrte Atemarbeit entsteht schließlich eine metabolische Azidose, die einen Spasmus der glatten Muskulatur der kleinen Bronchien und Pulmonalgefäße bedingt, wodurch wiederum die Hypoxämie gesteigert wird. Schließlich resultiert bei ansteigenden PCO_2 und niedrigem pH auch eine respiratorische Azidose, die sich zu der metabolischen addiert (Tabelle 28/5).

Tab. 28/5: Arterielle Blutgaswerte bei Atemwegsobstruktion (nach Stempel u. Mellon, 1984)

Grad der Obstruktion	pO_2	pCO_2	pH	Base Excess
Gering	↓	↓	Hoch	Respiratorische Alkalose
Mäßig	↓↓	Normal	Normal	Normal
Stark	↓↓↓	↑	Niedrig	Metabolische respiratorische Azidose

28.5 Diagnostik

28.5.1 Anamnese

Bei Kindern, bei denen sich das Asthma bronchiale klinisch in rezidivierenden Anfällen äußert, bietet dieses Krankheitsbild ein relativ monotones Bild und imponiert als eine anfallsweise auftretende exspiratorische Dyspnoe, sowie eine auskultatorisch zu erfassende Verlängerung des Exspiriums mit Giemen und Brummen. Vielfach sind die Episoden der Obstruktion der Atemwege gekennzeichnet durch ein hochfrequentes, exspiratorisches Pfeifen, das durch die Atemstromturbulenzen in den großen Atemwegen zustandekommt. Sind vorwiegend die kleinen Atemwege betroffen, so kann dieses Pfeifen auch fehlen. Vielfach wird diese Form auch als okkultes Asthma bezeichnet. Im Kindesalter ist die Symptomatik häufig uncharakteristisch, und dies betrifft insbesondere die Symptomatik im Säuglings- und Kleinkindalter. In dieser Altersgruppe imponiert das Asthma häufig als rezidivierende Bronchitis, Bronchiolitis, Pneumonie, persistierender Husten bei oder nach grippalen Infekten, rezidivierender Pseudo-Krupp oder chronisches «Brodeln» über der Brust. Häufig treten die Symptome besonders in den Nachtstunden oder frühen Morgenstunden auf. In diesen Fällen mit einer uncharakteristischen Symptomatik weisen häufig eine Atopie in der Familie und/oder eine atopische Manifestation an einem anderen Organ beim Kind selbst auf die Diagnose eines Asthma bronchiale hin.

28.5.2 Physikalische Untersuchungen

Bei jedem Kind, das eine pulmonale Symptomatik bietet, sollten neben dem knöchernen Thorax und der Lunge auch der Nasen-Rachenraum und die Ohren untersucht werden. Dabei sollte man daran denken, daß eine Sinusitis maxillaris, Adenoide und rezidivierende Otitiden immer auch eine allergische Ursache haben können und nicht selten der circulus vitiosus ausgelöst wird über die Kette Allergie-Entzündung-hyperreagibles Bronchialsystem-Bronchokonstriktion. Zuweilen bieten die Kinder schon beim Betreten des Untersuchungszimmers den typischen «allergischen Salut». Die Kinder reiben sich die Augen und die Nase aufgrund der Hypersekretion und des evtl. vorhandenen Juckreizes. Über dem Nasenrücken sieht man manchmal eine charakteristische Querfurche. Kinder mit Nahrungsmittelallergien zeigen oft Schatten unter den Augen, was im angelsächsischen Bereich mit dem Begriff der «allergic shiners» belegt wird. Um ein Ekzem oder sonstige allergische Hautmanifestationen nicht zu übersehen, sollten sich die Kinder vor jeder Untersuchung ausziehen.
Selbstverständlich muß die Farbe der Lippen und des Nagelbetts sowie die Form der Nägel ebenso wie die Form des knöchernen Thorax (Hühner- oder Trichterbrust, Rundrücken) mit in die Inspektion einbezogen werden. Dies gilt auch für die Untersuchung des Herzens, da eine Tachykardie zum einen bei Atemnot obligatorisch ist, zum anderen aber auch auf eine Überdosierung der häufig verwendeten Sympathomimetika und Theophyllinpräparate hinweist.

Asthmatiker haben eine verzögerte Wachstumsgeschwindigkeit, die zurückgeführt wird auf eine chronische Hypoxämie und/oder einen unkontrollierten Gebrauch von Glukokortikoiden. Bei guter therapeutischer Einstellung des Asthmas erfolgt Aufholwachstum. Bestimmung von Größe und Gewicht sollten aus den genannten Gründen zur Routineuntersuchung gehören.

28.5.3 Röntgenuntersuchung

Röntgenuntersuchungen haben nur einen *geringen Stellenwert in der Diagnostik des Asthma bronchiale*. In den meisten Fällen findet sich bei einer Thoraxübersichtsaufnahme eine Überblähung mit einer vermehrten perihilären Streifenzeichnung. Es muß jedoch berücksichtigt werden, daß als Folge der Atemwegsobstruktion, insbesondere im Säuglings- und Kleinkindalter, Atelektasen und Pneumonien entstehen können. Im Status asthmaticus sollte man – um eine Antibiotikatherapie nicht zu verzögern – mit der Anfertigung von Herzfernaufnahmen großzügig sein.

28.5.4 Allergieteste

Zur Austestung einer Allergie vom Typ I wird im Kindesalter in erster Linie der Pricktest und der RAST angewendet. Bieten diese Tests keine eindeutigen Ergebnisse und ergibt sich zwischen ihnen und der Anamnese eine Diskrepanz, so müssen gezielt andere Untersuchungsmethoden eingesetzt werden (Tab. 28/6).

28.5.5 Lungenfunktionsuntersuchung

Wegen der Notwendigkeit zur kooperativen Mitarbeit sind Lungenfunktionstests in der Regel erst bei Kindern über 6 Jahren, selten auch bei 4 und 5 jährigen, möglich. Sie bieten jedoch objektivierbare Meßdaten und sind daher sowohl in der Diagnostik als auch in der Therapiekontrolle asthmatischer Kinder hilfreich. Die Ermittlung exspiratorischer Meßgrößen, im besonderen Maße jedoch die Ganzkörperplethysmographie mit Bestimmung des intrathorakalen Gasvolumens, des Atemwegswiderstandes und der spezifischen Atemleitfähigkeit, hat im wesentlichen folgende Aufgaben zu erfüllen:
1. Sie dient der Aufdeckung eines überempfindlichen Bronchialsystems, auch im symptomfreien Intervall.
2. Sie hat eine Bedeutung bei der Festlegung des für das Bronchialsystem pathogenen Allergenspektrums im Rahmen inhalativer Allergenprovokation.

Tab. 28/6: Diagnostische Maßnahmen bei obstruktiven Atemwegserkrankungen

Untersuchungsmethodik	Zweck
1. Lungenfunktionsdiagnostik	
Ganzkörperplethysmographie vor und nach Bronchospasmolyse	Feststellung des Obstruktionsgrades sowie der Reversibilität, Differentialdiagnose zwischen restriktiver und obstruktiver Ventilationsstörung
Provokationstest (Histamin, Metacholin, Kälte- u. Laufbelastung)	Nachweis einer bronchialen Hyperreagibilität
2. Allergiediagnostik	
Pricktest	Nachweis einer allergischen Sensibilisierung
RAST	
ggflls. Provokation	
3. Röntgendiagnostik	
Herzfernaufnahme ap u. seitl., evtl. mit Breischluck	Nachweis von Infiltrationen, Atelektasen, Mißbildungen, Überblähungen (Fremdkörperaspiration)
Nasennebenhöhlen	Sinu-bronchiales Syndrom
spezielle Tracheaaufnahme	Einengung der Trachea
Oesophagogramm (Gastrographin)	Oesophago-tracheale Fistel
Tomographie	Tumorausschluß
4. Szintigraphische Verfahren	
Lungenszintigraphie (Perfusion u. Ventilation)	Fehlbildungen (Lungenaplasie bis Hypoplasie, Bronchiektasien), unklare Lungenbefunde
gastrooesophageale Szintigraphie	Oesophago-tracheale Fistel
5. Laboruntersuchungen	
$alpha_1$-Antitrypsin	
Virusserologie	
Immunglobuline und IgG-Subklassen im Serum	Immunmangel, IgG-Subklassenmangel
Schweißtest	Mukoviszidose
6. Bronchoskopie-Bronchographie	Mißbildungen, Fremdkörperaspiration, Biopsie (Lavage bei Atelektase)
7. Herzkatheteruntersuchungen	Gefäßmißbildungen

3. Sie dient der Therapiekontrolle und Therapieüberwachung.
4. Sie ermöglicht die Differentialdiagnostik zwischen obstruktiven und interstitiellen Lungenerkrankungen. Schließlich gestattet sie die Erfassung gewisser Risikofaktoren, die die Prognose des kindlichen Asthmas beeinflussen. Diese Risikofaktoren bestehen in erster Linie in einer chronischen Überblähung der Lunge.

28.6 Differentialdiagnose

Nicht immer bedeutet eine Atemwegsobstruktion, die mit Pfeifen, Brummen und einem verlängerten Exspirium einhergeht, daß ein Asthma bronchiale vorliegt. Dies gilt sicherlich besonders für den Säugling und das Kleinkind. Bei rezidivierenden Infekten muß insbesondere an eine Laryngotracheomalazie, Gefäßmißbildungen, eine tracheooesophageale Fistel, eine Mukoviszidose, eine Fremdkörperaspiration, einen IgA- oder IgG-Subklassen-Mangel gedacht werden. Ein Pseudo-Krupp und eine akute Epiglottitis verlaufen in ihrer Symptomatik anders und zeigen einen inspiratorischen Stridor. Es sollte jedoch daran gedacht werden, daß ein rezidivierender Pseudo-Krupp häufig allergische Ursachen hat und einem Asthma bronchiale vorausgehen kann. Ein Hyperventilationssyndrom kommt in erster Linie bei Jugendlichen vor, gelegentlich wird es als ein Asthma bronchiale verkannt, oder es kommt häufig mit diesem vergesellschaftet vor. Die Patienten wirken ängstlich, zeigen eine ausgeprägte Tachypnoe, ohne daß ein pathologischer exspiratorischer Auskultationsbefund oder pathologische Lungenfunktionsdaten vorhanden sind. Nachts bestehen keine Beschwerden. Gelegentlich werden auch Patienten zur Klärung eines Anstrengungsasthmas vorgestellt, die nach körperlicher Belastung über Thoraxschmerzen klagen. Wenn unter Einschluß von Lungenfunktionsdaten ein Anstrengungsasthma auszuschließen ist, sollte daran gedacht werden, daß ein Mitralklappenprolaps ähnliche Beschwerden verursachen kann. Diese Patienten sollten dann kardiologisch untersucht werden.

28.7 Therapie

Die Asthmabehandlung hat folgende **Therapieziele:**
1. Symptom-Verminderung und parallel dazu Verbesserung der Lebensqualität.
2. Keine Beschränkungen der körperlichen Aktivität zu Hause, im Sport, in Schule und Freizeit, kein Fehlen in der Schule.

Die Beschwerdefreiheit soll sowohl Tag als auch Nacht umfassen, wobei eine Normalisierung der Lungenfunktion ohne Hinweis auf eine weiterbestehende bronchiale Labilität angestrebt werden sollte. Ein Erfolg diesbezüglich kann am einfachsten durch stabile Spitzenstoßwerte erfaßt werden, deren Variation 15% nicht überschreiten sollte.

Die Asthmabehandlung ist eine primär präventive Therapie mit Langzeitcharakter. Therapieerfolge zeichnen sich durch einen geringen Verbrauch an (zusätzlich) erforderlichen β-2-Agonisten aus, die bestenfalls jeden 2. oder 3. Tag notwendig sein sollten. Krankheitsrückfälle mit akuter Symptomatik sollten nicht mehr vorkommen.

Die **Möglichkeiten zur Verwirklichung** der Ziele liegen in folgenden, altersmäßig teilweise unterschiedlichen, **Therapiestrategien:**

28.7.1 Zusammenarbeit mit Kind und Eltern

Die Einbeziehung von Kind und Eltern durch Information und Motivation ist zur Akzeptanz der Behandlung in Zusammenarbeit mit dem Arzt wichtig. Dies setzt eine lebendige, gut stimulierte Bereitschaft zur Übernahme eines Teils der Behandlung und zur Erstellung einer Partnerschaft mit Arzt und paramedizinischem Personal voraus. Die Behandlungsabläufe von einem Tag auf den anderen sollen im Bereich der Entscheidung von Patient und Familie bleiben. Um dieses Ziel zu erreichen, sind **patienten- und familienorientierte Schulungsprogramme** unter Einbeziehung von Physio- und/oder Ergotherapeuten, spezialisiertem Pflegepersonal und Psychologen sinnvoll. Weitestgehendes Verständnis für die Grundlagen von Asthma, seine Behandlung, sowie die Möglichkeit auf Probleme zu reagieren, sind erforderlich. Kurzzeitige Hospitalisierungen können bei schwerem Asthma zur Vertiefung der Instruktion der Kinder und Miteinbeziehung der Familien hilfreich sein.

Nur durch einen **Teameinsatz** haben derartige Programme Hoffnung auf sehr gute Erfolge. In diesem Sinne müssen Patienten über Monitormöglichkeiten wie Peak-Flow-Meter, Inhalierhilfen, Unterschiede zwischen den einzelnen Pharmaka etc. informiert sein. Dieser zum Teil komplexe und zeitaufwendige, aber auf lange Sicht erfolgreiche, Behandlungsplan wird durch schriftliche Informationen, regelmäßiges Medikamenten- und Lungenfunktionsmonitoring, sowie Kenntnis selbständig durchzuführender Therapiemaßnahmen wesentlich unterstützt. Die Führung von Beschwerdekalendern, einschließlich Lungenfunktionsaufzeichnungen hat sich weltweit bewährt. **Selbsthilfegruppen** können eine wesentliche unterstützende Rolle spielen. Auch die Erfassung psychosozialer morbiditätsbezogener Faktoren kann wesentlich zur erfolgreichen Asthmatherapie beitragen (psychosoziales Umfeld) (Könning et al., 1993).

Die Wissensvermittlung wird durch Verwendung von Videos einfacher gestaltet, die Einbeziehung der Lehrer in der Schule hat einen wesentlichen Anteil an der Stabilisierung der Patienten. Für Notfälle sind Patientenkarten mit einem Maßnahmenkatalog, der auch von Laien umgesetzt werden kann, sowie entsprechenden ärztlichen Anlaufstellen (Spitalambulanz, versorgender Arzt) sinnvoll.

28.7.2 Berücksichtigung der Umweltsituation

An der Rolle der Allergie in der Pathogenese des Asthmas und in der Provokation von Symptomen bestehen keine Zweifel. Auslösende Allergene sollten daher identifiziert werden, Eltern und Kinder darüber informiert werden und Vermeidungsmaßnahmen entwickelt werden. Dies gilt besonders für die Verminderung der Belastung durch **Hausstaubmilben** sowie **Haustiere**. Die Reduktion der Hausstaubmilbenbelastung geht bei entsprechend sensibilisierten Patienten mit einer verbesserten Klinik Hand in Hand. Die oft notwendige Umgestaltung von Innenräumen kann zeit- und kostenaufwendig sein. Haustiere sind, wenn irgend möglich, aus Wohnungen zu entfernen (s. auch Kap. 20).

Gegenüber saisonalen Allergenen wie Pollen können Luftfilter eingesetzt werden, die allerdings die Notwendigkeit des Aufenthaltes in Innenräumen nach sich ziehen und damit die Aktivität des Kindes beschränken. Schimmelpilze spielen eine relativ geringe Rolle für die Allergisierung der Atemwege, können jedoch bei starkem Schimmelbefall und hoher Luftfeuchtigkeit von Bedeutung sein. Die optimale relative Luftfeuchtigkeit für Asthmatiker beträgt 40–50%.

Eine Belastung durch **Tabakrauch** in Innenräumen muß ganz energisch beendet werden. Insbesondere bei Kleinstkindern ist diese Maßnahme zur Verringerung unspezifisch irritativer Reize außerordentlich wirkungsvoll, so daß die Frequenz klinischer Symptome deutlich gemildert werden kann. Man kann annehmen, daß die bloße Vermeidung von passiver Tabakrauchinhalation eine Beschwerdeminderung um rund 30% nach sich zieht.

Ozon ist imstande eine transiente Steigerung der bronchialen Empfindlichkeit asthmatischer Kinder auszulösen. Erhöhte Ozonbelastung (und parallel damit hohe Pollenkonzentrationen) sind vor allem in stabilen Hochdruckperioden zu erwarten. Verhaltensmaßnahmen für Kinder fehlen bzw. beschränken sie sich auf die Empfehlung einer Expositionsprophylaxe. Die WHO-Richtlinie für Ozon gibt einen 1-Stunden-Wert von 150–200 µg/m^3 und einen 8-Stunden-Richtwert von 100–120µg/m^3 an. Psychotherapeutische Maßnahmen sollten nur selten erforderlich sein und können vielfach durch eine detaillierte Erklärung der Gesamtproblematik zumindest teilweise ersetzt werden. Asthma bronchiale stellt im Gegensatz zu früheren Ansichten keine primär psychosomatische Erkrankung dar, psychische Probleme als Hauptsymptomenauslöser können nur sehr selten nachgewiesen werden.

28.7.3 Spezifische Hyposensibilisierung (Immuntherapie)

Die Rolle der spezifischen Immuntherapie in der Langzeitbehandlung von Asthma bronchiale wird uneinheitlich gesehen. In kontrollierten Studien konnte die Überlegenheit dieser Behandlungsform im Vergleich zu Plazebo dokumentiert werden. Im Vergleich zur gut eingesetzten Pharmakotherapie bleiben Langzeitergebnisse noch abzuwarten. Klare Indikationen für die spezifische Immuntherapie im Gesamtrepertoire der zur Verfügung stehenden Maßnahmen ergeben sich jedoch bei Vorliegen nicht vermeidbarer ubiquitär vorkommender und asthmaauslösenden Allergene (z. B. Pollenasthma, Hausstaubmilbenasthma) bei entsprechend langer (> als 4 Wochen) und intensiver Symptomatik. Eine parallel laufende pharmako- und immuntherapeutische Behandlung ist dann erforderlich (s. Kapitel 22).

28.7.4 Pharmakotherapie

Die Pharmakotherapie orientiert sich am Lebensalter, sowie an der Beschwerdefrequenz und -intensität. Vor kurzem aufgestellte Therapieleitlinien (Warner et al., 1992) versuchen vereinheitlichte Empfehlungen zur Verbesserung des Behandlungsrationales. Trotzdem wird vielfach eine individualisierte Therapie erforderlich sein.

Asthmatische Beschwerden bzw. Husten und Giemen brauchen innerhalb des 1. Lebensjahres, sofern keine Gedeihstörung eintritt, kein atopischer Hintergrund vorhanden ist und die Beschwerden nur sehr gelegentlich auftreten, noch nicht unmittelbar therapiert zu werden. Bei häufigeren Problemen können in diesem Alter orale β-2-Substanzen und/oder orale Theophyllin-Präparate eingesetzt werden. Bei Erfolglosigkeit ist auf eine intermittierende Verwendung von inhalierten β-2-Adrenergika zu drängen.

Nach schweren Asthmaanfällen oder bei mehr als 3×/Woche auftretendem leichterem episodischem Asthma sollte in jedem Alter rasch auf eine **Dauerprophylaxe** mit inhaliertem Natriumcromoglycat übergegangen werden. Die regelmäßige Anwendung 3 oder 4× täglich über mindestens 3 Monate ist vor der Annahme einer Wirkungslosigkeit und dem Umsteigen auf andere therapeutische Maßnahmen sinnvoll. Nach mehr als 20jähriger Verwendung ist Natriumcromoglycat als ausgesprochen sichere Substanz in der Behandlung des kindlichen Asthmas anzusehen, da nennenswerte Nebenwirkungen nicht bekannt geworden sind.

Läßt sich mit Natriumcromoglycat keine Kontrolle erreichen und sind Bronchodilatatoren mehr als 3×/Woche erforderlich, ist eine Umstellung auf **inhalierte (topische) Kortikosteroide** angezeigt. Die kombinierte Verwendung von Natriumcromoglycat und topischem Steroid ist üblicherweise nicht erforderlich.

Inhalierte Steroide sind bereits in niederen Dosen wirksam (Budenosid oder Beclomethason bis zu 600 µg/Tag) und führen in der Regel, auch bei Säuglingen und Kleinkindern mit chronischem Asthma (Noble et al., 1992) zu einer ausgezeichneten Kontrolle (Meltzer et al., 1992). Höhere Dosen können zur Beeinflussung der hypothalamischen-hypophysären-Nebennierenrinden-Achse führen.

Wenn auch genaue auf das Körpergewicht bezogene Dosis-Wirkungsbeziehungen fehlen, so führen Steroide über 800 µg/Tag zu erhöhtem Vorkommen von Nebenwirkungen, insbesondere zur Wachstumsretardierung (Wolthers und Pedersen, 1992). Interessanterweise kommt es auch bei Dosen von 400 µg/m^2 zu einer Verminderung der Knochenbildungsrate, ohne daß bei mehrmonatigem Gebrauch die Wachstums- oder Gewichtsentwicklung gestört wird. Üblicherweise läßt sich bereits mit 2×100 bis 2×200 µg/Tag eine gute Stabilisierung ohne Nebenwirkungen erreichen. Durch Vorsatz sogenannter Inhalierhilfen (birnenförmige Reservoire zwischen 500 und 750 ml Inhalt) gelingt eine Verbesserung der intrapulmonalen Deposition. Bei gut kontrolliertem Asthma soll eine Verringerung der Steroiddosis versucht werden.

Die regelmäßige Anwendung von Beta-2-Stimulantien ist in letzter Zeit vielfach sehr kritisch gesehen worden, da insbesondere in Neuseeland ein Zusammenhang zwischen erhöhter Asthma-Mortalität und erhöhter Beta-2-Medikation, insbesondere Fenoterol, postuliert wurden (Crane et al., 1989). Aus diesem Grund wird deshalb gegenwärtig versucht, die regelmäßige Anwendung von Beta-2-Stimulantien zu verringern. Die ausgezeichnete Symptomenkontrolle durch inhalierte Beta-Mimetika wird in Zusammenhang mit einer Maskierung zugrundeliegender entzündlicher Prozesse gesehen. Aus einem falschen Gefühl der Sicherheit kann sich somit tatsächlich eine Untertherapie ergeben. Ob dieser Mechanismus auch generell für kindliches Asthma zutrifft, ist offen, aber wahrscheinlich.

Allerdings sprechen keine Daten schlüssig für eine tatsächlich nachweisbare höhere Mortalität bei regelmäßigem β-2-Einsatz.
Die β-2-Substanzen sind wegen ihrer sehr guten bronchodilatatorischen und ziliokinetischen Wirkung mit den eben erwähnten Einschränkungen weiterhin fester Bestandteil der Asthmatherapie. Inhalierte Beta-2-Mimetika sind die wirksamsten Hemmsubstanzen gegen eine Bronchokonstriktion durch natürliche (körperliche Belastung, Kaltluft) und chemische (Methacholin, Histamin) Stimuli. Auch gegen primär bronchokonstriktorische Stimuli wie die Allergeninhalation besteht eine Protektion (Cockroft 1992). Große Sorge besteht jedoch aufgrund einer möglichen «Rebound» Hyperreagibilität bei mehrwöchiger Anwendung, wobei die Empfindlichkeit der Atemwege erhöht wird! Damit kann eine verringerte Asthmakontrolle verbunden sein. Die gegenwärtige Zurückhaltung in der Langzeitanwendung kann somit als Vorsichtsmaßnahme bis zur endgültigen Klärung der Frage der Sicherheit angesehen werden. In der Behandlung des akuten Anfalles sind sie Therapeutika der ersten Wahl (siehe unten).
Läßt sich mit topischem Steroid keine optimale Kontrolle erzielen, ist die zusätzliche Anwendung regelmäßiger, vor allem langzeitwirksamer Beta-2-Substanzen jedoch zu überlegen. Hier ist insbesondere an **Salmeterol**, dem eine «entzündungshemmende» Wirkung zukommen dürfte, oder Formoterol zu denken. Salmeterol hat im Vergleich zu Salbutamol einen etwas verzögerten Wirkungsbeginn, was sich aus dem schwierigen «Andocken» des langen, flexiblen Moleküls an den Rezeptor erklärt. Die Protektion gegen eine histamin- oder methacholininduzierte Bronchokonstriktion beträgt bis zu 12 Stunden und ist damit etwa dreimal so lang wie bei Salbutamol (Twentyman et al., 1990). Im Unterschied zu bisher verwendeten Beta-2-Stimulantien kann Salmeterol im Sinne einer «antientzündlichen» Wirkung die verzögerte Reaktion Stunden nach Allergenprovokation unterdrücken. Unerwünschte Nebenwirkungen wie Tachycardie, Tremor, Erhöhung der Plasmaglukose, Verminderung des Serum-Kaliums sowie pulmonal-arterielle Vasodilatation sind gleich wie bei Salbutamol.
Im Gegensatz zur häufigen Anwendung von **Xanthinen** (Theophyllin-Präparate) noch vor einigen Jahren, hat sich in letzter Zeit eine beträchtliche Zurückhaltung gegenüber der Verwendung entwickelt. Insbesondere bei Schulkindern wurden, zum Teil auch bereits innerhalb des therapeutischen Serumwirkspiegels von 10–20 µg/ml, Schlafstörungen, erhöhte Irritabilität, Konzentrationsverlust und damit verbunden nachlassende Schulleistungen, Kopfschmerz, Übelkeit, Erbrechen und Bauchschmerz beobachtet. Bei genauem Therapiemonitoring wurde allerdings eine Beeinträchtigung kognitiver Funktionen nicht nachgewiesen. Der Übergang zur potentiell toxischen Theophyllin-Konzentration kann relativ abrupt sein, sodaß auch Krämpfe auftreten können. Theophyllin soll heute ausschließlich als Retard-Produkt mit sehr genauem Serumwirkspiegel-Monitoring in der Einstellphase verwendet werden.

Führen topische Glukokortikoide selbst nach erhöhter Dosis auch in Kombination mit langzeitwirksamen Beta-2-Mimetika nicht zur sicheren Kontrolle des kindlichen Asthmas, so ist auf die niedrigst mögliche, vorzugsweise an alternierenden Tagen gegebene, **orale Kortikosteroiddosis** auszuweichen. Sowohl der einschleichende (langsame Dosissteigerung) als auch der initial voll dosierte, später reduzierende, Ansatz sind möglich. Bei sorgfältiger ärztlicher Kontrolle kann die Therapie mit oralen Glukokortikoiden gut gesteuert werden, eine gute Asthmakontrolle erreicht werden, sowie unkontrollierbares Asthma mit möglicherweise tödlichem Ausgang oder schwerster Exazerbation kontrolliert werden.

Der Algorithmus (Abbildung 28/4) ist als Hilfe für den Therapieansatz zu verstehen und orientiert sich am gesamten Spektrum der Ausprägung von mildem bis schwerem Asthma (Follow up).

Global ist in der Evolution der Therapie kindlichen Asthmas ein Wandel in Richtung der protektiven-antiinflammatorischen Therapie eingetreten (Murphy, 1992). Un-

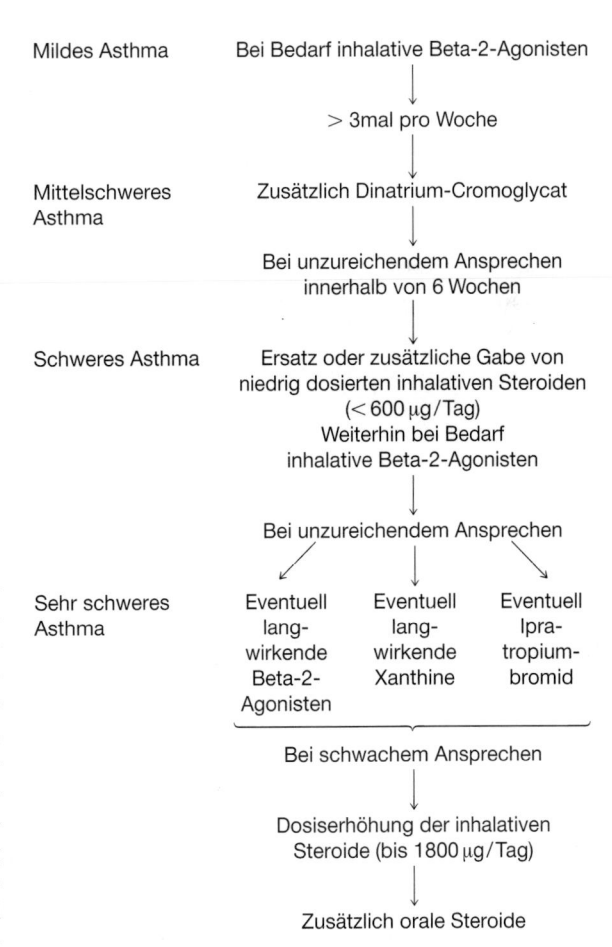

Mildes Asthma	Bei Bedarf inhalative Beta-2-Agonisten
	↓
	> 3mal pro Woche
	↓
Mittelschweres Asthma	Zusätzlich Dinatrium-Cromoglycat
	↓
	Bei unzureichendem Ansprechen innerhalb von 6 Wochen
	↓
Schweres Asthma	Ersatz oder zusätzliche Gabe von niedrig dosierten inhalativen Steroiden (< 600 µg/Tag) Weiterhin bei Bedarf inhalative Beta-2-Agonisten
	↓
	Bei unzureichendem Ansprechen
Sehr schweres Asthma	Eventuell langwirkende Beta-2-Agonisten / Eventuell langwirkende Xanthine / Eventuell Ipratropiumbromid
	Bei schwachem Ansprechen
	↓
	Dosiserhöhung der inhalativen Steroide (bis 1800 µg/Tag)
	↓
	Zusätzlich orale Steroide

Abb. 28/4: Asthmatherapie: Algorithmus für eine Stufenbehandlung (Warner et al., 1992)

verändert wird zunächst DNCG und bei Erfolglosigkeit ein topisches Steroid empfohlen. Die Sorgen über unerwünschte Wirkungen von Beta-2-Mimetika (Verschlechterung der Lungenfunktion bei regelmäßiger Langzeitanwendung und damit Erhöhung von Morbidität/Mortalität) und der topischen Steroide (Wachstumsunterdrückung in Abhängigkeit von der Dosis) bleiben derzeit offen und nicht generell beantwortbar.

Schwerste Verlaufsformen mit hoher oraler Kortikosteroidtherapie sollten für eine **immunsuppressive Behandlung** evaluiert werden. Allerdings kann erst nach Monaten mit einer deutlichen Verbesserung, insbesondere der Lungenfunktion, gerechnet werden. Aufgrund der Nebenwirkungen ist eine genaue Überwachung unbedingt erforderlich. Erfahrungen liegen für Cyclosporin und Methotrexat vor, wodurch eine deutliche Verminderung der benötigten Steroiddosis erzielt werden konnte. Für den breiten Einsatz dieser oder anderer Immunsuppressiva liegen insbesondere bei Kindern derzeit noch beschränkte Erfahrungen vor.

Reduktionen der antiasthmatischen Therapie können generell nach Erzielen von Beschwerdefreiheit nach mindestens 6–12monatiger Therapie überlegt werden, wobei insbesondere der stabil bleibenden Lungenfunktion besonderes Augenmerk zu widmen ist. Ob tatsächlich eine bleibende Verringerung oder Beseitigung der bronchialen Hyperreagibilität erzielbar ist, ist gegenwärtig in Diskussion, aber für DNCG und topische Steroide sehr wahrscheinlich bis gesichert. Wie lange dieser Effekt nach Therapieende anhält ist offen.

Inhalationssysteme

In Abhängigkeit vom Alter des Kindes sind verschiedene Applikationsmethoden angezeigt (Tabelle 28/7). Die bei Adoleszenten und Erwachsenen übliche Inhalationsbehandlung mit **Dosier-Aerosolen** ist aufgrund eines mangelnden Kooperationsvermögens oder -willens meist unbefriedigend. Die genaue Instruktion in der Handhabung der Dosier-Aerosole ist zeitaufwendig; dies kann durch sogenannte **Inhalierhilfen** (z. B. Nebulator, Volumatic, Aerochamber, Fisonair) umgangen werden. Kinder ab dem 3. Jahr, gelegentlich auch früher, können aus diesen birnenförmigen Reservoiren entsprechend ihrem eigenen Atemmuster ein Medikamenten-Aerosol inhalieren. Besonders vorteilhaft ist, daß so die endobronchiale Deposition bronchodilatatorischer Substanzen verbessert wird, sowie die Deposition im Magen eindeutig verringert wird.

Als Therapiealternativen bei kleinen oder nicht-kooperativen Kindern kommt die Verwendung von **elektrischen Kompressorverneblern** mit entsprechenden Inhalationslösungen in Frage (z. B. Pari-Inhalierboy). Bis zum 2. Lebensjahr wird dabei eine Maske angesetzt, ab dem 3. Lebensjahr ein Mundstück verwendet. Mit Kompressor-Inhalationsgeräten kann eine durchgehende Vernebelung aufrecht erhalten werden, wobei die technische Spezifikation des Gerätes genau bekannt sein muß und insbesondere das therapeutische Aerosol überwiegend in einer Größe von 3–5 µ vorliegen sollte. Besondere Qualitätsanforderungen sind an die Stabilität der Düsencharakteristika zu stellen.

Trockenpulverkapseln aus entsprechenden Applikatoren bedürfen eines ausreichenden inspiratorischen Atemflusses und kommen in der Regel erst für Kinder ab dem 7. Lebensjahr in Frage.

Patientenalter, Atemzugvolumen und Atemmuster sind entscheidende Faktoren für die tatsächlich erfolgende Medikamentendeposition. Bei jeder Form der Inhalationstherapie ist die Inhaliertechnik regelmäßig zu überprüfen!

Tab. 28/7: Inhalationssysteme

Alter	Inhalationssysteme
< 2 J.	• Kompressionsvernebler • Inhalierhilfe mit Maske und Dosieraerosol (DA) (Babyhaler)
2–4 J.	• Kompressionsvernebler • Inhalierhilfe mit DA Nebulator (Astra) Volumatic (Glaxo) Aerochamber (Boehringer) Fisonair (Fisons)
5–8 J.	• Pulverinhalationen: Spinhaler (Fisons) Diskhaler (Glaxo) Rotahaler (Glaxo) Turbohaler (Astra) • Inhalierhilfe mit DA • evtl. DA
> 8 J.	• Dosieraerosol nach Instruktion • Pulverkapseln

28.7.5 Akutversorgung – Therapie des schweren Asthmaanfalls (Status asthmaticus)

Akute Asthmaanfälle können sich im Rahmen von Infektionen oder bei Allergenbelastung relativ abrupt einstellen. Bei bekannter Neigung, insbesondere im Rahmen von Infekten, rasch ernste Probleme zu entwickeln, soll bereits durch die Eltern zu Hause eine Intensivierung der Therapie präventiv durchgeführt werden (z. B. Steigerung (Verdoppelung) der Dosis von topischem Steroid und/oder inhaliertem Beta-2-Mimetikum). Ebenfalls bereits zu Hause kann eine orale Steroid-Medikation (1–2 mg/kg/Tag Prednisolon in 1–2 Dosen) begonnen werden. Dieser Ansatz ist besonders bei Patienten mit bereits früher bekannten protrahierten Verläufen von Asthmanotfalls-Interventionen sinnvoll (Harris et al., 1987).

Diese Medikation wird in der Regel durch 1 Woche aufrecht erhalten, wobei ab dem Tag 4 eine zügige Dosisreduktion durchgeführt werden kann. Auch eine Einzeldosis Prednisolon zu Beginn akuten Asthmas kann zu einer wesentlichen Beschwerdeverkürzung führen (Storr 1987). Die verwendeten Dosen sind 30 mg unter dem 5. Lebensjahr, 60 mg ab dem 5. Lebensjahr.

Bei Vorstellung in der Spital-Ambulanz sollten beim akuten schweren Asthmaanfall folgende Variable dokumentiert werden: Auskultation, Sprechfähigkeit, Atemfrequenz, Puls, Hautkolorit, Pulsus paradoxus (während der Einatmung tritt eine Abnahme der Pulsamplitude um mehr als 10 mmHg auf), Sauerstoffsättigung (Pulsoxymetrie), wenn möglich Spirometrie, unter Umständen Thorax-Röntgen-Aufnahme.

Zur Vermeidung des Entgleisens der Patienten sind rasche Maßnahmen zu setzen, die initial aggressiv sein sollen (Niggeman und Wahn, 1991). Die pharmakotherapeutischen Maßnahmen im Spital umfassen die initiale Verwendung von angefeuchtetem Sauerstoff (in Abhängigkeit von der erreichbaren Oxygenierung) und β-2-Stimulantien. Letztere können zum Teil in unverdünnter Form als intermittierende Inhalation (alle 20 Minuten bis 1×/Stunde) oder als Dauerinfusion verwendet werden (inhalativ: 1 (–2) ml β-2-Mimetikum plus 1–2 ml 0,9%ige NaCl-Lösung; Dauerinfusion 5–10 µ/min körpergewichtsunabhängig). β-2-Mimetika können auch wiederholt subcutan verabreicht werden. Eine Pulsfrequenz von 200/Minute sollte nicht überschritten werden.

Weitere rasch anschließende Therapiemaßnahmen sind intravenöses Cortison (5 mg/kg Prednisolon initial, anschließend 1–2 mg/kg alle 6 Stunden) gefolgt von intravenösem Theophyllin. Es werden initial 6 mg/kg Theophyllin als Bolus verdünnt in 20 Minuten i. v. appliziert. Bei bestehender Medikation mit Retardtheophyllin innerhalb der letzten 2 Stunden wird Theophyllin nicht i. v. verwendet, bei einem Abstand von 2–4 Stunden zur letzten Medikation wird nur ein Drittel der Dosis gegeben (2 µg/kg), bei 4–6 Stunden ⅔ (4 mg), bei mehr als 6 Stunden volle Therapiestärke. Die anschließende Dauerinfusionsbehandlung mit Theophyllin wird mit 0,7–1,0 mg/kg/h durchgeführt.

Sedierungen sind wegen der Atemdepression abzulehnen und durch die auf Therapie verbesserte Atemmechanik und Oxygenierung in der Regel überflüssig.

Für die Beurteilung der Entwicklung ist der Verlauf der Sauerstoffsättigung/des Sauerstoffpartialdruckes von größerer Bedeutung als die Kohlendioxydpartialdrücke. Dies deshalb, da durch eine effektive Bronchodilatation und Sekretmobilisation bei ungestörter oder verbesserter muskulärer Effektivität die Abatmung auch deutlich erhöhter CO_2-Werte problemlos erfolgen sollte. Nach Abklingen des Status asthmaticus sollte ein Monitoring über mindestens 4 Stunden erfolgen.

Ergibt sich trotz massiver Therapie ein deutlicher Trend zur Verschlechterung der Oxygenierung (siehe unten), so muß die mechanische Beatmung mit Sedierung und gegebenenfalls Bronchiallavage vorbereitet werden. Die früher verwendete Entscheidungshilfe für die künstliche Ventilation in Form des Überschreitens eines pCO_2 von 65 mmHg (8,6 kPa) ist nicht mehr aufrecht zu erhalten, vielmehr ist der Trend der Blutgasentwicklung bei maximaler Therapie von Bedeutung.

Erst- und Weiterversorgung des akuten Asthmaanfalles sind in der Abb. 28/5 dargestellt.

Aggressivität und Effektivität der initial gesetzten Maßnahmen bestimmen weitgehend Verlauf und Dauer des Status asthmaticus. Nach erfolgreicher Behandlung ist eine Reevaluierung der bisherigen Therapie angebracht.

28.7.6 Spezifische Probleme und ergänzende Therapieverfahren

Säuglinge und Kleinstkinder

In diesem Lebensabschnitt sind zur Bronchodilatation relativ höhere Dosen der Beta-2-Mimetika nötig. Der Zusatz von Ipratropium Bromid als Monosubstanz oder im Kombinationspräparat kann nützlich sein. Besonders wichtig ist die Verwendung von kompressorgetriebenen Aerosolgeräten mit Mund- und Nasenmasken, die sowohl für die präventive Behandlung mit Natriumcromoglycat oder topischem Steroid als auch bronchodilatatorischen Substanzen wie Salbutamol und Terbutalin geeignet sind. Bereits vor dem 2. Lebensjahr kann mit einer Inhalierhilfe unter Verwendung einer Nasen-Mund-Maske eine Medikamentenapplikation relativ gut erfolgen, sofern kein Kompressorgerät zur Verfügung steht. Theophyllinretard-Präparate haben für diesen Altersabschnitt einen relativ hohen Stellenwert.

Anstrengungsasthma (Exercise induced asthma)

Therapie der Wahl ist die Inhalation von 2 Hub eines selektiven Beta-2-Mimetikums aus einem Dosier-Aerosol oder einer Inhalierhilfe etwa 5 Minuten vor Belastungsbeginn. Auch die «Prämedikation» mit einer fixen Kombination aus DNCG und Reproterol hat sich als wirksam, nebenwirkungsarm und gut praktikabel erwiesen.

Eine Limitierung der körperlichen Aktivität ist für asthmatische Kinder in der Regel nicht angezeigt, ein Ausschluß vom Schulturnen bei gut therapierten Kindern kontraindiziert, da sonst rasch die Gefahr des Außenseitertums bzw. die Entstehung von Minderwertigkeitsgefühlen bei den Patienten induziert werden kann. Eine optimale Therapie sollte die volle körperliche Leistungsfähigkeit gewährleisten. Die Teilnahme an speziellen Turn- bzw. Gymnastikprogrammen für Asthmatiker kann sinnvoll sein. Schwimmen im warmen Wasser dürfte besonders günstig sein, intermittierender Sport ist der Dauerbelastung vorzuziehen.

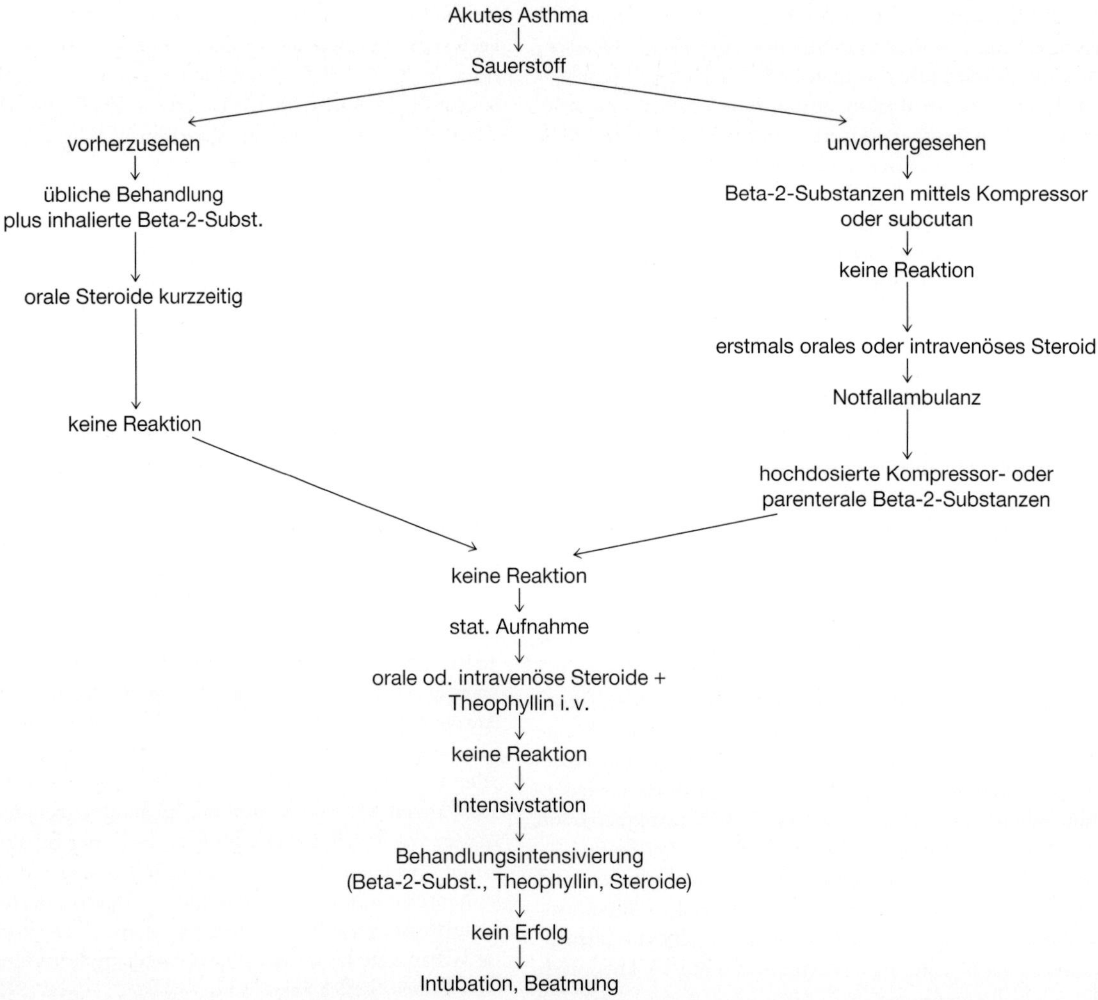

```
                        Akutes Asthma
                             ↓
                         Sauerstoff
                    ↙                ↘
              vorherzusehen        unvorhergesehen
                   ↓                      ↓
            übliche Behandlung    Beta-2-Substanzen mittels Kompressor
         plus inhalierte Beta-2-Subst.        oder subcutan
                   ↓                          ↓
            orale Steroide kurzzeitig    keine Reaktion
                   ↓                          ↓
                                    erstmals orales oder intravenöses Steroid
                                              ↓
                                        Notfallambulanz
                   ↓                          ↓
              keine Reaktion         hochdosierte Kompressor- oder
                                    parenterale Beta-2-Substanzen
                    ↘                ↙
                         keine Reaktion
                              ↓
                         stat. Aufnahme
                              ↓
                  orale od. intravenöse Steroide +
                         Theophyllin i. v.
                              ↓
                         keine Reaktion
                              ↓
                         Intensivstation
                              ↓
                     Behandlungsintensivierung
                 (Beta-2-Subst., Theophyllin, Steroide)
                              ↓
                          kein Erfolg
                              ↓
                      Intubation, Beatmung
```

Abb. 28/5: Behandlungsplan für akutes Asthma

Nächtliches Asthma

Der Therapieansatz der ersten Wahl für dieses Problem ist die Verwendung von 10 mg/kg Theophyllin abends in einer retardierten Form. Die Einnahme soll zum Abendessen nach Möglichkeit relativ kurz vor dem Zubettegehen erfolgen. Auch Salbutamol oder Formoterol «heben» den Asthmatiker über die Nacht hinweg.

«Therapieresistentes Asthma»

Hier ist die Überprüfung bereits durchgeführter Maßnahmen (richtige Inhalationstechnik?, richtige Dosierung?, richtiger Therapiezeitpunkt?) zu überprüfen. Differentialdiagnosen sind auszuschließen, die Patienten-Compliance ist zu überprüfen. Für Theophyllin kann der Serum-Theophyllin-Spiegel als Hinweis auf die Compliance gelten. Nach verschiedenen Schätzungen sind maximal 5% aller Asthmatiker als therapieresistent im engeren Sinne des Wortes anzusehen, d. h., mit den oben erwähnten Empfehlungen nicht einzustellen.

Das entscheidende Moment für den Erfolg einer Therapie dürfte in der primär auf eine Langzeittherapie (6 Monate oder länger) orientierten Versorgung liegen. Nicht-compliante Patienten müssen zusammen mit ihren Eltern erneut beurteilt werden und eine Vertiefung der Arzt-Patienten-Beziehung angestrebt werden. Die Therapieführung bedarf einer regelmäßigen Supervision seitens des Arztes.

Psychotherapie

Asthma wird noch immer gelegentlich als psychosomatische Erkrankung interpretiert. Eine psychologisch-psychotherapeutische Intervention ist nur angezeigt wenn
1) emotionelle Faktoren einen hohen Stellenwert einnehmen dürften,
2) das Asthmakind emotionelle oder Verhaltensprobleme ohne offenkundigen Zusammenhang mit Asthma zeigt,

3) Hinweise auf eine Psychopathologie der Familie vorliegen,
4) die konservative Therapie ausgeschöpft, aber nicht erfolgreich ist (Pharmakotherapie, Umweltsanierung etc.). Die ganz überwiegende Mehrzahl der «Asthma-Psychologie» löst sich bei Behebung akuter und chronischer Atemwegsobstruktionen bzw. einem erfolgreichen Asthma-Management von selbst. Die emotionelle Präzipitation von Anfällen, die Tendenz zur Leugnung von Asthmaproblemen, Depressionen, fehlende familiäre Unterstützung etc. können in der Behandlung schwierig sein, durch die Klärung der Interaktion zwischen Emotion und Asthma gelingt es jedoch, verschiedene Therapieansätze parallel nebeneinander und sich ergänzend durchzuführen. Jeder Therapeut sollte unaufdringlich versuchen, persönliches Umfeld des Patienten und Persönlichkeitsstruktur zu erfassen.

Komplementäre Maßnahmen

Komplementäre Maßnahmen wie Akupunktur, Homöopathie, Hypnose, etc., sind hinsichtlich ihres wissenschaftlich gesicherten Stellenwertes unzureichend definiert (Report des Royal College). Sie sind dann energisch zu unterbinden, wenn eine erhöhte Gefährdung durch eine verminderte Compliance gegenüber sicher antiinflammatorisch-bronchodilatatorisch wirksamen Maßnahmen entsteht.

Sporttherapie

Für die meisten Asthmatiker ist Schwimmen die ideale körperliche Belastung und sollte empfohlen werden. Im Bereiche des Sports sind intermittierende Aktivitäten mit Belastung durch kurze Dauer (etwa 3–5 Minuten) eher der Langzeitbelastung vorzuziehen. Dafür bieten sich Gymnastikübungen, Konditionstraining, aber auch Ballspiele an. Zu Beginn der körperlichen Belastung sollte eine Aufwärmperiode stehen. Während körperlicher Belastung kommt es in der Regel nach 2–3 Minuten zu einer Bronchodilatation, was therapeutisch genützt werden kann.

In zahlreichen Untersuchungen konnte die gute Trainierbarkeit von Asthmatikern nachgewiesen werden, wobei Muskelkraft, maximale aerobe Leistungsfähigkeit und allgemeine Leistungsfähigkeit gesteigert werden konnten. Außer für Patienten mit schwerstem Asthma ist daher ein körperliches Konditionierungsprogramm sinnvoll. Die Zusammenarbeit zwischen Arzt, Physiotherapeuten und speziell ausgebildetem Sporttherapeuten ist sinnvoll. Nicht zuletzt stellt sportliche Leistungsfähigkeit einen ganz entscheidenden Beitrag zum Angstabbau und zur Stärkung des Selbstwertgefühles und der sozialen Integration dar. Als zusätzliche unterstützende Maßnahme ist die Umstellung auf eine weitgehend nasale Atmung auch bei körperlicher Belastung anzustreben.

Klimatherapie

Eine heilklimatische Behandlung im allergenarmen Milieu (z. B. Meeresaufenthalt, besonders an der Nordsee, Höhenklima in den Alpen) kann in Einzelfällen gerechtfertigt sein, wenngleich überzeugende Studien über den Effekt von Kuren bis heute fehlen. Verschiedene spezialisierte Heilstätten oder organisierte Sommerlager stehen dafür zur Verfügung.

28.8 Prognose

Die Faktoren, die die Prognose des Asthma bronchiale bestimmen können, sind vielfältig und in ihrer Wertigkeit nur sehr schwer einschätzbar. So ist der Einfluß des Geschlechts, einer frühen Diagnose, einer frühen und ausreichenden Therapie, einer Glukokortikoidabhängigkeit, des familiären und sozialen Umfeldes sowie der Zahl und des Ausmaßes allergischer Sensibilisierungen, auf den Verlauf der Krankheit unklar.

Etwa ein Drittel der asthmatischen Kinder verliert die Symptomatik während der Pubertätszeit. Dennoch bleibt ein bestimmtes Maß an Hyperreagibilität erhalten, so daß durchaus die Möglichkeit besteht, daß es bei ausreichend hoher Exposition mit verschiedenen exo- und endogenen Stimuli wiederum zu einer Asthmasymptomatik kommt. Kinder mit ausgeprägten, kontinuierlichen Asthmasymptomen während der Kindheit, Vorhandensein anderer atopischer Manifestationen an Atemwegstrakt oder an der Haut, scheinen eine geringere Spontanheilungstendenz zu zeigen. Auch ein Vergleich der Kinder mit einem allergischen Asthma und der mit einem nichtallergischen Asthma scheint zu belegen, daß allergische Kinder eine geringere Chance haben aus ihrem Asthma «herauszuwachsen». Da bei Kindern die sekundären Veränderungen an der Lunge noch geringer sind als im Erwachsenenalter, haben präventive therapeutische Maßnahmen jedoch eine größere Wirkung. Auch die Tatsache, daß Kinder auf eine Hyposensibilisierung wesentlich besser ansprechen als Erwachsene, belegt die Tatsache, daß bei Ausschöpfung aller diagnostischen und therapeutischen Maßnahmen, das kindliche Asthma eine relativ gute Prognose hat.

Literatur

Bousquet, J., P. Chanez, J. Y. Lacoste et al.: Eosinophilic Inflammation in Asthma. N. Engl. J. Med. 1990, 323: 1033–1039.
Burr, M. L., B. K. Buthand, S. King, E. Vaughan-Williams: Changes in asthma prevalence: two surveys 15 years apart. Arch Dis Child, 1989, 64: 1452–1456.
Busse, W. W.: Respiratory infections: their role in airway responsiveness an the pathogenesis of asthma. J. Allergy Clin. Immunol. 1990, 85: 671–682.

Cockcroft, D. W.: Beta-agonists, airway hyperresponsiveness, and asthma. J. Allergy Clin. Immunol. 1992, 90: 739–741.

Cookson, W., P. Sharp, J. Faux, J. Hopkin: Linkage between immunoglobulin E, responses underlying asthma and rhinitis and chromosome 11q. Lancet 1989, 1: 1292–1295.

Crane, J., N. Pearce, A. Flatt, C. Burgess, R. Jackson, T. Kwong, M. Ball, R. Beasley: Prescribed fenoterol and death from asthma in New Zealand, 1981–83: Case-control study. Lancet 1989, 1: 917–922.

Harris, J. B., M. M. Weinberger, E. Nassif, G. Smith, G. Milavetz, A. Stillerman: Early intervention with short courses of prednisone to prevent progression of asthma in ambulatory patients incompletely responsive to bronchodilators. J. Pediatr. 1987, 110: 627–633.

Könning, J., S. Schmidt, R. Szczepanski, N. Gebert, R. Hümmelink, U. Wahn: Asthmaschulung bei Kindern und ihren Eltern. Präv. Rehab. 2, 81–91 (1993).

Meltzer, E. O., H. A. Orgel, E. F. Ellis, H. N. Eigen, M. P. B. Hemstreet: Long-term comparison of three combinations of albuterol, theophylline, and beclomethasone in children with chronic asthma. J. Allergy Clin. Immunol. 1992, 90: 2–10.

Murphy S., H. W. Kelly: Evolution of therapy for childhood asthma. Am. Rev. Respir. Dis. 1992, 146: 544–546.

Niggeman, B., U. Wahn: Die Therapie des Status asthmaticus im Kindesalter. Monatsschr Kinderheilkd 1991, 139: 323–329.

Noble, V., N. R. Ruggins, M. L. Everard, A. D. Milner: Inhaled budesonide for chronic wheezing under 18 months of age. Arch Dis Childh 1992, 67: 285–288.

Storr, J., E. Barrell, W. Barry, W. Lenney, G. Hatcher: Effect of a single oral dose of prednisolone in acute childhood asthma. Lancet 1987, 1: 879–882.

Twentyman, O. P., J. P. Finnerty, A. Harris, J. Palmer, S. T. Holgate: Protection against allergen-induced asthma by salmeterol. Lancet 1990, 336: 1338–42.

Warner J. O. et al.: Asthma: a follow up statement from an international paediatric asthma consensus group. Arch Dis Childh. 1992, 67: 240–248.

Wekkeli, M., A. Rosenkranz, G. Hippmann, R. Jarisch, M. Götz: Systemische Nebenwirkungen bei der Immuntherapie allergischer Erkrankungen – eine vergleichende Studie. Wien. klin. Wschr. 1989, 101: 639–652.

Wolthers, O. D., S. Pedersen: Controlled study of linear growth in asthmatic children during treatment with inhaled glucocorticosteroids. Pediatrics 1992, 89: 839–842.

29 Allergische Alveolitis und allergische bronchopulmonale Aspergillose
H. Lindemann

29.1 Allergische Alveolitis

29.1.1 Definitionen, Epidemiologie, Ätiopathogenese

Die allergische Alveolitis basiert auf einem immunologischen Prozeß im Lungenparenchym sowie im alveolären und im peribronchiolären Zwischenzellgewebe. Wichtige synonyme Krankheitsbezeichnungen sind «exogene allergische Alveolitis» (EAA) und «Hypersensitivitätspneumonie».
Als Allergene überwiegen inhalierte organische Partikel. Seltener sind anorganische Stoffe und oral verabreichte Substanzen für eine EAA verantwortlich (s. Tab. 29/1).
Im Vordergrund der immunologischen Vorgänge steht die Typ III-Reaktion nach Coombs und Gell (Arthus-Reaktion), die unter Beteiligung des Komplement-Systems vornehmlich durch Antikörper der IgG-Fraktion vermittelt wird. Ferner spielen zellgebundene Reaktionen (Typ IV), wie sie von der Tuberkulin-Reaktion her bekannt sind, eine wichtige Rolle. Die Entzündungsreaktion (und Symptomatik) tritt daher erst mehrere Stunden nach Inhalation des Allergens auf. Sofortallergische IgE-bedingte Reaktionen werden – ebenso wie infektiöse und toxische Affektionen des Respirationstraktes – als Auslösemechanismen diskutiert (Lindemann et al. 1982). Eine genetische Disposition ist wahrscheinlich. Eine familiäre Häufung wurde mehrfach beschrieben. HLA-DR 3 wurde in erhöhter Frequenz gefunden (Übersicht bei Sennekamp 1984).

Tab. 29/1: Die wichtigsten Formen der allergischen Alveolitis

Allergen	Allergenquelle	Krankheitsbezeichnung
Tierische Allergene		
Vogelprotein	Exkremente und Staub an Nistplätzen, Federn, Eiern von Tauben, Hühnern, Wellensittichen u. ä.	Vogelhalterlunge; «Taubenzüchterlunge», «Wellensittichhalterlunge» usw.
Kornkäfer-Protein (Sitophilus granarius)	Mit Kornkäfern besiedeltes Korn und Mehl	Müllerlunge
Bakterien und Schimmelpilze		
Micropolyspora faeni, Thermoactinomyces vulgaris, Penicillium brevicompactum u. a.	Feuchtes Heu, Strohballen, Tierfutter, Gemüseblätter u. ä., feuchtes Milieu	Farmerlunge
Thermoactinomyces vulg. u. a.	Luftbefeuchter, Klimaanlagen	Befeuchterfieber
Aspergillus fumigatus u. a.	Blumentopferde u. ä. (s. 29.2)	Allergische (pulmonale) Aspergillose
Pullularia, Cryptostroma corticale, Alternaria tenuis, Aspergillus clavatus, Penicillium casei, Bacillus subtilis u. a.	Entsprechende Industriezweige	Holz-, Papier-, Kork-, Malzarbeiterlunge, Käsewascherlunge, Waschmittellunge u. a.
Pflanzliche Allergene		
Austernseitlingssporen	Austernseitling (Speisepilz)	Pilzzüchterlunge
Medikamente		
Nitrofurantoin u. a.	Harnwegstherapeutikum usw.	Nitrofurantoin-Fieber usw.
Anorganische Substanzen		
Isocyanat u. a.	Gummi, Plastik, Klebestoffe, Lacke u. ä.	Isocyanat-Alveolitis

Die Prävalenz der EAA bei Kindern ist schwer zu beurteilen, da mit einer hohen Dunkelziffer zu rechnen ist.

In der BRD gibt es mehr als 100 000 Brieftaubenzüchter mit ihren Familien und weitaus mehr Menschen, die engen Kontakt mit Nutz- und Ziervögeln haben. Hinzu kommen Kinder mit EAA aufgrund anderer Ätiologie (s. u.). Es ist demzufolge damit zu rechnen, daß mehr Kinder an einer allergischen Alveolitis leiden, als bisher bekannt ist.

29.1.2 Allergenquellen

Es gibt eine Vielzahl alveolargängiger Substanzen, aber nur relativ wenige, die zu einer EAA führen. Wichtige Allergene und ihre Quellen sind in Tab. 29/1 zusammengestellt. Bei Kindern und Jugendlichen ist die «Vogelhalterlunge» am weitesten verbreitet (Lindemann et al. 1982). Je nach Vogelart ist eine spezielle Bezeichnung gebräuchlich («Taubenzüchterlunge» usw.).

Auch p. o. eingenommene Medikamente kommen als Allergene in Betracht, insbesondere Nitrofurantoin, Amiodaron, Carbamazepin und Hydrochlorothiazid. Hyophysenextrakte sind bedeutungslos geworden. Eine Reihe von Zytostatika (Chlorambucil, Cyclophosphamid u. a.) können eine fibrosierende Alveolitis hervorrufen. Es ist jedoch nicht geklärt, ob es sich dabei um eine allergische Alveolitis handelt. Künftig wird zunehmend mit einer Sensibilisierung durch chemische Substanzen, wie Isocyanate, zu rechnen sein, die als Grundstoff für Polyurethan-Kunststoffe fast ubiquitär vorkommen (Gummi, Plastik, Farben, Lacke, Kleber u. a.) (Sennekamp 1984).

29.1.3 Diagnostik

Anamnese

Die Symptome treten als Folge des protrahierten immunologischen Geschehens erst 4 bis 8 Stunden nach Allergenkontakt auf. Der Zusammenhang zwischen Allergen-Exposition und Beschwerden wird vom Patienten oft nicht erkannt. Demzufolge ist es selbst beim akuten Krankheitsgeschehen schwierig, gezielte anamnestische Hinweise auf eine Alveolitis zu erhalten. Bei langsam progredientem Krankheitsgeschehen sind die Angaben von Patienten und Angehörigen unspezifisch. Die gezielte Anamnese setzt eine gründliche Kenntnis der zahlreichen Allergenquellen voraus und ist bei späteren Vorstellungen des Patienten immer wieder zu ergänzen.

Eine Übersicht über die weitere Diagnostik gibt Tabelle 29/2. Dazu nachfolgend einige Anmerkungen:

Klinischer Befund

Beim akuten Krankheitsgeschehen ähneln die Befunde denjenigen einer fulminant verlaufenden bakteriellen Pneumonie. Bei chronischem Verlauf überwiegen unspezifische Befunde. Eine Belastungsdyspnoe ist ein ernstzunehmender Indikator für die Progredienz der Erkrankung. Giemen und Brummen weisen auf eine Beteiligung der größeren Bronchien hin. Eine Sklerophonie («Fibrosequietschen») legt einen fortgeschrittenen Fibrosierungsprozeß nahe. Bei etwa 50% der Patienten ist die Lunge auskultatorisch frei.

Tab. 29/2: Diagnostik bei exogener allergischer Alveolitis (Erläuterungen im Text)

Kriterien	akuter Verlauf	chronischer Verlauf
Klinik	Husten, Fieberschub, Tachypnoe, Dyspnoe, Zyanose	Grippe-Zeichen, Gewichtsabnahme, Husten, Belastungsdyspnoe, Ruhedyspnoe, Trommelschlegelfinger
Auskultation	endinspir. feinstblasige Rg	Giemen, «Fibrosequietschen»
Röntgen	feingranuläre, feinretikuläre, z. T. milchglasartige Veränderungen	Fibrosierungszeichen
Allg. blutchem. Befunde	passagere Leukozytose (ohne Eosinophilie); Gammaglobuline bzw. IgG (M, A) im Serum meist erhöht	unauffälliges Blutbild, IgG im Serum erhöht
Spezielle Laboruntersuchungen	Hauttest (Dualreaktion); Antikörper-Nachweis durch Doppeldiffusion, Immunfluoreszenz, RIA, ELISA	idem (u. U. fehlender Antikörper-Nachweis)
BAL	Nachweis sensibilisierter T-Lymphozyten deutliches Überwiegen der Suppressor-/zytotoxischen Zellen gegenüber den Helfer-Zellen	idem idem
ACE im Serum	im Sollwert-Bereich	subakut erhöht; bei Lungenfibrose im Sollbereich
Lungenfunktion	Restriktion, periphere Obstruktion, Diffusionsstörung	Restriktion, Obstruktion, Diffusionsstörung

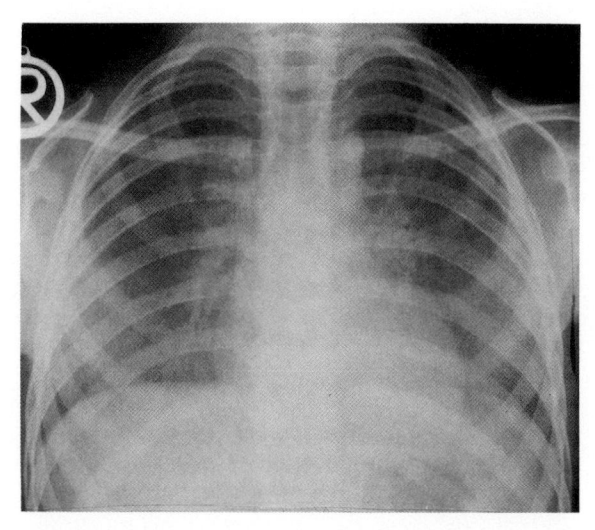

Abb. 29/1: Röntgen-Thorax eines 6jährigen Jungen mit «Taubenzüchterlunge». Es sind diskrete interstitielle Veränderungen mit retikulärer Zeichnung und zarter milchglasartiger Eintrübung, besonders in den Unterfeldern, zu erkennen.

Röntgenbefunde

In der Regel sind Befunde zu erheben, wie sie bei einem interstitiellen Krankheitsgeschehen auch anderer Genese zu beobachten sind (Abb. 29/1). Die Zwerchfellbeweglichkeit ist in Abhängigkeit vom Ausmaß der Erkrankung eingeschränkt. Ein normaler Röntgenbefund schließt eine Alveolitis jedoch nicht aus. Selbst bei histologisch nachgewiesener Lungenfibrose können eindrucksvolle radiologische Zeichen fehlen.

Lungenfunktionsuntersuchungen

Ihnen kommt zur Objektivierung einer manifesten Lungenerkrankung und für die Überwachung des Krankheitsverlaufs eine große Bedeutung zu. Es können alle Funktionsbereiche betroffen sein. Neben der Messung der Lungenvolumina und der Diffusionskapazität ist die arterielle Blutgasanalyse unter standardisierter körperlicher Belastung (Absinken des pO2!) besonders wichtig.

Immunologische Diagnostik

Bei gezieltem Allergenverdacht kann der intrakutan durchgeführte Hauttest wichtige Hinweise geben: In typischen Fällen wird eine «Dualreaktion» beobachtet, d. h. es findet eine Sofortreaktion statt, der nach 4 bis 8 Stunden eine Spätreaktion folgt. Der Hauttest kann trotz pulmonaler Erkrankung negativ, bei fehlender pulmonaler Beteiligung positiv ausfallen. In jedem Fall erfordert er eine weitergehende Diagnostik.
Gebräuchliche serologische Methoden zum Nachweis der Antikörper sind die Doppeldiffusionstechnik nach Ouchterlony und Agglutinationsverfahren. Empfindlicher sind der (indirekte) Immunfluoreszenz-Test und der RIA bzw. ELISA. Letztere erlauben eine quantitative Erfassung auch nichtpräzipitierender IgG-Antikörper (Sennekamp 1990).
Der Nachweis sensibilisierter T-Lymphozyten, die mit allergenhaltigem Material inkubiert werden, erfolgt mittels Migrationshemm- oder Lymphozytentransformations-Test.

Interpretation serologischer Befunde

Trotz verbesserter Techniken und erweiterter Palette der kommerziell verfügbaren Allergene (Sennekamp 1990) kann der Antikörpernachweis mißlingen. Dies läßt sich damit erklären, daß möglicherweise auch über die Aktivierung des alternativen Komplementweges eine Alveolitis ausgelöst werden kann. Der Nachweis von Antikörpern ist nicht für das Vorliegen einer EAA beweisend: Bei bis zu 60% von pneumologisch gesunden Taubenzüchtern und Landwirten lassen sich präzipitierende Antikörper nachweisen. Eine manifeste Alveolitis wird jedoch nur bei 3 bis 7% dieses Personenkreises angenommen. In der Normalbevölkerung finden sich in 1 bis 3% Präzipitine.
Ein falsch positiver Präzipitinnachweis ist im Ouchterlony-Test möglich; er kann auf eine Reaktion mit der Beta-Teichonsäure (z. B. aus Staph. aureus), mit Nährbodenbestandteilen von Schimmelpilzextrakten und mit der C-Substanz des C-reaktiven Proteins zurückzuführen sein (Sennekamp 1984).

Weitere diagnostische Maßnahmen

Der *inhalative Provokationstest* gilt als diagnostisch besonders zuverlässig. Allerdings ist ein negatives Ergebnis des Provokationstests trotz manifester Erkrankung nicht ausgeschlossen. Nachteilig ist auch, daß eine Standardisierung des Tests mit allmählicher Steigerung der Allergenbelastung, wie z. B. beim Asthma bronchiale, wegen der zeitlich verzögerten Reaktion schwierig ist. Akute Exazerbationen mit nachfolgendem langwierigen Krankheitsverlauf sind möglich, besonders wenn eine natürliche Allergenexposition bei der Provokation angewendet wird. Bei Kindern sollte der Provokationstest daher nur in Ausnahmefällen durchgeführt werden.
Der *diagnostischen Bronchuslavage (BAL)* nach Allergenexposition wird z. Z. die größte Beweiskraft bei der Diagnose der EAA zugebilligt. Das Differentialzellbild zeigt wie bei der Sarkoidose eine starke Erhöhung der Lymphozyten (>50%), allerdings mit deutlichem Überwiegen der Suppressor- bzw. zytotoxischen Zellen gegenüber den Helferzellen (Sennekamp 1990). Asymptomatische allergenexponierte Menschen können allerdings eine ähnliche Zellverteilung haben.
Das *Angiotensin-Converting-Enzyme (ACE)* im Serum, das vornehmlich als Aktivitäts-Parameter der Sarkoidose bekannt ist, kann u. a. auch im subakuten Stadium der

EAA erhöht sein und scheint sich bei der Verlaufskontrolle der Krankheit zu bewähren (Hüls et al. 1989).
Eine *Lungenbiopsie* ist im Rahmen der Diagnostik primär nicht notwendig, zumal es kein für die allergische Alveolitis spezifisches Substrat gibt. Bei progredientem Krankheitsgeschehen kann eine sorgfältige Gewebsanalyse, die neben der Lichtmikroskopie spezielle Untersuchungsverfahren, wie Elektronenmikroskopie, Immunfluoreszenz und biochemische Verfahren zur Kollagentypisierung umfaßt, ein wichtiger Bestandteil der Differentialdiagnostik bzw. Voraussetzung für eine adäquate Therapie sein (Deutsche Gesellschaft für Pneumologie).

29.1.4 Differentialdiagnose

Abgegrenzt werden müssen alle Erkrankungen, die mit einem persistierenden oder rezidivierenden Husten mit oder ohne obstruktive Komponente bzw. mit Einschränkung der körperlichen Leistungsfähigkeit und Tachypnoe einhergehen (Tab. 29/3).

29.1.5 Therapie und Prophylaxe

Die sofortige Unterbrechung der Allergenexposition ist unerläßlich. Zur Behandlung des floriden entzündlichen Prozesses wird die systemische Applikation eines Corticosteroids empfohlen. Die Dauer dieser Therapie hängt vom Krankheitsverlauf ab (Tab. 29/4).
Bei *progredientem Krankheitsgeschehen* ist zunächst die Prednison-Dosis zu erhöhen. Bleibt eine Besserung aus, so sollte eine eingehende Untersuchung einer repräsentativen Gewebsprobe aus der Lunge erfolgen (offene Lungenbiopsie!), bevor eine weitergehende Therapie eingeleitet wird, z. B. mit einer Kombination von Prednison und Azathioprin.
Im Rahmen der Expositionsprophylaxe müssen alle denkbaren Allergenquellen in Betracht gezogen werden, beispielsweise bei der Beteiligung von Schimmelpilzen und thermophilen Bakterien: feuchte Wände, feuchtes Holz, Sägemehl, Wassertümpel, Topfpflanzen, Tierfutter, Bettfedern, Käse- und Wurstsorten mit Schimmelpilzauflagerungen. Ferner sind auch Kreuzreaktionen in Rechnung zu stellen; deshalb ist bei einer «Taubenzüchterlunge» auch der Kontakt mit Ziervögeln, Enten, Gänsen, Hühnern u. a. zu meiden.
Zur Rezidivprophylaxe sind inhalative Kortikosteroide vor allem zum Schutz gegen die eingangs genannten Auslösemechanismen (Allergen, Infektion, Toxine) sowie bei deutlicher obstruktiver Komponente geeignet.

29.1.6 Prognose

Der Krankheitsverlauf wird entscheidend von der Dauer und der Intensität des Allergenkontakts beeinflußt. Da die

Tab. 29/3: Differentialdiagnose der allergischen Alveolitis

- Infektiöse interstitielle Pneumonien, z. B. Viren, Mykoplasmen, Chlamydien, Rickettsien, Pilz, Pneumocystis carinii, Legionellen
- Toxische Schädigung des Lungenparenchyms, z. B. Bestrahlung, Medikamente
- Pneumokoniosen durch anorganische Stoffe
- Spezielle interstitielle Lungenerkrankungen (idiopathische Lungenhämosiderose, desquamative interstitielle Pneumonie Liebow, Mikrolithiasis, Alveolarproteinose, idiopathische diffuse Lungenfibrose (Hamman-Rich)
- Beteiligung des Lungeninterstitium bei verschiedenen Grunderkrankungen (Sarkoidose, Systemischer Lupus erythematodes, Dermatomyositis, M. Hodgkin, Histiocytosis X u. a.)

Tab. 29/4: Therapie bei allergischer Alveolitis

- Sofortige Allergenkarenz (stationäre Aufnahme), Sanierungsmaßnahmen, Vorbereitung späterer Expositionsprophylaxe (Kreuzreaktionen!)
- Prednison systemisch, initial (5–)3 mg/kg, allmähliche Reduzierung auf 0,5 mg/kg, bis anhand von Funktionsuntersuchungen eine Stabilisierung zu verzeichnen ist; danach weitere Reduzierung auf etwa 0,2 mg/kg. Th.-Dauer insgesamt mindestens 3 Mo. (Lungenfunktions-Kontrolle!)
- Nötigenfalls O_2-Applikation, flankierende Maßnahmen (Sekretolyse, Broncholyse)

Diagnose – wenn überhaupt – oft erst spät gestellt wird, sind häufig Fibrosierungsprozesse in Gang gekommen, die nur teilweise oder gar nicht reversibel sind. Die Prognose der allergischen Alveolitis ist somit als mäßig bis ernst einzuschätzen.

29.2 Allergische bronchopulmonale Aspergillose

29.2.1 Definition und Ätiopathogenese

Bei der allergischen bronchopulmonalen Aspergillose (ABPA) handelt es sich um die Kombination allergischer Sofortreaktionen in Form des Asthma und allergischer Spätreaktionen in Form der Alveolitis auf Aspergillus-Allergen.
Aspergilli kommen ubiquitär vor und können sich im Bronchialsystem ansiedeln und vermehren; die Sporen, die einen Durchmesser von 2 bis 3 μm haben, gelangen mit der Atmung ins Bronchialsystem und in den Alveolarbe-

reich. Darüber hinaus können Aspergillus-Sporen bei entsprechender Exposition in massivem Umfang inhaliert werden, z. B. bei Arbeiten in der Landwirtschaft.
Von allergischen Mykosen durch andere Schimmelpilze liegen bislang nur Kasuistiken vor. Dies dürfte vor allem darauf zurückzuführen sein, daß Aspergillus weit verbreitet ist und vorzugsweise im feuchten Milieu, z. B. in Blumentopferde, in Heu, feuchtem Stroh, Kompost, in Speisen und Tierfutter, in Vogelkot, in Klima-Anlagen, auf Wundverbänden und in Lösungen zu finden ist. Zwar gibt es etwa 300 Aspergillusarten; in 50% aller Isolate aus infiziertem menschlichen Gewebe wird jedoch **Aspergillus fumigatus** nachgewiesen (neben A. flavus, nidulans, niveus, terreus und oryzae) (Götz u. Hellmann 1983).
Antikörper gegen Aspergillus fumigatus werden gehäuft bei der «Farmerlunge», «Vogelhalterlunge» und «Befeuchterlunge» gefunden (Lindemann et al. 1982, Sennekamp 1984). Aspergillus clavatus löst die «Malzarbeiterlunge» aus (s. Tab. 29/1).
Die Abgrenzung von *infektiösen Formen der Aspergillose* ist u. U. schwierig, zumal die allergischen Reaktionen mit entzündlichen Veränderungen einhergehen und eine Kombination mit einer infektiösen Mykose, insbesondere mit dem Aspergillom, nicht selten ist (Ricketti et al. 1984).
Patienten mit chronischer Schleimhautläsion (Mukoviszidose, präexistierende Bronchiektasen) sind für die ABPA besonders empfänglich (Maguire et al. 1988).

29.2.2 Klinisches Bild der ABPA

Ausgangspunkt der ABPA ist häufig ein manifestes Asthma, das nicht selten steroidpflichtig ist. Die Lungenbeteiligung vollzieht sich meist in akuten Exazerbationen; sie kann aber auch ohne erkennbare Krankheitsschübe ablaufen.
Leitsymptome sind Fieber über mindestens 3 Tage, Husten, purulentes Sputum bzw. dunkle Sputumpfropfen («plugs»), verstärkte Bronchialobstruktion, Thoraxschmerzen, seltener Hämoptoe, Pleuritis und Pneumothorax (Sennekamp 1984).

29.2.3 Labordiagnostik

Immunreaktionen

Meist fällt der Hauttest auf Aspergillen positiv aus, allerdings meist ohne Spätreaktion. Der spezifische IgE-Nachweis, der gut mit der Krankheitsaktivität korreliert, gelingt in 95 bis 97%. Auch das Gesamt-IgE im Serum spiegelt den Krankheitsverlauf gut wider, obwohl das spezifische Anti-Aspergillus-IgE in der Regel weniger als 10% des Gesamt-IgE ausmacht.
Serum-IgG-Antikörper (Nachweis im Ouchterlony-Test bzw. ELISA vgl. 29.1.3) werden bei ABPA in 60 bis 90%

Tab. 29/5: Diagnostische Kriterien bei allergischer bronchopulmonaler Aspergillose (ABPA)

- Allergische Reaktionslage
- Muköse bräunliche Sputum-«Plugs» mit Aspergillusmyzelien
- Blut- und Sputumeosinophilie
- Hautreaktion auf Aspergillus vorwiegend vom Typ I (selten auch Spätreaktion = «Dualreaktion»)
- Erhöhtes spezifisches und Gesamt-IgE
- IgG-Antikörper gegen Aspergillus (z. B. ELISA)
- Lungenfunktionsdiagnostik: mäßig reversible Obstruktion; Restriktion, häufig Diffusionsstörung
- Röntgen-Thorax
  bei *akutem* Verlauf: rezidivierende flüchtige Lungeninfiltrate, Zeichen der Mukostase
  bei *chronischem* Verlauf: Veränderungen wie bei Lungenfibrose und chronischer bronchialer Obstruktion
- Sakkuläre zentrale Bronchiektasen

gefunden. Bei Gesunden sind sie in etwa 3%, bei Asthma-Patienten mit positivem Aspergillus-Pricktest ohne Hinweis auf eine Lungenbeteiligung in 22% nachweisbar. Zur weiteren Diagnostik s. Tabelle 29/5.

29.2.4 Therapie

Erstes Ziel ist *Allergenkarenz*, die einen Verzicht auf Tierhaltung, ggf. sogar einen Wohnungs- bzw. Berufswechsel sowie sonstige notwendige Sanierungsmaßnahmen einbezieht. Aufenthalte im Hochgebirge sind empfehlenswert. Allergenkarenz allein ist aber oft nicht ausreichend. Eine Hyposensibilisierungsbehandlung ist nicht sinnvoll, da unter einer solchen «Therapie» verzögerte Hautreaktionen, bronchiale Obstruktionen und das Auftreten neuer Lungeninfiltrate beobachtet wurden.
Die medikamentöse Behandlung basiert auf der Asthma-Therapie (s. dort). Systemische Steroide sind dabei obligatorisch (vgl. Tab. 29/4). In der Regel bilden sich Lungeninfiltrate und Schleimpfröpfe sowie Aspergillus-Besiedelung innerhalb weniger Tage zurück (IgE-Kontrollen!).
Eine *antimykotische Therapie* (Amphotericin B) ist in der Regel entbehrlich und nur bei der invasiven Aspergillose erforderlich.
Bei einem Aspergillom, das auf konservative Maßnahmen nicht ausreichend reagiert, ist die Resektion indiziert. Die spontane Rückbildungstendenz beträgt ca. 10%.

29.2.5 Verlaufskontrollen und Prognose

Zunächst in kurzfristigen Intervallen, später in jährlichen Abständen werden Kontrolluntersuchungen empfohlen, die das Gesamt-IgE, spezifisches IgE und IgG im Serum,

Lungenfunktionsuntersuchungen sowie Röntgenaufnahmen beinhalten sollten, damit ein Rezidiv nicht übersehen wird. Unter diesen Voraussetzungen ist die Prognose der allergischen bronchopulmonalen Aspergillose als gut einzuschätzen. Erfolgen die Diagnose der Ersterkrankung bzw. des Krankheitsrezidivs nicht rechtzeitig, so ist mit der Entwicklung von Bronchiektasen in zentralen Bronchienabschnitten, Emphysembildung, Entwicklung von Lungenfibrose und Lungenschrumpfung vor allem im Oberlappenbereich zu rechnen.

Literatur

Deutsche Gesellschaft für Pneumologie: Empfehlungen zum diagnostischen Vorgehen bei diffusen Lungenkrankheiten. Pneumologie **47**, 473 (1993).
Götz, R., A. Hellmann: Die allergische bronchopulmonale Aspergillose. Atemw. Lungenkrkh. **9**, 397 (1983).
Hüls, G., H. Lindemann, H.-G. Velčovsky: Angiotensinkonvertierendes Enzym (ACE) zur Verlaufskontrolle bei Kindern und Jugendlichen mit exogen allergischer Alveolitis. Monatsschr. Kinderheilkd. **137**, 158 (1989).
Lindemann, H., F. Keller, H.-G. Velčovsky: Exogene allergische Alveolitis im Kindesalter. Ergebn. inn. Med. Kinderheilkd. **50**, 1 (1982).
Maguire, S., P. Moriarty, E. Tempany, M. Fitzgerald: Unusual clustering of allergic bronchopulmonary aspergillosis in children with cystic fibrosis. Pediatrics **82**, 835 (1988).
Ricketti, A. J., P. A. Greenberger, R. Patterson: Varying presentations of allergic bronchopulmonary aspergillosis. Int. Arch. Allergy appl. Immunol. **73**, 283 (1984).
Sennekamp, H.-J.: Exogene allergische Alveolitis und allergische bronchopulmonale Mykosen. Thieme, Stuttgart – New York 1984.
Sennekamp, H.-J.: Exogen allergische Alveolitis. *In*: Fuchs, E., K.-H. Schulz (Hrsg.): Manuale allergologicum. Dustri, München-Deisenhofen 1990.

30 Urtikaria
U. Wahn

Urtikaria («Nesselsucht») und Angio-Ödem (Quincke-Ödem) sind klinische Manifestationsformen unterschiedlicher Erkrankungen. Sie sind Ausdruck derselben Reaktion und können daher gemeinsam abgehandelt werden. Urtikarielle Symptome deuten auf Läsionen der oberflächlichen Dermis, während das Angio-Ödem durch Beteiligung unterer Dermisschichten und der Subkutis entsteht. Es ist anzunehmen, daß etwa 20% der Bevölkerung irgendwann im Leben urtikarielle Symptome entwickeln (Champion et al, 1985). Dabei scheinen Atopiker häufiger betroffen zu sein. Während die akute Urtikaria (Dauer einzelner Schübe meist nicht länger als 2 Tage) in jedem Lebensalter auftritt und am häufigsten das Kindesalter betrifft, findet sich die chronische Urtikaria (in der Literatur nicht einheitlich definiert, Dauer mindestens 4 Wochen) bevorzugt im jungen Erwachsenenalter. Eine chronische Urtikaria scheint sich nicht aus einer wiederholt aufgetretenen akuten Urtikaria zu entwickeln, was die Vermutung nahelegt, daß es sich um eine mit einem primären Defekt verbundene Erkrankung handelt und nicht um ein bestimmtes Stadium einer progredienten Krankheit (Czarnetzki, 1986).

30.1 Pathophysiologie

Eine zentrale Rolle bei der Entstehung urtikarieller Veränderungen spielt Histamin, ein Mediator, der aus Mastzellen (oder basophilen Leukozyten des Blutes) auf unterschiedliche Stimuli hin freigesetzt wird (Abb. 30/1). Dabei ist die IgE-vermittelte Freisetzung im Verlaufe einer anaphylaktischen Reaktion zwar am besten verstanden und untersucht worden, in der Klinik jedoch nur für eine Minderheit der Patienten von Bedeutung.
Ebenso wie über einen Allergen-IgE-Kontakt kann die Histaminfreisetzung durch Spaltprodukte der Komplement-Aktivierung (die Anaphylatoxine C3a und C5a) induziert werden. Auch ein direkter Einfluß bestimmter Drogen sowie physikalischer Faktoren kann zur Freisetzung von Mediatorsubstanzen aus Mastzellen und Basophilen führen. Es ist wahrscheinlich, daß neben Histamin andere Mastzellmediatoren wie Prostaglandine und Leukotriene für die Krankheitssymptome einer Urtikaria verantwortlich sind (Kaplan, 1985). Es gibt experimentelle Befunde, die die Vermutung nahelegen, daß die spontane Freisetzungsfähigkeit (Releasability) von Mastzellen und Basophilen, die in keiner Weise stimuliert worden sind, bei bestimmten Untergruppen von Urtikaria-Patienten erhöht ist.
Die Wirkung der Mediatorsubstanz Histamin erfolgt an der Haut nicht nur über H_1, sondern auch über H_2-Rezeptoren.

30.2 Ätiologie

In der Regel ermöglicht das klinische Bild der urtikariellen Hautveränderungen keine ätiologischen Rückschlüsse. Lediglich bei der Urtikaria pigmentosa, bei der kutane Mastzelltumoren als Pigmentflecken imponieren oder bei der cholinergischen Urtikaria, die charakteristischerweise mit kleinen Quaddeln von wenigen Millimetern Durchmesser auftritt, ist eine Einordnung hinsichtlich der Ätiologie oft leicht möglich.
Eine Einteilung nach auslösenden Mechanismen (Tab. 30/1) ist schwierig und immer willkürlich, da z.B. auch bei physikalischer Auslösung eine immunologische Vermittlung demonstriert wurde.

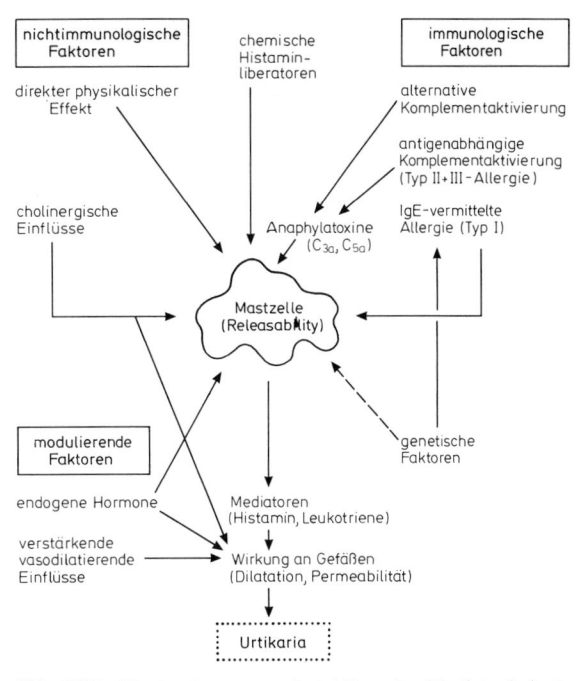

Abb. 30/1: Mechanismen zur Induktion der Mediatorfreisetzung aus Mastzellen.

Tab. 30/1: Mögliche Ursachen der Urtikaria im Kindesalter

I *Immunologisch vermittelte Reaktionen*
   a) *IgE-vermittelt*
      1. Nahrungsmittel
      2. Medikamente (z. B. Penicillin)
      3. Inhalationsallergene
      4. Insektengifte
   b) *Über Aktivierung des Komplementsystems*
      1. Transfusionsreaktionen
      2. Reaktion auf Röntgenkontrastmittel (?)
   c) *Im Rahmen von Systemerkrankungen*
      1. Kutane Vasculitis
      2. Serumkrankheit

II *Infektionen*
   1. Bakterien (?)
   2. Parasiten (IgE-vermittelt?)
   3. Viren
      Hepatitis B (Typ III-vermittelt)
      infektiöse Mononukleose
      andere (?)
   4. Pilze (?)

III *Exazerbierende nicht-immunologische Faktoren*
   1. Acetylsalicylsäure (Aspirin usw.)
   2. Tartrazin (Azo-Farbstoffe)
   3. Benzoesäure
   4. Alkohol

IV *Physikalische Auslöser*
   (einige Formen immunologisch vermittelt)
   1. Dermographismus
   2. Belastungs-induzierte Urtikaria
      a) cholinergische Urtikaria
      b) Anstrengungs-induzierte Anaphylaxie
   3. Kälte-Urtikaria
   4. Licht-Urtikaria
   5. Druck-induzierte Urtikaria
   6. Aquagene Urtikaria
   7. Lokale Hitzeurtikaria
   8. Vibratorisches Angio-Ödem

V *Hereditäre Erkrankungen*
   1. Hereditäres angioneurotisches Ödem (HANE)
   2. Faktor-I-Mangel
   3. Familiäre Kälteurtikaria

VI *Maligne Urtikaria*

VII *Urtikaria pigmentosa* (Masozytose)

VIII *Chronische idiopathische Urtikaria*

30.2.1 Immunologisch vermittelte Reaktionen

Unter den immunologisch ausgelösten Urtikariaformen dominieren jene, die Folge einer IgE-vermittelten Sofortreaktion sind (Farb-Abb. FA 3 auf Farbtafel I). Als Auslöser kommen Inhalationsallergene von Pollen und Tierepithelien sowie alimentäre Allergene in Betracht. Letztere führen nicht selten zu einer auffallenden Schwellung der Lippen mit pharyngealem Juckreiz, was oft ein wertvoller differentialdiagnostischer Hinweis sein kann. Unter denjenigen Nahrungsmitteln, die im Kindesalter häufig zu Sensibilisierungen führen, sind vor allem Kuhmilch, Ei, Nüsse, Fisch, Hülsenfrüchte und Obst zu nennen. Bei der durch Insektengifte ausgelösten Reaktion tritt die Symptomatik häufig neben anderen Erscheinungen der Anaphylaxie wie Asthma, Blutdruckabfall, Kollaps usw. auf.

Von den Medikamenten, die zu durch IgE-vermittelten Reaktionen Anlaß geben, ist Penicillin die am besten untersuchte Substanz (s. Kapitel 39).

Im Rahmen von Reaktionen, die mit einer Aktivierung des Komplementsystems einhergehen, können über die Entstehung der Anaphylatoxine C3a und C5a Mediatoren aus Mastzellen freigesetzt und somit urtikarielle Erscheinungen der Haut induziert werden. Ein geläufiges Beispiel für eine – cytotoxische – Reaktion ist die Urtikaria nach Bluttransfusion. Eine Urtikaria nach Gabe von Röntgen-Kontrastmittel geht ebenfalls mit einer Aktivierung des Komplementsystems einher, wenngleich auch eine direkte, nichtimmunologische Freisetzung von Histamin durch Kontrastmittel angenommen wird.

Im Rahmen einer Reihe von Krankheitsbildern wird die Urtikaria über eine Komplementaktivierung bzw. ein Immunkomplexgeschehen ausgelöst. So kann die Serum-Krankheit, die als Typ-III-Reaktion über Antigen-Antikörper-Komplexe induziert wird, von einer Urtikaria begleitet sein. Auch wurden Patienten beschrieben, die klinisch durch Urtikaria auffallen, bei denen die Hautbiopsie dann eine leukozytoklastische Vaskulitis ergab, die mit einer Hypokomplementämie assoziiert war. An die Möglichkeit einer symptomatischen Urtikaria im Rahmen einer Bindegewebserkrankung wie SLE muß gedacht werden.

30.2.2 Infektionen

In der Vergangenheit wurden häufig unentdeckte Infektionen als Auslöser einer chronischen Urtikaria diskutiert. Insbesondere wurden Assoziationen mit «fokalen» Infektionen wie Sinusitis, Zahnwurzelprozeß, Tonsillitis oder, bei Erwachsenen, Cholecystitis beschrieben. Vermutlich sind *viele dieser Assoziationen koinzidentell.* Aufwendige radiologische Untersuchungen zum Nachweis «okkulter» Infektionen sind nicht gerechtfertigt.

Gut dokumentiert ist eine Assoziation der akuten Urtikaria mit viralen Infektionen (EBV, Hepatitis, Coxsackie) sowie parasitären Infektionen (Askaris, Echinokokkus, Toxokara etc.). Auch gibt es Hinweise auf eine Entstehung einer akuten Urtikaria im Rahmen einer Staphylokokken- oder Streptokokken-Infektion.

30.2.3 Exazerbierende nichtimmunologische Faktoren

Eine *Acetyl-Salicylsäure-Intoleranz* kann Ursache einer chronischen Urtikaria sein, wenngleich diese in erster Linie Patienten im Adoleszenten- oder Erwachsenenalter betrifft. Die Unverträglichkeit beruht nicht auf einer Antikörper-vermittelten Sensibilisierung, sondern auf einem pharmakologischen Effekt. Betroffene Patienten zeichnen sich durch eine besondere Sensitivität gegenüber Zyklooxygenase-inhibierenden Drogen aus, sie reagieren mit einer verstärkten Produktion von Lipoxygenase-Produkten. Es ist von praktischer Bedeutung zu wissen, daß ein beträchtlicher Teil der Patienten mit Acetyl-Salicylsäure-Intoleranz auch auf Azo-Farbstoffe in der Nahrung (Tartrazin) oder Konservierungsstoffe (Benzoesäure) gleiche Symptome entwickelt. Durch die orale Gabe unterschwelliger, allmählich ansteigender Dosen von Acetyl-Salicyl-Säure kann bei Patienten mit einer Unverträglichkeit ein Zustand der Toleranz induziert werden. Der dafür verantwortliche immunologische Mechanismus ist bisher nicht geklärt.

30.2.4 Physikalische Auslöser

Unterschiedliche physikalische Faktoren sind in der Lage, an der Haut urtikarielle Effloreszenzen auszulösen. Sie sind vor allem bei Patienten mit chronischen Krankheitsverläufen differentialdiagnostisch zu bedenken (Tab. 30/1).

30.2.5 Dermographismus

Das Bestreichen oder Kratzen der Haut führt zu einer mit Juckreiz einhergehenden Quaddel-Rötungsreaktion. In etwa der Hälfte der Fälle ist die Reaktionsfähigkeit passiv übertragbar, so daß ein IgE-abhängiger Mechanismus unterstellt werden muß (Farb-Abb. FA 4 auf Farbtafel I).

30.2.6 Belastungs-induzierte Symptome

Zu dieser Krankheitsgruppe gehört die *cholinergische* oder *generalisierte Hitze-Urtikaria*, die vor allem bei Adoleszenten auftritt und durch charakteristische kleine Quaddeln von nur wenigen Millimetern Durchmesser charakterisiert ist. Die typischen Effloreszenzen können durch intrakutane Injektionen von 0,05 ml einer 0,02%igen Metacholin-Lösung oder durch einen Belastungstest in einem warmen Raum reproduziert werden. Die Störung beruht offenbar auf einer «Überempfindlichkeit» gegenüber cholinergen Mediatoren. Das Auftreten der Symptomatik wird von erhöhten Plasma-Histamin-Spiegeln begleitet.

Das Symptom der *Anstrengungs-induzierten Anaphylaxie* ist von der cholinergischen Urtikaria abzugrenzen und wurde bei Patienten beschrieben, die im Anschluß an körperliche Belastung eine Kombination von Juckreiz-Urticaria, Quincke-Ödem, Atemnot und Hypotension entwickelt hatten. Die Symptomatik kann im Gegensatz zur cholinergischen Urtikaria nicht durch heiße Dusche, Schwitzen oder Angst ausgelöst werden. Auch sind die Einzel-Effloreszenzen deutlich größer.

30.2.7 Kälte-Urtikaria

Die Patientengruppe, die nach Kälte-Exposition urtikarielle Symptome entwickeln (durch Auflegen eines Eiswürfels auf der Volarseite des Unterarmes reproduzierbar), ist nicht homogen. Ein Teil der Patienten zeichnet sich durch die Gegenwart von *Kryoproteinen* wie Kälte-Agglutinine, Kryoglobine und Kryofibrinogen sowie Donath-Landsteiner-Antikörper aus. Die isolierten Proteine scheinen die Kälteempfindlichkeit übertragen zu können und bei in-vitro-Inkubationen mit normalem Plasma die Komplement-Kaskade aktivieren zu können. Somit wäre die Entwicklung von Quaddeln über eine Kälte-abhängige Anaphylatoxinfreisetzung zu deuten.
Eine weitere Patientengruppe zeichnet sich durch das Fehlen von abnormen Plasmaproteinen wie Kryoglobuline in der Zirkulation aus. Bei ihnen wurde dafür ein *IgE-abhängiger Mechanismus* durch passive Transfer-Untersuchungen belegt: Wenn Patientenserum intradermal einem normalen Empfänger injiziert wird, so wird der Eiswürfeltest an der Injektionsstelle 48 Stunden später positiv. Selbstverständlich sind Passiv-Transfer Untersuchungen in der Klinik heute obsolet!

30.2.8 Licht-Urtikaria

Die Entwicklung von Quaddeln Minuten nach einer Exposition gegenüber Sonnenlicht ist charakteristisch für die Urtikaria solaris, von der heute verschiedene, teilweise mit dem Serum passiv übertragbare Unterformen abgegrenzt werden. Sie umfassen Patienten mit einer Reaktionsbereitschaft auf UV-A, UV-B-Strahlen oder sichtbares Licht. Die Differenzierungen der Einzelformen erfolgt durch eine Bestrahlung der Haut mit Licht unterschiedlicher Wellenlänge.

30.2.9 Druckinduzierte Urtikaria

Das Krankheitsbild unterscheidet sich von den meisten anderen Urtikariaformen dadurch, daß die Symptome typischerweise erst 4–6 Stunden nach einem Druck-Reiz auf die Haut auftreten. Es gibt Hinweise darauf, daß bei diesem gut charakterisierten Krankheitsbild Nahrungsmittelallergene auslösende Bedeutung für die Symptomatik haben.

Bei der «aquagenen Urtikaria» sowie der teilweise familiär auftretenden lokalen Hitzeurtikaria und dem vibratorischen Angio-Ödem handelt es sich um im Kindesalter sehr seltene Formen der physikalischen Urtikaria.

30.2.10 Hereditäre Erkrankungen

Autosomal dominant vererbt wird das *hereditäre angioneurotische Ödem*, welches sich durch intermittierende Schwellungen der Haut und Schleimhäute, die z. B. in Zusammenhang mit Traumata auftreten und charakteristischerweise nicht jucken, manifestiert. Eine Urtikaria tritt dabei in der Regel nicht auf. Häufigste Todesursache dieser Patienten ist ein Larynx-Ödem. Obwohl die genetische Anomalie von Geburt an präsent ist, beginnen Attacken nur in etwa 50% im Kindesalter. Die individuelle Attacke verläuft in der Regel über 48–72 Stunden.

Der Erkrankung liegt ein *Mangel des C1-Inaktivators* zugrunde, wobei 2 Subgruppen unterschieden werden müssen: In etwa 80% der Patienten mit hereditärem Angio-Ödem ist eine Konzentration des C1-Inaktivators im Serum auf Werte von 5–20% der normalen Serumkonzentration von 187 µg/ml erniedrigt. Bei der selteneren Variante zeigt das Protein normale Serum-Konzentrationen, ist jedoch funktionell inaktiv. Das Fehlen funktionsfähigen C1-Inaktivators führt zu einer unkontrollierten Komplementaktivierung über den klassischen Weg. Für die Diagnostik wichtiger Parameter ist C4, welches im Serum zumeist deutlich erniedrigt gefunden wird. Daneben sollte der Inaktivator selbst als Protein sowie funktionell gemessen werden.

Die Therapie der Wahl bei dieser Erkrankung ist während der akuten Attacke die gezielte Substitution des gereinigten C1-Inaktivators.

30.2.11 Maligne Erkrankungen

Eine überzufällige Assoziation von Urtikaria bei Malignomen angegeben, jedoch ist nur koinzidentelles Auftreten nicht auszuschließen.

30.2.12 Urtikaria pigmentosa

Zum klinischen Spektrum der *Mastozytose*, welches auch das solitäre *Mastozytom* sowie die *systemische Verlaufsform* und die *diffuse kutane Mastozytose* umfaßt, gehört die Urtikaria pigmentosa, die häufig während der ersten 2 Lebensjahre manifest wird (Farb-Abb. FA 5 auf Farbtafel I). Die Patienten fallen durch gelblich-braune Pigmentierungen auf, wobei sich im Bereich dieser Areale bei mechanischer Irritation (Druck, Reibung) rezidivierend Quaddeln bilden (Farb-Abb. FA 6 auf Farbtafel I). Diese disseminierte kutane Form der Mastozytose, wie sie bei Kindern unter 10 Jahren beobachtet wird, verläuft in der Regel benigne und mündet über Jahre in eine Spontanremission. Tritt die Urtikaria pigmentosa jenseits des 10. Lebensjahres auf, so ist das Risiko eines systemischen Befalles höher. Hier können Mastzell-Akkumulationen im Knochen, Leber, Milz, Lymphknoten sowie anderen parenchymatösen Organen gefunden werden. Alle Kinder mit einer Erstmanifestation der Symptomatik jenseits des 10. Lebensjahres bedürfen daher einer intensiven Überwachung.

30.2.13 Chronisch-idiopathische Urtikaria

Die Gruppe der Patienten mit chronischer Urtikaria, die einem definierten Krankheitsbild zuzuordnen ist, ist noch immer klein und liegt, je nach Patientengut, zwischen 5 und 30%. *Die Mehrzahl jener Patienten, bei der die Ätiologie unklar bleibt, ist nicht atopisch und keiner der oben beschriebenen Gruppen zuzuordnen.* Sie zeigt histologisch ein nicht nekrotisierendes, perivaskuläres mononukleäres Zellinfiltrat mit einer Akkumulation von Mastzellen.

30.3 Diagnostik

Für das diagnostische Vorgehen in der Praxis ist zu bedenken, daß die im Kindesalter häufigere akute Form der Urtikaria, sofern sie nicht mit Quincke-Ödem oder Atemwegssymptomen einhergeht, eine *gutartige, vorübergehende Erkrankung* ist. Allein die Anamnese und die klinische Untersuchung ermöglicht oft die Erkennung der auslösenden Anlässe, so daß *aufwendige Untersuchungen meistens unterbleiben können*.

Bei chronischen oder häufig rezidivierenden Formen kommt einer genauen Anamnese, ergänzt durch ein Symptom-Tagebuch der Kinder mit Diätprotokoll, besondere Bedeutung zu. Ein Vorschlag für ein diagnostisches Routine-Programm bei chronischer Urtikaria ist in Tab. 30/2 aufgeführt. Lediglich bei besonderen Indikationen sind aufwendige allergologische Untersuchungsverfahren, eine Testung auf Kälte-Antikörper, differenzierte immunologische Teste oder gar eine Hautbiopsie indiziert.

30.4 Therapie

Bei schwerer akuter Urtikaria wird in der Regel ein H_1-Antihistaminikum zusammen mit einem Adrenalin-Präparat und/oder Kortikosteroid verabreicht.

Eine gezielte Therapie der chronischen Urtikaria wird nur möglich sein, wenn eine differenzierte Zuordnung der Krankheitssymptomatik nach pathogenetischen Ge-

Tab. 30/2: Diagnostik bei rezidivierender akuter oder chronischer Urtikaria

Routine
1. genaue Anamnese und Diät-Protokoll
2. körperliche Untersuchung
3. Dermographismus

Labor:
1. Blutbild, BSG
2. C 3, C 4, CH 50
3. antinukleäre Antikörper
4. Immunglobuline
5. Transaminasen
6. Virologie (EBV, Coxsackie)
7. Harnstatus
8. Stuhl auf Wurmeier und Pilze

Nur bei besonderer Indikation
1. Röntgen (Nasennebenhöhlen)
2. Elimination und Provokation von Nahrungsmitteln bzw. Zusatzstoffen
3. Allergiediagnostik: Hauttestung
   RAST
   Histaminfreisetzung
4. Eiswürfeltest
5. Serum-Kryoglobuline, Kältehämolysine, Kälteagglutinine
6. Lues-Serologie
7. Exercise-Test
8. Licht-Test
9. C 1-Inaktivator (Protein und Funktion) (Faktor B, Faktor I)
10. Hautbiopsie (Immunfluoreszenz)

sichtspunkten gelungen ist. In den vielen Fällen einer chronisch-idiopathischen Urtikaria sollte der Patient zunächst auf ein geeignetes Tages-Antihistaminikum eingestellt werden, bei unzureichender Wirkung ggf. in Kombination mit einem Beta-2-Mimetikum. Bei unzureichendem Therapieeffekt kann zusätzlich, jedoch nicht ausschließlich, ein H_2-Antihistaminikum gegeben werden. Kortikosteroide sind effektiv, jedoch nach unseren Erfahrungen im Kindesalter nur selten erforderlich. Eine Ausnahme stellt hierbei die verzögerte Druck-Urtikaria dar, die meist steroidbedürftig ist.

Bei allergisch bedingten Formen kommt der Allergen-Karenz entscheidende Bedeutung zu, ebenso bei Intoleranz-Reaktionen auf Medikamente oder Konservierungsstoffe.

Die Therapie der Wahl bei cholinerger Urtikaria besteht in der Gabe von Hydroxycin-Hydrochlorid. Bei Urtikaria solaris sollte eine starke Sonnenexposition gemieden werden, zudem empfiehlt sich die Verwendung von Schutzcremes mit hohem Sonnenschutzfaktor.

Für die Kälte-Urtikaria wird Cyproheptadin-Hydrochlorid empfohlen, auch kann durch stufenweise Kälteexposition eine Kältetoleranz erreicht werden. Die Ursache hierfür ist möglicherweise in einer Entspeicherung mediatorhaltiger Zellen zu sehen, die zu einer Refraktärität der Haut gegenüber den krankheitsauslösenden Stimuli führt.

Für die Urtikaria pigmentosa empfiehlt sich die Gabe eines H_1-Antihistaminikums. Bei unzureichendem therapeutischen Effekt sollte mit einem H_2-Antihistaminikum kombiniert werden. Vor operativen Eingriffen ist der kombinierte Einsatz von Cortico-Steroiden und Antihistaminika zu empfehlen (Grabbe u. Czarnetzki, 1992).

Langzeitverläufe von chronischer Urtikaria haben gezeigt, daß etwa die Hälfte der Patienten nach einem Verlauf von 6 Monaten spontan ihre Symptomatik verliert (Champion, 1969).

Literatur

Champion, R. H., S. O. B. Roberts, R. G. Carpenter, J. H. Roger: Urticaria and angioedema. A review of 544 patients. Brit. J. Derm. 81, 588 (1969).
Champion, R. H., M. W. Greaves, A. Kobza Black, R. J. Pye (Eds.): The Urticarias Churchill Livingstone, New York (1985).
Czarnetzki, B. M.: Urticaria. Springer: Berlin–Heidelberg–New York–Tokyo (1986).
Grabbe, J., B. M. Czarnetzki: Akute und chronische Urtikaria Dtsch. med. Wschr. 117, 1365–1370 (1992).

31 Photoallergien

J. Grabbe, B. Czarnetzki

31.1 Pathologische Lichtreaktionen der Haut

Die auf die Erdoberfläche treffende elektromagnetische Strahlung der Sonne umfaßt als ultraviolettes und sichtbares Licht Wellenlängen von etwa 290 bis über 700 nm, die teilweise willkürlich in verschiedene Bereiche unterteilt werden (Tab. 31/1). Diese Strahlung kann als alleiniger oder zusätzlicher Provokationsfaktor für verschiedenste Hauterkrankungen bedeutsam sein (Bernhard et al., 1987). Dabei kommen lichtabhängige Erkrankungen vor, an deren Pathogenese das Immunsystem essentiell beteiligt ist (Tab. 31/2). In der letztgenannten Gruppe können Photoallergien im engeren Sinne von sog. idiopathischen Photodermatosen und typischen Immunerkrankungen differenziert werden, deren Hauterscheinungen in unterschiedlichem Maße lichtprovozierbar sind. (Siehe dazu die entsprechenden Kapitel).

Tab. 31/1: Elektromagnetische Strahlung der Sonne (Ausschnitt)

Bereich	Wellenlänge (nm)	Eindringtiefe in die Haut
Ultraviolett B	290–320	obere Dermis
Ultraviolett A	320–400	tiefe Dermis
sichtbar	400–760	Subkutis

Tab. 31/2: Lichtabhängige Immundermatosen des Kindesalters

Photoallergien	Photokontaktallergien Hämatogene Photoallergien
Idiopathische Photodermatosen	Polymorphe Lichtdermatose Hydroa vacciniformia Aktinische Prurigo
Photoaggravierte Dermatosen	Lupus erythematodes Atopische Dermatitis (bis 20%) Dermatomyositis Erythema multiforme

31.2 Allgemeine Diagnostik

Nicht immer ist für den Patienten selbst oder die Eltern ein Zusammenhang zwischen Lichtexposition und den Hautveränderungen erkennbar; z. B. ist gerade die Glas durchdringende UVA-Strahlung häufig der Auslöser einer Photodermatose. Einen augenfälligen Hinweis für den Untersucher ergibt meist das Verteilungsmuster der Effloreszenzen: Bevorzugt betroffen sind Stirn, Nasenrücken, Jochbeinregion, Ohrläppchen, Nacken, Kragenausschnitt, Streckseiten von Armen und Beinen sowie die Handrücken. Oft bleiben dagegen Dreiecke hinter den Ohren und unterhalb der Nase sowie die Submentalregion frei.

Zur diagnostischen Einordnung einer Photodermatose sind folgende Punkte besonders wichtig: familiäre Belastung, Alter bei Erstmanifestation, jahreszeitliche Schwankungen, zeitlicher Abstand zwischen Exposition und Beschwerden sowie deren Verlauf, systemische oder lokale Therapie und der Gebrauch von Hautpflegemitteln.

31.3 Photoallergien

Photoallergische Reaktionen können bei gleichzeitigem Einwirken von Licht und einer Reihe verschiedener Substanzen auftreten, die die Haut entweder direkt nach externem Kontakt oder indirekt (hämatogen) nach systemischer Applikation erreichen (Tab. 31/3). Dort absorbieren nach gängiger Vorstellung diese niedermolekularen Substanzen Strahlung im ultravioletten (meist UVA) oder sichtbaren Lichtbereich, wandeln sich zu stabilen oder instabilen Photoprodukten um und werden durch Bindung an ein epidermales Protein zu Vollantigenen (Granstein, 1987). Die nachfolgende allergische Reaktion bei einer sensibilisierten Person entspricht in Pathogenese und Klinik einer Kontaktdermatitis anderer Genese (s. Kap. 33). Eine wichtige Differentialdiagnose ist die sog. aerogene Kontaktdermatitis, ein Ekzem, das ebenfalls unbedeckte Hautareale betrifft, zusätzlich aber auch an bei Lichtdermatosen sonst ausgesparten Stellen auftritt. Die Allergene gelangen in diesem Fall auf dem Luftweg an die Haut und bestehen häufig aus kleinen Pflanzenteilchen (Trichome) der weit verbreiteten Korbblütler (Compositae).

Tab. 31/3: Häufige Photoallergene

Antimykotika	Fenticlor
	Bromchlorsalicylanilid
Antiseptika	Bithionol
	Hexachlorophen
Antibiotika	Sulfanilamid
Diuretika	Thiazide
	Furosemid
Neuroleptika	Chlorpromazin
	Promethazin
Antiphlogistika	Tiaprofensäure
	Carprofen
Antidiabetika	Tolbutamid
Duftstoffe	Ambrette Moschus
	6-Methylcumarin
Lichtschutzfilter	Dibenzoylmethane
	Campherderivate
	Cinnamate
	Benzophenone
	PABA-Ester

Während photoallergische Erkrankungen nur entsprechend sensibilisierte Individuen befallen und damit eher selten vorkommen, sind unter den chemisch induzierten Lichtdermatosen phototoxische Erkrankungen ungleich häufiger und durch ein größeres Substanzspektrum auslösbar, am häufigsten durch Arzneimittel und Pflanzen (sog. Phytophotodermatitis). Im typischen Falle äußert sich eine phototoxische Reaktion sonnenbrandähnlich als akute, scharf begrenzte, ödematöse Rötung, gelegentlich mit Blasenbildung, und heilt rasch, manchmal unter Hyperpigmentierung, ab. Die klinische Unterscheidung zwischen beiden Krankheitsbildern kann jedoch auch schwierig sein, zumal viele Auslösersubstanzen sowohl phototoxische als auch photoallergische Eigenschaften haben. Eine trotz Allergenkarenz weiterbestehende erhöhte Lichtempfindlichkeit («persistierende Lichtreaktion»), die gelegentlich bei Erwachsenen beobachtet wird, tritt im Kindesalter nicht auf.

Die Diagnostik einer photoallergischen Dermatitis geschieht durch eine belichtete Epikutantestung (Hölzle, 1989): Eine Testreihe der verdächtigen Photoallergene wird in doppelter Ausführung auf die beiden Rückenseiten des Patienten geklebt, und 24 Stunden später nach Entfernen der Fixierungspflaster wird eine Seite mit einer suberythematogenen UVA-Dosis bestrahlt. Die Ablesung erfolgt analog der konventionellen Epikutantestung mit Vergleich der belichteten und der unbelichteten Testseite.

Die wichtigste Rolle als Photoallergene spielen heute Phenothiazine, nicht-steroidale Antiphlogistika, synthetische Duftstoffe sowie Benzophenone und andere Lichtfiltersubstanzen. Die Therapie einer photoallergischen Dermatitis sollte in geeignetem Lichtschutz, d. h. unter Einschluß des UVA-Bereichs, bestehen und erfolgt ansonsten analog der eines allergischen Kontaktekzems. Gerade an eine Photokontaktallergie gegen Sonnenschutzmittel ist jedoch zu denken, wenn eine erhöhte Lichtempfindlichkeit trotz protektiver Maßnahmen fortbesteht oder gar zunimmt.

31.4 Polymorphe Lichtdermatose

Hinter diesem Begriff verbirgt sich ein breites Spektrum klinischer Erscheinungsformen und teilweise nicht einheitlich definierter Krankheitsbilder. Die Erkrankung kann sich schon vor dem 2. Lebensjahr manifestieren und stellt die häufigste Photodermatose des Kindesalters dar.

Einige Stunden bis Tage nach entsprechender Exposition kommt es in den meisten Fällen zu papulösen oder papulovesikulösen Reaktionen, die in den folgenden 5 bis 10 Tagen abheilen. Abhängig von Körperregion und Strahlungsintensität sind auch bullöse, ekzematöse, insektenstichartige und Erythema multiforme-ähnliche Effloreszenzen möglich. Nach einem Intensitätsgipfel im Frühling und Frühsommer mit rezidivierenden Attacken nehmen die Symptome meist im weiteren Jahresverlauf ab. Die kindliche Form der polymorphen Lichtdermatose zeigt mit zunehmendem Alter eine allmähliche Besserungstendenz.

Die Daten über das auslösende Lichtspektrum sind widersprüchlich, vermutlich besteht eine unterschiedliche individuelle Empfindlichkeit gegenüber den einzelnen Wellenlängenbereichen. Oft sind die Effloreszenzen artifiziell nur schwer oder gar nicht auslösbar, und manchmal kann erst die wiederholte Bestrahlung vormals erkrankter Hautareale mit hohen UV-Dosen entsprechende Hauterscheinungen provozieren. Ätiologie und Pathogenese der Erkrankung sind unbekannt. Die histologische Ähnlichkeit der Läsionen mit denen einer allergischen Kontaktdermatitis suggeriert eine immunologische Reaktion gegen ein Allergen, das als Produkt der photochemischen Veränderung eines körpereigenen Moleküls entsteht.

Die beiden folgenden Erkrankungen werden zwar wegen mancher Ähnlichkeiten bisweilen zur polymorphen Lichtdermatose gezählt, weisen aber einige abgrenzende Charakteristika auf.

Hydroa vacciniformia: Typischerweise heilen hier die Papulovesikel und serösen Bläschen unter sichtbarer Narbenbildung ab. Die Erkrankung bessert sich ebenfalls meist zum Erwachsenenalter, kann aber einen kosmetisch sehr störenden Zustand hinterlassen.

Aktinische Prurigo: Hier sind charakteristischerweise auch bedeckte Körperareale von juckenden, zur Lichenifikation neigenden Papeln und Plaques betroffen. Die

Effloreszenzen persistieren länger, oft bis in den Winter, und die Erkrankung verläuft insgesamt chronischer.

Insgesamt lassen sich die Erscheinungen bei leichter Ausprägung der polymorphen Lichtdermatose mit ausreichendem physikalischem und chemischem Lichtschutz, der den UVA- und UVB-Bereich erfaßt, gut kontrollieren. Betakarotin ist bei den genannten Erkrankungen jedoch nicht von Nutzen. (Bei konsequentem Lichtschutz im Kindesalter sollten mögliche Störungen im Vitamin D-Stoffwechsel bedacht und ggf. eine Prophylaxe eingeleitet werden.) Im Erkrankungsfall sind lokale Kortikosteroide hilfreich.

Reichen diese Maßnahmen jedoch nicht aus, kann eine präsaisonale UVB-Bestrahlung oder Photochemotherapie mit Psoralen (PUVA) als «hardening» erwogen werden. Antimalariamittel und Thalidomid sind in nicht beherrschbaren Fällen eingesetzt worden, all diese Therapieformen erfordern aber im Kindesalter wegen ihrer potentiellen Nebenwirkungen eine sorgfältige Indikationsstellung (Norris und Hawk, 1990).

31.5 Lichturtikaria

(Siehe Kapitel 30)

Literatur

Bernhard, J. D., M. A. Pathak, I. E. Kochevar, J. A. Parrish: Abnormal reactions to ultraviolet radiation. *In:* Dermatology in general medicine (Fitzpatrick, T. B. et al., eds.). McGraw-Hill, New York 1987.

Granstein, R. D.: Photoimmunology. *In:* Dermatology in general medicine (T. B. Fitzpatrick et al., eds.). McGraw-Hill, New York 1987.

Hölzle, E., J. Rowold, S. Peper, G. Plewig: Die belichtete Epikutantestung. Allergologie. **12**, 13 (1989).

Norris, P. G., J. L. M. Hawk: Polymorphic light eruption. Photodermatol. Photoimmunol. Photomed. 7, 186 (1990).

32 Das atopische Ekzem
B. Czarnetzki, J. Grabbe

Das atopische Ekzem ist eine chronisch rezidivierende, stark juckende Hauterkrankung unbekannter Ursache, die sich meist im Rahmen des Atopiesyndroms vererbt.

Das breite Spektrum der klinischen Manifestationen der Krankheit, ihr unterschiedlicher Verlauf, die zahlreichen zugrundeliegenden biochemischen und immunologischen Veränderungen und die Unklarheiten im Vererbungsmuster legen es nahe, eher von einem Krankheitskomplex als einer einzigen Krankheit zu sprechen. Einige Experten postulieren sogar unterschiedliche zugrundeliegende Krankheitsprozesse bzw. sprechen von Sonderformen des atopischen Ekzems (Tab. 32/1) (Ruzicka et al., 1991).

32.1 Pathogenese

Die Entstehung des atopischen Ekzems wird zur Zeit primär auf der Basis von Veränderungen des Immunsystems gesehen. Neurovegetative Störungen und Lipiddefekte werden aber ebenfalls diskutiert.

Die zahlreichen *immunologischen Veränderungen* des atopischen Ekzems sind in Tab. 32/2 dargestellt und lassen sich grob auf einen Nenner bringen: eine abnormale, teilweise defekte zelluläre Immunantwort und eine überschießend starke Immunantwort vom Soforttyp.

Diese beiden scheinbar widersprüchlichen Aktivitäten des Immunsystems könnten durch zwei unterschiedlich wirksame T-Helfer-Lymphozyten (T-H1 und T-H2) erklärt werden (Abb. 32/1). T-H1 Zellen vermitteln die

Tab. 32/1: Sonderformen des atopischen Ekzems

- normale IgE Serumspiegel (20%)
- keine weiteren Anzeichen des Atopiesyndroms (30%)
- keine Familienanamnese des Atopiesyndroms (30%)
- gleichzeitig bestehende Ichthyosis vulgaris ($\geq$ 6%)

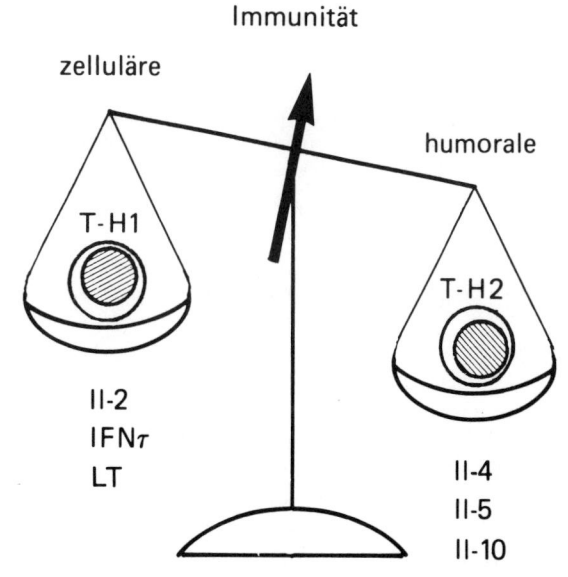

Abb. 32/1: Schematische Darstellung der Regulation des Immunsystems durch Subtypen von T-Helferzellen (T-H) und den Interleukinen (Il), die sie bevorzugt produzieren. (LT = Lymphotoxin, IFN = Interferon)

Tab. 32/2: Immunologische Besonderheiten beim atopischen Ekzem

Typ I Reaktionen	Typ IV Reaktionen
↑ spontane IgE Produktion	↓ DNCB Sensibilisierung
↑ polyklonale IgE Produktion	↓ In-vitro Lymphozytentransformation
↑ Hautreaktivität auf Typ I Allergene	↓ natürliche Killer-Lymphozyten
↑ zirkulierende anti-Fcε Antikörper	↓ Monozyten: Chemotaxis und Phagozytose
↑ IgE Rezeptoren auf Makrophagen und Langerhanszellen	↑ Kontaktsensibilisierung gegen Metalle
↑ Histaminfreisetzbarkeit	
↑ Produktion von HRF aus mononukleären Zellen	
↑ Il-4 Serumspiegel	
↑ ECP Serumspiegel	
↑ Il-2 Rezeptorspiegel	

HRF = Histamine-releasing factor
ECP = eosinophil cationic protein

klassische verzögerte, zelluläre Immunantwort, produzieren Interleukin 2 sowie Interferon gamma und wirken negativ regulierend auf die T-H2 Zellen. Letztere produzieren bevorzugt die Interleukine 4, 5 und 10. Interleukin 4 stimuliert die IgE-Synthese und Il-5 die Entwicklung und Funktion eosinophiler Zellen. Interleukin 10 inhibiert T-H1 Zellen. In der Haut von Patienten mit atopischem Ekzem hat man hauptsächlich T-H2 Zellen nachgewiesen, was die These der Überaktivität der T-H2 Zellen gegenüber einer Unterdrückung der T-H1 Zellen beim atopischen Ekzem unterstützt (Amon 1991; Sampson 1992). Von besonderem pathogenetischem Interesse ist auch die kürzlich erfolgte Beobachtung der vermehrten Expression des hochaffinen IgE-Rezeptors auf Langerhanszellen der Haut bei Patienten mit atopischem Ekzem (Haas et al 1992). Somit könnten Langerhanszellen nicht nur die Allergen-spezifische Entzündung hervorrufen, sondern eventuell auch eine transkutane Sensibilisierung beim atopischen Ekzem induzieren.

Neben zahlreichen Laborveränderungen (Tab. 32/2) gibt es mehrere klinische Anhaltspunkte für Veränderungen des Immunsystems beim atopischen Ekzem:
1. Die Krankheit ist mit mehreren primären Immundefekten assoziiert (Tab. 32/3), wobei allerdings die klassischen diagnostischen Kriterien nach Hanifin und Rajka (1980) nur bei wenigen erfüllt werden.
2. Die Krankheit wird durch Knochenmarkstransplantation vom befallenen Spender auf den gesunden Empfänger übertragen. Andererseits tritt eine Besserung der Krankheit im Falle der Übertragung vom gesunden Spender auf einen kranken Empfänger auf, wie z. B. beim Wiskott-Aldrich Syndrom (Saurat 1985; Sampson 1992).
3. Die Krankheit spricht auf Immunmodulatoren wie Cyclosporin A an.
4. Die Patienten sind anfälliger für bestimmte virale und bakterielle Hautinfektionen sowie für gewisse Hautpilze (s. Klinik).
5. Sowohl die immunologischen Veränderungen wie auch die klinischen Aspekte des atopischen Ekzems bessern sich in der Regel bis zur Pubertät, was möglicherweise die Reifung einer genetisch bedingten Immunschwäche darstellt.

Über viele Jahre hin wurden *neurovegetative Störungen* als der grundlegende Defekt beim atopischen Ekzem postuliert, aber bis heute nie bewiesen. Die Theorie postuliert bei Atopikern eine veränderte Reaktivität des cAMP-Systems auf β-adrenerge Reize (Szentivanyi, 1968). Dies soll klinische Beobachtungen wie den weißen Dermographismus und die paradoxe Schweißreaktion auf intrakutane Cholinergika erklären. Die in der Literatur im Serum beschriebenen erhöhten Phosphodiesterasespiegel bzw. die erniedrigten cAMP-Spiegel würden in der Tat die gesteigerte Produktion von IgE, Interleukin 1 und Histaminfreisetzungsfaktoren (Tab. 32/2) und die dadurch veränderte Histaminfreisetzung und Lymphozytenfunktion über diese Mechanismen erklären. Die klinischen Beobachtungen und die experimentellen Resultate haben sich aber inzwischen als nicht-krankheitsspezifisch bzw. sekundär erwiesen. Sorgfältige Studien der letzten Jahre haben auch keine grundlegenden bzw. nur reaktive psychologischen oder psychischen Veränderungen bei den Patienten oder ihren Eltern aufweisen können (Gieler et al., 1990).

Seit kurzem werden auch wieder die schon in den 30iger Jahren beobachteten *Lipidveränderungen* wie z. B. ein Δ 6-Desaturasemangel, der die Produktion von Metaboliten der Linol- und der α-Linolensäure betrifft, als wichtige pathogenetische Faktoren beim atopischen Ekzem diskutiert (Wright, 1991). Sie könnten die defekte epidermale Lipidbarriere, die daraus resultierende trockene, empfindliche Haut und die überschießende Entzündungsreaktion durch die ungehemmte Produktion von Lipidmediatoren erklären. Diese Aspekte könnten interessante neue Therapieansätze bieten.

32.2 Klinik

32.2.1 Die Ekzemreaktion

Die grundlegende klinische Darstellungsform der Krankheit an der Haut ist die Ekzemreaktion, eine Entzündung der Epidermis wie auch der Dermis, die sich je nach Dauer und Intensität unterschiedlich darstellt. Zu Beginn der Reaktion entsteht eine Rötung der Haut, der eine Schwellung (Ödem) und sogar Bläschen oder Blasenbildung je nach Intensität der Reaktion folgen können. Bei weiterer Ausweitung und Intensivierung entstehen nässende Erosionen, die sich durch Ansammlung von Gewebeflüssigkeit und Leukozyten aufgrund der intensiven Entzündung oder wegen möglicher Superinfektionen mit Krusten bedecken oder zu Pusteln weiterentwickeln können.

Bei längerem Fortbestehen des auslösenden Reizes wan-

Tab. 32/3: Primäre Immundefekterkrankungen mit gelegentlich assoziiertem atopischem Ekzem (* = durch Erfüllung der diagnostischen Kriterien nach Hanifin und Rajka (1980) als atopisches Ekzem gesichert)

Wiskott-Aldrich Syndrom*
Selektiver IgA-Mangel*
Hyper-IgE-Syndrom*
Selektiver IgM-Mangel
X-gekoppelte Agammaglobulinämie
Ataxia teleangiectatica
X-gekoppelter Immundefekt mit Hyper-IgM
Severe combined immunodeficiency
Primäre Neutropenien
Tuftsinmangel
Shwachman Syndrom
Progressiv-septische Granulomatose
Biotin-abhängiger multipler Carboxylasemangel

Das atopische Ekzem

Dermis zu Beginn eines akuten Ekzems werden relativ schnell durch mononukleäre und eosinophile Infiltratzellen ersetzt.

Bei subakuten und chronischen Ekzemen tritt das Ödem in den Hintergrund. Statt dessen fällt eine Verdickung der Epidermis durch die ausgeprägte Hyperparakeratose und Akanthose auf, die in lichenifizierten Arealen die Differenzierung von einer Psoriasis schwierig machen kann.

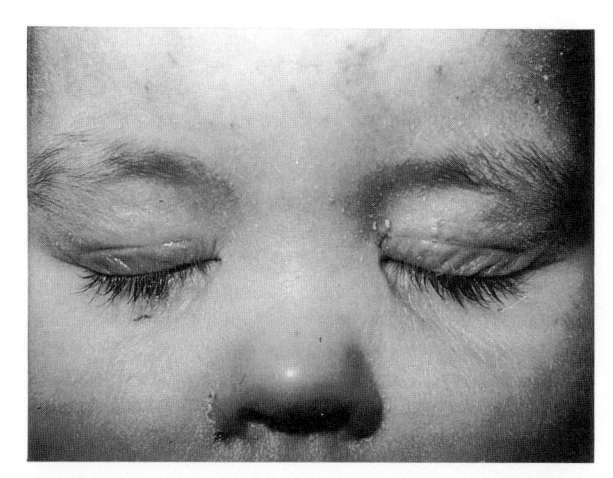

Abb. 32/2: Subakutes Ekzem mit verstärkter Hautfältelung und Ausdünnung der lateralen Augenbrauen (Hertoghe-Zeichen) bei einem Kind mit atopischem Ekzem.

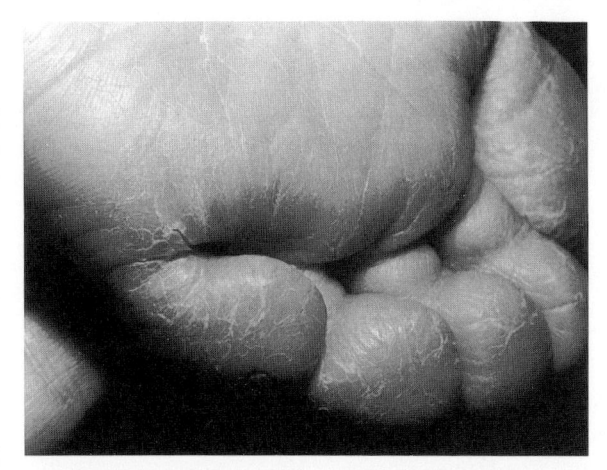

Abb. 32/3: Feine Schuppung mit Rhagadenbildung an der Fußsohle bei atopischem Ekzem (atopic winterfeet).

delt sich das akute Ekzem in ein subakutes oder chronisches Ekzem um. Die Haut ist eher trocken, eine feine oder grobe Schuppung ist erkennbar, und aufgrund der intensiven entzündlichen Reaktion entsteht eine Vergröberung des Hautreliefs (Lichenifikation) (Abb. 32/2). Durch die mechanischen Schäden nach Kratzen und durch die Trockenheit und mangelnde Geschmeidigkeit der Haut kommt es auch zur Bildung von linearen Kratzspuren, unregelmäßigen Erosionen (Eczéma craquelé) und tiefen Hautrissen (Rhagaden) (Abb. 32/3).

Das *histologische Korrelat* dieses klinischen Bildes wird durch folgende Merkmale charakterisiert: In den akuten Stadien fällt ein epidermales, interzelluläres Ödem (= Spongiose) auf, das sich bei Intensivierung zu Vesikeln und Blasen oder zur Ablösung ganzer Epidermisschichten (Erosionen) fortbilden kann. In der Dermis bestehen Gefäßerweiterungen sowie Ödeme und perivaskuläre Infiltrate. Neutrophile Granulozyten in Epidermis und

Tab. 32/4: Diagnostische Kriterien beim atopischen Ekzem (nach Hanifin und Rajka, 1980)*

Hauptkriterien:
1. Juckreiz
2. Ekzem in typischer Morphe und Verteilung
3. chronischer und/oder rezidivierender Verlauf
4. persönliche oder Familienanamnese für Atopie

Nebenkriterien:

a. Objektive klinische Symptome
1. Ichthyosis vulgaris, Keratosis pilaris, Vertiefung der Handlinien
2. Hand- und Fußekzeme (Dyshidrosis, «atopic winterfeet»)
3. Mamillen- und Lippenekzeme (Abb. 32/7), Pityriasis alba, Faltenbildung am seitlichen Hals
4. perifollikuläre Betonung des Ekzems
5. Milchschorf im Kleinkindalter

b. Subjektive klinische Symptome
1. Juckreiz beim Schwitzen
2. Unverträglichkeit von Wolle und Fettlösungsmitteln

c. Immunologische Abweichungen – Typ I
1. erhöhte IgE Serumspiegel (polyklonal)
2. erhöhte Hautreaktionen bei Prick- und Intrakutantestungen
3. Nahrungsmittelallergien

d. Immunologische Abweichungen – Typ IV
1. Neigung zu Hautinfektionen (bes. Staph. aureus und Herpes simplex)
2. erniedrigte Sensibilisierbarkeit auf potente Kontaktallergene wie DNCB

e. Funktionelle Anomalien
1. zentrale Gesichtsblässe oder Gesichtserytheme
2. Schweißausbrüche
3. weißer Dermographismus
4. Verschlimmerung durch emotionelle und äußerliche Einflüsse
5. fehlende oder abgeschwächte Rachen- und Kornealreflexe

f. Anomalien des Auges und seiner Umgebung
1. rezidivierende Konjunktivitis
2. infraorbitale doppelte Lidfalte (Dennie-Morgan-Falte)
3. Keratokonus
4. anteriore und/oder posteriore subkapsuläre Katarakte
5. periorbitale Pigmentierung

* Bei Erfüllung von 3 Haupt- und 3 Nebenkriterien gilt die Diagnose als gesichert.

32.2.2 Allgemeine klinische Aspekte

Wegen der heterogenen Natur der Krankheit teilt man die klinischen Manifestationen des atopischen Ekzems nach Hanifin und Rajka (1980) in obligate Hauptmerkmale und weniger konstant anzutreffende Nebenmerkmale ein (Tab. 32/4). Die Krankheit unterscheidet sich auch je nach Alter und Rassenzugehörigkeit des Patienten und verläuft meist schubhaft, mit nächtlichen Juckreizkrisen und zwanghaften Kratzanfällen, von deren Intensität die Kratzspuren und die Glanznägel Zeugnis ablegen. Neben Extremvarianten (Erythrodermie) bestehen auch Minimalvarianten, z. B. Fingerkuppen- oder Fußekzeme (atopic winter feet, Abb. 32/3). Bakterielle Superinfektionen sind im Kindesalter häufig.

32.2.3 Krankheitsverlauf

Im allgemeinen verläuft die Krankheit nach folgendem Muster: Die Ekzeme beginnen im *Säuglings- und Kleinkindalter (0–2 Jahre)*, im Gegensatz zum seborrhoischen Ekzem oft erst nach dem 3. Lebensmonat. Prädilektionsstellen der meist akut nässenden, verkrustenden Herde sind die konvexen Gesichts- und Körperbereiche, d.h. Stirn, Kinn, Wangen und Rumpf (Abb. 32/4 und 32/5). Wegen der Krusten am behaarten Kopf und im Gesicht spricht man im Volksmund auch vom Milchschorf (s. Farb-Abb. FA 7 auf Farbtafel II). Die Ekzeme an Rumpf und Extremitäten sind oft nummulär (münzgroß).

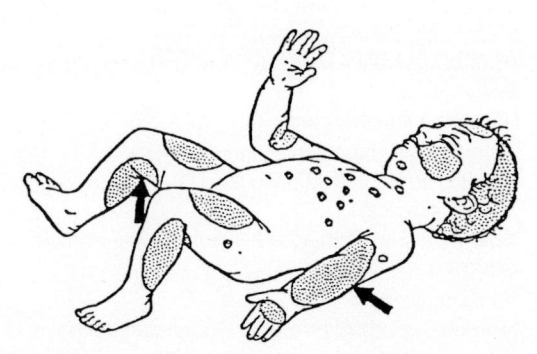

Abb. 32/4: Verteilungsmuster des atopischen Ekzems bei Kindern. Die Pfeile zeigen besonders typische Lokalisationen im Kindesalter an. Beachte die Aussparung der Windelgegend.

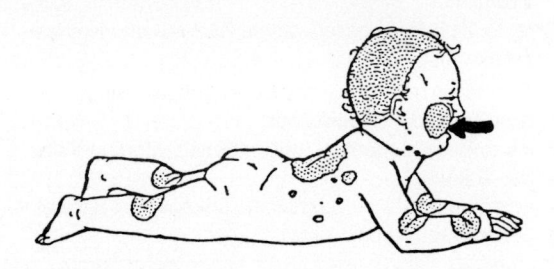

Abb. 32/5: Ekzeme im Gesicht mit Betonung der Wangen und ausgeprägter unterer Lidfalte bei atopischem Ekzem.

Tab. 32/5: Aggravierende Faktoren beim atopischen Ekzem

- Starkes Schwitzen (psychischer und körperlicher Streß, Hitze, Fieber, Okklusion durch Salben oder Kleidungsstücke)
- Allergenexposition (z. B. Hühnerei, Kuhmilch im Säuglingsalter, später Pollen-, Schimmelpilz- oder Milbenkontakt)
- trockene, empfindliche Haut
- Kontakt mit Detergentien
- Feuchtes, allergenreiches Klima
- Wintermonate
- Kleidungsstücke aus Wolle oder Synthetikstoffen
- Starke Gewürze, Zitrusfrüchte, Alkohol, Nahrungsmittelzusätze wie Farb- und Konservierungsstoffe
- Superinfektionen

Im *Kindesalter* verlagert sich die Verteilung der Ekzeme auf die konkaven Körperregionen, mit Betonung der Körperfalten bzw. der Extremitätenbeugen. Im Schulalter sind oft auch die Handrücken befallen. Das Ekzem ist von seiner Morphe her eher subakut oder chronisch und von Kratzspuren durchsetzt (s. Farb-Abb. FA 8 auf Farbtafel II). Bei akuten Schüben propfen sich frische Ekzeme auf die chronisch entzündete Haut auf. Im *Erwachsenenalter* sind die Ekzeme häufiger lichenifiziert und mit prominenten, harten Prurigoknötchen durchsetzt. Nummuläre Formen dominieren.

Viele Faktoren können das Krankheitsbild zu jeder Lebenszeit verschlimmern oder neue Schübe hervorrufen (Tab. 32/5).

Das atopische Ekzem kann gleichzeitig mit dem Asthma bronchiale und später mit dem Heuschnupfen bestehen. Für alle drei Manifestationen der Atopie gibt es jedoch typische Häufigkeitsgipfel (Abb. 32/6).

Die **Prognose** und die Schwere des Krankheitsbildes werden durch eine Reihe von Faktoren bestimmt. Patienten mit mehreren atopischen Familienmitgliedern, mit assoziiertem Asthma oder allergischer Rhinitis, mit spätem Beginn der Ekzeme und mit trockener Haut tendieren zu einem ungünstigeren Krankheitsverlauf.

32.2.4 Komplikationen

Eine Besiedlung der befallenen Haut mit Staphylococcus aureus ist häufig (93%), korreliert mit der Schwere des Ekzems und führt oft auch zu einer Verschlechterung der gesamten Hauterscheinungen (s. Farb-Abb. FA 10 auf Farbtafel II). Die Patienten sind auch anfällig für Infektionen mit Herpes simplex-Viren mit Ausbreitung der Herde über die Ekzemhaut (Eczema herpeticatum s. Farb-Abb. FA 9 auf Farbtafel II) und ins zentrale Nervensystem (cave die lebensbedrohliche Encephalitis). Warzen- und Pockenviren (Dellwarzen) sowie der Hefepilz Pityrosporon orbiculare (Pityriasis versicolor) propfen sich ebenfalls bevorzugt auf Ekzemhaut auf.

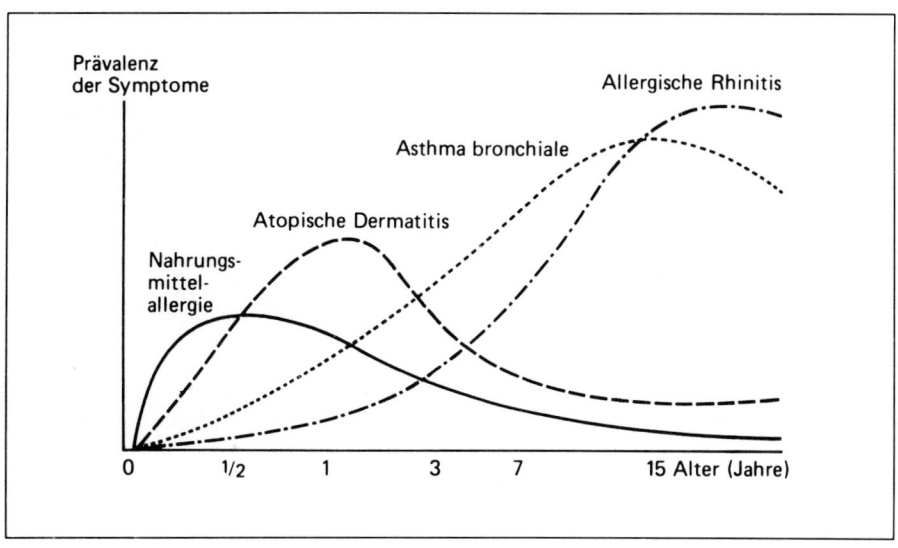

Abb. 32/6: Häufigkeit der atopischen Erkrankungen zu verschiedenen Lebensaltern.

32.3 Diagnose

Für die Diagnosestellung sollten jeweils 3 der Haupt- und der Nebenkriterien erfüllt werden (Tab. 32/4). Differentialdiagnostisch ist im Säuglingsalter an ein seborrhoisches Ekzem zu denken. Ein Befall der großen Beugen, eine negative Atopieanamnese und das Fehlen des typischen schubartigen Verlaufs bieten sich als hilfreiche Unterscheidungsmerkmale an. Krankheiten wie die Ataxia teleangiectatica, das Wiskott-Aldrich Syndrom, das Netherton Syndrom (Tab. 32/3), die Histiozytosis X, die Acrodermatitis enteropathica, die Phenylketonurie und die Skabies müssen aufgrund der jeweiligen anderen krankheitsspezifischen Merkmale ausgeschlossen werden.

32.4 Therapie

Die Lokalbehandlung des atopischen Ekzems unterscheidet sich prinzipiell nicht von der anderer Ekzemtypen, d. h. nässende, akute Ekzeme müssen mit Bädern oder feuchten Umschlägen behandelt werden und subakute und chronische Ekzeme mit fetthaltigen Cremes und Salben.
Bäder sollten nur mäßig warm sein, und langes Baden sollte vermieden werden, um der Haut nicht unnötig Fett zu entziehen. Für die feuchten Umschläge reicht Leitungswasser. Die Umschläge sollten nie länger als 15 Min. auf der Haut verbleiben, um Mazerationen und Superinfektionen zu vermeiden. Zugabe von antiseptischen Mitteln wie Kaliumpermanganat ist nicht nötig und birgt die Gefahr der Überdosierung. Als Badezusätze können auch Öle oder Tannolact® verwandt werden. Auf jeden Fall sollte die Haut nach dem Bad mit rückfettenden Cremes oder Lotionen, im Falle von chronischen Ekzemen auch mit Salben behandelt werden, weil die natürlichen Fette beim Bad verlorengehen und weil topische Präparate nach dem Bad besonders gut penetrieren.

Jeder Ekzempatient verträgt topische Präparate unterschiedlich gut, und zwar je nach Krankheitsstadium sowie aufgrund persönlicher Vorlieben. Diesen Gegebenheiten muß der verschreibende Arzt Rechnung tragen. Allgemein gut vertragen werden von den meisten Patienten Linolen- oder Panthenol-haltige Cremes und Salben, auch Nivea®-Präparate sowie unterschiedliche sogenannte Basiscremes und Salben, die von den Firmen zur Intervalltherapie für ihre jeweiligen Kortikosteroid-haltigen Präparate angeboten werden.

Zusätzlich zu den pflegenden Maßnahmen sollten die folgenden krankheitsspezifischen Aspekte besonders berücksichtigt werden:

32.4.1 Vermeiden auslösender Allergene

Obgleich die klinische Bedeutung der vielfach positiven Pricktestreaktionen auf diverse Allergene umstritten ist, gibt es klare Hinweise, daß im Hauttest stark positive Allergene eine auslösende oder aggravierende Funktion haben können und vermieden werden sollten. Im Säuglingsalter sind Nahrungsmittelallergien am wichtigsten (zunächst tierische Eiweiße wie Kuhmilch, Hühnerei, später auch Nüsse, Fisch, Fleisch und Gemüse). Im jugendlichen Alter ist dagegen am ehesten der Kontakt mit Inhalationsallergenen krankheitsauslösend (Pollen, Hausstaubmilben, Tierhaare und Federn), und Nahrungsmittelallergien werden seltener (≤ 10%). Wenn stillende Mütter mit Atopie Allergene mit pathogenetischer Bedeutung vermeiden, wird die Schwere des atopischen Ekzems zumindest in der Säuglingszeit signifikant reduziert. Der Genuß von säurehaltigen Nahrungsmitteln und von Zitrusfrüchten, Säften und Gemüsen, die zusätzlich Histaminliberatoren enthalten können, führt oft zur Verschlimmerung des Ekzems. Die klinische Bedeutung von Nahrungsmittelallergenen, Nahrungsmittelzusatzstoffen und Zitrusfrüchten sollte jedoch bei jedem Patienten immer erst durch eine Auslaßdiät bewiesen werden, um eine einseitige und unzureichende Ernährung zu vermeiden.

32.4.2 Milieuveränderungen

Ein trockenes, warmes, nicht aber heißes Klima, bekommt Ekzempatienten gut. Sowohl im häuslichen wie auch im beruflichen Milieu sollten Allergene auf ein Minimum reduziert werden (s. auch Kapitel 20). Ferien in allergenarmen Regionen (Hochgebirge, Nordseeinseln) sind oft hilfreich.

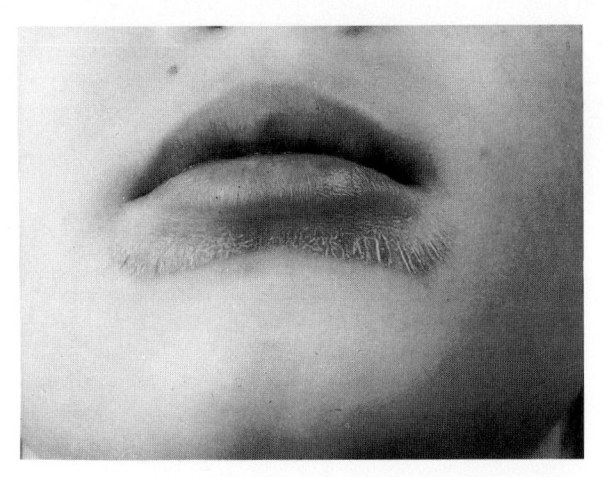

Abb. 32/7: Leckekzem im Bereich der Unterlippe als Nebenkriterium des atopischen Ekzems.

32.4.3 Hautpflege

Wichtig sowohl für die Prävention wie auch für die Behandlung der chronisch befallenen Haut ist der häufige Gebrauch pflegender, fettender Cremes (s. oben).

32.4.4 Medikamentöse Behandlung

Seit die Nebenwirkungen langfristig angewandter topischer Kortikosteroide bekannt sind (Tab. 32/6), tendiert man eher zum kurzfristigen (3–5 Tage), intermittierenden Gebrauch dieser Substanzen und verwendet sie nur während akuter Exazerbationen (Dorner et al., 1992). Die Wahl des topischen Kortikosteroids richtet sich dabei nach Intensität und Lokalisation des Ekzems (Abb. 32/7). Die empfindliche Gesichts- und Genitalhaut darf nur mit schwachen Steroiden (Hydrocortison Creme ½ bis 1%)

Tab. 32/6: Die wichtigsten lokalen Nebenwirkungen nach topischer Langzeittherapie des atopischen Ekzems mit potenten Kortikosteroiden

- Hautatrophie, Striae
- Purpura nach Minimaltrauma
- Teleangiektasien
- Steroidakne
- periorale Dermatitis
- Hypertrichose
- Hyperpigmentierung
- Hypopigmentierung
- Kaschierung von Infektionen

behandelt werden, für den restlichen Körper können dagegen kurzfristig auch potentere, fluorierte Präparate verschrieben werden (Tab. 32/7) (Sampson, 1992).

Bei sehr schweren Schüben ist auch eine kurze systemische Kortikosteroidbehandlung vertretbar. Zwischendurch und während der kortikosteroidfreien Intervalle sollten die Patienten zum Gebrauch von fettenden Cremes angehalten werden.

Abgesehen von den Kortikosteroiden gibt es bisher keine durchschlagend wirksamen antientzündlichen Therapeutika zur Behandlung des atopischen Ekzems. **Bufexamac** wird zwar wegen der angenehmen Formulierung gut vertragen und lindert das Ekzem, hat aber klinisch keine durchgreifende Wirkung. Dermatologen verwenden noch gerne **Teerpräparate** (z. B. 5% Liquor carbonis detergens), 2–5% **Ichthyol** (Schieferölextrakt) oder Leukichthyol in verschiedenen Grundlagen oder **Anilinfarbstoffe** (z. B. 0,5% Gentianaviolett-Tinktur). Diese Substanzen wirken mäßig antientzündlich und/oder antipruriginös und bieten eine gute Alternative zur Behandlung Kortikosteroid-geschädigter Haut. Sie stören wegen ihrer unangenehmen Farben und Gerüche, sind jedoch aufgrund mehr als hundertjähriger Erfahrung ohne Langzeitnebenwirkungen. Dies gilt nicht für die **Phototherapie** (UVA, UVB), die zwar wegen ihrer antientzündlichen und immunsuppressiven Wirkung nützlich sein kann, die jedoch wegen potentieller Exazerbationen durch Hitzestau und wegen der karzinogenen Wirkung nicht unbedenklich ist.

Antibiotika, Virostatika oder **Antimykotika** sollten je nach Indikation zur Behandlung der Superinfektionen lokal in Cremes oder Salben oder auch systemisch eingesetzt werden. Immunmodulantien wie **Cyclosporin** sind aufgrund der potentiellen Nebenwirkungen nur bei sehr schweren Ekzemen indiziert. Obgleich **Interferone** nach ersten Berichten und aufgrund pathophysiologischer Zusammenhänge in jüngster Zeit sehr vielversprechend erschienen, haben neuere größere Studien mit Interferon α

Tab. 32/7: Kortikosteroide für den topischen Gebrauch (* mite-Form)

Wirkung	Substanz	Zubereitung (%)
sehr stark	*Clobetasol-17-propionat*	
	Dermoxin®	Creme, Salbe (0,05)
	Halcinonid	
	Halog®	Salbe, Fettsalbe, Lsg (0,1)
	Diflucortolon-21-valerat	
	Temetex® forte	Fettsalbe (0,3)
stark	*Betamethason-17-valerat*	
	Betnesol®-V;	Lotio (0,1), Creme (0,1; 0,05*), Salbe (0,1; 0,05*)
	Celestan®-V	Creme, Salbe (0,122; 0,061*)
	Diprosis®	Gel, Salbe (0,064)
	Diprosone®	Creme, Salbe, Lsg (0,064)
	Betamethason-17-benzoat	
	Euvaderm®	Creme (0,025)
	Desonid	
	Sterax®	Creme (0,1)
	Topifug®	Creme (0,1)
	Tridesilon®	Creme (0,05)
	Diflucortolon-21-valerat	
	Nerisona®	Creme, Salbe, Fettsalbe (0,1)
	Fluocinonid	
	Topsym®	Creme, Salbe, Lsg (0,05)
	Flupredniden	
	Decoderm®	Creme, Salbe (0,05); Lotio (0,1)
	Vobaderm®	Creme, Paste (0,1); Tinktur (0,15)
	Hydrocortison-17-butyrat	
	Alfason®	Creme, Crinale, CreSa (0,1)
	Triamcinolonacetonid	
	Delphicort®	Creme, Salbe (0,1)
	Extracort®	Creme (0,025)
	Kortikoid-ratiopharm®	Salbe (0,1)
	Volon A®	Spray (0,009); Creme, (Haft-)Salbe (0,1)
mäßig stark	*Desoximetason*	
	Topisolon®	Lotio (0,25), Salbe (0,25; 0,05), Fettsalbe (0,25)
	Fluocinolonacetonid	
	Jellin®	Gel, Lsg, Lotio, Schaum, Creme, Salbe (0,025); Creme (0,01)
	Fluocortolon	
	Syracort®	Gel, Creme, Salbe (0,2)
	Ultralan®	Milch, Creme, Salbe, Fettsalbe, Fettspray (0,25)
	Fludroxycortid	
	Sermaka®	Lotio (0,05), Creme, Salbe (0,05, 0,025), Folie (4 µg/cm^2)
milde	*Aclometason-17,21-dipropionat*	
	Delonal®	Creme, Salbe (0,05)
	Fluocortinbutyl	
	Vaspid®	Creme, Salbe (0,075)
	Hydrocortison	
	Cordes®	Creme, Salbe (1)
	Hydrocort mild®	Salbe (0,25)
	Ficortril®	Lotio, Salbe (0,5; 1; 2,5)
	Schericur®	Salbe (0,025)
	Retef®	Creme, Salbe (0,0127)

und γ nur eine mäßig gute Besserung der Ekzeme ohne Beeinflussung des Juckreizes erbracht.

Seit kurzem wird auch die hochdosierte Einnahme von **Gammalinolensäure** (z. B. Epogam®) empfohlen. Diese Behandlung sollte theoretisch statt der Produktion entzündungsfördernder Mediatoren der Arachidonsäurekaskade (z. B. LTB_4, LTC_4) die von weniger proentzündlichen Leukotrienen und von «anti-inflammatorischen» Metaboliten wie PGE_1 fördern. Die klinische Wirksamkeit ist zur Zeit noch umstritten (Berth-Jones & Graham-Brown, 1993). **Retinoide** können das atopische Ekzem verschlechtern, und zwar wahrscheinlich sowohl aufgrund der Hautverdünnung wie auch der Immunmodulation mit Förderung der IgE-Synthese.

Der quälende Juckreiz des atopischen Ekzems spricht nur in eingeschränktem Maße auf **Antihistaminika** an. Man kann sedierende Antihistaminika aber unterstützend während akuter Schübe, z. B. zur Verbesserung der Nachtruhe, einsetzen.

Eine Psychotherapie ist nur von zweifelhaftem Wert, wenngleich Sedativa und Beseitigung von Streßfaktoren Erleichterung verschaffen und für den chronisch kranken Patienten wie auch für die Eltern Therapiegruppen eine wichtige Stütze im Umgang mit der Krankheit bieten können.

Insgesamt erfordert die Therapie der Patienten mit atopischem Ekzem vom Arzt viel Geduld und Verständnis, ein gutes Einfühlungsvermögen und eine geschickte Führung der Betroffenen, um ihnen sowohl beim Vermeiden der Auslöser und der aggravierenden Faktoren des Ekzems eine Hilfe zu bieten wie auch bei der individuellen Anpassung der Lokaltherapie aufgrund der Phase des Ekzems und des Hauttyps des Patienten. Bei Jugendlichen ist auch eine Berufsberatung wesentlich, damit hautbelastende Tätigkeiten oder Arbeiten mit starker Allergenexposition soweit wie möglich vermieden werden.

Literatur

Amon, E. U.: Immunpathologie der atopischen Dermatitis. Dtsch. med. Wschr. **116**, 102 (1991).

Berth-Jones, J., R. A. C. Graham-Brown: Placebo-controlled trial of essential fatty acid supplementation in atopic dermatitis. Lancet **341**, 1557 (1993).

Dorner, W., K. W. Baylock, J. M. Hanifin, W. R. Holder, G. T. Jensen: Guidelines of the care for atopic dermatitis. J. Am. Acad. Dermatol. **26**, 485 (1992).

Gieler, U., A. Ehlers, T. Höhler, G. Burkard: Die psychosoziale Situation der Patienten mit endogenem Ekzem. Hautarzt **41**, 416 (1990).

Haas, N., K. Hamann, J. Grabbe, B. Cremer, B. M. Czarnetzki: Expression of the high affinity IgE-receptor on human Langerhans' cells. Acta Derm. Venerol. (Stockh.) **72**, 271 (1992).

Hanifin, J. M., G. Raijka: Diagnostic features of atopic dermatitis. Acta Derm. Venereol. Suppl. (Stockh.) **92**, 44 (1980).

Ruzicka, T., J. Ring, B. Przybilla eds.: Handbook of atopic eczema. Springer, Berlin (1991).

Sampson, H. A.: Atopic dermatitis. Ann. Allergy **69**, 469 (1992).

Saurat, J.-H.: Eczema in pirmary immun-deficiencies. Acta Derm. Veneereol. (Stockh.) **114**, 125 (1985).

Szentivanyi, A.: The beta adrenergic theory of the atopic abnormality in bronchial asthma. J. Allergy **42**, 203 (1968).

33 Kontaktallergien
J. Grabbe, B. Czarnetzki

33.1 Immunologie

Allergische Reaktionen infolge von Hautkontakt mit verschiedensten Substanzen äußern sich bei Kindern häufiger als Urtikaria (s. Kap. 30) und – im Gegensatz zum Erwachsenenalter – erst in zweiter Linie als Ekzem.

Dieses Ekzem (Dermatitis) stellt eine Hypersensitivitätsreaktion vom verzögerten Typ dar, die pathophysiologisch in einigen Punkten jedoch von einer klassischen Tuberkulinreaktion abweicht (Bergstresser, 1989; Thestrup-Pedersen et al., 1989): Die Sensibilisierung nimmt ihren Ausgang nicht in der Dermis, sondern in der Epidermis; Lipidlöslichkeit und niedriges Molekulargewicht (< 500 Dalton) erleichtern die Penetration der inkompletten Allergene (Haptene) durch das Stratum corneum zu suprabasalen dendritischen Zellen der Epidermis. Die Haptene werden von diesen sog. Langerhans-Zellen, die konstitutiv MHC II-Antigene exprimieren, aufgenommen und zum Vollantigen komplettiert (Abb. 33/1: A). Die durch diesen Vorgang aktivierten Langerhans-Zellen wandern über lymphatische Gefäße der Dermis (B) zu den regionalen Lymphknoten (C), um dort das Antigen zusammen mit MHC II-Molekülen zu präsentieren. Damit und durch die Freisetzung aktivierender Zytokine stimulieren sie in der parakortikalen Zone naive T-Lymphozyten zu klonaler Expansion und zur Differenzierung in Effektor- und Memory-Zellen. Im allgemeinen benötigt es 8 bis 21 Tage, bis diese T-Zellen dann über den Blutkreislauf (D) in der Haut auftauchen.

Im Regelfalle verläuft diese Sensibilisierung (Induktionsphase) klinisch inapparent. Erst der Zweitkontakt (E) mit dem Antigen führt zu einer sichtbaren Antwort (Auslösephase): Es kommt zu Proliferation und Differenzierung von T-Effektorzellen und in der Folge durch die proinflammatorische Wirkung lymphozytärer Mediatoren zur chemotaktischen Einwanderung polymorphkerniger und mononukleärer Zellen und den entzündlichen Veränderungen eines Ekzems: Histologisch findet sich in der Dermis und der Epidermis ein interzelluläres Ödem (Spongiose der Epidermis) bis zur Bildung intraepidermaler Vesikel. Daneben bestehen perivaskuläre Infiltrate vorwiegend aus reifen T-Lymphozyten, die zu 67 bis 99% CD4-positive Helfer-/Inducerzellen darstellen und exozytotisch in die Epidermis einwandern.

Neben den beschriebenen «proallergischen» Mechanismen, die für Sensibilisierung und Ekzementstehung verantwortlich sind, existiert für beide Phasen auch ein supprimierender Schenkel im pathophysiologischen Ablauf. So kann experimentell durch enterale oder parenterale Allergenapplikation unter Umgehung des Hautweges eine Allergen-spezifische, übertragbare Toleranz erzeugt werden. Die einzelnen Elemente dieses «antiallergischen» Systems, beispielsweise T-Suppressor-Zellen oder lösliche Faktoren wie Anti-Idiotyp-Antikörper, sind bislang nur in Tiermodellen besser charakterisiert. Die Übertragung dieser Mechanismen im Sinne einer Toleranzerzeugung oder Hyposensibilisierung auf den Menschen analog

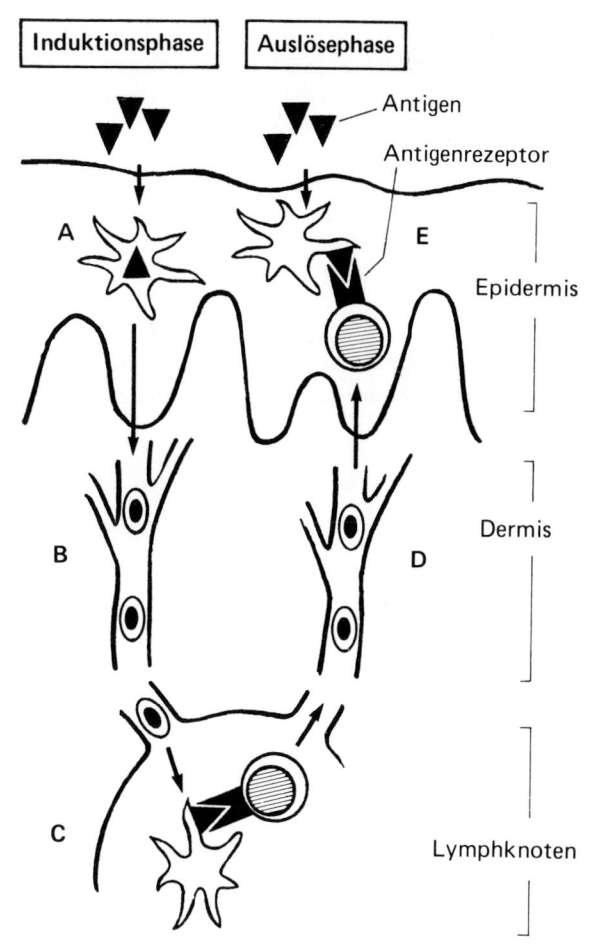

Abb. 33/1: Pathophysiologie des allergischen Kontaktekzems (Erläuterungen: siehe Text)
▲ Antigen ▰ Antigenrezeptor

Allergisches Kontaktekzem bei einem 9jährigen Mädchen auf Parabene (Konservierungsstoff in verwendeter Handsalbe)

zu den Inhalationsallergenen ist bisher über erste Versuchsstadien nicht hinausgekommen.

33.2 Epidemiologie

Die verfügbaren Daten über die Häufigkeit von allergischen Kontaktekzemen im Kindesalter sind beschränkt und ergeben kein klares Bild. Dies erklärt sich aus den uneinheitlichen Testmodalitäten der Untersucher und mehr noch der verschiedenartigen Zusammensetzung der getesteten Patientengruppen. Daneben sind regionale Besonderheiten wie die Verbreitung hochallergener Pflanzen (Giftefeu in Nordamerika) und Unterschiede in Lebensgewohnheiten wie Kleidung (Turnschuhe, Modeschmuck) oder auch ärztlicher Therapie (Wundbehandlung) von Bedeutung.

Insgesamt bleibt festzuhalten, daß das allergische Kontaktekzem bis zum 14. Lebensjahr eine seltene Erkrankung ist und in Nordamerika und Europa nur ungefähr ein Fünftel aller Dermatitisfälle darstellt (Weston, 1986; Kruiters, 1989). Demgegenüber sind atopische oder nichtallergische irritative Ekzeme eindeutig häufiger.

33.3 Klinik

Ätiopathogenetisch und klinisch muß die allergische von der irritativen Kontaktdermatitis unterschieden werden: Letztere tritt prinzipiell bei allen Betroffenen nach Kontakt mit einer chemischen oder physikalischen Noxe auf; ihr Schweregrad ist dabei abhängig von der individuellen Konstitution (Kinder, insbesondere Atopiker haben eine irritablere Haut) und der Stärke der angreifende Noxe. Typischerweise bleibt das Ekzem streng auf das Einwirkareal beschränkt und heilt nach Weglassen des schädlichen Agens meist rasch und unkompliziert ab. Eine häufig vorkommende Form im Kindesalter ist die irritative Windeldermatitis, die als Resultat multipler Faktoren (Okklusion, Reibung, Mazeration und chemische Noxen aus Fäzes und Urin) entsteht.

Dagegen tritt eine allergische Kontaktdermatitis nur bei entsprechend Sensibilisierten auf; ihre Ausprägung ist weitgehend unabhängig von der Menge des applizierten Allergens, sie reicht oft über die eigentliche Kontaktfläche hinaus und zieht in schweren Fällen größere Körperpartien, vereinzelt sogar die gesamte Haut in Mitleidenschaft («Streuung»). Der Verlauf ist eher chronisch oder zu Rezidiven neigend, besonders solange das Allergen nicht identifiziert oder Karenz nicht vollständig einzuhalten ist.

Prinzipiell kann eine allergische Kontaktdermatitis unter allen Erscheinungsformen eines Ekzems auftreten: Rötung, Papeln, seröse Exsudation, Erosionen und schließlich Abschuppung (s. Farb-Abb. FA 11, Farbtafel II) beherrschen bei akuten Verläufen das Bild; chronische Formen mit Lichenifikation der Haut sind dagegen im Kindesalter eher selten anzutreffen.

Die Diagnose einer allergischen Kontaktdermatitis ergibt sich im allgemeinen aus der Anamnese und der Ekzemlokalisation; beide lassen Rückschlüsse auf das verursachende Allergen zu (siehe Tab. 33/1).

Wie im Erwachsenenalter liegen auch bei Kindern Sensibilisierungen gegen Metalle, insbesondere Nickel und Dichromat, nach ihrer relativen Häufigkeit an der Spitze. Dabei ist auf die große Bedeutung hinzuweisen, die das frühzeitige Stechen von Ohrlöchern und Tragen von nikkelhaltigem Schmuck für die Entwicklung einer entsprechenden Allergie hat. Das Spektrum der Allergene ist – wie schon erwähnt – regional unterschiedlich und dabei auch von der Verbreitung bestimmter Therapeutika abhängig. Insbesondere trifft dies auf Antibiotika wie Neomycin und quecksilberhaltige Antiseptika zu, die heute noch Bedeutung als Konservierungsstoffe in Vakzinen haben. Eine bekannte Sensibilisierung gegen das Thiomersal führt aber bei richtiger Impftechnik nicht zu allergischen Komplikationen, auch wenn dieses Konservierungsmittel im Impfstoff enthalten ist (Aberer, 1991).

Tab. 33/1: Lokalisation allergischer Kontaktekzeme und ihre häufigsten Ursachen

Lokalisation	Auslöser	Allergene (Beispiele)
Gesicht	externe Therapeutika, Kosmetika	Neomycin Benzoylperoxyd Konservierungsstoffe Duftstoffe Perubalsam Lanolin
	Nahrungsmittel	verschiedene Proteine Gewürze
	Früchte	ätherische Öle
Ohrläppchen, Hals, Handgelenke	Schmuck	Nickelsulfat
Hände	Spielzeug, Bastelmaterial	Formaldehyd Benzoylperoxyd Klebstoffe Farbstoffe Konservierungsstoffe
Brust	Salben	ätherische Öle
Füße	Schuhe	Gummichemikalien Farbstoffe Klebstoffe Gerbstoffe (Chromate)

33.4 Testung

Bislang stellt die Epikutantestung die einzig praktikable und brauchbare Testmethode zur Feststellung einer Kontaktsensibilisierung dar. Die Modalitäten und die Ablesung entsprechen den Gepflogenheiten bei der Testung Erwachsener (Fisher, 1986). Von besonderer Bedeutung ist dabei wegen der erhöhten Irritierbarkeit kindlicher Haut die Abgrenzung allergischer von irritativen Reaktionen, wie sie beispielsweise bei Metallsalzen, Formaldehyd und Duftstoffen vorkommen und sich auch als follikuläre Papeln oder Pusteln äußern können. Nach Untersuchungen an größeren Kollektiven bis 500 Probanden (Balato et al., 1989; Kuiters et al., 1989; Pevny et al., 1984; Weston et al., 1986) wird die Epikutantestung mit den allgemein gebräuchlichen Testkonzentrationen aber auch für Kinder als sicher und aussagekräftig angesehen.

Für die Beratung des Patienten bzw. der Eltern ist es nach Durchführung der Testung unbedingt nötig, die positiven Reaktionen hinsichtlich ihrer Bedeutung für die Dermatitis einzuschätzen; viele Sensibilisierungen gewinnen auch bei Kontakt mit dem Allergen durchaus nicht Krankheitswert in Form eines Ekzems (Weston et al., 1986). Andererseits kann der relevante Anteil der Reaktionen bei richtiger Indikation und Durchführung der Epikutantestung bis zu 92 Prozent betragen (Rademaker und Forsyth, 1989).

33.5 Therapie

Die Behandlung einer allergischen Kontaktdermatitis erfolgt orientiert an der klinischen Symptomatik nach den allgemeinen Richtlinien der Ekzemtherapie (vgl. Kap. 32). Nur in den seltenen Fällen einer generalisierten Reaktion wird die kurzfristige systemische Anwendung von Kortikosteroiden, ausgehend von 1–2 mg Prednisolonäquivalent/kg KG notwendig sein.

Da eine spezifische Hyposensibilisierungsbehandlung bis heute nicht etabliert werden konnte, ist die einzige kausale Therapie bislang die Allergenkarenz. Dazu ist eine genaue Aufklärung über das Vorkommen des Allergens und die sorgfältige Aufdeckung von Allergenquellen von Bedeutung.

33.6 Prognose

Die meisten Langzeitstudien über den Verlauf von Kontaktallergien weisen auf eine eher schlechte Prognose hin (Hogan et al., 1990): Sensibilisierungen persistieren oft für mindestens 10 Jahre und führen damit bei Reexposition mit dem Allergen zu erneuten Ekzemschüben. Untersuchungen, ob Kontaktallergien bei Kindern sich abweichend von denen Erwachsener verhalten, liegen dagegen noch nicht vor. Gerade deswegen kommt einer Beratung von Jugendlichen mit Kontaktallergien bei der Berufsfindung eine große Bedeutung bei, damit prophylaktisch der Zunahme von Berufsdermatosen begegnet werden kann.

Literatur

Aberer, W.: Vaccination despite thiomersal sensitivity. Contact Dermatitis 24, 6 (1991).

Balato, N., G. Lembo, C. Patruno, F. Ayala: Patch testing in children. *In:* Current topics in contact dermatitis (P. J. Frosch, et al., eds.) Springer, Berlin, 73 (1989).

Bergstresser, P. R.: Sensitization and elicitation of inflammation in allergic contact dermatitis. *In:* Immune mechanisms in cutaneous disease (D. A. Norris, ed.) Marcel Dekker, New York, 219 (1989).

Fisher, A. A.: The role of age, sex, color of skin in contact clermatitis. *In:* Contact dermatitis (A. A. Fisher) Lea & Febiger, Philadelphia, 49, 1986.

Hogan, D. J., C. J. Dannaker, H. I. Maibach: The prognosis of contact dermatitis. J. Am. Acad. Dermatol. 23, 300 (1990).

Kuiters, G. R. R., J. H. Sillevis Smitt, E. B. Cohen, J. D. Bos: Allergic contact dermatitis in children and young adults. Arch. Dermatol. 125, 1531 (1989).

Pevny, I., M. Brennenstuhl, G. Razinskas: Patch testing in children (I) Collective test results; skin testability in children. Contact dermatitis 11, 201 (1984).

Rademaker, M., A. Forsyth: Contact dermatitis in children. Contact Dermatitis 20, 104 (1989).

Thestrup-Pedersen, K., C. Gronhoj, J. Ronnevig: The immunology of contact dermatitis. A review with special reference to the pathophysiology of eczema. Contact dermatitis 20, 81 (1989).

Weston, W. L., J. A. Weston, J. Kinoshita, S. Kloepfer, L. Carreon, S. Toth, D. Bullard, K. Harper, S. Martinez: Prevalence of positive epicutaneous tests among infants, children and adolescents. Pediatrics 78, 1070 (1986).

34 Allergien gegen Nahrungsmittel
S. Strobel, U. Wahn

«Was ist Nahrung für den Einen, ist dem Andern tödlich Gift.»
Titus Lucretius Carus
(55 v. Chr.)

Nicht jede Unverträglichkeitsreaktion nach Nahrungsmittelgenuß ist allergisch bedingt. Unverträglichkeitsreaktionen können auch durch direkte toxische Wirkung der Nahrungsmittel und/oder auf dem Boden von Enzymdefekten, wie z. B. beim Laktasemangel, ausgelöst werden (Abb. 34/1).

Immer dann, wenn bekannte immunologische Mechanismen für die Reaktion verantwortlich sind, kann man von einer Nahrungsmittelallergie sprechen. (Im amerikanischen Sprachgebrauch werden unter «Allergie» häufig nur IgE-vermittelte Reaktionen verstanden). Am Beispiel einer allergischen Reaktion gegen Nahrungsmittel berichteten Prausnitz und sein fischallergischer Mitarbeiter Küstner im Jahre 1921 zum ersten Mal über die Übertragung des «allergischen Prinzips» mittels Serum (= IgE Antikörper). Die durch Immunglobulin E vermittelten allergischen Reaktionen gegen Nahrungsbestandteile sind bis heute die am besten untersuchten und verstandenen Reaktionsformen. Es ist zu betonen, daß allergische Unverträglichkeitsreaktionen gegen Nahrungsmittel auch ohne positiven Nachweis im Hauttest oder RAST möglich sind, insbesondere dann, wenn sie durch andere immunologische Überempfindlichkeitsreaktionen vom verzögerten Typ vermittelt werden (siehe oben). Nahrungsmittelallergene in weitesten Sinne sind alle diejenigen Stoffe (Antigene), die «in einer Person eine veränderte immunologische Reaktionsbereitschaft des Organismus nach erneuter Zufuhr des Antigens auslösen (C. von Pirquet, 1906).

34.1 Immunregulation nach oraler Antigenzufuhr

Das darmassoziierte Lymphgewebe ist im Gegensatz zu anderen mukosa-assoziierten Lymphgeweben (Bronchialschleimhaut, Brustdrüse) einem konstantem Strom von Fremdeiweißen, Bakterien, Parasiten und Viren ausgesetzt. Schon im Säulingsalter kommt der Gastrointestinaltrakt mit einer Vielzahl von Fremdproteinen in Kontakt. Das führt zu einer Vielzahl – meist harmloser – immunologischer Reaktionen, die entweder systemisch oder lokal in der Darmmukosa ablaufen und durch das darmassoziierte Immunsystem geregelt werden.

Die Immunantwort nach oraler Zufuhr eines Antigens ist unter anderem bestimmt durch die absorbierte Menge, die immunologische Qualität, das Lymphozyten-Rezirkulationsmuster des darmassoziierten Lymphgewebes (GALT) sowie durch die Art und Weise der Antigenpräsentation. Voraussetzung für eine Immunantwort ist die Aufnahme des Antigens in das Körpergewebe. Die Aufnahme geringer Mengen (10^{-4}–10^{-7} der zugeführten Menge) unverdauter Makromoleküle (Nahrungsmittel-

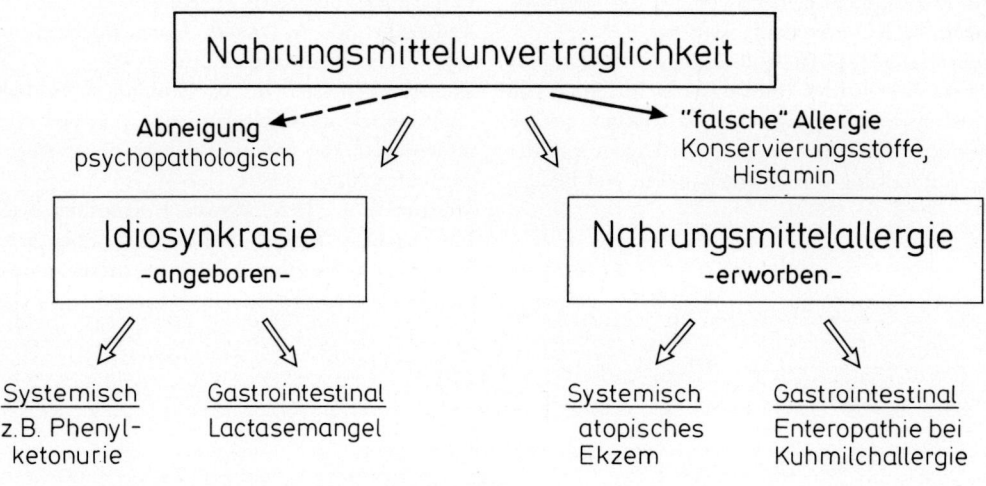

Abb. 34/1: Unverträglichkeits-Reaktionen gegen Nahrungsmittel.

Allergien gegen Nahrungsmittel

Proteine) in den Blutkreislauf ist ein normales Phänomen. Die Proteine können die Darmmukosa auf verschiedenen Wegen durchqueren, wobei die energieverbrauchende Pinozytose/Exozytose der am besten untersuchte Mechanismus ist (Abb. 34/2). Den Peyerschen Plaques und deren spezialisierten antigen-präsentierenden M-Zellen kommt bei der Antigen-präsentation an das darunterliegende immunkompetente organisierte Lymphgewebe des GALT höchstwahrscheinlich eine wichtige Bedeutung zu (Abb. 34/3).

Veränderungen der normalen Permeabilität und/oder der normalen Antigenpräsentation der Schleimhaut können zu einer erhöhten Sensibilisierungsrate führen. Anhaltspunkte hierfür sind erhöhte Nahrungsmittelantikörperspiegel, wie bei entzündlichen Darmerkrankungen und der Zöliakie beschrieben. (Siehe Kap. 35). Lokale anaphy-

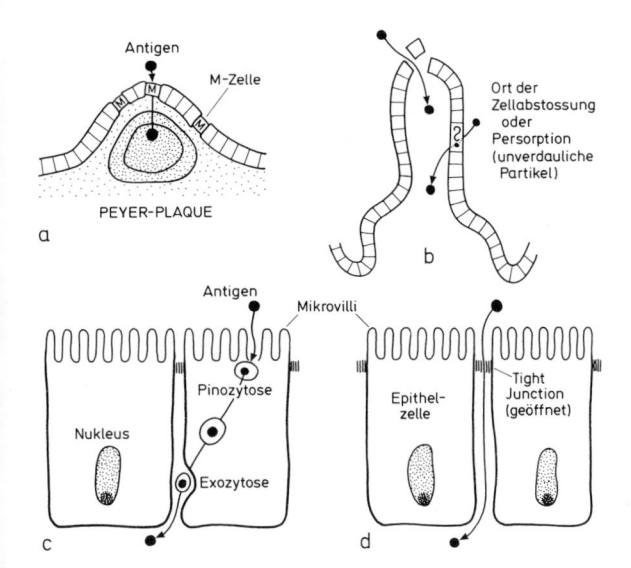

Abb. 34/2: Antigenaufnahme über die Darmschleimhaut – vereinfachte Darstellung –
Antigene (●) können die immunkompetenten Zellen des darmassoziierten Lymphgewebes (GALT) über verschiedene, zum Teil noch unbekannte Wege (? Persorption für unverdauliche Partikel bis zu 100 nm Durchmesser) (b) erreichen. Antigene werden über die M-Zellen (a) und/oder einen pinozytotischen Prozeß (c) aufgenommen. In der Mukosa ablaufende Immunreaktionen können andere Wege eröffnen und die Makromolekülabsorption erhöhen (z. B. parazellulär) (d).

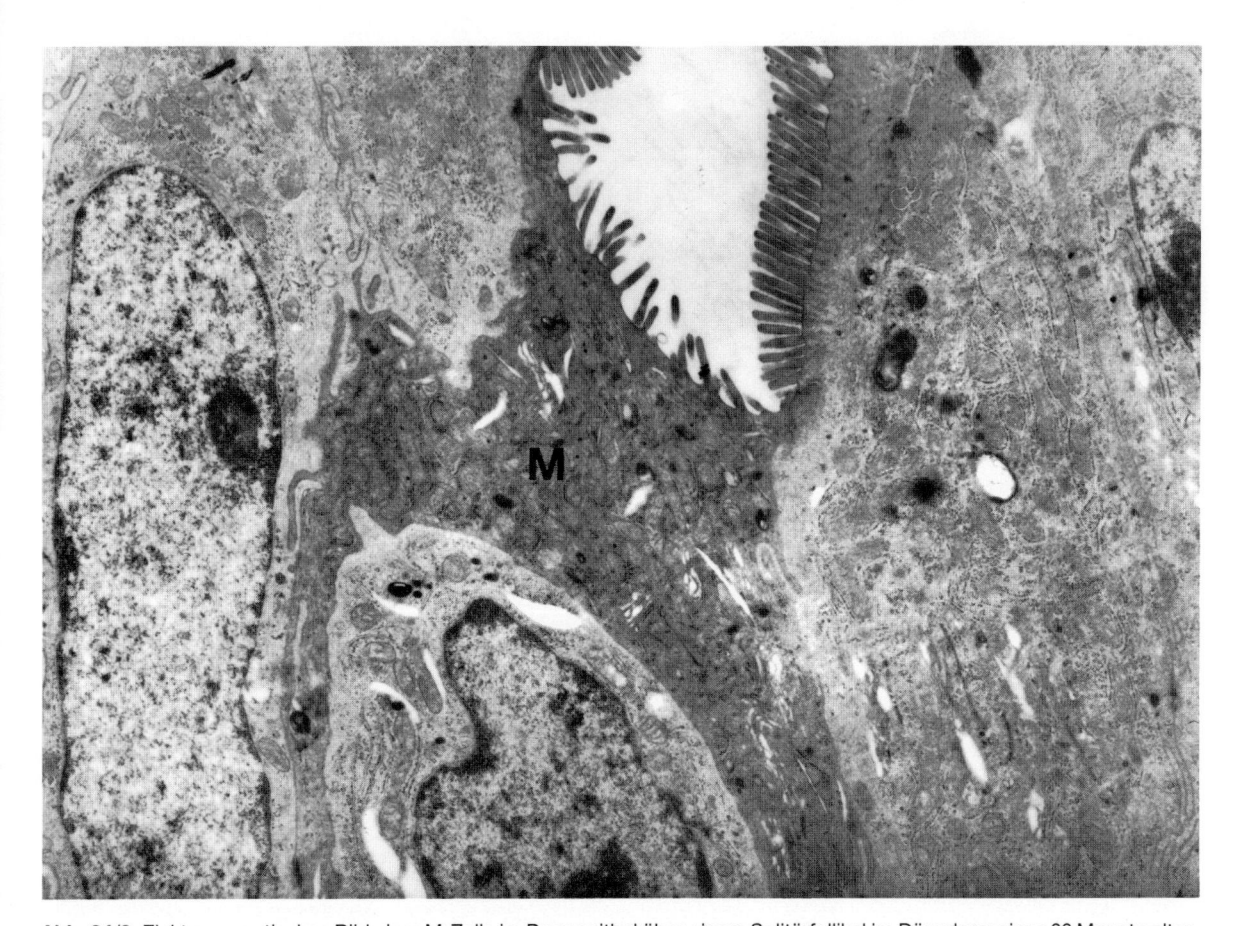

Abb. 34/3: Elektronenoptisches Bild einer M-Zelle im Darmepithel über einem Solitärfollikel im Dünndarm eines 22 Monate alten Kindes mit Lambliasis. M-Zellen sind relativ selten beim Menschen nachzuweisen und machen nur etwa 1% der Oberfläche des Darmepithels aus (in: Lebenthal (ed.), 1984) (Abb. A. Phillips, London)

laktische Reaktionen in der Darmschleimhaut können die intestinale Permeabilität gegen eine Vielzahl von Antigenen unspezifisch erhöhen und so unter Umständen eine sekundäre Sensibilisierung verursachen, die neben IgE und möglicherweise Immunkomplexreaktionen auch zur Ausbildung von zellvermittelten Reaktionen führen kann. Schäden der Darmmukosa im Sinne eine Zottenatrophie (s. Farb-Abb. FA 12, Farbtafel II) sind höchstwahrscheinlich Ausdruck einer zellvermittelten Reaktion (siehe auch Zöliakie) (Abb. 34/4). Die Immunantwort des darmassoziierten Lymphgewebes (GALT) nach Nahrungsaufnahme besteht aus drei häufig eng miteinander verbundenen Reaktionen. Eine Störung der Homöostase auf einer dieser Ebenen kann zu einer Sensibilisierung des Organismus führen. Diese Ebenen sind Immunexklusion, Immunelimination und Immunregulation (orale Toleranz).

Die **Immunexklusion** ist definiert als Mechanismus, der die Protektion der Mukosaoberfläche durch lokal gebildete Antikörper (IgA, IgM) bewirkt. Unspezifische Faktoren wie Verdauung, Schleimproduktion und Peristaltik bestärken den Effekt.

Die **Immunelimination** tritt in Kraft, sobald die Antigene die «erste Linie der Verteidigung» (gebildet durch sekretorische Immunglobuline, Mukus und unspezifische Faktoren) durchbrochen haben. Lokal gebildete Immunglobuline übernehmen diese Aufgabe, indem sie Immunkomplexe mit den Nahrungsmittelantigenen (im allgemeinen ohne Aktivierung der Komplementsystems) bilden, die dann über das retikuloendotheliale System (RES) eliminiert werden (Abb. 34/4).

Immunregulation (Orale Toleranz). Die Nahrungsaufnahme führt allgemein zur oralen Toleranz, einer antigen-

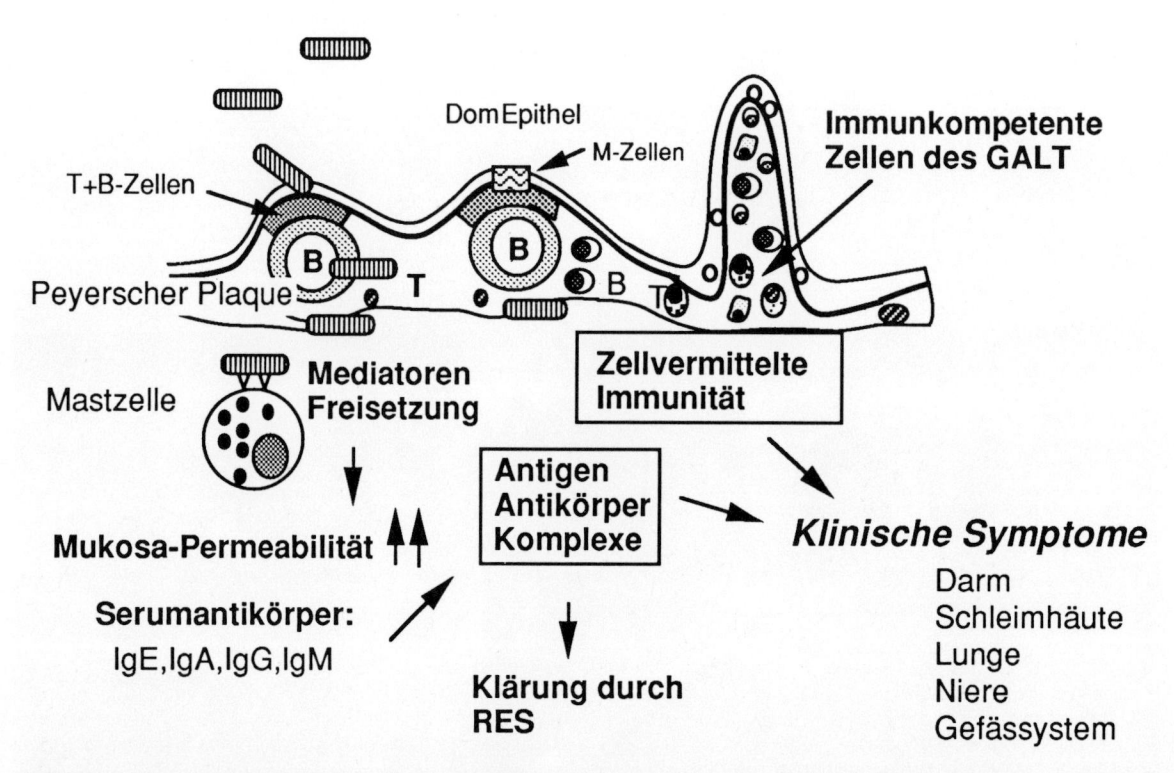

Abb. 34/4: Nahrungsmittel-Proteine werden zum größten Teil im Darm verdaut, geringe Mengen werden jedoch ungespalten absorbiert in Mengen (ng/ml), die ernährungsphysiologisch unbedeutend sind, aber immunologische Reaktionen auslösen können. Nach Sensibilisierung im IgE Bereich kann es nach Antigen-Zufuhr zur Freisetzung/Neubildung inflammatorischer Mediatoren durch die Mastzellen kommen (Brückenbildung von 2 IgE Molekülen auf der Oberfläche). Klinische Symptome wie Anaphylaxie, Erbrechen und Diarrhoe können die Folge sein. Gleichzeitig wird die Permeabilität der Schleimhaut erhöht. Bei bereits normalerweise vorhandenen Serumantikörpern gegenüber Makromolekülen kann es zur Immunkomplexbildung im Antigen-Überschuß kommen. Diese – schlecht löslichen – Komplexe können durch Komplementaktivierung und/oder direkte Ablagerung im Gewebe Erkrankungen auslösen. Die normalerweise nach einer Mahlzeit vorhandenen Immunkomplexe werden über das Retikulo-endotheliale System (RES) geklärt.
Durch Sensibilisierung des GALT kommt es zusätzlich zu zellvermittelten Immunreaktionen, die ebenso direkt oder durch Freisetzung von Zytokinen zu klinischen Symptomen führen (siehe auch Abb. 34/5).

Überlegungen zur oralen Toleranzentwicklung und Sensibilisierung

Nahrungsmittelantigene
(?Autoantigene)

Orale Zufuhr

Darmschleimhaut   Peyerscher Plaque

Brustdrüse
Lunge
Urogenitaltrakt

T Lymphozyten Rezirkulation

Blutkreislauf

T-Zellen

Antigen Präsentation

MHC II

CD 4
T-Zelle

?

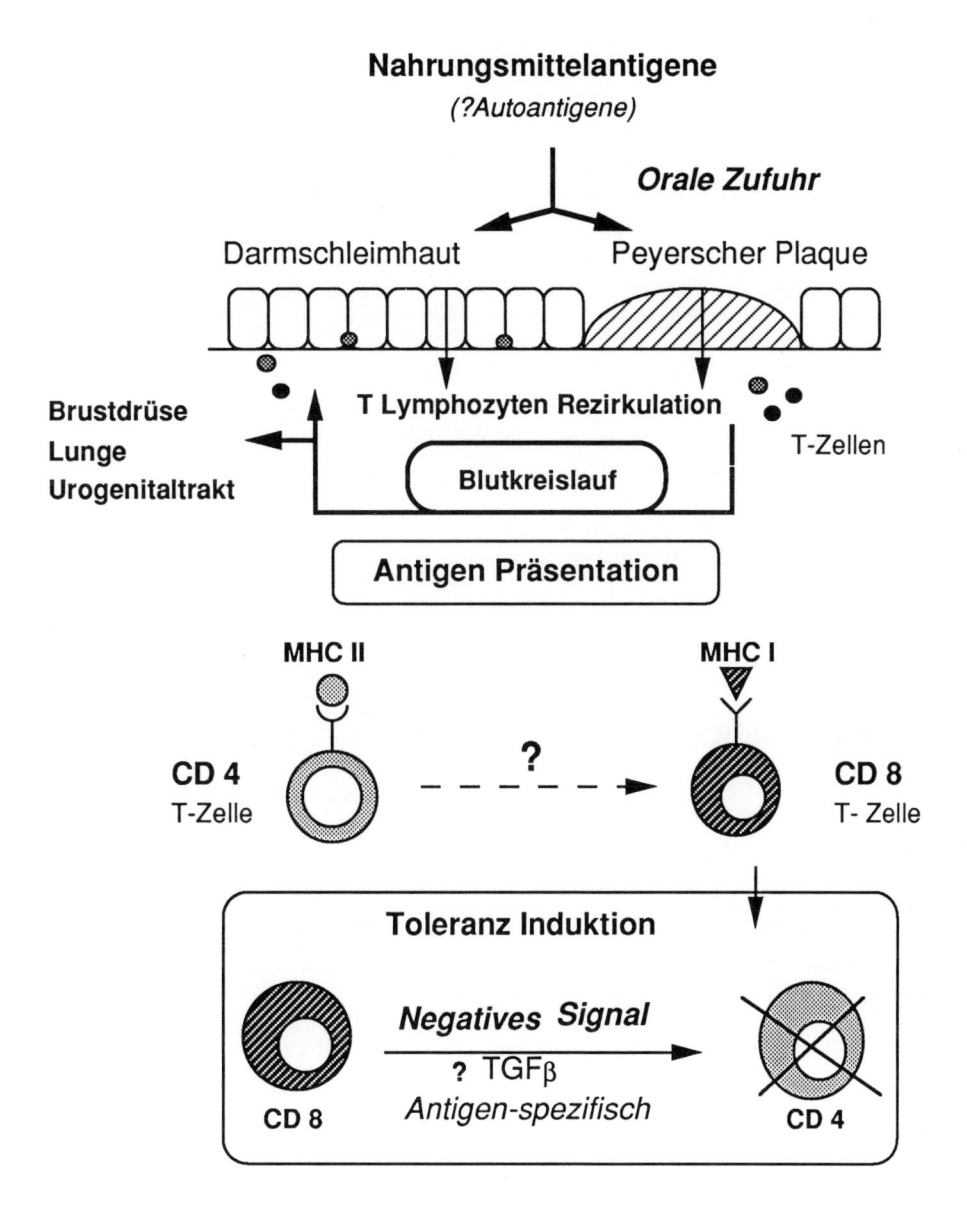

MHC I

CD 8
T- Zelle

Toleranz Induktion

CD 8

Negatives Signal
? TGFβ
Antigen-spezifisch

CD 4

Abb. 34/5: Durch Störung des fein regulierten Suppressor Mechanismus im Bereich des GALT kommt es zur Rezirkulation sensibilisierter antigen-spezifischer T-Lymphozyten. Bei wiederholter Antigenzufuhr z. B. über die Darmschleimhaut kommt es zur Sekretion enteropathischer Zytokine, die zur Schleimhautschädigung führen kann. Die orale Zufuhr von Nahrungsmittelantigenen führt im allgemeinen zur lokalen Produktion von sekretorischen IgA und zu teilweiser Unterdrückung des systemischen IgG Produktion. Zellvermittelte Immunreaktionen, die zu direkter (Zytotoxizität) und indirekter (via Zytokinen) Gewebeschädigungen führen, werden generell vollkommen unterdrückt. CD8 positive «Suppressorzellen» können z. B. CD4 positive «Helferzellen» durch antigenspezifische Freisetzung von TGFβ (transforming growth facor) supprimieren.

Tab. 34/1: Häufige Symptome bei Kindern mit (vermuteter) Nahrungsmittelallergie

Gastrointestinaltrakt	Respirationstrakt	Haut
«orales Allergiesyndrom»	Husten	Urtikaria
Erbrechen	Atemnot	Konjunktivitis
Diarrhoe	Rhinitis	Ekzem (atopisch)
Koliken	milde Obstruktion	Kontakt-Ekzem
Reflux	Asthma	
Gedeihstörung		
Konstipation		
Irritables Kolon		
Gastrointestinaler Blutverlust		

Andere Organsysteme wie zum Beispiel das Hals-Nasen-Ohren-Gebiet (z. B. Otitis), Zentralnervensystem (Migräne, Hyperaktivitäts-Syndrom), der Urogenitaltrakt und andere können in Einzelfällen Zielorgane für Nahrungsmittel-induzierte klinische Symptome sein.

spezifischen, Nicht (oder Hypo-) -Reaktivität bei erneuter Antigenzufuhr. Dieses immunologische Phänomen ist seit langem bekannt und basiert zumindest teilweise auf einer Suppression der systemischen Immunantwort durch Suppressor T-Lymphozyten mit vermutlich anschließender systemischer antigenspezifischer Anergie (Abb. 34/5).

34.2 Klinische Manifestationen

Allergische Reaktionen gegen Nahrungsmittel können insbesondere bei atopisch prädisponierten Kindern bereits in den ersten Lebenswochen auftreten und prinzipiell alle Organsysteme betreffen (Tabelle 34/1).
Die Prävalenz der Nahrungsmittelallergie in der Bevölkerung liegt bei etwa 5–8%. Die Inzidenz der Kuhmilchallergie ermittelt in prospektiven Studien liegt bei etwa 2%, und ihre Prävalenz ist in den ersten zwei Lebensjahren am höchsten. In der Mehrzahl der Fälle mündet die Phase der Sensitivität des Säuglings- und frühen Kleinkindesalter in eine Phase der – zumindest klinischen – Toleranz, die im allgemeinen zwischen dem 3. und 7. Lebensjahr zu beobachten ist. Ob es sich bei dieser Entwicklung um eine echte – immunologisch vermittelte – Toleranz handelt, ist bis heute nicht eindeutig verstanden. Sensibilisierungen gegen Nahrungsmittel, die erst im späteren Kindesalter auftreten (Fisch, Nüsse) neigen eher zu einer Persistenz über Jahrzehnte und geben bis ins Erwachsenenalter hinein Anlaß zu klinischen Reaktionen.
Die Vielzahl der klinischen Erscheinungen, die auf den Genuß von Nahrungsmitteln unter Vermittlung des Immunsystems zu beobachten sind, lassen sich nach dem zeitlichen Ablauf in Früh (Sofort)- und Spätreaktionen einteilen. Sie betreffen in erster Linie den Magen-Darm-Trakt, die Haut oder die Atemwege, entweder allein oder in unterschiedlich starker Ausprägung auch in beliebiger Kombination (Metcalfe et al, 1991, Chandra, 1984).

34.2.1 Gastrointestinal-Trakt

Zahlreiche Nahrungsmittel führen im Bereich von Mund und Rachen zu Juckreiz oder Mukosaödem, welches unmittelbar nach Kontakt nach alimentären Allergenen auftritt («Orales Allergie-Syndrom»). Die Sofortreaktion manifestiert sich als Kolik, gelegentlich mit Meteorismus und Erbrechen, die verzögerte Reaktion als wässrige Diarrhoe, der gelegentlich auch Blut beigemengt ist. Bei länger andauernder klinischer Symptomatik kann sich eine – pathogenetisch ungeklärte – «unbehandelbare» Diarrhoe mit Gedeihstörung entwickeln. (Tabelle 34/2). Eine seltene, ätiologisch unvollständig geklärte Erkrankung, die eosinophile Gastroenteritis, kann in einigen

Tab. 34/2: Klinische Reaktionsmuster bei Nahrungsmittelallergie (am Beispiel der Kuhmilchallergie im Kindesalter)

Gruppe 1
sofortige klinische Symptome nach Zufuhr geringer Mengen, z. B. Urtikaria, respiratorische Symptome, Erbrechen
Hauttest: gewöhnlich positiv

Gruppe 2
Gastrointestinale oder dermale Symptome nach Gabe von mittleren Mengen innerhalb weniger Stunden (½–4) z. B. Diarrhoe, Koliken, Ekzem
Hauttest: gewöhnlich negativ

Gruppe 3
Multi-System Erkrankung, oft nach dem 1. Lebensjahr nach Gaben von größeren Mengen mit häufig verzögertem Beginn der Symptome (> 24 Stunden)
Hauttest: gewöhnlich negativ (außer bei Kindern mit Ekzem)

Im allgemeinen gilt, daß für die Auslösung von Sofortreaktionen nur minimale Proteinmengen (Mikrogramm–Milligramm) erforderlich sind, während verzögert auftretende Reaktionen meist erst durch hohe Allergengaben (1–100 g Protein) induziert werden.

Farbtafel I

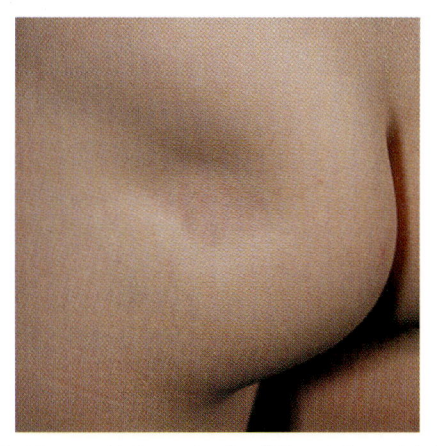

FA 1: Subkutane Nekrose im Gesäßbereich nach Injektion eines Corticoid-Kristallsuspension-Präparates (s. Kap. 21).

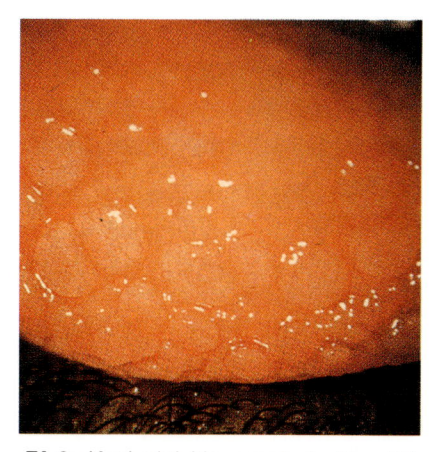

FA 2: Konjunktivitis vernalis (s. Kap. 25)

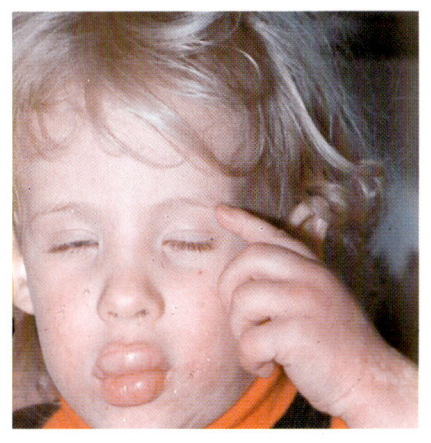

FA 3: Akute Urtikaria bei Nahrungsmittelallergie (s. Kap. 30)

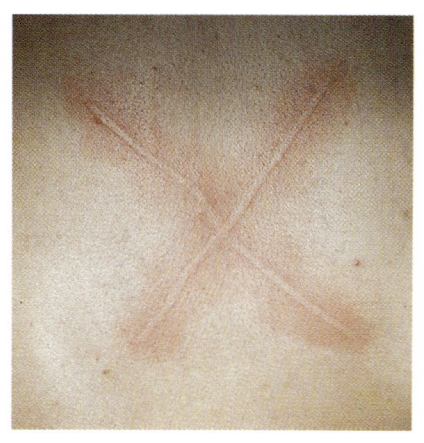

FA 4: Positiver Dermographismus bei Urticaria factitia (s. Kap. 30)

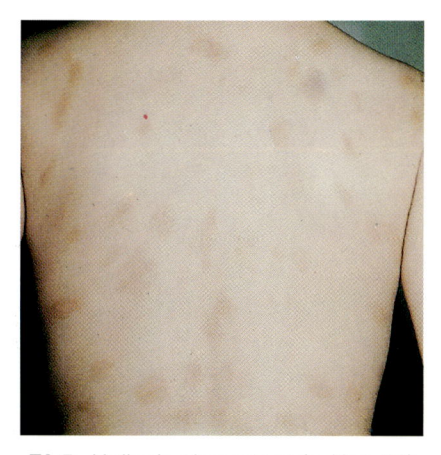

FA 5: Urtikaria pigmentosa (s. Kap. 30)

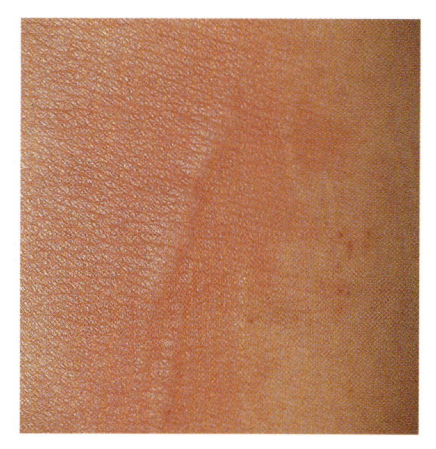

FA 6: Urtikaria pigmentosa. Quaddel-Erythem-Reaktion durch mechanische Irritation der pigmentierten Hautareale (s. Kap. 30)

Farbtafel II

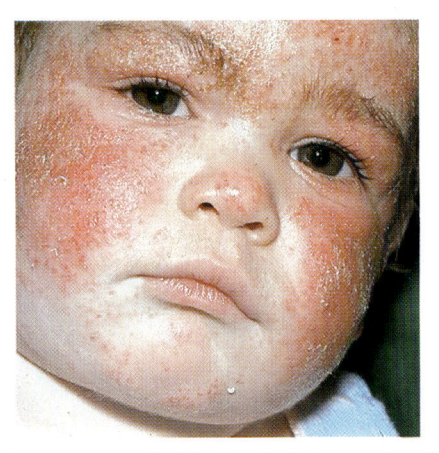

FA 7: Crusta lactea (Milchschorf). Schuppenkrusten auf erythematösem Grund mit Betonung der seitlichen Gesichtspartien (s. Kap. 32).

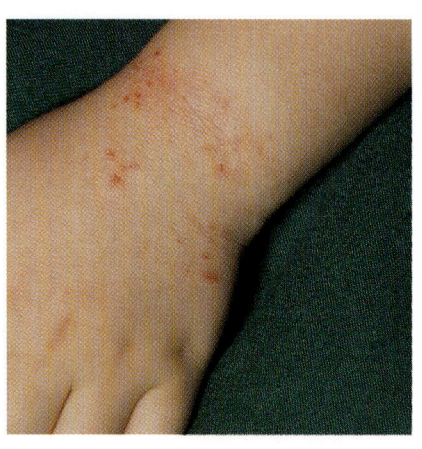

FA 8: Vergröberung des Hautfaltenreliefs (Lichenifikation) und Kratzeffekte (Exkoriationen) über dem linken Handgelenk (s. Kap. 32).

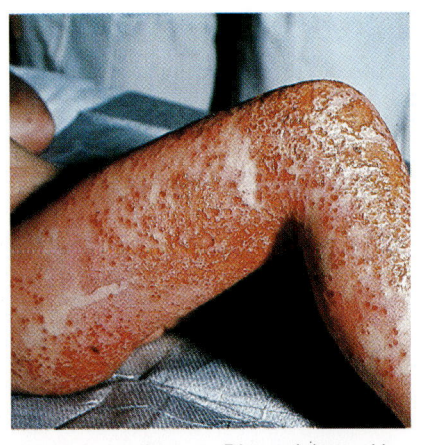

FA 9: Eczema herpeticatum. Disseminierter Herpes-simplex-Befall auf dem Boden einer atopischen Dermatitis (s. Kap. 32).

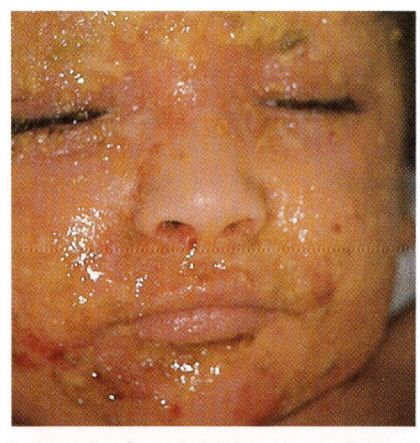

FA 10: Bakterielle Superinfektion durch *Staphylococcus aureus* bei atopischer Dermatitis (s. Kap. 32).

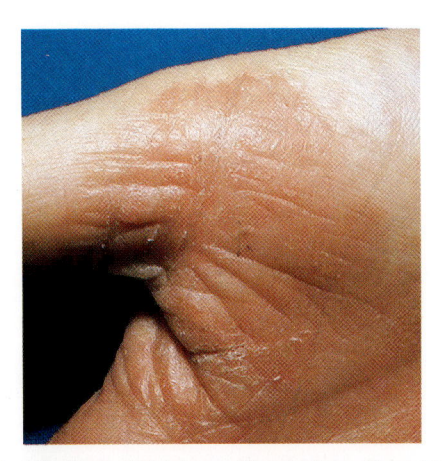

FA 11: 9jähriges Mädchen: Allergisches Kontaktekzem auf Parabene (Konservierungsstoff in einer Handsalbe) (s. Kap. 33).

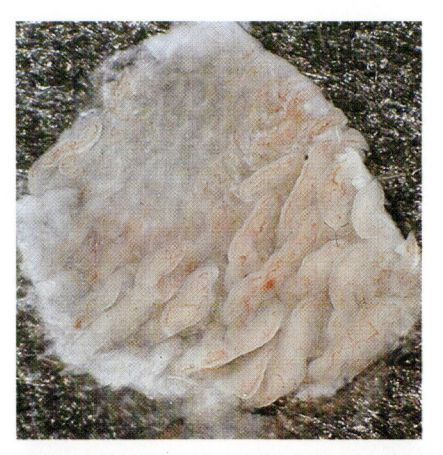

FA 12: Diskontinuierliche («patchy») Zottenatrophie bei einem 9 Monate alten Säugling mit einer postenteritischen Eiweiß-Unverträglichkeit (Milch). Lupenmikroskopie, 5fache Vergrößerung (s. Kap. 34).

Farbtafel III

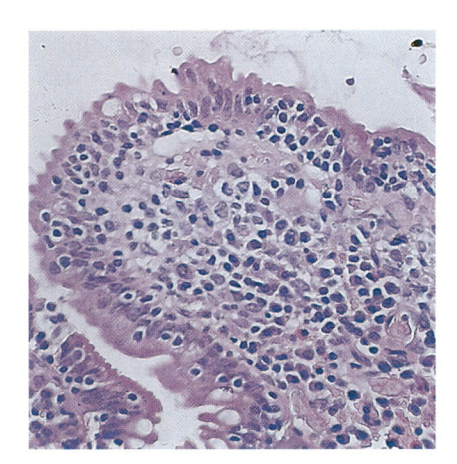

FA 13: Ausgeprägte Infiltration des Zottenepithels mit Lymphozyten nach Gluten-Belastung bei einem 8jährigen Mädchen mit Zöliakie (Aufnahme: A. Phillips, London) (s. Kap. 34).

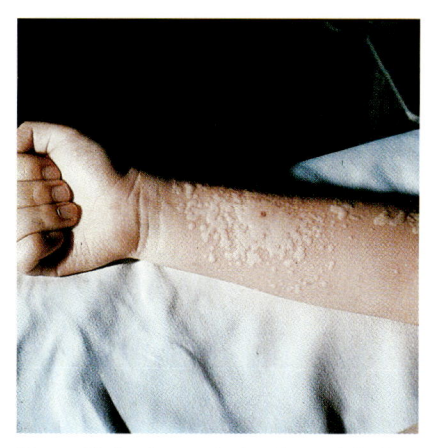

FA 14: Akute Urtikaria nach Insektenstich Provokation (s. Kap. 38).

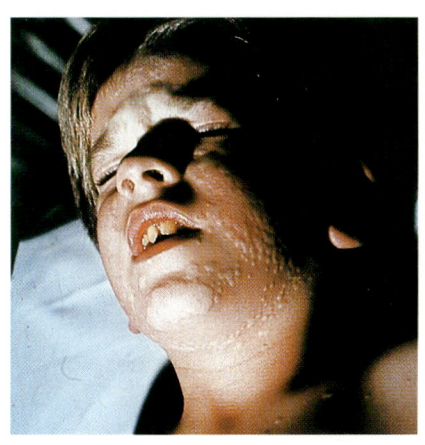

FA 15: Akute Urtikaria im Rahmen einer generalisiert-anaphylaktischen Reaktion nach Insektenstich-Provokation (s. Kap. 38).

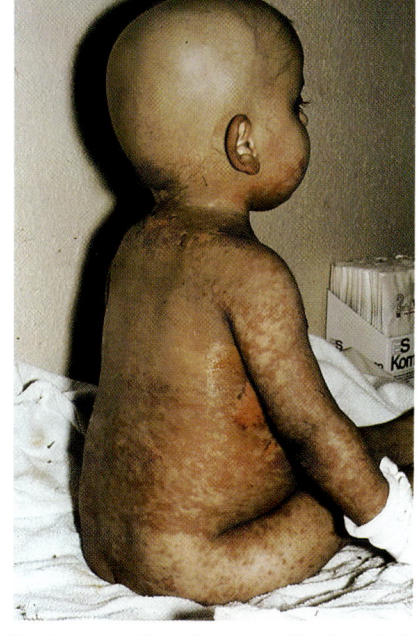

FA 16: Graft-versus-Host-Reaktion (GvH) nach Knochenmarkstransplantation (s. Kap. 43).

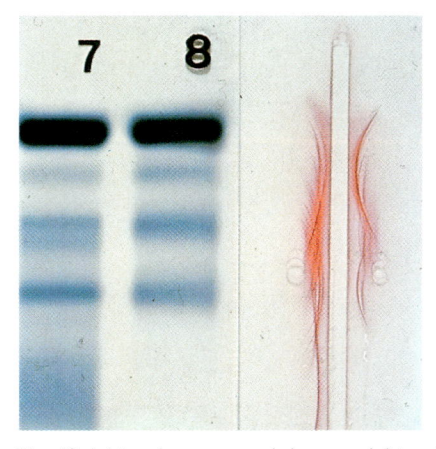

FA 17: Eiweißelektrophorese und Immunelektrophorese bei normalem Serum (7) und Serum eines Patienten mit komplettem Antikörpermangelsyndrom (8) (s. Kap. 45).

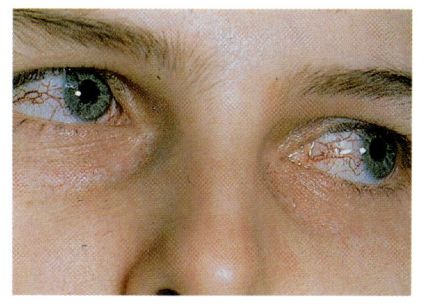

FA 18: Teleangiektasien im Konjunktivalbereich bei einem Kind mit Ataxia teleangiectatica (Louis-Bar-Syndrom) (s. Kap. 46).

Farbtafel IV

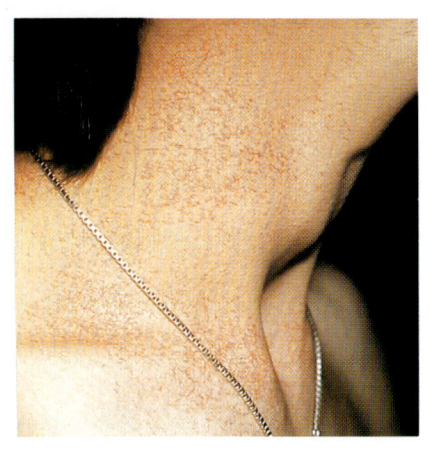

FA 19: Teleangiektasien der Haut bei einem älteren Patienten mit Ataxia teleangiectatica (s. Kap. 46).

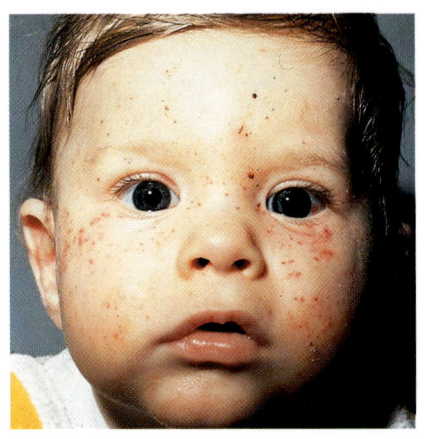

FA 20: Ekzem mit Petechien bei Wiskott-Aldrich-Syndrom (s. Kap. 46).

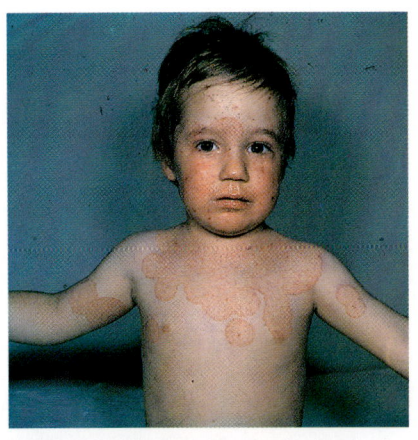

FA 21: Dreieinhalb-jähriger Junge mit chronisch mukocutaner Candidiasis (s. Kap. 46).

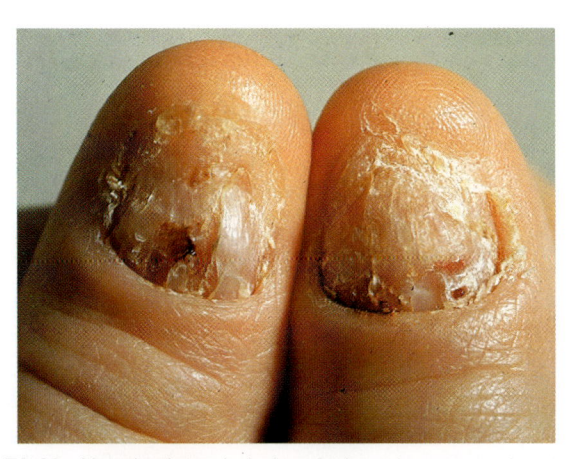

FA 22: Nagelmykose bei chronisch-mukocutaner Candidiasis (s. Kap. 46).

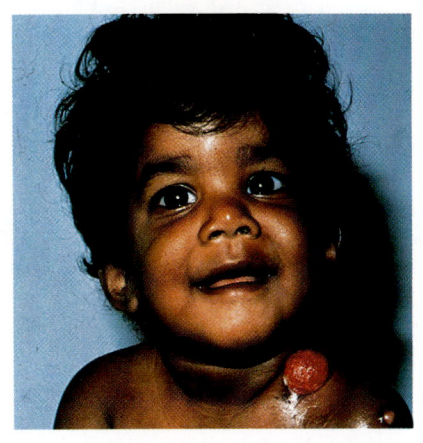

FA 23: BCG-Impfkomplikation bei T-Zell-Defekt (s. Kap. 46).

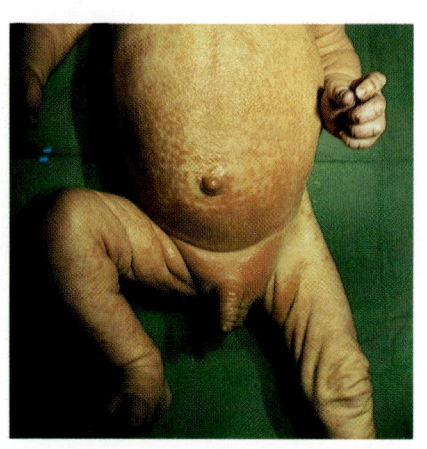

FA 24: Schwerer kombinierter Immundefekt: Angeborene chronische Graft-versus-Host-Reaktion an der Haut, Dystrophie (s. Kap. 47).

Fällen auf eine Eliminationsdiät ansprechen. Die Erkrankung ist durch eine proteinverlierende Enteropathie, periphere und intestinale Eosinophilie und Blutverlust gekennzeichnet. Bei fehlendem Ansprechen auf diätetische Maßnahmen ist ein Therapieversuch mit Steroiden indiziert. Die Langzeitprognose hängt vom Ausmaß des Befalls und dem Ansprechen auf eine immunsuppressive Therapie ab.

34.2.2 Haut

Sofortreaktionen treten zumeist als Lippenschwellung, periorale (Kontakt-) Urtikaria, Quincke-Ödem oder auch generalisierter, meist urtikarieller Rush auf. Verzögerte Reaktionen werden vor allem als Komplikation des atopischen Ekzems beobachtet. Sie manifestieren sich als eine Zunahme von Rötung und Juckreiz, 1–24 Stunden nach der Nahrungsaufnahme.

34.2.3 Atemwege

Isolierte Reaktionen im Bereich des Respirationstraktes auf Nahrungsmittelallergene sind selten. In der Regel sind andere klinische Manifestationen assoziiert zu beobachten. Bei hochgradiger Sensibilisierung kann es im Rahmen einer Sofortreaktion zu bedrohlichen Zuständen von Stridor und Luftnot in Folge eines Glottisödems oder einer Bronchialobstruktion kommen.

34.3 Nahrungsmittelallergene

Theoretisch können alle Nahrungsmittel allergen wirken (Tabelle 34/3). Das Risiko einer Sensibilisierung wird im wesentlichen durch die genetische Prädisposition des Wirtes, begünstigende Faktoren wie Unreife oder eine Gastroenteritis sowie – beispielsweise bei allergischen Reaktionen gegen Kuhmilch – durch Zeitpunkt und Ausmaß der Allergenexposition in den ersten Lebenswochen bestimmt.

Die frühzeitige Fremdproteingabe (z. B. Kuhmilch, Soja-Milch) an Neugeborene mit atopischer Prädisposition erhöht die Wahrscheinlichkeit dieser Kinder, bereits frühzeitig an einer Nahrungsmittelallergie zu erkranken. Ein Vermeiden bzw. Hinauszögern der frühen Gabe von Fremdprotein kann die Sensibilisierungsrate bei Risikokindern senken.

Diejenigen Nahrungsmittelallergene, die am häufigsten zur Sensibilisierung und zu klinischen Unverträglichkeitsreaktionen Anlaß geben, sind Proteine aus Hühnerei, Kuhmilch, Weizen und Soja. In den USA, wo Erdnußbutter als kindlicher Brotaufstrich populär ist, spielt die Erdnußallergie eine größere Rolle als in Europa. Sensibilisierungen gegen Meeresfrüchte, weitere Nüsse (Haselnußallergene zeigen Kreuzreaktionen mit Haselnuß-Pollen-Allergenen), Kernobst (Apfelallergene zeigen Kreuzreaktionen mit Birken-Pollen-Allergenen) sind im Kleinkindes- und Schulkindesalter ebenfalls häufig.

Nahrungsmittelallergene sind gewöhnlich globuläre Proteine mit einem Molekulargewicht von 13 000 bis 43 000 Dalton (s. Kap. 8). Sie sind häufig hitzelabil. Proteine von Kuhmilch (Casein, Betalactoglobulin, Alphalactalbumin, bovines Serumalbumin) und Hühnerei (Ovalbumin) sind hinsichtlich ihrer Allergenstruktur und Epitopverteilung am gründlichsten untersucht. Fast alle Nahrungsmittel sind multiallergene Systeme, d. h. sie beinhalten mehrere, d. h. meist 3–15 verschiedene Proteinkomponenten, die zu Sensibilisierungen und klinischen Reaktionen führen können.

Tab. 34/3: Häufigkeit bestimmter Nahrungsmittel-Allergien in verschiedenen Studien

Sofort (IgE) Reaktionen (n = 355) [Esteban et al. 1992]		Begleitende NMA bei KMPA (n = 100) [Bishop et al. 1990]		Nahrungsmittelreaktionen bei Atopikern (n = 144) [Kjellman et al. 1989]		Nahrungsmittelreaktionen bei Atopikern (n = 185) [Bock & Atkins 1989]	
Ei	34	Ei	58	Zitrusfrüchte	17	Ei	26
Fisch	30	Soja	47*	Erdbeeren	14	Erdnuß	25
Gemüse	26	Orange	35	Schokolade	8	Milch	23
Milch	25	Erdnuß	34	Tomate	8	Nüsse	10
Früchte	21	Casein Hydr.	22*	Ei	8	Soja	6
Hülsenfrüchte	19	Weizen	16	Fisch	6	Fisch	3
Sonstige	11			Nüsse	6	Weizen	2
				Milch	4	Erbsen	2
				Sonstige	29	Sonstige	3

* Die Prozent-Angaben für diese Nahrungsmittel erscheinen zu hoch und überschätzen die «wahre» Häufigkeit sicherlich. Eine Ursache hierfür erscheint die Möglichkeit, daß eine klinische Reaktion durch eine ungewöhnliche Osmolalität der frühen Nahrungen ausgelöst wird. Außerdem wurden die klinischen Symptome nicht durch eine Belastungsprobe verifiziert.
[Angaben in Prozent]
Abkürzungen: KMPA = Kuhmilchallergie; NMA = Nahrungsmittelallergie; Casein Hydr. = Casein-Hydrolysatnahrung

34.4 Diagnostik

Die Diagnostik von Nahrungsmittelallergien stellt bis heute aus verschiedenen Gründen ein schwieriges Feld dar. Auf seiten von Eltern und Ärzten bestehen oft (irrationale) Vorurteile und Zweifel hinsichtlich einer möglichen Kausalität zwischen der Aufnahme bestimmter Nahrungsmittel und klinischer Symptome, insbesondere beim atopischen Ekzem. Die Folge sind oft das Unterlassen hilfreicher therapeutischer Maßnahmen einerseits oder das Verschreiben eingreifender und ungerechtfertigter Diäten mit nachhaltigen Konsequenzen für das Wachstum und die Entwicklung von Säuglingen und Kleinkindern (zum Beispiel Kalzium-, Eisen- oder Vitaminmangel) andererseits.

Die *sorgfältige anamnestische Evaluation* von Reaktionsabläufen (Wann? Wie oft? Wann zuletzt? Wieviel war erforderlich? Welche Symptome?) ist ein wichtiges diagnostisches Instrument. Symptomtagebücher sind im Einzelfall hilfreich, dokumentieren jedoch oft Vorurteile und Kausalitätsbedürfnis der betreuenden Erwachsenen.

34.4.1 Sofort-Reaktionen

Die Diagnose von sofortigen Reaktionen nach Nahrungsmittelgenuß werden im allgemeinen bereits von den Eltern gestellt oder vermutet. Die Wertigkeit von Hauttestungen ist durch mangelnde Sensitivität und Spezifität eingeschränkt, bedingt auch durch die bis heute unzureichende Standardisierung von Nahrungsmittelallergenextrakten. Bei Sofortreaktionen, die sich an der Haut manifestieren und die in der Regel durch IgE vermittelt sind, können der Haut-Prick-Test sowie der Nachweis spezifischer IgE-Antikörper im Serum eine diagnostische Hilfe darstellen. In keinem Falle sollten jedoch diätetische Konsequenzen auf den Ergebnissen von Hauttest und IgE-Nachweis allein basieren. Spezifische IgG-Antikörper gegen Nahrungsmittelallergene lassen sich bei entsprechender Exposition bei immunologisch kompetenten, gesunden Kindern in aller Regel nachweisen. Ihr Nachweis beweist die Allergenpräsenz und erlaubt keine Rückschlüsse auf die klinische Relevanz einer Sensibilisierung. Kommerziell angebotene Teststreifen zur Bestimmung von IgG-Antikörpern gegen Nahrungsmittel (zur Allergiediagnostik) entbehren jeder wissenschaftlichen Grundlage.

34.4.2 Reaktionen vom verzögerten Typ

Die Diagnose klinischer Symptome, die nicht im direkten Zusammenhang mit der Nahrungsaufnahme stehen und häufig ein bis mehrere Tage nach dem letzten Genuß des Nahrungsmittel auftreten, bietet besondere Schwierigkeiten. Patienten mit diesen Symptomen haben oft keine IgE Antikörper im Hauttest oder RAST. (Siehe Tabelle 34/2).

Zur sicheren immunologischen Diagnostik fehlen bisher bei den verzögerten auftretenden Reaktionen gut validierte Test-Verfahren zur *in vivo*- und *in vitro*-Diagnostik. Einige neue Studien sprechen dafür, daß antigenspezifische Transformationsteste mit Lymphozyten aus dem peripheren Blut mit isolierten Antigenen aus Kuhmilch und Hühnerei unter Umständen hilfreich sein können. Die seit neuestem verfügbaren Meßverfahren zur Bestimmung von Mediatorstoffen aus eosinophilen Granulozyten (ECP, EPX) Mastzellen (Tryptase) und basophilen Leukozyten (Histamin, Methylhistamin) scheinen in Einzelfällen eine zusätzliche diagnostische Hilfe im Sinne eines Monitoring von Provokationsverfahren darzustellen. So wurden z. B. bei nach oraler Provokation ausgelösten Hautreaktionen signifikant erhöhte Spiegel des eosinophilen kationischen Proteins (ECP) und Histamin gefunden.

Die Diagnose einer Nahrungsmittelallergie vom *verzögerten Typ* wird letztlich nur durch eine gute klinische Beobachtung und durch eine Eliminationsdiät mit offener oder doppelt-blinder Belastung klinisch gestellt:
Ein Verschwinden der Symptome nach gezielter Elimination und ein Auftreten der Krankheitssymptome nach oraler Provokation (siehe Kapitel 17) ist beweisend.

34.5 Therapie

Die Therapie einer nachgewiesenen Nahrungsmittelallergie ist die diätetische Vermeidung der auslösenden Allergene. Diäten, die Allergene betreffen, welche nicht zum Bereich der Grundnahrungsmittel gehören, sind in der Regel leicht durchzuhalten und mit keinem Verlust der Lebensqualität oder nachhaltigen Folgen für Wachstum und Entwicklung von Säuglingen und Kleinkindern verbunden.

Da die häufigsten Nahrungsmittelallergien im Säuglings- und Kleinkindesalter Grundnahrungsmittel wie Hühnerei- und Kuhmilch betreffen, ist für eine diätetische Beratung der Familie die genaue Kenntnis derjenigen Nahrungsmittel erforderlich, in denen Kuhmilch und Hühnereiweiß vorkommt (s. Kapitel 24).

Therapeutische **Diäten** über längere Zeiten sollten unter Beratung und Überwachung einer allergologisch erfahrenen Diätassistentin durchgeführt werden. Bei Kuhmilchelimination im Kleinkindesalter ist auf eine Kalziumsupplementierung zu achten. Eliminierte Nahrungsmittel müssen nach Diagnosestellung periodisch – je nach Alter des Patienten und Art der Symptome ungefähr alle 9–12 Monate wieder – unter Kontrolle – in die Nahrung eingeführt werden.

Als diätetische Alternative zu Kuhmilchprodukten nehmen Sojamilchprodukte den ersten Rang ein. Allerdings muß vor allem bei Kindern mit gastrointestinaler Symptomatik in etwa 20–30% der Fälle davon ausgegangen werden, daß sich auch gegen Sojamilch-Allergene Unverträglichkeitsreaktionen einstellen. Bei IgE-vermittelten Reaktionen der Haut und der Atemwege scheint dieser Prozentsatz niedriger zu liegen.

Eine weitere therapeutische Alternative stellen die allergenreduzierten («hypoallergenen») Hydrolysatnahrungen dar (Tabelle 34/5). Die Reduktion der Allergenaktivität dieser Nahrungen ist die Folge einer enzymatischen Hydrolyse der Proteine (Zerstörung von Sequenz-Epitopen) in Kombination mit einer Hitzebehandlung (Zerstörung von Konformations-Epitopen). Einzelne der auf dem Markt erhältlichen Produkte sind zusätzlich einer Ultrafiltration unterzogen worden, wodurch höhermolekulare Bestandteile mit höherer Allergenaktivität aus der Formel entfernt wurden. Zur Zeit wird für Patienten und deren Eltern – ohne ärztliche Verordnung zugänglich – eine verwirrende Vielzahl verschiedener Hydrolysatformeln auf dem Markt angeboten, die sich durch unterschiedliche Proteinquellen (Kasein, Molke, Rinderkollagen, Sojaprotein), unterschiedlichen Hydrolysegrad und sich somit vor allem aber durch eine unterschiedliche Residualallergenaktivität auszeichnen. Partiell hydrolysierte Nahrungen eignen sich kaum für diätetische Zwecke, da die noch vorhandene Allergenaktivität in diesen Produkten bei einem hohen Prozentsatz Kuhmilch sensibilisierter Patienten allergische Krankheitssymptome auslösen kann. Selbst gegen stark hydrolysierte Kaseinprodukte wurden in Einzelfällen bei hochgradig sensibilisierten Kuhmilchallergikern Unverträglichkeitsreaktionen beobachtet. Aus diesem Grund sollte vor einem diätetischen Einsatz dieser Produkte im Einzelfall eine Austestung erfolgen (Businco et al, 1993).

Bei Einzelfällen schwerer polyvalenter Sensibilisierung und der daraus resultierenden diätetischen Problematik kann der Einsatz von oral appliziertem Dinatriumcromoglykat sinnvoll sein.

34.6 Prophylaxe

Bei Risiko-Kindern mit einer bi-parentalen atopischen Familienanamnese scheinen ausschließliches Stillen für 4–6 Monate und verzögertes Einführen von «allergener» Beikost (z. B. Eier, Milch, Weizenprodukte) nach 12 Monaten die Inzidenz von atopischen Symptomen (meistens an Haut- und Atmungsorganen) zu senken. Klinische Studien mit Hydrolysatnahrungen bei ungestillten Risikokindern legen eine Atopie-aufschiebende Wirkung für etwa 2 Jahre nahe. Weitere gut kontrollierte Studien sind jedoch notwendig, bevor eine allgemeine Empfehlung für die Ernährung von Risikokindern gegeben werden kann. Ein prophylaktischer Effekt bei Kindern *ohne* sichere atopische Familienanamnese ist nicht bewiesen (s. auch Kapitel 19).

Tab. 34/4: Übersicht über kommerziell erhältliche Hydrolysatnahrungen

Handelsname	Proteinquelle	Hydrolysegrad
Nutramigen®	Kasein	stark
Pregestimil®	Kasein	stark
Alfaré®	Molke	stark
Profylac®	Molke	stark
Beba H.A.®	Molke	partiell
Aptamil H.A.®	Kasein + Molke	partiell
Pregomin®	Soja + Rinderkollagen	stark
Hipp H.A.®	Molke	stark

Literatur

Busineo, L., S. Dreborg, R. Einarsson, P. G. Giampietro, A. Høst, K. M. Keller, S. Strobel, U. Wahn: Hydrolyzed Cow's milk formulae Pediatr. Allergy Immunol 4, 101–110 (1993).

Metcalfe, D. D., H. A. Sampsor, R. A. Simon (Eds.): Food allergy, Blackwell Scientific, Oxford (1991).

35 Zöliakie (Gluteninduzierte Gastroenteropathie)
S. Strobel

Zöliakie ist definiert als intestinales Malabsorptionssyndrom mit vorwiegender Schädigung des proximalen Dünndarms beruhend auf *einer permanenten* Glutenunverträglichkeit.

Die alkohollösliche Fraktion des Gluten, das alpha-Gliadin scheint die am meisten toxische Substanz zu sein. Häufigkeitsangaben in Europa schwanken generell zwischen 1:600 und 1:1800, obwohl extreme Verteilungen wie in Irland (1:300) und in Südschweden (1:8500) beschrieben sind. Die echte Prävalenz ist wahrscheinlich größer, da eine nicht unerhebliche Anzahl von Jugendlichen und Erwachsenen keine oder nur geringe klinische Symptome aufweisen. Es besteht eine geringe weibliche Prädominanz (1:1,5–2). Die weit fluktuierenden Häufigkeitsangaben in Europa machen es unmöglich zu entscheiden ob die Inzidenz der Erkrankung momentan im Sinken oder Steigen begriffen ist.

35.1 Genetische Grundlagen

Die Ätiologie ist multifaktoriell und beruht auf einer (polygenen) genetischen Prädisposition. Bei monozygoten Zwillingen wird eine Konkordanz von 70% beschrieben, Familienangehörige sind in 5–10% betroffen. Die am häufigsten dokumentierten Histokompatibilitätsantigene sind HLA B8, DR3 (80–90%) und HLA DQw2 in über 95%. Das relative Risiko an einer Zöliakie zu erkranken (im Vergleich zu einer Person ohne dieses Gewebsantigen) ist bei Nachweis von B8 8,6fach und beim Nachweis von DR3 um das 73fache erhöht.

35.2 Umweltfaktoren

Zwillingsstudien und die oben genannten divergierenden Prävalenzangaben in Europa legen nahe, daß Umweltfaktoren (Stillen, Zeitpunkt der Einführung von glutenhaltiger Beikost) mitverantwortlich für die Manifestation der Zöliakie sind. Ausschließliches Stillen (4–6 Monate) scheint die Inzidenz dieser Erkrankung zu senken.

35.3 Überlegungen zur Pathogenese

Es gibt mehrere unterschiedliche Theorien zur Pathogenese der Zöliakie; die toxische Theorie und die immunologische Theorie werden am häufigsten vertreten.

35.3.1 Abnormes Glykolisationsmuster

Ein abnormes Glykolisationsmuster der apikalen Glykoproteine der Darmschleimhaut erleichtert lektin-artige Verbindungen zwischen Gluten und den Epithelzellen mit anschließender Schädigung.

35.3.2 Toxische Theorie

Aufgrund eines spezifischen Enzymdefektes (Peptidasemangel) in der Dünndarmmukosa kommt es zu einer Anhäufung toxischer, nur teilweise verdauter Glutenproteine (z. B. alpha-Gliadin), die für die Mukosaschädigung verantwortlich sind. Der postulierte Enzymmangel konnte bisher beim Menschen nicht nachgewiesen werden.

35.3.3 Immunologisch bedingter Schleimhautschaden auf dem Boden einer genetischen Prädisposition

Eingehende Familienstudien sowie experimentelle Untersuchungen lassen diese (kombinierte) Theorie viel plausibler erscheinen, obwohl auch hier über den zugrundeliegenden Mechanismus weiterhin Unklarheiten bestehen. Zellvermittelte Reaktionen vom verzögerten Typ (Typ IV), direkte Aktivierung zytotoxischer Lymphozyten durch Gliadin (Typ II) sowie Antigen-Antikörperreaktionen und Immunkomplexdeposition (Typ III) in der Mukosa werden für den Mukosaschaden verantwortlich gemacht (siehe Abb. 34.4 u. 34.5). Es ist denkbar, daß ein Zusammenspiel dieser immunologischen Faktoren und/

oder eine direkte Aktivierung zytotoxischer Lymphozyten durch eine lektinartige Wirkung des Gliadins die bei der Zöliakie beobachteten Veränderungen auslösen können.

35.4 Immunologische Befunde bei der Zöliakie

Die Vielzahl der bei der Zöliakie im peripheren Blut erhobenen Befunde – humoral und zellvermittelt – sind in den Tabellen 35/1–35/3 aufgeführt. In etwa 2% der Patienten besteht ein IgA-Mangel (nicht reversibel) und bei erwachsenen Patienten (bis zu 50%) ein Hypospleniesyndrom (Mc Neish et al., 1979).

35.4.1 Gliadinantikörper

Kinder mit Zöliakie weisen in der überwiegenden Mehrzahl erhöhte Gliadinantikörperspiegel im Serum auf, wobei den Gliadinantikörpern der IgA Klasse eine hohe

Tab. 35/1: Allgemeine klinische Befunde bei Zöliakie

Anämie	Diarrhoe
Elektrolytstörungen	Gedeihstörung
Eisenmangel, Folsäuremangel	Fettstühle
	Kohlenhydratintoleranz
Hypoalbuminämie	

pathologische Zuckerabsorptionsteste:
D-Xylose-absorption erniedrigt; Lactulose/Rhamnose Ausscheidungsquotient erhöht durch Erhöhung der Lactulose-Ausscheidung und Erniedrigung der Rhamnose-Ausscheidung im 5-Stunden-Urin.

Tab. 35/2: Immunologische Befunde bei der unbehandelten Zöliakie

Untersuchung der humoralen Immunität	
Untersuchung	**Kommentar**
Hauttest: Pricktest negativ (Gluten)	Glutenspezifische kutane Typ I (IgE, IgG4) vermittelte Reaktionen sind nicht beschrieben
Immunglobuline (Serum): IgA erhöht oder Mangel IgM erniedrigt oder normal IgE, IgD normal	
Spezifische Antikörper: Gliadinantikörper (IgA und IgG) erhöht Kuhmilchantikörper (vorwiegend IgG) erhöht Retikulinantikörper (IgA und IgG) erhöht Anti-Endomysial Antikörper (IgA ≪ IgG) erhöht	Bei Kindern erhöhte diagnostische Präzision bei Bestimmung der spezifischen IgA-AK. Antiendomysial AK (IgA) hochspezifisch für Zöliakie.
Autoantikörper gegen: Schilddrüse Parietalzellen der Magenschleimhaut Bestandteile der Zellkerne	generelle erhöhte Inzidenz von Autoimmunphänomenen bei IgA-Mangel.
Komplementspiegel: C3, C4 gelegentlich erniedrigt Senkung des Komplementspiegels nach Glutenbelastung (1–6 Stunden) möglich	zur alleinigen Diagnose ungeeignet
Zirkulierende Immunkomplexe: erhöht	Pathogenese unklar
Antikörperproduktion in der **Dünndarmschleimhaut:**	anti-Gliadinantikörper IgA > IgG ≫ IgM

Tab. 35/3: *Zellvermittelte Immunität* bei unbehandelter Zöliakie

Hautteste	Kommentar
reduzierte Immunantwort nach intrakutaner Testung	Normalisierung nach Diät Intradermale Testung mit Gliadin unspezifisch positiv auch bei Gesunden
Lymphozytentransformationsteste mit: Phythämagglutinin Concanavalin A Pokeweed Mitogen	schwer zu beurteilen, geringgradig erniedrigt nach mitogener Stimulation (?)
Gliadin (antigen spezifisch)	gelegentlich positiv, Ergebnisse sehr methodenabhängig und nicht immer diagnostisch verwertbar

Aussagekraft, insbesondere bei Kindern unter 2 Jahren zugemessen werden. Diese Antikörperspiegel sind allgemein unter Glutenelimination rückläufig und können im Einzelfall zur Diätüberwachung verwendet werden (siehe unten). Ältere Zöliakiepatienten (> 10 Jahre) können einen Abfall der Gliadinantikörperspiegel trotz weiterer Gluteneinnahme aufweisen (Tucker et al., 1988).

35.4.2 Anti-Endomysium und Retikulin-Antikörper (IgA)

Retikulinantikörper werden häufig bei unbehandelter Zöliakie gefunden (teilweise in über 70% der Fälle). Sie sind jedoch nicht Zöliakie-spezifisch und werden ebenso bei entzündlichen Darmerkrankungen (z. B. Morbus Crohn) und Dermatitis herpetiformis gefunden. Anti-Endomysium Antikörper (unspezifische Antikörper gerichtet gegen Affen oder humanes Oesophagus Retikulin) der IgA Klasse (überwiegend als Dimer vorliegend) weisen eine sehr hohe Sensibilität und Spezifität auf (über 96%) und sind hervorragend als diagnostischer Screening-test vor der Dünndarmbiopsie und zur Überwachung geeignet (Kumar et al., 1989).

35.4.3 Schleimhautveränderungen bei der Zöliakie

Häufigster Befund ist die subtotale Zottenatrophie mit Schädigung des Oberflächenepithels, Kryptenhyperplasie, Infiltration der Mukosa mit Lymphozyten und Plasmazellen sowie eine Erhöhung der intraepithelialen Lymphozyten (> 40/100 Epithelzellen) mit Anzeichen für eine Störung der zellvermittelten Immunität. Die Anzahl der IgA- und IgM-Plasmazellen in der Lamina Propria ist um das 2–2,5 fache erhöht. Immunhistologische Untersuchungen mit monoklonalen Antikörpern haben bei unbehandelter Zöliakie eine auffällige Erhöhung (20–45%) der intraepithelialen Lymphozyten vom γ, δ (TCRI) Typ ergeben die CD8 negativ sind. Zusätzlich weisen etwa 70% der α, β positiven (TCRII) T-Lymphozyten den CD45R0 Marker auf, der vorwiegend auf antigen-induzierten Gedächtniszellen (memory cells) gefunden wird. Während die morphologischen Veränderungen der Schleimhaut unter Gluten-Elimination im allgemeinen vollständig rückläufig sind, bleibt die Anzahl der γ, δ positiven intraepithelialen Lymphozyten auch unter Diät erhöht.

Bei Normalpersonen sind etwa 80–90% der intraepithelialen Lymphozyten CD8 positiv und weisen in etwa 90% den α, β T-Lympozyten-Receptor (TCRII) auf. 50% dieser T-Zellen weisen den CD45 R0 Marker auf.

35.5 Diagnose

Die Diagnose der Zöliakie beruht auf einer pathologisch veränderten Schleimhaut im Sinne einer (subtotalen) Zottenatrophie bei initialer Biopsie unter Glutenbelastung und auf einer deutlichen klinischen Besserung nach Glutenelimination. Klinische Besserung (nach Glutenelimination) allein ist im Säuglingsalter wegen häufig aus anderen Gründen bestehender Diarrhoe und gelegentlicher Malabsorption (z. B. Diarrhoe während des Abstillens, virale oder bakterielle Gastroenteritis, postinfektiöse Zuckerintoleranz, gleichzeitige orale Gaben von Milch und Weizen) nicht ausreichend zur sicheren Diagnosestellung. Die Heilung muß histologisch gesichert sein (normale Schleimhaut, Ausnahme siehe oben). Bei geringstem Zweifel an der Diagnose, besonders bei Diagnose im ersten Lebensjahr, muß ein histologischer und/oder klinischer Rückfall unter Glutenbelastung dokumentiert werden (Farb-Abb. FA 13, Farbtafel III). Eine Normalisierung pathologischer Laborbefunde ist im Einzelfall ebenfalls nicht immer beweisend. Die Mukosa normalisiert sich im allgemeinen nach 3–24 Monaten. Späte histologische Rückfälle auch ohne klinische Symptomatik fünf und mehr Jahre nach Beginn der Glutenbelastung sind beschrieben.

Differentialdiagnostisch müssen bei fortbestehender klinischer Symptomatik unter strenger Diät, verbunden mit gehäuften Infekten der oberen Luftwege, ein IgA-Mangel (10 mal häufiger bei Zöliakiepatienten), ein IgG Subklassen-Mangel und die Mukoviszidose ausgeschlossen werden. Weiterhin kommen andere Nahrungsmittel-induzierte Erkrankungen, parasitäre Erkrankungen, bakterielle und virale Infektionen sowie deren postinfektiöse Komplikationen und nur selten der höchstwahrscheinlich auf einer Infektion beruhende Morbus Whipple in Betracht.

35.6 Therapie

Nach Diagnose einer permanenten Glutenunverträglichkeit (Zöliakie) ist die *lebenslange Elimination* des Glutens (Weizen, Roggen, Hafer, Gerste) aus der Ernährung die Therapie der Wahl. Gewichtszunahme und Besserung der emotionalen Symptome sind häufig vor Normalisierung des Stuhlverhaltens erreicht. Eine ausgezeichnete Hilfe bei der Diät sind die Positivlisten (glutenfreie Produkte) der nationalen Zöliakiegesellschaften.

35.7 Prognose

Die Prognose bei glutenfreier Diät ist sehr gut. Patienten mit Zöliakie haben ein erhöhtes Risiko, an Autoimmuner-

Tab. 35/4: Beschriebene Assoziationen von Autoimmunerkrankungen und Zöliakie

Zielorgan:	
endokrin:	Schilddrüsenerkrankung
	Diabetes
gastrointestinal:	chronische Leberentzündung
	Kolitis ulzerosa (?)
	Primäre biliäre Zirrhose
	Sklerosierende Cholangitis (primär)
rheumatischer Formenkreis:	Systemischer Lupus erythematodes
	Rheumatoide Arthritis
	Sjögren's Syndrom
	Polyarteriitis nodosa
pulmonal:	Alveolitis, allergisch; fibrosierend
	Sarkoidose
	Idiopathische pulmonale Hämosiderose
dermatologisch:	Dermatitis herpetiformis Duhring
	Psoriasis
	kutane Vasculitis

krankungen zu erkranken (Tabelle 35/4). 5–10% erwachsener Zöliakiepatienten (über 20 Jahre nach Beginn der Erkrankung) erkranken an intestinalen Lymphomen. Typisches Anzeichen ist das Wiederauftreten der initialen klinischen Symtomatik unter Beibehaltung der Diät.

Diese Lymphome haben nach neuen Untersuchungen ihren Ursprung in der T-Lymphozytenpopulation der Lamina Propria des Darmes und werden histologisch häufig als maligne Histiozytosen gedeutet. Es ist ungeklärt – obwohl denkbar – ob eine lebenslange Diät die Inzidenz dieser ernsten Komplikation senkt. Angaben über eine erhöhte Mortalität von erwachsenen Zöliakiepatienten schwanken je nach Alter der Diagnosestellung zwischen 1.5–4 fach. Bei Hinzunahme der nicht diagnostizierten latenten Zöliakiepatienten sind diese Angaben sicher nach unten zu korrigieren (Holmes et al., 1989).

Literatur

Holmes, G. K. T., P. Prior, M. R. Lane et al. Malignancy in coeliac disease: effect of a gluten free dict. Gut, 30, 333–338 (1989).

Kumar, V., A. Lerner, J. E. Valeski et al.: Endomysial antibodies in the diagnosis of celiac disease and the effect of gluten on antibody titers. Immunol. Invest. 18, 533–544 (1989).

McNeish, A. S., H. K. Harms, T. Rey et al.: The diagnosis of coeliac disease. Arch. Dis. Child 54, 783–786 (1979).

Tucker, N. T., F. S. Barghuthy, Prikada, T. J., et al.: Antigliadin antibodies detected by enzyme-linked immunosorbant assay as a marker of childhood celiac disease. J. Pediatr. 113, 286–289 (1988).

36 Pseudo-allergische Nahrungsmittel-Unverträglichkeiten durch Konservierungsmittel und Farbstoffe

J. Ring

Nahrungsmittelallergien oder vom Patienten entsprechend angegebene Unverträglichkeitsreaktionen nach Aufnahme bestimmter Nahrungsmittel beschäftigen den praktizierenden Allergologen und auch den allergologisch spezialisierten Kinderarzt in zunehmenden Maße. Dabei handelt es sich um eine Fülle verschiedenartiger klinischer Zustandsbilder, die durch z. T. ganz unterschiedliche Pathomechanismen ausgelöst werden können. Toxische Wirkungen von Nahrungsmitteln, also echte Vergiftungen, müssen selbstverständlich im Einzelfall immer ausgeschlossen werden; dies ist jedoch oft mit Schwierigkeiten verbunden, da einerseits die Deklarationspflicht von Nahrungsmittelinhaltsstoffen noch zu wünschen übrig läßt, andererseits gegen die bereits bestehenden Regeln im Einzelfall in illegaler Weise verstoßen werden kann (hier sei nur an die Weinskandale im Zusammenhang mit Glykol oder Methanol erinnert!).

Echte Nahrungsmittelallergien dürfen erst diagnostiziert werden, wenn die in Tabelle 36/1 aufgeführten diagnostische Postulate erfüllt sind. Es kann jedoch die klinische Symptomatologie einer echten Nahrungsmittelallergie auch durch nichtimmunologische Reaktionen imitiert werden, die als Intoleranz oder als Idiosynkrasie eingeordnet werden können. Bei der Intoleranz – dieser Begriff stammt aus der Pharmakologie – besteht eine individuelle Überempfindlichkeit des Patienten im Sinne des pharmakologischen Effektes, d. h. Symptome einer Intoxikation treten bei ungewöhnlich niedrigen Substanzkonzentrationen auf.

Bei der Idiosynkrasie liegt ebenfalls eine nicht-immunologische Überempfindlichkeit vor, die jedoch keinen direkten Bezug zu dem pharmakologischen Effekt einer Wirksubstanz zeigt. Hier sind auch die bekannten Zustandsbilder der auf Enzymdefekten beruhenden Stoffwechselstörungen (z. B. bei Laktasemangel) einzuordnen.

Gleicht die klinische Symptomatologie der beobachteten Unverträglichkeitsreaktion der einer allergischen Reaktion, hat sich hierfür der Begriff «Pseudo-Allergie» eingeführt. Die meisten durch Farbstoffe oder Konservierungsmittel ausgelösten Unverträglichkeitsreaktionen dürften hier einzuordnen sein.

36.1 Klinik und wichtigste Auslöser von pseudo-allergischen Nahrungsmittel-Unverträglichkeiten

Entsprechend den unterschiedlichen Mechanismen gestaltet sich auch die klinische Symptomatik von Nahrungsmittel-Unverträglichkeiten außerordentlich vielfältig. Die häufigsten Formen manifestieren sich als Juckreiz, Urtikaria, Quincke-Ödem, gastrointestinale Beschwerden mit Diarrhoe, Kolik-artigen Schmerzen sowie als Rhinitis, Asthma bronchiale oder als Vollbild eines anaphylaktoiden Schocks.

Die häufigsten Auslösefaktoren pseudo-allergischer Nahrungsmittelreaktionen sind in Tabelle 36/2 aufgeführt. Im wesentlichen handelt es sich dabei um Lebensmittelzusatzstoffe, wie Farbstoffe (z. B. Erythrosin, Tartrazin etc.) sowie Konservierungsmittel. Aber auch geschmacklich erwünschte Zusätze (wie z. B. Glutamat) können pseudo-allergische Unverträglichkeitsreaktionen auslösen (Young et al., 1987).

In den letzten Jahren wurde zunehmend auf die *Bedeutung von Sulfiten* (z. B. Kaliummetabisulfit) als Auslöser pseudo-allergischer Nahrungsmittelreaktionen hingewiesen (Bush et al., 1990, Wüthrich 1993). Tabelle 36/3 zeigt eine Übersicht über Konzentrationen von Sulfit-Verbindungen in verschiedenen Nahrungsmitteln. Sulfite sind

Tab. 36/1: Nahrungsmittelallergie: Diagnostische Postulate (aus Ring, 1982)

1. Gesicherte Auslösung der Symptome durch Nahrungsmittel
2. Ausschluß anderer Möglichkeiten der Unverträglichkeit
3. Nachweis einer immunologischen Sensibilisierung

Tab. 36/2: Wichtigste Auslöser pseudo-allergischer Nahrungsmittelreaktionen (Beispiele)

Konservierungsmittel	Antioxidantien	Farbstoffe	Sonstige Zusätze	Salicylate*
Parahydroxobenzoesäure-Ester Na-, K- oder Ca-Benzoat Sorbinsäure und Sorbate Sulfite Nitrite	Butylhydroxyanisol Butylhydroxytoluol	Tartrazin Erythrosin Patentblau Amaranth Indigotin Cochenille-Rot	Glutamat	

* Manchmal «Kreuzreaktionen» mit Analgetika und nicht-steroidalen Antiphlogistika

insbesondere zur Konservierung von Trockenfrüchten, getrockneten Gemüsen sowie Kartoffel-Fertigerzeugnissen und Fruchtsäften im Einsatz. Dabei werden z. B. in Trockenfrüchten Höchstmengen von bis zu 2000 mg SO_2 pro kg angetroffen. Die Häufigkeit der Sulfit-Überempfindlichkeit wird in einer Asthmatikerpopulation mit 5 bis 10% angegeben (Simon et al., 1982). Klinisch auffällig ist bei diesen Patienten häufig eine erhöhte Smog-Empfindlichkeit. Die Sulfit-Überempfindlichkeit äußert sich besonders im Sinne asthmatischer Beschwerden, aber auch als Urtikaria, Angioödem oder anaphylaktoide Reaktion. Der Pathomechanismus der Sulfit-Überempfindlichkeit ist nicht geklärt. Ein Defekt des Enzyms «Sulfitoxygenase» wurde bei einigen Patienten nachgewiesen. SO_2 wirkt auf die «Irritant»-Rezeptoren in der Bronchialschleimhaut und führt dort über vagale Mechanismen zu einer Bronchokonstriktion. So besteht die Möglichkeit, daß die Sulfit-Überempfindlichkeit im weitesten Sinne ein Charakteristikum des hyperreagiblen Bronchialsystems darstellt. Einzelne Fälle von echten allergischen Reaktionen gegen Sulfite wurden beschrieben.

Benzoesäurederivate sind weitverbreitete Konservierungsmittel, die auch in Kosmetika und dermatologischen Externa enthalten sind und dort echte Kontaktallergene darstellen. Überempfindlichkeitsreaktionen vom Soforttyp auf Benzoesäurederivate manifestieren sich als Auslösung oder Verschlimmerung einer Urtikaria oder eines Quincke-Ödems (Pevny et al., 1981).

Unter den in Frage kommenden Farbstoffen ist am bekanntesten der gelbe Farbstoff Tartrazin. Dabei scheint die praktische Bedeutung von Tartrazin als Auslöser pseudo-allergischer Reaktionen in früheren Jahren eher überschätzt worden zu sein. Nach eigenen Erfahrungen in Placebo-kontrollierten oralen Provokationstesten bei chronischer Urtikaria liegt die Häufigkeit sicher unter 2%.

Thiel (1982) beschreibt einen Fall von Rhinitis und Bronchospasmus nach Provokation mit einem farbigen Gummibärchen.

Neben künstlich zugesetzten Substanzen enthalten zahlreiche Nahrungsmittel natürlicherweise bereits pharmakologisch aktive Substanzen, wie z. B. vasoaktive Amine (Tabelle 36/4). So kommt z. B. Histamin besonders in Fischkonserven (Thunfisch), aber auch im Sauerkraut sowie in bestimmten Käsesorten (Cheddar Cheese) vor. Schwere Fälle von Histaminvergiftungen bei entsprechendem Nahrungsmittelgenuß mit schwersten anaphylaktoiden Reaktionen werden immer wieder berichtet. Außerdem enthalten manche Nahrungsmittel Phenyläthylamin, das in der Lage ist Migräne auszulösen, sowie psychoaktive Substanzen (z. B. bestimmte Pilze).

Bei eingeschränktem Tyraminabbau (Monoamioxydasehemmer) kann es durch Zufuhr von Tyramin (z. B. im Käse) zu hypertonen Krisen mit Kopfschmerz kommen. Tyramin kann auch Urtikaria provozieren. Derartige Reaktionen sind als pharmakologische Intoleranz zu klassifizieren.

Die orale Zufuhr von Histamin führt zu fazialen Flush-Reaktionen, die bei Lebererkrankungen oder erhöhter gastrointestinaler Permeabilität auf dem Boden entzündlicher Darmerkrankungen stärker ausgeprägt sein können und mit anaphylaktoiden Reaktionen einhergehen.

36.2 Diagnostik

In der Diagnostik von pseudo-allergischen Nahrungsmittelreaktionen kommt der sorgfältigen Anamnese die größte Bedeutung zu. Hauttest- und In-vitro-Testverfahren ergeben für die klinische Routine nach dem derzeitigen Stand keine verwertbaren Ergebnisse (Metcalfe, 1990, Ortolani et al. 1984).

Wir empfehlen zunächst die Führung eines «Diät-Tagebuches» über mindestens einen Monat mit Registrierung verdächtiger Lebensmittel (Art, Name des Produkts und Hersteller, ggf. Datum der Herstellung bzw. Chargennummer).

In der klinischen Routine kommt dem Expositionstest die größte Aussagekraft zu. Dabei wird dem Patienten die verdächtige Substanz in ansteigender Dosierung oral zugeführt und die klinische Reaktion beobachtet. Dabei muß bei anaphylaktoiden Reaktionen in der Anamnese die Einhaltung entsprechender Sicherheitsvorkehrungen (Notfallbereitschaft etc.) gewährleistet sein.

Lebensmittel-Additiva werden nach dem Schema des «oralen Provokationstestes bei Idiosynkrasie» (OPTI),

Tab. 36/3: Lebensmittel, denen Schwefeldioxid (Stoffe der Anlage 4 Liste A) zugesetzt werden darf (Lebensmittelrecht, 1983)

Lebensmittel	Höchstmenge an gesamter schwefliger Säure (berechnet als Schwefeldioxid in Milligramm pro Kilogramm, soweit nicht Milligramm pro Liter angegeben ist)
1. Trockenfrüchte	
a) Aprikosen, Birnen, Pfirsiche	2000
b) Ananas, Äpfel, Quitten	1500
c) Weinbeeren, ausgenommen Korinthen	1000
2. Glasierte, halbfeuchte Trockenfrüchte	1000
3. Kandierte Früchte, andere kandierte Pflanzenteile und Belegfrüchte	100
4. Zitronat und Orangeat	30
5. Ingwer in Sirup	50
6. Zerkleinerte Zitrusschalen für gewerbliche Backzwecke	125
7. Rohe, geschälte Apfelstücke für gewerbliche Backzwecke	80
8. Obstgeliersaft, flüssiges Pektin	800
9. Zerkleinerter Meerrettich	1000
10. Spargel, Sellerie, Zwiebel, Blumenkohl, weiße Rüben, Pastinaken, jedoch nur getrocknete Erzeugnisse	500
11. Zerkleinerte Zwiebeln, Zwiebeln in Essig, zerkleinerter Knoblauch	300
12. Gemüse in Essig	20
13. Kartoffelerzeugnisse	
a) Kartoffeltrockenerzeugnisse und roher Kartoffelteig	100
b) tiefgefrorene Kartoffelerzeugnisse	100
c) geschälte, auch zerkleinerte Kartoffeln	50
14. Trockenstärke, Maltodextrine	50
15. Gerstengraupen, Gerstengrütze	150
16. Sago	50
17. Lufttrockene Speisegelatine	100
18. Zuckerarten	
a) Raffinierter Zucker, Zucker, Halbweißzucker, Dextrose, kristallwasserhaltig und Dextrose, kristallwasserfrei	15
b) Flüssigzucker, Invertflüssigzucker und Invertzuckersirup, bezogen auf die Trockenmasse	15
c) Glukosesirup und getrockneter Glukosesirup	20
d) Glukosesirup zur ausschließlich gewerbsmäßigen Herstellung von Zuckerwarenerzeugnissen	400
e) Getrockneter Glukosesirup zur ausschließlich gewerbsmäßigen Herstellung von Zuckerwarenerzeugnissen	150
19. Hart- und Weichkaramellen, Fondanterzeugnisse	50
20. Aus Fruchtpülpe und Fruchtmark hergestellte Erzeugnisse für Süßwaren und Backwaren	50
20a. Konfitüre einfach, Gelee einfach, Marmelade	50
21. Gärungsessig	50 mg/l
22. Zitrussäfte und konzentrierte Zitrussäfte zur gewerbsmäßigen Weiterverarbeitung, ausgenommen solche zur Herstellung von zur Abgabe an den Verbraucher bestimmten Fruchtsäften, konzentrierten Fruchtsäften oder Fruchtnektaren	300
23. Würzmittel aus Zitronensaft	300 mg/l
24. Alkoholfreier Wein	120 mg/l
25. Andere, in den Nummern 1 bis 24 nicht aufgeführte Lebensmittel, ausgenommen Getreidemahlerzeugnisse und daraus hergestellte Teigmassen	10, bei flüssigen Lebensmitteln 10 mg/l

Tab. 36/4: Vasoaktive Amine in Nahrungsmitteln

Histamin	Tyramin	Phenyl-äthylamin	Serotonin
Fischkonserven	Käse	Schokolade	Bananen
Sauerkraut	Hefe		
Käse	Hering		
Wurst	Chianti		

Tab. 36/5: Oraler Provokationstest bei Idiosynkrasie (OPTI)*

Tag 1: Tartrazin 10 – 50 – PHB-Ester 500
Tag 2: Farbenmischung I – II
Tag 3: Na-Benzoat 50 – 250 – 500
Tag 4: K-Metabisulfit 10 – 50 – 100
Tag 5: Azetylsalizylsäure 50 – 250 – 500
Tag 6: Evtl. Placebo, Wiederholung, Sonstige

* Dosisangaben (in mg) für Erwachsene

(s. Tabelle 36/5) in Gelatinekapseln in ansteigender Dosis verabreicht.
Bei Verdacht auf psychische Beeinflussung der Symptomatik muß die Provokation selbstverständlich durch Placebo kontrolliert und blind durchgeführt werden.

36.3 Therapeutische Empfehlungen

Das oberste Prinzip in der Therapie von pseudo-allergischen Nahrungsmittel-Unverträglichkeiten durch Farbstoffe oder Konservierungsmittel besteht in der Karenz. Dazu gehört zuerst die genaue Kenntnis der auslösenden Substanzen, wie sie sich aus der allergologischen Diagnostik einschließlich Provokationstest ergibt. Das größere Problem besteht aber in der Information über die Lebensmittelinhaltsstoffe. Eine Reihe von Konservierungsmitteln ist nach dem Lebensmittelgesetz (1983) deklarationspflichtig; diese Substanzen werden mit E-Nummern häufig abgekürzt, so daß eine Liste der Bedeutung dieser Abkürzungen für den Patienten oder dessen Eltern von großer praktischer Bedeutung ist (s. Tabelle 36/6).
Allerdings sind noch eine ganze Reihe von pathogenetisch bedeutsamen Nahrungsmittelzusatzstoffen, wie z. B. Sulfite in bestimmten Mengen, nicht deklarationspflichtig, so daß hier nur pauschale Empfehlungen zur Vermeidung der bekanntermaßen «gefährlichsten» Lebensmittel gegeben werden können.
Ob eine prophylaktische Behandlung mit Mastzellblockern (wie z. B. Cromoglykat) auch pseudo-allergische Nahrungsmittelunverträglichkeiten günstig beeinflussen kann, wie dies von Nahrungsmittelallergien beschrieben wurde, ist nicht gesichert. Bei chronischen oder chronisch rezidivierenden Beschwerden ist die Gabe von Antihist-

Tab. 36/6: Lebensmittel-Zusatzstoffe und ihre E-Nummern

Stoff	EWG-Nummer
Farbstoffe	
Lactoflavin (Riboflavin)	E 101
Beta-Carotin	E 160a
Zuckercouleur	E 150
Silber	E 174
Gold	E 175
Kurkumin	E 100
Tartrazin	E 102
Chinolingelb	E 104
Riboflavin-5-phosphat	E 106
Gelborange S	E 110
Echtes Karmin (Karminsäure, Cochenille)	E 120
Azorubin	E 122
Amaranth	E 123
Cochenillerot A (Ponceau 4 R)	E 124
Erythrosin	E 127
Patentblau V	E 131
Indigotin I (Indigo-Karmin)	E 132
Chlorophylle	E 140
Kupferhaltige Komplexe der Chlorophylle und Chlorophylline	E 141
Brillantsäuregrün BS (Lisamingrün)	E 142
Brillantschwarz BN	E 151
Carbo medicinalis vegetabilis	E 153
Alpha-Caroten	E 160a
Gamma-Caroten	E 160a
Bixin, Norbixin (Annatto, Orlean)	E 160b
Capsanthin, Capsorubin	E 160c
Lykopin	E 160d
Beta-Apo-8'-Carotenal	E 160e
Beta-Apo-8'-Carotensäureäthylester	E 160f
Xanthophylle	E 161
Flavoxanthin	E 161a
Lutein	E 161b
Kryptoxanthin	E 161c
Rubixanthin	E 161d
Violaxanthin	E 161e
Rhodoxanthin	E 161f
Canthaxanthin	E 161g
Beetenrot, Betanin	E 162
Anthocyane	E 163
Aluminium	E 173
Calciumcarbonat	E 170
Titandioxid	E 171
Eisenoxide und -hydroxide	E 172
Konservierungsmittel	
Sorbinsäure	E 200
Natriumsorbat	E 201
Kaliumsorbat	E 202
Calciumsorbat	E 203

Tab. 36/6: (Fortsetzung)

Stoff	EWG-Nummer
Benzoesäure	E 210
Natriumbenzoat	E 211
Kaliumbenzoat	E 212
Calciumbenzoat	E 213
para-Hydroxybenzoesäure-äthylester	E 214
para-Hydroxybenzoesäure-äthylester Natriumverbindung	E 215
para-Hydroxybenzoesäure-n-propylester	E 216
para-Hydroxybenzoesäure-n-propylester Natriumverbindung	E 217
para-Hydroxybenzoesäure-methylester	E 218
para-Hydroxybenzoesäure-methylester Natriumverbindung	E 219
Schwefeldioxid, schweflige Säure	E 220
Natriumsulfit	E 221
Natriumhydrogensulfit (Natriumbisulfit)	E 222
Natriumdisulfit (Natriumpyrosulfit oder Natriummetabisulfit)	E 223
Kaliumdisulfit (Kaliumpyrosulfit oder Kaliummetabisulfit)	E 224
Calciumsulfit	E 226
Calciumhydrogensulfit	E 227
Ameisensäure	E 236
Natriumformiat	E 237
Calciumformiat	E 238
Propionsäure	E 280
Natriumpropionat	E 281
Calciumpropionat	E 282
Kaliumpropionat	E 283
Biphenyl (Diphenyl)	E 230
Orthophenylphenol	E 231
Natrium-orthophenylphenolat	E 232
Thiabendazol (2-(4-Thiazolyl)-Benzimidazol)	E 233

Antioxidantien

Stoff	EWG-Nummer
Propylgallat	E 310
Octylgallat	E 311
Dodecylgallat	E 312
Butylhydroxianisol (BHA)	E 320
Butylhydroxitoluol (BHT)	E 321
Ascorbate (Salze der L-Ascorbinsäure)	
Natrium-L-ascorbat	E 301
Kalium-L-ascorbat	–
Calcium-L-ascorbat	E 302
Citrate (Salze der Citronensäure)	
Natriumcitrate	E 331
Kaliumcitrate	E 332
Calciumcitrate	E 333

Tab. 36/6: (Fortsetzung)

Stoff	EWG-Nummer
Lactate (Salze der Milchsäuren)	
Natriumlactat	E 325
Kaliumlactat	E 326
Calciumlactat	E 327
Lecithine	E 322
Mono- und Diglyceride von Speisefettsäuren, verestert mit Citronensäure	E 472c
Orthophosphate (Salze der Orthophosphorsäure)	
Natriumorthophosphate	E 339
Kaliumorthophosphate	E 340
Calciumorthophosphate	E 341
6-Palmitoyl-L-ascorbinsäure	E 304
Tartrate (Salze der L(+)Weinsäure)	
Natriumtartrate	E 335
Kaliumtartrate	E 336
Kalium-Natriumtartrat	E 337
Tocopherole	
gamma-Tocopherol, synthetisches	E 308
delta-Tocopherol, synthetisches	E 309
Tocopherolacetat	–
L-Ascorbinsäure	E 300
stark Tocopherolhaltige Extrakte natürlichen Ursprungs	E 306
alpha-Tocopherol, synthetisches	E 307
beta-Tocopherol, synthetisches	–
Citronensäure	E 330
Milchsäure	E 270
L(+)Weinsäure	E 334

Trägerstoffe

Stoff	EWG-Nummer
Alginate	
Ammoniumalginat	E 403
Kaliumalginat	E 402
Natriumalginat	E 401
Bienenwachs	–
Glycerin	E 422
Natriumcarbonat	–
Natriumhydrogencarbonat	–
Natriumsulfat	–
Pektine	E 440
Sorbit	E 420
Hartparaffin	–
Magnesiumstearat	–
Äthylzellulose	–
Benzylalkohol	–
Kolophonium	–
Kopal	–
Milchsäure-Äthylester	–
Schellack	–
6-Palmitoyl-L-Ascorbinsäure	E 304
Carrageen	E 407
Gummi arabicum	E 414

aminika, ggf. auch eine Kombination von H1 und H2 Antagonisten, empfehlenswert. Im Versuchsstadium sind Histaminsyntheseblocker, wie z. B. bestimmte Flavonoide oder Tritoqualin.

Erfreulicherweise gibt es auf diesem Gebiet auch zunehmend seriöse Literatur für den Patienten, so daß das Leben mit nachgewiesener Überempfindlichkeit gegenüber Nahrungsmitteln oder Nahrungsmittelzusatzstoffen nicht unmenschlich sein muß. Hier sei auf entsprechende Anleitungen mit z. T. wohlschmeckenden Rezepten in «Kochbüchern für Allergiker» (Schindler et al., 1981) verwiesen.

Literatur

Bush, R. K., E. Zoratti, S. L. Taylor: Diagnosis of sulfite and aspirin sensitivity. Clinical Rev. Allergy 8, 159–177 (1990).

Young E., S. Patel, M. Stoneham et al.: The prevalence of reaction to food additives in a survey population. J. Roy. Coll. Phys. of London 21, 241–247 (1987).

Metcalfe, D. D., H. A. Sampson: Workshop on experimental methodology for clinical studies of adverse reactions to foods and food additives. J. Allergy Clin. Immunol. 86, 421–442 (1990).

Ortolani, C., E. Pastorello, M. T. Luraghi et al.: Diagnosis of intolerance to food additives. Ann. Allergy 53, 587–591 (1984).

Perny, I., E. Rauseher, W. Lechner, J. Metz: Exzessive Allergie gegen Benzosäure mit anaphylaktoiden Schock nach Expositionstest. Dermatosen 29, 123–130 (1981).

Simon, R. A., L. Green, D. D. Stevenson: The Incidence of sulfite sensitivity in an asthmatic population. J. Allergy Clin. Immunol. 69, 118 (1982).

Thiel, C., E. Fuchs: Allergische und pseudoallergische Reaktionen durch galenische Hilfsstoffe: Unbekannte Gefahren bei Analgetika-Intoleranz. Allergologie 5, 230–233 (1982).

Wütrich, B.: Adverse reactions to food additives Ann. Allergy 71, 379–384 (1993).

37 Anaphylaxie
C. Bauer, V. Wahn

1902 wurden von Portier und Richet Experimente mit dem Ziel durchgeführt, bei Hunden Immunität gegen das Toxin der Seeanemone zu erzeugen. Unerwartet kam es bei mit dem Toxin vorbehandelten Tieren bei Verwendung von sonst weit im subletalen Bereich liegenden Toxindosen zu in wenigen Minuten tödlichen Schockreaktionen. So wurde der Begriff «Anaphylaxie» geprägt («Ana» (gr.) = rückwärts, «Phylaxis» (gr.) = Schutz). Richet erhielt 1913 für seine grundlegenden Arbeiten den Nobelpreis. Später konnte gezeigt werden, daß die beobachtete Reaktion durch IgE vermittelt war im Sinne einer Typ I-Allergie nach Coombs und Gell.

Heute müssen wir die **Definition** etwas erweitern: Wir verstehen heute unter Anaphylaxie (Bochner und Lichtenstein, 1991) eine immunologisch vermittelte generalisierte Sofortreaktion nach [parenteraler, oraler oder inhalativer] Zufuhr eines Antigens in einem zuvor sensibilisierten Individuum.

37.1 Ursachen

Mechanismen und Auslöser (Tab. 37/1) sind vielfältig und müssen bei der Anamneseerhebung berücksichtigt werden. Die häufigsten identifizierbaren Ursachen sind **Penicilline, Röntgenkontrastmittel, Insektengifte** und **Nahrungsmittel**. Auch nach epikutaner oder inhalativer Allergenapplikation wurden anaphylaktische Reaktionen beschrieben. So können bei Provokationstesten (inhalative Allergenprovokation, orale Nahrungsmittel- und Arzneimittelprovokation, Insektenstichprovokation), die zur Allergiediagnostik durchgeführt werden, anaphylaktische Reaktionen vorkommen. Ebenso können solche Reaktionen im Rahmen einer Hyposensibilisierung auftreten. Wird keine Ursache gefunden, sprechen wir von «idiopathischer» Anaphylaxie.

Tab. 37/1: Ursachen der Anaphylaxie (modifiziert nach Bochner und Lichtenstein, 1991)

Mechanismus	Auslöser	Beispiele
IgE-vermittelte Reaktion gegen Eiweiße	Gifte	Insektengift
	Aeroallergene	Pollen, Epithelien
	Nahrungsmittel	Milch, Hühnereiweiß, Nüsse
	heterologes Serum	Antithymozytenglobulin
	Humaneiweiße	Insulin
	andere	Protamin
IgE-vermittelte Reaktion gegen Eiweiß-Hapten-Konjugate	Antibiotika	Penicillin
	Desinfektionsmittel	Äthylenoxid
IgG-vermittelte Reaktion mit Komplementaktivierung	Fremdeiweiß	l-Asparaginase
	Humaneiweiß	Immunglobulin A
	andere	Dextran
Direkte Mediatorenfreisetzung aus Mastzellen (pseudoallergische Reaktion)	hypertone Lösungen	Rö.-Kontrastmittel
	Medikamente	Opiate, Vancomycin
Unbekannt	Nichtsteroidale Antirheumatika	Aspirin
	Anästhetika	Lidocain
	Konservierungsstoffe	Benzoesäure
	Steroide	Hydrokortison
	Anstrengung	–
	Anstrengung + Nahrungsmittel	–
	idiopathisch	–

37.2 Pathogenese

Histamin ist der am besten bekannte Mediator der anaphylaktischen Reaktion. Er wirkt auf die beiden Histaminrezeptoren H1 und H2, die vorwiegend am Gefäßsystem, dem Tracheobronchialsystem, dem Myokard, der Magen-Darmschleimhaut und den Mastzellen vorkommen. Vor allem die Frühsymptome der Anaphylaxie (Hautreaktion, Kreislaufreaktion) sind auf die Histaminwirkung zurückzuführen. Die neben dem Histamin ausgeschütteten präformierten und neu synthetisierten Mediatoren unterstützen die Entzündungsreaktion.

Eine weitere Rolle kann bei der Ausbildung der anaphylaktischen Reaktion das **Komplementsystem** spielen: Reagieren spezifische IgG-Antikörper mit einem Antigen, können bei der nachfolgenden Komplementaktivierung Anaphylatoxine (insbesondere C5a) gebildet werden, die nach einer Reaktion mit spezifischen Rezeptoren auf Mastzellen eine Degranulation bewirken. Für den Fall der Reaktion auf Röntgenkontrastmittel sind auch antikörperunabhängige Mechanismen der Komplementaktivierung beschrieben worden.

37.3 Klinik

Klinisch kann sich die Anaphylaxie unterschiedlich manifestieren und einen wechselnden Schweregrad zeigen. Erste subjektive Anzeichen einer beginnenden anaphylaktischen Reaktion sind Juckreiz, Hitzegefühl, Bauchschmerzen, Schwindelgefühl etc. Klinisch faßbare Symptome treten vorwiegend an der Haut (Urtikaria, Flush), am Respirationstrakt (Bronchospasmus, Glottisödem), am Gastrointestinaltrakt (Erbrechen, Durchfall) und am Herz-Kreislaufsystem (Tachykardie, Zirkulationsstörung, Blutdruckabfall) auf. Die Maximalvariante der anaphylaktischen Reaktion ist der anaphylaktische Schock. Er ist die häufigste Form des sog. distributiven Schocks.

Beim Ablauf des Schocks werden in der Regel drei Phasen unterschieden.

1. Schockphase: Aufgrund der mediatorenbedingten Störung des Gefäßwandtonus kommt es in der ersten Phase des Schocks zu einer Störung der Makrozirkulation. Diese Störung bedingt eine sympathoadrenerge Gegenregulation über eine Alpharezeptorenstimulation, die auf eine vermehrte Katecholaminausschüttung zurückzuführen ist. Diese wiederum führt zu einer Steigerung der Herzfrequenz sowie einer Engstellung der Arteriolen und Venolen, die zu einer erhöhten Bereitstellung des Blutes für die Zirkulation aus dem venösen Gebiet führt. Damit bleibt der Blutdruck zunächst stabil! Die Perfusion von Haut, Muskulatur und Abdominalorganen wird jedoch zunehmend vermindert.

Klinisch fallen die Patienten in diesem Stadium durch Blässe, kalte Hauttemperatur und Tachykardie auf. Ein erster Hinweis auf einen sich ausbildenden Schock ist vor allem die zunehmende **Differenz zwischen Haut- und Rektaltemperatur.** Der **Blutdruck ist normal** und deshalb als Früherkennungsparameter im Kindesalter nicht geeignet. Die erste Phase des Schocks kann noch spontan überwunden werden. Bleibt diese Phase länger bestehen, kommt es zur Ausbildung einer Laktatazidose. Diese wiederum kann zu einer Gefäßwandschädigung führen und den Plasmaaustritt begünstigen. Es erfolgt der Übergang in die zweite Phase des Schocks.

2. Schockphase: In dieser Phase des Schocks (Dekompensationsphase) kommen Mikrozirkulationsstörungen dazu. Es werden arteriovenöse Shunts geöffnet und die Gefäßmuskulatur gelähmt. Flüssigkeitsaustritt (z. B. beg. Lungenödem) und intravasale Gerinnung sind die Folge. Weitere Folgen sind Fortschreiten des Volumenmangels, Laktatazidose und Verbrauchskoagulopathie.

Klinisch zeigen die Patienten neben den o. g. Symptomen der ersten Phase jetzt **zusätzlich Blutdruckabfall, Tachypnoe und Dyspnoe,** u. U. Herzrhythmusstörung, zunehmende Bewußtseinseintrübung bis Bewußtlosigkeit sowie eingeschränkte Urinproduktion (Oligurie). Die zweite Schockphase ist therapeutisch noch zugänglich. Wird nicht interveniert, droht die 3. Phase (irreversibler Schock).

3. Schockphase: Hier kommt es in verschiedenen Organen zu ausgeprägten Veränderungen. Die arteriovenösen Kurzschlüsse nehmen zu und Plasma tritt in die Alveolen über mit Ausbildung einer Schocklunge (ARDS). Zusätzlich kann es zu Mikrothrombosierungen sowohl im Bereich der Lunge als auch der Niere kommen (irreversible Anurie).

Für den zeitlichen Ablauf einer anaphylaktischen Reaktion gilt die Faustregel: Je kürzer der Abstand zwischen Antigenapplikationen und ersten Symptomen, desto schwerer die Anaphylaxie.

37.4 Therapie

Für die Praxis hat es sich bewährt, die Therapie dem Schweregrad des Schocks anzupassen. Tab. 2 liefert Hinweise für die Schweregradeinteilung, Tab. 3 für die **stadiengerechte Therapie**. In allen Fällen muß die **Zufuhr möglicher Allergene beendet** oder die Auswirkung bereits verabreichter Allergene verringert werden (z. B. Abbinden des Oberarms nach s. c Injektion im Rahmen der Hyposensibilisierung).

Bei der Therapie sollte besonders auf beginnende Schockzeichen bzw. ein Fortschreiten der Schocksymptomatik geachtet werden. Der Überwachung der Hauttemperatur kommt hierbei neben der Puls- und Blutdruckkontrolle eine spezielle Bedeutung zu. Die in Tab. 3 angegebenen Dosierungen sind als Richtwerte zu verstehen und müssen

Tab. 37/2: Schweregradskala zur Klassifizierung anaphylaktischer Reaktionen, modifiziert nach Ring und Meßmer (1977)

Grad	Haut	Gastrointestinal-Trakt	Respirations-Trakt	Herz-Kreislauf
I	Juckreiz Urtikaria Flush			
II	Juckreiz Urtikaria Flush	Nausea	Bronchospasmus (leicht)	Tachykardie
III	Juckreiz Urtikaria Flush	Erbrechen Defäkation	Bronchospasmus	Schock
IV			Atemstillstand	Kreislaufstillstand

Tab. 37/3: Grundprinzip der Behandlung der Anaphylaxie

Stadium 1:
- i.v. Zugang mit Verweilkanüle und Infusion mit 0,9% NaCl-Lösung
- Antihistaminika z. B. 0,1 mg/kg/KG Dimetindenmaleat
- bei protrahiertem Verlauf Prednisolon 50 – 100 – 250 mg

ab Stadium 2:
- i.v. Zugang mit Verweilkanüle
- Volumensubstitution mit 0,9% NaCl-Lösung bzw. Hydroxyäthylstärke
- Adrenalin i.v. (0,1 ml/10 kg Körpergewicht einer mit 0,9% NaCl-Lösung 1:10 verdünnte Suprareninlösung 1:1000)
- Prednisolon i.v. (Säugling 50–150, Kleinkind 100–250, Schulkind 250 – 500 – 1000 mg)
  bei obstruktiven Atembeschwerden zusätzlich β_2-Mimetika inhalativ
- Antihistaminika nur bei ausreichendem Blutdruck, bei ausgeprägtem Schock zunächst keine Antihistaminika wegen der Gefahr des weiteren Blutdruckabfalles

u. U. individuell angepaßt werden. Falls der Schock durch diese Maßnahmen nicht ausreichend zu beherrschen ist, kann z. T. eine Wiederholung (z. B. Suprarenin in einer Dosis bis 0,1 ml/kg KG der Lösung 1:1000, 1:10 vor Applikation verdünnt) oder eine Erweiterung der Therapie (z. B. mit Dobutamin, Dobutrex, Heparin, Intensivmaßnahmen) erforderlich werden (Wetzel, 1987; Morriss, 1990). Bei jedem Schock ist anschließende Intensivüberwachung obligatorisch.

37.5 Vorbeugung

Das Risiko einer Anaphylaxie muß bei der Beratung anaphylaxiegefährdeter Patienten (z. B. Arzneimittelallergie, Insektengiftallergie) berücksichtigt werden und stellt bei der Zusammenstellung der «Notfallapotheke» ein Problem dar. Für den gefährdeten Patienten wird deshalb eine solche «Notfallapotheke» immer nur eine Kompromißlösung darstellen und ihn nicht immer sicher vor Komplikationen schützen können. Die rechtzeitige Identifizierung anaphylaxiegefährdeter Patienten und die damit u. U. mögliche Prävention ist eine wesentliche Maßnahme zum Schutze dieser Patienten. So sollte dem Verdacht auf eine Allergie mit Anaphylaxierisiko frühzeitig nachgegangen werden, um die gefährdeten Patienten einer effektiven Therapie (z. B. **Hyposensibilisierung**) bzw. erforderlichen Präventionsmaßnahmen (z. B. **Karenz**) zuführen zu können. Bei diagnostisch nicht zu klärenden anaphylaktischen Reaktionen bei Narkosen und nach Arzneimittelgaben kann auch bei Ausweichpräparaten sicherheitshalber eine **Prämedikation**, eine Kombination aus H1- und H2-Antagonisten (z. B. Cimetidin u. Dimetindenmaleat) und Prednison (Morriss, 1990) erforderlich sein. Im Falle der idiopathischen Anaphylaxie hat sich bei langanhaltenden Symptomen die **Dauertherapie** mit Antihistaminika +/– β-Sympathomimetika +/– Glukokortikoiden (oral) bewährt (Wiggins et al., 1988; Wong et al., 1990).

Literatur

Bochner, B. S., L. M. Lichtenstein: Anaphylaxis. New Engl. J. Med. 324, 1785–1790 (1991).
Morriss, F. C.: Anaphylaxis. In: Essentials of Pediatric Intensive Care (Hrsg.: D. Levin und F. C. Morriss). Quality Medical Publishing Inc., St. Louis (1990).
Moscicki, R. A., S. M. Sockin, B. F. Corsello, et al.: Anaphylaxis during induction of general anesthesia: Sub-

sequent evaluation and management. J. Allergy Clin. Immunol. 86, 325–332 (1990).

Wetzel, R. C.: Shock. In: Textbook of Pediatric Intensive Care I (Hrsg. M. C. Rogers). Williams und Wilkins, Baltimore–London–Los Angeles–Sydney (1987).

Wiggins, C. A., M. S. Dykewicz, R. Patterson: Idiopathic anaphylaxis: Classification, evaluation, and treatment of 123 patients. J. Allergy Clin. Immunol. 82, 849–855 (1988).

Wong, S., M. S. Dykewicz, R. Patterson: Idiopathic anaphylaxis. A clinical summary of 175 patients. Arch. Intern. Med. 150, 1323–1328 (1990).

38 Allergische Reaktionen auf Insektenstiche
R. Urbanek

Allergische und toxische Reaktionen auf Insektenstiche sind zu unterscheiden. Mit toxischen Reaktionen muß erst nach zahlreichen Bienen- und Wespen- oder bei Hornissenstichen gerechnet werden. Die wichtigsten Hymenopteren (Hautflügler, s. Abb. 38/1), nach deren Stichen in unseren Breiten allergische Reaktionen auftreten können, sind ebenfalls Biene und Wespe. Während nach einem Bienenstich der Stachel zurückbleibt, können Wespen und Hornissen mehrmals stechen. Bei allen Hymenopteren stechen nur die Weibchen, weil der Stachel ein modifizierter Eilegeapparat ist. Ein einzelner Stich löst üblicherweise eine schmerzliche Lokalreaktion mit klassischen Entzündungszeichen aus, manchmal wird nach Bienenstichen eine zentrale Hämolyse (2–5 mm großer Hof) infolge der Melittinwirkung beobachtet.

In hoher Zahl können die Stiche entzündliche hämolytische und neurotoxische Symptome zur Folge haben. Man schätzt, daß etwa 100–200 Insektenstiche für ein Kind und 200–1000 für einen Erwachsenen tödlich sein können. Die Lokalisation der Stiche am Hals oder am Kopf verstärkt die pharmakologische Wirkung der Insektengifte.

Eine Sensibilisierung gegen Insektengift bzw. gegen die Giftkomponenten verursacht eine verstärkte lokale oder eine systemische Reaktion.

38.1 Pathogenese

Die in Insektengiften enthaltenen Enzyme, biologisch aktive Peptide und biogene Amine bewirken eine Ausbreitung des Giftes an der Stichstelle, zerstören die Zellmembran, wodurch unter anderem eine Hämolyse entsteht, und erhöhen die Kapillarpermeabilität. Eine allergische Reaktion, die bei sensibilisierten Personen bereits nach einem Stich innerhalb von Minuten auftritt (s. Farb-Abbildung FA 14 und Farb-Abbildung FA 15 auf Farbtafel III) ist typischerweise immunologisch IgE-vermittelt. Unklarheiten bestehen über die Pathogenese der Spätreaktionen.

38.2 Zusammensetzung der Gifte

Die umfangreichsten Kenntnisse bestehen über die Zusammensetzung des Bienen- und des Wespengiftes (Tab. 38/1). Alle bisher bekannten Insektengiftproteine haben antigene Eigenschaften. Von den Peptiden wurde eine antigene Eigenschaft nur für das Melittin belegt.

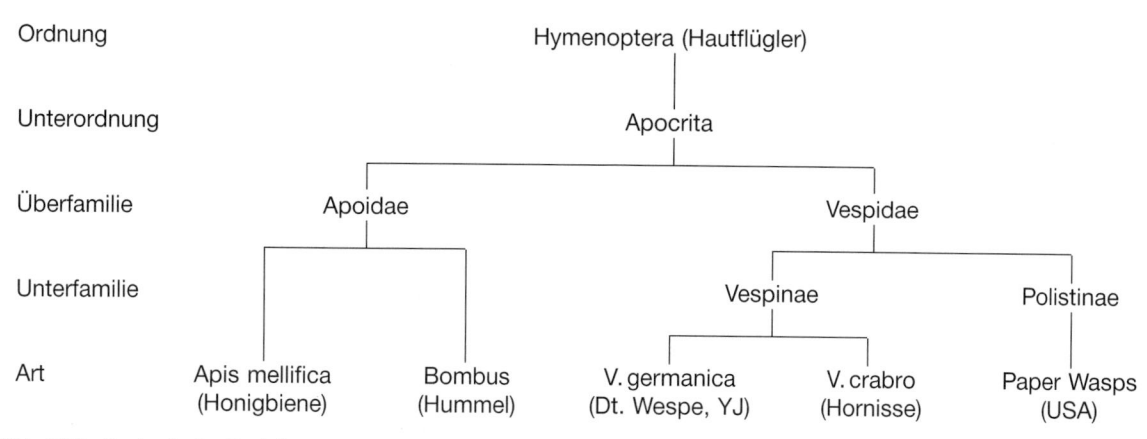

Ordnung	Hymenoptera (Hautflügler)				
Unterordnung	Apocrita				
Überfamilie	Apoidae		Vespidae		
Unterfamilie			Vespinae		Polistinae
Art	Apis mellifica (Honigbiene)	Bombus (Hummel)	V. germanica (Dt. Wespe, YJ)	V. crabro (Hornisse)	Paper Wasps (USA)

Abb. 38/1: Systemische Reaktionen verursachende Insekten

Tab. 38/1: Bekannte Proteine und Peptide im Bienen- und Wespengift

	Bienengift Molekulargewicht	Giftanteil %	Wespengift Molekulargewicht	Giftanteil %
Proteine				
Phospholipase A_2	15 800	12	–	0
Phospholipase A_1	–	0	37 000	6–14
Hyaluronidase	45 000	2	43 000	1–3
Antigen 5	–	0	23 000	3–10
Saure Phosphatase	49 000	unklar	49 000	unklar
Peptide				
Melittin	2 840	50	–	0
Apamin	2 038	2	–	0
Mastzellendegranulierendes Peptid	2 593	2	1 600	unklar
Kinin	–	0	1 200	unklar

38.3 Häufigkeit

Systemische allergische Reaktionen nach Insektenstichen treten schätzungsweise bei 0,4–4% unserer Population auf, verstärkte Lokalreaktionen werden viel häufiger beobachtet: bei 17%. Es wurden etwa 40 Todesfälle pro Jahr in den USA und 4 Todesfälle nach Insektenstichen pro Jahr in der Schweiz berichtet. Letale Komplikationen sind ausgesprochen selten und werden überwiegend bei Erwachsenen beobachtet, nur 10% der Verstorbenen waren jünger als 25 Jahre. Eine Assoziierung mit komplizierenden Erkrankungen, Kreislaufhypertonie oder Insuffizienz der Koronargefäße wird daher vermutet. Fast 40% der Bienenstich-Allergiker stammen aus einer Imkerfamilie oder haben einen Imker in der unmittelbaren Nachbarschaft, eine verstärkte Expositions- und damit auch Sensibilisierungsmöglichkeit ist bei dieser allergischen Erkrankung offensichtlich von größerer Bedeutung als die erbliche Disposition. Eine protektive Rolle bestimmter HLA-DR sowie HLA-DQ Antigene wurde für Bienengiftallergiker berichtet (Lympany et al., 1990).

38.4 Allergische Reaktionen nach Insektenstich

Während sich die Symptomatik bei allergischen Reaktionen je nach Schweregrad (Tab. 38/2), in der Regel innerhalb von Stunden bis Tagen zurückbildet, kommen vor allem bei älteren Patienten nach schweren Schockzuständen gelegentlich bleibende Schäden vor; so wurde über Myocardinfarkt, zerebrovaskuläre Insulte und diffuse Hirnschädigungen im Sinne eines psychoorganischen Syndroms berichtet (Müller, 1990).

Tab. 38/2: Allergische Reaktion nach Insektenstich

Verstärkte Lokalreaktion / Schweregrad I
Schwellung über 2 benachbarte Gelenke

Leichte Allgemeinreaktion / Schweregrad II
Generalisierte Rötung, Juckreiz, Ödem, Urticaria, Übelkeit, Schwächegefühl, Heiserkeit, Conjunktivitis, Rhinitis

Schwere Allgemeinreaktion / Schweregrad III
Atemnot, Kollaps, Schock

Allgemeinreaktionen mit verzögertem Eintritt der Symptome wie Fieber, Exanthemen, Lymphknotenschwellungen und Arthritiden werden im Kindesalter selten beobachtet.

38.5 Diagnose

Alle Patienten mit gesteigerten Reaktionen nach Insektenstichen sollen einer Allergiediagnostik zugeführt werden. Ein sehr empfindliches und spezifisches Verfahren ist die Hauttitration mit 0,01–100 µg/ml Insektengift im Pricktest. Die spezifischen IgE-Antikörper dienen als Marker für eine bestehende Sensibilisierung, demgegenüber wird die Bildung der spezifischen IgG-Antikörper als Indiz einer Immunitätsentwicklung gewertet. Nach einem Punktesystem, das Anamnese, Hauttest sowie Bestimmung der spezifischen IgE-Antikörper umfaßt, wird die Indikationsstellung zur Hyposensibilisierung gestellt (Tab. 38/3).
In Einzelfällen ist die zusätzliche Durchführung einer Stichprovokation hilfreich (S. 159), da die prädiktive Wertigkeit immunologischer Marker allein nicht ausreicht (Heinig, 1988).

Tab. 38/3: Bewertungs-Score für die Beurteilung einer Sensibilisierung gegen Bienen- und Wespengift

Untersuchungsbefund/ Punktezahl	1	2
Klinische Reaktion	leicht/mäßig	schwer
Haut-Pricktest (100 µg BG/ml)	< 3 mm	> 3 mm
Spez. IgE (RAST-Klasse)	< 3	3 und 4

Bewertung ≥ 5 Punkte = Wiederholungsgefahr einer schweren systemischen Reaktion, Indikation zur Hyposensibilisierung

38.6 Symptomatische Therapie

Symptomatische medikamentöse Therapie wird sofort nach dem verursachendem Stich oder nach dem Auftreten einer allergischen Allgemeinreaktion eingeleitet. Der klinische Schweregrad bestimmt die Medikation. Bei Urtikaria, Juckreiz, Quincke-Ödem, Rhinitis und Konjunktivitis reichen Antihistaminika und Adrenalin (z. B. Suprarenin 0,1 mg/10 kg Körpergewicht subkutan) aus. Eine verstärkte Lokalreaktion spricht auch Stunden bis Tage nach dem Insektenstich gut auf systemische (auch orale) Kortikoide an (1–2 mg Prednison Äquivalent/kg Körpergewicht). In der Frühphase solcher Reaktionen reichen Antihistaminika und kühlende Umschläge aus. Bei Bronchospasmus verabreicht man inhalative Bronchodilatatoren (z. B. Adrenalin Medihaler oder Salbutamol). Bei anaphylaktischer Reaktion mit Schock sind Adrenalininjektionen indiziert. Gebrauchsfertige Adrenalinspritzen (z. B. Fastjekt®), die nach Anleitung auch von Patienten selbst subkutan verabreicht werden können, sind ebenfalls erhältlich. Beim Einsatz von Kortikoiden (2–5 mg Prednison-Äquivalent/kg Körpergewicht) muß der verzögerte Wirkungsbeginn bedacht werden, für eine Initialtherapie spielen sie daher eine untergeordnete Rolle (s. a. Kapitel 37).

38.7 Hyposensibilisierungsbehandlung

Die Hyposensibilisierung ist die einzige kausale Behandlung der Insektengiftallergie. Die früher gebräuchlichen Ganzkörperextrakte wurden durch reine Giftextrakte ersetzt. Die lyophilisierten Insektengifte werden vor der Verabreichung aufgelöst und zeichnen sich durch eine hohe Allergenpotenz aus. Daher kann es bei Einleitung der Hyposensibilisierung zu allergischen Nebenreaktionen kommen. Nach Erreichen der Erhaltungsdosis von 100 µg, entsprechend etwa 1–2 Insektenstichen, gehen die Nebenreaktionen zurück und die Injektionsintervalle werden von wöchentlich auf monatlich ausgedehnt (Urbanek et al., 1978).

Als Alternative zu der konventionellen Therapie mit wöchentlichen Injektionsintervallen steht die Schnellhyposensibilisierung mit mehreren Injektionen am Tag zur Wahl. Die Erfolgsraten sind dieselben; der Vorteil ist, daß die Erhaltungsdosis und damit auch der Schutz anstatt nach 2–3 Monaten bereits nach 1 Woche erreicht werden. Danach werden die Injektionsintervalle auf wöchentlich und später monatlich ausgedehnt (Bousquet et al., 1987).

Die Hyposensibilisierungstherapie wird je nach anamnestischem Schweregrad der allergischen Reaktionen mit 0,1 oder 1,0 µg per Injektion begonnen. Ein komplikationsloser Verlauf ist zu erwarten, wenn die Erhaltungsdosis von 100 µg erreicht worden ist. Die Behandlungsdauer wird bei der Mehrzahl der Patienten auf 3 Jahre veranschlagt. Als Kriterien zur Beendigung der Hyposensibilisierung werden gefordert: unkomplizierte Behandlung, Abnahme bzw. Verschwinden der sensibilisierenden IgE-Antikörper und ggf. eine normale Reaktion auf eine kontrollierte Insektenstichexposition, (Hoffmann et al., 1981, Urbanek et al., 1983).

38.7.1 Nebenwirkungen der Hyposensibilisierungstherapie

Während der Dosissteigerung, bei Giftmengen von 10–50 µg/Inj., treten bei 10–40% der Patienten Nebenwirkungen auf. Sie verlaufen entweder als verstärkte Lokalreaktionen, bei etwa 40%, oder als die von Patienten nach einem Insektenstich bereits erlebten Symptome in 10–20% der Fälle. Die Behandlung von Nebenreaktionen ist die gleiche wie bei den stichinduzierten Beschwerden. Bei schweren systemischen Reaktionen sind Adrenalin parenteral oder inhalativ und ggf. Antihistaminika indiziert. Eine präventive Gabe von Antihistaminika kann das Auftreten von Nebenwirkungen verhindern oder abschwächen.

Verstärkte Lokalreaktionen werden mit lokalen Antiphlogistika, mit systemischer Gabe von Antihistaminika und seltener mit Kortikoiden behandelt. Eine Langzeitebenwirkung der Allergen-Immunotherapie im Sinne einer Immunkomplexerkrankung wurde nicht beobachtet.

38.7.2 Vorhersage der Wirkung einer Hyposensibilisierungstherapie

Obwohl sich die Immunantwort von Patient zu Patient quantitativ unterscheidet, werden unter einer Langzeit-Hyposensibilisierung spezifische IgG-Antikörper gebildet und spezifische IgE-Antikörper unterdrückt (Abb. 38/2 und 38/3). Mit Hilfe der passiven Immunisierung, nach Gabe von hyperimmunem Imkerplasma,

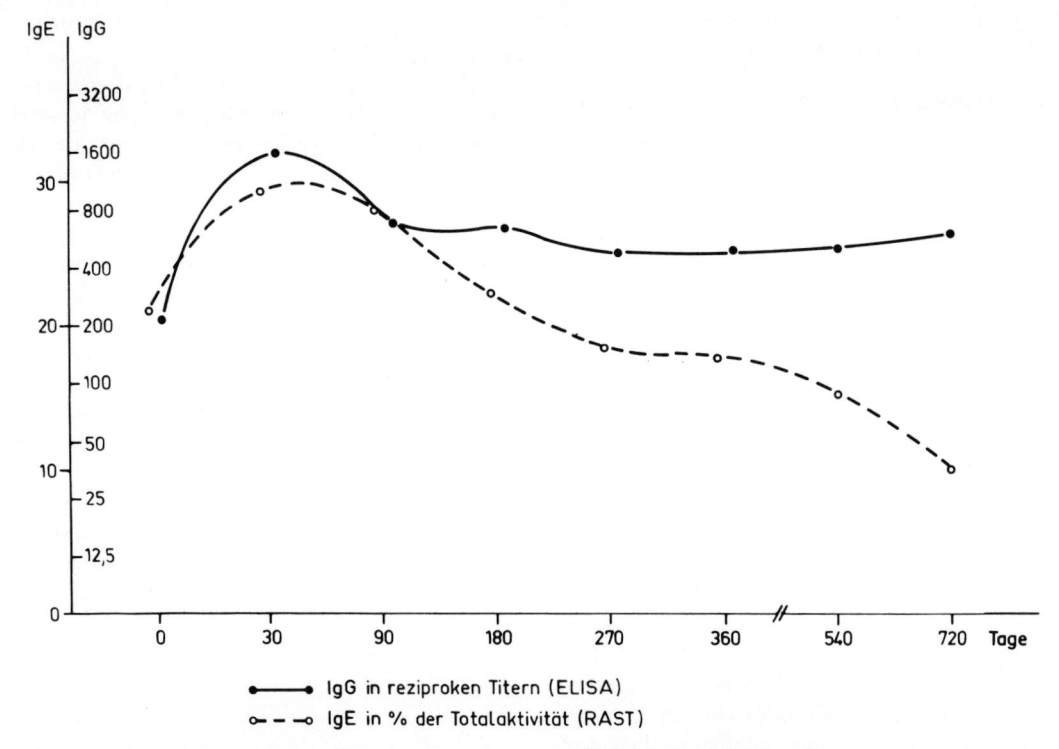

Abb. 38/2: Spezifische IgE- und IgG-Antikörper während Hyposensibilisierung mit Bienengift.

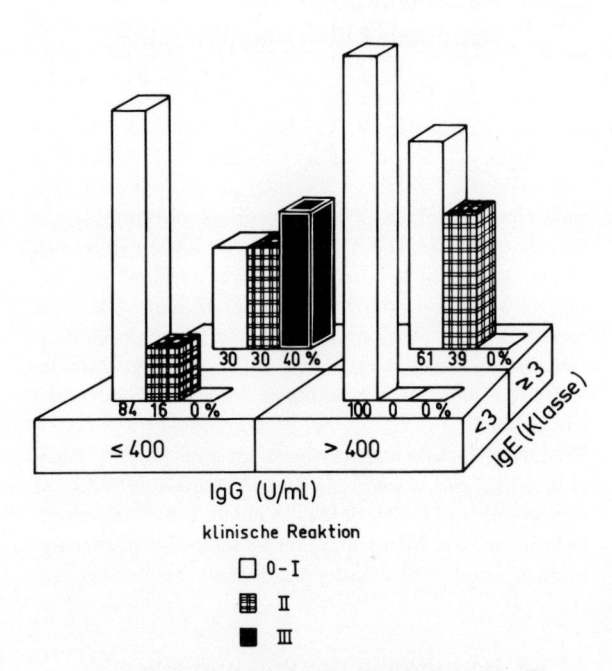

Abb. 38/3: Beziehung zwischen der klinischen Reaktion nach einem überwachten Bienenstich und den spezifischen IgE- und IgG-Antikörpern. Die Balken stellen einen prozentuellen Anteil der 76 exponierten Patienten dar, die kaum (Grad 0–1), leicht bis mäßig (Grad II) und schwer (Grad III) reagierten. Die Konstellation niedrige IgG/hohe IgE-Antikörper bietet den schlechtesten und hohe IgG/niedrige IgE-Antikörper den besten klinischen Schutz.

wurde ferner nachgewiesen, daß hohe Spiegel an spezifischen IgG-Antikörpern protektiv wirken (Lessof et al., 1977). Untersuchungen, die klinische Reaktionen auf kontrollierte Insektenstiche mit serologischen Testverfahren verglichen, haben allerdings gezeigt, daß keiner der Marker prädiktiv für den Erfolg der Hyposensibilisierung ist (Valentine et al., 1990).

38.8 Spontanverlauf bei unbehandelten Insektengift-Allergikern

In einigen Studien wurden Kinder und Erwachsene untersucht, bei denen der Hauttest positiv ausfiel und deren Anamnese nicht lebensgefährliche Reaktionen auf Stiche ergab. Obwohl nur ein Teil der später zufällig erfolgten Stiche der unbehandelten Patienten allergische Reaktionen auslöste, hatte die Immuntherapie eine signifikante Reduktion der Reaktionsphase zur Folge (Schuberth et al., 1983). Wenn man bedenkt, daß bei der Mehrzahl der Insektengift-allergischen Patienten mit starken oder schwersten allergischen Reaktionen auf Stiche zuvor geringfügige allergische Symptome auftraten, so ist eine abwartende Haltung zur Hyposensibilisierungstherapie nur bei den Insektengift-Allergikern gerechtfertigt, bei denen die verfügbaren Untersuchungen keine schwere systemische Reaktion voraussehen lassen.

38.9 Diskrepante Befunde

Wenn die anamnestisch angenommene Sensibilisierung im Hauttest und in der serologischen Bestimmung der gift-spezifischen Antikörper nicht bestätigt werden kann, sollte eine kontrollierte Stichexposition erfolgen (siehe Kapitel 18). Es ist ratsam, die Sensibilisierungslage des Patienten innerhalb von 3–4 Wochen nach solcher Exposition mit den diagnostischen Methoden erneut zu kontrollieren, um eine evtl. Boosterung der vorher nicht eindeutigen Sensibilisierung zu erfassen.

38.10 Doppelsensibilisierung

Die Wahl des Insektengiftes zur Therapie richtet sich nach der Anamnese und nach dem Ausfall der diagnostischen Tests. Hornissen- und Wespengifte zeigen eine ausgeprägte Kreuzreaktivität, die Kreuzreaktionen zwischen Bienen- und Wespengift kommen seltener vor (Reisman et al., 1984). Bei Patienten mit nicht eindeutigen Angaben zu verursachendem Insekt und einer Mehrfachsensibilisierung im Hauttest oder Serologie kann entweder ein Inhibitionstest mit verschiedenen Insektengiften oder eine kontrollierte Insektenstichexposition die Indikation zur Hyposensibilisierung klären (Tab. 38/4).

38.11 Reaktion auf Mücken, Fliegen und Bremsen

Stiche dieser Insekten führen zu juckenden Lokalreaktionen. Bei hartnäckigem Kratzen kommt es zur Bildung von Pusteln und Knoten, welche sowohl primär als auch sekundär infiziert werden können. Auch systemische Reaktionen wie Fieber und Unwohlsein werden gelegentlich nach Diptera-Stichen berichtet, ihre Genese ist jedoch weitgehend unerforscht geblieben; man vermutet allergische Reaktionen auf Speichelproteine. Die therapeutischen Maßnahmen bestehen in Desinfektion und in Linderung von Juckreiz und Irritationen (Ammoniaklösung, Alkoholumschläge, Antihistaminika). Zur Vorbeugung der Stiche gibt es zahlreiche insektenabstoßende Mittel («Repellents»), die auf die Haut aufgetragen werden. Die bekanntesten Substanzen sind Dimethylphtalat oder Diäthyltoluamid. Ihre Wirkung ist zeitlich auf etwa 6 Stunden begrenzt. Ihr Effekt ist auf die Insektenarten beschränkt, die den Menschen zur Blutmahlzeit aufsuchen, wie z. B. Mücken oder Bremsen, während sie gegen Bienen und Wespen, die nur zur Verteidigung stechen, meist keinen Schutz bieten. Elektroverdunster mit Insektizidplättchen (Pyrethrine) finden hauptsächlich für den nächtlichen Schutz gegen Insektenstiche eine Anwendung. Die systemische Gabe von hohen Dosen von Vitamin-B1 (Thiamin 150–600 mg/die) führt nur bei einem Teil, etwa 70% der Probanden, zu einer Insekten-abstoßenden Wirkung. Ein unangenehmer Nebeneffekt ist eine auch für Mitmenschen feststellbare Ausdünstung.

38.12 Schlußfolgerung

Die reinen Insektengifte haben einen Fortschritt für die Behandlung von Allergien gebracht. Dank ihrem modellhaften Charakter gehört die Insektengift-Allergie zu den bestuntersuchten Allergosen. Die Hyposensibilisierung erreicht einen vollen Schutz gegen Insektenstiche innerhalb weniger Tage, sie muß jedoch mindestens 3 Jahre durchgeführt werden.

Literatur

Bousquet, J., U. R. Müller, S. Dreborg, R. Jarisch, H.-J. Malling, H. Mosbech, R. Urbanek, L. Youlten: Immunotherapy with Hymenoptera venoms. Allergy 42/ 401–413/1987.
Heinig, J. H., T. Engel, E. R. Weeke: Allergy to venom from bee or wasp: the relation between clinical and immunological reactions to insect stings. Clin. Allergy 18, 71 (1988).

Tab. 38/4: Indikation zur Insektenstich-Provokation

Stichreaktion	spez. Sensibilisierung (Prick oder IgE)	Hyposensibilisierung	Provokationsstich
normal	positiv oder negativ	nein	nein
verstärkt lokal	positiv oder negativ	nein	nein
systemisch	negativ	nein	ja
systemisch (leicht)	positiv	nein*	ja
systemisch mit Lebensgefahr	positiv	ja	nein

* Bei Ablehnung der Provokation Hyposensibilisierung aus Sicherheitsgründen

Hoffmann, D. R., S. A. Gillmann, L. H. Cummins, P. P. Kozak, A. Oswald: Correlation of IgG and IgE antibody levels to honey bee vonom allergens with protection to sting challenge. Ann. Allergy 46, 17 (1981).

Hunt, K. J., M. D. Valentine, A. K. Sobotka, A. W. Benton, F. J. Amodio, L. M. Lichtenstein: A controlled trial of immunotherapy in insect hypersenitivity. N. Engl. J. Med. 229, 157 (1978).

Lessof, M. H., A. K. Sobotka, L. M. Lichtenstein: Protection against anaphylaxis in Hymenoptera-sensitive patients by passive immunization. Monogr. Allergy 12, 253 (1977).

Lympany, P., D. M. Kemeny, K. I. Welsh, T. H. Lee: An HLA-associated nonresponsiveness to melittin: A component of bee venom. J. Allergy Clin. Immunol. 1990; 86:160–70.

Müller, U. R.: Insect sting allergy: Clinical picture, diagnosis and treatment. Stuttgart, Gustav Fischer Verlag (1990).

Reisman, R. E., U. Müller, J. Wypich, M. I. Lazell: Studies on coexisting honey bee and vespid venom sensitivity. J. Allergy Clin. Immunol. 73, 246 (1984).

Schuberth, K. C., L. M. Lichtenstein, A. K. Kagey-Sobotka, M. Szklo, K. A. Kwiterowich, M. D. Valentine: An epidemiologic study of insect allergy in children. Effect of accidental stings in allergic children. J. Pediatr. 102, 361 (1983).

Urbanek, R., D. Karitzky, J. Forster: Allergie gegen Insektenstiche. Hyposensibilisierung mit reinem Bienengift. Dtsch. Med. Wschr. 103, 1656 (1978).

Urbanek, R., U. Krauss, J. Ziupa, G. Smedegard: Venom-specific IgE und IgG antibodies as a measure of the degree of protection in insect-sting-sensitive patients. Clinical Allergy 13, 229 (1983).

Valentine, M. D., Schuberth, K. C., A. Kagey-Sobotka et al.: The value of immunotherapy with venom in children with allergy to insect stings. N. Engl. J. Med. 323, 1601 (1990).

39 Allergische und pseudo-allergische Arzneireaktionen

B. Przybilla, J. Ring

Unverträglichkeitsreaktionen auf Arzneistoffe stellen ein kaum zu überschätzendes medizinisches Problem dar: Viele Klinikaufnahmen erfolgen wegen Arzneimittelnebenwirkungen, die Inzidenz unerwünschter Reaktionen je Medikament soll bei hospitalisierten Patienten 2% bis 5% betragen, wobei Hautreaktionen in 1 bis 3% auftreten (Bork, 1985). Die Häufigkeit eines tödlichen Ausgangs allergischer Arzneireaktionen wurde mit 1:10000 angegeben. In diesen Zahlen sind bei ambulanten Patienten oder durch externe Arzneitherapie auftretende unerwünschte Reaktionen kaum enthalten, da hier eine einigermaßen zuverlässige Erfassung nicht möglich ist.

39.1 Disponierende Faktoren

Das Risiko von Unverträglichkeitsreaktionen auf systemische Arzneigabe nimmt mit der Anzahl der verabreichten Medikamente und dem Alter der Patienten zu, Nebenwirkungen sind häufiger bei Frauen und bei erhöhten Kreatininwerten im Serum (Müller u. Hoigné, 1985). Weitere zur Entwicklung von Arzneireaktionen disponierende Faktoren sind genetisch determinierte Besonderheiten des Metabolismus, wie Azetyltransferase-Mangel oder eine verminderte Arzneimittel-o-Desalkylierung, oder Besonderheiten der Krankheit (z.B. Ampicillinexanthem bei Patienten mit infektiöser Mononukleose). Bei der toxischen epidermalen Nekrolyse (Lyell-Syndrom) wurde ein Zusammenhang zwischen auslösendem Arzneistoff und HLA-Phänotyp gefunden (Rojeau et al., 1987). Die häufige Annahme, daß eine atopische Veranlagung zu Arzneimittelüberempfindlichkeitsreaktionen disponiert, ist bisher nicht eindeutig zu belegen. – Überempfindlichkeitsreaktionen auf Externa sind vermehrt dann zu erwarten, wenn diese auf bereits entzündlich veränderter Haut zur Anwendung kommen. Insgesamt scheinen bei Kindern Unverträglichkeitsreaktionen auf Medikamente seltener zu sein.

39.2 Pathomechanismus

Pharmakologische Wirkungen, seien sie grundsätzlich erwünscht oder aber unerwünscht, können bereits an und für sich, vor allem jedoch bei akzidentellen Überdosierungen oder gestörter Metabolisierung bzw. Ausscheidung Ursache von Unverträglichkeitsreaktionen im Sinne einer Intoxikation sein. Davon abzugrenzen sind die eigentlichen Formen der Arzneiüberempfindlichkeit. Bei der Intoleranz besteht eine Überempfindlichkeit im Sinne des pharmakologischen Effektes, d. h. für eine Überdosierung charakteristische Effekte treten bereits bei niedrigen Wirkstoffdosen auf. Bei der Idiosynkrasie liegt eine ebenfalls nicht-immunologische Überempfindlichkeit ohne Bezug zur Symptomatik einer Überdosierung vor. Allergie ist die durch spezifische Sensibilisierung erworbene Überempfindlichkeit. Einen Überblick über diese keineswegs einheitlich benutzten Begriffe gibt Tabelle 39/1.

Zur Induktion einer allergischen Reaktion muß der Arzneistoff in immunogener Form vorliegen, niedermolekulare Substanzen müssen als Hapten zunächst an ein höhermolekulares Trägermolekül («Carrier») gebunden werden; Peptide und Proteine können demgegenüber unmittelbar zur Sensibilisierung führen. Dabei spielt der Zufuhrweg eine nicht unwesentliche Rolle: Das Risiko einer Sensibilisierung nimmt von der oralen über die intravenöse, intramuskuläre und subkutane zur topischen Anwendung hin zu. Durch Arzneistoffe können alle Typen allergischer Reaktionen ausgelöst werden. Beispiele sind in Tabelle 39/2 angeführt.

Tab. 39/1: Nomenklatur von Unverträglichkeitsreaktionen (nach Ring, 1988)

Nicht-immunologisch:	
Intoxikation:	Reaktion auf die pharmakologische Wirkung
Intoleranz:	Überempfindlichkeit gegenüber der pharmakologischen Wirkung
Idiosynkrasie:	Überempfindlichkeit ohne Bezug zur pharmakologischen Wirkung
Immunologisch:	
Allergie:	Überempfindlichkeit durch spezifische Sensibilisierung

Tab. 39/2: Arzneimittel-Allergie: Beispiele für verschiedene Mechanismen (nach Ring, 1988)

Typ (Mechanismus)	Symptome	Beispiele
I (IgE)	Anaphylaxie	Penicillin, Allergen-Extrakte
II (zytotoxisch)	Agranulozytose	Metamizol
	hämolytische Anämie	Penicillin, Cephalosporin
	Thrombopenie	Carbamazepin, Rauwolfia-Alkaloide
III (Immunkomplex)	Anaphylaxie	Fremdserum, Dextran
	Serumkrankheit	Fremdserum, Penicillin
	Vaskulitis	Allopurinol, Phenylbutazon
	Alveolitis	Hypophysenextrakt, Nitrofurantoin
IV (zellulär)	Ekzem (auch hämatogen!)	Antibiotika, Desinfizientien
	Photoallergisches Ekzem	halogenierte Salizylanilide
	Phototoxische Dermatitis	Nalidixinsäure
	(fixes Exanthem)	Barbiturate, Chinin
	(generalisierte Exantheme)	Penicillin, Gold
	(Lyell-Syndrom)	Barbiturate, β-Blocker
		Sulfonamide, Pyrazolon
V (granulomatös)	Granulome	Allergenextrakte, Insulin (Surfen®)
VI (neutralisierend-stimulierend)	(Arzneimittelinduzierter LE)	Hydrazalin, Procainamid

Tab. 39/3: Mechanismen verschiedener Typen von Allergie und Pseudo-Allergie (nach Ring, 1988)

Klinik	Allergie	Pseudo-Allergie (Beispiele)
Anaphylaktoide Reaktion	IgE	direkte Mediatorfreisetzung
	IgG	direkte Komplementaktivierung
		neuro-psychogene Reflexe
		embolisch-toxische Reaktion
Zytotoxische Reaktion	IgG, IgM	Glukose-6-Phosphatdehydrogenase-Mangel
Serumkrankheit, Vaskulitis	IgG, IgM	Schwartzmann-Sanarelli-Phänomen
		Aggregat-induzierte Reaktion?
		Jarisch-Herxheimer-Reaktion
		Embolia cutis
Ekzem, Exantheme	T-Lymphozyten	phototoxische Dermatitis
		B-Zell-Stimulation (Ampicillin)
Granulome	T-Lymphozyten + Makrophagen	Fremdkörpergranulom

Die Symptomatik aller Typen der allergischen Reaktion kann durch nicht-immunologische Mechanismen imitiert werden (siehe Tabelle 39/3). Hierfür wird auch der Begriff der «Pseudo-Allergie» verwendet. Die theoretisch eindeutige Unterscheidung von allergischen und pseudoallergischen Reaktionen ist aber nicht selten schwierig oder überhaupt unmöglich, wenn es um eine individuelle Erkrankung geht. Die endgültige Diagnose einer Allergie verlangt den sicheren Nachweis eines immunologischen Mechanismus für die jeweilige Reaktion. Ist dieser Nachweis nicht zu führen und aufgrund aller Umstände unwahrscheinlich, so kann von einer Pseudo-Allergie gesprochen werden. Der Begriff ist jedoch entbehrlich bei Reaktionen mit bekannten nicht-immunologischen Mechanismen, wie z. B. beim Glukose-6-Phosphatdehydrogenase-Mangel oder bei der toxischen Kontaktdermatitis. Er hat seine Berechtigung vor allem bei anaphylaktoiden Reaktionen[1], wo in vielen Fällen eine allergische Pathogenese eher nicht wahrscheinlich, die nicht-immunologischen Mechanismen aber bisher unzureichend bekannt sind. So sind z. B. als mögliche Mechanismen anaphylaktoider Reaktionen auf Acetylsalicylsäure, neben Immunreaktionen auf die Substanz, deren Metaboliten oder Verunreinigungen, eine durch die Zyklooxygenasehemmung bedingte Reduktion von protektiven Prostaglandinen bzw. Vermehrung von Lipoxygenasestoffwechselpro-

---

[1] Anaphylaktoide Reaktion: Klinische Symptomatik einer Anaphylaxie, ohne daß eine Aussage über den Pathomechanismus gemacht wird.

dukten, eine Aktivierung des Komplementsystems, eine Interaktion mit dem Gerinnungs- oder dem Kallikrein-Kinin-System, eine direkte Freisetzung von Mediatoren aus Mastzellen oder basophilen Granulozyten sowie eine gesteigerte Thrombozytenempfindlichkeit in Betracht zu ziehen (Ring, 1988). Auch für zytotoxische Reaktionen kann eine Unterscheidung von Allergie und Pseudo-Allergie manchmal mit einiger Wahrscheinlichkeit getroffen werden.

Besonders problematisch ist die pathogenetische Zuordnung anderer, nicht mit den Symptomen einer anaphylaktoiden oder zytotoxischen Reaktion einhergehender, durch systemische Arzneistoffzufuhr ausgelöster Reaktionen: Zwar kann aufgrund des klinischen oder histologischen Bildes und der Testergebnisse fallweise vermutet werden, daß eine allergische Reaktion ursächlich ist. Der sichere Nachweis der immunologischen Pathogenese gelingt jedoch nur in Ausnahmefällen.

39.3 Ätiologie

Ein relativ hohes Risiko für das Auftreten einer Arzneireaktion besteht vor allem bei Anwendung von fremeiweißhaltigen Zubereitungen, Antibiotika, inhalierten Mukolytika, Analgetika, Diagnostika, Muskelrelaxantien und Plasmaersatzmitteln (Arndt u. Jick, 1976; Bigby et al., 1986; Ring, 1988). Wenn auch die Nebenwirkungsrate für andere Pharmaka niedriger anzusetzen ist, so kann doch grundsätzlich jede Arzneizubereitung zu einer Unverträglichkeitsreaktion führen. Stets ist daran zu denken, daß nicht nur Wirkstoffe, sondern auch Hilfs- oder Zusatzstoffe bzw. Verunreinigungen Ursache von Unverträglichkeiten sein können; beispielhaft sind in Tabelle 39.4 mögliche Auslöser anaphylaktoider Reaktionen wiedergegeben. Zum Schaden des Patienten besteht in der Bundesrepublik Deutschland keine Pflicht zur Deklaration aller Inhaltsstoffe in Arzneimitteln.

Nicht nur bei systemischer Zufuhr, sondern auch bei örtlicher Anwendung von Arzneizubereitungen kann es zu schweren Allgemeinreaktionen kommen. Dies ist vor allem (aber nicht ausschließlich!) dann der Fall, wenn ein allergischer Mechanismus vorliegt: Anaphylaktische Reaktionen wurden z. B. nach Hauttestung mit Penicillin oder nach Anwendung von Bacitracin- bzw. Benzocainhaltigen Salben beobachtet. Hier zu erwähnen ist die gar nicht so selten im Zusammenhang mit medizinischen Eingriffen auftretende und im weiteren Sinne den Arzneireaktionen zuzurechnende Latex-Anaphylaxie: Durch Kontakt des Patienten mit Gummi (z. B. Handschuhe, Beatmungsmasken, Tuben) kommt es zu anaphylaktischen Symptomen bis hin zu lebensbedrohlichen Schockreaktionen; dies ist nicht nur durch unmittelbaren Haut- oder Schleimhautkontakt, sondern gegebenenfalls auch aerogen möglich (Kinder mit Spina bifida!) – Umgekehrt kann eine systemische Zufuhr von typischen, üblicherweise bei örtlichem Kontakt zu Dermatitis oder Ekzem führenden Kontaktallergenen (z. B. Nickel, Neomycin) ein hämatogenes Kontaktekzem, d. h. eine generalisierte Hautreaktion, auslösen.

39.4 Klinisches Erscheinungsbild

Das klinische Spektrum von Arzneireaktionen ist außerordentlich groß, es gibt kaum eine Krankheitserscheinung, die nicht auch einmal medikamentös ausgelöst sein könnte! In sehr vielen Fällen stehen bei Arzneireaktionen Hautveränderungen im Vordergrund; ohne Hautbeteiligung können z. B. Arzneifieber, hepatische, renale oder pulmonale Reaktionen sowie die korpuskulären Elemente des Blutes betreffende zytotoxische Reaktionen ablaufen. Sehr unterschiedlich ist auch der Krankheitswert, neben wenig beeinträchtigenden Reaktionen, z. B. flüchtigen Exanthemen, stehen lebensbedrohliche Krankheitsbilder wie z. B. anaphylaktoide Reaktionen, Agranulozytose oder das in 30% bis 50% der Fälle tödlich verlaufende medikamentöse Lyell-Syndrom.

Die durch Arzneistoffe ausgelösten Hautveränderungen sind morphologisch außerordentlich vielfältig, in einer Übersicht (Bork, 1985) werden allein 48 Typen von Arzneinebenwirkungen an der Haut aufgeführt, wobei die Hautanhangsgebilde oder die Mundschleimhaut betreffende Reaktionen noch nicht berücksichtigt sind. Neben den Hauterscheinungen bei anaphylaktoiden Reaktionen sind häufige Manifestationen makulöse, makulo-urtikarielle, makulo-papulöse und multiforme Arzneiexantheme. Besonders bei Kindern ergeben sich nicht selten Schwierigkeiten bei der Abgrenzung arzneibedingter Reaktionen von infektiösen Exanthemen. Besonders hinzuweisen ist hier auf die vitale Bedeutung einer differentialdiagnostischen Abgrenzung der medikamentösen toxischen epidermalen Nekrolyse vom besonders bei Kindern auftretenden staphylogenen Lyell-Syndrom. Auch wenn

Tab. 39/4: Zusatzstoffe in Pharmaka als Auslöser anaphylaktoider Reaktoren (Beispiele)

Zusatzstoffe	Mögliches Vorkommen
Depot-Vermittler	Penicillin-Präparate
Micellbildner	Cremophor EL
Sulfite	Injektionslösungen, Sprays
Parabene	Injektionslösungen (z. B. Lokalanaesthetika)
Eiweiß-Stabilisatoren	Humanalbumin (Caprylat)
Benzylalkohol	Injektionslösungen (z. B. steriles H_2O oder NaCl)
Farbstoffe	Dragees, Tabletten
Azetat	Dialysevorrichtung

Hautveränderungen häufig augenscheinlich im Vordergrund stehen, darf nicht vergessen werden, daß eine Mitbeteiligung innerer Organe, wie z. B. bei Vasculitis allergica oder beim Lyell-Syndrom, von verlaufsbestimmender Bedeutung sein kann.

Eine medikamentöse Behandlung kann auch klinisch typische Dermatosen provozieren oder zu Arzneireaktionen führen, die nicht unterscheidbare Phänokopien klassischer Hauterkrankungen darstellen. Als Beispiele genannt seien die Provokation einer Psoriasis vulgaris durch Chloroquin, Lithium oder Beta-Rezeptorenblocker, das Auftreten eines Lupus erythematodes bei Hydralazin-Therapie oder die Entwicklung Lichen-ruber-artiger Veränderungen während einer Gold-Behandlung. Allergische Kontaktdermatitiden durch äußerlich angewandte Arzneizubereitungen werden nicht selten fehlgedeutet: Kommt es z. B. unter topischer Behandlung eines Herpes simplex zum Auftreten einer allergischen Kontaktdermatitis durch das angewandte Externum, so wird häufig unter der Annahme einer Verschlimmerung des ursprünglichen Krankheitsbildes die örtliche Therapie intensiviert. Dies kann in einem Circulus vitiosus zu einer dramatischen Verschlechterung des Gesamtbildes führen. – Als Besonderheit sei hingewiesen auf photoinduzierte Arzneiexantheme, wie sie sich z. B. bei Behandlung mit Tetracyclinen, Sulfonamiden, Sulfonylharnstoffen, Neuroleptika oder nichtsteroidalen Antirheumatika entwickeln können.

Der Versuch, eine spezielle Reaktionsform einem bestimmten Arzneistoff zuzuordnen, ist im allgemeinen wenig erfolgversprechend, da es nur einzelne Medikamente mit hinreichend charakteristischen Nebenwirkungen gibt. In der Praxis wird man aber bei einzelnen Patienten nicht umhin kommen, unter Berücksichtigung von Wahrscheinlichkeiten für das weitere therapeutische Vorgehen bedeutsame Zuordnungen treffen zu müssen. Sehr hilfreich sind dabei das Werk von Zürcher und Krebs (1992), das einen Überblick über Hautnebenwirkungen systemisch angewandter Arzneistoffe gibt, und die von Dukes herausgegebene, fortlaufend aktualisierte Reihe «Meyler's effects of drugs» (1992).

39.5 Diagnose

Anamnese, klinischer Befund sowie gegebenenfalls histologischer Befund und Laborwerte sind die bei aktuellem Vorliegen einer Arzneireaktion unmittelbar verfügbaren diagnostischen Parameter. Es ist hiermit im allgemeinen möglich, eine Arzneireaktion mit ausreichender, zu therapeutischen Konsequenzen (s. u.) führender Wahrscheinlichkeit zu diagnostizieren, ohne den (oder die) Auslöser bereits positiv identifiziert zu haben. Damit ist die Diagnostik allerdings keinesfalls abgeschlossen, es gilt vielmehr: Jede Arzneimittelunverträglichkeits-Reaktion muß ausreichend geklärt werden! Ziel ist es, die für eine Arzneireaktion verantwortliche Substanz sowie nach Möglichkeit den zugrunde liegenden Pathomechanismus zu identifizieren und so eine gezielte Karenz zur Verhinderung einer Wiederholung derartiger Reaktionen zu ermöglichen.

Bei Überempfindlichkeitsreaktionen, d. h. bei nicht auf die pharmakologische Wirkung einer Arzneizubereitung zu beziehenden Ereignissen, ist eine profunde allergologische Diagnostik erforderlich. Diese stützt sich, wie stets in der Allergologie, auf Anamnese, Hauttests, In-vitro-Tests und gegebenenfalls Provokationstests (Arbeitsgruppe «Arzneimittel-Unverträglichkeiten» 1991). Der günstigste Zeitpunkt für Testungen liegt zwei Wochen bis drei Monate nach der Reaktion, sowohl bei früherer als auch bei späterer Testung ist eher mit falsch-negativen Resultaten zu rechnen. Empfehlungen zum diagnostischen Vorgehen wurden kürzlich publiziert (Arbeitsgruppe «Arzneimittel-Unverträglichkeiten» 1991), im folgenden kann nur auf einige wesentliche Aspekte hingewiesen werden.

39.5.1 Anamnese

Sämtliche im zeitlichen Zusammenhang mit der Reaktion angewandten Arzneizubereitungen müssen exakt erfaßt werden (Handelsname, Zubereitungsform, Charge, Dosierung, Therapiedauer); die Asservierung dieser Arzneimittel für spätere Untersuchungen ist anzustreben. Die Arzneireaktion sollte hinsichtlich des zeitlichen Ablaufs, der Krankheitserscheinungen sowie der gegebenenfalls erfolgten Therapie möglichst genau dokumentiert sein. Wesentlich sind weiter die Kenntnis der behandelten Erkrankung und die zeitlichen und örtlichen Umstände der Reaktion, um gegebenenfalls nicht arzneimittelbedingte Reaktionen differentialdiagnostisch abgrenzen zu können. Bei Hautreaktionen ist ein fachdermatologischer Befund zu erheben, weiter ist bei Arzneiexanthemen eine Hautbiopsie mit histologischer und gegebenenfalls immunfluoreszenzoptischer Untersuchung angezeigt.

39.5.2 Hauttests

Nach dem Abklingen der floriden Erscheinungen der Arzneireaktion können in Abhängigkeit vom jeweiligen klinischen Bild epikutane oder dermale Hauttests versucht werden. Diagnostisch weiterführende positive örtliche Reaktionen sind nur bei allergischem Pathomechanismus zu erwarten, treten aber auch hier nur in einem Teil der Fälle auf. Das Testverfahren (Reibtest, Pricktest, Scratch-Test, offener oder geschlossener Epikutantest, Intrakutantest) ist in Abhängigkeit vom klinischen Erscheinungsbild zu wählen. Das Testmaterial muß im allgemeinen selbst aufbereitet werden, lediglich für kutane

Testungen mit Penicillin und epikutane Tests mit auch als Kontaktallergene bedeutsamen Substanzen sind standardisierte Zubereitungen verfügbar. Positive Reaktionen auf nicht standardisierte Zubereitungen machen eine Überprüfung der Ergebnisse durch eine ausreichende Anzahl von Kontrolltestungen an geeigneten Probanden erforderlich. Werden Hauttestreaktionen auf Arzneizubereitungen gefunden, so ist eine Austestung der einzelnen Inhaltsstoffe (Wirk-, Hilfsstoffe) erforderlich. Die Interpretation der Reaktionsausfälle von Hauttests, seien sie nun positiv oder negativ, muß außerordentlich kritisch erfolgen. Zur sicheren Diagnosestellung werden zumeist weitere diagnostische Maßnahmen erforderlich sein. Bei der Durchführung von Hauttests ist stets zu bedenken, daß jeder örtliche Kontakt mit dem Auslöser einer Überempfindlichkeitsreaktion systemische und dann teilweise auch lebensbedrohliche Reaktionen auslösen kann – eine örtliche Reaktion an der Hautteststelle muß dabei nicht unbedingt auftreten! In diesem Sinne sind Hauttests auch als (Vor-)Stufe eines Provokationstests aufzufassen.

39.5.3 In-vitro-Tests

Standardisierte In-vitro-Verfahren zur Diagnostik von Überempfindlichkeitsreaktionen auf Arzneimittel fehlen weitgehend, lediglich für einige wenige Arzneimittel besteht die Möglichkeit des Nachweises spezifischer IgE-Antikörper mittels des RAST. Der Basophilen-Histamin-Freisetzungstest, bei dem periphere Leukozyten des Patienten mit einem vermuteten Allergen inkubiert werden und die dadurch induzierte Histaminfreisetzung gemessen wird, ist eine weitere bei allergischen Reaktionen vom Soforttyp mögliche Methode. Auch zytotoxische, gegen korpuskuläre Elemente des Blutes gerichtete Reaktionen können in vitro untersucht werden. Der Lymphozytentransformationstest, der die Proliferation peripherer mononukleärer Zellen bei Exposition gegenüber einem Allergen mißt, wird als besonders aussagefähige In-vitro-Methode zur Klärung allergischer Arzneireaktionen angesehen. Er ist jedoch technisch recht aufwendig und mit methodisch bedingten Schwierigkeiten belastet. Auch bei In-vitro-Tests ist es erforderlich, positive Reaktionen durch eine ausreichende Anzahl geeigneter Kontrollen abzusichern, und zwar durch Untersuchungen an Material von Probanden, die dem jeweiligen Arzneistoff nicht exponiert waren, sowie von Individuen, die den verdächtigen Stoff reaktionslos vertragen haben. Insgesamt sind die mit den üblichen In-vitro-Verfahren zu erzielenden Ergebnisse überwiegend wenig befriedigend, bessere Resultate werden möglicherweise durch Kopplung der Substanzen an Trägermoleküle oder durch die Verwendung von Substanz-Metaboliten im Testansatz zu erzielen sein. Der sichere Nachweis oder Ausschluß einer Arzneimittel-Überempfindlichkeit durch In-vitro-Tests ist im allgemeinen bisher nicht möglich.

39.5.4 Expositionstest

Der Expositionstest (Provokationstest) ist die aussagestärkste diagnostische Methode. Hierbei wird dem Patienten die verdächtige Substanz in ansteigender Dosierung mit geeigneten zeitlichen Intervallen zugeführt und die eventuelle Entwicklung einer klinischen Reaktion beobachtet. Bei pseudo-allergischen Reaktionen ist der Expositionstest bislang das einzig mögliche, über die Anamneseerhebung hinausreichende diagnostische Verfahren. Der Provokationstest verlangt grundsätzlich, die Testsubstanzen in der Form zu applizieren, wie sie zur Überempfindlichkeitsreaktion geführt haben. Provokationstests mit parenteraler Substanzapplikation sind aber, außer bei der Testung von erforderlichen Ausweichpräparaten, möglichst zu vermeiden. Zur Klärung von Reaktionen auf systemisch applizierte Arzneizubereitungen ist zumeist ein oraler Expositionstest möglich; in der Diagnostik des Acetylsalicylsäure-Asthmas werden von manchen auch inhalative Provokationstests vorgenommen. Der orale Provokationstest ist bei anaphylaktoiden Reaktionen unter Einhaltung entsprechender Sicherheitsvorkehrungen (intravenöser Zugang, Notfallbereitschaft, ausreichende Nachbeobachtungszeit) im allgemeinen problemlos möglich. Bei Überempfindlichkeitsreaktionen, die den Typen II, III oder IV nach Coombs und Gell entsprechen, ist eine besonders strenge Indikationsstellung nötig, da derartige Reaktionen nicht immer durch sofortige therapeutische Maßnahmen zufriedenstellend zu beeinflussen sind. Der Provokationstest ist kontraindiziert bei allen nicht sicher medikamentös beherrschbaren Überempfindlichkeitsreaktionen (z. B. Status asthmaticus, Agranulozytose, Lyell-Syndrom), ferner bei Schwangerschaft oder Erkrankungen bzw. medikamentöser Behandlung des Patienten, die ein erhöhtes Risiko auch bei leichteren Reaktionen darstellen (z. B. schwere kardiovaskuläre Erkrankungen, Einnahme von Beta-Blockern bei zu erwartender anaphylaktoider Reaktion). Bei Kindern ist die Indikation zum Provokationstest auch vom Entwicklungsstand abhängig; besonders in jüngerem Alter wird eine derartige Testung nicht immer möglich sein.

Die Diagnostik, die zur Aufdeckung des für eine Arzneireaktion ursächlichen Auslösers führen soll, ist für Arzt und Patient mit einem erheblichen Aufwand verbunden. Da bei Hauttests und Provokationstests das Risiko lebensbedrohlicher Zwischenfälle besteht, ist eine Aufnahme des Patienten in die Klinik aus diesem Grunde sowie zur objektiven Symptomerfassung meist unumgänglich. Die abschließende Wertung aller Befunde hat vielfältige Gesichtspunkte zu berücksichtigen. Eine effektive allergologische Abklärung von Arzneireaktionen wird daher im allgemeinen nur in entsprechend spezialisierten klinischen Einrichtungen möglich sein. Soweit erforderlich, ist die Identifizierung der auslösenden Substanz durch eine Austestung verträglicher Ausweichpräparate zu ergänzen. Dabei ist besonders auf mögliche pharmakologische oder immunologische «Kreuzreaktionen» zwischen Arzneiinhaltsstoffen zu achten.

39.6 Therapie

Die zumeist einzige mögliche kausale Behandlungsmaßnahme bei Arzneireaktionen ist die Meidung derjenigen Substanzen, die nicht vertragen werden. Vor deren Identifizierung sind daher alle verdächtigen Arzneizubereitungen unter Berücksichtigung sämtlicher Inhaltsstoffe (Wirk- und Hilfsstoffe) wegzulassen. Eine Fortführung der medikamentösen Therapie trotz einer Überempfindlichkeitsreaktion kann bei vitaler Indikation unter kritischem Abwägen von Nutzen und Risiko überlegt werden, wobei stets an die Möglichkeit des Fortschreitens zunächst leicht erscheinender Reaktionen zu schweren Verlaufsformen zu denken ist. Bei bekannter Überempfindlichkeit und vitaler Indikation zur Anwendung eines Medikamentes kann eine vorsichtige Toleranzinduktion durch Zufuhr des Pharmakons in einer Art «Hyposensibilisierung» versucht werden. Ob dieses nicht immer erfolgreiche und manchmal zu schweren Reaktionen führende Vorgehen in Erwägung zu ziehen ist, hängt nicht zuletzt auch von der Art und dem Schweregrad der vorhergehenden Überempfindlichkeitsreaktion ab.

Im akuten Stadium einer Arzneireaktion hat sich, neben dem Absetzen vermuteter Auslöser, bei oral eingenommenen Arzneistoffen die Beschleunigung der Elimination durch Gabe eines Laxans bewährt. Bei schwereren Erkrankungen kann, sofern dies im Hinblick auf die Pharmakokinetik des Arzneistoffes oder den zugrunde liegenden Pathomechanismus sinnvoll ist, eine Hämodialyse bzw. Plasmapherese in Betracht gezogen werden. Im übrigen ist eine symptomatische Therapie, die sich nach dem jeweils vorliegenden Krankheitsbild richtet, erforderlich: Beispielsweise werden anaphylaktoide Reaktionen entsprechend der jeweiligen Symptomatik nach den Regeln der Notfallmedizin behandelt; die Therapie des medikamentösen Lyell-Syndroms entspricht weitgehend derjenigen einer akuten Verbrühung und erfordert profunde Kenntnisse des Krankheitsbildes, eine intensive klinische und laborchemische Überwachung und einen erheblichen pflegerischen Einsatz. Bei schwer verlaufenden Arzneireaktionen ist häufig eine systemische Glukokortikosteroidbehandlung angezeigt. Die äußerliche Behandlung von Hautveränderungen erfolgt phasengerecht entsprechend dem jeweils vorliegenden klinischen Bild nach den Regeln der Dermatotherapie.

Literatur

Arbeitsgruppe «Arzneimittel-Unverträglichkeiten» der Deutschen Gesellschaft für Allergie und Immunitätsforschung (1991) Empfehlungen für die Aufklärung von Überempfindlichkeitsreaktionen auf Arzneimittel. Allergologie 14:58–60.

Arndt, K. A., H. Jick: (1976) Rates of cutaneous reactions to drugs. A report from the Boston collaborative drug surveillance program. JAMA 235:918–923.

Bigby, M., S. Jick, H. Jick, K. Arndt: (1986) Drug-induced cutaneous reactions. A report from the Boston collaborative drug surveillance program on 15 438 consecutive inpatients, 1975 to 1982. JAMA 256:3358–3363.

Bork, K.: (1985) Kutane Arzneimittelnebenwirkungen. Unerwünschte Wirkungen systematisch verabreichter Medikamente an Haut und hautnahen Schleimhäuten bei Erwachsenen und Kindern. Schattauer, Stuttgart.

Dukes, M. N. G.: (1992) Meyler's side effects of drugs. An encyclopedia of adverse reactions and interactions. Elsevier, Amsterdam–New York–Oxford.

Müller, U., R. Hoigné: (1985) Risikofaktoren bei Arzneimittelnebenwirkungen. Allergologie 8:330–334.

Przybilla, B., J. Ring: (1987) Pseudoallergische Arzneimittelreaktionen: Pathophysiologie und Diagnostik. Zschr. Hautkr. 62:430–443.

Ring, J.: (1988) Angewandte Allergologie. MMV Medizin, München.

Ronjeau, J. C., T. N. Huynh, C. Bracq, J. C. Guillaume, J. Revuz, R. Touraine: (1987) Genetic susceptibility to toxic epidermal necrolysis. Arch. Dermatol. 123:1171–1173.

Zürcher, K., A. Krebs: (1992) Cutaneons drug reactions. An integral synopsis of today', systemic drugs. Karger, Basel.

III Störungen der Immunabwehr

A. Allgemeiner Teil

Diagnostik (40–41)
Therapie (42–44)

40 Diagnostisches Vorgehen bei Verdacht auf Abwehrschwäche

V. Wahn, R. A. Seger

Bei welchen Kindern muß eine Störung der Infektabwehr vermutet bzw. ausgeschlossen werden? Welche Hinweise sind dem Kinderarzt bei der Entscheidung behilflich, ob er die zum Teil aufwendigen Untersuchungen des Immunsystems durchführen oder unterlassen soll? Hosking (1977) hat einige Charakteristika infektanfälliger Kinder als Scoresystem zusammengestellt. Wir möchten die Indikation zur immunologischen Abklärung weniger schematisch sehen und haben unsere Empfehlungen abweichend formuliert. Wir gehen einerseits von klinischen Hinweisen aus, die auf einen Immundefekt hindeuten können, andererseits von auffälligen Laborbefunden, die oft bereits im Rahmen der klinischen Routine erhoben werden. Bevor mit Screening-Untersuchungen ein Immundefekt labormäßig gesucht wird, sind zwei Fragen zu beantworten:
1. Handelt es sich um eine physiologische oder pathologische Infektanfälligkeit (Tab. 40/1)?
2. Welches der verschiedenen Abwehrsysteme ist betroffen (Abb. 40/1)?

Tab. 40/1: Infektanfälligkeit: klinische Beurteilung

Anamnese/Untersuchung	physiologisch	pathologisch
1. Allgemeiner Eindruck	gesund	chron. krank
2. Familiäre Häufigkeit/ Konsanguinität	–	+
3. Infekte		
– Unerwartete Erreger	–	+
– Komplizierter Verlauf	–	+
– Folgeschäden	–	+
– Schutz vor Re-Infekt	+	–
4. Impfinfekte	–	+
5. Hypoplasie lymphat. Organe	–	+
6. Verzögerung von Wachstum und Entwicklung	–	+

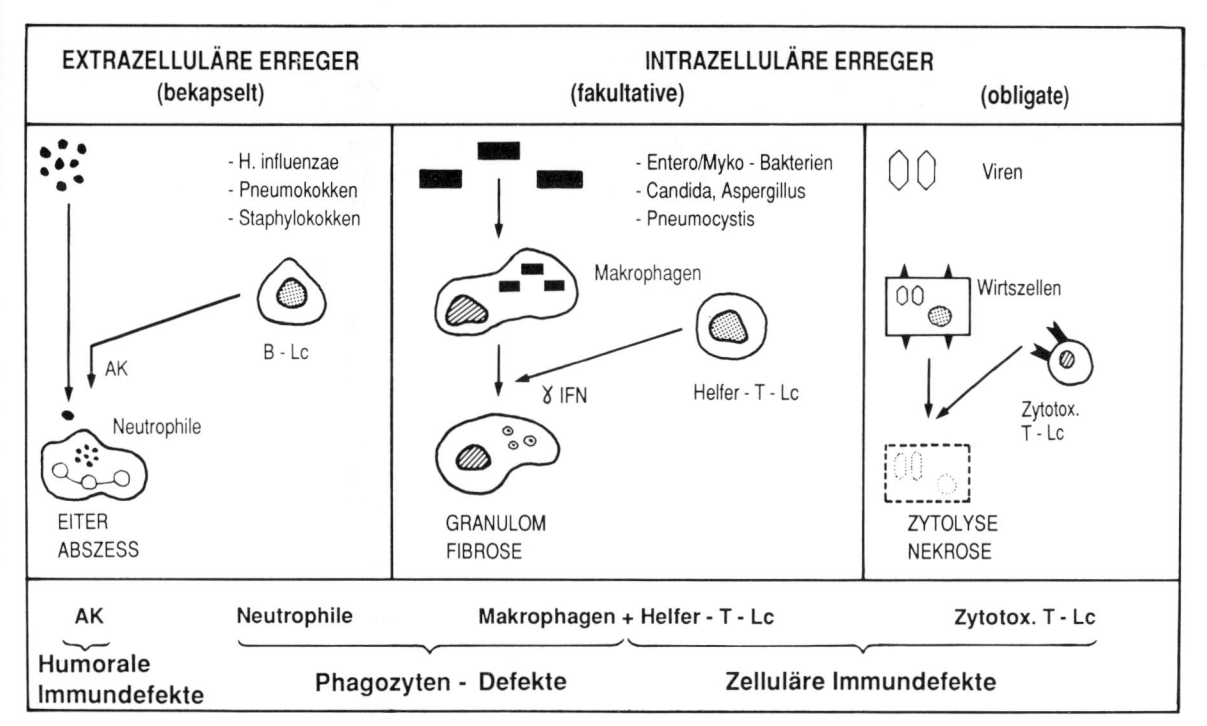

Abb. 40/1: Infektanfälligkeit: betroffenes Abwehrsystem?

40.1 Familienanamnese

Wurde in einer Familie ein primärer (genetischer) Immundefekt nachgewiesen, sollte diese Erbkrankheit bei weiteren Kindern der Familie frühzeitig ausgeschlossen werden. Dabei muß der jeweilige Erbgang (autosomal oder X-chromosomal, rezessiv, dominant oder kodominant, somatisches oder Gonadenmosaik) berücksichtigt werden.

40.2 Ungewöhnliche Infektionen

Tab. 40/2 gibt eine Übersicht über Infektionen, bei denen eine Immundefektdiagnostik indiziert ist. Bei gewissen Infektionen lassen sich bereits aus dem klinischen Bild (z. B. generalisierte BCG-itis nach Impfung) Schlußfolgerungen auf die betroffenen Abwehrsysteme ziehen. Tab. 40/3 enthält eine Übersicht über Infektionen, die hingegen nicht verdächtig sind auf angeborene Abwehrschwächen.

Tab. 40/2: Infektionen, bei denen eine immunologische Abklärung indiziert ist

ID-verdächtige Infektion	betroffene Abwehrsysteme
Polytope Infektionen	alle
ungewöhnlich häufige Infektionen	
ungewöhnlich schwere Infektionen	
ungewöhnlich therapieresistente Infektionen (Otitis, Sinusitis, Pneumonie, Sepsis, Meningitis)	
Rezidivierende Infektionen mit demselben Erreger	
Pneumocystis carinii Pneumonie	B, T, CID, AIDS
andere «opportunistische» Infekte	G, C, T, CID, AIDS
«kalte» Staphylokokkenabszesse	Hyper-IgE-Sy.
generalisierte BCGitis nach Impfung	T, CID, AIDS
Poliomyelitis nach Lebendimpfung	B, CID

Tab. 40/3: Infektionen, bei denen eine Abklärung eines ID nicht indiziert ist

- Häufige grippale Infekte ohne Beeinträchtigung im Intervall
- chronischer Husten bei gut gedeihendem Kind
- monotope Infekte

Tab. 40/4: Lokale Ursachen rezidivierender Infekte

Infektion	mögliche Ursachen
Hautinfektionen	Ekzem, Verbrennungen
rezidiv. respiratorische Infektionen	gestörte mucociliare Clearance (Asthma bronchiale, bronchopulmonale Dysplasie) Mucoviscidose defekte Cilienfunktion (Cilien-Dyskinese-Syndrom) ösophagotracheale Fistel bronchiale Fehlbildungen Fremdkörperaspiration Mangel an sekretorischem IgA
rezidiv. Otitis media	Adenoide, allergische Rhinitis
rezidiv. Meningitis	Neuroporus, Liquorfistel
rezidiv. Harnwegsinfekte	Reflux, Fehlbildungen

40.3 Ausschluß lokaler Störungen

Die Anamnese des betroffenen Kindes sollte daraufhin überprüft werden, ob die Infektionen monotop oder polytop gewesen sind. Monotope rezidivierende Infektionen sind oft auf lokale Störungen zurückzuführen (Tab. 40/4). Beispielsweise treten bei atopischen Erkrankungen (z. B. Asthma bronchiale) monotope Infektionen aufgrund einer gestörten Keimelimination (reduzierte mukoziliäre Clearance) auf. Lokale Ursachen rezidivierender Infekte sollten immer ausgeschlossen sein, bevor die systematische Immunität evaluiert wird.

40.4 Weitere verdächtige Symptome

Bestimmte Symptomkonstellationen weisen allgemein auf einen Immundefekt hin, andere bereits auf spezifische Störungen (Tab. 40/5). Sie können hier nur stichwortartig zusammengefaßt werden. *Chronische Dermatitiden* kommen bei verschiedenen Immundefekten vor. So kann eine chronische mucocutane Candidiasis auf einen isolierten

Tab. 40/5: Klinische Befunde, bei denen eine immunologische Abklärung indiziert ist

ID-verdächtige Befunde	betroffene Abwehrsysteme
positive Familienanamnese	alle
typische Facies	T (di George Syndrom)
Gedeihstörung	alle
Zwergwuchs	CID (ID mit kurzgliedrigem Zwergwuchs)
chronische Dermatitis	T, CID, G, C, AIDS
chronisch mucocutane Candidiasis (evtl. mit Nagelmykose)	T, CID, AIDS
Kalte Abszesse mit wenig Eiter	Hyper-IgE-Sy.
verzögerter Abfall der Nabelschnur (später als 3 Lebenswochen)	G (Adhäsionsproteinmangel)
Hauterscheinungen wie bei SLE	G, C
Thrombozytopenie	AIDS
Ekzem + Thrombocytopenie	CID (Wiskott-Aldrich-Syndrom)
Ataxie + Teleangiektasien	CID (Louis Bar-Syndrom)
hereditäres angioneurotisches Ödem	C
oculocutaner Albinismus + Riesengranula in Phagocyten	G (Chediak-Higashi-Syndrom)
Knorpel-Haar-Hypoplasie	CID
hypoplastische Tonsillen und Lymphknoten trotz rezidivierender Infekte	B, T, CID
Lymphadenopathie, Lymphom	CID, G, AIDS
fehlender Thymusschatten im Rö-Bild	T, CID
Thymusdysplasie + Rippenauftreibungen	CID (ADA-Mangel)
Thymom	B (Good-Syndrom)
rezidiv. Parotisschwellung	AIDS
Bronchiektasen	B, T
Pneumatocelen	Hyper-IgE-Sy.
Vitium cordis + Hypoparathyreoidismus	T (di George Syndrom)
Hepatosplenomegalie	alle
chronische wäßrige Diarrhoe	alle
granulomatöse Entzündungen	G
Arthritis (nicht eitrig)	B, AIDS
Autoimmunendokrinopathie	T
Autoimmunerkrankungen mit atypischer Serologie	B, C

T-Zelldefekt hinweisen, kann aber auch Ausdruck einer kombinierten Störung oder Ausdruck eines erworbenen Immundefekts im Sinne einer symptomatischen HIV-Infektion sein. Hauterscheinungen wie bei *Lupus erythematodes* kommen bei verschiedenen Komplementdefekten vor, aber auch bei Konduktorinnen einer septischen Granulomatose. In den letzten Jahren wurde ein Immundefekt (Adhäsionsproteinmangel) bekannt, bei dem als frühe klinische Auffälligkeit fast regelmäßig ein *verzögerter Abfall der Nabelschnur* zu beobachten ist. Findet man klinisch *hypoplastische Tonsillen und Lymphknoten* trotz entsprechender Provokation durch Infekte, ist an eine Störung im B-Zellsystem zu denken. Fehlt der *Thymusschatten* im Röntgenbild des Thorax (seitl. Aufnahme), so ist dies ein wichtiger Befund, der auf einen Defekt im T-Zellsystem oder aber einen kombinierten Immundefekt hinweist. Bei einigen Immundefekten kommt es zu einem ungeklärten *lymphoproliferativen Syndrom*, das nicht immer eindeutige Malignitätskriterien aufweist. Beim Good-Syndrom liegt eine Kombination eines *Thymoms* mit einer Hypogammaglobulinämie vor. *Arthritiden*, die an eine juvenile rheumatoide Arthritis erinnern, finden sich in bis zu einem Drittel der Fälle mit Antikörpermangelsyndrom. *Autoimmunerkrankungen* können vorkommen, wobei Klinik und serologische Befunde zum Teil ungewöhnlich sind. Schließlich werden Autoimmunendokrinopathien beobachtet, die sich z.B. im Rahmen einer chronischen mucocutanen Candidiasis entwickeln.

40.5 Auffällige Laborbefunde aus der Klinikroutine

Tab. 40/6 gibt eine Übersicht über Laborbefunde, die an einen Immundefekt denken lassen sollten. Da die Immunglobuline zur Neutralisation der negativen Erythrozytenladung und damit zu einer Beschleunigung der Blutsenkungsgeschwindigkeit beitragen, kann bei Fehlen dieser Immunglobuline trotz schwerer Infektionen und CRP-Anstieg eine niedrige BSG auffallen. Auch die anderen in

Tab. 40/6: Routine-Laborbefunde, bei denen eine immunologische Abklärung indiziert ist

ID-verdächtige Laborbefunde	betroffene Abwehrsysteme
Niedrige BSG bei schwerer bakterieller Infektion	B
Leukopenie	B, T, CID, G, AIDS
Lymphopenie	T, CID, AIDS
Eosinophilie	CID, Hyper-IgE-Sy.
fehlende HLA-Antigene	CID
einzelne oder alle Immunglobuline erniedrigt	B, T, CID
alle Immunglobuline erhöht	AIDS
fehlende Isohämagglutinine	B, T, CID

Tab. 40/6 aufgeführten Laborbefunde sollten Anlaß geben, Abklärungen im Hinblick auf einen Immundefekt vorzunehmen.

40.6 Erregerspektren

Nicht nur bestimmte Symptomkonstellationen lassen sich bestimmten Immundefekten zuordnen, sondern auch bestimmte Infektionserreger und die durch sie hervorgerufenen Entzündungsreaktionen. Tab. 40/7 zeigt, daß in Abhängigkeit von der jeweiligen Abwehrschwäche bestimmte Keime bevorzugt Infektionen verursachen. Der direkte (nicht der serologische!) Erregernachweis ist insbesondere dann wichtig, wenn die Patienten nicht in der Lage sind, selbst Antikörper zu bilden. In gleichem Sinne ist die Tuberkulinprobe zum Nachweis der Tuberkolose ungeeignet, wenn beim betroffenen Patienten keine T-Zellfunktion vorhanden ist.

Anhand der identifizierten Infektionserreger läßt sich oft eine gezieltere Auswahl der durchzuführenden immunologischen Tests treffen. Allerdings sollte ein solches Screening-Programm bei Verdacht auf Immundefekt immer vollständig durchgeführt oder aber auf jegliche Diagnostik verzichtet werden. Die Diagnose eines Immundefekts basiert auf dem Nachweis einer definierten Störung in einem System, sowie auf dem Nachweis der Intaktheit der übrigen Systeme.

40.7 Screening-Programm bei Verdacht auf Immundefekt

Tab. 40/8 gibt die Untersuchungen wieder, mit deren Hilfe man im Rahmen eines Screenings mehr als 95% der bekannten Immundefekte ausschließen kann. Das Pro-

Tab. 40/8: Screening-Untersuchungen bei ID-Verdacht

B-Zellsystem:	Serum-Immunglobuline quantitativ einschl. IgE IgG Subklassen 1–4 sekretorisches IgA im Speichel AB-Isohämagglutine (quantitativ) Impftiter gegen ● Proteine: Diphtherie, Tetanus, Masern ● Polysaccharide: HIB, Pneumokokken
T-Zellsystem:	Intracutantest mit Recall-Antigenen (Multitest Mérieux). Bei negativem Ergebnis: ● periphere reife T-Zellen (CD3) ● T-Zell-Subpopulationen (CD4, CD8) ● HLA-Antigene (Klasse I auf T-Zellen) (Klasse II auf B-Zellen, Monozyten) ● T-Zell-Antigen-Rezeptoren (α/β und γ/ϑ) ● Adhäsionsproteine (CD2, CD11a, CD18) ● Lymphozytentransformationstest mit ○ Mitogenen (z. B. PHA, OKT3, PWM, SAC) ○ Antigenen (z. B. PPD, Tetanus-Toxoid, Candidin)
Granulozyten:	absolute Granulozytenzahl im Blut (mehrfach!) Chemotaxis O_2^--Produktion mit löslichem und partikulärem Stimulus (oder Chemilumineszenz)
NK-Zellen:	Oberflächenmarker: CD16+/CD3–; CD56+/CD3–; CD16+/CD57– Zytotoxizität: Lyse von K 562-Targetzellen
Komplement:	CH50, AP50 bei V.a. HANE: C1-Inaktivator (Antigen + Funktion)
bei V.a. AIDS zusätzlich Antikörper gegen HIV	

Abkürzungen: HIB = Hämophilus influenzae Typ B, PHA = Phytohämagglutinin, OKT3 = monoklonaler Antikörper gegen CD3, PWM = Pokeweed Mitogen, SAC = Staphylococcus aureus Cowan Stamm I, PPD = Purified Protein Derivative = gereinigtes Tuberkulin, HANE = Hereditäres Angioneurotisches Ödem

Tab. 40/7: Mikrobiologische Befunde bei Kindern mit ID-Verdacht

dominierend Infektionen mit	betroffene Abwehrsysteme
Bakterien	B, G, C, T, CID, AIDS
Viren	T, CID, AIDS, (B)
Pilzen	T, CID, AIDS, G
Parasiten/Protozoen	T, CID, AIDS

gramm ist ein bewährter Kompromiß zwischen dem theoretisch Machbaren und dem praktisch Durchführbaren.
Hat man mit Hilfe der angegebenen Testverfahren einen Defekt in einem Bereich der Abwehr lokalisiert, sollten Detailuntersuchungen in die Wege geleitet werden, um die Erkrankung, u. a. im Hinblick auf die genetische Beratung, genau zu charakterisieren. Desweiteren muß bedacht werden, daß dieses Screening-Programm in Einzelfällen nicht ausreichend ist, bestimmte seltene Defekte nachzuweisen. Im folgenden sollen daher auch die Untersuchungen angesprochen werden, die im Einzelfall einer weitergehenden Abklärung dienlich sein können.

40.8 Differenzierung von B-Zelldefekten

Liegen klinisch eitrige Infekte mit bekapselten Bakterien vorwiegend der oberen und unteren Luftwege vor, ist nach Ausschluß einer zystischen Fibrose (Schweißtest) und eines Ziliendyskinesie-Syndroms (Saccharin-Test, Schleimhautbiopsie) die Frage nach einem Antikörpermangelsyndrom zu stellen. Hierzu dienen die Bestimmung der *Immunglobuline (IgG, A, M)*, der *IgG-Subklassen (IgG1–4)* so wie von *Impfantikörpern* gegen Proteine (z. B. Tetanus-Toxoid) und gegen Polysaccharide (z. B. Pneumokokken). Beim klassischen X-chromosomal vererbten Antikörpermangel vom Typ Bruton fehlen die *B-Zellen* im peripheren Blut, während Prä-B-Zellen im Knochenmark vorhanden sind. Bei anderen Patienten ist die Sekretion der Immunglobuline aus Plasmazellen gestört. Weitere Formen von Antikörpermangel (siehe dazu Seite 337) können die Folge einer mangelhaften T-Helferoder einer gesteigerten T-Suppressor-Zellfunktion sein. Liegt in Verbindung mit dem Antikörpermangel eine Neutropenie und megaloblastäre Anämie vor, ist an einen *Transcobalamin-II-Mangel* zu denken. Eine Röntgenaufnahme des Thorax dient dem Ausschluß eines Good-Syndroms (Hypogammaglobulinämie + Thymom).
Bei Patienten mit *Common Variable Immunodeficiency (CVID)* konnten in den vergangenen Jahren neue Erkenntnisse zur Pathogenese gewonnen werden. Bei einzelnen Patienten mit CVID, die unter Cimetidin-Therapie eine Besserung erfahren hatten, lag offenbar eine exzessive Suppressorzellaktivität vor. Um diese Patienten für eine Cimetidin-Therapie sinnvoll zu selektionieren, sind Kokulturexperimente zur Messung der PWM-induzierten IgG-Synthese in vitro und der Con A-induzierten Suppressorzellen für autologe Lymphozyten von Nutzen. Bei anderen CVID-Patienten wurde über die Unfähigkeit berichtet, für die Immunglobulin-Synthese wichtige Zytokine wie IL2, IL4 und Interferon-Gamma in normalem Umfang zu produzieren. Auch phänotypisch wurden Lymphozyten von CVID-Patienten weiter charakterisiert: Offenbar fehlen bei einzelnen dieser Patienten Zellen mit CD4+/CD45R+ Phänotyp (= Suppressor/Inducer-Zellen, naive T-Zellen), während der komplementäre Helferzelltyp CD4+/CD29+ (Helper/Inducer-Zellen, Memory-T-Zellen) normal war. In wieder anderen Untersuchungen wurde eine genetische Assoziation des CVID mit bestimmten HLA-Haplotypen und C4-Null-Allelen (Fehlen der Genprodukte der Loci für C4A oder C4B, s. S. 404) registriert.
Nicht nur ein kompletter Immunglobulinmangel, auch das *selektive Fehlen von IgA* bedarf weiterer Detailuntersuchungen. IgA kann nicht nur komplett fehlen, sondern auch isoliert die Subklasse IgA1 oder IgA2, letzteres sogar bei normalem Gesamt-IgA. In Sekreten, z. B. dem Speichel, mag in Einzelfällen die Messung von sekretorischem IgM neben sekretorischem IgA sinnvoll sein, weil, zumindest von einer Arbeitsgruppe, eine Infektneigung bei IgA-Mangel nur dann beobachtet wurde, wenn sIgM neben sIgA fehlt. Auch beim IgA-Mangel liegen genetische Assoziationen mit bestimmten HLA-Konstellationen sowie eine Häufung von C4-Null-Allelen vor.
Besonderes Interesse haben in den letzten Jahren die *IgG-Subklassendefekte* gefunden, die zum Teil mit dem IgA-Mangel gemeinsam, aber auch ohne IgA-Mangel auftreten können. Bei longitudinal untersuchten Patienten sind auch Wechsel von Subklassendefekten beobachtet worden. Bei Patienten mit kombiniertem IgA-Mangel und IgG-Subklassendefekt, für die eine Immunglobulinsubstitution vorgesehen ist, sollte zuvor nach Autoantikörpern gegen IgA gesucht werden, da diese potentiell schwere Transfusionsreaktionen verursachen können, wenn ein IgA-haltiges Immunglobulinpräparat verabreicht wird.
Neben den beschriebenen Defekten wurden in den letzten Jahren auch Patienten beschrieben, die bei normalen Immunglobulin- und Subklassenspiegeln im Serum bestimmte Antikörper unzureichend bilden können. So sind Kinder beschrieben, die offenbar einen *selektiven Defekt der Antikörperbildung* gegenüber Polysaccharid-Antigenen aufwiesen, wieder andere hatten einen selektiven humoralen Immundefekt gegenüber Staphylokokken.
Weiterhin wurde ein Fall einer Hypogammaglobulinämie berichtet in Verbindung mit einer *Orotacidurie*. Unter einer Uridin-Therapie normalisierten sich die Immunglobulinspiegel.

40.9 Differenzierung von T-Zell- und kombinierten Immundefekten

Bei Vorliegen chronischer Infektionen mit fakultativ (Bakterien, Pilzen, Protozoen) und obligat (Viren) intrazellulären Erregern sind T-Zell- und kombinierte Immundefekte auszuschließen. Während bei den schweren T-Zell- und kombinierten Immundefekten (SCID) die T-Zellen total fehlen oder funktionslos sind, sind bei den kombinierten Immundefekten (CID) T-Zellen vorhanden, lassen sich jedoch nicht durch Antigene stimulieren. Bisher sind nur wenige T-Zell-Defekte molekular charakterisiert worden. Ein T-Zelldefekt kann Folge eines *Mangels an Nukleosidphosphorylase* sein, ein SCID Folge eines *Adenosindeaminasemangels*. Auch bei der *Propionacidämie,* der *Orotacidurie* oder dem *multiplen Carboxylasemangel* sind relevante Störungen im Sinne von T-Zelldefekten oder CID beschrieben worden. Beim *Bare Lymphocyte-Syndrom* fehlen auf der Oberfläche der Lymphozyten bzw. Monozyten HLA-Antigene der Klasse II. In Einzelfällen von CID ist eine geringe *Expression von T-Zellrezeptoren* (CD3-TCR-Komplex) auf eine fehlende Synthese von CD3-Untereinheiten zurückgeführt worden. Beim *Louis-Bar-Syndrom* (Ataxia teleangiectatica) findet sich eine erhöhte Brüchigkeit der genetischen Loci für Immunglobuline und T-Zell-Rezeptoren. Daneben können Alpha$_1$-Fetoprotein und carcinoembryonales Antigen erhöht sein. Beim *Wiskott-Aldrich-Syndrom* finden sich in Verbindung mit einem sich langsam entwickelnden Immundefekt und einem Ekzem zu wenige (meist 40000–80000/µl) und zu kleine Thrombozyten mit entsprechender Blutungsneigung. Das Oberflächen CD43 (Sialophorin) ist offenbar instabil und läßt sich auf kultivierten Zellen nur vermindert oder nicht nachweisen, während es auf frisch isolierten Zellen nachweisbar ist. Schließlich sind Fälle von CID beschrieben worden, bei denen für das T-Zell-Wachstum *wichtige Zytokine* (z. B. *IL2*) nicht produziert werden können. Bei Verdacht auf *chronisch mucocutane Candidiasis* fällt der Lymphozytenmigrationshemmtest nach Candidinstimulation pathologisch aus, oft auch die Lymphozytentransformation.

40.10 Differenzierung von Granulozyten-Funktionsstörungen

Liegen klinisch ulzerierende nekrotisierende Infektionen vor, sind eine *Neutropenie* oder eine *Chemotaxisstörung* zu bedenken. Liegt die absolute Granulozytenzahl unter 1500/µl, sprechen wir von Neutropenie, liegt sie unter 500/µl, von schwerer Neutropenie. Eine Knochenmarkspunktion gibt Aufschluß darüber, ob eine Ausreifungsstörung im Mark (zentrale Neutropenie) oder ein verstärkter Verbrauch in der Peripherie vorliegt (periphere Neutropenie). Im letzteren Fall sollten ein SLE und ähnliche Autoimmunerkrankungen ausgeschlossen sowie nach gegen Granulozyten gerichteten Autoantikörpern gefahndet werden. Der Hydrocortisontest zeigt, ob die Granulozyten ausreichend aus dem Knochenmark mobilisiert werden, der Adrenalintest, ob sie aus dem marginalen Granulozytenpool ausreichend in die Zirkulation gelangen. Durch regelmäßige Blutbilduntersuchungen (2×/Woche über 6 Wochen) wird zwischen chronischen und zyklischen Neutropenien unterschieden.

Ist bei entsprechender Klinik eine Neutropenie ausgeschlossen worden, muß die Chemotaxisfähigkeit der Zellen geprüft werden. Die Testung kann z. B. mittels Migration unter Agarose oder in der Boyden-Kammer vorgenommen werden. Bei gleichzeitigem Auftreten von Chemotaxisdefekt, Neutropenie und reduzierter Funktion des exokrinen Pankreas ist ein *Shwachman-Syndrom* wahrscheinlich, bei Verbindung von Neutropenie, Hypogammaglobulinämie und megaloblastärer Anämie ist ein *Transcobalamin-II-Mangel* auszuschließen. Auch bei der *Glykogenose Typ IB* kann neben einer Chemotaxisstörung eine hochgradige Neutropenie mit schwerer Infektneigung auftreten. Hier sind geeignete metabolische Untersuchungen zur Diagnosestellung indiziert. Blut- und Knochenmarksausstriche sind auf das Vorhandensein von Riesengranula zu untersuchen, welche auf ein *Chediak-Higashi-Syndrom* hinweisen können (Chemotaxisdefekt, Neutropenie, partieller oculocutaner Albinismus).

Liegen klinisch abszedierende, granulomatöse Infektionen vor, ist in erster Linie an Störungen der Mikrobizidie zu denken im Sinne *septischer Granulomatosen*. Diese werden in der Regel durch einen vielerorts zur Diagnostik eingesetzten negativen NBT-Test auffallen. Zwei Varianten (partieller Cytochrom-B-Mangel, Glucose-6-Phosphatdehydrogenasemangel) können mit NBT-positiven Zellen einhergehen, haben aber einen massiv eingeschränkten O$_2$-Metabolismus. In solchen Fällen erweist sich die quantitative Messung der O$_2^-$-Produktion (biochemisch oder mittels Durchflußzytometrie) oder die Chemilumineszenz als diagnostisch aussagekräftiger. Auf die im Fall einer septischen Granulomatose erforderliche Differenzierung der Defekte wird an anderer Stelle (Kap. 48) eingegangen. Läßt sich der O$_2$-Metabolismus mit einem partikulären Stimulus (z. B. opsonisiertes Zymosan) nicht stimulieren, sondern nur mit einem löslichen Stimulus (z. B. PMA, Phorbol-Myristat-Acetat) ist dies verdächtig auf einen *Leukozyten-Adhäsions-Defekt* (LFA 1-Mangel).

40.11 Untersuchungen der Monozyten

Liegen klinisch chronische Infektionen mit intrazellulär persistierenden Bakterien (z. B. BCG-itis), Pilzen (z. B. Candidiasis) und Protozoen vor, so ist außer an T-Zell-Defekte an Störungen des Monozyten/Makrophagen-Systems zu denken. Die Analyse der Monozytenfunktionen sollte neben den bekannten Effektorfunktionen (siehe Granulozyten) auch die Antigenprozessierung/-präsentation sowie sekretorische Funktionen (z. B. IL1-Produktion) umfassen. Bisher wurden nur wenige isolierte Monozyten/Makrophagendefekte bekannt (s. S. 384).

40.12 Untersuchung der NK-Zellen

Über NK-Zelldefekte wurde bisher kaum berichtet. Dies liegt möglicherweise daran, daß Tests zur Quantifizierung der NK-Zellfunktion diagnostisch wenig eingesetzt werden. Nach unserem heutigen Kenntnisstand sollten bei Kindern mit rezidivierenden schweren viralen Infekten, die nicht durch andere Immundefekte erklärt sind, folgende Tests durchgeführt werden: 1. Phänotypische Quantifizierung der NK-Zellen in der Durchfluß-Cytometrie: NK-Zellen sind zu >95% CD3-negativ, tragen aber zu 90% CD16 (= Fc-Rezeptor-gamma III) oder CD56 (= NKH-1-Antigen, Leu19, N-CAM = neural cell adhesion molecule), während CD57 (Leu7, HNK-1) nur auf ca. 50% der NK-Zellen zu finden ist. In einem berichteten Fall eines NK-Zell-Defektes war nur die CD57−/CD16+ NK-Subpopulation vermindert. 2. Quantitative Messung der NK-Zell-Zytotoxizität: NK-Zellen können bestimmte Tumorzellinen (K562 = Erythroleukämiezellinie; Daudi-Zellen) direkt, d. h. ohne spezifische Antikörper lysieren. Dies kann in vitro durch die Freisetzung von ^{51}Chrom, das zur Markierung der Targetzellen verwendet wurde, gemessen werden. Einige Zytokine (Interleukin 2, Interferon-Alpha und -Gamma) steigern die NK-Zellaktivität. Klinische relevante Defekte der NK-Zell-Zytotoxizität können sekundär auf mangelhafte Produktion dieser Faktoren zurückgeführt werden.

40.13 Asplenie-Abklärung

Bei rezidivierenden oder foudroyanten Septikämien mit bekapselten Bakterien ist auch eine kongenitale Asplenie auszuschließen, welche häufig mit Herzvitien und/oder Situs inversus (Ivemark-Syndrom) kombiniert ist. Howell-Jolly-Körperchen in den Erythrozyten wecken den Verdacht, Ultraschall-Untersuchung und Milzszintigraphie sind beweisend.

40.14 Immundefektabklärung bei Hämophagozytose-Syndromen

Hämophagozytose-Syndrome entstehen durch vererbte oder erworbene Überaktivität des Makrophagen-Systems. Neben massiver Zytokinfreisetzung imponieren spezifisch zelluläre Immundefekte und Störungen der NK-Zell-Funktion. Differentialdiagnostisch sind von der *familiären erythrophagozytären Lymphohistiozytose* (Morbus Farquhar) abzugrenzen *Hämophagozytosen bei virus-assoziierten hämophagozytischen Syndromen* (VZV, CMV, EBV, HHV6), bei schweren parasitären Infektionen (viszerale Leishmaniose), bei Chediak-Higashi-Syndrom oder systemischen rheumatischen Erkrankungen (Still-Syndrom). Neben Knochenmarksuntersuchungen, in denen Erythro- und Nukleophagozytose nachgewiesen werden, ist eine Lumbalpunktion indiziert (Pleozytose? Hämophagozytose?), ein komplettes Blutbild (Panzytopenie?), ein Gerinnungsstatus (isoliert erniedrigtes Fibrinogen?) und Lipide im Nüchternserum (erhöhte Triglyceride?).

40.15 Komplementdiagnostik

Patienten mit Komplementdefekten fallen vorwiegend durch Infektionen mit Meningokokken und andere bekapselte Bakterien, durch Autoimmunerkrankungen, oder auch rezidivierende nicht-allergische kutane Schwellungen auf. Die Komplementdiagnostik ist vergleichsweise einfach: Sind CH50 und AP50 normal, kann allenfalls noch ein C1-Inhibitormangel vorliegen. Dieser manifestiert sich als *hereditäres Angioödem* (HANE) und kann klinisch bereits vermutet werden.
Sind CH50 oder AP50 oder beide massiv vermindert oder fehlend, erfolgt im Speziallabor die weitere Differenzierung zwischen angeborenen und erworbenen Defekt (siehe Seite 405). Beim C9-Defekt können CH50-Werte von bis zu 50% der Norm auftreten.

40.16 Vorgehen bei Verdacht auf HIV-Infektion

Bei Verdacht auf oder Nachweis eines humoralen oder zellulären Immundefektes muß heute immer an die Möglichkeit einer HIV-Infektion gedacht werden. Neben einer ausführlichen Familienanamnese (HIV-infizierte Mutter?) kann auch beim Kind eine HIV-Serologie, ggf. Virusdirektnachweise (s. S. 425) indiziert sein.

40.17 Konsequenzen einer frühen Diagnostik

Nur eine präzise Diagnostik ermöglicht eine optimale Therapie! Wird das in Tab. 40/8 aufgeführte Screening-Programm, ggf. auch die im Text erläuterten Detailuntersuchungen, zum Ausschluß eines Immundefekts konsequent eingesetzt, sollte es gelingen, abwehrgeschwächte Kinder frühzeitig zu erkennen und einer spezifischen Behandlung zuzuführen. Die Zahl der Erkrankungen, die kausal und erfolgreich behandelt werden können, hat sich in den letzten Jahren deutlich erhöht. Aber auch bei den Kindern, bei denen keine Kausaltherapie möglich ist, ermöglicht eine symptomatische Behandlung oft eine weitgehend normale Entwicklung bis in das Erwachsenenalter hinein. Diese palliativen *Behandlungsmöglichkeiten verhindern infektbedingte Schäden an vitalen Organen* und müssen so lange konsequent praktiziert werden, bis sie durch bessere Therapiemöglichkeiten ersetzt werden. Schließlich ermöglicht die frühzeitige Diagnose eines schweren lebensbedrohlichen Immundefekts oft die Entdeckung weiterer Überträger in der Familie und deren genetische Beratung.

40.18 Pränataldiagnostik

Grundsätzlich stehen zur Pränataldiagnostik heute funktionelle Tests sowie molekulargenetische Untersuchungen zur Verfügung. Da auf diesem Gebiet in den letzten Jahren große Fortschritte erzielt worden sind, ist diesem Thema ein eigenes Kapitel gewidmet worden (siehe Seite 301).

41 Pränatale und Genträger-Diagnostik angeborener Immundefekte

M. Mächler, A. Schinzel

41.1 Materialgewinnung und diagnostische Techniken

41.1.1 Techniken der pränatalen Zell- und Gewebsentnahme

Die Entnahme fetalen Zell- und Gewebsmaterials für zytogenetische, biochemische oder molekulargenetische Untersuchungen ist ein invasiver frauenärztlicher Eingriff, der stets einer sorgfältigen Indikation bedarf und und mit dem Ehepaar vorgängig mit allen Aspekten, einschließlich Punktionsrisiko und Fehlerquellen, besprochen werden muß. Maßgeblich für den zu wählenden Zeitpunkt und die im individuellen Fall zur Anwendung kommende Methode sind die folgenden Gesichtspunkte: Der Eingriff sollte für die bestehende Schwangerschaft ein möglichst geringes Risiko darstellen; er sollte so früh wie verantwortbar vorgenommen werden, um im Hinblick auf einen möglichen Schwangerschaftsabbruch ein möglichst frühzeitiges Untersuchungsergebnis zu erhalten; die gewählte Technik sollte für die Art der nötigen Laboruntersuchungen die optimale sein.

Die folgenden 4 Entnahme-Techniken stehen für die pränatale fetale Gewebsentnahme zur Verfügung.

Chorion- oder Plazentabiopsie

Materialentnahme aus dem Chorion, das in der Früh-Schwangerschaft die Frucht rundherum umgibt, zu einem späteren Zeitpunkt aus der Plazenta. Sie ist die Methode der Wahl für molekulargenetische Untersuchungen. Die Entnahme erfolgt bis zur 12. Schwangerschaftswoche (vom Zeitpunkt des Beginns der letzten Menstruationsblutung gerechnet) entweder transcervikal (durch die Vagina) oder transabdominal, nach der 12. Woche ausschließlich transabdominal, da wegen der Rückbildung des Chorions die Plazenta transcervikal nicht mehr zugängig ist. Für molekulargenetische Untersuchungen wird i. a. wesentlich mehr Zottenmaterial benötigt als für Chromosomenuntersuchungen. Daher sollte, wegen des höheren Punktionsrisikos bei Entnahme einer relativ großen Menge von Zotten (50–80 mg), die Biopsie frühestens um die 10., besser **11.–12. Woche der Schwangerschaft** vorgenommen werden (Punktionen für Chromosomenuntersuchungen können bereits um die 8. Woche erfolgen und werden gewöhnlich in der 10. Woche durchgeführt). Maßgeblich für die Entscheidung, wann und auf welchem Weg punktiert wird, sind die anatomischen Verhältnisse, wie sie bei der vorgängigen Ultraschalluntersuchung erhoben werden, die Erfahrung des Punkteurs in der einen oder anderen Methode, und der Zeitpunkt der Punktion. Das Punktionsrisiko liegt weitgehend in einem Schwangerschaftsabbruch sowie einigen mütterlichen Komplikationen. V. a. bei frühen Punktionen (vor der 11. Woche) kommt dazu ein Risiko von weniger als 1‰ auf Extremitäten-Reduktionsmißbildungen des Feten. Das Abortrisiko wird sehr verschieden hoch angegeben, seine Höhe hängt hauptsächlich von der Übung des Punkteurs ab. Zu berücksichtigen ist, daß ein gewisser Prozentsatz der Feten natürlicherweise zwischen 10. und 40. Schwangerschaftswoche abstirbt. Rechnet man diesen ab, so dürfte ein Risiko von 2–3 Prozent für geübte Gynäkologen realistisch sein. Im allgemeinen wird das Punktionsmaterial geteilt; eine geringe Menge wird für die Chromosomenuntersuchung reserviert, aus dem größeren Teil von 50–70 mg wird DNA extrahiert für die späteren molekulargenetischen Analysen. Die Chromosomenuntersuchungen sind bei geschlechtsgebundenen Erbleiden obligat, bei autosomal vererbten Krankheiten empfehlenswert, damit nicht ein Immundefekt zwar ausgeschlossen, dafür aber später ein Kind mit Down Syndrom geboren wird. Von der Punktion bis zur Mitteilung des Resultats vergehen i. a. 2 Wochen. Wenn bei geschlechtsgebundenen Erbleiden der Fetus weiblich ist, empfiehlt es sich, mit der Genträgerdiagnostik abzuwarten und, falls das noch zur Verfügung stehende Material knapp ist, bei der Geburt Nabelschnurblut oder ein Stück der Nabelschnur zur weiteren DNA-Gewinnung anzufordern.

Amniozentese

Sie ist für die pränatale Diagnose von Immundefekten im allgemeinen wegen des hohen Zeitbedarfs wenig geeignet. Die Punktion erfolgt nicht vor der 15. Schwangerschaftswoche; frühzeitigere Punktionen, in letzter Zeit wieder häufiger ausgeübt, erfordern reiche frauenärztliche Erfahrung, um nicht mit einem ungebührlich hohen Abortrisiko belastet zu sein. Für den Karyotyp muß mit einer Kulturdauer von 2 Wochen gerechnet werden, bis zur Erlangung von genügend Material für die DNA-Extraktion bedarf es mindestens weiterer 4 Wochen Kulturdauer. Das Resultat wird daher zu einem unbefriedigend späten Zeitpunkt der Schwangerschaft erhalten, ein allfälliger Abbruch ist v. a. für die Mutter sehr belastend. Somit kommt eine Amniocentese für molekulargenetische pränatale Diagnostik nur in extremen Ausnahmefällen in Betracht.

Fetale Gewebsentnahme

Fetoskopische Haut-, Muskel-, Leber- oder andere Organbiopsien sind in sehr seltenen Fällen von Erbleiden indiziert, die sich nur in den entsprechenden Geweben nachweisen lassen. Für die pränatale Diagnostik von Immundefekten fallen sie, zumindest zur Zeit, außer Betracht.

Fetale Blutentnahme

Diese erfolgte früher fetoskopisch aus einem Gefäß an der Oberfläche der Plazenta. In letzter Zeit hat sich die retrograde Punktion der Nabelschnur (**Chordocentese**) unter Ultraschallkontrolle eingebürgert. Diese Methode stellt in den Händen von Geübten ein sehr brauchbares Instrumentar dar, um Diagnostik direkt aus fetalem Blut durchzuführen. Nebst der Diagnostik von hämatologischen und immunologischen Erbleiden ist sie die Methode der Wahl zur Überprüfung fraglicher oder unklarer zytogenetischer Resultate aus Chorion- oder Fruchtwasserzellen oder zur raschen Diagnostik von fetalen Chromosomenaberrationen zu einem relativ späten Zeitpunkt der Schwangerschaft. Die Chordocentese gelingt ab der 18. Woche der Schwangerschaft; optimaler Zeitpunkt, wegen der physiologischen Lympho- und Neutropenie, ist die 20. Woche. In 15% der Schwangerschaften erlaubt die Lage der Plazenta diesen Eingriff allerdings nicht. Entscheidend ist die Erfahrung des Punkteurs.

41.1.2 Indirekte DNA-Diagnostik mit gekoppelten Markern

Bei der indirekten DNA-Diagnostik wird der die Krankheit verursachende Gendefekt lediglich indirekt, anhand von eng gekoppelten polymorphen Markern nachgewiesen. Im allgemeinen werden zwei Marker, die auf verschiedenen Chromosomen liegen, unabhängig voneinander vererbt, d. h. sie werden zufällig auf die Tochterzellen verteilt. Zwischen Markern auf demselben Chromosom, die nicht zu weit auseinander liegen, besteht dagegen genetische Koppelung: bei nicht zu großem Abstand werden sie in der Regel auf einem gemeinsamen Chromosomenstück an die Tochterzellen weitergegeben. Je kürzer der Abstand, desto größer die Koppelung, bzw. die Wahrscheinlichkeit für gemeinsame Vererbung. Umgekehrt erhöht sich mit größerem Abstand die Wahrscheinlichkeit, daß die beiden Marker durch ein Rekombinationsereignis (= Stückaustausch zwischen den beiden homologen Chromosomen als Folge eines crossing-overs in der Meiose) voneinander getrennt werden. Bei enger genetischer Koppelung kann also beim Auftreten des einen Merkmals mit einer gewissen Verläßlichkeit auf die gleichzeitige Anwesenheit des anderen Merkmals auf demselben Chromosom geschlossen werden. Bei der Genträgerdiagnostik ist der eine Marker das interessierende Gen, in seinen beiden möglichen Allelzuständen «normal» oder «mutiert». Als gekoppelte Marker macht man sich individuelle Unterschiede in der DNA-Sequenz, sog. **DNA-Polymorphismen** zu Nutze, die in der Population mit einer vernünftigen Häufigkeit auftreten. Je höher die einzelnen Allelfrequenzen liegen, desto informativer ist ein solcher Polymorphismus, und umso größer ist damit die Chance, daß Schlüsselpersonen in einer Familie heterozygot sind, und somit ihre beiden Chromosomen unterschieden werden können. Gelingt es nun, in einer Familie mit einer bestimmten Erbkrankheit festzustellen, mit welchem Allel des gekoppelten Polymorphismus zusammen das mutierte Gen und damit die Krankheit in dieser Familie vererbt wird, läßt sich durch Analyse des Markerallels mit sehr großer Sicherheit voraussagen, ob eine Risikoperson bzw. ein Fet das normale oder das mutierte Gen geerbt hat. Gekoppelte Marker können natürlich auch innerhalb des defekten Gens liegen, ohne dabei die Genfunktion zu beeinträchtigen. In diesem Fall ist die Gefahr einer Rekombination zwischen dem Polymorphismus und dem eigentlichen Gendefekt extrem klein, und damit eine Fehlinterpretation praktisch ausgeschlossen.

Als DNA-Polymorphismen eignen sich in erster Linie sogenannte **Restriktions-Fragment-Längen-Polymorphismen (RFLP)**. Dies sind für den Träger im allgemeinen bedeutungslose Variationen in der DNA-Sequenz, welche einzelne Erkennungs- bzw. Schnittstellen von Restriktionsendonukleasen zerstören oder neu schaffen. In der Praxis wird die DNA aus kernhaltigen Zellen extrahiert und mit dem entsprechenden Restriktionsenzym vollständig verdaut. Da die DNA des Menschen mit einer Gesamtlänge von etwa 3 Milliarden Basenpaaren sehr viele Schnittstellen für ein bestimmtes Restriktionsenzym aufweist, entstehen dabei ebensoviele Fragmente. Es gilt nun, aus dieser Vielzahl diejenigen Fragmente selektiv nachzuweisen, welche aufgrund der variablen Schnittstelle am interessierenden Marker-Lokus unterschiedliche Länge haben können. Dazu wird zunächst das Fragmentgemisch durch Gelelektrophorese der Länge nach aufgetrennt. Nach Übertragung und Fixierung der aufgetrennten Fragmente auf ein spezielles Filterpapier («Southernblotting») können die gewünschten Fragmente mittels molekularer Hybridisierung mit einer sequenzhomologen DNA-Sonde spezifisch nachgewiesen werden. Erfolgt die Hybridisierung mit einer radioaktiv markierten DNA-Sonde (i. allg. 32P), erscheinen die interessierenden Fragmente nach Autoradiographie des Filters als schwarze Banden auf dem entwickelten Röntgenfilm. Die DNA-Sonden können aber auch durch nicht-radioaktive

Substanzen (z. B. Biotin oder Digoxigenin) markiert und die entsprechenden Fragmente mit geeigneten Detektionssystemen als farbige Banden direkt auf dem Filter nachgewiesen werden.

Eine weitere Art von DNA-Polymorphismen beruht darauf, daß zwischen zwei invariablen Restriktionsstellen eine variable Anzahl identischer, unmittelbar hintereinander geschalteter Abschnitte liegt, was wiederum zu unterschiedlich langen Restriktionsfragmenten an diesem Lokus führt. Man spricht in diesem Fall von «**variable number of tandem repeats**» (**VNTR**). Diese VNTRs kommen meist in mehreren verschiedenen Allelen vor und sind damit im allgemeinen noch wesentlich informativer als die RFLPs.

Der wesentliche Vorteil der indirekten Genotypdiagnostik liegt darin, daß im Prinzip jede Erbkrankheit ohne direkte Kenntnis der Genstruktur diagnostiziert werden kann, sofern man über geeignete gekoppelte Marker verfügt. Die Nachteile liegen beim immer verbleibenden Risiko einer nicht erkannten genetischen Rekombination zwischen Marker und Gen, und beim beträchtlichen Arbeits- und Kostenaufwand, da i. a. mehrere Familienmitglieder mit verschiedenen Marken untersucht werden müssen, um die gewünschte Informativität zu erreichen. Zudem muß Material von mindestens einem Indexpatienten verfügbar sein, was gerade bei schweren Immundefekten mit früher Mortalität nicht immer der Fall ist. Man sollte also in der Praxis rechtzeitig daran denken, Material eines Indexpatienten zu asservieren, (DNA extrahiert aus 10–20 ml EDTA-Blut) auch wenn die Frage einer pränatalen Diagnose noch gar nicht zur Diskussion steht. Sporadische Fälle infolge einer Neumutation können in der Regel mit dieser Methode nicht abgeklärt werden.

41.1.3 Direkte DNA-Diagnostik zum Nachweis von Mutationen

Verfügt man über genomische Sonden aus dem interessierenden Gen selbst oder über cDNA-Sonden aus den codierenden Bereichen des Gens, kann man unter Umständen intragenische Polymorphismen nachweisen. In einigen Fällen beruht der Gendefekt auf einer mehr oder weniger ausgedehnten **Deletion** (seltener auch Duplikation) von Sequenzen innerhalb des Gens (häufig bei Thalassämien, Muskeldystrophie Duchènne). Seltener kann auch eine Inversion oder eine Translokation mit Bruchpunkt im Gen die Genfunktion zerstören. Diese «gröberen» Fehler können ähnlich wie Polymorphismen mit intragenischen Sonden direkt nachgewiesen werden, wenn diese zur veränderten Region homolog sind. Praktisch zeigt sich ein solcher Defekt dann im Fehlen von ganz bestimmten Fragmenten bzw. im Auftreten neuer Fragmente. Bei X-chromosomaler Vererbung äußert sich eine Deletion bei den betroffenen Männern durch vollständiges Fehlen des entsprechenden Restriktionsfragmentes, was eine sichere Diagnose erlaubt. Bei den heterozygoten Überträgerinnen und im Falle von autosomaler Vererbung muß das Signal von einer Genkopie sehr sorgfältig vom Signal von zwei Genkopien unterschieden werden, was nicht immer eindeutig gelingt.

Beruht der Gendefekt auf einer **Punktmutation** (Substitution oder Deletion/Insertion von einem oder wenigen Basenpaaren), muß diese für einen spezifischen Nachweis in der Verwandtschaft des Indexpatienten auf der Ebene der DNA-Sequenz ganz genau charakterisiert sein. Im günstigsten Fall verändert eine solche Punktmutation zufälligerweise eine Schnittstelle für ein Restriktionsenzym (z. B. bei der Sichelzellanämie). Der Nachweis erfolgt dann wiederum wie für einen RFLP. Im allgemeinen werden aber solche Punktmutationen durch Hybridisierung mit synthetischen **allelspezifischen Oligonukleotid-Sonden** nachgewiesen. In diesem Fall kann man sich den Umweg über Restriktionsverdau, Gelelektrophorese und Southern-Blotting ersparen. Die unfraktionierte DNA des Probanden und von Kontrollpersonen wird direkt punktförmig auf ein Filterpapier aufgebracht. Anschließend wird der Filter zuerst mit der Oligonukleotidsonde, die der Normalsequenz komplementär ist, hybridisiert. Unter gegebenen Reaktionsbedingungen haftet diese Sonde nur an der normalen, nicht aber an der mutierten Gensequenz. Nach Detektion und vollständigem Abwaschen der Sonde wird der Filter mit der zweiten, mutationsspezifischen Sonde hybridisiert, die ihrerseits nur an die mutierte, nicht aber an die normale Gensequenz bindet. Die differenzielle Hybridisierung beruht darauf, daß solche relativ kurzen Sonden (ca. 20–30 Basenpaare lang) nur bei vollständiger Sequenzhomologie zur DNA auf dem Filter stabile Hybride bilden. Die Fehlpaarung eines einzigen Basenpaares (mismatch) verhindert dagegen unter denselben Bedingungen eine Hybridisierung. Diese Methode setzt natürlich die genaue Kenntnis der entsprechenden DNA-Sequenzen voraus. Zudem dürfen im Bereich der Hybridisierung keine Polymorphismen vorkommen, weil dadurch wiederum Instabilität induziert würde.

Schließlich sei noch eine neue Methode hervorgehoben, welche seit 1985 den Alltag in jedem molekulargenetischen Labor umfassend verändert hat: die Polymerase-Ketten-Reaktion oder engl. **polymerase chain reaction** (**PCR**). Mit dieser Methode kann jeder beliebige Abschnitt der DNA *in vitro* durch eine automatisierte cyclische Enzymreaktion um den Faktor 100 000 oder mehr amplifiziert werden. Dabei genügen kleinste Mengen kernhaltiger Zellen (im Extremfall eine einzige Zelle als Ausgangsmaterial), und die DNA muß nicht einmal besonders gut gereinigt sein. Einzige Voraussetzung ist die Kenntnis der genauen DNA-Sequenz zu beiden Seiten der zu amplifizierenden Region. Kurze, synthetische Oligonukleotide, welche zu diesen flankierenden Sequenzen homolog sind, dienen als hochspezifische Primer für eine thermostabile DNA-Polymerase. Durch 20–30 Wiederholungen eines Zyklus aus Denaturierung, Primer-Bindung und Synthesereaktion bei jeweils ganz bestimmten

Temperaturen wird innerhalb von wenigen Stunden der durch die Primer-Sequenzen begrenzte DNA-Abschnitt zu Mengen angereichert, an denen beliebige Analysen oder Experimente durchgeführt werden können. Durch direkte Gelelektrophorese des Amplifikationsproduktes lassen sich so VNTRs bzw. Deletionen/Insertionen nachweisen. Vorgängiger Verdau mit dem entsprechenden Restriktionsenzym ermöglicht den Nachweis eines RFLP. Direktes Auftragen auf einen Filter und Hybridisierung mit allelspezifischen Oligonukleotiden erlaubt den Nachweis von Punktmutationen. Schließlich kann das Produkt einer PCR-Reaktion direkt sequenziert werden. Damit seien nur einige diagnostische Anwendungen aus der Humangenetik erwähnt, welche im optimalen Fall eine pränatale Diagnose innerhalb von 1–2 Tagen nach der Entnahme der fetalen Zellen durchaus realisierbar machen. Ebenso wichtige Anwendungen findet die Methode etwa beim Nachweis von Mikroorganismen, bei der HLA-Typisierung und in der Forensischen Medizin.

41.1.4 Nachweis der fehlerhaften Expression eines defekten Gens

Wenn der funktionelle Primärdefekt einer Krankheit bekannt ist (unabhängig von der Kenntnis des zugehörigen Gens), kann in vielen Fällen das **normale Genprodukt** (i. allg. ein Protein) quantitativ bestimmt werden. Beispiele für nachweisbare Enzymdefekte sind der Adenosindeaminase-Mangel oder der Purinnukleosidphosphorylase-Mangel. Diese Enzyme können im Prinzip in fetalen Erythrocyten, in Fruchtwasserzellen oder in Chorionzotten ab der 8. Woche nachgewiesen werden, da sie in diesen Zellen im Normalfall zum Zeitpunkt der Materialentnahme gleiche Werte wie postnatal aufweisen. Wie nicht selten bei rezessiv vererbten Enzymdefekten ist allerdings die Unterscheidung zwischen einfacher bzw. zweifacher Gendosis anhand der Enzymaktivität nicht immer eindeutig. Proteine der Zelloberfläche können unter denselben Voraussetzungen durch monoklonale Antikörper und Immunfluoreszenz an fetalen Lymphozyten nachgewiesen werden bzw. fehlen, wie etwa beim HLA-Klasse II Mangel oder beim Leukozyten-Adhäsions-Mangel.
Bei unbekanntem Genprodukt kann u. U. die **biologische Aktivität** nachgewiesen werden. Bei der septischen Granulomatose erlaubt die Messung der Superoxid-Produktion durch den NBT-Test ab der 18. SSW (optimal in der 20. SSW) eine exakte Diagnose. Eine weitere meßbare zelluläre Fehlfunktion ist die oft erhöhte Chromosomenbrüchigkeit (spontan oder induziert) in Amniozyten und Lymphozyten bei der Ataxia telangiectasia.
Bestimmte **Zellreihen** können anhand ihrer spezifischen Oberflächenmarker mithilfe von fluoreszensmarkierten monoklonalen Antikörpern markiert und anschließend durch FACS-Analyse quantitativ bestimmt werden. In Kenntnis der Ontogenese verschiedener Lymphocytenpopulationen, d. h. dem zeitlichen Auftreten spezifischer Zellen im Laufe der Normalentwicklung, kann das Vorkommen einer Population an wenig fetalem Blut ab der 18. SSW (optimal in der 20. SSW) analysiert werden. Diese Methode kann im Prinzip bei allen Formen von SCID zur pränatalen Diagnose eingesetzt werden, allerdings unter der Voraussetzung, daß zuvor der spezifische Defekt in einem Indexpatienten der Familie genau charakterisiert wurde. Bei der X-chromosomalen Agammaglobulinämie kann bei normaler Zahl der B-Zellen im Feten die Diagnose ausgeschlossen werden; ein subnormaler Wert reicht allerdings nicht zur Diagnose, weil die Werte auch im normalen Feten zu diesem Zeitpunkt variieren.

41.1.5 Genträgernachweis anhand des Inaktivierungsmusters der X-Chromosomen

Bei einigen X-chromosomalen Immundefekten können die klinisch völlig gesunden Überträgerinnen aufgrund ihres ungewöhnlichen Musters der X-Chromosomen-Inaktivierung diagnostiziert werden (siehe Abb. 41/1). In einem sehr frühen Stadium der Embryonalentwicklung wird in jeder weiblichen Zelle eines der beiden X-Chromosomen inaktiviert. Die Inaktivierung trifft in jeder Zelle zufällig das väterliche oder mütterliche X-Chromosom. Dieses Inaktivierungsmuster wird unverändert an die jeweiligen Tochterzellen weitergegeben, so daß im Normalfall der gesamte weibliche Organismus bezüglich der Inaktivierung der X-Chromosomen aus zwei etwa gleich großen Zellpopulationen besteht (Abb. 41/1a). Ist nun ein Gendefekt für die Entwicklung einer ganz bestimmten Zellreihe letal, so haben diejenigen Zellen, in denen das mutierte Gen inaktiviert wurde (und somit das normale Gen exprimiert werden kann) einen selektiven Vorteil gegenüber den Zellen, in denen das normale Gen inaktiviert ist. Daraus resultiert dann in der betreffenden Zellreihe ein nichtzufälliges Inaktivierungsmuster (Abb. 41/1c). Ist umgekehrt das fragliche Gen für das Überleben der Zellen nicht essentiell, so resultieren zwei Zellpopulationen, von denen die eine das normale Gen, die andere das defekte Gen exprimiert (Abb. 41/1b). Diese Situation kann z. B. bei Überträgerinnen der X-chromosomalen septischen Granulomatose durch den NBT-Test direkt sichtbar gemacht werden.
Die Bestimmung des Inaktivierungsmusters gelingt auf verschiedene Arten. Ursprünglich wurden die **Isoenzyme** der Glucose-6-phosphat Dehydrogenase (G6PD) analysiert, um zwischen aktiven und inaktiven X-Chromosomen zu unterscheiden. Leider ist die Heterozygotenhäufigkeit – eine Voraussetzung für diese Untersuchungen – sehr klein (<5%), so daß die G6PD-Isoenzyme und andere Proteinmarker nur beschränkte Bedeutung erlangt haben. In neuerer Zeit sind allerdings zwei wesentlich potentere Methoden ausgearbeitet worden, die sich zur Erfassung von Überträgerinnen die molekulargenetischen

Abb. 41/1: Verschiedene Möglichkeiten des Inaktivierungsmusters der X-Chromosomen. Aktive X-Chromosomen ausgezogen, inaktive gestrichelt. Erklärungen im Text.

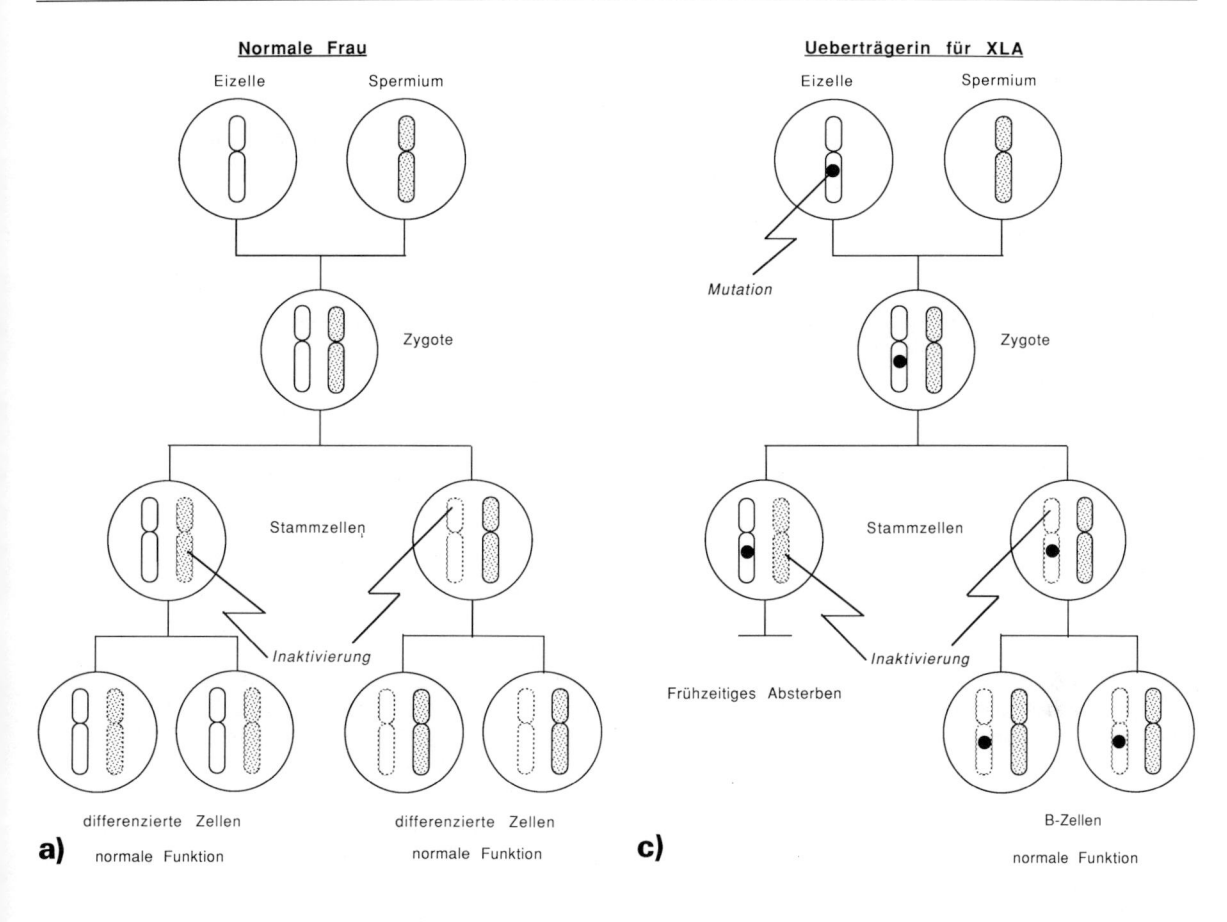

Unterschiede zwischen aktivem und inaktivem X-Chromosom zu Nutze machen.

Im einen Fall wird die **unterschiedliche Methylierung** der beiden Chromosomen als Indikator für die Inaktivierung nachgewiesen. Diese Strategie beruht darauf, daß gewisse Gene bzw. Loci auf dem X-Chromosom in unterschiedlichem Ausmaß methyliert sind, je nachdem, ob sie auf dem aktiven oder dem inaktiven Chromosom liegen. An einigen Loci ist das inaktive Chromosom methyliert, das aktive Chromosom unmethyliert. Bei anderen Loci ist es genau umgekehrt. Voraussetzung für die Analyse ist, daß eine Frau an einem bestimmten Locus des X-Chromosoms heterozygot ist und daß dieser Locus auf dem aktiven bzw. inaktiven X-Chromosom unterschiedlich methyliert ist. Mit einem ersten Restriktionsenzym wird anhand eines RFLP zwischen mütterlichem und väterlichem X-Chromosom unterschieden. Anschließend werden die Proben zusätzlich mit einem zweiten, methylierungssensitiven Restriktionsenzym (i. allg. HpaII) verdaut, welches nur unmethylierte Stellen schneiden kann. In Zellen von normalen Frauen mit zufälligem Inaktivierungsmuster werden beide Chromosomen in etwa gleichem Ausmaß gegen dieses Enzym resistent sein, während bei Überträgerinnen mit nicht-zufälligem Inaktivierungsmuster nur das Allel auf dem unmethylierten Chromosom nachgeschnitten wird, das Allel auf dem methylierten Chromosom aber völlig intakt bleibt.

Loci, die sich aufgrund der unterschiedlichen Methylierung auf den beiden X-Chromosomen für diese Analyse eignen, sind die Gene für die Phosphoglycerinkinase (PGK) und die Hypoxanthinphosphoribosyltransferase (HPRT). Allerdings ist auch für diese Marker nur etwa die Hälfte aller Frauen heterozygot. Vor kurzem wurde ein neuer, hochpolymorpher Locus (DXS255) beschrieben, an welchem man mit der **Sonde M27ß** in weit über 90% der Frauen Heterozygotie feststellt, und der ebenfalls charakteristische Methylierungsunterschiede aufweist. Damit kann nun der Inaktivierungstest bei fast allen fraglichen Überträgerinnen durchgeführt werden.

Eine zweite Methode verwendet die *genetische Komplementierung* als Indikator für das aktive X-Chromosom. Dabei werden die interessierenden Zellen der Probandin (z. B. B- oder T-Zellen) mit HPRT-defizienten Hamster-Fibroblasten fusioniert. Wenn die **Hybridzellen** in einem selektiven Medium gezüchtet werden, können nur solche Hybride überleben, welche ein aktives menschliches X-Chromosom enthalten, das den genetischen Defekt der Hamsterzellen komplementieren kann. Anschließend kann an verschiedenen daraus resultierenden Zellklonen mit einem beliebigen RFLP die elterliche Herkunft dieser aktiven X-Chromosomen und damit das Inaktivierungsmuster getestet werden. Zeigen alle Klone einer an sich heterozygoten Frau dasselbe Allel, so stammt das aktive X-Chromosom immer vom selben Elternteil. Es handelt sich also um ein nicht-zufälliges Muster, die Frau ist Überträgerin. Umgekehrt weisen die Klone von einer gesunden Frau etwa hälftig das eine oder andere Allel auf. Da bei dieser Methode zuerst die aktiven X-Chromosomen durch eine biologische Selektion gewissermaßen aussortiert werden, ist man nicht mehr auf die Verfügbarkeit einiger weniger, gut charakterisierter Loci mit variabler Methylierung angewiesen. Im Prinzip kann zur Unterscheidung der elterlichen Herkunft jeder beliebige Polymorphismus auf dem X-Chromosom verwendet werden, womit diese Form der Inaktivierungsanalyse praktisch für alle Frauen informativ ist. In Kauf zu nehmen ist allerdings ein beträchtlicher Arbeits- und Zeitaufwand zur Herstellung und klonalen Expansion der Hybridzellen vor der eigentlichen DNA-Analyse.

Zusammenfassend soll noch einmal betont werden, daß die Analyse des X-chromosomalen Inaktivierungsmusters für einige X-chromosomal vererbte Immundefekte zum ersten Mal die sichere Diagnose von Überträgerinnen (auch Mütter von sporadischen Fällen!) überhaupt erst ermöglicht.

41.2 Diagnostik von Mutationsträgern bei verschiedenen Immundefekten

Im Folgenden wird die praktische Anwendung der oben skizzierten Methoden zur Diagnose von Mutationsträgern an einer **Auswahl** von wichtigen angeborenen Immundefekten kurz aufgezeigt. Die wichtigsten Fakten sind in der Tabelle 41/1 zusammengefaßt. Andere Formen von vererbten Immunstörungen (z. B. Ig-Rearrangement, TCR-Rearrangement, Komplementdefekte) sind nicht berücksichtigt, weil sie entweder noch seltener vorkommen oder zu heterogen sind oder (und vor allem) weil sie keiner befriedigenden oder gar erfolgreichen Behandlung zugänglich sind. In diesem Fall ist eine pränatale Diagnose nur dann indiziert, wenn dadurch ein früheres Einsetzen der (in Zukunft ev. auch intrauterinen) Therapie von entscheidender Bedeutung für den weiteren Verlauf der Krankheit ist. Für die ausführliche Beschreibung von Aetiologie, Pathogenese, Klinik und Therapie der aufgeführten Krankheiten wird auf die einzelnen Kapitel dieses Buches verwiesen. Weitere Einzelheiten zur Vererbung und zur DNA-Diagnostik finden sich in den angegebenen Übersichtsartikeln. Steht man in der Praxis vor der Entscheidung zu einer pränatalen Diagnose, muß selbstverständlich die Originalliteratur konsultiert und/oder die Unterstützung von entsprechend qualifizierten Fachkollegen gesucht werden. Zu einer korrekten genetischen Beratung der betroffenen Familien gehört nicht zuletzt auch die Darlegung alternativer Möglichkeiten zur Vermeidung der Geburt eines schwerst (immun-) geschädigten Kindes: Verzicht auf (weitere) Kinder, Adoption, heterologe Insemination bzw. Eispende.

41.2.1 Isolierte autosomal rezessiv vererbte Immundefekte

Alle im folgenden aufgeführten Immundefekte verlaufen ohne Knochenmarks-Transplantation infaust bzw. führen zu schwerer infektbedingter Invalidität. Die pränatale Diagnose in Familien mit vorausgegangenem betroffenem Kind hat deshalb große Bedeutung.

Beim Adenosindeaminase-Mangel (**AdA-deficiency**) kann das Fehlen des Enzyms im fetalen Blut, in den Chorionzotten oder im Fruchtwasser nachgewiesen werden. Wie bei allen rezessiv vererbten Enzymdefekten ist aber die Unterscheidung zwischen homozygot Kranken und heterozygoten Überträgern nicht immer einfach, da je nach der Art der Mutationen auch Homozygote meßbare Enzymwerte aufweisen können. Beim ADA-Mangel ist dies in 10–15% der betroffenen Individuen der Fall. Verläßlicher ist in diesen Fällen eine erweiterte Analyse des fetalen Blutes durch Messung der angehäuften, toxischen Stoffwechselprodukte und den Nachweis der ver-

Tab. 41/1: Übersicht der im Text behandelten angeborenen Immundefekte

Krankheit	MIM-Nr.	Erbgang	chromosomale Lokalisation	Gen-Symbol	Gen kloniert	Mutationen beschrieben	intragene DNA-Marker	extragene DNA-Marker	Phänotyp Marker	Überträger-Diagnose möglich	Pränatale Diagnose möglich
SCID mit ADA-Mangel	102700	AR	20q12–q13.11	ADA	+	+	+	+	+	(+)	+
SCID mit PNP-Mangel	164050	AR	14q11.12	PNP	+	+	–	–	+	(+)	+
HLA II-Mangel	209920	AR	19p13	CD33	–	–	–	–	+	–	+
Leukozyten-Adhäsions-Mangel	116920	AR	21q22.3	CD18	+	+	–	+	+	–	+
Chediak-Higashi-Syndrom	214500	AR	?	?	–	–	–	–	+	–	+
sept. Granulomatose	233690	AR	16q24	CYBA	+	+	–	–	+	(+)	+
sept. Granulomatose	233700	AR	7q11.23	NCF1	+	+	+	–	+	(+)	+
sept. Granulomatose	233710	AR	1q25	NCF2	+	+	–	–	+	(+)	+
sept. Granulomatose	306400	XR	Xp21.1	CYBB	+	+	+	+	+	+	+
Agammaglobulinämie	300300	XR	Xq21.33–q22	AGMX1	–	–	–	+	(+)	+	+
X-chromos. SCID	300400	XR	Xq13	SCIDX1	–	–	–	+	(+)	+	+
Wiskott-Aldrich-Syndrom	301000	XR	Xp11.22–p11.3	WAS	–	–	–	+	(+)	+	+
Lymphoproliferatives Syndrom	308240	XR	Xq25–q26	LYP	–	–	–	–	–	–	+
Ataxia telangiectatica	208900	AR	11q23	AT	–	–	–	(+)	+	+	+
Nijmegen Chromosomeninstabilitäts-Syndrom	251260	AR	?	–	–	–	–	–	(+)	(+)	(+)
Di George-Syndrom	?	AD?	22q11	–	–	–	–	+	(+)	(+)	+

MIM-Nr. = Mendelian Inheritance of Man Nr. nach McKusick; AR = autosomal rezessiv; XR = X-chromosomal (rezessiv); + = vorhanden/möglich; – = nicht vorhanden/nicht möglich; ( ) = bedingt/mit Vorbehalt

minderten Proliferationsfähigkeit der T-Zellen. Diese Untersuchungen können neuerdings ergänzt oder ersetzt werden durch die Analyse von intragenen RFLPs, die in informativen Familien eine sichere Genträgerdiagnose erlauben. Da das Gen isoliert und vollständig sequenziert worden ist, gelang bei einigen Patienten auch schon der direkte Nachweis des molekularen Defekts in Form von Punktmutationen oder Deletionen im Gen. In solchen Fällen ist eine direkte DNA-Diagnostik bei weiteren Nachkommen möglich. Die Methode der Wahl zur pränatalen Diagnostik bleibt aber weiterhin die Enzymdiagnostik aus der Chorionzotten-Biopsie.

Der noch seltenere Purinnukleosidphosphorylase-Mangel (**PNP deficiency**) läßt sich analog dem ADA-Mangel über das fehlende Genprodukt nachweisen. Obwohl auch dieses Gen gut charakterisiert ist – zumindest eine Punktmutation wurde beschrieben – stehen hier aber noch keine informativen DNA Marker zur Verfügung. Für eine direkte DNA-Diagnose müßten auch hier die für die betroffene Familie spezifischen Mutationen vorgängig charakterisiert werden.

Beim angeborenen Mangel an HLA-II-Oberflächen-Antigenen (**bare lymphocyte syndrome**) beruht die mangelhafte oder fehlende Expression der entsprechenden Gene auf einer fehlerhaften Gen-Regulation (z. B. DNA-Bindungsprotein «RF-X»). Dadurch wird die Erkennung der prozessierten Antigene durch die immunkompetenten Zellen verhindert. In vielen Fällen wurde Blutsverwandtschaft der Eltern festgestellt, ein Zeichen für die große Seltenheit des noch unbekannten mutierten Gens, das nicht etwa in der HLA-Region auf Chromosom 6, sondern z. B. auf Chromosom 19 lokalisiert ist. Eine Genträgerdiagnostik ist zur Zeit noch nicht möglich. Da im Feten die HLA Expression um die 20. Woche schon voll ausgeprägt ist, ist eine pränatale Diagnose mittels monoklonaler Antikörper gegen die HLA-Oberflächenantigene der peripheren fetalen Lymphozyten und Monozyten zuverlässig (Membranimmunofluoreszenz). Homozygot Kranke ohne HLA-II-Antigene lassen sich damit sicher von Heterozygoten und Gesunden unterscheiden.

Der Mangel an Adhäsionsproteinen an der Zelloberfläche der Leukozyten (leukocyte cell adhesion molecules; LeuCAMs) beeinträchtigt deren Adhäsion und Migration und ist die Ursache des Leukozyten-Adhäsions-Mangels (**Leukocyte adhesion deficiency; LAD**). Bei diesen Glykoproteinen handelt es sich um Heterodimere aus verschiedenen alpha Untereinheiten (LFA-1=CD11a, Mac-1(Mo-1)=CD11b, p150.95=Cd11c) und einer allen gemeinsamen beta-Untereinheit (=CD18). Bei allen bislang untersuchten Patienten liegen dem Defekt verschiedene Mutationen der beta-Untereinheit zugrunde. Das entsprechende Gen wurde kloniert und sequenziert und auf Chromosom 21 kartiert. Die Methode der Wahl zur pränatalen Diagnose ist der Nachweis der LeuCAMs an isolierten Leukozyten mit monoklonalen Antikörpern nach fetaler Blutentnahme in der 20. Woche. Wenn diese Oberflächenproteine fehlen, ist der Fet sicher betroffen.

Der Carrier-Status kann allerdings bei Normalwerten nicht ausgeschlossen werden. Dazu müßte die Mutation auf Ebene der DNA bzw. RNA direkt nachgewiesen werden. Infolge der großen Heterogenität der Defekte in der gemeinsamen beta-Untereinheit ist die pränatale Diagnose an Chorionzotten vorläufig nicht zu erwarten.

Das **Chediak-Higashi-Syndrom** ist die Folge eines unbekannten zellulären Defektes der Melanozyten, Makrophagen und polymorphkernigen Granulozyten. Eine pränatale Diagnose in der 20. Woche ist möglich durch Nachweis der abnorm großen lysosomalen Einschlußkörper (Riesengranula) im Cytoplasma der fetalen granulären Leukozyten. An einer Kopfhautbiopsie des Feten kann die abnormale Pigmentierung der Melanozyten und der Haare histologisch nachgewiesen werden. Da weder Gen noch Genprodukt bekannt sind, ist bis heute keine molekulargenetische Diagnose möglich.

Die septischen Granulomatosen (**chronic granulomatous disease; CGD**) umfassen eine heterogene Gruppe von angeborenen Phagozytendefekten mit ähnlichem klinischen Verlauf. Infolge verminderter bzw. fehlender Bildung von Superoxid-Anionen durch das defekte NADPH-Oxidase System werden phagozytierte Mikroorganismen nur ungenügend abgetötet. Nach Erbgang und nach Aktivität der NADPH-Oxidase lassen sich heute 4 hauptsächliche Krankheitstypen unterscheiden. Die häufigste Form (ca. 70%) wird X-chromosomal vererbt und betrifft praktisch ausschließlich Knaben (siehe unten). Die autosomal rezessiv vererbten Formen beruhen auf Mutationen in drei verschiedenen Genen, die für Untereinheiten der Oxidase kodieren: für das membrangebundene Protein p22-*phox* (*phagocyte oxidase* alpha Untereinheit des Cyt b558; Gen CYBA auf Chromosom 16; 5% der Fälle), und die beiden cytosolischen Proteine p47-*phox* (Gen NCF1 auf Chromosom 7; 20% der Fälle) und p65-*phox* (Gen NCF2 auf Chromosom 1; 5% der Fälle).

Der pränatale Nachweis einer autosomalen CGD gelingt am einfachsten durch den Nitroblautetrazolium (NBT)-Test an fetalem Vollblut, optimal in der 20. Woche. Normale Neutrophile reduzieren nach Stimulation das farblose NBT durch die Superoxidanionen zu einem unlöslichen Präzipitat. Diese Reaktion kann direkt unter dem Mikroskop als Blaufärbung des Cytoplasmas beobachtet werden. Bei CGD-Patienten fehlt diese Reaktion vollständig, bei heterozygoten Eltern von Patienten mit autosomal recessivem Erbgang fällt sie quantitativ normal aus. Eine weitere Möglichkeit zum Nachweis der Superoxidanionen ist der Chemilumineszenz-Test, bei dem die Reduktion von Luminol mit einem Lumimeter gemessen wird. Wünschbar wäre natürlich auch hier die DNA-Diagnostik, mit der sowohl heterozygote Überträger erfaßt als auch die pränatale Diagnose in die 10. Woche vorverlegt werden könnte. Obwohl bei einigen wenigen Patienten schon Mutationen charakterisiert worden sind, fehlen vorläufig noch geeignete (intragene) DNA-Mar-

ker. Für das NCF1- und NCF2-Gen wurden bislang je ein RFLP beschrieben.
Mit der pränatalen Genträgerdiagnostik durch DNA-Analyse ist aber für alle Formen der autosomal vererbten CGD schon bald zu rechnen.

41.2.2 Isolierte X-chromosomal vererbte Immundefekte

Von den 8 bekannten primären X-chromosomal rezessiv vererbten Immundefekten (X-ID) betreffen deren 6 die Funktion der T- und/oder B-Zellen: X-Agammaglobulinämie, X-Agammaglobulinämie mit isoliertem Wachstumshormon-Mangel, X-ID mit Hyper-IgM, X-lymphoproliferatives Syndrom, X-SCID, und Wiskott-Aldrich Syndrom. Alle diese Krankheiten beruhen letztlich auf einem Versagen der Antigen-spezifischen Immunreaktionen. Die verantwortlichen Gene und auch die Genprodukte sind aber erst in wenigen Fällen bekannt. Dennoch kann die Vererbung des mutierten Gens innerhalb einer Familie mit gekoppelten DNA-Markern verfolgt werden. Bei den übrigen X-ID sind unspezifische Immunreaktionen blockiert: die X-chromosomale septische Granulomatose beruht auf einem Phagozytendefekt, während die Properdin P Defizienz einen Fehler in der alternativen, (nicht-antigenspezifischen) Komplement-Aktivierung zur Folge hat. In beiden Fällen sind Gen und Genprodukte bekannt. Obwohl bei den im Folgenden beschriebenen Defekten (mit Ausnahme der X-CGD, X-LA und X-SCID) die Gene noch nicht charakterisiert sind, ist die DNA-Diagnostik mit gekoppelten Markern in jedem Fall die Methode der Wahl für eine pränatale Diagnose. Andere Methoden, welche phänotypische Merkmale untersuchen, sind (außer bei X-CGD) weniger verläßlich.

Die X-chromosomale septische Granulomatose (**X-linked chronic granulomatous disease; X-CGD**) umfaßt etwa 70% der CGD-Fälle. Das Gen (CYBB) kodiert für die schwere beta-Kette (gp91-*phox*) des Cytb588. Die 1986 erfolgte Klonierung des Gens, basierend auf seiner vorgängig mittels Kopplungsanalyse bestimmten chromosomalen Lokalisation, war eine Meisterleistung der angewandten Gentechnologie und ein Paradebeispiel für die Bedeutung der molekularbiologischen Arbeitsmethoden in der modernen Humangenetik. Bei einigen wenigen Patienten ist das Gen ganz oder teilweise deletiert, z. T. unter Einbezug benachbarter Gene, die für McLeod-Phänotyp, Muskeldystrophie Duchènne oder Retinitis pigmentosa verantwortlich sind. Liegt eine solche Deletation beim Indexpatienten und seiner Mutter vor, läßt sie sich auch pränatal, an der DNA aus Chorionzotten, ohne weiteres nachweisen. In den meisten Fällen handelt es sich aber um Punktmutationen, welche die Expression des Cytb558 blockieren oder (seltener) zu einem defekten Protein führen. In diesen Fällen kann das defekte Gen mit zwei intragenen RFLPs, für die allerdings nur eine Minderheit der Familien informativ ist, indirekt nachgewiesen werden. Die Verwendung extragener gekoppelter RFLPs ist noch nicht zu empfehlen, da noch keine gesicherten Zahlen über Rekombinationshäufigkeiten zwischen Marker und CYBB-Gen vorliegen. In allen Fällen, in welchen die DNA-Diagnostik nicht zum Tragen kommt, bleibt die pränatale Diagnostik durch fetale Blutentnahme in der 20. Woche mit anschließender biochemischer Analyse der Phagozytenfunktion. Der Nachweis der Überträgerinnen gelingt sehr einfach mit dem NBT-Test. Im Mikroskop kann man das Resultat der Lyonisierung (= zufällige Inaktivierung des einen X-Chromosoms) direkt beobachten: durchschnittlich die Hälfte der Phagozyten reduziert das NBT und färbt sich blau, die andere Hälfte nicht.

Die X-chromosomale Agammaglobulinämie (**X-linked agammaglobulinaemia; XLA; M. Bruton**) beruht auf einer Störung der B-Zell Differenzierung mit vollständigem Mangel an reifen B-Zellen im Blut bzw. Plasmazellen in Gewebe und Knochenmark und damit an Antikörpern aller Isotypen. Mit Kopplungsanalysen wurde das Gen zunächst in die Mitte des langen Armes des X-Chromosoms lokalisiert (Xq21.33-q22) und anschließend kloniert. Die früher diskutierte Heterogenität (mehr als ein Lokus auf dem X-Chromosom) konnte durch Keimzell-Mosaizismus beim Vater erklärt werden, ein Phänomen, das in verschiedenen XLA-Familien gefunden wurde und auch bei anderen X-chromosomalen Krankheiten (z. B. Muskeldystrophie Duchènne) eine gewisse Rolle spielt. Verschiedene flankierende DNA-Marker stehen heute für eine zuverlässige Genträgerdiagnostik in den meisten Familien zur Verfügung. Die beste Kopplung besteht z. Z. mit dem Marker DXS178 (< 1% Rekombination). Überträgerinnen können anhand der ausschließlichen Inaktivierung des mutierten X-Chromosoms in ihren B-Zellen nachgewiesen werden. Im Gegensatz etwa zur X-CGD sind Überträgerinnen der XLA phänotypisch völlig gesund.

Die alternative Möglichkeit der pränatalen Diagnose durch Bestimmung der Zahl der B-Zellen im fetalen Blut ist wegen der Schwankungen der Zellzahl im mittleren Trimenon nicht sehr verläßlich. Allenfalls ist bei normalen Werten ein Ausschluß möglich, bei tiefer Zellzahl ist aber eine definitive Aussage nicht zu verantworten. Seit kurzem besteht die Möglichkeit des direkten Mutationsnachweises samt Konduktorinnendiagnostik, freilich mit beträchtlichem Aufwand und beschränkt auf wenige dafür eingerichtete Laboratorien.

Dem X-chromosomalen schweren kombinierten Immundefekt (**X-linked severe combined immunodeficiency; X-SCID**) liegt wahrscheinlich ein Block in der T-Zell Differenzierung zugrunde, wobei in der Folge Zahl und Funktion der T- und B-Zellen tiefgreifend gestört sind. Das kürzlich klonierte Gen liegt aufgrund von Kopplungsdaten im proximalen Viertel des langen Arms des X-Chromosoms, in der Region Xq13. Heute schon sind einige Mutationen direkt nachweisbar, und in naher Zukunft ist damit zu rechnen, daß alle Mutationen so erfaßt werden können. DNA-Diagnostik mit gekoppelten Markern ist prinzipiell möglich (bei einer Fehlerrate von 1–5%). Die besten Marker sind PGK1, DXS159 und DXS72. Überträgerinnen zeigen eine ausschließliche Inaktivierung der X-Chromosomen, welche die Mutation tragen, in den T-Zellen (und B-Zellen) und können somit sicher erkannt werden. Aus der Kombination dieser beiden Analysen ergibt sich die interessante Möglichkeit, mit der Probe PGK gleichzeitig einen eng gekoppelten RFLP zu erkennen (bis heute ist keine Rekombination mit X-SCID bekannt) und das Inaktivierungsmuster nachzuweisen, sofern die Frau für den Marker heterozygot ist. Dies wiederum bedeutet, daß man bei Überträgerinnen die Assoziation von Krankheitsallel und Markerallel auf demselben Chromosom bestimmen kann, ohne über Untersuchungsmaterial eines Indexpatienten oder in sonst informativen Familien von wichtigen Informationsträgern verfügen zu müssen! Diese Situation trifft nicht selten zu, wenn der Indexpatient bereits verstorben ist und vorgängig kein Material für die DNA-Analyse asserviert werden konnte. In nicht-informativen Familien kann durch Fluorozytometrie oder Immunperoxidase-Färbung und Auszählung der verschiedenen fetalen Lymphozytenpopulationen eine pränatale Diagnose gestellt werden, sofern die relativen Anteile der einzelnen Zellarten vorgängig in der Familie und bei einem Indexpatienten abgeklärt wurden.

Beim **Wiskott-Aldrich-Syndrom** (WAS) mit schweren Störungen der T- und B-Zellen, Granulocyten, Monocyten und Thrombocyten, ist das verantwortliche Gen noch nicht bekannt. Das ursprünglich diskutierte Sialophorin (=gp115=CD43), ein Glykoprotein, dessen Expression an der Oberfläche der genannten Zellen in WAS-Patienten gestört ist, wurde kürzlich auf Chromosom 16 kartiert und scheidet somit als Kandidat aus. Die korrekte Lokalisierung des WAS-Gens auf dem proximalen kurzen Arm des X-Chromosoms in die Region Xp11.22-p11.3 gelang allerdings schon früher. Heute stehen u. a. zwei eng gekoppelte Marker für die DNA-Diagnostik zur Verfügung: TIMP und DXS255, welche das WAS-Gen flankieren. Mit DXS255 (Probe M27ß) verfügt man für die Diagnose von Überträgerinnen des WAS über ein analoges Testsystem wie beim X-SCID: die Probe ist sehr eng gekoppelt (1–2% Rekombinationen) und dient gleichzeitig zur Bestimmung des Inaktivierungsmusters. Da in diesem Fall mehrere verschiedene Zellinien eine nicht-zufällige Inaktivierung aufweisen, kann die DNA direkt aus Vollblut extrahiert werden, während man beim X-SCID die T-Zellen, bei der XLA die B-Zellen vorgängig isolieren muß. Auch beim WAS ist man somit für die sichere Diagnose einer Überträgerin und die gleichzeitige Bestimmung der Assoziation von Krankheit und Markerallel auf demselben Chromosom nicht mehr auf eine günstige Familienkonstellation bzw. einen Indexpatienten angewiesen. Zudem ist der Marker DXS255 hochpolymorph, so daß über 96% der Frauen heterozygot und damit informativ sind.

Die alternative Möglichkeit der pränatalen Diagnose durch Bestimmung der Thrombocyten-Zahl im fetalen Blut ist wegen der physiologischen Thrombopenie im mittleren Trimenon leider nicht verläßlich.

Das X-chromosomale lymphoproliferative Syndrom (**X-linked lymphoproliferative disease; XLP**) ist im Wesentlichen die Folge einer abnormen immunologischen Reaktion auf eine EBV-Infektion. Dieser sehr selektive Immunmangel mit pleiotropen Wirkungen wird durch ein unbekanntes Gen auf dem langen Arm des X-Chromosoms vererbt. Die genauere Lokalisierung erfolgte auf die Region Xq25-q26. Für die beiden zuverlässigsten Marker DXS37 (0% Rekombinationen) und DXS42 (1%) sind etwa 50% der Frauen informativ. In diesen Fällen ist eine pränatale Diagnose somit recht zuverlässig. Leider besteht für den Nachweis der Überträgerinnen keine andere Möglichkeit, als die Vererbung der Risikoallele bei geeigneter Familienkonstellation zu verfolgen. Phänotypische Marker stehen nicht zur Verfügung und es gibt in keiner daraufhin untersuchten Zellpopulation einen Hinweis auf einseitige Inaktivierung der X-Chromosomen.

41.2.3 Assoziierte angeborene Immundefekte bei Chromosomenaberrationen

Die **Ataxia-teleangiectasia (Louis-Bar-Syndrom)** ist ein autosomal recessiv vererbtes Krankheitsbild mit stark eingeschränkten Lebensaussichten (siehe S. 356). Eine effektive Therapie ist nicht bekannt. Bei der Chromosomenuntersuchung findet man eine erhöhte Chromosomenbruchrate infolge verminderter Reparatur spontan auftretender Chromosomenbrüche und Translokationen, in die bevorzugt die Chromosomen 7 und 14 involviert sind. Die Sister Chromatid Exchange (SCE) Rate ist, im Gegensatz zum Bloom Syndrom und ähnlich wie bei der Fanconi-Anämie, nicht erhöht. In der Zellkultur läßt sich eine verminderte Reparatur UV- und Röntgenstrahlen-induzierter Chromosomenbrüche nachweisen. Dieser Befund dient auch der pränatalen Diagnostik aus gezüchteten Amniocyten. Die Untersuchung darf nur in spezialisierten Laboratorien mit der entsprechenden Erfahrung durchgeführt werden. Die pränatale Diagnose durch den Nachweis verminderter Reparatur Strahlen-induzierter Chromosomenbrüche dürfte auch aus Chorionzotten möglich sein. Eine vor kurzem beschriebene abnorme Zellkinetik der Lymphozyten (Verzögerung der G2-Phase mit massivem Zelluntergang) läßt sich zur Sicherung der Diagnose heranziehen und böte sich u. U. auch für die pränatale Diagnostik an, sobald erste Erfahrungen gesammelt sind.

Trotz unbekanntem Grunddefekt gelang in letzter Zeit mit Hilfe biochemischer Untersuchungen der Komplementation zwischen Zellinien verschiedener Patienten die Abgrenzung von fünf Komplementationsgruppen. Zusammen mit den Resultaten von Kopplungsstudien darf man daraus schließen, daß höchstwahrscheinlich eine

Gruppe von mindestens fünf eng benachbarten Genen in der Chromosomenregion 11q23 für die primären Defekte verantwortlich sind. Für eine verläßliche Genträgerdiagnostik mit gekoppelten DNA-Markern muß allerdings vorgängig die jeweilige Komplementationsgruppe in der Familie abgeklärt werden. Darüber hinaus sollten noch weitere Kopplungsdaten für die einzelnen Gruppen erarbeitet werden. Komplementationsgruppen-Untersuchungen sprechen auch dafür, daß das Nijmegen-Chromosomeninstabilitätssyndrom genetisch nicht vom Louis-Bar Syndrom zu trennen ist.

Das **Nijmegen Chromosomeninstabilitäts-Syndrom** wurde in Holland erstbeschrieben und wird ebenfalls autosomal recessiv vererbt (siehe S. 357). Im Unterschied zum Louis-Bar-Syndrom fehlen Ataxie und Teleangiektasien, dafür bestehen Mikrozephalie und geistige Behinderung; Komplementationsstudien mit Fibroblasten weisen hingegen darauf hin, daß die beiden Syndrome sich genetisch nicht trennen lassen. Die Chromosomenbrüchigkeit ist ähnlich wie beim Louis-Bar Syndrom vermehrt, die SCE-Rate normal. Die pränatale Diagnose an Chorionzotten beruht analog dem Louis Bar Syndrom auf dem Nachweis von 2–3fach erhöhter Radiosensibilität (vermehrte Chromosomenbrüche, Hemmung der DNA-Replikation). Der Befund läßt sich an Fibroblasten des abortierten Fetus bestätigen und kann vermutlich auch aus Nabelschnurblut erhoben werden. Laborerfahrung und Kontrollbestimmungen sind unerläßlich.

Das **DiGeorge Syndrom** oder, besser, die **DiGeorge Sequenz** ist ein Anlagedefekt der 3. und 4. Schlundtasche und des 4. Kiemenbogens (siehe S. 354). Ein für die Sequenz verantwortliches Gen ist auf dem proximalen langen Arm von Chromosom 22 lokalisiert. Bei etwa einem Drittel der Patienten finden sich im Karyotyp variable Aberrationen, in die meist Chromosom 22 involviert ist, v. a. unbalanzierte Translokationen. Die direkte interstitielle Deletion ist zytogenetisch extrem schwer nachweisbar und wurde wohl deshalb bisher nur vereinzelt gefunden. Unbalanzierte Weitergabe einer balanzierten familiären Translokation wurde mehrfach beobachtet. Mittels FISH (fluoreszierender in situ-Hybridisierung) lassen sich in nahezu allen Fällen submikroskopische Deletionen nachweisen. Die darauffolgende Untersuchung der Eltern zeigt, ob die Deletion de novo entstanden oder Folge einer familiären Translokation ist. FISH ist auch die Methode der Wahl zur pränatalen Diagnose bei Risikoschwangerschaften. Die Untersuchung kann aus gezüchteten Chorionzotten oder Amnionzellen oder aus fetalem Blut erfolgen.

Literatur

Brambati, B., A. Oldrini: Methods of chorionic villus sampling. In: Brambati B., Simoni G., Fabro A. (Eds.). Fetal diagnosis during the first trimester. New York: Marcel Dekker, 73–98 (1986).

Gatti, R. A., M. Swift (Eds): Ataxia-teleangiectasia: genetics, neuropathology and immunology of a degenerative disease of childhood. AR Liss, New York (1985)

Jaspers, N. G. J., M. van der Kraan, P. C. M. L. Linssen, M. Macek, E. Seemanova, W. J. Kleijer: First-trimester prenatal diagnosis of the Nijmegen breakage syndrome and ataxia teleangiectasia using an assay of radioresistant DNA synthesis.

McKusick, V. A: Mendelian Inheritance in Man (10th edt); catalogs of autosomal dominant, autosomal recessive and X-linked phenotypes. The Johns Hopkins University Press, Baltimore (1992).

Murken, J.: Pränatale Diagnostik und Therapie, Ferdinand Enke Verlag, Stuttgart (1987).

Pelham, A., C. Kinnon, R. J. Levinsky: Prenatal diagnosis and carrier detection of inherited immunodeficiency disorder. Pediatr Allergy Immunol 1, 51–59 (1990).

Scambler, P. J., A. H. Carey, R. K. H. Wyse, S. Roach, J. P. Dumanski, M. Nordenskjold, R. Williamson: Microdeletions within 22q11 associated with sporadic and familial DiGeorge syndrome. Genomics 10:201–206 (1991).

Scriver, C. R., et al. (Edts): The Metabolic Basis of Inherited Disease (6th edt). McGraw-Hill, New York (1990).

Weemaes, C. M. R., T. W. J. Hustinx, J. M. J. C. Scheres, P. J. J. van Munster, J. A. J. M. Bakkeren, R. D. F. M. Maalman: New chromosome instability disorder: the Nijmegen breakage syndrome. Acta Paediatr Scand 70:557–562 (1981).

Winkelstein, J. A., E. Fearon: Carrier detection of the X-linked primary immunodeficiency diseases using X-chromosome inactivation analysis. J Allergy Clin Immunol 85, 1090–1097 (1990).

III Störungen der Immunabwehr

A. Allgemeiner Teil

– Therapie –

42 Immunglobulin-Substitutionstherapie
A. Morell

Die Behandlung von Patienten mit humoralen Immundefekten stützt sich einerseits auf die Therapie der akuten Infektionen mit Antibiotika, andererseits auf die Prophylaxe mit Immunglobulinpräparaten. Schon 1969 zeigte die Studie des britischen Medical Research Councils, daß *intramuskuläre Verabreichung* von Standardgammaglobulin die Infektneigung bei hypogammaglobulinämischen Patienten drastisch zu reduzieren vermochte und daß dieser Effekt dosisabhängig war. Daraus leitete sich die aus wöchentlichen Injektionen von 25 mg Gammaglobulin pro kg Körpergewicht bestehende «british practice» ab. Diese intramuskulären Injektionen waren jedoch schmerzhaft und oft mit Problemen, wie sterilen Abszessen und Hämatomen verbunden. Weitere Schwierigkeiten waren Verluste durch lokale proteolytische Degradation und die langsame Resorption aus dem muskulären Depot: bis zum Erreichen des maximalen Serumspiegels verstrichen mehrere Tage. Aus diesen Gründen lag der Versuch einer *intravenösen Verabreichung* von Gammaglobulin nahe. Dazu eignete sich jedoch das durch Cohn'sche Alkoholfraktionierung aus Plasma gewonnene Gammaglobulin nicht; klinische Versuche führten bei agammaglobulinämischen Patienten zu schweren anaphylaktoiden Zwischenfällen, die auf eine Komplementaktivierung durch im Präparat vorhandene IgG-Aggregate zurückzuführen waren. Es gelang mit der Zeit, die IgG-Moleküle durch Proteolyse oder auf chemischem Weg so zu modifizieren, daß eine intravenöse Verabreichung möglich wurde; die Veränderung der Molekularstruktur hatte jedoch eine Beeinträchtigung der Wirkung zufolge. Erst im Verlaufe der letzten 12 Jahre kamen Präparate aus funktionell intakten IgG Molekülen auf den Markt. Sie basieren auf schonenderen Herstellungsverfahren und wurden durch Zusatz von Stabilisatoren intravenös verträglich gemacht. In kontrollierten klinischen Studien hat sich die intravenöse der intramuskulären Anwendung als klar überlegen erwiesen (Cunningham-Rundles et al. 1984).

Die IgG Antikörper in diesen aus hochgepooltem Plasma hergestellten IVIG-Präparaten widerspiegeln die humorale Immunität des Spenderkollektivs, d. h. IgG Antikörper gegen ubiquitäre Erreger sind in relativ hohen Konzentrationen vertreten, während Antikörper gegen seltenere Mikroorganismen nur in geringen Mengen vorhanden bzw. sogar ausverdünnt sind. In dieser Hinsicht sind sich die verschiedenen Präparate ähnlich. Dagegen unterscheiden sie sich zum Teil deutlich in der IgG Subklassenzusammensetzung, sowie in den Fc-vermittelten Effektorfunktionen der IgG Moleküle, wie der Komplementaktivierung nach Antigenkontakt, der Interaktion mit Fc-Rezeptoren auf phagozytierenden Zellen und der biologischen Halbwertszeit. Für eine detaillierte Beschreibung der verschiedenen Präparate sei auf die Literatur verwiesen (Boshkov und Kelton 1989; Greenbaum 1990; Huston et al. 1991).

42.1 Behandlung mit IVIG

42.1.1 Indikationen

Primäre humorale Immundefekte gelten als klassische Indikation für IVIG Präparate (NIH Consensus Conference 1990; Berkman et al. 1988). Durch regelmäßige Anwendung von IVIG werden bei Patienten mit *x-chromosomaler* oder *kongenitaler Agammaglobulinämie* nicht nur die Frequenz und die Schwere der akuten bakteriellen Infektionen vermindert, sondern auch die chronischen Sinubronchitiden und Lungenveränderungen günstig beeinflußt. Man nimmt zudem an, daß die chronische ECHO Virusmeningoenzephalitis unter IVIG Behandlung seltener auftritt als unter intramuskulärer Substitution. Auch bei Patienten mit *Common Variable Immunodeficiency* stellt die IVIG Behandlung die Standardtherapie in der klinischen Praxis dar. Dies gilt auch für Patienten, die an isolierten oder mit anderen Störungen assoziierten *IgG Subklassendefekten* leiden, sowie für Patienten mit *spezifischen Antikörperdefekten*, sofern eine erhöhte Infektanfälligkeit besteht. In Anbetracht der Kosten der IVIG Dauerbehandlung empfiehlt sich der vorgängige *Nachweis einer fehlenden Antikörperproduktion* durch Impfversuche mit Pneumokokken- und H. influenzae Polysaccharid-Vakzinen. Diese Indikationen und die wichtigsten Einschränkungen sind in Tabelle 42/1 zusammengefaßt.

42.1.2 Wirkungsmechanismus

Der Wirkungsmechanismus von IVIG bei diesen Indikationen besteht in erster Linie im Ersatz der fehlenden

Tab. 42/1: IVIG Behandlung von Patienten *mit primären Immundefekten*

Indikationen:	x-chromosomale oder kongenitale Agammaglobulinämie Common Variable Immunodeficiency Hyper-IgM Syndrom IgG Subklassendefekte Spezifische Antikörperdefekte (Antikörper gegen bakterielle Polysaccharide)

Einschränkungen:	Nachweis von anti IgA
	  bei Common Variable Immunodeficiency
	  bei kombiniertem IgA-IgG Subklassenmangel
	Selektiver totaler IgA Mangel

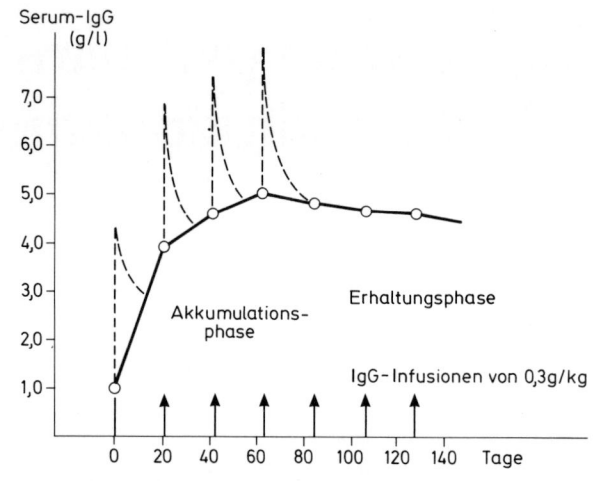

Abb. 42/1: Darstellung der Substitutionsbehandlung bei einem Patienten mit Agammaglobulinämie. Verlauf der IgG-Serum-Konzentrationen bei Infusionen von 0,3 g/kg eines Immunglobulin-Präparates alle drei Wochen. Punkte und solide Linie: IgG-Spiegel in unmittelbar *vor* Infusion entnommenen Serumproben. Gestrichelte Linien: Anstieg nach Infusion und Verteilung des IgG in Körperkompartimenten.

Tab. 42/2: Dosierungsschema für die IVIG Behandlung *von Patienten mit primären Immundefekten*

Normale Dosierung:	Bei der Mehrzahl der Patienten 0,3–0,4 g pro kg Körpergewicht alle 4 Wochen; falls Auftreten von akuten Infekten Verkürzung der Intervalle.
Hohe Dosierung:	Bei Patienten mit progredienten Lungenveränderungen oder neu-entdeckten pädiatrischen Patienten 0,4–0,6 g pro kg Körpergewicht alle 4 Wochen.
Heimbehandlung:	Infusionen zu Hause gemäß Instruktion, 0,1–0,2 g pro kg Körpergewicht alle 7 bis 14 Tage.

spezifischen Antikörper gegen pyogene Mikroorganismen (*passive Immunisierung*). Dadurch wird der Patient befähigt, invasive Erreger zu opsonisieren und durch Aktivierung des Komplementsystems eine Entzündungsreaktion zu induzieren. Durch die auf chemotaktischem Weg rekrutierten neutrophilen Granulozyten und Monozyten werden die opsonisierten Mikroorganismen eliminiert. Neben dieser Opsonophagozytose spielt bei gewissen Erregern, wie Neisserien, auch die komplement-induzierte Zytolyse eine Rolle. Zusätzlich zu diesem gut dokumentierten Wirkungsmechanismus werden noch andere Möglichkeiten diskutiert. So bestehen Anhaltspunkte für eine «konditionierende» Wirkung der durch IVIG-Behandlung erreichten, relativ hohen IgG Serumkonzentrationen, die sich vor allem über Zellen des retikuloendothelialen Systems in einer Regulation der Freisetzung verschiedener Zytokine äußert (Huston et al. 1991).

42.1.3 Dosierung

Die IVIG Behandlung bei Patienten mit primären Immundefekten ist eine *Langzeittherapie*, die in der Regel während des ganzen Lebens zu erfolgen hat. Wie in Abbildung 42/1 gezeigt ist, kann sie didaktisch in zwei Phasen unterteilt werden: In der initialen *Akkumulationsphase* wird das Serum-IgG des Patienten auf die gewünschte Konzentration gebracht. Diese wird in der anschließenden *Erhaltungsphase* durch Infusionen in regelmäßigen Abständen aufrechterhalten. Zur Überwachung der Serumspiegel sind wiederholte Bestimmungen der IgG Konzentrationen in jeweils unmittelbar **vor** der Infusion entnommenen Serumproben erforderlich. Die anzustrebende «optimale» IgG Serumkonzentration (Basiswert **vor** Infusion) liegt beim Erwachsenen bei 5 g/L. Dieser Spiegel läßt sich bei den meisten Patienten durch Infusionen von 0.3 bis 0.4 g IVIG pro kg Körpergewicht im Abstand von 4 Wochen innert etwa drei Monaten erreichen und anschließend halten (Tabelle 42/2). Dosis und Intervalle zwischen den Infusionen müssen jedoch individuell abgestimmt werden. Manche Patienten sind schon bei IgG Konzentrationen von 3 g/L weitgehend infektfrei. Durch Verkürzung der Intervalle und/oder durch Erhöhung der Dosierung kann die Serumkonzentration auch auf ein höheres Niveau gebracht werden. Bei besonders starker Infektanfälligkeit, *bei Bronchiektasen* und Verschlechterung der Lungenfunktion können Dosierung von 0.6 g IVIG pro kg Körpergewicht angezeigt sein (Roifman et al. 1987). Besonders wenn es sich um Kinder mit neuentdecktem humoralem Immundefekt handelt, wird im allgemeinen eine IgG Konzentration angestrebt, die im Bereich der Altersnorm liegt. Bei hospitalisierten Patienten kann die IgG Serumkonzentration durch Infusion von total 2 g pro kg Körpergewicht innerhalb weniger Tage (z.B. 0.4 g pro kg Körpergewicht

während 5 aufeinanderfolgenden Tagen) auf das gewünschte Niveau gebracht werden.
Gelegentlich steigen die Serumkonzentrationen trotz regelmäßiger IVIG Infusionen nicht in dem erwarteten Maße an: Es ist bekannt, daß bei Patienten große individuelle Unterschiede im Katabolismus von Plasmaproteinen bestehen. Hie und da kann eine Hypogammaglobulinämie auf *Hyperkatabolismus* zurückzuführen sein (Waldmann, Terry, 1990). Wenn trotz adäquater Substitution die IgG Werte im Serum unter 3 g/L bleiben und auch die Albuminkonzentration tief ist, liegt möglicherweise ein enteraler Proteinverlust vor. In diesen Fällen muß abgeklärt werden, ob der Proteinverlust primär ist und zur Hypogammaglobulinämie geführt hat, wie z. B. bei intestinaler Lymphangiektasie und bei Obstruktion der intestinalen Lymphgefäße (M. Whipple, intestinale Lymphome), oder ob die Darmveränderungen ein Begleitsymptom des primären Immundefekts darstellen.

42.1.4 Heimbehandlung

Seit einigen Jahren gewinnt die zu Hause durchgeführte IVIG Behandlung vor allem in den U.S.A. und in England zunehmend an Boden. Wie Kobayashi et al. (1990) zeigten, ist diese Behandlung kostensparend und für die Patienten weit angenehmer als im Spital, bzw. in der Poliklinik. Zudem läßt sich ein Schul- bzw. Arbeitsausfall vermeiden. Ein weiterer wichtiger Vorteil ist die durch häufigere Infusionen erzielte höhere Konstanz der IgG Werte im Serum und somit die Annäherung an physiologische Zustände. Die Heimbehandlung setzt allerdings gute soziale Verhältnisse voraus. Entscheidend für das Gelingen ist überdies ein eingehendes Training des Patienten und seiner Angehörigen durch geschultes Personal, und die Gewißheit, daß aufgrund des bisherigen Therapieverlaufs keine Nebenreaktionen zu erwarten sind. Nur so sind die damit verbundenen Risiken tragbar.

42.1.5 Nebenreaktionen

Unverträglichkeitsreaktionen auf IVIG Präparate werden nach der Literatur (Huston et al. 1991) in bis zu 10% der Infusionen beobachtet; nach eigener Erfahrung sind sie heute bedeutend seltener und meist mild. Sie äußern sich – vor allem bei neuentdeckten Patienten oder nach längerem Behandlungsunterbruch – in Fieberanstieg, Frösteln, Kopfschmerzen und eventuell in Myalgien und Nausea, typischerweise etwa 15 Minuten bis 2 Stunden nach Infusionsbeginn. Die Pathophysiologie solcher *entzündlichen Nebenreaktionen* ist nicht geklärt. Es wird vermutet, daß sie mit der beginnenden Immunelimination von infektiösen Mikroorganismen zusammenhängen. Sie lassen sich meist durch Verlangsamung der Infusionsgeschwindigkeit vermindern oder beheben; gelegentlich sind Antipyretika angezeigt. Bei wiederholten schweren Nebenreaktionen wird in der Literatur eine Vorbehandlung mit 50–100 mg Hydrocortison i.v., 30 Min. vor Infusionsbeginn, empfohlen (Lederman et al. 1986). Solche Nebenreaktionen lassen sich oft vermeiden oder in ihrer Ausprägung vermindern, wenn die *ersten zwei bis drei Infusionen sehr langsam*, d. h. mit nicht mehr als 5–10 Tropfen pro Minute, begonnen werden. Falls innerhalb von zwei Stunden kein Temperaturanstieg erfolgt, kann die Infusionsgeschwindigkeit auf ca. 20 Tropfen pro Minute erhöht werden. Gelegentlich können noch mehrere Stunden nach der Infusion Fieber und Kopfschmerzen auftreten. Bei solch leichten entzündlichen Reaktionen ist außer Antipyretika keine besondere Behandlung erforderlich.

Bedeutend schwerer können *anaphylaktische Nebenreaktionen* verlaufen, die schlagartig bei Infusionsbeginn einsetzen und oft mit Antikörpern gegen IgA im Serum des Patienten im Zusammenhang stehen. Vieles deutet darauf hin, daß solche Anti-IgA-Antikörper mit dem IgA, welches in den Präparaten zumindest in Spuren vorhanden ist, Immunkomplexe bilden, die über die Komplementaktivierung und/oder Mediatorenfreisetzung aus Basophilen zu schockähnlichen Zuständen führen. Solche Reaktionen sind selten und treten eigenartigerweise nicht bei allen Patienten mit anti IgA auf. In Anbetracht der lebensbedrohlichen Situation empfiehlt sich aber vor Beginn der Substitutionstherapie im Serum von neuentdeckten Patienten nach anti IgA zu fahnden. Nach der Literatur (Björkander et al. 1987) finden sich anti IgA Antikörper besonders bei Patienten mit totalem IgA Mangel (IgA-IgG Subklassenmangel), aber auch bei Common Variable Immunodeficiency. Meist gehören diese Antikörper der Subklasse IgG1 an; selten handelt es sich um IgE. Falls im Patientenserum anti IgA nachweisbar ist, sollten für die Substitutionsbehandlung IVIG Präparate mit besonders tiefem IgA Gehalt verwendet werden (Herstellungsverfahren mit DEAE-Austauschchromatographie). Doch auch damit ist Vorsicht geboten, da selbst Spuren von IgA eine schwere Reaktion auslösen können.

Literatur

Berkman, S. A., M. L. Lee, R. P. Gale: Clinical uses of intravenous immunoglobulins. Sem. Hematol. **25**, 140–158, 1988.

Björkander, J., L. Hammarström, C. I. E. Smith, R. H. Buckley, C. Cunningham-Rundles, L. A. Hanson: Immunoglobulin prophylaxis in patients with antibody deficiency syndromes and anti IgA antibodies. J. Clin. Immunol. **7**, 8–15, 1987.

Boshkov, L. K., J. G. Kelton: Use of intravenous gammaglobulin as an immune replacement and an immune suppressant. Transfusion Medicine Reviews **3**, 82–120, 1989.

Cunningham-Rundles, C., F. P. Siegal, E. M. Smithwick et al.: Efficacy of intravenous immunoglobulin in primary humoral immunodeficiency diseases. Ann. Int. Med. **101**, 435–439, 1984.

Greenbaum, B. H.: Differences in immunoglobulin preparations for intravenous use: A comparison of six products. Amer. J. Pediatr. Hematol. Oncol. **12**, 490–496, 1990.

Huston, D. P., A. F. Kavanaugh, P. W. Rohane, M. M. Huston: Immunoglobulin deficiency syndromes and therapy. J. Allergy Clin. Immunol. **87**, 1–17, 1991.

Kobayashi, R. H., A. D. Kobayashi, N. Lee, S. Fischer, H. D. Ochs: Home self-administration of intravenous immunoglobulin therapy in children. Pediatrics **85**, 705–709, 1990.

Lederman, H. M., C. M. Roifman, S. Lavi, E. W. Gelfand: Corticosteroids for prevention of adverse reactions to intravenous immune serum globulin infusions in hypogammaglobulinemic patients. Am. J. Med. **81**, 443–446, 1986.

Medical Research Council Working Party: Hypogammaglobulinemia in the United Kingdom. Lancet **1**, 163–168, 1969.

NIH Consensus Conference: Intravenous immunoglobulin. Prevention and Treatment of Disease. J. A. M. A. **264**, 3189–3193, 1990.

Roifman, C. M., H. Levison, E. W. Gelfand: High-dose versus low-dose intravenous immunoglobulin in hypogammaglobulinemia and chronic lung disease. Lancet **2**, 1075–1077, 1987.

Waldmann, T. A., W. D. Terry: Familial hypercatabolic hypoproteinemia, a disorder of endogenous catabolism of albumin and immunoglobulin. J. Clin. Invest. **86**, 2093–2098, 1990.

43 Die Behandlung angeborener Immundefekte durch Knochenmarktransplantation

W. Friedrich

Die Knochenmarkstransplantation (KMT) hat bei der Behandlung angeborener Immundefekterkrankungen einen herausragenden Stellenwert, stellt sie doch eine Möglichkeit zur vollständigen und dauerhaften Überwindung dieser Erkrankungen dar (O'Reilly et al. 1984; Parkman 1986). Eine wichtige Weiterentwicklung dieser Therapie ist, daß sie zunehmend auch bei Fehlen eines HLA identischen Spenders erfolgreich durchführbar ist, so daß bei der Mehrzahl diagnostizierter Patienten jetzt eine wirksame Therapie verfügbar ist.

Allerdings handelt es sich auch weiterhin und trotz inzwischen mehr als zwei Jahrzehnte klinischer Erfahrung um ein aufwendiges und nicht risikofreies Therapieverfahren, so daß die Indikation vorerst auf letale Erkrankungen beschränkt bleibt.

In diesem Kapitel werden neben einigen Grundlagen vor allem die Ergebnisse der Transplantation bei kombinierten Immundefekterkrankungen dargestellt.

43.1 Grundsätzliche Aspekte

Die KMT stellt eine Möglichkeit dar, das gesamte lympho-hämopoetische System eines Individuums dauerhaft durch Zellen eines Spenders zu ersetzen. Sie bietet sich daher zur Überwindung der unterschiedlichsten pathologischen Zustände dieses Systems an. Die Anwendung dieses therapeutischen Prinzips wird allerdings durch zahlreiche Hindernisse eingeschränkt. Für den erfolgreichen Verlauf ist die Überwindung einer doppelten immunologischen Barriere notwendig. Neben der Transplantatabstoßung besteht die Möglichkeit einer in umgekehrten Richtung verlaufenden, vom Transplantat ausgehenden s.g. *Graft versus Host (GvH) Reaktion*, die sich klinisch als GvH Krankheit (GvHD) manifestiert. Weiterhin muß gesichert sein, daß eine *Ansiedlung und Ausreifung* transplantierter Zellen, also ein stabiles Anwachsen (*engraftment*) erfolgen kann. Hierzu ist in der Regel eine einschneidende Vorbehandlung des Patienten mit dem Ziel einer weitestgehenden Zerstörung des eigenen lympho-hämopoetischen Systems erforderlich. Potentielle toxische Nebenwirkungen und vor allem Infektionen als Folge der iatrogen erzeugten, extremen Abwehrschwäche sind entscheidende Risikofaktoren der KMT.

43.1.1 Spenderauswahl und HLA Typisierung

Voraussetzung für die Durchführbarkeit einer KMT war bisher die Verfügbarkeit eines HLA identischen Knochenmarkspenders, wobei dies bei der Behandlung von Patienten mit primären Immundefekten inzwischen nicht mehr gilt. Bei der **HLA** (Human Leukocyte Antigen) *Typisierung* werden individual-spezifische, zelluläre Oberflächenmerkmale bestimmt, die auf allen Zellen des Organismus exprimiert sind und im Rahmen der KMT Zielstrukturen für Abstoßung und GvHD darstellen (Yunis et al. 1984). Die HLA Merkmale werden durch Gene des sog. *Haupthistokompatibilitätskomplexes (MHC Komplex)* auf Chromosom 6 kodiert. Man unterscheidet MHC Klasse I (HLA A,B,C) und MHC Klasse II (HLA DR,DQ,DP) Antigene (Tab. 43/1). Da sie kodominant exprimiert werden, sind Geschwister mit einer Wahrscheinlichkeit von 25 Prozent HLA identisch, während Eltern immer HLA haploidentisch sind. Die Identifizierung HLA identischer Fremdspender bereitet wegen des außerordentlich großen Polymorphismus der MHC Gene große Schwierigkeiten, wird jedoch zunehmend möglich, nachdem ausgedehnte Datenbanken freiwilliger Knochenmarksspender in Europa und den USA etabliert sind. Die Suche ist allerdings zeitaufwendig und kann viele Monate dauern.

Es ist von Bedeutung, daß neben MHC Determinanten weitere, individuelle Gewebsmerkmale existieren, in denen sich Spender und Empfänger unterscheiden können, so daß trotz HLA Identität auch bei Geschwistertransplantationen Komplikationen einer GvHD sowie eine Abstoßung auftreten können.

43.1.2 Konditionierende Vorbehandlung

Als Konditionierung bezeichnet man die Behandlung des Patienten vor KMT mit zytotoxisch wirksamen Medika-

Tab. 43/1: HLA-Spezifitäten

HLA Klasse I Antigene			HLA Klasse II Antigene			
A	**B**	**C**	**D**	**DR**	**DQ**	**DP**
A1	B5	Cw1	Dw1	DR1	DQw1	DPw1
A2	B7	Cw2	Dw2	DR2	DQw2	DPw2
A3	B8	Cw3	Dw3	DR3	DQw3	DPw3
A9	B12	Cw4	Dw4	DR4	DQw4	DPw4
A10	B13	Cw5	Dw5	DR5	DQw5 (w1)	DPw5
A11	B14	Cw6	Dw6	DRw6	DQw6 (w1)	DPw6
Aw19	B15	Cw7	Dw7	DR7	DQw7 (w3)	
A23 (9)	B16	Cw8	Dw8	DRw8	DQw8 (w3)	
A24 (9)	B17	Cw9 (w3)	Dw9	DR9	DQw9 (w3)	
A25 (10)	B18	Cw10 (w3)	Dw10	DRw10		
A26 (10)	B21	Cw11	Dw11 (w7)	DRw11 (5)		
A28	Bw22		Dw12	DRw12 (5)		
A29 (w19)	B27		Dw13	DRw13 (w6)		
A30 (w19)	B35		Dw14	DRw14 (w6)		
A31 (w19)	B37		Dw15	DRw15 (2)		
A32 (w19)	B38 (16)		Dw16	DRw16 (2)		
Aw33 (w19)	B39 (16)		Dw17 (w7)	DRw17 (3)		
Aw34 (10)	B40		Dw18 (w6)	DRw18 (3)		
Aw36	Bw41		Dw19 (w6)			
Aw43	Bw42		Dw20	DRw52		
Aw66 (10)	B44 (12)		Dw21			
Aw68 (28)	B45 (12)		Dw22	DRw53		
Aw69 (28)	Bw46		Dw23			
Aw74 (w19)	Bw47		Dw24			
	Bw48		Dw25			
	Bw49 (21)		Dw26			
	Bw50 (21)					
	B51 (5)					
	Bw52 (5)					
	Bw53					
	Bw54 (w22)					
	Bw55 (w22)					
	Bw56 (w22)					
	Bw57 (17)					
	Bw58 (17)					
	Bw59					
	Bw60 (40)					
	Bw61 (40)					
	Bw62 (15)					
	Bw63 (15)					
	Bw64 (14)					
	Bw65 (14)					
	Bw67					
	Bw70					
	Bw71 (w70)					
	Bw72 (w70)					
	Bw73					
	Bw75 (15)					
	Bw76 (15)					
	Bw77 (15)					

menten bzw. mit Strahlentherapie. Ziel der Konditionierung ist die Unterdrückung bzw. weitestgehende Zerstörung des Immunsystems sowie der eigenen Blutbildung. Diese ist erforderlich, um eine Abstoßung transplantierter Zellen zu verhindern und ihre permanente Ansiedlung zu ermöglichen. Intensität und Modalität der Vorbehandlung sind, in Abhängigkeit von Grunderkrankung, den Zielen der KMT sowie den spezifischen Umständen der Transplantation, deutlich unterschiedlich. So kann z. B. bei Patienten mit schweren kombinierten Immundefekten und damit deutlich eingeschränkter oder fehlender Fähigkeit zur Transplantatabstoßung auf eine Vorbehandlung u. U. vollständig verzichtet werden. Bei erhöhtem Risiko zur Transplantatabstoßung, z. B. bei Verwendung HLA-nichtidentischer Spender, kommt der *immunsuppressiven Wirksamkeit* der Konditionierung dagegen eine entscheidende Bedeutung zu. Bei hämatologischen Erkrankungen, denen funktionelle Störungen zugrunde liegen, z. B. granulozytären Funktionsdefekten, ist die *myeloablative Komponente* der Behandlung ganz wesentlich, da hier die radikale Zerstörung des Knochenmarks gesichert sein muß, um eine Regeneration eigener Zellen und damit das Wiederauftreten der Erkrankung nach KMT zu verhindern. Als überwiegend myelosuppressive Substanz hat sich *Busulfan* (Myleran) bewährt, das meistens in Kombination mit *Cyclophosphamid* (Endoxan) als immunsuppressives Medikament eingesetzt wird. Neben der Behandlung vor KMT kann zur weiteren Abstoßungsprophylaxe u. U. auch eine Behandlung nach Transplantation erforderlich sein, z. B. mit Antiserum oder monoklonalen Antikörpern gegen Zellen, die an der Abstoßungsreaktion beteiligt sind.

43.1.3 Graft versus Host Reaktion

Die Graft versus Host Krankheit (GvHD) wird durch T-Lymphozyten im Transplantat ausgelöst, wobei entzündliche Veränderungen als Ausdruck einer Aktivierung immunologischer Effektormechanismen im Vordergrund der klinischen Symptomatik stehen (Ferrara et al. 1991). Außer nach KMT wird eine GvHD auch bei Patienten mit kongenitalen T-Zelldefekten als Folge eines transplazentaren Übertritts maternaler Lymphozyten oder einer postnatalen Transfusion mit unbestrahltem Blut beobachtet. Die akute GvHD manifestiert sich durch ein generalisiertes, makulo-papulöses, *masernähnliches Exanthem*, das bei Fortschreiten in ein diffuses *Erythem* mit Blasenbildung übergeht, sowie durch Zeichen der *Leberentzündung* und durch *intestinale Funktionsstörungen* (Tab. 43/2). Bei ungenügender Zurückbildung dieser Symptomatik, selten auch de novo, entwickelt sich eine chronische GvHD. Ähnlich wie die akute kann sich auch die chronische GvHD vollständig zurückbilden. In ihrer ausgeprägten Form hat sie zahlreiche Merkmale kollagenvaskulärer Erkrankungen mit *ekzematösen* und *sklerodermieähnlichen Hautveränderungen* sowie Pigmentstörungen, Gelenkkontrakturen, Xerostomie und Xerophtalmie, obliterierende Bronchiolitis, biliäre Leberzirrhose, Malabsorption und Gedeihstörung.

Die Inzidenz schwerer Verlaufsformen der GvHD ist bei Kindern deutlich niedriger als bei Erwachsenen. Zur Behandlung bzw. Verhütung werden immunsuppressiv wirksame Medikamente eingesetzt, vor allem *Steroide, Cyclosporin A, Methotrexat* und *Anti-Lymphozytenserum*, sowie inzwischen auch monoklonale, gegen T-Zellen und ihre Mediatoren gerichtete Antikörper.

Als ein überaus wirksames Verfahren zur Verhütung der GvHD hat sich die Verwendung von *T-Zell depletiertem Knochenmark* erwiesen. Dieser Ansatz stellt eine entscheidende Voraussetzung zur sicheren Verhütung der GvHD nach HLA nichtidentischer KMT dar. Bei diesem Vorgehen besteht allerdings ein deutlich erhöhtes Risiko zur Transplantatabstoßung, so daß zusätzliche Maßnahmen zur Verhütung dieser Komplikation notwendig sind. Die Reinigung des Transplantates von T-Zellen kann durch verschiedene Methoden erfolgen, wobei u. a. die Eigenschaft der T-Zellen zur Ausbildung von Rosetten, z. B. mit Schaferythrozyten, ausgenutzt wird, um die Zellen mit Hilfe physikalischer Trennmethoden von den übrigen Knochenmarkszellen zu trennen. Daneben können T-Zellspezifische, monoklonale Antikörper eingesetzt werden.

Tab. 43/2: Symptomatik der Graft versus Host Reaktion (GvHD)

	Akute GvHD	**Chronische GvHD**
Haut:	morbilliformes Exanthem, bullöse Erythrodermie	umschrieben/generalisiert: sklerodermieforme Veränderungen mit Hyperkeratose, Alopezie, Dyspigmentierung
Leber:	akute Entzündungszeichen mit Ikterus und Enzymerhöhung	chronische cholestatische Hepatopathie
Magen-Darm:	Diarrhoe (wäßrig/blutig), Schmerzen, Subileus	chronische Mukositis (Mund, Oesophagus), Sicca Syndrom, Malabsorption

43.2 Praktische Durchführung

Das Transplantat wird durch multiple Aspirationen von Knochenmark aus dem Bereich des Beckenkammes gewonnen. Für den gesunden Spender bestehen außer dem Risiko der Narkose keine Gefahren. Das entnommene Knochenmark stellt nur einen geringen Teil der gesamten Markreserve dar und wird innerhalb einiger Monate weitestgehend ersetzt. Die Traumatisierung durch den Eingriff ist minimal.

Das heparinisierte Knochenmark wird nach Filtration zur Entfernung von Knochenbröckel intravenös infundiert. Die Zellen gelangen über die Blutbahn in die Knochenmarksräume des Empfängers. Zeichen einer Ansiedlung und Ausreifung transplantierter Zellen werden in der Regel 2 bis 3 Wochen später in Form einer beginnenden *Erholung hämatopoetischer Funktionen* beobachtet. Es kommt zum Wiederanstieg der Blutzellen und zur zunehmenden Transfusionsunabhängigkeit. Morphologisch zeigt das Knochenmark zu diesem Zeitpunkt eine deutliche Zellularität, die sich innerhalb weniger Wochen normalisieren kann. Der Beweis, daß es sich um Zellen des Spenders handelt, kann z. B. mit Hilfe der Blutgruppenbestimmung, durch Bestimmung zytogenetischer Marker oder durch DNA Analysen (DNA finger printing) erfolgen. Bei HLA Differenz zwischen Spender und Empfänger bietet sich die erneute HLA Typisierung des Patienten an. Im Vergleich zu hämopoetischen Funktionen ist die *Rekonstitution immunologischer Funktionen* deutlich verzögert, besonders wenn über längere Zeit prophylaktische, bzw. therapeutische Maßnahmen zur Beherrschung einer GvHD erforderlich sind, bzw. wenn zur Verhütung der GvHD T-Zell gereinigtes Knochenmark verwendet wurde.

Komplikationen, die bei der KMT neben möglichen Problemen einer GVHD im Vordergrund stehen, sind vor allem toxische Nebenwirkungen der Konditionierung sowie Infektionen als Folge der *extremen Abwehrschwäche*. So treten vorübergehend so gut wie immer schmerzhafte Schleimhautläsionen im Bereich der Mundhöhle und des Pharynx auf, sowie Übelkeit, Erbrechen und eine ausgeprägte Anorexie. Der Patient muß u. a. parenteral ernährt werden. Die Zerstörung des Immunsystems führt zu einer extremen Abwehrschwäche, die durch die funktionelle Beeinträchtigung vor allem der Schleimhäute als natürliche Barriere gegenüber Keimen erheblich verstärkt wird. Eine Reihe besonderer Vorsichtsmaßnahmen wird standardmäßig getroffen. Die Isolierung der Patienten in keimarmer oder -freier Umgebung (s. g. life island), vorbeugende antimikrobielle Behandlungen durch Magen-Darmdekontamination, besonders gegen Pilze, prophylaktische i.v. IgG Substitution und besonders eine frühzeitige, äußerst intensive Diagnostik und Behandlung bei jedem Verdacht auf Infektionen charakterisiert die ungewöhnlich aufwendige Pflege dieser Patienten. Eine schematische Übersicht der verschiedenen Behandlungsphasen einer Transplantation ist in Abb. 43/1 dargestellt.

Vorbereitung (2–3 Wochen)
- Beginn der strikten Isolierung (Life Island)
- mikrobielle Dekontamination (Haut/Schleimhaut)
- Implantation eines zentralvenösen Katheters
- **Konditionierung**
  TRANSPLANTATION

Aplasie frühe Regeneration (4–8 Wochen)
- **supportive Maßnahmen:** Blutzellersatz, parenterale Ernährung
- **Infektvorbeugung/Behandlung:** i.v. Immunglobuline, engmaschige mikrobielle Kontrollen, bei Verdacht: offensive Diagnostik und frühzeitige, breite antibiotische Therapie
- **GvHD:** immunsuppressive Medikamente

Stabilisierung (station. > ambul.) (1–3 Monate)
- Aufhebung der strengen Isolierung, Entlassung und engmaschige Überwachung, Möglichkeit zur sofortigen Intervention

Spätphase ½–1 Jahr
- regelmäßige Kontrolluntersuchungen (monatlich)
- Absetzen vorbeugender Maßnahmen (Infektionen, GvHD), Abklärung und Behandlung möglicher Spätfolgen (z. B. endokr. Unterfunktionen)

Abb. 43/1: Schema der verschiedenen Phasen einer KMT mit den wichtigsten Maßnahmen.

43.3 Anwendung und Ergebnisse der KMT

43.3.1 Indikationen

Eine Übersicht immunologischer Krankheitsbilder, bei denen die KMT Anwendung findet, ist in Tab. 43/3 dargestellt.

Die Erkrankungen lassen sich in 3 Gruppen einteilen: kombinierte Immundefekterkrankungen; Immundefekterkrankungen mit assoziierten, nicht immunologischen Störungen sowie Defekterkrankungen des phagozytären Systems. Transplantationen werden bisher nicht bei Immundefekten mit überwiegenden B-Zellstörungen eingesetzt. Im Folgenden werden exemplarisch Erfahrungen und Ergebnisse der KMT bei den häufigsten Erkrankungen dargestellt.

Tab. 43/3: Durch Knochenmarkstransplantation behandelbare kongenitale Immundefekte

Kombinierte Immundefekte ((S)CID)
B+ SCID
B− SCID
SCID mit ADA Mangel
SCID mit PNP Mangel
Retikuläre Dysgenesie
Bare Lymphocyte Syndrom
Funktionelle T Zelldefekte

andere Immundefekte
Wiskott Aldrich Syndrom
Di George Syndrom
Purtilo Syndrom (EBV induziertes Lymphoproliferatives Syndrom)

Störungen der Phagozyten
Kongenitale Agranulozytose
Septische Granulomatose
Adhäsionsproteinmangel (LFA-1 Expressionsdefekt)
Chediak Higashi Syndrom
M. Farquahr (Familiäre Hämophagozytose)

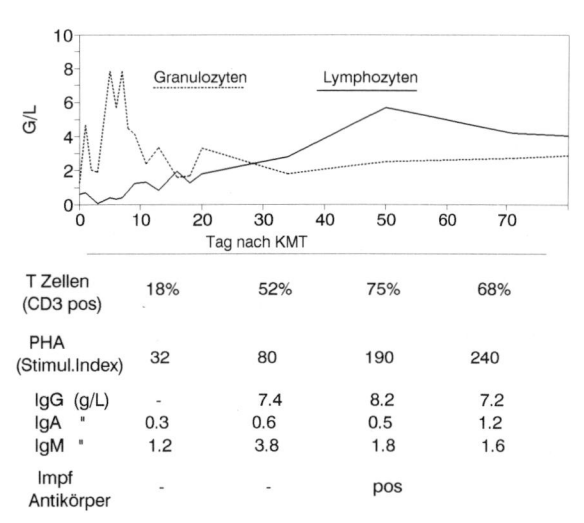

T Zellen (CD3 pos)	18%	52%	75%	68%
PHA (Stimul.Index)	32	80	190	240
IgG (g/L)	-	7.4	8.2	7.2
IgA "	0.3	0.6	0.5	1.2
IgM "	1.2	3.8	1.8	1.6
Impf Antikörper	-	-	pos	

Abb. 43/2: Verlauf einer HLA identischen KMT bei einem 3 Monate alten Säugling mit Schwerem Kombiniertem Immundefekt (SCID). Spender war eine 3jährige, gesunde Schwester. Die Behandlung führte innerhalb weniger Wochen zur Normalisierung immunologischer Funktionen.

43.3.2 Transplantationen bei kombinierten Immundefekterkrankungen

HLA identische KMT

Kombinierte Immundefekterkrankungen stellen die weitaus größte Zielgruppe für die Anwendung der KMT bei angeborenen Störungen des lympho-hämopoetischen Systems dar (Fischer et al. 1986; O'Reilly et al. 1989). Bei diesen prognostisch extrem ungünstigen Erkrankungen, die überwiegend dem Formenkreis des *Schweren Kombinierten Immundefektsyndroms (SCID)* angehören, stellt die KMT in aller Regel die einzige therapeutische Möglichkeit dar. Die ersten erfolgreichen Behandlungen liegen bereits über zwanzig Jahre zurück, und eine Reihe von transplantierten Patienten haben inzwischen das Erwachsenenalter erreicht.

Wie erwähnt, können Transplantationen bei SCID, die überwiegend auf eine Rekonstitution des lymphatischen Systems zielen, ohne Konditionierung erfolgen. Der Verlauf einer *HLA identischen KMT* ist in Abb. 43/2 demonstriert.

Meist bereits innerhalb weniger Wochen wird ein deutlicher Anstieg der T-Zellen im Blut bei gleichzeitigem Nachweis positiver T-Zellfunktionen sowie ein Anstieg der Immunglobulinspiegel im Serum beobachtet. In den folgenden Wochen tritt in der Regel eine vollständige Normalisierung zellulärer und humoraler Immunfunktionen ein. Charakteristisch ist, daß Komplikationen der GvHD bei SCID nach identischer KMT meist wenig ausgeprägt sind und chronische Manifestationen so gut wie nie auftreten. Dagegen besteht nach HLA nichtidentischer Transplantation ein hohes Risiko, ausgeprägte, meist tödliche Komplikationen einer GvHD zu entwickeln, sofern nicht zusätzliche, inzwischen verfügbare Maßnahmen ergriffen werden (s. u.). Nicht überraschend ist, daß nach KMT ohne vorausgehende Konditionierung die Blutbildung meist empfängerabhängig bleibt, also z. B. kein Wechsel der Blutgruppe stattfindet. Dagegen ergaben differenzierte Untersuchungen der Lymphozyten nach erfolgreicher zellulärer und humoraler Immunrekonstitution unerwartete Befunde. Es ließ sich zeigen, daß die Ausreifung von Lymphozyten spenderlichen Ursprungs oft auf T-Zellen begrenzt ist, also eine Ausreifung spenderabhängige B-Zellen trotz Rekonstitution normaler B-Zellfunktionen ausbleibt. Demnach kann die humorale Immunrekonstitution auch Folge einer funktionellen Erholung eigener B-Zellen sein. Selten kann allerdings auch eine deutliche Schwäche des B-Zellsystems fortbestehen, vor allem bei Patienten, deren Immundefekt durch das vollständige Fehlen eigener B-Zellen charakterisiert war (s. g. B-SCID). In diesen Fällen ist neben der fortgesetzten Immunglobulinsubstitution u. U. der Versuch einer erneuten Transplantation indiziert.

Die erfolgreiche Anwendung der KMT ohne vorausgehende Konditionierung, d. h. ohne Zerstörung der eigenen lympho-hämopoetischen Stammzellen, wirft die interessante Frage auf, welche Zellpopulation im Transplantat für die immunologische Rekonstitution bei SCID verantwortlich ist. Es ist bisher keineswegs gesichert, daß bei diesen Patienten ein «engraftment» auf der Ebene pluripotenter Stammzellen stattfindet. Es ist vielmehr wahrscheinlich, daß die Rekonstitution von *frühen lymphatischen Vorläuferzellen* ausgeht, sowie ebenfalls durch Expansion reifer, postthymischer T-Zellen, die als Folge der Kontamination des Transplantates durch Blut und

damit durch reife Lymphozyten übertragen werden und
die wahrscheinlich für die frühe Erholung immunologischer Funktionen verantwortlich sind. In diesem Zusammenhang sind einzelne Berichte von Interesse, bei denen
eine Erholung immunologischer Funktionen bei SCID
nach Übertragung peripherer Blutlymphozyten HLA
identischer Spender beobachtet wurden. Ebenfalls dürften Beobachtungen bei einzelnen Patienten mit Di George
Syndrom, bei denen nach HLA identischer KMT deutliche Verbesserungen zellulärer Immunfunktionen erreicht
werden konnten, am ehesten als Folge einer Expansion
reifer T-Zellen im Transplantat zu verstehen sein.

HLA nichtidentische KMT

Da histokompatible Spender bei SCID Patienten nur
ausnahmsweise verfügbar sind, ist es verständlich, daß
bereits frühzeitig Transplantationsversuche mit alternativen, d. h. *HLA nicht identischen Spendern* unternommen
wurden. Diese scheiterten jedoch, mit wenigen Ausnahmen, an nicht beherrschbaren Komplikationen durch
GvHD oder als Folge einer fortbestehenden Immundefizienz. Eine entscheidende Wende ergab die Möglichkeit,
Komplikationen der GvHD wirksam durch Verwendung
von *T-Zell depletiertem Knochenmark* zu verhüten. Diese
Technik wurde erstmals 1982 mit Erfolg bei Patienten mit
SCID eingesetzt (Reisner et al. 1983). Es konnte gezeigt
werden, daß die Transplantation von gereinigtem Knochenmark eines Elternteils, also eines HLA haploidentischen Spenders, zur stabilen Immunrekonstitution ohne
Komplikationen einer GvHD führte. Die große Bedeutung dieser Entwicklung bestand darin, daß es hiermit
möglich wurde, eine Behandlung bei jedem diagnostizierten Patienten mit SCID mit Aussicht auf Erfolg durchzuführen.
Der Verlauf einer Immunrekonstitution nach HLA-nichtidentischer Transplantation mit Knochenmark des
Vaters, die bei einem inzwischen zehnjährigen Kind im
Alter von 10 Monaten erfolgte, ist in Abb. 43/3 dargestellt. T-Zellen des Kindes, die ausschließlich väterlichen
Ursprungs sind, zeigten ab dem 6. Monat nach Transplantation ein normales proliferatives Verhalten in Gegenwart
von Mitogenen, allogenen Zellen und mikrobiellen Antigenen. Die väterlichen T-Zellen waren jedoch nicht durch
Lymphozyten des Patienten stimulierbar. Dieser wichtige
Befund zeigt, daß die väterlichen, im Patienten ausgereiften T-Zellen tolerant gegenüber den von der Mutter abstammenden, differenten HLA Antigenen des Kindes
sind.
Die inzwischen relativ großen Erfahrungen der HLA
nicht identischen Transplantation bei SCID haben gezeigt, daß die Verhütung von Komplikationen der GvHD
durch Entfernung der T-Zellen in hohem Maß gewährleistet ist. Es haben sich jedoch auch eine Reihe von Besonderheiten im Vergleich zur HLA identischen KMT ergeben (Fischer et al. 1990; Friedrich et al. 1985; O'Reilly et
al. 1989). So ist die Entwicklung wirksamer T-Zellfunk-

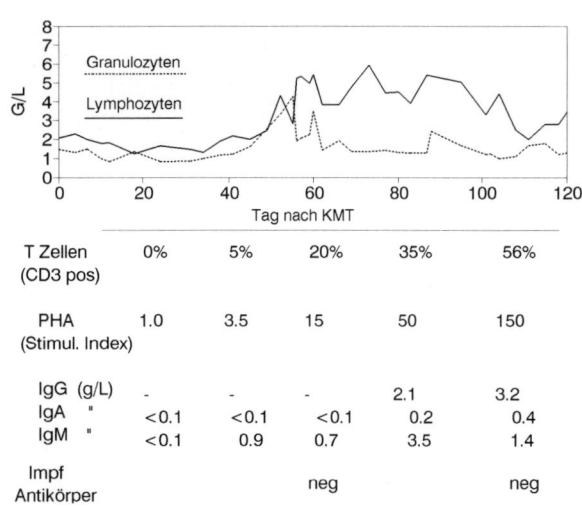

Abb. 43/3: Verlauf einer HLA nichtidentischen KMT bei einem 10 Monate alten Säugling mit SCID. Spender war der HLA haplo-identische Vater. Das Transplantat wurde von T Zellen gereinigt. Die immunologische Rekonstitution erfolgte verzögert über einen Zeitraum von mehreren Monaten, humorale Immunfunktionen waren auch 6 Monate nach Transplantation noch unvollständig.

tionen deutlich verzögert und erstreckt sich in der Regel
über einen Zeitraum von mehreren Monaten. Bedeutsamer ist, daß die *Erholung immunologischer Funktionen*
oft unvollständig bleibt, vor allem entwickelt die Mehrzahl der Patienten keine ausreichende humorale Immunität. Bei einem nicht unerheblichen Teil der Patienten
versagt die Behandlung sogar vollständig, d. h. es finden
sich keine Hinweise für eine immunologische Erholung.
Erklärungen für die uneinheitlichen Ergebnisse nach
HLA nichtidentischer KMT sind am ehesten darin zu
suchen, daß bei SCID residuale Abwehrfunktionen vorhanden sein können, z. B. durch Natürliche Killer Zellen
oder durch T-Zellen maternalen Ursprungs, so daß trotz
der schweren T-zellulären Immunschwäche eine Resistenz gegenüber transplantierten, HLA differenten Zellen
besteht. Allerdings fehlt eine befriedigende Erklärung für
die ungenügende oder fehlende funktionelle Erholung der
B-Zellen bei B+ SCID, ein Befund, der im Gegensatz zur
Beobachtung nach HLA identischer Transplantation
steht.
Eine Möglichkeit, die Voraussetzungen zur vollständigen
Immunrekonstitution zu verbessern, stellt die Anwendung einer *konditionierenden Vorbehandlung durch Chemotherapie* dar. Allerdings müssen hierbei Risiken und
mögliche Komplikationen der Konditionierung in Kauf
genommen werden. Bei Patienten in primär kritischem
klinischen Zustand kann die Anwendung einer Konditionierung kontraindiziert sein.
Auf Grund eigener Erfahrungen bei einer vergleichsweise
großen Gruppe von fast 50 Patienten mit SCID sowie den
Erfahrungen anderer Zentren ist es inzwischen möglich,

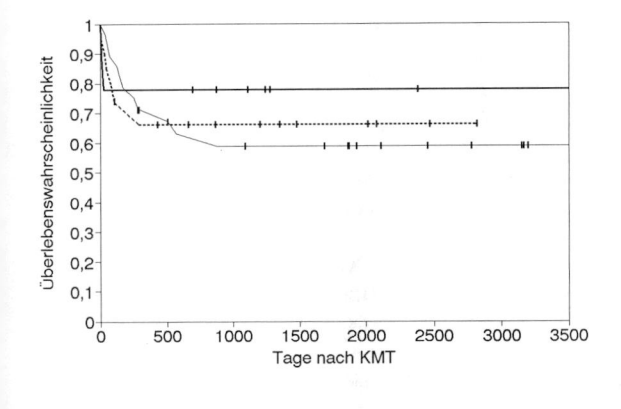

Abb. 43/4: Überlebenswahrscheinlichkeit nach KMT bei SCID. Konditionierung mit Busulfan und Cyclophosphamid. Ergebnisse der Universitätskinderklinik Ulm 1982–1991.

Legende: HLA ident. n=9 — HLA haplo n=29 — Kondition. n=19

bei der Mehrzahl der Patienten nach HLA nichtidentischer KMT ein krankheitsfreies Überleben zu erzielen (Abb. 43/4). Vor kurzem wurden die Behandlungsergebnisse, die bisher in den verschiedenen europäischen Transplantationszentren bei Patienten mit SCID erzielt wurden, retrospektiv analysiert (Fischer et al. 1990). Diese Untersuchung ergab u. a., daß eine möglichst frühzeitige Durchführung der KMT sowie die Anwendung gnotobiotischer Maßnahmen, d. h. eine strenge Isolierung der Patienten während der Behandlung in keimarmer Umgebung zur weiteren Infektvorbeugung entscheidende prognostische Faktoren darstellen.

43.3.3 Transplantationen bei Wiskott Aldrich Syndrom

Das Wiskott Aldrich (WAS) Syndrom stellt eine hervorragende Indikation für die Anwendung der KMT dar. Bei dieser x-chromosomal vererbten Erkrankung, die neben einer progredienten Immundefizienz durch Thrombozytopenie, ein meist ausgeprägtes Ekzem sowie einem signifikanten Risiko zur frühen Entwicklung maligner lymphoproliferativer Syndrome charakterisiert ist, kann durch die Behandlung eine vollständige Überwindung aller Krankheitszeichen erreicht werden (Parkman et al. 1978; Kapoor et al. 1981). Die ersten Behandlungsversuche waren besonders instruktiv, um grundsätzliche Mechanismen der lympho-hämopoetischen Rekonstitution nach KMT aufzuzeigen. Die Verwendung einer überwiegend immunsuppressiv wirksamen Konditionierung führte zwar zur Normalisierung der Immunfunktionen, jedoch bestand die Thrombozytopenie bei den Patienten fort. Interessant ist, daß das Ekzem dieser Patienten ebenfalls verschwand, eine Beobachtung, welche seine immunologische Pathogenese belegt. Erneute Transplantationen dieser Patienten unter Verwendung einer intensivierten, gleichzeitig myeloablativ wirksamen Konditionierung führten zur vollständigen Überwindung der Erkrankung mit Normalisierung der Thrombozyten. Zur Konditionierung bei Patienten mit WAS hat sich inzwischen eine kombinierte Behandlung mit Busulfan und Cyclophosphamid bewährt. Bei diesem Vorgehen ist bei der überwiegenden Mehrzahl der Patienten die Behandlung erfolgreich. Auch eigene Erfahrungen bestätigen dies; wir beobachten bei allen *HLA identisch transplantierten Patienten* mit WAS (n=9) ein krankheitsfreies Überleben. Es ist interessant, daß auch hier, ähnlich wie bei Patienten mit SCID, nach HLA identischer KMT nur selten ausgeprägte Komplikationen einer GvHD beobachtet werden. Die Durchführung *HLA nichtidentischer Transplantationen* bei WAS bietet dagegen noch erhebliche Probleme. Es hat sich gezeigt, daß die übliche Konditionierung unzureichend ist, um Transplantatabstoßungen mit ausreichender Sicherheit zu verhüten. Zur Beherrschung dieser Schwierigkeit ist die Anwendung einer deutlich intensivierten Konditionierung erforderlich.

Häufig stellt sich die Frage nach dem günstigsten Zeitpunkt einer KMT bei WAS. In jedem Fall sollte bereits bei Diagnosestellung eine HLA Typisierung erfolgen, wonach gegebenenfalls eine Fremdspendersuche eingeleitet werden sollte. Da bei Patienten mit WAS immer die Gefahr akuter, lebensbedrohlicher Komplikationen, besonders durch Blutungen und Infektionen besteht, sollte bei Verfügbarkeit eines kompatiblen Familien- oder Fremdspenders die möglichst frühzeitige Durchführung einer Transplantation angestrebt werden.

43.3.4 Transplantation bei Störungen der Phagozyten

Primäre Störungen des phagozytären Abwehrsystems können entweder die Ausreifung im KM und damit die Zahl der Granulozyten, oder ihre Funktionen, also die Fähigkeit zur Migration, Phagozytose und intrazellulären Abtötung mikrobieller Keime betreffen. Die Möglichkeit einer vollständigen Überwindung dieser Störungen durch KMT ist offensichtlich und durch zahlreiche Beispiele dokumentiert (Parkman et al. 1984; O'Reilly et al. 1984). Allerdings ist die Gesamtzahl bisher durchgeführter Transplantationen, z. B. bei Patienten mit Septischer Granulomatose oder kongenitaler Neutropenie, relativ niedrig. Diese Zurückhaltung bei der Indikationsstellung zur Transplantation spiegelt die erheblichen Fortschritte der konventionellen Therapie dieser Erkrankung wider. Bei der Mehrzahl betroffener Patienten besteht bei konsequentem Einsatz jetzt verfügbarer, infektvorbeugender Maßnahmen eine deutlich gebesserte Prognose, so daß ein relativ komplikationsfreies Überleben über Jahre möglich ist. Die Entscheidung zur Transplantation, vor allem zur frühzeitigen, ist daher problematisch.

Anders stellt sich die Situation bei denjenigen Erkrankungen dar, bei denen konservative Maßnahmen versagen, wie z. B. bei der schweren Form des Leukozyten-Adhäsionsdefektes (LFA-1 Expressionsdefekt). Sofern es gelingt, den häufig kritischen Zustand dieser Patienten zu stabilisieren, wozu u. U. wiederholte Transfusionen von Granulozytenkonzentraten zur Infektüberwindung erforderlich sind, sollte hier eine Transplantation sofort erfolgen. Bei Patienten mit LFA-1 Mangel ist auch der Versuch einer HLA nichtidentischen Transplantation in hohem Maß gerechtfertigt. Es hat sich gezeigt, daß das Risiko zur Transplantatabstoßung bei Leukozyten-Adhäsionsdefekt niedrig ist (Le Deist et al. 1989).

Literatur

Ferrara, J. L. M., H. J. Deeg: Graft versus Host Disease. N Engl J Med 324: 667–673 (1991).

Fischer, A., C. Griscelli, W. Friedrich, B. Kubanek, R. Levinsky, G. Morgan, J. Vossen, G. Wagemaker, P. Laudais: Bone marrow transplantation for immunodeficiencies and osteopetrosis: European survey 1968–1985. Lancet: 1080–1083 (1986)

Fischer, A., P. Laudais, W. Friedrich, G. Morgan, B. Gerritsen, A. Fasth, F. Porta, C. Griscelli, S. F. Goldmann, R. Levinsky, J. Vossen: European experience of bone marrow transplantation for severe combined immunodeficiency. Lancet ii: 850–854 (1990).

Friedrich, W., S. F. Goldmann, W. Ebell, R. Blütters-Sawatzki, G. Gaedicke, A. Raghavachar, H. H. Peter, B. Belohradsky, H. W. Kreth, B. Kubanek, E. Kleihauer: Severe combined immunodeficiency: treatment by bone marrow transplantation in 15 infants using HLA-haploidentical donors. Eur J Pediatr 144: 125–130 (1985).

Kapoor, N., D. Kirkpatrick, R. M. Blaese, J. Oleske, M. H. Hilgartner, R. S. K. Chaganti, R. A. Good, R. J. O'Reilly: Reconstitution of normal megakaryocytosis and immunological functions in Wiskott Aldrich Syndrome by marrow transplantation following myeloablation and immunosuppression with busulfan and cyclophosphamide. Blood 57: 692–696 (1981).

Le Deist, S., S. Blanche, H. Keable, C. Gaud, J. Pham, B. Descamp-Latscha, V. Wahn, C. Griscelli, A. Fischer: Successful HLA nonidentical bone marrow transplantation in three patients with the leucocyte adhesion deficiency. Blood 74: 512–516 (1989).

O'Reilly, R. J., J. Brochstein, R. Dinsmore, D. Kirkpatrick: Marrow transplantation for congenital disorders. Semin Hematol 21: 188–213 (1984).

O'Reilly, R. J., C. A. Keever, T. N. Small, J. Brochstein: The use of HLA-non-identical T-cell depleted marrow transplants for correction of severe combined immunodeficiency disease. Immunodeficiency Reviews 1: 273–309 (1989).

Parkman, R.: The application of bone marrow transplantation to the treatment of genetic disease. Science 232: 1373–1378 (1986).

Parkman, R., J. M. Rappeport, R. Geha, R. Cassadi, R. Levey, D. G. Nathan, J. Belli, F. Rosen: Complete correction of the Wiskott Aldrich Syndrome by allogeneic bone marrow transplantation. N Engl J Med 298: 291–427 (1978).

Parkman, R., J. M. Rappeport, S. Hellman: Busulfan and total body irradiation as antihaematopoietic stem cell agents in the preparation of patients with congenital bone marrow disorders for allogeneic bone marrow transplantation. Blood 64: 852–857 (1984).

Reisner, Y., N. Kapoor, D. Kirkpatrick, M. S. Pollack, S. Cunningham-Rundles, B. Dupont, M. Z. Hodes, R. A. Good, R. J. O'Reilly: Transplantation for severe combined immunodeficiency with HLA-A, B, DR incompatible parental marrow cells fractionated by soybean agglutinin and sheep red cells. Blood 61: 341–348 (1983).

Yunis, E. J., B. Dupont: The HLA system in: Paul W. E.: Fundamental Immunology. Raven Press, New York (1989).

44 Impfungen bei primären und sekundären Immundefekten

B. H. Belohradsky

44.1 Gefährdung und Komplikationen bei primären und sekundären Immundefekten

Hinsichtlich Morbidität und Mortalität ist der immundefekte Patient am stärksten durch *Infektionen* bedroht. Dabei ist es unwesentlich, ob ein angeborener oder erworbener Immundefekt zugrunde liegt, es ergeben sich daraus nur graduelle Unterschiede. Wird ein angeborener Immundefekt lange genug, d.h. über Jahre, ohne kausale Therapie überlebt, so können als weitere immunologisch bedingte Komplikationen *maligne Tumoren* oder *Autoimmunprozesse* hinzukommen.

Lebensgefährliche Komplikationen drohen auch durch *iatrogene Maßnahmen*, so durch die «graft-versus-host»-Reaktion, hervorgerufen durch die Transfusion unbestrahlter Blutprodukte oder in der Folge einer Knochenmarktransplantation, mit denen lebende Spender-T-Lymphozyten auf T-Zell-defekte oder kombiniert T-B-Zell-defekte Patienten übertragen werden.

Oder die Gefährdung erfolgt durch Lebendimpfstoffe (Tab. 44/1), d.h. attenuierte, aber vermehrungsfähige Impf-Bakterien oder -viren, die zu lebensbedrohlichen *Impf-Infektionen* führen können (Belohradsky und Nißl, 1992, Plotkin und Mortimer, 1988, Quast, 1990).

Tab. 44/1: Zusammenstellung der wichtigsten Impfstoffe

I. **Totimpfstoffe** (nicht vermehrungsfähige Impfstoffe mit abgetöteten Erregern, Spaltprodukten bzw. Einzelantigenen oder Toxoiden, gentechnisch hergestellte Impfstoffe)	II. **Lebendimpfstoffe** (vermehrungsfähige Impfstoffe mit attenuierten Erregern)
Cholera	BCG
Diphtherie	Gelbfieber
Diphtherie-Tetanus	Masern
Diphtherie-Pertussis-Tetanus	Mumps
Frühsommer-Meningoenzephalitis	Masern-Mumps
Hämophilus influenzae Typ B	Masern-Mumps-Röteln
Hepatitis A	Pocken
Hepatitis B	Poliomyelitis oral (nach Sabin)
Influenza	Röteln
Meningokokken	Typhus oral
Pertussis	Varizellen
Pneumokokken	
Poliomyelitis parenteral (nach Salk)	
Tetanus	
Tollwut	
Typhus-Paratyphus parenteral	

44.2 Probleme der aktiven Impfungen bei primären und sekundären Immundefekten

Auf die häufigsten Nebenwirkungen (Tab. 44/2) und Kontraindikationen (Tab. 44/3) beim routinemäßigen Einsatz der Lebend- und Totimpfstoffe bei Abwehrgesunden wird in den offiziellen Impf-Richtlinien und in den Beipackzetteln durch die Impfstoff-Hersteller hingewiesen.

Dagegen sind die Probleme der Infektionsprophylaxe durch aktive Impfungen bei angeborenen und erworbenen Immundefekten sehr komplex und mit Ausnahme der bekannten Nebenwirkungen und Kontraindikationen bis heute weitgehend ungelöst (Belohradsky und Nißl, 1992). Hauptgründe für die z.Zt. eher pauschalen Angaben sind die relative Seltenheit der immunologischen Erkrankungen, die Vielfalt ihrer Ausprägungen (partielle oder komplette, selektive oder kombinierte T-Zell-, B-Zell-, Granulozyten-, Komplement- und Zytokin-Defekte) und die sehr unterschiedlichen Reaktionsweisen auf die verschiedenen Impfstoffe und ihre Einzelbestandteile. Diese Situation wird für die erworbenen Immundefekte noch dadurch kompliziert, daß sich der Patient in verschiedenen Behandlungsphasen der Erkrankung mit mehr oder weniger stark ausgeprägter Immunsuppression befinden

Tab. 44/2: Nebenwirkungen der wichtigsten Impfstoffe (nach U. Quast, 1990)

I. Lebendimpfstoffe: meist Symptome der Wildinfektion

Häufigkeit	Nebenwirkung	Impfung gegen
gelegentlich (ca. 1:10)	Fieber, Malaise, Kopfschmerzen	alle
	Exanthem	Masern, Röteln, Varizellen
	Durchfälle	Polio
	lokales Impfulkus	Tuberkulose
	lokale Lymphadenitis	Tuberkulose
selten (ca. 1:100)	Parotitis	Mumps
	generalisierte Lymphknotenschwellung	Masern, Mumps und vor allem Röteln
	Gelenkbeschwerden	Röteln
	Fieberkrämpfe	Masern
	abszedierende Lymphadenitis	Tuberkulose
	lokaler Lupus	Tuberkulose
sehr selten (ca. 1:10 000)	Osteomyelitis	Tuberkulose
	Granulomatose, Sepsis (sog. BCGitis)	Tuberkulose bei Kindern mit primärem Immundefekt
äußerst selten (ca. 1:>1 Mio.)	Lähmungen	Poliomyelitis
	Enzephalitis	Masern, Mumps
	Neuropathien	Gelbfieber

II. Totimpfstoffe: meist immunologisch/allergische Reaktionen

gelegentlich (ca. 1:10)	Lokalreaktionen	alle
	Malaise, Fieber, Kopfschmerzen	alle
selten (ca. 1:>100)	Gelenkbeschwerden	Hepatitis B
	Aktivierung von ruhenden und chronischen Prozessen	Cholera
	Krampfanfälle	Pertussis
	Kreislaufdepression	Pertussis
sehr selten (ca. 1:>100 000)	Kollaps	Pertussis
	Enzephalopathie (?)	Pertussis
	Neuropathien, Polyneuritiden	wahrscheinlich alle

und zudem individuell auf die gleiche Immunsuppression mit unterschiedlicher Immundepression antworten kann (Belohradsky und Nißl, 1992, Committee on Infectious Diseases, 1991).

44.2.1 Komplikationen bei primären Immundefekten

Durch Totimpfstoffe

Für keine Form der primären Immundefekte ist eine erhöhte Nebenwirkungsrate im Vergleich zu immunologisch gesunden Impflingen beschrieben.

Bei vorwiegenden oder reinen B-Zell-Defekten ist eine Impfung mit Totimpfstoffen, je nach Ausprägung des humoralen Antikörperbildungsdefektes, meist ohne zuverlässige protektive und/oder ohne andauernde Impfreaktion.

Da die Totimpfstoffe gefahrlos sind, können sie andererseits als *diagnostische Hilfsmittel* eingesetzt werden; so werden z. B. Tetanus- oder Diphtherie-Toxoide zur Prüfung der Antikörperbildungskapazität (Primär- und Sekundärantwort; IgM- und IgG-Antikörperbildung) verwendet.

Eine Ausnahme unter den sonst problemlosen Totimpfstoffen scheint nach Einzelbeobachtungen die parenteral applizierbare Typhus-Paratyphus-Vakzine (TAB) zu machen; bei IgM-defizienten Patienten sind Reaktionen beschrieben, die als Endotoxin-Schock gedeutet werden und in dieser Form bei immunologisch Gesunden nicht beobachtet worden sind.

Bei reinen T-Zell-Defekten muß wegen des Einflusses von Helfer- und Suppressorzellen auf die B-Zell-abhängige

Tab. 44/3: Kontraindikationen für Tot- und Lebendimpfstoffe (nach U. Quast, 1990)

Kontraindikation	Impfstoff
I. Totimpfstoffe	
Akute Erkrankung, Inkubation, Rekonvaleszenz	alle Routineimpfungen kontraindiziert (Ausnahme: Tetanus und Tollwut nach Exposition)
Immundefekte, immunsuppressive Therapie, Malignome	keine Kontraindikationen; aber Titerkontrolle auf Impferfolg und Antikörperpersistenz
Schwangerschaft	Pertussis (Cholera, Pneumokokken)
Neurologische Erkrankungen, zerebrales Anfallsleiden	Pertussis!
Allergie gegen Ovalbumin	Influenza, FSME
Allergie gegen Antibiotika, die im Impfstoff enthalten sind	Tollwut (Ausnahme: nach Exposition)
Allergie gegen Phenol, Formaldehyd	Hepatitis B (Risikoabwägung!), Influenza; Pneumokokken, Cholera
II. Lebendimpfstoffe	
Akute Erkrankung, Inkubation, Rekonvaleszenz	alle Impfstoffe kontraindiziert
Immundefekte, immunsuppressive Therapie, Malignome	alle Impfstoffe kontraindiziert; Ausnahme: Varizellen-Impfung bei Leukämie
Schwangerschaft	BCG; Masern, Mumps, Röteln, Varizellen, Gelbfieber
Neurologische Erkrankungen, zerebrales Anfallsleiden	Polio oral; evtl. Vorimpfung mit Polio parenteral
Allergie gegen Ovalbumin	Masern, Mumps, einige Rötelnimpfstoffe, Gelbfieber
Allergie gegen Antibiotika, die im Impfstoff enthalten sind	Masern, Mumps, Röteln, Gelbfieber, Varizellen, Polio oral
Allergie gegen Phenol, Formaldehyd (Konservierungsstoffe)	Lebendimpfstoffe enthalten keine Konservierungsmittel!

Antikörperbildung mit einer gestörten Impfantikörperbildung gerechnet werden. So wurde eine gestörte Antikörpersynthese bei Patienten mit DiGeorge Syndrom beschrieben (Belohradsky, 1985).
Bei den angeborenen Komplement- und Granulozytendefekten sind keine gestörten Antikörperantworten auf Totimpfstoffe bekannt; im Gegenteil finden sich bei der septischen Granulomatose, wahrscheinlich als Ausdruck der kompensatorischen Abwehrleistung des intakten B-Zell-Systems, bei anhaltender antigener Stimulation, extrem hohe antibakterielle natürliche und erworbene Antikörpertiter (Beyer et al., 1982, Esterly et al., 1971).
Da spezifische Nebenwirkungen mit den übrigen Totimpfstoffen nicht zu erwarten sind, wird bei *partiellen B-Zell-Defekten* von einigen Autoren, in der Hoffnung auf einen partiellen Schutz, mit Totimpfstoffen geimpft. In diesen Sonderfällen ist die wiederholte Kontrolle des Impferfolges durch Antikörpertiterbestimmungen erforderlich, kann aber durch eine therapeutische Immunglobulinsubstitution in der Deutung erschwert sein. Abweichend von den üblichen Zeitintervallen für Boosterungen kann bei diesen Patienten ein häufigeres Boostern in kürzeren Abständen erforderlich sein (z. B. Pneumokokken-Polysaccharid-Vakzine). Angaben für ein schematisches Vorgehen liegen für die einzelnen Totimpfstoffe nicht vor. Trotz dieser individuellen Impfentscheidungen sollte auf eine indizierte regelmäßige Immunglobulinsubstitution nicht verzichtet werden.

Bei Patienten mit *B-Zell-Defekten*, vor allem bei der X-chromosomal vererbten infantilen Agammaglobulinämie vom Typ Bruton, führt die regelmäßige hochdosierte Immunglobulinsubstitution zu einem erfahrungsgemäß sehr zuverlässigen Schutz vor den Infektionen, gegen die in den Immunglobulinpräparaten protektive Antikörper enthalten sind (daher muß das verwendete Präparat Angaben zu diesen Antikörpertitern enthalten), so z. B. gegen Masern, Mumps, Varizellen, wahrscheinlich auch gegen Röteln, Diphtherie und Tetanus, wohl aber nicht gegen Poliomyelitis (weil keine lokale Darm-assoziierte Immunität übertragen werden kann) und die wichtigsten bakteriellen Erreger wie Pneumokokken, Hämophilus influenzae u. a. (weil keine Bronchus-assoziierte Immunität übertragen wird), an denen diese Patienten auch weiterhin erkranken (Liese et al., 1992).

Durch Lebendimpfstoffe

Bei immundefekten Patienten kann die Virus-Replikation nach einer Lebendimpfung verstärkt sein und zu einer schweren, oft tödlich endenden *Impf-Infektion* führen. Diese Impf-Infektionen sind mit allen bakteriellen und viralen Lebendimpfstoffen möglich. Interessanterweise sind bei den primären Immundefekten solche Zwischenfälle nur mit den Lebendimpfstoffen beschrieben, die schon im ersten Lebensjahr zur Anwendung kommen, nämlich BCG, Polio oral, früher Pocken und ganz vereinzelt Masern-Lebendimpfstoffe. Dagegen sind schwer verlaufende Impf-Infektionen mit Röteln und Mumps bisher nicht bekannt, obwohl es sich ebenfalls um vermehrungsfähige attenuierte Lebendimpfstoffe handelt. Dieses Phänomen kann teilweise dadurch erklärt werden, daß die zugrundeliegenden Immundefekte (T-Zell- oder kombinierte B-T-Zell-Defekte) so schwer sind, daß entweder schon die erste Lebendimpfung vor Diagnosestellung zum Tode führt, oder daß die Grundkrankheit durch andere Komplikationen so früh tödlich endet, daß Lebendimpfungen gar nicht erst zum Einsatz kommen.

Disseminierte BCG-Sepsen (*BCGitis*) sind in einer erheblichen Zahl primärer Immundefekte beschrieben (Bauer, 1990, Beyer, 1982, Esterly et al., 1971, Heyne, 1976, Urban et al., 1980). 49 Kinder werden in einer weltweiten Übersicht aufgeführt, in der alle lokalen und systematischen BCG-Komplikationen erfaßt sind (Lotte et al., 1984, Maeda et al., 1970), die Dunkelziffer muß beträchtlich höher sein. Für verschiedene Länder wurde eine Häufigkeit von 0.2 bis 1.2 BCGitiden pro 1 Million BCG-Geimpfter geschätzt. Da es jedoch schwere primäre Immundefekte gibt, die eine BCG-Impfung ohne Komplikation überstehen (falsche Impftechnik?), lassen diese Zahlen keinen Rückschluß auf die relative Häufigkeit primärer Immundefekte zu. Zudem dürften Fehldiagnosen (z. B. Histiozytose X) die Statistik zusätzlich verfälschen.

Generalisierte BCGitiden weisen eine fast 100%ige Mortalität auf, trotz Behandlungsversuchen mit Tuberkulostatika, Transferfaktoren, Thymushormonen u. a. Nur die erfolgreiche Knochenmarktransplantation kann das Infektionsgeschehen beherrschen (Bauer et al., 1990, Minegishi et al., 1985). *BCG-Osteomyelitiden* werden meist bei Kindern ohne Immundefekt beobachtet (Lotte et al., 1984a, Lotte et al., 1984b). Liegen Abwehrdefekte zugrunde, so sind Granulozytendefekte (septische Granulomatose), reine T-Zell-Defekte (DiGeorge Sequenz) und schwere kombinierte Immundefekte die häufigsten Grundkrankheiten (Genin et al., 1977, Lin et al., 1985, Minegishi et al., 1985, Passwell et al., 1976, Radszkiewicz et al., 1975).

Eine tödlich endende oder chronisch progressiv verlaufende, zu Lähmungen führende Impf-Infektion ist nach *oraler Polio-Impfung* wiederholt beschrieben worden (Davis et al., 1977, Grist, 1983, Mellor, 1981, Riker et al., 1971, Sakano et al., 1980, Wright et al., 1977). Zwischen 1969 und 1981 waren in den USA 14 Impflinge mit einem Immundefekt durch die Polio-Impfung erkrankt, 6 von ihnen verstarben (Moore et al., 1982). Zu den zugrundeliegenden Immundefekten zählten schwere kombinierte Immundefekte und vor allem auch Patienten mit der X-chromosomalen infantilen Agammaglobulinämie. Es wird vermutet, daß bei Agammaglobulinämie-Patienten Impfstämme im Darm zur vollen Virulenz zurückmutieren können, weil keine lokalen sekretorischen Antikörper gebildet werden.

Die Impfkomplikationen einer generalisierten progressiven *Vakzinia* ist unseres Wissens ausschließlich bei primären Immundefekten beobachtet worden (Allibone et al., 1964, Feery, 1977, Fulginiti et al., 1984, Keane et al., 1983, Maeda et al., 1970, Virelizier et al., 1978). Unter 938 beobachteten Nebenwirkungen bei über 5 Millionen Impflingen in Australien wurden zwei tödliche Fälle von Vaccinia generalisata beschrieben (Feery, 1977); die Gesamtmortalitätsrate für die Pockenimpfung betrug 1.5 pro 1 Million Geimpfter. Vaccinia-Hyperimmunglobulin ist in einer Reihe von komplizierten Impfreaktionen, darunter auch generalisierte und progressive Verläufe, erfolgreich eingesetzt worden, ebenso wie Virustatika (Marboran^R) und die Transfusion immunkompetenter Lymphozyten (Timar et al., 1978). Schwere kombinierte Immundefekte waren die am häufigsten zugrundeliegenden Immundefekte.

Tödlich verlaufende *Masern-Impfkomplikationen* sind uns nur für zwei primäre Immundefektpatienten bekannt (Mawhinney et al., 1971, Mihatsch et al., 1972). Dabei war es bei einem schweren kombinierten Immundefekt zu einer Masernpneumonie und bei einer sogenannten Dysgammaglobulinämie zu einer generalisierten Masern-Infektion mit Enzephalitis gekommen. Aus den oben genannten Gründen scheint aber eine Masern-Impfkomplikation eine extrem seltene Todesursache primärer Immundefekte zu sein.

44.2.2 Komplikationen bei sekundären Immundefekten

Obwohl die Zahl aller erworbenen Immundefekte um eine vielfaches größer ist als die der primären Immundefekte, gehören Mitteilungen über bedrohliche Impfkomplikationen zu den Seltenheiten. Der Hauptgrund dürfte darin liegen, daß es sich meist um Patienten handelt, die sich nicht mehr in dem Alter befinden, in dem die meisten Lebendimpfungen durchgeführt werden, nämlich im ersten und zweiten Lebensjahr. Leukämien, Lymphome, generalisierte maligne Erkrankungen, Therapie mit Steroiden, alkylierenden Agentien, Antimetaboliten oder Bestrahlung zählen zu den wichtigsten Ursachen für erworbene Immundefekte. Viele andere Grundkrankheiten gehen mit erworbenen Immundefekten einher, benigne lymphoproliferative Erkrankungen, chronische Nierenerkrankungen, renales und enterales Eiweißverlustsyndrom, Autoimmunerkrankungen, akute und chronische Infektionskrankheiten, allergische Erkrankungen, Diabetes mellitus und andere Stoffwechselkrankheiten u.v.a. (siehe Übersicht und Literatur bei: Belohradsky und Nißl, 1992).

Durch Totimpfstoffe

Systematisch auftretende bedrohliche Nebenwirkungen sind mit Totimpfstoffen bei Patienten mit erworbenen Immundefekten nicht bekannt. Studien über die Impfantwort und den Impfschutz fehlen weitgehend für die wichtigsten Totimpfstoffe und die häufigsten sekundären Immundefekte. Andererseits rückt die Infektionsgefährdung immundefekter Patienten zunehmend in den Vordergrund, wenn man die insgesamt verbesserten Überlebenschancen in vielen medizinischen Bereichen bedenkt (Onkologie, Hämatologie, Transplantationsmedizin u. a.). Bisher werden Impfempfehlungen unter der Kategorie «Immundefekt», «Immunsuppression» oder «gestörte Immunität», ohne genauere Differenzierung der Krankheitsbilder oder der immunologischen Befunde ausgesprochen. Pauschale Impfempfehlungen wie auch Impf-Kontraindikationen können bei einer so heterogenen Patientengruppe wie den sekundären Immundefekten im Einzelfall nicht gerecht werden.

Erste Untersuchungen mit einer inaktivierten *Mumps-Vakzine* sowie Polysaccharid-Impfstoffen gegen *Meningokokken der Gruppe A und C* und einer polyvalenten *Pneumokokken-Vakzine* an 41 Kindern mit *Leukämie* ergaben einerseits die zu erwartenden verminderten Impfantworten, andererseits aber auch unerwartet gute Antikörperanstiege bis in den Bereich des vermutbaren Impfschutzes. Dabei waren die einzelnen Impfantworten unvorhersehbar, d.h. die Antikörperbildung korrelierte nicht mit dem Alter oder Geschlecht der Patienten, der Dauer der Chemotherapie oder dem prävakzinalen Antikörpertiter (Rautonen et al., 1986).

Diese Angaben weisen auf die dringende Notwendigkeit kontrollierter Studien bei infektionsgefährdeten Patienten mit sekundären Immundefekten, um für die wichtigsten Totimpfstoffe ein sinnvolles praktisches Vorgehen herauszufinden. Dabei wird eine große Zahl variabler Faktoren zu berücksichtigen sein: Alter, Geschlecht, Ausprägung der Grundkrankheit, Behandlungsform und -zeitpunkt (Induktion oder Remission einer malignen Erkrankung), aktuelle immunologische Reaktionsfähigkeit der T- und B-Zell-Systeme, präexistente Impf- oder Erkrankungsantikörper, Persistenz des Impfschutzes, Einfluß von Einzel- oder Kombinationsimpfstoffen u.v.a.

Insbesondere im Zusammenhang mit infektionsimmunologischen Überlegungen zu HIV-Infektion und AIDS war die Vermutung geäußert worden, daß aktive Impfungen zu einer Verschlechterung der Immunabwehr bei erworbenen Immundefekten führen könnten; für diese Hypothese haben sich bisher keine unwidersprochenen Hinweise ergeben.

Durch Lebendimpfstoffe

In Analogie zu primären Immundefekten wird bei Patienten mit sekundären Immundefekten von Lebendimpfungen abgeraten (mit Ausnahme der Varizellen-Impfung, siehe unten).

Impfkomplikationen sind in Einzelfällen berichtet worden; die Nebenwirkungsrate ist niedriger als bei den selteneren primären Immundefekten (Campbell, 1988, Committee on Infectious Diseases, 1991). Gründe liegen im höheren Erkrankungsalter, das meist schon außerhalb der wichtigsten Lebendimpfperiode des ersten und zweiten Lebensjahres liegt, ferner in dem meist viel stärker ausgeprägten Immundefekt bei den angeborenen Formen.

Hauptursache der Impfkomplikationen sind die krankheits- oder therapiebedingten T-Zell-Defekte der Patienten. Ferner sind Granulozyten- und Monozytendysfunktionen für viele maligne hämatologisch-onkologische Erkrankungen in den verschiedensten Therapiephasen beschrieben. So kann eine BCG-Sepsis sowohl durch einen T-Zell- als auch durch einen Granulozytendefekt hervorgerufen werden. Obwohl der *BCG-Impfstoff* zur «immunstimulierenden» Behandlung maligner Erkrankungen eingesetzt wurde (Aranha, 1976), sind generalisierte BCG-Infektionen häufiger für primäre Immundefekte beobachtet worden, sowie in einem Fall von AIDS (siehe unten).

Mit einer *Masern-Lebendimpfung* wurden so schwere Nebenwirkungen, vor allem Pneumonien, beobachtet, daß die Autoren die Anwendung bei malignen Erkrankungen für kontraindiziert ansahen (Mitus et al., 1962). Die ebenfalls bei sekundären Immundefekten vorkommenden B-Zell-Defekte könnten theoretisch Ursache für eine Impf-Infektion nach *oraler Polio*-Impfung werden; in einer Übersicht postvakzinaler Poliomyelitiden werden aber ausschließlich primäre Immundefekte genannt (Moore et al., 1982).

Der protektive Effekt einer *Influenza-Lebendimpfung* bei Kindern mit verschiedenen malignen Erkrankungen konnte nur im therapiefreien Intervall nachgewiesen werden (Gross et al., 1978).

Tödlich verlaufende generalisierte *Vakzinia* sind bei primären Immundefekten wiederholt, bei sekundären Immundefekten unseres Wissens nicht beschrieben worden.

Komplikationen nach Impfung mit den Lebendimpfstoffen gegen *Röteln* und *Mumps* sind uns für sekundäre Immundefekte nicht bekannt.

Obwohl nach dem Gesagten Lebendimpfungen bei primären und sekundären Immundefekten kontraindiziert sind, macht die Lebendimpfung gegen *Varizellen* eine beachtenswerte Ausnahme. Nach dem derzeitigen Kenntnisstand wird die Impfung bei Kindern mit malignen Erkrankungen empfohlen, die seit 9 Monaten in Remission sind, bei denen für 1 Woche vor und 1 Woche nach der Impfung die Chemotherapie abgesetzt wurde und die über mindestens 700 Lymphozyten/µl Blut verfügen. Trotz dieser Vorsichtsmaßnahmen treten bei 30 bis 50% der Impflinge Hauterscheinungen auf, z. T. auch als virushaltige Vesikel, von denen eine Infektion auf Kontaktpersonen übertragen werden kann. Ein Herpes zoster mit dem Impfstamm (OKA) kann bei den Impflingen auftreten, wenn auch seltener als nach einer Wildvirusinfektion. Der Impfschutz wird bei leukämischen Kindern auf ca. 80% geschätzt, schwere Varizellen werden in 100% der Fälle verhindert. Für die beste Serokonversionsrate wird empfohlen, 3 und 12 Monate nach der ersten Impfung wieder zu impfen, da sonst ein schneller Abfall der Impfantikörper erfolgt. Für die Infektionsprophylaxe wäre die Impfung der seronegativen Umgebungspersonen des betroffenen Kindes wahrscheinlich die bessere Lösung, vor allem bei Familienmitgliedern und medizinischem Personal (André et al., 1985).

Impfempfehlungen für Frühgeborene

In Ermangelung offizieller Richtlinien über die Routineimpfung von Frühgeborenen, werden im folgenden die Empfehlungen des «Committee on Infectious Diseases» der «American Academy of Pediatrics» zitiert (Committee on Infectious Diseases, 1991). Grundlagen sind vereinzelte Impfstudien mit verschiedenen Impfstoffen bei Frühgeborenen (Bernbaum et al., 1984, Bernbaum et al., 1985, Dancis et al., 1953, Lingman et al., 1986, Pullan et al., 1989, Roper et al., 1988, Smolen et al., 1983). Frühgeborene sollten zum chronologischen Alter geimpft werden wie Reifgeborene, auch wenn es sich um sehr unreife Kinder gehandelt hat. Frühgeborene mit intraventrikulären Blutungen oder anderen neurologischen Komplikationen sollten ebenfalls geimpft werden, wenn sie zum Impftermin klinisch stabil sind. Die Impfdosen sollten nicht reduziert werden. Befindet sich das Kind zum Impftermin noch in der Klinik, so sollten DPT und die konjugierte HiB-Impfung gegeben werden. Im Krankenhaus könnte gegen Polio mit der parenteralen Vakzine geimpft werden. Um eine Virusübertragung auf Station zu verhüten, sollten stationäre Kinder nicht mit der oralen Lebendvakzine geimpft werden. Nach der Entlassung kann mit der oralen Vakzine weitergeimpft werden. Wenn das Kind am Entlassungstag geimpft werden soll, so können DPT, HiB und orale Polio gleichzeitig gegeben werden.

Frühgeborene von HBsAg-positiven Müttern werden passiv mit Hepatitis-B-Hyperimmunglobulin sofort nach der Geburt behandelt. Die aktive Impfung sollte innerhalb des ersten Lebensmonats sobald als möglich durchgeführt werden. Frühgeborene mit bronchopulmonaler Dysplasie sollten mit 6 Monaten gegen Influenza geimpft werden. Um diese Kinder schon vor diesem Zeitpunkt zu schützen, sollten die Familienangehörigen und das medizinische Personal geimpft werden.

Impfempfehlungen für HIV-infizierte und AIDS-erkrankte Kinder

Wegen der weiterhin aktuellen Bedeutung des Immundefektes AIDS, dessen verursachendes Virus im pädiatrischen Bereich zunehmend von infizierten Müttern vertikal auf deren Neugeborene übertragen wird, sollen detaillierte Impfempfehlungen gegeben werden (Tab. 44/4), in Anlehnung an offizielle Angaben (ACIP, 1986, ACIP, 1988).
1. Kinder mit einer symptomatischen HIV-Infektion. Generell sollten keine Lebendimpfungen verabreicht wer-

Tab. 44/4: Impfempfehlungen für HIV-infizierte Kinder (ACIP, 1988, Committee on Infectious Diseases, 1991)

Impfstoff	Asymptomatische HIV-Infektion	Symptomatische HIV-Infektion
DPT	ja	ja
orale Polio	nein	nein
parenterale Polio	ja	ja
MMR	ja	ja
HiB	ja	ja
Pneumokokken	ja	ja
Influenza	ja	ja

den (orale Polio-Vakzine, BCG). Eine Ausnahme macht die Masern-Mumps-Röteln-Impfung, die nach einigen Jahren der praktischen Erfahrung empfohlen wird. Die Routine-Impfungen (DPT, HiB) sollten zeitgerecht verabreicht werden, zusätzlich eine inaktivierte parenterale Polio-Vakzine. Ab dem 2. Lebensjahr wird die Pneumokokken-Impfung und jährlich die Influenza-Impfung empfohlen.

Da Kinder mit symptomatischer HIV-Infektion auf Impfungen schlecht mit Antikörperbildung reagieren können, wird bei einer Exposition z. B. mit Masern, die zusätzliche Gabe eines Immunglobulins empfohlen.
2. Kinder mit asymptomatischer HIV-Infektion.
Diese Kinder können nach dem üblichen Impfschema geimpft werden; mit der Ausnahme, daß anstelle der oralen Polio-Vakzine eine inaktivierte parenterale Vakzine verwendet werden soll. Diese Maßnahme soll zum Schutz von Haushaltkontaktpersonen dienen, die als AIDS-Erkrankte an einer Impf-Poliomyelitis über die Aufnahme des Impfvirus erkranken könnten.

Wegen des hohen Risikos, an invasiven Pneumokokken-Infektionen zu erkranken, sollen Kinder über 2 Jahren geimpft werden. Die gleiche Empfehlung gilt für die Influenza-Impfung ab dem 6. Lebensmonat. In Gegenden mit einer hohen Tuberkulose-Durchseuchung empfiehlt die WHO die BCG-Impfung. Für die Bundesrepublik besteht eine solche Empfehlung derzeit nicht.

44.3 Aufgaben für die Zukunft

1. Stärker als bisher sollten alle Nebenwirkungen durch die Anwendung von Tot- oder Lebendimpfstoffen analysiert und veröffentlicht werden.
2. Bedrohliche Komplikationen sowie Todesfälle sollten sorgfältig infektionsimmunologisch und gegebenenfalls durch Obduktion untersucht werden.
3. Für eine Reihe von erworbenen Immundefekten müssen Impfempfehlungen erarbeitet werden (z. B. Früh-

geborene, maligne Erkrankungen, immunsuppressiv Behandelte, Knochenmarktransplantierte u. a.)
4. Die Frage der Impfantwort bei angeborenen IgG-Subklassendefekten ist ebenfalls noch offen (Insel et al., 1986).
5. Die Entwicklung verbesserter und neuer Impfstoffe geht weiter, nämlich von Impfstoffen gegen Viren, Bakterien, Bakterienbestandteile und Parasiten. Impfnutzen und -nebenwirkungen müssen intensiv analysiert werden, sowohl bei Gesunden als auch bei primären und sekundären Immundefektpatienten, damit auch hier Impfempfehlungen oder Kontraindikationen ausgesprochen werden können.

Literatur

ACIP: Immunization of children infected with human T-lymphotropic virus type III/lymphadenopathy-associated virus. MMWR 35, 595–606 (1986); 37, 181–186 (1988).

ACIP: Recommendations of the Immunization Practices Advisory Committee (ACIP). General recommendations on immunization. MMWR 38, 205–214, 219–227 (1989).

ACIP: Update on adult immunization. MMWR 40, 1–94 (1991).

Alibone, E. C., D. W. Goldie, B. P. Marmion: Pneumocystis carinii pneumonia and progressive vaccinia in siblings. Arch. Dis. Childh. 39, 26–34 (1964).

Anderson, D. C., L. B. Givner, W. T. Shearer: Active and passive immunization in the prevention of infectious diseases. In: Immunologic Disorders in Infants and Children, R. E. Stiehm (ed.), W. B. Saunders Comp., Philadelphia, London, Toronto, Montreal, Sydney, Tokyo (1989) pp. 689–728, 3rd edition.

André, F., R. B. Heath, J. S. Malpas (eds.): Active immunization against varicella, Postgrad. Med. J. 61, 3–168 (1985), Suppl. 4.

Annonymous: Routine immunisation of preterm infants. Lancet 335: 23–24 (1990).

Aranha, G. V., C. F. McKhann: Disseminated BCG infections and BCG toxicity. In: Lamourgux, G. (ed.) BCG in cancer chemotherapy, Grune and Stratton, New York p. 141–149 (1976).

Bauer, K., S. Vogt, Th. Stöckl, I. Schmid, D. Stachel, W. Permanetter, B. H. Belohradsky: Generalisierte BCG-Infektion bei schwerem kombiniertem Immundefekt: Erfolgreiche Therapie nur durch Knochenmarktransplantation. Monatsschr. Kinderheilk. 138, 556 (1990) (Abstr.).

Belohradsky, B. H.: Thymusaplasie und -hypoplasie mit Hypoparathyreoidismus, Herz- und Gefäßmißbildungen (DiGeorge Syndrom). Ergebn. Inn. Med. Kinderheilk. 54, 35–105 (1985).

Belohradsky, B. H. und L. Nißl: Impfungen bei sekundären Immundefekten. Indikationen, Impferfolge und Komplikationen. Ergebn. Inn. Med. Kinderheilk. 60, 241–331 (1992).

Beyer, P., P. Talon, F. Undreiner, U. Simeoni: BeCeGite et granulomatose septique. A propos d'une nouvelle observation. Pediatrie 37, 53–58 (1982).

Bernbaum, J., R. Anolik, R. A. Polin, S. D. Douglas: Development of the premature infant's host defence system and its relationship to routine immunizations. Clin. Perinatol. 11, 73–84 (1984).

Bernbaum, J. C., A. Daft, R. Anolik: Response of preterm infants to diphtheria-tetanus/pertussis immunizations. J. Pediatr. 107, 184–188 (1985).

Campbell, A. G. M.: Immunisation for the immunsuppressed child. Arch. Dis. Child. 63, 113–114 (1988).

Committee on Infectious Diseases, American Academy of Pediatrics: Report of the Committee on Infectious Diseases. Part 1, Active and passive immunization. American Academy of Pediatrics, Elk Grove Village, Ill. (1991), 22nd edition, pp. 7–66

Dancis, J., J. J. Osborn, H. W. Kunz: Studies of the immunology of the newborn infant. IV. Antibody formation in the premature infant. Pediatrics 12, 151–157 (1953).

Davis, L. E., D. Bodian, D. Price, I. J. Butler, J. H. Vikkers: Chronic progressive poliomyelitis secondary to vaccination of an immunodeficient child. New Engl. J. Med. 297, 241–245 (1977).

Esterly, J. R., W. Q. Sturner, N. B. Esterly, D. B. Windhorst: Disseminated BCG in twin boys with presumed chronic granulomatous disease of childhood. Pediatrics 48, 141–144 (1971).

Feery, B. J.: Adverse reactions after smallpox vaccination. Med. J. Aust. 2, 180–183 (1977).

Fulginiti, V. A., M. Feingold: Progressive vaccinia in an infant with severe combined immunodeficiency. Am. J. Dis. Chil. 138, 322–323 (1984).

Genin, C., J. L. Touraine, F. Berger, P. A. Bryon, A. Valancogne, N. Philippe, P. Monnet: B. C. Gite generalisee dans un deficit immunitaire mixte et grave. Arch. Franç. Ped. 34, 639–648 (1977).

Grist, N. R.: Poliomyelitis vaccine precautions. Brit. Med. J. 2, 1823–1824 (1983).

Gross, P. A., H. Lee, J. A. Wolff, C. B. Hall, A. B. Minnefore, M. E. Lazicki: Influenza immunization in immunosuppressed children. J. Pediatr. 92, 30–35 (1978).

Heyne, K.: Generalisatio BCG familiaris semibenigna, Osteomyelitis salmonellosa und Pseudotuberculosis intestinalis – Folgen eines familiären Makrophagendefektes? Europ. J. Pediat. 121, 179–189 (1976).

Insel, R. H., P. W. Anderson: Response to oligosaccharide-protein conjugate vaccine against Hemophilus influenzae b in two patients with IgG_2 deficiency unresponsive to capsular polysaccharide vaccine. New Engl. J. Med. 315, 499–503 (1986).

Keane, J. T., K. James, M. L. Blankenship, R. W. Pearson: Progressive vaccinia associated with combined variable immunodeficiency. Arch. Dermatol. 119, 404–408 (1983).

Liese, J. G., U. Wintergerst, K. D. Tympner, B. H. Belohradsky: High- vs low-dose immunoglobulin therapy in the long-term treatment of X-linked agammaglobulinemia. AJDC 146, 335–339 (1992).

Lin, C. Y., H. C. Hsu, H. C. Hsieh: Treatment of progressive bacillus Calmette-Guerin infection in an immunodeficient infant with a specific bovine thymic extract (thymostimulin). Ped. Inf. Dis. 4, 402–405 (1985).

Lingman, S., C. Miller, J. Pateman: Immunisation of preterm infants. Br. Med. J. 292, 1183–1185 (1986).

Lotte, A., O. Wasz-Höckert, N. Poisson, N. Dumitrescu, M. Verron, E. Couvet: A bibliography of the complications of BCG vaccination. Adv. Tuberc. Res. 21, 194–245 (1984).

Lotte, A., O. Wasz-Höckert, N. Poisson, N. Dumitrescu, M. Verron, E. Couvet: BCG complications. Estimates of the risk among vaccinated subjects and statistical analysis of their main characteristics. Adv. Tuberc. Res. 21, 107–193 (1984).

Maeda, R., N. Ihara, K. Kanazawa, S. Kono: An autopsy case of progressive vaccinia associated with normal immunoglobulin levels. Acta Path. Jap. 20, 513–529 (1970).

Mawhinney, H., I. V. Allen, J. M. Beare, J. M. Bridges, D. W. Neill, J. R. Hobbs: Dysgammaglobulinaemia complicated by disseminated measles. Brit. med. J. 2, 380–381 (1971).

Mellor, D. H.: Virus infections of the central nervous system in children with primary immune deficiency disorders. Dev. Med. Child. Neurol. 23, 807–810 (1981).

Mihatsch, M. J., H. Ohnhacker, M. Just, P. W. Nars: Lethal measles giant cell pneumonia after live measles vaccination in a case of thymic alymphoplasia Gitlin. Helv. paediat. Acta 27, 143–146 (1972).

Minegishi, M., S. Tsuchiya, M. Imaizumi, Y. Yamaguchi, Y. Goto, M. Tamura, T. Konno, K. Tada: Successful transplantation of soy bean agglutininfractionated, histoincompatible, maternal marrow in a patient with severe combined immunodeficiency and BCG infection. Eur. J. Pediatr. 143, 291–294 (1985).

Mitus, A., A. Holloway, A. E. Evans, J. F. Enders: Attenuated measles vaccine in children with acute leukemia. Am. J. Dis. Child. 103, 413–418 (1962).

Moore, M., P. Katona, J. E. Kaplan, L. B. Schonberger, M. H. Hatch: Poliomyelitis in the United States, 1969–1981. J. Infect. Dis. 146, 558–563 (1982).

Passwell, J., D. Katz, Y. Frank, Z. Spirer, B. E. Cohen, M. Ziprkowski: Fatal disseminated BCG infection. An investigation of the immunodeficiency. Am. J. Dis. Child. 130, 433–436 (1976).

Plotkin, S. A. and E. A. Mortimer (eds.): Vaccines. W. B. Saunders, Philadelphia, London, Toronto, Montreal, Sydney, Tokyo (1988).

Pullan, C. R., D. Hull: Routine immunisation of preterm infants. Arch. Dis. Child 64, 1438–1441 (1989).

Quast, U.: 100 und mehr knifflige Impffragen. Hippokrates Verlag, Stuttgart (1990), 3. Auflage.

Radszkiewicz, Th., M. Eibl, R. Jarisch, D. Lachmann: Inkompletter, kombinierter, familiärer Immundefekt mit generalisierter Impftuberkulose durch Bacille Calmette Guerin. Virchows Arch. A. Path. Anat. and Histol. 366, 341–351 (1975).

Rautonen, J., M. A. Siimes, U. Lundström, O. Pettay, M. Lanning, T. T. Salmi, K. Penttinen, H. Käyhty, M. Leinonen, P. H. Mäkelä: Vaccination of children during treatment for leukemia. Acta Paediatr. Scand. 75, 579–585 (1986).

Riker, J. B., C. D. Brandt, R. Chandra, J. O. Arrobio, J. H. Nakano: Vaccineassociated poliomyelitis in a child with thymic abnormality. Pediatrics 48, 923–929 (1971).

Roper, J., S. Day: Uptake of immunisations in low birthweight infants. Arch. Dis. Child. 63, 518–521 (1988).

Sakano, T., E. Kittaka, Y. Tanaka, H. Yamaoka, Y. Kobayashi, T. Usui: Vaccine-associated poliomyelitis in an infant with agammaglobulinem. Acta Paediatr. Scand. 69, 549–551 (1980).

Smolen, P., R. Bland, E. Heiligenstein, M. R. Lawless, R. Dillard, J. Abramson: Antibody response to oral polio vaccine in premature infants. J. Pediatr. 103, 917–919 (1983).

Timar, L., J. Budai, G. Nyerges, R. Szigeti, I. Hollos, I. Sonkoly: Progressive vaccinia: Immunological aspects and transfer factor therapy. Infection 6, 149–153 (1978).

Urban, Ch., H. Becker, I. Mutz, G. Fritsch: BCG-Impfkomplikation bei septischer Granulomatose. Klin. Pädiat. 192, 13–18 (1980).

Virelizier, J. L., M. Hamet, J. J. Ballet, C. Griscelli: Impaired defense against vaccinia in a child with T-lymphocyte deficiency associated with inosine phosphorylase defect. J. Pediatr. 92, 358–362 (1978).

Wright, P. F., M. H. Hatch, A. G. Kasselberg, S. P. Lowry, W. B. Wadlington, D. T. Karzon: Vaccine-associated poliomyelitis in a child with sexlinked agammaglobulinemia. J. Pediatr. 91, 408–412 (1977).

III Störungen der Immunabwehr

B. Spezieller Teil

45 Störungen der humoralen Immunität (B-Zellen)
A. Morell

Die primären humoralen Immundefekte lassen sich anhand des Schemas einer WHO-Expertengruppe (1991) unterteilen (Tabelle 45/1). Diese Einteilung ist jedoch nach wie vor problematisch: Da das Immunsystem ein komplexes funktionelles Ganzes darstellt, wirken sich Ausfälle im Bereich von T- oder von B-Zellfunktionen über immunregulatorische Mechanismen meist sowohl auf die zelluläre wie auch auf die humorale Immunität aus (Rosen et al. 1984). Verschiedene Syndrome können klinisch recht ähnlich verlaufen. Die fehlende oder eingeschränkte Produktion von Antikörpern gegen invasive Mikroorganismen äußert sich bei den meisten Patienten in einer erhöhten Infektanfälligkeit (*Antikörpermangel-Syndrom*). Die Störungen lassen sich aber mit Hilfe von Analysen des Serums und der Lymphozytenpopulationen sowie mit funktionellen immunologischen Untersuchungen weiter differenzieren. Ein weiteres wichtiges Kriterium ist der Vererbungsmodus: Einige Syndrome werden geschlechtsgebunden, andere autosomal-rezessiv vererbt. Oft beobachtet man eine Häufung von primären Immundefekten in Familien, in denen auch andere immunologische Besonderheiten, z. B. Autoimmunphänomene, vertreten sind. Viele humorale Immundefekte treten jedoch sporadisch auf. Ihre Häufigkeit ist sehr unterschiedlich: Einige dieser Störungen stellen ausgesprochene Raritäten dar und wurden bis jetzt erst in wenigen Familien beschrieben. Andere sind durchaus auch in der pädiatrischen Praxis anzutreffen. Dank umfangreichen nationalen Registern von primären Immundefekten können wir heute ihre Inzidenz besser abschätzen (Ryser et al. 1988). Die vorliegende Übersicht beschränkt sich auf die in der Pädiatrie wichtigsten Störungen der humoralen Immunität; der IgA-Mangel wird in einem anderen Kapitel beschrieben (siehe Kap. 53).

Tab. 45/1: Klassifikation humoraler Immundefekte (WHO 1991)

- X-chromosomale Agammaglobulinämie.
- X-chromosomale Agammaglobulinämie mit Wachstumshormon-Mangel.
- Autosomal-rezessiv vererbte Agammaglobulinämie.
- Immunglobulin-Mangel mit Vermehrung von IgM (Hyper-IgM Syndrom).
- Deletionen von Heavy Chain-Genen der Immunglobuline.
- Kappa Ketten-Mangel.
- IgA-Mangel.
- Selektiver Mangel von IgG-Subklassen (mit oder ohne IgA-Mangel).
- Variable Immundefektsyndrome (Common Variable Immunodeficiency).
- Transitorische Hypogammaglobulinämie des Säuglings.

45.1 Die X-chromosomal vererbte Agammaglobulinämie (Typ Bruton)

45.1.1 Definition

Die X-chromosomale oder infantile, geschlechtsgebundene Form der Agammaglobulinämie gilt als Prototyp der humoralen Immundefekte. Sie ist klinisch gut charakterisiert durch rezidivierende, pyogene Infekte, die in der Regel nach einem stummen Intervall von 3–6 Monaten im Säuglingsalter einsetzen. Sie wird vererbt als X-chromosomal-rezessives Merkmal. Es handelt sich um eine Ausreifungsstörung der B-Zellen, die nicht zu peripheren B-Lymphozyten und Plasmazellen differenzieren können. Die Inzidenz der kongenitalen Agammaglobulinämie liegt gemäß den Daten im schwedischen und schweizerischen Register der primären Immundefekte bei 5–6 auf 10^6 Lebendgeburten. Im Hinblick auf das oft sporadische und frühe Auftreten wird das Leiden auch als kongenitale Agammaglobulinämie bezeichnet; nicht selten findet sich auch der Name Bruton'sche Agammaglobulinämie.

45.1.2 Ätiologie/Pathogenese

Dem Defekt liegt eine Ausreifungsstörung der B-Zellen zugrunde: Lymphoide Stammzellen können sich im Knochenmark nur bis zu einem frühen B-Zellstadium, den *Prä-B-Zellen* entwickeln. Diese sind charakterisiert durch zytoplasmatische μ-Polypeptidketten, denen die variable Region fehlt. Zudem werden keine leichten Polypeptidketten gebildet. Ihre weitere Differenzierung zu B-Lymphozyten im Blut und in den lymphatischen Organen sowie die Ausreifung zu Antikörper produzierenden Plasmazellen ist blockiert (Vogler et al. 1976). Das für die Erkrankung verantwortliche Gen befindet sich auf dem langen Arm des X-Chromosoms zwischen Xq 21.3 und Xq 22. Das primäre Genprodukt wurde erst kürzlich von Vetrie et al. (1993) und von Tsukada et al. (1993) entdeckt: Es handelt sich um eine Tyrosinkinase, welche für die normale B-Zellentwicklung erforderlich ist. In Prä-B-Zellen von Patienten ist dieses auch als B-cell progenitor kinase (BPK) oder als agammaglobulinemia tyrosine kinase (ATK) bezeichnete Enzym nicht exprimiert.

45.1.3 Klinik

Während der ersten Monate sind die Kinder durch mütterliche Antikörper geschützt; in der zweiten Hälfte des ersten und während des zweiten Lebensjahres kommen jedoch die meisten wegen rezidivierender Infekte, hauptsächlich *eitriger Rhinitis, Bronchitis, Konjunktivitis, Otitis media* und *Pyodermien*, in ärztliche Behandlung. Die Diagnose wird oft anläßlich der ersten Hospitalisation gestellt, wofür in der Regel eine *Pneumonie*, hie und da auch eine *Sepsis* oder *Osteomyelitis* verantwortlich sind. Neben diesem klassischen, frühen Beginn sind auch Fälle mit relativ geringer Infektanfälligkeit bekannt, die erst im Alter von mehreren Jahren erfaßt werden.

Infekte

Das für die typischen Infektionen verantwortliche Erregerspektrum umfaßt vor allem *kapseltragende pyogene Mikroorganismen*, wie H. influenzae, Pneumokokken, Streptokokken und Staphylococcus aureus sowie Pseudomonas aeruginosa (Abbildung 45/1). Von großer Bedeutung sind nach Asherson und Webster (1980) aber auch *nicht-kapseltragende* (sog. nicht-typisierbare) Stämme von H. influenzae. Ferner spielen *Mykoplasmen* wie M. pneumoniae, M. hominis und Ureaplasma urealyticum eine wichtige Rolle. Die akuten Infekte sprechen zwar jeweils gut auf adäquate Antibiotika-Therapie an, doch kommt es ohne Substitutionsbehandlung mit Immunglobulinen ständig zu Rezidiven. Als Folge etablieren sich mit den Jahren *chronische, weitgehend therapieresistente, eitrige Infekte*, in erster Linie des *Respirationstrakts* (otosinu-bronchiales Syndrom). Schließlich bilden sich *Bronchiektasen* und *fibrotische Lungenveränderungen* aus, welche die Prognose entscheidend beeinflussen können.

Gastrointestinale Komplikationen

Gastrointestinale Störungen stehen bei der Mehrzahl dieser Patienten klinisch nicht im Vordergrund, doch können persistierende Infektionen mit Rotaviren zu *chronischen Durchfällen* führen. Gelegentlich können Giardia lamblia oder Campylobacter jejuni ein coeliakie-ähnliches Bild mit Malabsorption und enteralem Eiweißverlust verursachen.

Gelenkbeschwerden

Rund die Hälfte der Patienten mit kongenitaler Agammaglobulinämie hat gelegentlich Gelenkbeschwerden. Besonders in der älteren Literatur finden sich Berichte über entzündliche Gelenkveränderungen, die der systemischen Form der *juvenilen chronischen Arthritis* glichen und sich als Frühsymptom der Erkrankung oft sogar schon vor der Infektanfälligkeit manifestierten (Rosen and Janeway 1966). Ihre Ursache blieb unklar; zur Diskussion standen zelluläre Autoimmunphänomene. Unter Immunglobulinbehandlung verschwanden die Beschwerden. Weitaus häufiger sind wenig schmerzhafte *Monarthritiden großer Gelenke*, meist eines Knies, die monatelang anhalten können und durch die Immunglobulinbehandlung kaum zu beeinflussen sind. Diese Ergüsse sind gutartig, führen nicht zu Erosionen und Osteoporose und hinterlassen keinerlei Funktionsausfälle. Ihre Ursache ist nicht bekannt. Bei der Gelenkspunktion findet man einen serösen, zellarmen, sterilen Erguß. Histologisch sind in der Synovia Lymphozyteninfiltrate feststellbar; eine Pannusbildung bleibt aus.

Die gefährlichste Gelenkaffektion stellt die *septische Arthritis* dar, die ein oder mehrere große und mittlere Gelenke befallen kann. Im akuten Stadium liegt eine entzündliche schmerzhafte Schwellung vor, die unbehandelt zur Destruktion des betroffenen Gelenkes führt. Die Punktion ergibt einen eitrigen Erguß mit meist positiver bakteriologischer Kultur. Gelegentlich verläuft eine eitrige *Arthritis* auch *subakut*, ohne Fieber und Leukozy-

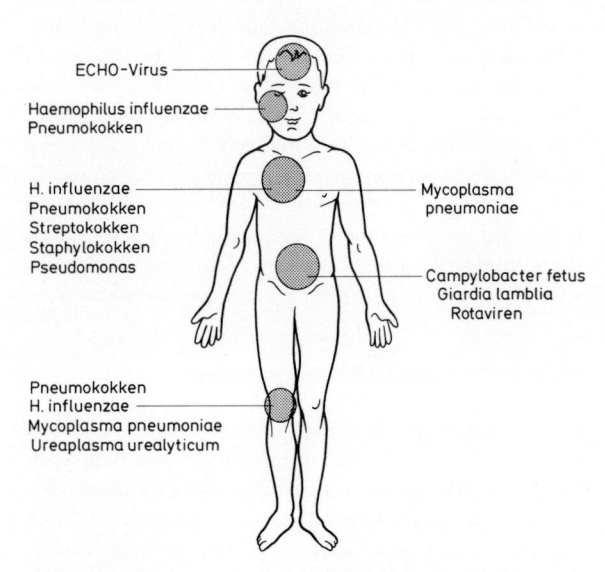

Abb. 45/1: Infektionen und Erreger bei Patienten mit Agammaglobulinämie

tose: bei solchen Fällen besteht Verdacht, daß es sich bei den Erregern um Mykoplasmen oder Ureaplasma urealyticum handelt.

Ungewöhnliche Virus-Infektionen

Bei Patienten mit kongenitaler Agammaglobulinämie wurde mehrfach ein Dermatomyositis-ähnliches Bild beschrieben, das auf eine ungewöhnlich verlaufende *chronische ECHO-Virusinfektion* zurückzuführen war (Wilfert et al. 1977 und Mease et al. 1981). Im Vordergrund standen dabei anfänglich eine progressive Muskelschwäche, ein induriertes Oedem der Haut und Subkutis der Beine sowie flüchtige Exantheme. Das Elektromyogramm wies auf eine generalisierte Myopathie hin. Histologisch fanden sich perivaskuläre Lymphozyteninfiltrate in Haut, Subkutis, Muskel- und Fasziengewebe. Im Serum waren die Leberenzymwerte erhöht, die Kreatininkinase dagegen meist normal. Zusätzlich trat nach Monaten oder Jahren eine *progressive Meningoenzephalitis* mit Kopfschmerzen, Taubheit, epileptiformen Krämpfen und Flexorenkontrakturen (Knie, Ellenbogen) auf. Im Liquor konnten ECHO-Viren verschiedener Serotypen nachgewiesen werden. Dagegen war der Virusnachweis in Rachenabstrichen, Blut und Muskelbiopsien meist negativ. Die Prognose der ZNS-Komplikation ist schlecht. Die meisten der in der Literatur beschriebenen Fälle starben innerhalb von zwei Jahren an Atemlähmung.

Bei immunologisch normalen Kindern ist eine paralytische Poliomyelitis nach Schluckimpfung mit Polio-Lebendvakzine äußerst selten. Die Mehrzahl der gut dokumentierten *Impfpoliomyelitiden* trat bei Kindern mit primären Immundefekten auf, vor allem bei schweren kombinierten Immundefekten und bei kongenitaler Agammaglobulinämie (Wright et al. 1977). In der USA werden nach Nightingale (1977) jährlich 3 bis 6 Impfpoliomyelitiden bei Kindern diagnostiziert, bei denen nachträglich ein Immundefekt gefunden wird. Die Inkubationsperiode ist mit 1 bis 2 Monaten etwas länger als bei Infektionen mit dem Wildtyp-Poliovirus. Auch wird das Virus bei agammaglobulinämischen Patienten länger im Stuhl ausgeschieden als bei Normalen. Möglicherweise kann infolge dieser längeren Verweildauer das Virus mutieren und an Virulenz gewinnen. Die Prognose ist im allgemeinen gut: nach kurzer paralytischer Erkrankung kommt es meist zu weitgehender Restitution, seltener zu einer bleibenden, asymmetrischen Schwäche.

Sonderformen der kongenitalen Agammaglobulinämie

Trotz der klaren Definition der kongenitalen Agammaglobulinämie hinsichtlich B-Zellreifungsstörung und genetischem Defekt ist die Ausprägung des Leidens recht heterogen. Neben dem klassischen Vollbild sind viele atypische Fälle bekannt, bei denen periphere B-Lymphozyten und Immunglobuline nicht total fehlen (Huston et al. 1991). Ferner ist eine *kongenitale Agammaglobulinämie* mit vergleichbaren klinischen Symptomen und Laborbefunden ganz selten auch *bei Mädchen* zu beobachten (Belohradsky 1986). Es handelt sich dabei um eine autosomal rezessiv vererbte Störung, die auf der chromosomalen Ebene noch nicht charakterisiert ist.

Eine weitere Sonderform ist die *X-chromosomale Agammaglobulinämie* (Tabelle 45/1) mit *Wachstumshormonmangel*, ein Syndrom, das bis jetzt erst in wenigen Familien beschrieben wurde. Für eine ausführliche Beschreibung sie auf die Literatur verwiesen (Conley et al. 1991).

45.1.4 Diagnose

Die für die kongenitale Agammaglobulinämie klassischen Befunde sind in der Tabelle 45/2 zusammengefaßt. Im Serum sind IgM und IgA nicht nachweisbar; IgG ist auf weniger als 1g/L vermindert (s. Farb-Abb. FA 17 auf Farbtafel III). Eine Antikörperproduktion läßt sich durch Impfungen nicht induzieren. Die Diagnose ist gesichert, wenn das klinische Bild auch bei einem Onkel mütterlicherseits beobachtet wurde und gilt als wahrscheinlich, wenn Brüderpaare befallen sind. Allerdings kann nur in etwa 45% der Fälle ein Erbgang eruiert werden. Dies ist bei uns z.T. auf die meist kleinen mitteleuropäischen Familien, z.T. aber auch auf neue Spontanmutationen zurückzuführen (Lederman, Winkelstein, 1985). Typischerweise sind die Tonsillen nur rudimentär ausgebildet und die Architektur der Lymphknoten und der Milz ist abnormal: *B-Zellareale* mit Sekundärfollikeln und Keimzentren *fehlen*; im Gewebe finden sich keine Plasmazellen. Im Blut fehlen B-Lymphozyten, im Serum und in den Sekreten die Immunglobuline und damit die Antikörper. Dagegen sind die Systeme der T-Lymphozyten normal ausgeprägt und funktionell in vivo und in vitro intakt.

45.1.5 Therapie/Prognose

Bei konsequenter antibiotischer Behandlung der akuten bakteriellen Infektionen und lebenslanger hochdosierter Substitution mit intravenösen Immunglobulinen (siehe Seite 315) ist die Prognose heute günstig. Eine chronische Bronchitis und Sinusitis läßt sich aber trotz optimaler Therapie oft nicht vermeiden.

45.2 Common Variable Immunodeficiency

45.2.1 Definition

Unter den Begriffen «Common Variable Immunodeficiency» (CVID) oder variable Immundefektsyndrome versteht man eine heterogene Gruppe von vorwiegend

Tab. 45/2: Immunologische Befunde bei kongenitaler Agammaglobulinämie und Common Variable Immunodeficiency

Untersuchung	kongenitale Agamma-globulinämie	Common Variable Immunodeficiency
Humorale Immunität		
Serum-IgG, IgA-, IgM und sekretorisches IgA Antikörper	nicht nachweisbar oder stark vermindert	nicht nachweisbar oder vermindert und von eingeschränkter Heterogenität
Isohämagglutinine, ASTO nach Impfung oder Infekt	nicht nachweisbar kein Titeranstieg	nicht nachweisbar oder vermindert, meist kein Titeranstieg nach Impfung
B-Zellen in Blut, Gewebe	**fehlend**	prozentual **normal oder vermindert**, Funktion gestört: keine terminale Differenzierung
Prä-B-Zellen im Knochenmark	vorhanden, Ausreifungsstop	vorhanden
Zelluläre Immunität		
T-Lymphozyten und T-Zellsubpopulation im Blut	funktionell und quantitativ **normal**	Funktion **normal oder eingeschränkt**. Oft Balancestörung der T-Zellsubsets, verminderte Helfer, gesteigerte Suppressor-Aktivität
Lymphozyten-Stimulationen mit Mitogenen, Antigenen	normal	normal oder vermindert
Spättyp-Hautreaktionen mit Recall-Antigenen	normal	oft kutane Anergie

humoralen Immundefekten (Huston et al. 1991). Die Störungen können sich zwar schon im frühen Kindesalter manifestieren, setzen aber oft erst im dritten Lebensjahrzehnt oder sogar noch später ein. Wie der Name andeutet, handelt es sich wahrscheinlich um einen *Sammeltopf* für ganz verschiedene Krankheiten. Auch die Ausprägung des Leidens ist sehr unterschiedlich: Infektanfälligkeit und immunologische Befunde können stark variieren. Zwischen einer Hypogammaglobulinämie mit nur mäßiger Verminderung der Serumimmunglobuline und einer totalen Agammaglobulinämie finden sich alle Übergänge. Auch Komponenten der zellulären Immunität sind oft betroffen. Zusätzlich zur erhöhten Infektanfälligkeit haben ein Teil der Patienten autoimmunologische Störungen, seltener granulomatöse Erkrankungen. Der Vererbungsmodus kann autosomal-rezessiv oder -dominant sein; hie und da besteht eine familiäre Häufung ohne klare Vererbung. Auffällig ist, daß in solchen Sippen neben dem CVID auch andere immunologische Abnormalitäten wie Autoimmunphänomene und selektiver IgA-Mangel beobachtet werden können.

45.2.2 Ätiologie/Pathogenese

Die Ätiologie des CVID ist nicht bekannt. Pathogenetisch steht eine vielfältige immunologische Dysregulation im Vordergrund (Rosen et al. 1984; Huston et al. 1991): Bei rund 80% der Patienten mit diesem Defekt findet sich eine *funktionelle Störung der B-Zellen*: Die Anzahl der B-Lymphozyten kann vermindert oder normal sein. Sie sprechen aber in vitro auf Stimulation mit Antigenen und Mitogenen nicht an. Vor allem kommt es nicht zur Ausdifferenzierung von Immunglobulin-sezernierenden Plasmazellen. Bei den restlichen 20% der Betroffenen sind die B-Lymphozyten funktionell intakt und der Defekt beruht auf einer *mangelhaften Funktion der Helfer T-Lymphozyten* oder auf einer *Störung der Antigenpräsentation durch Makrophagen*. Bei diesen CVID-Patienten ist im peripheren Blut ein abnormes Verhältnis der T-Zellsubpopulationen zu beobachten, in der Regel eine Prädominanz von Suppressor- und eine relative oder absolute Verminderung von Helfer T-Lymphozyten. Die in vitro Stimulierbarkeit von Helfer T-Lymphozyten mit Mitogenen und Antigenen ist oft deutlich vermindert. Die Beeinträchtigung der zellulären Immunität zeigt sich bei rund 50% der CVID-Patienten am negativen Ausfall der Spättyp-Hautreaktionen auf verbreitete mikrobielle Antigene. In seltenen Fällen kann ein CVID zudem auch durch funktionelle Störungen der Monozyten/Makrophagen, oder durch Autoantikörper gegen B- oder T-Lymphozyten verursacht werden. Eine wichtige, wenn auch noch ungenügend dokumentierte Rolle in der Pathogenese von CVID kommt möglicherweise Zytokin-Defekten zu, wie dem Ausfall der IL-2 und IL-4 Produktion durch T-Zellen oder dem mangelhaften Ansprechen von B-Zellen auf IL-4 beziehungsweise IL-6 (Huston et al. 1991).

45.2.3 Klinik

Wie bei der kongenitalen Agammaglobulinämie ist auch das klinische Bild der CVID hauptsächlich durch rezidivierende bakterielle Infekte geprägt. Im Vordergrund stehen obere Luftwegsinfekte und Pneumonien (Abbildung 45/1). Bei Kleinkindern sind rezidivierende Otitiden, bei Schulkindern und Erwachsenen ist immer eine chronische Sinubronchitis zu beobachten. Die früher unvermeidlichen Bronchiektasen und progressiven Lungenveränderungen sind heute dank konsequent durchgeführter Substitutionsbehandlung mit Immunglobulinen seltener geworden. Hautinfektionen sind nicht häufig, doch können Pyodermien bei Kindern und Erwachsenen das erste Anzeichen der erhöhten Infektanfälligkeit sein. Mit Ausnahme des Herpes zoster, der bei rund 20% der nicht substituierten Patienten beobachtet wird, spielen Virusinfektionen keine besondere Rolle. Allerdings kann bei CVID-Patienten ein Bild auftreten, das an eine schwere *Mononucleosis infectiosa* erinnert, mit hohem Fieber, Hepatosplenomegalie, Lymphozytose und generalisierter Lymphadenopathie einhergeht und möglicherweise durch Epstein-Barr- oder Cytomegalie-Viren verursacht wird. Insgesamt weisen etwa ein Viertel der CVID-Patienten eine Spleno-, Hepatosplenomegalie und/oder eine Lymphadenopathie unbekannter Genese auf.

Gastrointestinale Komplikationen

Gastrointestinale Störungen manifestieren sich beim CVID häufiger als bei der kongenitalen Agammaglobulinämie. Coeliakie-ähnliche *chronische Durchfälle* mit Malabsorption und Steatorrhoe sind in der Regel auf Giardia lamblia oder auf Campylobacter jejuni zurückzuführen und finden sich je nach Autoren bei rund 20% bis 50% der Patienten (Belohradsky 1986). Gelegentlich werden schwere Resorptionsstörungen mit Osteomalazie sowie eine eiweißverlierende Enteropathie beobachtet. Bei solchen Fällen ist histologisch neben der partiellen oder totalen Zottenatrophie eine Fibrosierung der Dünndarmmukosa vorhanden. Mehr als die Hälfte aller Patienten mit Agamma- oder Hypogammaglobulinämie hat eine *subklinische Malabsorption*. Wohl deshalb sind Patienten mit humoralen Immundefekten im allgemeinen mager.

Etwa ein Viertel der erwachsenen CVID-Patienten leidet an einer chronischen *atrophischen Gastritis* mit Achlorhydrie, Mangel an intrinsic factor und Vitamin B_{12}-, sowie Folsäure-Resorptionsstörung, die zu perniziosiformer Anämie mit charakteristischem Hautkolorit führen. Bei pädiatrischen und erwachsenen Patienten läßt sich nicht selten eine *noduläre lymphatische Hyperplasie des Darmtrakts*, besonders des Dünndarms, beobachten, die hie und da als multiple Füllungsdefekte bei der radiologischen Kontrastmitteldarstellung in Erscheinung treten kann (Asherson and Webster 1980). Histologisch handelt es sich dabei um in der lamina propria der Mukosa gelegene Aggregate von Lymphfollikeln. Der Befund ist gutartig und hat wahrscheinlich keine klinische Bedeutung.

Autoimmunkrankheiten

Erstaunlicherweise sind Patienten mit CVID, die keine protektiven Antikörper gegen pathogene Mikroorganismen bilden können, manchmal in der Lage, Autoantikörper zu produzieren und verschiedene Autoimmunkrankheiten zu entwickeln. So findet man bei Kindern oft eine *Coombs-positive autoimmunhämolytische Anämie* oder eine chronische *immun-thrombozytopenische Purpura*, die während akuter Infekte exazerbieren kann. Beide Autoimmunerkrankungen können im Gefolge einer Mononucleosis infectiosa kombiniert auftreten und mit einer Splenomegalie kombiniert sein. Auch *Autoimmun-Neutropenien* mit gelegentlich zyklischem Charakter werden beobachtet und können zu schweren infektiösen Komplikationen führen. Ebenso können Polyarthritiden, Polymyositiden und Thyreoiditiden mit CVID assoziiert sein (Huston et al. 1991). Selten werden Autoantikörper gegen B- oder T-Lymphozyten nachgewiesen. Möglicherweise sind auch die bei ca. 20% der erwachsenen Patienten vorhandenen *Antikörper gegen IgA* auf Autoimmunphänomene zurückzuführen.

Gelenkbeschwerden

Ein Teil der Patienten mit CVID leidet anfänglich eher an Gelenkbeschwerden als an erhöhter Infektanfälligkeit und wird im Verlaufe einer rheumatologischen Abklärung diagnostiziert. Meist gleicht der Befund einer Rheumafaktor-negativen *juvenilen chronischen Arthritis* mit Befall von Knien, Fuß- und Handgelenken. Oft ist eine ausgeprägte Tendosynovitis vorhanden. Die Störung führt in der Regel jedoch nicht zu Gelenkdestruktionen und spricht auf Immunglobulinbehandlung an. Bei Kindern werden auch Monarthritiden, meist eine gutartige Synovitis eines Knies, gesehen. Wie bei der kongenitalen Agammaglobulinämie gilt es, eine *septische Arthritis* durch H. influenzae, Mycoplasma pneumoniae oder Ureaplasma urealyticum mittels bakteriologischer Kulturen des Gelenkspunktates auszuschließen.

Granulome

In den Lungen, aber auch in der Leber und der Milz von Patienten mit CVID können sie sich hie und da nichtverkäsende Granulome bilden. Gelegentlich kommt es zu granulomatösen Lungenveränderungen, die als *Sarkoidose* imponieren und auf Steroide ansprechen. Der Kreim-Test ist jedoch negativ. Granulombildungen wurden bei Kindern mit CVID auch an der Haut beobachtet. Ihre Ursache ist unbekannt. Kulturen von Granulomgewebe ergaben keine Anhaltspunkte für das Vorhandensein von Mikroorganismen.

Sonderformen

In Tabelle 45/1 ist ein erst wenige Male beschriebener *Mangel an Kappa Light Chains* der Immunglobuline erwähnt (Übersicht bei Belohradsky 1986). Wie lange sich diese Abnormalität als selbständiger Defekt halten wird, bleibt abzuwarten. Pathogenetisch handelt es sich um

Regulationsdefekte, die eine Differenzierungsstörung der B-Zellen bewirken. Klinisch verhalten sich Light Chain Defekte wie ein CVID.

45.2.4 Diagnose

Der gemeinsame Nenner der in Tabelle 45/2 erwähnten Befunde ist die Hypo- beziehungsweise Agammaglobulinämie, die aus einer Verminderung oder einem totalen Fehlen der Serum-Immunglobuline IgG, IgA und IgM resultiert. Vorhandenes IgG ist oft von eingeschränkter elektrophoretischer Heterogenität und weist ein abnormales Verhältnis der Subklassen und der leichten Ketten auf. Die stark verminderte oder nicht nachweisbare Antikörperproduktion ist auf das Fehlen von Plasmazellen im Gewebe zurückzuführen.

Wie schon erwähnt, ist bei etwa der Hälfte der Patienten auch die zelluläre Immunität betroffen. Dies äußert sich in negativen Spättyp-Hautreaktionen, einem abnormen Verhältnis der T-Lymphozyten-Subpopulationen und in verminderter Stimulierbarkeit von Lymphozyten mit Mitogenen oder Antigenen.

45.2.5 Therapie/Prognose

Auch bei dieser Form des humoralen Immundefektes ist die Dauersubstitution mit intravenösen Immunglobulinen angezeigt. Bei Vorhandensein von anti-IgA Antikörpern sollten hierzu IgA-arme IVIG-Präparate verwendet werden (siehe S. 319). Bei adäquater Behandlung ist die Prognose in der Regel gut.

45.3 Immunglobulin-Mangel mit Vermehrung von IgM, Hyper-IgM Syndrom

45.3.1 Definition

Ein Immundefekt mit erhöhter Serumkonzentration von IgM (und manchmal auch IgD) bei vermindertem IgG, IgA und IgE ist klassischerweise als geschlechtsgebunden vererbte Krankheit beschrieben worden (Rosen et al. 1984). Allerdings kann die Störung gelegentlich auch einen autosomal-rezessiven Erbgang haben und bei Mädchen auftreten. Zudem wurde das Hyper-IgM Syndrom auch sekundär nach Röteln in der Schwangerschaft oder als spät-manifeste «erworbene» Form beobachtet. Dies und die wechselhaften immunologischen Befunde deuten darauf hin, daß es sich um kein einheitliches Krankheitsbild handelt. Das Leiden ist klinisch charakterisiert durch schwere, rezidivierende bakterielle Infekte. Oft finden sich zudem eine zyklische oder persistierende Neutropenie und eine Thrombopenie. Eine Lymphadenopathie mit auffällig vergrößerten Tonsillen und eine Hepatosplenomegalie sind ebenfalls häufige Begleitsymptome.

45.3.2 Ätiologie/Pathogenese

Der Defekt besteht in der Unfähigkeit des Immunsystems, die Produktion von IgM- auf andere Immunglobulin- und Antikörper-Isotypen umzustellen («isotype switch»). Die Patienten können eine normale Primärantwort mit Bildung von IgM-Antikörpern vollziehen, jedoch nicht auf IgG-Antikörper «umschalten». Die «switch region» der DNS in B-Lymphozyten dieser Patienten ist jedoch normal (WHO 1991). Erst kürzlich gelang mehreren Forschergruppen gleichzeitig der Nachweis, daß dem Defekt eine Störung der T-B-Zellinteraktion zugrunde liegt (Übersichtsarbeit 1993). Danach fehlt auf den T-Lymphozyten der Patienten der Rezeptor für CD40, eine Oberflächenstruktur auf B-Lymphozyten. Der CD40 Ligand auf T-Zellen, welcher auch CD40L, gp39 oder TNF-related activation protein (TRAP) genannt wird, ist das Produkt des CD40L-Gens. Ein Defekt in diesem Gen ist verantwortlich für das Hyper-IgM Syndrom.

Gelegentlich wurde bei Hyper-IgM Syndrom auch eine Thymusatrophie mit Verminderung Hassal'scher Körperchen beschrieben. Eine ebenfalls beobachtete Neutropenie und Thrombopenie sind möglicherweise durch Autoimmunphänomene bedingt, wie wir sie auch bei anderen Immundefekten (CVID, IgA-Mangel) kennen.

45.3.3 Klinik

Das Leiden manifestiert sich gegen Ende des 1. Lebensjahres mit schweren, meist bakteriellen, polytopen Infekten. Sie äußern sich in der Regel als rezidivierende Otitis media, Tonsillitis und Pneumonien. Schleimhautulzera besonders der Mundschleimhaut, finden sich charakteristischerweise bei Patienten mit *Neutropenie*. Zusätzlich zur erhöhten Infektanfälligkeit wurden Thrombozytopenien, hämolytische Anämien, Nephritiden und Arthritiden beschrieben, die möglicherweise eine autoimmunologische Ursache haben. Die Patienten weisen zudem eine *Lymphadenopathie* mit auffällig vergrößerten zervikalen Lymphknoten und Tonsillen und eine *Hepatosplenomegalie* auf. Gelegentlich kann sich auf der Basis dieses lymphoproliferativen Prozesses ein B-Zell-Non-Hodgkin Lymphom entwickeln (Belohradsky 1986).

45.3.4 Diagnose

Die Diagnose ergibt sich aus der drastischen *IgM-Vermehrung bis zu 10 g/L* mit Verminderung der anderen Immunglobulinklassen im Serum. Das IgM ist polyklonal

(Kappa und Lambda Light Chains) und enthält einen hohen Anteil an monomerem IgM. Im Blut findet sich eine normale Anzahl von B-Lymphozyten, an deren Oberfläche nur IgM/IgD, nicht aber IgA und IgG nachweisbar sind. Die T-Lymphozyten und ihre Subpopulationen sind in der Regel normal. Auch in vitro Stimulationen der Lymphozyten mit Mitogenen sind meistens unauffällig. Nur in seltenen Fällen findet sich eine verminderte Stimulierbarkeit, die auf eine assoziierte T-Zell-Störung deutet. Im Blut und in Biopsiematerial von lymphatischem Gewebe können manchmal vermehrt IgM-positive Plasmablasten gefunden werden. Im lymphatischen Gewebe sind typischerweise die Lymphfollikel vermindert und Keimzentren fehlen.

45.3.5 Therapie/Prognose

Allgemein gilt wie bei geschlechtsgebundener Agammaglobulinämie und CVID die hochdosierte Substitutionsbehandlung mit intravenösen Ig-Präparaten als Therapie der Wahl. Interessanterweise läßt sich nach Substitution oft ein Abfall der IgM-Konzentration im Serum auf normale Werte beobachten. Dagegen steigt die Zahl der Neutrophilen und der Thrombozyten nach Infusion von IVIG an, ähnlich wie bei Patienten mit autoimmun-bedingten Zytopenien.

45.4 IgG Subklassenmangel

45.4.1 Definition

IgG Subklassendefekte stellen isoliert oder in Kombination mit anderen immunologischen Störungen einen der häufigsten humoralen Immundefekte dar (Ochs und Wedgwood 1987; Hanson et al. 1988). Die Diagnose kann aber auch heute noch problematisch sein, vor allem wegen des Fehlens allgemein gültiger Normalwerte, sowie der Altersabhängigkeit und der großen Streuung der Serumkonzentrationen. Normales IgG setzt sich aus 4 Subklassen zusammen, die sich in ihrer Struktur und in ihren biologischen Eigenschaften voneinander unterscheiden (siehe S. 10).

IgG1, mit ca. 60–75% des Gesamt-IgG, die Hauptfraktion, enthält die meisten, vor allem gegen Proteinantigene viraler und bakterieller Erreger gerichteten Antikörper. IgG2 (15–25%) umfaßt vorwiegend Antikörper gegen bakterielle Kapsel- und Zellwandpolysaccharide und gegen andere Kohlenhydrate. Die Subklasse IgG3 (3–8%) enthält «frühe» Antikörper gegen eine Reihe klinisch wichtiger Viren und gegen Zellwandproteine. In der IgG4 Fraktion (2–7%) befinden sich unter anderem Antikörper gegen Allergene (nach Desensibilisierung), Parasiten und Hymenopterengift (Phospholipase A2). Leitsymptom von IgG Subklassendefekten ist die Infektanfälligkeit, die besonders bei totalem Fehlen einer oder mehrerer Subklassen recht schwer sein kann. Es liegt nahe, daß eine Beziehung besteht zwischen dem Fehlen bestimmter Antikörperfraktionen – z.B. der in IgG2 lokalisierten Antikörper gegen bakterielle Polysaccharide – und der Klinik. IgG Subklassendefekte können wie IgA Defekte ein Indikator einer generellen immunologischen Störung sein (Shackelford et al. 1990).

45.4.2 Ätiologie/Pathogenese

IgG Subklassendefekte sind wie CVID und IgA Mangel meist regulatorische Störungen. Nur in wenigen Familien und bei einigen Blutspendern konnten Deletionen im Bereich des Gen-Clusters für die konstanten Regionen der Heavy Chains nachgewiesen werden, welche die benachbarten Subklassen-Gene von IgG2 und IgG4, beziehungsweise IgG1, IgG2, IgG4 und IgA auf dem Chromosom 14 betrafen (Mignone et al. 1984). Gelegentlich besteht eine familiäre Häufung.

45.4.3 Klinik

Eine Übersicht über klinische Merkmale der IgG Subklassendefekte ist in Tabelle 45/3 zusammengestellt. Ihre Bedeutung ist nicht immer klar. Oft sind wie beim IgA Mangel keine Symptome erfaßbar. Im allgemeinen findet

Tab. 45/3: Infektanfälligkeit bei IgG Subklassenmangel

Defekt	Besonderheiten	Infektionen
IgG1	Meist mit anderen Ig Defekten assoziiert	Pyogene Infektionen, progressive Lungenerkrankungen.
IgG2	Isoliert oder mit anderen Ig Defekten assoziiert	Rezidivierende Infektionen mit bekapselten Bakterien: Pneumonien, chronische Sinubronchitis, Otitis media, Meningitis.
IgG3	Oft mit anderen Ig Defekten assoziiert	Rezidivierende Luftwegsinfektionen, progressive Lungenerkrankungen, Harnwegsinfekte.
IgG4	Isoliert oder mit anderen Ig Defekten assoziiert	Rezidivierende Luftwegsinfekte, Bronchiektasen.

sich ein weites Spektrum von leichter Infektneigung bis zu schweren rezidivierenden bakteriellen Infekten. Das Leitsymptom sind *rezidivierende Luftwegsinfekte* einschließlich *Pneumonien*, die zu bleibenden Lungenfunktionsstörungen führen können. Ein IgG1 Mangel ist praktisch immer mit Verminderung anderer Immunglobulinklassen und IgG Subklassen kombiniert und kann deshalb als CVID aufgefaßt werden. Am besten definiert ist der *IgG2 Mangel*, der häufiger als alle anderen Subklassendefekte mit schweren rezidivierenden Infekten assoziiert ist. Als Erreger sind meist H. influenzae und Pneumokokken nachweisbar: Da Antikörper gegen bakterielle Polysaccharide vorwiegend in dieser Subklasse lokalisiert sind, erscheint eine Kausalität gegeben. Ein IgG2 Mangel kann zusammen mit IgG4 Mangel und mit IgA Defekt auftreten (Oxelius 1981, Oxelius 1982). Ein isolierter oder mit anderen Subklassendefekten kombinierter *IgG3 Mangel* war in einer umfangreichen Studie von Ochs et al. (1987) der häufigste Subklassendefekt. Offenbar besteht ein Zusammenhang zwischen IgG3 Mangel und rezidivierenden *viralen Infekten der oberen Luft- und Harnwege*, entsprechend der starken antiviralen Aktivität dieser Subklasse. Auch *IgG4 Mangelzustände* können (Heiner et al. 1983) mit schweren rezidivierenden Luftwegsinfekten und der Bildung von *Bronchiektasen* assoziiert sein.

Ähnlich wie bei CVID werden auch bei IgG Subklassendefekten gelegentlich *chronische Durchfälle*, eine Coeliakie-ähnliche Symptomatik sowie eine *noduläre lymphatische Hyperplasie* im Magendarmtrakt beobachtet.

Neben dieser erhöhten Infektanfälligkeit sind bei Patienten mit abnormen Subklassenwerten verschiedene andere Krankheiten beobachtet worden (Tabelle 45/4). Auffällig ist die Neigung zu Autoimmunkrankheiten und -Phänomenen. Auch eine Splenomegalie und Lymphadenopathien können vorhanden sein. Wieweit Epilepsie und chronisches Müdigkeitssyndrom kausal mit IgG Subklassenmangel verknüpft sind und wieweit die Serumabnormalitäten primär oder sekundär sind, ist unbekannt.

Tab. 45/4: Mit IgG Subklassen-Defekten assoziierte Krankheiten

Krankheit	Subklassendefekt
Immun-thrombozytopenische Purpura	IgG2 ↓, IgG4 ↓↓
Zyklische Neutropenie	IgG2 ↓, IgG4 ↓
Lupus erythematodes disseminatus	IgG2 ↓, IgG4 ↓↓
Minimal Change Glomerulonephritis	IgG1 ↓, IgG2 ↓
Diabetes mellitus Typ I	IgG2 ↓, IgG3 ↓
Epilepsie (Lennox-Gastaut Syndrom)	IgG2 ↓
Chronisches Müdigkeits-Syndrom	IgG1 ↓, IgG3 ↓

45.4.4 Diagnose

Für die quantitative Bestimmung der 4 IgG Subklassen stehen kommerziell erhältliche Testverfahren zur Verfügung, die mit wenigen Ausnahmen auf Subklassen-spezifischen monoklonalen Antikörpern basieren. Eine kritische Beurteilung verschiedener Methoden wurde kürzlich publiziert (Meissner et al. 1990). Trotz unterschiedlicher Qualität der Testverfahren lassen sich die klinisch relevanten Mangelzustände meist gut erfassen. Die totale IgG Konzentration, die unabhängig von der Summe der 4 Subklassen, separat z. B. nephelometrisch, zu bestimmen ist, liegt oft im Rahmen der Norm. Nur bei IgG1 Mangel ist der Serumspiegel des totalen IgG immer erniedrigt. Bei der Beurteilung besonders von IgG2 und IgG4 Werten in Seren junger Kinder muß streng auf die *entsprechende Altersnorm* geachtet werden, da die Serumspiegel deutlich langsamer ansteigen als die IgG1 oder IgG3 Werte und in den ersten beiden Lebensjahren noch sehr niedrig sein können. In unklaren Situationen empfiehlt sich eine Wiederholung der Bestimmungen im Abstand von 3–6 Monaten, die dann die Diagnose einer verzögerten Ausreifung oder eines Defekts von IgG Subklassen ermöglichen.

IgG Subklassendefekte können total oder nur partiell sein. Die Diagnose gilt als berechtigt bei einer Verminderung der Serumkonzentration um mehr als 2 SD unter die Altersnorm. Allerdings gilt es zu berücksichtigen, daß unter diesen Umständen infolge der großen Variabilität der Serumspiegel ca. 2,5% der normalen Blutspender einen IgG Subklassendefekt aufweisen (Schur 1987). Die quantitative IgG Subklassenbestimmung in Patientenseren hat immer im Rahmen einer weitergehenden immunologischen Abklärung zu erfolgen. Neben den Gesamt-Konzentrationen von IgG, IgA, IgM und dem Serumeiweiß sollten auch *Antikörper gegen eine Auswahl von Protein- und Polysaccharidantigenen* bestimmt werden, z. B. Anti-Diphtherie, Anti-Tetanus Toxoid und antivirale Antikörper gemäß Impfanamnese, sowie Antikörper gegen Kapselpolysaccharide von H. influenzae und Pneumokokken. Bei tiefen Werten von Antikörpern gegen Polysaccharide empfiehlt sich eine Wiederholung nach aktiver Immunisierung. Von noch größerer Aussagekraft für wissenschaftliche Zwecke ist die Analyse der Subklassen von Antikörpern im spezialisierten Laboratorium.

Gelegentlich ist bei diesen Patienten auch eine kutane Anergie und eine ungenügende Lymphozytenproliferation auf Mitogen- oder Antigenstimulation nachweisbar. Ferner finden sich hie und da Autoimmunphänomene, z. B. eine ITP oder eine Neutropenie. In dieser Hinsicht lassen sich IgG Subklassendefekte als Sonderform eines CVID auffassen.

45.4.5 Therapie/Prognose

Bei schwerer Infektanfälligkeit ist eine Dauersubstitution mit intravenösen Immunglobulinen angezeigt (siehe

Seite 315). Die Prognose ist in der Regel gut. Nicht selten normalisieren sich die IgG-Subklassenwerte im Serum und die Infektneigung spontan, was auf eine verzögerte Ausreifung dieses Teils der humoralen Immunität hinweist.

45.4.6 Spezifische Antikörperdefekte

Eine ausgeprägte Neigung zu Luftwegsinfekten durch H. influenzae und Pneumokokken besteht gelegentlich trotz normaler Serumkonzentration der vier IgG Subklassen und aller anderer Immunglobuline (Lane et al. 1986; Ambrosino et al. 1987). Es zeigte sich, daß diese Patienten nicht imstande waren, *Antikörper gegen* gewisse bakterielle *Kapselpolysaccharide* zu produzieren, auch nicht nach wiederholter Immunisierung mit polyvalenten Pneumokokkenvakzinen und einer H. influenzae Vakzine. Diese lakunären humoralen Immundefekte unterstreichen die Bedeutung der spezifischen Antikörper für die Infektabwehr. Sie zeigen zudem, daß Immunglobulinbestimmungen allein für eine umfassende immunologische Abklärung nicht ausreichen, sondern durch Antikörperbestimmungen, wenn immer möglich im Zusammenhang mit aktiver Immunisierung, zu ergänzen sind.

45.5 Die transitorische Hypogammaglobulinämie des Säuglings

45.5.1 Definition

In den ersten Lebensmonaten sinkt die IgG Serumkonzentration physiologischerweise ab, da der Katabolismus des von der Mutter stammenden IgG die Eigenproduktion übersteigt. Der Nadir wird in der Regel im 4. Monat erreicht. Ist die Ausreifung der humoralen Immunantwort gestört, so sinken die IgG-Werte noch weiter ab, unter Umständen bis auf weniger als 1 g/L. Die IgA- und IgM-Serumkonzentrationen können in solchen Fällen ebenfalls deutlich unter der Altersnorm liegen. Bei dieser Akzentuierung und Verlängerung der physiologischen Hypogammaglobulinämie kann eine erhöhte Infektanfälligkeit auftreten. Definitionsgemäß kommt die Immunglobulinproduktion zu einem späteren Zeitpunkt doch noch in Schwung, und im Verlaufe des zweiten Lebensjahres gleichen sich in der Regel die Werte der Altersnorm an. Beide Geschlechter sind betroffen. In der Literatur finden sich sehr unterschiedliche Angaben über die Häufigkeit dieser gutartigen Störung. Die Zahlen in nationalen Registern schwanken zwischen rund 2% und mehr als 10% aller primären Immundefekte (Ryser et al. 1988). Tiller und Buckley (1978) fanden jedoch unter mehr als 10 000 untersuchten Säuglingen nur 11 Fälle mit transitorischer Hypogammaglobulinämie. Der Grund für die Schwankungen mag darin liegen, daß diese Diagnose oft bei *Frühgeborenen* gestellt wird: Diese Kinder werden infolge noch mangelhafter Plazentarpassage mit subnormalen Serumkonzentrationen von IgG geboren. Demgemäß sinkt auch der Nadir auf tiefere Werte ab und die normalen Konzentrationen werden später als bei Termingeborenen erreicht.

45.5.2 Ätiologie/Pathogenese

Der Defekt wird auf einen Mangel an T-Helferfunktion bei der Differenzierung von B-Lymphozyten zu Plasmazellen zurückgeführt.

45.5.3 Klinik

Klinisch können die Säuglinge mit transitorischer Hypogammaglobulinämie in 2 Gruppen gegliedert werden. Ein Teil der Patienten ist kaum infektanfällig, hat jedoch Verwandte mit primären Störungen der Infektabwehr und kommt deshalb zur immunologischen Abklärung. Die andere Gruppe hat nach dem 6. Monat eindeutig vermehrt pyogene Infekte, vorwiegend *Otitis media, Bronchitis*, seltener *Pneumonien* und *Pyodermien*.

45.5.4 Diagnose

Die Blutlymphozyten der Kinder mit transitorischer Hypogammaglobulinämie lassen sich mit Mitogenen sehr gut stimulieren. Auch die Verteilungen der B- und T-Zellen und der T-Zellsubpopulationen entsprechen prozentual der Norm. Die Säuglinge sind im Gegensatz zu Kindern mit Agammaglobulinämie durchaus *zur Antikörperbildung befähigt*. Im Serum lassen sich Isohämagglutinine nachweisen; nach aktiver Impfung mit Diphtherie- und Tetanustoxoid läßt sich trotz erniedrigtem Immunglobulinspiegel ein Antikörperanstieg beobachten. Wie erwähnt, normalisieren sich die Immunglobulinwerte während des zweiten Lebensjahres.

45.5.5 Therapie/Prognose

Die Infekte sprechen gut auf Antibiotika an, und eine Substitution mit Immunglobulinen erübrigt sich in der Regel. Die Infektanfälligkeit bessert sich im zweiten und dritten Lebensjahr spontan.

Literatur

Ambrosino, D. M., G. R. Siber, B. A. Chilmonczyk, J. B. Jernberg, R. W. Finberg: An immunodeficiency characterized by impaired antibody responses to polysaccharides. New Engl. J. Med. 316, 790–793, 1987.

Asherson, G. L., A. D. B. Webster: Diagnosis and treatment of immunodeficiency diseases. Blackwell Scientific, Oxford, 1980.

Belohradsky, B. H.: Primäre Immundefekte, Klinik, Immunologie und Genetik. Verlag W. Kohlhammer, Stuttgart/Berlin/Köln/Mainz, 1986.

Conley, M. E., A. W. Burks, H. G. Herrod, J. M. Puck: Molecular analysis of X-linked agammaglobulinemia with growth hormone deficiency. J. Pediatr. 119, 392–397, 1991.

Hanson, L. A., R. Söderström, A. Avanzini, U. Bengtsson, J. Björkander, T. Söderström: Immunglobulin subclass deficiency. Pediatr. Infect Dis J 7, S 17–S 21, 1988.

Heiner, D. C., A. Myers, C. S. Beck: Deficiency of IgG4: A disorder associated with frequent infections and bronchiectasis that may be familial. Clin. Rev. Allergy 1, 259–266, 1983.

Huston, D. P., A. F. Kavanough, P. W. Rohane, M. M. Huton: Immunglobulin deficiency syndromes and therapy. J. Allergy Clin. Immunol. 87, 1–17, 1991.

Lane, P. J. L. and I. C. M. Mac Lennan: Impaired IgG2 anti-pneumococcal antibody responses in patients with recurrent infection and normal IgG2 levels but no IgA. Clin. Exp. Immunol. 65, 427–433, 1986.

Lederman, H. M., J. A. Winkelstein: X-linked agammaglobulinemia: an analysis of 96 patients. Medicine, 64, 145–156, 1985.

Mease, P. J., H. D. Ochs, R. J. Wedgwood: Successful treatment of Echovirus Meningoencephalitis and Myositis-Fasciitis with intravenous immune globulin therapy in a patient with X-linked agammaglobulinemia. New Engl. J. Med. 304, 1278–1281, 1981.

Meissner, C., C. B. Reimer, C. Black, C. Broome, A. Rabson, G. R. Siber, N. Delaney, M. Connors, D. M. Ambrosino: Interpretation of IgG subclass values: A comparison of two assays. J. Pediatr. 117, 726–731, 1990.

Mignone, N., S. Oliviero, G. de Lange, D. L. Delacroix, D. Boschis, F. Altruda, L. Silengo, M. De Marchi, A. O. Carbonara: Multiple gene deletions within the human immunoglobulin heavy chain cluster. Proc. Natl. Acad. Sci. USA, 81, 5811–5815, 1984.

Nightingale, E. O.: Recommendations for a national policy on poliomyelitis vaccination. New Engl. J. Med. 297, 249–253, 1977.

Ochs, H. D., R. J. Wedgwood: IgG subclass deficiencies. Ann. Rev. Med. 38, 325–340, 1987.

Oxelius, V. A., A. B. Laurell, B. Lindquist, H. Golebiowska, U. Axelson, J. Björkander, L. A. Hansen: IgG subclasses in selective IgA deficiency. Importance of IgG2/IgA deficiency. New Engl. J. Med. 304, 1476–1477, 1981.

Oxelius, V. A., A. I. Berkel, L. A. Hanson: IgG2 deficiency in ataxia teleangiectasia. New Engl. J. Med. 306, 515–517, 1982.

Rosen, F. S., M. D. Cooper, R. J. P. Wedgwood: The primary immunodeficiencies (two parts). Medical Progress. N. Engl. J. Med. 311, 235–242, 311, 300–310, 1984.

Rosen, F. S., C. A. Janeway: The gammaglobulins. III. The antibody deficiency syndromes. New Engl. J. Med. 275, 709–715, 1966.

Ryser, O., A. Morell, W. H. Hitzig: Primary immunodeficiencies in Switzerland: First Report of the National Registry in Adults and Children. J. Clin. Immunol. 8, 479–485, 1988.

Schur, P.: IgG Subclasses: a review. Ann. Allergy 58, 89–99, 1987.

Shackelford, P. G., D. M. Granoff, S. H. Polmar, M. G. Scott, M. C. Goskowicz, J. V. Madassery, M. H. Nahm: Subnormal serum concentrations of IgG2 in children with frequent infections associated with varied patterns of immunologic dysfunction. J. Pediatr. 116, 529–538, 1990.

Tiller, T. L., R. H. Buckley: Transient hypogammaglobulinemia of infancy.: Review of the literature, clinical and immunologic features of 11 new cases and long-term follow-up. J. Pediatr. 92, 347–353, 1978.

Tsukada, S., D. C. Saffran, D. J. Rawlings et al.: Deficient expression of a B cell cytoplasmic tyrosine kinase in human X-linked agammaglobulinemia. Cell 72, 279–290, 1993.

Übersichtsarbeit: Two immunodeficiency genes cloned and identified. Clinical Immunology Spectrum 5, 17–19, 1993.

Vetrie, D., I. Vorechovsky, P. Sideras, J. Holland, A. Davis, F. Flinter, L. Hammarström, C. Kinnon, R. Lewinsky, M. Bobrow, E. C. I. Smith, D. R. Bentley.: The gene involved in X-linked agammaglobulinaemia is a member of the src family of protein kinases. Nature 361, 226–233, 1993.

Vogler, L. B., E. R. Pearl, W. E. Gathings, A. R. Lawton, M. D. Cooper: B-Lymphocyte precursors in bone marrow in immunoglobulin deficiency states. Lancet 2, 376–379, 1976.

Wilfert, C. M., R. H. Buckley, T. Mohanakumar et al.: Persistent and fatal central-nervous system Echovirus infections in patients with agammaglobulinemia. New Engl. J. Med. 296, 1486–1489, 1977.

World Health Organization: Report of a Scientific Group on Immunodeficiency. 1991, im Druck.

Wright, P. F., M. H. Hatch, A. G. Kasselberg, S. P. Lowry, W. B. Wadlington, D. T. Karzon: Vaccine-associated poliomyelitis in a child with sex-linked agammaglobulinemia. J. Pediatr. 91, 408–412, 1977.

46 Störungen der zellulären Immunfunktion (T-Zellen)

F. Zepp, H. Schulte-Wissermann

Das T-Zell-System umfaßt eine Gruppe von Zellen mit unterschiedlichen Funktionen: T-Helfer- und T-Suppressorzellen übernehmen wichtige immunregulatorische Aufgaben, während T-Effektorzellen für die Elimination antigentragender Zellen verantwortlich sind. Das komplexe Zusammenspiel der verschiedenen T-Zell-Subpopulationen ist allerdings nicht nur für den Ablauf der spezifischen zellulären Immunantwort sondern für die Gesamtheit aller spezifischen und unspezifischen Abwehrreaktionen von entscheidender Bedeutung. Isolierte T-Zell-Defekte sind daher selten. In der Regel wird der Ausfall eines Teilaspektes oder des gesamten T-Zell-Systems auch zu einer Beeinträchtigung anderer Abwehrmechanismen führen. Dabei sind in besonderem Maße die B-Lymphozyten betroffen, deren Funktion weitgehend auf die Unterstützung durch T-Helfer-Zellen angewiesen ist. Die Grenzen zwischen primär zellulären Immundefekten und sogenannten schweren kombinierten, d. h. das B- und T-Zell-System betreffenden Defekten sind also fließend.

Eine von der WHO vorgeschlagene Klassifizierung der Immundefekt-Erkrankungen (Rosen 1991) unterscheidet zwischen primär humoralen Defekten, primären Defekten der zellulären Immunität, die auch die kombinierten Defekte einschließen und Immundefizienzen mit zusätzlichen, nicht das Immunsystem betreffenden Symptomen. In Tabelle 46/1 sind die charakteristischen Befunde der Immundefekte aufgeführt, welche vorwiegend die zelluläre Immunität betreffen und in diesem Kapitel besprochen werden. Aus didaktischen Gründen wird der Purin-Nukleosid-Phosphorylase-Defekt, welcher ebenfalls primär nur das T-Zell-System betrifft, gemeinsam mit dem Adenosin-Phosphorylase-Defekt im Kapitel «Schwere kombinierte Immundefekte» beschrieben.

46.1 Klinik zellulärer Immundefekte

Im Gegensatz zu humoralen Immundefekten erkranken Kinder mit primären Defekten der zellulären Immunität meist innerhalb der ersten Lebensmonate. Vereinzelt fallen sie schon im Verlauf der ersten Lebenstage durch die Entwicklung eines morbilliformen Exanthems auf. Hierbei handelt es sich um das klinische Korrelat einer durch mütterliche, diaplazentar übertragene Lymphozyten induzierte abortive Graft-versus-Host-Reaktion (*GvHR*). Die maternalen Lymphozyten können mangels der Fähigkeit des Kindes, histoinkompatible Zellen zu erkennen, nicht eliminiert werden. Während die durch mütterliche Lymphozyten induzierte GvHR häufig einen wenig komplizierten Verlauf nimmt, führt die Transfusion unbestrahlter Blutprodukte oft zu einem letal verlaufenden Krankheitsbild. Neuere Untersuchungen belegen, daß es sich bei den im Patienten nachweisbaren mütterlichen Lymphozyten um oligoklonale Populationen handelt, die nur geringe Reaktivität gegenüber dem immundefizienten Empfänger aufweisen. Ihre klinische Bedeutung liegt vor allem darin, daß sie histoinkompatible Knochenmark-Transplantate (z. B. vom Vater) abstoßen können.

Störungen der zellulären Immunität prädisponieren zu Infektionen durch Viren, Pilze, Parasiten und Bakterien mit der Fähigkeit zur intrazellulären Vermehrung. Nach der Neugeborenenperiode stellen persistierende *Soorinfektionen* des Oropharynx, des Larynx, des Ösophagus und der Haut die häufigsten Erstsymptome der Erkrankung dar. Systemische Candida-Infektionen als Sepsis oder mit granulomatösem Organbefall werden dagegen selten beobachtet. Im weiteren Verlauf können schwerste virale Infektionen im Vordergrund der Symptomatik stehen. Insbesondere *Varizellen-*, *Herpes-* und *CMV*-Infektionen sind äußerst gefährlich und führen bei manifestem T-Zell-Defekt fast durchweg zum Tode. Das *Masernvirus* ist für die Entstehung einer in der Regel fatal verlaufenden Hecht'schen (Riesenzell-)Pneumonie verantwortlich.

Infolge der rezidivierenden Infektionen leiden fast alle Patienten schon im frühen Säuglingsalter an einer *therapieresistenten Diarrhoe*. Gedeihstörungen stellen dementsprechend eines der markantesten Symptome zellulärer Immundefekte dar. Interstitielle Pneumonien infolge von Infektionen mit *Pneumocystis carinii* oder seltener *Mykoplasmen* sind für eine große Zahl von Todesfällen verantwortlich. Aber auch andere Protozoen wie *Cryptosporidien* (Enterokolitis) und *Toxoplasma gondii* (Enzephalitis) können große Probleme bereiten. Unter den bakteriellen Erregern stehen Keime mit intrazellulärem Wachstum, wie z.B. *Mykobakterien* oder *Listerien*, an erster Stelle.

BCG-Impfungen (s. Farb-Abb. FA 23 auf Tafel IV), wie auch die heute nicht mehr durchgeführte Pockenimpfung,

Tab. 46/1: Zelluläre Immundefekte

Immundefekt	B-Zell-Zahl	Serum-Ig	T-Zell-Zahl	T-Zell-Funktion	Pathogenese	Vererbung	Assoziierte Befunde
PNP-Defekt (MIM-Nr. 164050)	normal	normal bis erniedrigt	zunehmend erniedrigt	Störung aller T-zellulären Funktionen	T-Zell-Defekt durch toxische Metaboliten infolge eines Enzymdefektes	AR 14q13.1	• Hypoplastische Anämie • Mentale Retardierung • Auto-Antikörper, pos. Rheuma-F. • Monoklonale Gammopathie
Di George Syndrom (MIM-Nr. 188400)	normal	normal bis erniedrigt	erniedrigt oder fehlend	Störung aller T-zellulären Funktionen	Embryopathie: gestörte oder fehlende Entwicklung des Thymus möglicherw. Mutation von Homeobox-Genen	unbekannt, teilweise Aberration an Chromosom 22	• Faziale Dysmorphien, LKG-Spalte • Hypoparathyreoidismus (Tetanie) • Vitium cordis • Mentale Retardierung (inkonstant) • Gastrointestinale Fehlbildungen
Ataxia teleangiektatica (MIM-Nr. 208900)	normal	Ig A, E, G erniedrigt, Ig M erhöht Gesamt-Ig erniedrigt	erniedrigt	Störung der T-Zell-Funktion, insbesondere T-Helfer-Defekt, γδ-TCR erhöht	DNA-Reparationsdefekt, DNA-Topoisomerase II vermindert; defekte Rekombination von Genen der Ig-Gen-Superfamilie; Nachweis einer erhöhten Chromosomenbruchrate	AR 11q22–23	• Zerebelläre Ataxie • Teleangiektasien • Ovarielle Dysgenesie (Hypoplasie) • Autoendokrinopathien (D. mellitus) • alpha-1-Fetoprotein und CEA erhöht • Lymphoretikuläre Malignome
Nijmegen-Chromosomeninstabilitäts-Syndrom (MIM-Nr. 251260)	normal	Ig A, E, G erniedrigt, Ig M normal	erniedrigt	Störung der T-Zell-Funktion	DNA-Reparationsdefekt; wie bei der Ataxia teleangiektatica bevorzugt Störungen an den Chromosomen 7 und 14; Nachweis einer erhöhten Chromosomenbruchrate	AR	• Minderwuchs • Mikrozephalie • Faziale Dysmorphien • Vitiligo, Cafe-au-lait-Flecken • Mentale Retardierung (variabel) • Fehlbildungen der Harnwege • Lymphoretikuläre Malignome
ICF-Syndrom (Zentromeres Chromosomen-Instabilitäts-Syndrom) (MIM-Nr. 242860)	normal oder leicht erhöht	Ig A, G, M erniedrigt, Isohämagglutinine fehlen	erniedrigt	Störung der T-Zell-Funktion, insbesondere fehlende Aktivierung durch spezifische Antigere	DNA-Reparationsdefekt; erhöhte Chromosomenbruchrate im Bereich der Zentromer-Heterochromatinregion der Chromosomen 1, (2), 9 und 16	AR	• Faziale Dysmorphien • Makrozephalie, Hydrozephalus • Hepatosplenomegalie • Minderwuchs, Gedeihstörung • Mentale Retardierung (variabel) • Chorioretinitis
Wiskott Aldrich Syndrom (MIM-Nr. 301000)	normal	Ig M erniedrigt, fehlende Polysacch.-Antwort, Ig E, A erhöht	zunehmend erniedrigt	zunehmende Einschränkung T-zellulärer Funktionen	Zellmembrandefekt (wahrscheinlich gesteigerter Umsatz von CD 43)	XR Xp11.3	• Thrombozytopenie (kleine, defekte Thrombozyten) • Ekzeme • Monozyten-Defekt (Fc-Rezeptor) • Hämolytische Anämie • Autoendokrinopathien • Lymphoretikuläre Malignome

Tab. 46/1: (Fortsetzung)

Immundefekt	B-Zell-Zahl	Serum-Ig	T-Zell-Zahl	T-Zell-Funktion	Pathogenese	Vererbung	Assoziierte Befunde
Dysproportionierter Minderwuchs (MIM-Nr. 233500, MIM-Nr. 233610) Typ 1 Typ 2 Typ 3	erniedrigt normal erniedrigt	erniedrigt normal erniedrigt	erniedrigt erniedrigt normal	gestört gestört normal	Embryo-/Fetopathie	zum Teil AR	• Dysproportionierter Minderwuchs (short limbed dwarfism) • Knorpel-Haar-Dysplasie • Radiologie: Metaphysäre Sklerosen und zystische Veränderungen • Neutropenie, Chemotaxis-Defekt
Chronische mucocutane Candidiasis (MIM-Nr. 114580, MIM-Nr. 212050, MIM-Nr. 240300 mit Endokrinopathie)	normal	normal bis erniedrigt, z. T. Ig A-Defekt, hohe Anti-Candida-Titer	normal	Fehlende T-zelluläre Immunantwort gegenüber Candida-Antigen, T-Suppressor-Defekt	Störung der Immunregulation	AD, AR	• 20% assoziierte Endokrinopathien: • Diabetes mellitus • Hypoparathyreoidismus • Hypothyreose • Morbus Addison • Alopezie • Blepharitis, Keratokonjunktivitis
Biotin-abhängiger Carboxylase Defekt (MIM-Nr. 253270 – early onset, MIM-Nr. 253260 – late onset)	normal	normal bis erniedrigt, z. T. Ig A-Defekt	normal bis erniedrigt	Gestörte T-Zell-Funktion, fehlende Immunantwort gegenüber Candida-Ag	Störung der Synthese von Prostaglandin-Vorstufen infolge verminderter Aktivität von Carboxylasen, Biotinidase-Mangel	möglicherweise AR (neonatale und juvenile Form)	• Candidiasis, seborrh. Dermatitis • Alopezie • Muskuläre Hypotonie • Metabolische Azidose • Cerebelläre Ataxie (inkonstant) • Krampfanfälle (inkonstant) • Gestörte Makrophagen-Funktion
Orotazidurie: Orot-Phosphoribosyl-Transferase (OPRT) (MIM-Nr. 258900) und Orotidin 5′ Phospho-Decarboxylase (ODC) Mangel (MIM-Nr. 258920)	normal	normal	erniedrigt	zunehmend eingeschränkt	T-Zell-Defekt durch toxische Metabolite infolge Enzymdefekt (Akkumulation von Pyrimidin-Nukleosid Vorstufen)	AR	• Wachstumsstörung • Gedeihstörung • Malabsorption • Megaloblastäre Anämie • Mentale Retardierung
Lymphoproliferatives Syndrom (Purtilo-Syndrom) (MIM-Nr. 308240)	erniedrigt nach EBV-Infektion	erniedrigt nach EBV-Infektion	erniedrigt nach EBV-Infektion	gestört nach EBV-Infektion; CD4/CD8 erniedrigt	Selektiver Ausfall der T-Zell-Antwort gegenüber EBV; unkontrollierte alloreaktive T-Zell-Antwort ausgelöst durch EBV-transformierte B-Zellen	XR, AR Xq26–q27; Veränderungen an Chr. 2, 14 und 22	• Schwere EBV-Infektion • Aplastische Anämie • Lymphoproliferative Erkrankung • Foudroyante Lebernekrose • NK-Zell-Defekt

Tab. 46/1: (Fortsetzung)

Immundefekt	B-Zell-Zahl	Serum-Ig	T-Zell-Zahl	T-Zell-Funktion	Pathogenese	Vererbung	Assoziierte Befunde
T-Zell-Rezeptor / CD3-Defekt (MIM-Nr. 186780)	normal	normal	normal	Einschränkung aller T-Zell-Funktionen, Verminderung αβ-TCR-tragender T-Zellen	Transkriptions- bzw. Translationsdefekt der ζ-, ε- oder γ-Kette des CD3-Moleküls	unbekannt AR, AD? XR?	• Autoimmunhämolytische Anämie • Chronische Diarrhoe
Rezeptor-Signalübertragungs Defekt (MIM-Nr. 186690)	normal	normal, Produktion spezifischer Antikörper vermindert	normal	Einschränkung aller T-Zell-Funktionen, fehlende Expression des IL-2 Rezeptors sowie der IL-2 Produktion nach Aktivierung über T-Zell-Membranrezeptoren	Störung der Koppelung von membrangebundenen Rezeptoren an signalübertragende Proteine	unbekannt	• Autoimmunhämolytische Anämie • Hodgkin Lymphom
IL 2 / IL 2 Rezeptor Defekt	normal	normal	erniedrigt	gestört, insbesondere T-zelluläre Effektorfunktionen, CD4-positive T-Zellen vermindert	Transkriptionsdefekt für IL 2 und IL 2-Rezeptor	unbekannt AR?	• Ekzem
IL 1-Rezeptor / IL 2-Synthese Defekt (MIM-Nr. 243110)	normal	normal	normal	gestört	T-Zell-Reifungsdefekt, vermindertes Ansprechen auf IL 1	XR? AR?	
Transkriptionsdefekt von Lymphokin-Genen	normal	Ig A, G, M vermindert	normal	vollständiger Ausfall der T-Zell-Funktionen	Transkriptionsdefekt für IL-2, IL-3, IL-4, IL-5 und γ-Interferon	unbekannt	• Gedeihstörung • Infektionen mit opportunistischen Erregern
Zink-Mangel (Acrodermatitis enteropathica) (MIM-Nr. 201100)	normal	normal bis erniedrigt	normal bis erniedrigt	gestört	Mangel an Zink-bindendem Protein im Dünndarm	AR	• Ekzematöse Hautveränderungen • Alopezie • Candidiasis • Blepharitis, Konjunktivitis • Diarrhoen, Malabsorption • Chemotaxis-Defekt
Zellweger-Syndrom (MIM-Nr. 214100)	normal	normal	normal bis erniedrigt	gestört	Peroxisomale Stoffwechselstörung; Katalase-Defekt; diagnostisch: Mangel an Dihydroxyaceton Phosphat Azetyltransferase und Plasmalogen	AR	• Zerebrale Fehlbildungen • Schwere mentale Retardierung • Hepatomegalie, Cholestase • Leberzirrhose • Hämosiderose • Nierenzysten • Faziale Dysmorphien • Muskuläre Hypotonie • Erhöhung von ungesättigten Fettsäuren, Eisen und Kupfer im Serum

Störungen der zellulären Immunfunktion 351

Tab. 46/1: (Fortsetzung)

Immundefekt	B-Zell-Zahl	Serum-Ig	T-Zell-Zahl	T-Zell-Funktion	Pathogenese	Vererbung	Assoziierte Befunde
Schwartz-Jampel-Syndrom (MIM-Nr. 255800)	normal bis erniedrigt	normal bis erniedrigt, z. T. Ig A-Mangel	normal	gestört	unbekannt	AR	• Faziale Dysmorphie • Okuläre Fehlbildungen • Kleinwuchs • Skelettanomalien, Osteodysplasie • Generalisierte Myotonie
Bloom-Syndrom (MIM-Nr. 210900)	normal, Differenzierung gestört	Ig A, G, M erniedrigt; Normalisierung der Ig A und Ig G-Werte mit steigendem Alter	vermindert	Störung von T-Zell-Funktionen	DNA-Reparationsdefekt, Mangel an DNA-Ligase Typ I; Nachweis einer erhöhten Chromosomenbruchrate	AR	• Intrauterine Wachstumsverzögerung • Proportionierter Kleinwuchs • Photosensibilität: Gesichtserythem und Teleangiektasien • Café au lait-Flecken • Männlicher Hypogonadismus • Erhöhtes Malignomrisiko • NK-Zell-Defekt
Fanconi-Anämie (MIM-Nr. 227650)	erniedrigt	erniedrigt	erniedrigt	normal bis gestört	möglicherweise DNA-Reparationsdefekt, DNA-Ligase Typ I vermindert; Erythrozyten Superoxid-Dismutase vermindert; Nachweis einer erhöhten Chromosomenbruchrate	AR	• Panmyelopathie • Pigmentanomalien der Haut • Kleinwuchs • Mikrozephalie • Skelettanomalien: I. Strahl • Vitium cordis • Nierenfehlbildungen • Lymphoproliferative Erkrankungen
Trisomie 21	normal bis erhöht	Ig G normal bis erhöht; Ig A und M erniedrigt	normal bis erniedrigt	zunehmend eingeschränkt	Intrathymischer T-Zell-Reifungsdefekt; möglicherweise fehlende Thymushormone		• Charakterist. Stigmata des Down Syndrom • Vitium cordis • Monozyten-Defekte • Erhöhte NK-Zell-Aktivität (reaktiv?) • Antithyreoidale Antikörper • Erhöhtes Malignomrisiko (Leukämien)
Trisomie 18	normal	normal	normal bis erniedrigt	leicht bis mittelgradig gestört	unbekannt		• Mikrozephalie, Minderwuchs • Faziale Dysmorphien, LKG-Spalte • Mikroophthalmie, Katarakt • Vitium Cordis • Nierenfehlbildungen • Malrotation, Omphalozele • Radiushypo-, -aplasie • Charakteristische Fingerstellung

Tab. 46/1: (Fortsetzung)

Immundefekt	B-Zell-Zahl	Serum-Ig	T-Zell-Zahl	T-Zell-Funktion	Pathogenese	Vererbung	Assoziierte Befunde
Partielle Trisomie 8q	normal	normal	normal bis erniedrigt	normal bis gestört	unbekannt		• meist Mosaik-Trisomie • Faziale Dysmorphien • Vitium Cordis • Nierenfehlbildungen • Minderwuchs • Psychomentale Retardierung

AR: Autosomal rezessiv, AD: Autosomal dominant, XR: X-chromosomal rezessiv
TCR: T-Zell-Rezeptor; Ig: Immunglobulin; EBV: Epstein Barr Virus; CEA: Carzinoembryonales Antigen; LKG-Spalte: Lippen-Kiefer-Gaumen-Spalte
PNP: **P**urin-**N**ukleosid-**P**hosphorylase; ICF: **I**mmunodeficiency – **C**entromeric Instability – **F**acial Anomalies
MIM-Nr.: Mendelian Inheritance of Man Nr. nach McKusick

nehmen unbehandelt fast immer einen letalen Verlauf. *Impfungen mit attenuierten Lebendviren* (Polio, Masern, Mumps) sind mit dem Risiko einer progressiven Enzephalitis belastet.

Neben dem charakteristischen Infektionsmuster bestehen bei Patienten mit zellulären Immundefekten häufig spezifische klinische Befunde, die für die Diagnose des Defektes wegweisend sein können (siehe Seite 294).

46.2 Spezifische T-Zelluläre Immundefekte

46.2.1 Di George Syndrom

Definition

Das klassische Beispiel eines isolierten T-Zelldefekt ist das Di George Syndrom (Synonym: kongenitale Thymushypo- oder -aplasie, 3. und 4. Schlundtaschen-Syndrom). Seine Kardinalsymptome sind:
1. Zelluläre Immundefizienz infolge Thymushypo- oder -aplasie,
2. Hypoparathyreoidismus infolge Parathyreoideahypo- oder -aplasie,
3. Kongenitale Herz- und/oder Gefäßmißbildungen (Ausflußtrakt der großen Gefäße),
4. Typische Gesichtsdysmorphie mit tiefsitzenden dysplastischen Ohren, Hypertelorismus, Mikrogenie, Gaumenspalte, kurzem Lippenphiltrum, Fischmund und antimongoloider Augenfalte.

Das Di George Syndrom kann sowohl mit kompletten als auch partiellem T-Zell-Defekt einhergehen. Dies hängt davon ab, ob ein aplastisches oder hypoplastisches Thymusorgan vorliegt. Aufgrund des Vorkommens von ektopem Thymusgewebe ist der sichere Nachweis einer Aplasie gewöhnlich außerordentlich schwierig.

Die Erkrankung scheint nicht so selten vorzukommen. Bislang sind mehr als 250 Fälle eines kompletten Di George Syndroms in der Literatur beschrieben, die Zahl der berichteten Patienten mit partiellem T-Zell-Defekt liegt noch weit höher. Es besteht eine geringe Knabenwendigkeit im Verhältnis von 1,2:1. Eine umfassende Zusammenstellung der Literatur findet sich bei Belohradsky (1985).

Pathogenese

Dem Syndrom liegt eine fehlerhafte Morphogenese der 3. und 4. entodermalen Schlundtaschen, sowie der korrespondierenden ektodermalen Kiemenbögen, aus denen sich Thymus und Nebenschilddrüse entwickeln, zugrunde. Aus unbekannter Ursache werden die etwa in der 4.–5. Embryonalwoche beginnende Entwicklung und anschließende Kaudalwanderung des Thymus und der Nebenschilddrüse gehemmt. Die fehlerhafte Differenzierung von Philtrum, Ohrhöckern, Herzscheidewänden und embryonalen Aortenbögen steht mit diesen Vorgängen sowohl zeitlich als auch topographisch in engem Zusammenhang. Formalpathogenetisch wird ein lokaler Insult der Organogenese vermutet.

Die Ätiologie des Di George Syndrom ist unklar. Eine vererbbare Erkrankung liegt wahrscheinlich nur bei einem Teil der erkrankten Kinder vor. Aufgrund der bisher beobachteten Fälle eines familiären Vorkommens werden sowohl autosomal rezessive wie autosomal dominante Vererbungsmodi vermutet.

Neuere Untersuchungen, die auf der Ausschaltung («gene knockout»- oder «gene targeting»-Experimente) von sogenannten Homeobox-Genen beruhen, weisen allerdings auf eine genetische Ursache des Syndroms hin. Homeobox- oder Hox-Gene sind für die Steuerung komplexer Entwicklungsvorgänge während der Embryogenese verantwortlich. Bisher sind vier Gruppen von Hox-Genen beschrieben worden. Durch Disruption des Hox 1.5-Gens konnten im Mausmodell schwere Entwicklungsstörungen der 3. und 4. Schlundtasche sowie der korrespondierenden Kiemenbögen induziert werden. Die für die Gen-Mutationen homozygoten Tiere wiesen neben morphologischen Veränderungen der Gesichts- und Halsregionen, eine Thymus- und Parathyreoidea-Aplasie, eine gestörte Schilddrüsen-Entwicklung sowie kardiale und gastrointestinale Fehlbildungen auf. Die Ähnlichkeit der experimentell erzeugten Veränderungen mit dem klinischen Bild des Di George Syndroms lassen vergleichbare Gen-Mutationen beim Menschen vermuten. Strukturelle Chromosomenaberrationen im Sinne einer partiellen Trisomie 20, einer partiellen Monosomie 22 oder von Deletionen und Translokationen des Chromosoms 22 wurden bei mehreren Patienten mit Di George Syndrom beschrieben (siehe Kap. 41, Seite 311). Bei dem Velocardiofacialen Syndrom, einem klinisch ähnlichen Krankheitsbild *ohne* Störungen der Thymus-Entwicklung, wurde eine Hemizygotie für diese Chromosomenregion nachgewiesen. Das Homolog zum murinen Hox 1.5-Gen liegt beim Menschen allerdings auf Chromosom 7. Patienten mit Di George Syndrom weisen an diesem Chromosom in der Regel keine Anomalien auf, die charakteristischen phänotypischen Veränderungen deuten jedoch darauf hin, daß in der Tat strukturelle Veränderungen eines oder mehrerer Entwicklungsfeld-kontrollierender Gene für das Syndrom verantwortlich sein könnten. Da jedoch die Mehrzahl der Patienten mit Di George Syndrom karyotypisch unauffällig ist, könnten die charakteristischen phänotypischen Veränderungen in der Tat auf strukturellen Veränderungen eines oder mehrerer Homeobox-Gene beruhen.

Alternativ wird eine Störung der Entwicklung der Neuralleiste diskutiert. Tierexperimentelle Untersuchungen belegen, daß die Elimination umschriebener Areale der Neuralleiste während der frühen Embryogenese zu Entwicklungsdefekten führen, die klinisch dem Di George Syndrom ähneln. Hierfür wird eine Störung der Migration und Interaktion von Abkömmlingen der Neuralleiste mit epithelialen Elementen der Schlundtaschen verantwortlich gemacht. Diese Daten favorisieren die These, daß das Di George Syndrom primär durch exogene Faktoren ausgelöst wird. Von Interesse ist in diesem Zusammenhang die häufige anamnestische Angabe eines mütterlichen Alkoholabusus während der Schwangerschaft.

Da Mutationen von Homeobox-Genen ebenfalls zu einer gestörten Entwicklung von Elementen der Neuralleiste führen, ist durchaus denkbar, daß beide Thesen grundsätzlich ähnliche Phänomene beschreiben. Das Di George Syndrom stellt daher möglicherweise die Folge einer durch exogene Einflüsse ausgelösten Mutation im Bereich von Entwicklungsfeld-steuernden Genen dar.

Klinik

Über 80% der betroffenen Kinder erkranken innerhalb des ersten Lebensmonats. Die klinische Symptomatik ist in den ersten Lebenstagen durch die charakteristische Fazies, besonders aber durch tetanische Krampfanfälle sowie kardiale und pulmonale Komplikationen geprägt. An kardialen Fehlbildungen finden sich in abnehmender Häufigkeit ein rechter Aortenbogen, Aortenatresien, Ventrikelseptumdefekte, abnorm verlaufende Arteria subclavia, Truncus arteriosus communis, Ductus Botalli apertus und Fallot'sche Tetralogie. Begleitfehlbildungen im Bereich des Urogenitaltraktes, der Lungen, des Gastrointestinaltraktes und des Zerebrums werden seltener gesehen. Wird die Neugeborenenperiode überlebt, treten zunehmend rezidivierende, zum Teil lebensbedrohliche Infekte viraler, mykotischer und auch bakterieller Genese in den Vordergrund. Soorinfektionen des Gastrointestinaltraktes, therapieresistente Diarrhoen, Gedeihstörungen und Pneumonien durch Pneumocystis carinii runden das Krankheitsbild ab.

Diagnose

Bei Nachweis einer Unterfunktion der Nebenschilddrüsen mit niedrigen Kalziumspiegeln, erhöhten Phosphatwerten und verminderter bzw. fehlender Parathormonsekretion muß bereits in der Neugeborenenperiode an das Vorliegen eines Di George Syndroms gedacht werden. Die Diagnose wird durch das gleichzeitige Auftreten der typischen Gesichtsdysmorphie und einer Herz- bzw. Gefäßmißbildung sehr wahrscheinlich. Radiologisch fällt in der Thoraxübersichtsaufnahme häufig das Fehlen des Thymusschattens im vorderen Mediastinum auf. Dieser Verdacht kann durch eine sonographische Untersuchung des Mediastinums zusätzlich erhärtet werden.

Immunologische Untersuchungen ergeben eine verminderte Zahl reifer T-Zellen im peripheren Blut. Eine absolute Lymphopenie ist jedoch nicht obligat, sondern vielmehr vom Ausmaß der vorliegenden Thymushypoplasie abhängig. Häufig können im peripheren Blut unreife

(CD1, CD38-positive) T-Vorläuferzellen nachgewiesen werden. Durch Kultivierung dieser Zellen in Gegenwart von Thymushormonen oder Thymusepithelzellen ist ein Fortschreiten der T-Zell-Differenzierung zumindest experimentell induzierbar. Der Anteil γδ-T-Zell-Rezeptor tragender T-Lymphozyten im peripheren Blut kann erhöht sein. Hautteste mit Antigenen, die Reaktionen vom verzögerten Typ auslösen, fallen negativ aus. Diese Teste sind allerdings wegen des jungen Alters der Patienten nur begrenzt verwertbar. Die Proliferationsantwort peripherer Lymphozyten nach Stimulation mit Mitogenen (PHA, ConA, PWM), spezifischem Antigen oder allogenen Zellen ist vermindert oder nicht nachweisbar. Ebenso ist die Produktion von Lymphokinen durch T-Zellen eingeschränkt. Thymushormonspiegel im Serum sind subnormal oder fehlen.

Die humorale Immunität ist in der Regel nur gering beeinträchtigt. Die B-Zellzahl im peripheren Blut ist normal oder erhöht, die Immunglobulinspiegel im Serum liegen im Normbereich. Der gelegentliche Nachweis erhöhter IgE-Spiegel steht im Zusammenhang mit der T-Zell-Dysregulation. Nur bei kompletter Thymusaplasie läßt sich eine Einschränkung der humoralen Immunität mit verminderten Immunglobulinspiegeln und Ausfall der spezifischen Antikörperproduktion nachweisen. In diesen Fällen besteht das Bild eines schweren kombinierten Immundefektes.

Alle anderen Abwehrsysteme, wie die Granulozyten oder das Komplementsystem, sind beim Di George Syndrom unbeeinträchtigt. Ebenso ist die Aktivität der «Natürlichen Killerzellen» (NK-Zellen) normal.

Eine pränatale Diagnostik ist möglich, wenn bei einem Patienten chromosomale Aberrationen gefunden werden, die auch bei einem der Eltern nachweisbar sind. Von besonderem Interesse sind dabei Träger einer das Chromosom 22 betreffenden Translokation oder Deletion (siehe Kap. 41, Seite 311).

Differentialdiagnose

Das Di George Syndrom muß von anderen schweren kongenitalen Herzfehlern mit Entwicklung einer transitorischen Hypokalzämie nach kongestivem Herzversagen abgegrenzt werden. Die Hypokalzämie beim Di George Syndrom ist gewöhnlich permanent. Der kongenitale Hypoparathyreoidismus sowie die transitorische Hypokalzämie des Neugeborenen sind normalerweise nicht mit Herzfehlern kombiniert. Der Parathormonspiegel eignet sich nicht zur Differenzierung. Patienten mit Alkoholembryopathie können ähnliche Gesichtsdysmorphien, Herz- und Nierenfehlbildungen sowie rezidivierende Infektionen infolge verminderter T-Zellfunktion aufweisen (Ammann, 1982). Ein dem Di George Syndrom ähnliches Erscheinungsbild (faziale Dysmorphien, kardiale und gastrointestinale Fehlbildungen und Immundefekt) besteht unter Umständen auch bei der Trisomie 18 sowie der partiellen Trisomie 8q (siehe S. 370).

Therapie

Die frühzeitige Transplantation fötalen Thymusgewebes kann zu einer permanenten Rekonstitution der T-Zellfunktion führen. Gewöhnlich wird 10–14 Wochen alter fötaler Thymus in eine Muskeltasche des Oberschenkels oder in die Peritonealhöhle transplantiert. Älterer Thymus birgt das Risiko einer GvHD-Reaktion. Auch die Übertragung von kultiviertem, lymphozytenfreien Thymusepithel ist möglich. Alternativ oder auch begleitend kann eine Therapie mit Thymushormonpräparaten durchgeführt werden (Übersicht bei Byrom, 1984). Insgesamt scheinen jedoch durch Transplantation von Thymusgewebe bessere klinische Ergebnisse erreichbar zu sein. Mit Erfolg wurde beim Di George Syndrom auch Knochenmark transplantiert, obwohl die Erkrankung primär nicht auf einen Stammzelldefekt zurückzuführen ist. Für den Transplantationserfolg war möglicherweise die Übertragung immunkompetenter lymphatischer Zellen verantwortlich. Grundsätzlich erscheinen diese immunologischen Therapien nur gerechtfertigt, wenn eine operative Korrektur des Herzfehlers möglich ist. Bei Herzoperationen ist darauf zu achten, daß Rest-Thymusgewebe nicht entfernt wird.

Die Behandlung von tetanischen Krampfanfällen bei Hypokalzämie erfordert die intravenöse Applikation von Kalziumpräparaten. Zur Dauertherapie der Nebenschilddrüsenunterfunktion sind regelmäßig Gaben von Vitamin D notwendig. Wegen des Risikos einer schweren GvHD-Reaktion darf bei der operativen Korrektur des Herzfehlers ausschließlich bestrahltes (40 Gy) Blut verwendet werden.

Prognose

Ohne ursächliche Therapie ist die Lebenserwartung der Kinder gering. Die Überlebenschancen während der Neugeborenenperiode hängen vom frühzeitigen Erkennen der tetanischen Krampfanfälle, überwiegend aber vom Schweregrad der Herz- und Gefäßmißbildungen ab. Mit fortschreitendem Säuglingsalter nimmt das Risiko tödlich verlaufender Infektionen zu. Etwa 80% der Kinder sterben im ersten Lebensjahr. Überleben die Kinder die ersten sechs Lebensmonate, können bei Vorliegen eines hypoplastischen Thymus immunologische Spontanheilungen vorkommen.

46.2.2 Ataxia teleangiektatica

Definition

Das auch als Louis-Bar-Syndrom bezeichnete autosomal rezessive Erbleiden ist durch eine progrediente zerebelläre Ataxie, okulokutane Teleangiektasien, rekurrierende bronchopulmonale Infektionen und Defekte sowohl der humoralen als auch der zellulären Immunität charakterisiert. Zusätzlich bestehen in variabler Ausprägung hepatische und endokrinologische Abnormalitäten, eine erhöhte spontane Chromosomenbruchrate sowie eine gesteigerte Empfindlichkeit gegenüber ionisierenden Strahlen und ein signifikant erhöhtes Malignomrisiko. Die Häufigkeit der Erkrankung beträgt etwa 24 pro 100 000 Lebendgeborene, Knaben und Mädchen sind gleichermaßen betroffen (Swift, 1990).

Pathogenese

Die Ursache der Erkrankung ist nicht endgültig geklärt. Es werden zur Zeit zwei Hypothesen diskutiert.
Ausgehend von der Beobachtung, daß fast alle Patienten histologische und funktionelle Thymusdefekte aufweisen, wird eine fehlerhafte Differenzierung des Mesoderms angenommen. Die Entwicklung des Thymus ist von der Interaktion entodermaler und mesenchymaler lymphatischer Elemente abhängig. Ein Defekt der Interaktion zwischen Anteilen beider Keimblätter würde neben den Veränderungen des Thymusorgans auch die gestörte Reifung und Differenzierung des B-Zell-Systems, des Nervensystems, der Leber wie auch das gehäufte Vorkommen einer ovariellen Gonadendysgenesie erklären. Die Vermutung einer defekten Gewebereifung wird durch den Nachweis erhöhter Serumspiegel von α-1-Fetoprotein (über 90% der Patienten) und karzinoembryonalem Antigen gestützt.
Alternativ wird eine Störung der Rekombination von DNA-Segmenten infolge eines defekten DNA-Reparationsmechanismus als Ursache der Erkrankung diskutiert (Peterson, 1990). Patientenzellen weisen eine erhöhte Inzidenz spontaner Chromosomenbrüche und eine gesteigerte Empfindlichkeit gegenüber ionisierenden Strahlen auf. Die Erkrankung scheint diesbezüglich heterogen zu sein. Durch Fusion von Fibroblasten verschiedener Patienten kann eine Korrektur der erhöhten Strahlensensibilität erreicht werden; bislang sind fünf Komplementationsgruppen definiert worden.
Interessanterweise treten Chromosomenbrüche und -Translokationen nicht in zufälliger Lokalisation, sondern 40fach häufiger als erwartet an den Chromosomen 7 und 14 auf. Bei den betroffenen Regionen handelt es sich um Gene, die für die Entwicklung des Immunsystems von Bedeutung sind. So finden sich gehäuft Veränderungen in den Regionen 14q11.2 (α-Kette des T-Zell-Antigen-Rezeptor, TCR), 7q35 (β-Kette des TCR), 7q15 (γ-Kette des TCR) und 14q32 (schwere Immunglobulin-Kette). Die Gene gehören alle der sogenannten Immunglobulin-Gen-Superfamilie an. Der Verdacht, daß die Störung der DNA-Reparation insbesondere die physiologische Rekombination dieser Genfamilie betrifft, wird durch mehrere klinische Beobachtungen gestützt. Patienten mit Ataxia teleangiektatica weisen einen erhöhten Anteil γδ-TCR-tragender T-Lymphozyten im peripheren Blut auf und zeigen zudem gehäuft das Vorliegen von IgA-, IgG- und IgE-Defekten. Sowohl die Umschaltung von γδ- auf αβ-TCR-Expression wie auch von IgM- auf IgA-, G- oder E-Produktion erfordern die Deletion und anschließende korrekte Ligation größerer Gensegmente. Die Störung dieses Mechanismus könnte auch für die hohe Inzidenz lymphoretikulärer Malignome und die erhöhte Rate von Chromosomenbrüchen in nicht lymphatischen Zellen nach Bestrahlung oder Chemotherapie verantwortlich sein.
Durch Analyse von DNA-Polymorphismen konnte das für die Erkrankung verantwortliche Gen in der Chromosomenregion 11q22–23 lokalisiert werden. Mehrere für die Immunantwort relevanten Gene befinden sich in enger Nachbarschaft zu dieser Region: Thy1, CD3 und das «neural-cell-adhesion-molecule» (N-CAM). Die drei Gene gehören der Immunglobulin-Gen-Superfamilie an und könnten daher ebenfalls von dem Rekombinationsdefekt betroffen sein. Thy1 wird auf Thymozyten, Neuronen, Fibroblasten und Endothelzellen exprimiert. Dem Molekül wird die Funktion eines Adhäsionsmoleküls im Rahmen der Synaptogenese zugeschrieben. CD3 ist ein Bestandteil des T-Zell-Rezeptor-Komplexes. N-CAM zählt zu einer Gruppe von Molekülen, die für die Regulation der Zell-Adhäsion im Rahmen von neuronalen Differenzierungsprozessen von Bedeutung sind.
Es wird vermutet, daß das AT-Gen ein Protein kodiert, das entweder direkt die Rekombination der Immunglobulin Gen-Superfamilie kontrolliert oder aber hemmend auf das Wachstum von Zellen einwirkt in denen DNA-Schäden aufgetreten sind. Eine Störung von DNA-Ligationsprozessen würde dabei sowohl physiologische Rekombinationsprozesse als auch die Reparatur spontaner Chromosomenbrüche betreffen. Die klinischen Manifestationen der Erkrankung, die so unterschiedliche Systeme wie das Zentralnervensystem, das Immunsystem, die erhöhte Strahlensensitivität und das Entartungsrisiko aller Körperzellen betreffen, fänden durch diese Hypothese eine gemeinsame Erklärung.

Klinik

Die zerebelläre Ataxie manifestiert sich meist im zweiten Lebensjahr. Mit fortschreitendem Alter wird die Ataxie zunehmend deutlicher. Weitere zentralnervöse Störungen wie Choreoathetose und extrapyramidale Symptome sowie geistige Retardierung treten hinzu. Etwa ab dem dritten bis fünften Lebensjahr entwickeln sich Teleangiektasien, zunächst an den Konjunktiven, später an den Ohren, im Schulter-Hals-Bereich (Farb-Abb. FA 18, 19 auf Farbtafel III u. IV) und an den Beugeseiten der Arme. Lichtexponierte Hautregionen sind bevorzugt betroffen. Andere Veränderungen des Integuments betreffen die frühzeitige Depigmentierung der Haare, Vitiligo, Cafè-au-lait-Flecken und skleroderm-ähnliche Hautveränderungen. Die Patienten haben häufig einen progeroiden Habitus.
Endokrinologische Störungen können alle Drüsen betreffen, in über 50% wird ein insulinresistenter Diabetes mellitus beobachtet. Die Pubertät ist gelegentlich verzö-

gert, besonders bei weiblichen Patienten ist die Entwicklung der sekundären Geschlechtsmerkmale infolge hypoplastischer Ovarien unzureichend. Seltener wird auch bei Knaben ein Hypogonadismus beobachtet. Störungen der Leberfunktion (in 40–50%) sind durch frühzeitige Organverfettung und periportale Rundzellinfiltrate bedingt.

Infolge des humoralen und zellulären Immundefektes leiden die Patienten häufig schon im Kleinkindesalter an schweren bronchopulmonalen Infektionen. Das Erregerspektrum schließt Bakterien und Viren gleichermaßen ein. Nicht selten entwickeln sich bronchiektatische Lungenveränderungen.

In allen Altersgruppen besteht ein erhöhtes Risiko für die Entwicklung lymphoretikulärer oder epithelialer Malignome. Heterozygote Anlageträger sind in der Regel klinisch gesund. Allerdings ist die Sensitivität gegenüber ionisierenden Strahlen und damit auch das Entartungsrisiko deutlich höher als in der Normalbevölkerung. Heterozygote Frauen entwickeln signifikant häufiger Mammacarcinome.

Diagnose

Immunologische Untersuchungen zeigen in Abhängigkeit vom Alter unterschiedliche Grade von T- und B-Zell-Defekten. Bei voll ausgeprägtem Krankheitsbild ist die Gesamt-T-Zellzahl im peripheren Blut vermindert. Hiervon sind insbesondere $\alpha\beta$-TCR-tragende T-Zellen betroffen, der Anteil $\gamma\delta$-positiver Zellen ist dagegen erhöht. In über 50% läßt sich eine deutliche Störung der T-Helferzellen nachweisen (fehlende Hautreaktionen vom verzögerten Typ, verminderte Lymphozytenproliferation nach Stimulation mit Mitogen oder spezifischem Antigen, gestörte Lymphokin-Produktion). Recht charakteristisch ist ferner eine verminderte Aktivität zytotoxischer T-Zellen gegenüber viralen Antigenen, die auf einer Störung der Erkennungsmechanismen für Histokompatibilitätsantigene der Klasse I beruht. Die Funktion der natürlichen Killerzellen und der T-Suppressor-Zellen ist in der Regel normal. Die Thymusbiopsie ergibt fast immer dysplastisches Thymusgewebe mit embryonalen Strukturelementen.

Während die Serum IgM-Spiegel meist erhöht sind, ist die Produktion der übrigen Antikörperklassen eingeschränkt. Dabei fällt insbesondere die Unfähigkeit auf, Antikörper gegenüber viralen Antigenen zu bilden. In 70% der Fälle besteht ein selektiver IgA-Defekt, oft in Kombination mit einem IgE-Defekt. Nicht selten werden Autoantikörper gegen IgA-Moleküle beobachtet. Etwa 50% der Patienten zeigen pathologisch niedrige Serum-Werte von IgG2 und IgG4; diese sind wahrscheinlich sowohl auf die gestörte Rekombination der Immunglobulin-Gene als auch auf eine reduzierte T-Helfer-Funktion zurückzuführen. Kinder mit einem kombinierten IgG2- und IgA-Mangel haben ein besonders hohes Infektionsrisiko. Bei bis zu 80% der Patienten finden sich im Serum atypische monomere IgM-Moleküle.

Autoantikörper gegen Hirn- und Thymusgewebe lassen sich signifikant gehäuft nachweisen. Nicht selten entwickeln sich autoimmune hämolytische Anämien und Thrombozytopenien. Erhöhte Serumspiegel des α-1-Fetoprotein und des karzinoembryonalen Antigen sind für das Syndrom relativ spezifisch.

Endokrinologische Untersuchungen ergeben in zahlreichen Fällen eine verminderte 17-Ketosteroid-Ausscheidung oder eine erhöhte FSH-Sekretion im Serum. Wie oben erwähnt entwickelt etwa die Hälfte der Patienten einen insulinresistenten Diabetes mellitus. Häufig fallen Leberfunktionsteste pathologisch aus, EEG- und EKG-Untersuchungen ergeben auffällige Befunde.

Durch die kürzlich gelungene Lokalisation des AT-Gens können jetzt auch molekular-biologische Methoden (Restriktions-Fragment-Längen-Polymorphismen) in der Diagnostik eingesetzt werden. Dies ist insbesondere für die pränatale Diagnostik, die bislang auf den Nachweis einer erhöhten Radiosensitivität und Chromosomenbruchrate in Amnionzellen beschränkt war, von Bedeutung (siehe Kap. 41, Seite 310).

Differentialdiagnose

Manifestiert sich die Ataxia teleangiektatica zunächst als isolierter Immundefekt, ist ihre Abgrenzung von anderen zellulären Immundefizienzen mit gestörter Immunglobulin-Synthese schwierig. Häufig kann die Diagnose klinisch erst nach Entwicklung ataktischer Störungen oder der Teleangiektasien endgültig gestellt werden. Der Nachweis eines selektiven IgA-Defektes sowie eine pathologische Erhöhung von α-1-Fetoprotein und karzinoembryonalem Antigen erleichtern jedoch schon frühzeitig die Differenzierung.

Bei dem pathogenetisch verwandten Nijmegen Chromosomeninstabilitäts-Syndrom (siehe unten) fehlen die Ataxie und die Teleangiektasien. Die Patienten sind durch zusätzliche Symptome wie Mikrozephalie, Minderwuchs und mentale Retardierung charakterisiert.

Therapie

Bisher steht keine erfolgreiche, spezifische Therapie zur Verfügung. In wenigen Fällen konnte durch die Transplantation von fötalem Thymus oder durch Thymushormone eine Besserung des T-Zell-Defektes erzielt werden. Die Durchführung einer Knochenmarktransplantation ist nicht sinnvoll. Zwar sind die Erfahrungen damit noch gering, haben aber gezeigt, daß das Fortschreiten der neurologischen Symptome nicht aufgehalten werden kann. Bakterielle Infektionen müssen intensiv antibiotisch behandelt werden, eine antiinfektiöse Dauerprophylaxe (z. B. mit Cotrimoxazol) kann die Infektionsfrequenz vermindern. Bei Hypogammaglobulinämie ist eine Immunglobulinsubstitution (0,4 g/kg alle 3–4 Wochen), un-

ter Berücksichtigung des erhöhten Komplikationsrisikos durch Anti-IgA-Antikörper bei einem IgA-Defekt, angezeigt.
Impfungen mit Lebendviren sind kontraindiziert. Es sollten nur bestrahlte (40 Gy) Blutprodukte von CMV-freien Spendern transfundiert werden.

Prognose

Die Lebenserwartung ist trotz zunehmender neurologischer und immunologischer Beeinträchtigung insgesamt nicht schlecht. Die schwer behinderten Patienten können das Erwachsenenalter erreichen. Am häufigsten führen pulmonale Infektionen und lymphoretikuläre Tumoren zum Tode.

46.2.3 Nijmegen Chromosomeninstabilitäts-Syndrom

Definition

Die von Weemaes (1981) erstmals beschriebene, autosomal rezessiv vererbte Erkrankung ist durch das gemeinsame Auftreten von Minderwuchs, Mikrozephalie, mentaler Retardierung, Cafè-au-lait-Flecken und rezidivierenden Infektionen infolge von Störungen der B- und T-zellulären Immunfunktionen gekennzeichnet.

Pathogenese

Gemeinsam mit der Ataxia teleangiektatica und dem Bloom Syndrom wird das Nijmegen Chromosomeninstabilitäts-Syndrom der Gruppe der DNA-Reparationsdefekte zugeordnet. Möglicherweise liegen der Ataxia teleangiektatica und dem Nijmegen-Syndrom identische oder zumindest sehr ähnliche genetische Ursachen zugrunde.
Es besteht eine erhöhte Inzidenz spontaner Chromosomenbrüche, die wie bei der Ataxia teleangiektatica bevorzugt die Chromosomen 7 und 14 betreffen. Dementsprechend werden auch bei dem Nijmegen-Syndrom gehäuft Veränderungen an Genen der Immunglobulin-Gen-Superfamilie nachgewiesen. Die resultierenden immunologischen Störungen entsprechen den Befunden von Patienten mit Ataxia teleangiektatica.
Infolge des defekten DNA-Reparationsmechanismuses weisen Patientenzellen eine gesteigerte Sensitivität gegenüber ionisierenden Strahlen auf. Diese Störung ist für die erhöhte Rate lymphoretikulärer Tumoren verantwortlich, die insbesondere bei Patienten mit schwerwiegenderen immunologischen Defekten beobachtet wird. Die gesteigerte Radiosensitivität wird auch für die pränatale Diagnostik an Chorionzottenbiopsien eingesetzt (siehe Kap. 41, Seite 311).

Klinik/Diagnose

Neben den vorangehend schon genannten Symptomen Mikrozephalie, Minderwuchs und Cafè-au-lait-Flecken fallen die Patienten klinisch durch faziale Dysmorphien (Mikro-/Retro- oder Agnathie, große Nase, Hypoteleorismus, tiefsitzende Ohren), Klinodaktylie des 5. Fingers, Vitiligo, exzessive Sommersprossenbildung und Fehlbildungen des Harntraktes (Hydronephrose, Reflux) auf. Die mentale Entwicklung ist in unterschiedlichem Ausmaß beeinträchtigt.
In Abhängigkeit vom Schweregrad der vorliegenden Immundefekte treten schon im Kleinkindesalter rezidivierende Infektionen, vor allem im Bereich des Respirationstraktes, der Haut und der Nägel (Paronychien) auf. Wie bei der Ataxia teleangiektatica besteht ein erhöhtes Risiko für die Entwicklung lymphoretikulärer und epithelialer Tumoren.
Die Störungen des Immunsystems betreffen sowohl B- als auch T-zelluläre Funktionen. Bei der Mehrzahl der bisher beschriebenen Patienten besteht eine Lymphopenie, mit bevorzugter Verminderung der zirkulierenden T-Lymphozyten. Analog zu den Befunden bei der Ataxia teleangiektatica sind die Funktion der T-Helferzellen (verminderte Proliferation nach Aktivierung, gestörte Lymphokinproduktion) und die zytotoxischen Effektorfunktionen eingeschränkt. Die Serumspiegel von IgA, IgG und IgE sind vermindert, die IgM-Spiegel liegen dagegen im Normbereich. Die Patienten bilden nach Immunisierung in der Regel keine spezifischen Antikörper. Bezüglich des Auftretens von Auto-Antikörpern liegen für das Nijmegen-Syndrom bisher keine Daten vor.

Differentialdiagnose

Genetisch kann das Nijmegen Chromosomeninstabilitäts-Syndrom nicht von der Ataxia teleangiektatica differenziert werden. Die Abgrenzung wird klinisch durch das Fehlen der Ataxie und Teleangiektasien, sowie dem Nachweis der oben beschriebenen Dysmorphien und körperlichen und mentalen Entwicklungsstörungen erleichtert.

Therapie

Eine spezifische Therapie der Erkrankung ist nicht möglich. Die immunologischen Störungen können theoretisch durch eine Knochenmarktransplantation korrigiert werden. Eine Verbesserung der übrigen Symptome ist allerdings nicht zu erwarten. Bei Vorliegen einer Hypogammaglobulinämie ist die Immunglobulin-Substitution (0,4 g/kg Körpergewicht), unter Berücksichtigung des erhöhten Komplikationsrisikos in Zusammenhang mit einem IgA-Defekt, indiziert. Die Frequenz bakterieller Infektionen kann zudem durch eine antiinfektiöse Dauerprophylaxe (z. B. mit Cotrimoxazol) vermindert werden.

46.2.4 ICF-Syndrom

Definition

Das Akronym «ICF» beschreibt die drei Hauptsymptome des autosomal-rezessiv vererbten Krankheitsbildes: Immundefekte variabler Ausprägung, Zentromer-Heterochromatin-Instabilität und faziale Dysmorphien (Kieback, 1992).

Pathogenese

Im Unterschied zu anderen Chromosomen-Instabilitäts-Syndromen (siehe Ataxia teleangiektatika, Nijmegen-Syndrom, Bloom-Syndrom und Fanconi-Anämie) besteht bei dem ICF-Syndrom eine vermehrte Brüchigkeit der Zentromer-Heterochromatinregionen der Chromosomen 1, 9, 16 und seltener auch des Chromosoms 2. Die Veränderungen reichen von leichter Despiralisierung der Zentromerregion bis zur kompletten Trennung von p- und q-Armen der Chromosomen. Die auffälligsten chromosomalen Anomalien sind vielarmige Konfigurationen, die durch Duplikation und/oder Deletion von p- und q-Armen entstehen. Der für die Erkrankung verantwortliche Gendefekt ist nicht bekannt. Es wird vermutet, daß während der DNA-Replikation «cross-link»-Ereignisse oder Austauschvorgänge stattfinden, die die regelrechte Segregation von Schwester-Chromatidsegmenten verhindern. Da bevorzugt die Chromosomen 1, 9 und 16 betroffen sind, weisen die Zentromere und/oder Heterochromatine dieser Chromosomen möglicherweise bislang unbekannte strukturelle Homologien auf. Alternativ werden partielle Endoreplikationen oder Infektionen mit Viren, die sich spezifisch in die Zentromerregionen integrieren können, wie z. B. Herpes simplex 2 oder Hepatitis B-Virus, als Ursache der chromosomalen Veränderungen diskutiert. Eine infektiöse Genese erscheint allerdings aufgrund des familiären Auftretens der Erkrankung weniger wahrscheinlich.

Der Zusammenhang der chromosomalen Anomalien mit den immunologischen Funktionsstörungen ist nicht geklärt. Die betroffenen Chromosomen 1, 9 und 16 kodieren keine bekannten für das T-zelluläre Immunsystem relevanten Gene. Möglicherweise führt die Expression der chromosomalen Anomalien in Lymphozyten zu einer Störung des Proliferationsverhaltens immunkompetenter Zellen.

Klinik/Diagnose

Neben den fazialen Dysmorphien (Hypertelorismus, Epikanthusfalten, eingesunkene Nasenwurzel, tiefsitzende Ohren, Makroglossie und Mikro-, Retro- oder totale Agnathie) fallen die Patienten durch einen postnatalen Minderwuchs, Hepatosplenomegalie, makrozephale Kopfkonfiguration und die Entwicklung eines Hydrozephalus internus und/oder externus auf. Die mentale Entwicklung, insbesondere die Sprachentwicklung, ist bei der Mehrzahl der betroffenen Kinder deutlich beeinträchtigt.

Schon in den ersten Lebensmonaten besteht eine erhöhte Infektanfälligkeit. Diese manifestiert sich durch Ernährungsschwierigkeiten bei schweren, therapieresistenten Diarrhoen und rezidivierende Infektionen des Respirationstraktes. Überzufällig häufig wird bei den Patienten eine Chorioretinitis beobachtet.

Die Mehrzahl der Patienten weist eine Lymphopenie mit Verminderung der T-Zellen und einer leicht erhöhten Zahl zirkulierender B-Lymphozyten auf. In einigen Fällen wird zudem eine Anämie infolge einer eingeschränkten Erythropoese beobachtet. Sonographisch oder radiologisch kann eine deutliche Verkleinerung des Thymusorgans nachgewiesen werden. Hautteste fallen negativ aus. Die Proliferation von T-Lymphozyten nach Stimulation mit Mitogenen (PHA, ConA) ist vermindert. Eine spezifische Stimulation durch Antigene oder allogenetische Zellen ist nicht möglich. Immer besteht eine Hypogammaglobulinämie mit Verminderung aller Immunglobulinklassen, Isohämagglutinine fehlen. Nur in Ausnahmefällen wurde die Bildung spezifischer Antikörper in sehr geringen Titern nach Vakzination beschrieben.

Zytogenetisch können die vorangehend beschriebenen chromosomalen Anomalien in kultivierten Lymphozyten nachgewiesen werden. Fibroblastenkulturen sind dagegen in der Regel unauffällig.

Differentialdiagnose

Durch den Nachweis der charakteristischen chromosomalen Veränderungen an den Chromosomen 1, 9 und 16 kann die Erkrankung gut von anderen Chromosomen-Instabilitäts-Syndromen und Immundefekten mit fazialen Dysmorphien abgegrenzt werden.

Therapie

Ein wesentliches Problem stellt die orale Ernährung der Patienten dar. In der Mehrzahl der Fälle war eine langfristige parenterale Ernährung erforderlich. Durch regelmäßige Substitution mit Immunglobulinen (0,4 g/kg alle 3 Wochen) kann eine deutliche Verringerung der Frequenz schwerwiegender Infektionen erreicht werden.

Prognose

Es sind sowohl Knaben wie Mädchen betroffen. Die Prognose ist schwierig zu beurteilen, da die bisher beschriebenen neun Patienten noch Kinder sind. Der älteste Patient verstarb mit 12 Jahren, zwei weitere Kinder im Säuglingsalter infolge schwerer respiratorischer Infektionen. Ein erhöhtes Risiko für die Entwicklung von Malignomen, wie bei anderen Chromosomen-Instabilitäts-

Syndromen, wurde bisher beim ICF-Syndrom nicht beschrieben.

46.2.5 Wiskott-Aldrich Syndrom

Definition

Das X-chromosomal rezessiv vererbte Syndrom ist durch die Trias Thrombozytopenie, Ekzem und rezidivierende opportunistische Infektionen infolge eines meist kombinierten Immundefektes charakterisiert.
Bei etwa der Hälfte der Patienten kann eine positive Familienanamnese erhoben werden. Die übrigen Fälle treten sporadisch auf. Es erkranken nur Knaben. Die Inzidenz beträgt etwa 4 Patienten auf 10^6 Lebendgeborene.

Pathogenese

Die Größe der Thrombozyten und auch der T-Lymphozyten ist bei Patienten mit Wiskott-Aldrich Syndrom deutlich vermindert. Eine Splenektomie führt in der Regel zur Normalisierung dieses Befundes. Die biochemische Analyse von Membranproteinen ergab, daß auf der Membran beider Zellpopulationen ein Glykoprotein von 115 000 Dalton (Gp 115) vermindert ist. Aufgrund des hohen Gehaltes an Sialinsäure wurde das Molekül Sialophorin genannt. Neuere Untersuchungen belegen die Identität von Sialophorin mit dem CD43-Molekül. CD43 wird auf T-Zellen, Phagozyten, einem kleinen Teil von B-Zellen, NK-Zellen und auf Thrombozyten exprimiert. Das Molekül ist in einen alternativen Aktivierungsweg von T-Lymphozyten eingebunden. Da CD43 auf Chromosom 16p11.2 kodiert ist, das Wiskott-Aldrich-Gen dagegen auf Chromosom Xp11.3 lokalisiert wurde, kann die gestörte CD43-Expression nicht den primären Defekt der Erkrankung darstellen. Zudem ist offensichtlich nicht die Biosynthese des Moleküls eingeschränkt, sondern vielmehr der proteolytische Abbau von CD43 gesteigert. Möglicherweise wird dieser Prozeß durch das Wiskott-Aldrich-Gen kontrolliert. Die Störung der Membranstruktur könnte für den vermehrten Umsatz von Thrombozyten und T-Zellen in der Milz verantwortlich sein. Darüber hinaus fallen die Patienten durch das Unvermögen auf, spezifische Antikörper gegen Polysaccharid-Antigene zu bilden. Diese Funktion ist von einer, nicht T-Zell-Rezeptor vermittelten, Hilfe durch T-Lymphozyten abhängig. CD43 stellt möglicherweise einen unspezifischen Polysaccharid-Rezeptor auf T-Zellen für die Aktivierung der B-Zell-Antwort dar.
Wenn auch der ursächliche Defekt der Erkrankung bisher nicht gesichert ist, steht mit dieser Hypothese erstmals eine einheitliche Erklärung für das gemeinsame Auftreten von immunologischen und hämatologischen Störungen zur Verfügung (Rosen, 1989). Erwähnenswert ist weiterhin, daß bei einem Teil der Patienten auch eine verminderte Expression der Glykoproteine GPIa und Ib auf der Thrombozytenmembran beobachtet wurde.

Klinik

Eine ausgeprägte Thrombozytopenie kann schon bei Geburt bestehen. Sie führt häufig bereits in der Neugeborenenperiode zum Auftreten petechialer Blutungen (s. Farb-Abb. FA 20 auf Farbtafel IV). Im weiteren Verlauf überwiegen gastrointestinale und auch intrakranielle Blutungen. Infekte treten meist nach dem sechsten Lebensmonat auf. Sie sind vor allem durch Pneumokokken, Meningokokken, Hämophilus influenzae oder Pneumocystis carinii verursacht. Typisch sind Otitis media, Pneumonien, Septikämien und Meningitiden. Im späteren Lebensalter treten virale Infektionen, wie disseminierte Herpes-Infektionen hinzu. Varizellen-Infektionen verlaufen oft schwer. Das Ekzem, das in seiner Morphe und Lokalisation einer atopischen Dermatitis entspricht, entwickelt sich in den ersten Lebensmonaten. Andere allergische Manifestationen können im weiteren Verlauf der Erkrankung hinzutreten. Autoimmunphänomene wie die Entwicklung einer chronischen Arthritis, Vaskulitiden oder eine Coombs-positive hämolytische Anämie sowie Neutro- und Thrombopenien sind nicht selten. Die drastisch erhöhte Inzidenz lymphoretikulärer Malignome ist möglicherweise Folge der gestörten Immunregulation.

Diagnose

Die Bestimmung der Thrombozytenzahl ergibt regelmäßig Werte zwischen 5000 und 100 000/µl. Ihre Größe ist auf die Hälfte reduziert, ebenso ist ihre Aggregationsfähigkeit vermindert. Gelegentlich wird eine Eosinophilie nachgewiesen.
Die Störung der humoralen Immunität manifestiert sich im Verlauf des ersten Lebensjahres. Die B-Zellzahl im peripheren Blut liegt im Normbereich. Während die IgG-Serumspiegel keine pathologische Veränderung zeigen, ergeben sich für IgA und IgE häufig erhöhte Werte. Der IgM-Spiegel ist dagegen immer erniedrigt. Trotz der erhöhten Immunglobulin-Produktion ist die Bildung spezifischer Antikörper eingeschränkt. Besonders auffällig ist das Unvermögen, IgM-Antikörper nach Stimulation mit Polysaccharid-Antigenen zu bilden. Das Fehlen der Isohämagglutine im Serum liefert daher einen wesentlichen diagnostischen Hinweis. Paraproteine oder monoklonale IgG-Banden können ebenfalls, wenn auch selten, vorkommen.
Die T-Zell-Immunität ist anfänglich normal. Erst im Verlauf mehrerer Jahre nimmt die Zahl und die Funktion der T-Lymphozyten zunehmend ab. Schwere Lymphopenien werden erst nach dem sechsten Lebensjahr gesehen. Die histologische Untersuchung von Lymphknoten und Milz zeigt dann auch eine Zellverarmung der T-Zell-abhängigen Regionen. Hautreaktionen vom verzögerten Typ sind nur schwach auslösbar oder fehlen vollständig. Die Ab-

stoßung allogener Transplantate ist verzögert. Während in vitro die T-Zell-Proliferation nach Mitogenstimulation nur gering vermindert ist, besteht eine stark eingeschränkte spezifische Immunantwort gegenüber Antigenen, wie z. B. Tetanus-Toxoid und in der gemischten Lymphozytenkultur. Die Funktion der zytotoxischen T-Zellen ist mit Fortschreiten der Erkrankung zunehmend gestört. Offensichtlich sind auch Monozyten verändert, in etwa 50% der Fälle fehlt diesen Zellen der Fcγ-Rezeptor (Rezeptor für das kristallisierbare Fragment von IgG).

Elektronenmikroskopisch weisen T-Lymphozyten von Patienten mit Wiskott-Aldrich Syndrom eine signifikante Verminderung der Mikrovilli auf der Zellmembran auf (Molina, 1992). Dieser Befund kann in der pränatalen Diagnostik eingesetzt werden. Durch die bekannte Lokalisation des verantwortlichen Gens auf Chromosom Xp11.3 bietet sich darüber hinaus die Möglichkeit, mittels Analyse von RFLP eine pränatale Diagnostik durchzuführen, falls ein Indikatorfall vorliegt und die Mutter als Erbträgerin identifiziert werden kann (siehe Kap. 41 Seite 310).

Differentialdiagnose

Die idiopathische thrombozytopenische Purpura (ITP) kann durch die Bestimmung der Thrombozytengröße gut abgegrenzt werden. Darüber hinaus leiden Patienten mit ITP gewöhnlich nicht unter Störungen der Immunglobulinsynthese. Neuerdings besteht auch die Möglichkeit der Untersuchung der Membranglykoproteine. Der Symptomenkomplex von Thrombozytopenie, reduzierter Plättchengröße und -funktion, erhöhter IgE-Spiegel, fehlende Isohämagglutinine, Glykoproteindefekt, Ekzem und positive Familienanamnese sollte eine frühe Diagnose des Syndroms ermöglichen.

Therapie

Die Therapie muß sich an den führenden Symptomen orientieren: Infektionen sollten intensiv antibiotisch behandelt werden. Die zusätzliche intravenöse Gabe von Immunglobulinen ist von Nutzen.

Durch eine Kuhmilch- und Ei-freie Diät läßt sich das Ekzem oft zufriedenstellend kontrollieren. Systemische Kortikosteroide sollen zur Behandlung des Ekzems bzw. einer Autoimmun-Thrombozytopenie zurückhaltend angewendet werden, da sie eine zusätzliche Immunsuppression zur Folge haben. Die Splenektomie führt zwar zu einer Normalisierung der Thrombozytenzahl (im Säuglingsalter oft nur transitorisch), beinhaltet aber auch das Risiko schwerster, oft letal verlaufender Infektionen durch Pneumokokken oder Hämophilus. Die Indikation ist daher mit Vorsicht zu stellen und sollte nur bei mit Steroiden und Azathioprin voll austherapierten, nicht mehr suffizient substituierbaren Autoimmun-Thrombozytopenien erwogen werden. Eine anschließende antibiotische Dauerprophylaxe mit Penicillin (100 000 IE/kg/d in 3 ED) und Cotrimoxazol (6 mg/kg/d Trimethoprim in 2 ED) ist notwendig (bezüglich antibiotischer Prophylaxe und Impfungen siehe Kap. 50, Seite 397).

Die besten therapeutischen Ergebnisse lassen sich durch Knochenmarktransplantationen erzielen. Die Erfolgsquote HLA-identischer Transplantationen beträgt weltweit jetzt ca. 90%. Auch HLA-haploidentische Transplantationen sind erfolgreich durchgeführt worden. Nach der Transplantation kommt es zur Normalisierung der T- und B-Zell-Funktion, zum Abklingen des Ekzems und zum Ansteigen der Thrombozytenzahlen (s. Kap. 43 Seite 325).

Prognose

Während früher die Lebenserwartung bei etwa 6 Jahren lag, hat sich die Prognose heute infolge aggressiver antibiotischer Therapie und des frühen Einsatzes der Knochenmarktransplantation deutlich verbessert. Todesfälle sind in etwa 60% auf Infektionen, in 30% auf akute Blutungen und in 5% auf Malignome zurückzuführen. Alle Patienten haben ein etwa 100fach erhöhtes Risiko für die Entwicklung lymphoretikulärer Malignome, häufig mit ZNS-Beteiligung. Myeloische Leukämien treten beim Wiskott-Aldrich-Syndrom signifikant häufiger auf als bei anderen Immundefekten.

46.2.6 Immundefekt mit dysproportioniertem Minderwuchs

Definition/Pathogenese

Drei verschiedene Immundefizienzen sind bei der autosomal rezessiv vererbten Erkrankung beschrieben. Typ I entspricht einem schweren kombinierten Immundefekt (Saulsberry, 1975), Typ II einem isolierten T-Zell-Defekt (Lux, 1970) und Typ III einem B-Zell-Defekt (Gatti, 1969). Alle Patienten fallen durch einen dysproportionierten Minderwuchs (short limbed dwarfism) auf. Ein Pathomechanismus, der das gleichzeitige Vorkommen von meso-, ektodermalen Entwicklungsstörungen und Immundefizienz erklärt, ist bislang nicht bekannt.

Klinik/Diagnose

Die Klinik variiert in Abhängigkeit von der Ausprägung des Immundefektes. Patienten mit einem kombinierten Immundefekt leiden unter schwersten viralen, bakteriellen, mykotischen und parasitären Infektionen. Sie versterben in der Mehrzahl innerhalb des ersten Lebensjahres. Kinder mit Typ II oder Typ III sind dagegen überraschend gut lebensfähig. Die Symptome des Typ II entsprechen grundsätzlich denen anderer primärer T-Zell-Defekte, zusätzlich erkranken die Patienten jedoch übermäßig häufig an schweren bronchopulmonalen Infektionen bakterieller Genese. Schwere Komplikationen sind das Auftreten einer Varizellen-Infektion oder nicht beherrschbare Infektionen nach Impfung mit Lebendviren. Die Klinik und das Erregerspektrum von Typ III sind dem der humoralen Immundefekte vergleichbar.

Alle drei Patientengruppen besitzen im Vergleich zum Stamm recht kurze Extremitäten. Im Gegensatz zur Achondroplasie ist der Kopf in der Regel normal groß. Schon in der Säuglingsperiode können die Patienten durch überschüssige Hautfalten im Nacken und im Bereich der Gelenke auffallen. Kinder mit Typ II haben charakteristischerweise spärlichen, dünnen Haarwuchs. Der Haardurchmesser ist vermindert, mikroskopisch fällt eine gestörte Pigmentierung des Haarschaftes auf. Der Typ II wird daher auch als *Knorpel-Haar-Dysplasie* bezeichnet. Radiologisch werden an den langen Röhrenknochen im Bereich der Metaphysen irreguläre und unscharf begrenzte Sklerosen sowie zystische Veränderungen gesehen.

Die Ergebnisse der immunologischen Abklärung differieren in Abhängigkeit vom vorliegenden Syndromtyp: Typ I geht mit einem kompletten Ausfall der T- und B-Zell-Funktion einher, Typ III entspricht einer Agammaglobulinämie. Typ II mit isoliertem T-Zell-Defekt ist durch negative Hautreaktionen vom verzögerten Typ sowie fehlenden Reaktion der T-Zellen nach Stimulation mit Mitogen oder Antigen charakterisiert. Die Zahl der peripheren T-Zellen kann normal oder auch vermindert sein.

Therapie/Prognose

Das therapeutische Vorgehen orientiert sich am vorliegenden Immundefekt. Beim Typ III genügt die Substitution von Immunglobulinen. Bei Typ I und gelegentlich auch bei Typ II kann der Immundefekt durch eine Knochenmarktransplantation erfolgreich therapiert werden. Die Transplantation hat keinen Einfluß auf den Minderwuchs. Alternativ oder auch begleitend kann bei dem Typ II eine Therapie mit Thymushormonen erwogen werden.

Die Prognose von Patienten mit isoliertem T-Zelldefekt (Typ II) ist recht gut. Die Patienten können bis zu 50 Jahre alt werden.

46.2.7 Chronische Mukokutane Candidiasis

Definition

Bei der Erkrankung handelt es sich um ein heterogenes Krankheitsbild, das durch die Kombination von chronischen Pilzinfektionen der Haut, Nägel und Schleimhäute, Defekten der zellulären Immunität und multiplen Endokrinopathien autoimmunologischer Genese charakterisiert ist (Übersicht bei Asherson, 1980).

Pathogenese

Eine eindeutige Pathogenese der heterogenen Erkrankung ist nicht gesichert. Wahrscheinlich liegen verschiedenartige Ursachen vor, die lediglich zu ähnlichen klinischen Symptomen führen. Für manche Fälle wird ein autosomal rezessiver Erbgang angenommen.

Der für die Krankheit verantwortliche immunologische Defekt betrifft vor allem immunregulatorische Funktionen der T-Lymphozyten und die Lymphokinproduktion. Darüber hinaus sind aber auch Störungen der humoralen Immunität und der Makrophagen beschrieben worden. Hieraus resultiert eine funktionelle Insuffizienz der Lymphozyten-Makrophagen-Achse mit besonders vermehrter Anfälligkeit gegenüber Pilzinfektionen.

Einem Teil der Fälle liegt möglicherweise auch ein Enzymdefekt zugrunde (siehe Carboxylase-Defekt). Alternativ wird eine Blockade der zellulären Immunfunktionen durch hohe Spiegel zirkulierender Immunkomplexe mit Candida-Antigen diskutiert (Jorizzo, 1982). Gewöhnlich lassen sich bei den Patienten sehr hohe Antikörper-Titer gegen Candida-Antigen nachweisen. Zum Teil wird kurz vor der Manifestation der immunologischen Erkrankung eine akute oder chronische Virushepatitis beobachtet.

Die begleitenden endokrinologischen Ausfälle gehen mit hohen Autoantikörper-Titern gegen das betroffene Drüsengewebe einher. Hierfür ist wahrscheinlich eine gestörte oder mangelhafte Kontrolle der Antikörperproduktion durch T-Helfer- oder T-Suppressorzellen verantwortlich.

Klinik

Die Erkrankung kann sich initial als mukokutane Candidiasis oder als Endokrinopathie entwickeln. Oft manifestieren sich die verschiedenen Komponenten der Erkrankung erst im Abstand von mehreren Jahren. Das klinische Erscheinungsbild erweist sich daher als außerordentlich variabel.

Candidainfektionen sind gewöhnlich erstmals innerhalb der ersten beiden Lebensjahre zu beobachten und betreffen vor allem die Haut (Farb-Abb. FA 21, 22 auf Farbtafel IV), Schleimhäute und Nägel. In schweren Fällen kommt es zur Ausbildung granulomatöser Entzündungsherde. Das Risiko einer systemischen Candidainfektion ist dagegen überraschend gering. Infektionen durch andere Pilze sind selten. Da der Immundefekt selektiv die Reaktivität gegenüber Candida betrifft, besteht kein erhöhtes Risiko für virale oder bakterielle Infektionen.

Endokrinopathien entwickeln etwa 20% der Patienten. Die am häufigsten zu beobachtende endokrinologische Störung ist ein Hypoparathyreoidismus. Die resultierende Hypokalzämie führt zu tetanischen Krampfanfällen. Erste Hinweise auf einen ebenfalls nicht seltenen Morbus Addison ergeben sich durch eine auffällige Hyperpigmentation von Haut und Schleimhäuten. Hypothyreose, Diabetes mellitus oder Ausfall der ACTH-

Produktion sind weitere mit der Erkrankung einhergehende Endokrinopathien. Die Ovarialfunktion ist äußerst selten betroffen. Auch Störungen der Hämatopoese wie perniziöse Anämie oder Eisenmangelanämie treten in einem Teil der Fälle auf. Sehr selten entwickelt sich eine Lungenfibrose, eine chronische Keratokonjunktivitis oder eine Blepharitis. Relativ häufig kommt es zum Auftreten einer Alopezie.

Diagnose

Es besteht eine selektive Anergie der verzögerten Hautreaktion gegenüber Candida-Antigen. Die Gesamtlymphozytenzahl im peripheren Blut kann normal oder leicht vermindert sein. Bei Überprüfung der T-Zellfunktionen ergibt sich in der Regel eine normale Reaktivität gegenüber Mitogenen, allogenen Zellen oder spezifischen Antigenen. Eindeutig dagegen ist der Ausfall der T-Zell-Antwort nach Stimulation mit Candida-Antigen: Die spezifische Zellproliferation oder/und die Produktion von Lymphokinen (z.B. MIF) ist pathologisch erniedrigt. Eine gestörte Funktion der T-Suppressorzellen wird nur bei einem Teil der Patienten nachgewiesen. Das humorale Immunsystem ist in der Regel intakt. Die Immunglobulinspiegel liegen im Normbereich, die Produktion spezifischer Antikörper ist nicht beeinträchtigt. Sehr häufig finden sich bei manifester Candidiasis exzessiv hohe Antikörpertiter gegen Candida-Antigen. Selten wird zusätzlich ein selektiver IgA-Defekt oder/und ein IgG_2-IgG_4-Mangel beobachtet. Störungen der Makrophagenfunktion (Chemotaxis, Phagozytose) und des Komplementsystems sind in einigen Fällen beschrieben worden.

Die endokrinologischen Störungen machen weitere Untersuchungen erforderlich. Hierzu gehören die Bestimmung der Serumelektrolyt- und Hormonspiegel sowie hormonelle Funktionsteste. Da sich die Endokrinopathien im Verlauf von Jahren entwickeln, sollten die Patienten diesbezüglich in mittelfristigen Abständen regelmäßig überprüft werden. Bei klinischer Manifestation einer Endokrinopathie, lassen sich in der Regel immer entsprechende organspezifische Autoantikörper im Serum nachweisen.

Differentialdiagnose

Grundsätzlich können Kinder, die durch eine chronische Candidiasis auffallen, an einer Reihe verschiedener immunologischer Störungen leiden. Entscheidend für die Diagnose einer chronischen mukokutanen Candidiasis ist der Nachweis eines selektiven Defektes der T-Zell-Reaktivität gegenüber Candida. Beim primären Hypoparathyreoidismus, der häufig mit einer Candidiasis einhergeht, ist der selektive T-Zell-Defekt nicht nachweisbar. Patienten mit Di George Syndrom, die ebenfalls an einem Hypoparathyreoidismus leiden, sind durch die übrigen charakteristischen Symptome und die Manifestation des Hypoparathyreoidismus in der Neugeborenenperiode leicht abzugrenzen.

Differentialdiagnostische Probleme bestehen dagegen eher gegenüber dem Krankheitsbild der autoimmunen Polyendokrinopathien. Beide Krankheitsbilder weisen bezüglich Anamnese, Klinik und Laborbefunden Parallelen auf. Es ist nicht ausgeschlossen, daß beiden Erkrankungen ähnliche immunologische Störungen zugrunde liegen. Allerdings ist die chronische Candidiasis kein obligates Symptom der autoimmunen Polyendokrinopathie.

Therapie

Die endokrinologischen Störungen machen eine Substitutionstherapie erforderlich. Bislang existieren keine therapeutischen Möglichkeiten, der progredienten Entwicklung endokrinologischer Ausfälle entgegenzuwirken.
Die Wirksamkeit der Therapie mit Transferfaktor ist nicht zuverlässig belegt (Kirkpatrick 1988). Die chronischen Pilzinfektionen können mit andauernder Gabe von Antimykotika (z.B. Itrakonazol) behandelt werden.

Prognose

Die Prognose der Erkrankung ist insgesamt deutlich besser als die anderer primärer T-Zell-Defekte. Die rezidivierenden Candidainfektionen stellen keine akute Bedrohung dar, sondern sind besonders eine psychische Belastung für die kleinen Patienten und ihre Eltern. Todesfälle sind vor allem auf die endokrinen Ausfälle zurückzuführen. Haupttodesursache ist eine akute Addison-Krise.

46.2.8 Mangel an Biotin-abhängigen Carboxylasen

Definition

Unter dem Begriff wird eine Gruppe seltener Immundefekterkrankungen zusammengefaßt, die auf Störungen im Stoffwechsel verzweigtkettiger Aminosäuren zurückzuführen sind und mit einer Anhäufung von organischen Säuren im Organismus einhergehen. In Abhängigkeit vom Manifestationsalter wird eine neonatale von einer juvenilen Form unterschieden (Baumgartner, 1984; Fischer, 1982).

Pathogenese

Ursache der Erkrankung ist eine verminderte Aktivität der vom Coenzym Biotin abhängigen Carboxylasen (Cowan, 1979): Methylcrotonyl-CoA-, Acetyl-CoA-, Pyruvat- und Proponyl-CoA-Carboxylase.
Während für die neonatale Form wahrscheinlich eine fehlende Holocarboxylase-Synthetase-Aktivität verantwortlich ist, wird bei der juvenilen Form ein Defekt der Biotinidase, welche Biotin aus Biocytin regeneriert, ver-

mutet. Verminderung der enteralen Resorption sowie eine pathologisch erhöhte renale Ausscheidung von Biotin sind ebenfalls beobachtet worden. Wahrscheinlich liegt ein autosomal rezessiver Erbgang vor. Zumindest in einigen Familien wurde bei Verwandten von Patienten eine Reduktion der Biotinidase-Aktivität auf etwa 50% der Norm nachgewiesen.

Die Störungen der Immunfunktionen sind möglicherweise durch eine Einschränkung der Prostaglandin-Synthese in Monozyten bedingt. Das für die Bildung der Prostaglandin-Vorstufen essentielle Malonyl-CoA steht aufgrund der verminderten Acetyl-CoA-Carboxylase-Reaktion nur in ungenügender Menge zur Verfügung. Prostaglandine wiederum stellen wichtige Mediatoren für immunregulatorische Funktionen dar.

Klinik

Klinisch manifestiert sich die Erkrankung durch eine chronische mukokutane Candidiasis, Ataxie, muskuläre Hypotonie, Krampfanfälle, Keratokonjunktivitis und erhöhte Ausscheidung von β-Methylcrotonylglycerin, Methylzitrat, 3-β-Hydroxyisovalerat und β-Hydroxypropionat im Urin. Eine mehr oder weniger beeinträchtigte T-Zell-Funktion ist immer nachweisbar. Besteht gleichzeitig ein B-Zell-Defekt kann sich das klinische Bild eines kombinierten Immundefektes entwickeln.

Diagnose

Das gleichzeitige Auftreten von Alopezie und Krampfanfällen sollte immer an diese Erkrankung denken lassen. Die Stoffwechselstörung kann durch die Urinanalyse der Metabolite sowie durch Bestimmung der Holocarboxylase und der Biotinidase Aktivitäten im Serum gesichert werden.

Immunologische Störungen betreffen vor allem das T-Zellsystem (negative Hautteste, fehlende Reaktion gegenüber Candida-Antigen, fehlende Suppressor-Aktivität). Die T-Zell-Antwort gegenüber Mitogenen und anderen spezifischen Antigenen sowie die zytotoxische Funktion sind in der Regel nicht gestört. Die T-Zellzahl im peripheren Blut ist normal oder leicht vermindert. Bei einigen Patienten wurde ein selektiver IgA-Defekt und eine fehlende Produktion spezifischer Antikörper gegenüber kapseltragenden Bakterien beobachtet. Infolge der verminderten Prostaglandin-Synthese sind vor allem immunregulatorische Funktionen der Makrophagen gestört.

Mittels Amniozentese kann eine pränatale Diagnostik des Enzymdefektes in Fibroblasten durchgeführt werden.

Therapie

Obwohl nicht für alle Formen des Krankheitsbildes in der Literatur berichtet, erscheint ein Therapieversuch mit Biotin gerechtfertigt. Die Gabe von Biotin (10 mg/kg/d) führt zu einer Reduktion der im Urin nachweisbaren Metabolite sowie zur Besserung der Alopezie, Ataxie und chronischen Candidiasis. Bei bereits pränatal gesicherter Diagnose ist die intrauterine Gabe (mittels Chordozentese) von Biotin an den Feten möglich.

46.2.9 Orotazidurie: Mangel an Orot-Phosphoribosyl-Transferase (OPRT)- und/oder Orotidin 5′-Phospho-Decarboxylase (ODC)

Definition

Die autosomal rezessiv vererbten Störungen des Pyrimidinstoffwechsels sind durch Wachstums- und Entwicklungsverzögerungen, psychomotorische Retardierung und eine T-zelluläre Funktionsstörung variabler Ausprägung charakterisiert (Suttle, 1989).

Pathogenese

Der Aktivitätsverlust der Enzyme OPRT und/oder ODC führt zu einer Synthesestörung von Uridin-5-Monophosphat und anderer Pyrimidin-Nukleotide. Daraus resultiert eine Akkumulation von Pyrimidin-Nukleosid-Vorstufen (Orotsäure und Orotidin-5-Monophosphat). Die toxischen Metabolite scheinen, ähnlich wie beim PNP-Defekt, selektiv das T-Zell-System zu schädigen.

Klinik/Diagnose

Häufig manifestiert sich die Erkrankung durch eine megaloblastäre Anämie. Zu den weiteren Symptomen zählen schwere Entwicklungsverzögerung, psychomotorische Retardierung, erhöhte Orotsäureausscheidung im Urin und Malabsorptionssymptomatik. Die Patienten leiden an einem T-Zell-Defekt unterschiedlicher Ausprägung. Diese Variabilität wird auf Restaktivitäten der beiden Enzyme zurückgeführt. Es besteht eine erhöhte Infektanfälligkeit gegenüber viralen und bakteriellen Erregern. Der Schweregrad des Immundefektes zeigt mit zunehmendem Alter eine deutliche Progredienz. Die T-Zellzahl im peripheren Blut ist vermindert, funktionelle Teste wie Hautteste oder die Mitogen- und Antigen-induzierte Lymphozytenproliferation fallen in der Regel pathologisch aus. Die Funktion der zytotoxischen T-Lymphozyten ist eingeschränkt. Das humorale Immunsystem ist normalerweise nicht betroffen. Allerdings wurde eine verminderte Immunglobulin-Synthese von B-Lymphozyten nach in vitro-Stimulation mit Pokeweed-Mitogen beschrieben.

Der spezifische Enzymdefekt kann durch Aktivitätsmessung in Erythrozyten sowie durch Bestimmung der erhöhten Ausscheidung von Orotsäure und Orotidin-5-Phosphat im Urin nachgewiesen werden. Heterozygote Anlageträger, die klinisch gesund sind, weisen etwa die Hälfte der Enzymaktivität auf. Eine pränatale Diagnose ist durch die Untersuchung der Enzymaktivitäten in Amnionzellen möglich.

Therapie

Durch Gabe von Uridin (100–200 mg/kg/d per os) kann eine Besserung der neurologischen Symptome und auch der immunologischen Störungen erreicht werden. Entscheidend ist der frühzeitige Therapiebeginn, um irreversible Schädigungen des ZNS und Immunsystems zu vermeiden.

Prognose

Bei früh einsetzender Therapie ist die Prognose der Patienten nicht schlecht. Verläufe bis ins frühe Erwachsenenalter sind beschrieben. Auf die Lebensqualität nehmen vor allem die neurologischen Ausfälle Einfluß.

46.2.10 Lymphoproliferatives Syndrom

Definition

Bei dem sehr seltenen X-chromosomal vererbten lymphoproliferativen Syndrom (Synonym: Purtilo-Syndrom) besteht ein selektiver Ausfall der Immunantwort gegenüber Epstein-Barr Virus (EBV). Die Erkrankung manifestiert sich als schwere oder fatal verlaufende Mononukleose bei erworbenem zellulärem Immundefekt (Sullivan, 1989).

Pathogenese

Der zu Grunde liegende Defekt ist nicht genau bekannt. Es wird vermutet, daß eine defekte T-Zellreaktion gegenüber EBV-transformierten B-Lymphoblasten für die Immunpathologie des Syndroms verantwortlich ist. Alternativ wird eine erhöhte Resistenz von EBV-transformierten B-Zellen gegenüber zytotoxischen T-Zellen diskutiert. Während vor Auftreten der Virusinfektion keine immunologischen Ausfälle bestehen, weisen T-Lymphozyten von erkrankten Patienten eine Störung der γ-Interferon-Produktion nach Aktivierung mit Epstein Barr-Virus auf.
In der Frühphase der Erkrankung kommt es zunächst zu einer Infiltration lymphatischer Organe durch Lymphoblasten und Plasmazellen. Die EBV-infizierten B-Zellen können durch aktivierte T-Lymphozyten nicht suffizient eliminiert werden. Stattdessen führt die T-Zell-Aktivierung im weiteren Verlauf zu einer schweren Destruktion des lymphatischen Gewebes, insbesondere des Thymusorgans. Histologisch gleicht der Thymus in dieser Phase dem Bild einer schweren GvHD-Reaktion. Die Zerstörung des Thymus hat eine Zellverarmung der T-Zellabhängigen Regionen in peripheren lymphatischen Organen zur Folge. Ein ähnlicher Mechanismus wird auch für die Schädigung des Knochenmarks und der Leber verantwortlich gemacht.

Mittels Untersuchung von Restriktions-Fragment-Längen-Polymorphismen (RFLP) konnte der Gendefekt in der Region Xq26–27 lokalisiert werden.

Klinik / Diagnose

Etwa 60% der Patienten versterben an der primären EBV-Infektion. Akute Todesfälle sind in der Mehrzahl auf eine foudroyant verlaufende Lebernekrose zurückzuführen. Es erkranken nur Knaben. Überlebende entwickeln eine chronisch persistierende EBV-Infektion. Das Auftreten einer Knochenmark-Aplasie mit dem zytologischen Bild einer lymphohistiozytären Hämophagozytose führt in der Regel innerhalb von 4 Wochen zum Tode. Die Entwicklung einer Hypogammaglobulinämie (25%), maligner B-Zell-Lymphome (25%) oder einer globalen zellulären Immundefizienz, welche die T-, B- und NK-Zellen betrifft, gehören zu den weiteren Kennzeichen der Erkrankung.

Im peripheren Blut imponiert eine Lymphozytose mit atypischen Lymphozyten. Das CD4/CD8-Verhältnis ist zu Gunsten der CD8-Zellen verschoben. Die Funktion der zytotoxischen T-Zellen, insbesondere gegenüber EBV-infizierten Zellen, und die NK-Zell-Funktion sind jedoch gestört. Initial sieht man häufig eine polyklonale Immunglobulinvermehrung im Serum. Die progrediente Entwicklung der Hypogammaglobulinämie wird auf die Induktion von Suppressorzellen zurückgeführt. Da die Patienten keine spezifischen Antikörper gegen Virus-Kern-Antigen (EBNA) und nur selten heterophile Antikörper bilden, ist der serologische Nachweis der EBV-Infektion oft schwierig. Lediglich in der Frühphase können IgM-Antikörper gegen Virus-Capsid-Antigen (VCA) dokumentiert werden, IgG-Antikörper dieser Spezifität sind dagegen selten. Die Familienanamnese ergibt regelmäßig die Angabe von schwersten oder tödlichen EBV-Infektionen bei männlichen Verwandten der Mutter. Konduktorinnen weisen zudem häufig erhöhte, persistierende EBV-spezifische Antikörpertiter auf.

Die Identifikation von Risikopatienten ist schwierig, da vor Ausbruch der Erkrankung keine eindeutigen immunologischen Störungen bestehen. Eine Möglichkeit besteht im sogenannten Bakteriophagentest: Einige Patienten der Risikogruppe sind nicht in der Lage nach Stimulation mit dem Bakteriophagen Φ X 174 von IgM- auf IgG-Antikörper-Produktion umzuschalten. Durch Lokalisation des genetischen Defektes in der Region Xq26–27, sollte es allerdings in Zukunft möglich sein, Konduktorinnen und präsymptomatische (EBV-seronegative) Knaben mittels RFLP-Analyse zu diagnostizieren (siehe Kap. 41 Seite 308).

Therapie / Prognose / Differentialdiagnose

Bislang existiert keine befriedigende Therapie für erkrankte Knaben. Die Prognose ist durchweg schlecht, keiner der Patienten hat bisher das 40. Lebensjahr erreicht. Als erfolgreichste Maßnahme hat sich die prophylaktische Gabe von Immunglobulinpräparaten bei Anlageträgern sofort nach deren Identifikation erwiesen. Obwohl die Erkrankung aufgrund des Vererbungsmodus nur bei Knaben auftritt, sind zwischenzeitlich identische Verläufe auch bei weiblichen Patientinnen beschrieben worden. Differentialdiagnostisch müssen lymphohistiozytäre Erkrankungen, die mit ähnlicher klinischer Symptomatik einhergehen, wie z. B. die familiäre Lymphohistiozytose (Morbus Farquhard), abgegrenzt werden.

46.2.11 Störungen der T-Zell-Aktivierung

Zu dieser Gruppe gehören fünf, erst in den letzten Jahren neu beschriebene Immundefekte. Sie betreffen die Struktur des T-Zell-Rezeptors, den Signalübertragungsapparat und T-zelluläre Aktivierungsmechanismen.

T-Zell-Antigen-Rezeptor / CD3-Defekt

Definition

Die bisher in drei Familien beobachtete Erkrankung ist durch die mangelhafte Expression eines funktionsfähigen T-Zell-Antigen-Rezeptor (TCR)-CD3-Komplexes charakterisiert.

Pathogenese

Der TCR-CD3-Komplex setzt sich aus mindestens sieben Polypeptidketten zusammen. Jeweils zwei Ketten ($\alpha\beta$ oder $\gamma\delta$) bilden den antigen-spezifischen TCR. Dieser ist auf der Zellmembran nicht-kovalent mit vier monomorphen CD3-Proteinen ($\gamma,\delta,\epsilon,\zeta$) assoziiert, die der Übertragung des Aktivierungssignals vom TCR in das Innere der Zelle dienen. Die Bildung des TCR-CD3-Komplexes erfolgt intrazellulär. In dieser Phase ist der Komplex passager mit der CD3-ω Kette verbunden, die jedoch vor der Expression auf der Zellmembran wieder abgespalten wird. Ein intrazellulärer Transportmechanismus garantiert, daß normalerweise ausschließlich der komplette TCR-CD3-Komplex auf der Zellmembran exprimiert wird.
Die Ursache des Defektes liegt bei einer betroffenen Familie in der verminderten Produktion und mangelhaften Assoziation der CD3-ζ Kette mit den übrigen Elementen des Komplexes. Während intrazellulär unreife TCR-CD3-Komplexe (CD3-$\gamma\delta\epsilon$) nachweisbar sind, ist die Reifung und der Transfer funktionsfähiger Formen auf die Zelloberfläche gestört (Alarcon, 1990). Im peripheren Blut finden sich lediglich 2–12% reife T-Zellen, die den TCR-CD3-Komplex in extrem niedriger Dichte tragen. Die übrigen T-Zellen sind zwar CD2 und CD4 oder CD8 positiv, infolge des TCR-CD3-Mangels aber nicht zu spezifischen immunologischen Funktionen fähig. Da der Defekt bei zwei Brüdern beobachtet wurde, zwei weitere Geschwister (Bruder und Schwester) aber gesund waren, wird ein autosomal-rezessiver Erbgang vermutet.
In einer weiteren Familie konnte die fehlende Expression des TCR-CD3-Komplexes auf einen Translationsdefekt der ϵ-Kette des CD3-Moleküls zurückgeführt werden (Le Deist, 1991). Eine zusätzliche Störung der Translation von CD3-γ-Kette und DD3-δ-Kette wurde vermutet. Während mittels Northern-Blot-Analyse eine mRNA für alle drei Ketten nachweisbar war, fehlten die entsprechenden Proteine sowohl im Plasma als auch auf der Zellmembran. Nur auf wenigen Lymphozyten konnte eine drastisch verminderte ($< 10\%$) Expression der TCR-CD3-komplexes beobachtet werden. Bei einem der drei betroffenen Knaben wurden zwei unabhängige Punktmutationen des die CD3-ϵ-Kette kodierenden Gens als Ursache der gestörten Translation ermittelt (Soudais, 1993). Da eine Mutation von der Mutter die andere jedoch vom Vater vererbt worden war ist der Erbgang der Erkrankung bislang unklar.
Neuere Untersuchungen berichten von einer weiteren Familie in der Mutationen der CD3-γ-Kette beobachtet wurden (Arnaiz-Villena, 1992). Auch bei dieser Erkrankung wurden die Mutationen sowohl von mütterlicher als auch von väterlicher Seite vererbt. Bei zwei Kindern dieser Familie konnte eine partiell gestörte Expression des TCR/CD3-Komplexes nachgewiesen werden. Allen TCR-tragenden Zellen fehlte die CD3-γ-Kette, der Anteil TCR-tragender T-Zellen war auf unter 50% vermindert. Interessanterweise führte die Abwesenheit der CD3-γ-Kette nicht zu einer vollständigen Störung der Expression des TCR/CD3-Komplexes wie bei den anderen TCR-Defekten beschrieben. Die Beobachtung, daß beide Patienten eine signifikant verminderte Zahl von CD8-positiven T-Lymphozyten aufwiesen, führte zu der Vermutung, daß das CD8-Molekül bei der Antigen-Erkennung mit der γ-Kette des CD3-Komplexes interagiert.

Klinik / Diagnostik / Therapie

Klinisch manifestiert sich der Defekt im ersten Lebensjahr durch Gedeihstörung, chronische Diarrhoe und rekurrierende bronchopulmonale Infektionen. Die schwere Malabsorptionssymptomatik geht mit dem Verlust der normalen Darmschleimhaut einher. Assoziierte Autoimmunphänomene beinhalten den Nachweis von Autoantikörpern (gegen Mitochondrien, glatte Muskulatur, Darmepithel) und die Entwicklung einer autoimmunen hämolytischen Anämie. Pyogene Infektionen, chronische Candidiasis oder ein Ekzem gehören nicht zu den typischen Symptomen. Impfungen mit attenuierten Lebendviren (Masern, Mumps, Röteln und Polio) werden zunächst komplikationslos toleriert, führen allerdings im weiteren Verlauf zu persistierenden Infektionen.
Die periphere T-Zellzahl liegt im Normbereich. Die Expression des TCR-CD3-Komplexes ist stark reduziert, die der übrigen T-Zell-Marker normal. Während die T-

Zell-Aktivierung über den TCR mittels Mitogenen, spezifischen Antigenen (Tetanus-Toxoid) oder allogenen Zellen defekt ist, können die Zellen über alternative Mechanismen (anti-CD2, Phorbolester in Kombination mit einem Mitogen wie z. B. PHA) zur Proliferation stimuliert werden. Die Thymusstruktur ist rudimentär und lymphozytenarm, Hassall'sche Korpuskel fehlen. Die humorale Immunität ist kaum beeinträchtigt. Die B-Zellzahl und die Serumimmunglobulinspiegel sind normwertig. Spezifische Antikörper sind nur in niedrigen Titern nachweisbar.

Bezüglich der Expression des Immundefektes scheint eine (genetische) Heterogenität zu bestehen. Während ein Patient im Alter von 3 Jahren unter dem Bild eines schweren Immundefektes verstarb, war der Bruder klinisch gesund und wies lediglich die phänotypischen und funktionellen T-Zell-Veränderungen auf.

Wenn bisher auch noch nicht klinisch erprobt, sollten die Defekte durch Knochenmarktransplantation korrigierbar sein.

Rezeptor-Signalübertragungs-Defekt

Definition

Die Erkrankung ist gekennzeichnet durch schwere rekurrierende Infektionen, eine gestörte oder fehlende zelluläre und humorale Immunfunktion bei quantitativ und phänotypisch normalen T-Lymphozyten (Chatila, 1989).

Pathogenese

Der Immundefekt beruht auf einer defekten Kopplung membranständiger Rezeptoren an Signalübertragungsproteine.

Die normale Übertragung eines Aktivierungssignals benötigt drei Komponenten: den Rezeptor (z. B. TCR-CD3, CD2, CD43), ein Übertragungsprotein G (Guanosintriphosphat-bindendes Protein) und die katalytische Einheit (z. B. Proteinkinase C) im Zellinneren. Die Stimulation des Rezeptors führt über Protein G zur Aktivierung der Phospholipase C, welche ihrerseits Botenstoffe wie Diacylglycerol oder Inositoltriphosphat generiert. Diese Mediatoren aktivieren die Proteinkinase C und vermitteln eine intrazelluläre Calcium-Mobilisation.

Der Defekt ist durch eine mangelhafte Kopplung von Rezeptorstrukturen und Protein G bedingt. T-Zellen des Patienten können weder über den TCR-CD3-Komplex noch über alternative Wege (CD2, CD43) aktiviert werden. Im Gegensatz dazu führen Substanzen, die den ersten Abschnitt der Signalübertragung umgehen, wie z. B. Phorbol-Myristat-Azetat, das Calciumionophor Ionomycin oder Aluminiumfluorid, zur regelrechten Aktivierung und Proliferation der T-Zellen.

Obwohl auch andere Zellen grundsätzlich diesen Signalübertragungsweg benutzen, ist der Defekt ausschließlich auf T-Lymphozyten beschränkt. Die Ursache der Störung ist nicht bekannt.

Klinik/Diagnose/Therapie

Der von Chatila beschriebene Patient erkrankte im ersten Lebensjahr an schweren rezidivierenden Infektionen des Respirationstraktes. Zu den weiteren Symptomen zählten eine autoimmun-hämolytische Anämie und die Entwicklung eines Hodgkin Lymphoms.

Die Lymphozytenzahl im peripheren Blut war normal, T-Lymphozyten wiesen phänotypisch keine Auffälligkeiten auf. Die Proliferationsantwort der T-Zellen nach Stimulation mit Mitogenen, spezifischem Antigen (Tetanus, Diphtherie, Candida) oder monoklonalen Antikörpern (anti-CD3, -CD2, -CD43) blieb aus, weder Interleukin 2 noch der Interleukin 2 Rezeptor wurden synthetisiert. Die B-Zellzahl und die Ig-Serumspiegel lagen im Normbereich. Allerdings war die Produktion spezifischer Antikörper, wahrscheinlich infolge der gestörten T-Helfer-Funktion, defekt. Die Funktionen von NK-Zellen und Monozyten waren normal.

Die Prognose der Erkrankung ist zur Zeit nicht zuverlässig zu beurteilen, der betroffene Patient ist mittlerweile 10 Jahre alt. Grundsätzlich sollte die Erkrankung durch Knochenmarktransplantation heilbar sein.

Interleukin 2/Interleukin 2-Rezeptor-Synthesedefekt

Definition

Bei der Erkrankung handelt es sich um einen kombinierten Immundefekt mit primärer Einschränkung der zellulären Immunität, infolge einer selektiven Störung der Interleukin 2 (IL2) Synthese und der Expression des Interleukin 2 Rezeptors (Doi, 1988).

Pathogenese/Klinik/Diagnose

Nach Stimulation der T-Lymphozyten bleibt die Produktion von IL2 sowie die Expression des IL2-Rezeptors aus. Andere Lymphokine, wie z. B. Interleukin 6 oder γ-Interferon, werden dagegen in normaler Menge gebildet. Hierdurch und auch durch das Unvermögen, den Defekt durch alternative Aktivierungswege zu umgehen, unterscheidet sich das Krankheitsbild vom Signalübertragungsdefekt. Da Patientenzellen über normale Gene für IL2 und den IL2-Rezeptor verfügen, in der Northern-Blot Analyse jedoch keine Expression der Gene auf RNA-Ebene nachgewiesen werden kann, wird eine selektive Störung der Transkription dieser Gene vermutet. Die Ursache ist nicht bekannt.

Klinisch manifestiert sich die Erkrankung mit dem Bild eines schweren kombinierten Immundefektes durch rezidivierende Infektionen und die Entwicklung eines Ekzems. Im peripheren Blut besteht eine Lymphopenie,

insbesondere der Anteil der CD4-positiven T-Helferzellen ist vermindert. In vitro Funktionsteste der T-zellulären Immunfunktion und Hautteste fallen pathologisch aus. Das B-Zell-System ist primär nicht gestört, kann aber im weiteren Verlauf zunehmend mitbetroffen sein.
Da die Erkrankung bisher bei mehreren Mitgliedern einer Familie nachgewiesen wurde (zwei Brüder und deren Vater) ist ein autosomal-rezessiver Erbgang möglich.

Therapie/Prognose

Außer der Möglichkeit einer Knochenmarktransplantation existiert bisher keine spezifische Therapie für den Transkriptionsdefekt.
Die Prognose entspricht grundsätzlich der anderer kombinierter Immundefekte.

Interleukin-1-Rezeptor/IL-2-Synthese-Defekt

Definition

Zu den charakteristischen Symptomen der Erkrankung zählen schwere rezidivierende Infektionen und Gedeihstörung in Zusammenhang mit einem zellulären Immundefekt (Chu, 1984).

Pathogenese/Klinik/Diagnose

Die wesentliche Störung des Immunsystems besteht in der fehlenden Interleukin 2-Synthese nach Aktivierung der T-Zellen.
Klinisch manifestiert sich die Erkrankung durch rezidivierende virale und bakterielle Infektionen. Die Patienten leiden zudem unter Gedeihstörungen. Möglicherweise liegt eine X-chromosomale Vererbung vor, da drei Brüder des betroffenen Knaben mit ähnlicher klinischer Symptomatik verstorben sind.
Bezüglich der Zahl von B- und T-Zellen, sowie der Verteilung der T-Zell-Subpopulationen im peripheren Blut bestehen keine Auffälligkeiten. Im Gegensatz dazu ist die Proliferation von T-Zellen nach Stimulation mit Mitogenen oder spezifischen Antigenen, infolge der fehlenden Synthese von Interleukin 2, defekt. Hautteste fallen negativ aus. Die humorale Immunität ist nicht beeinträchtigt.
Grundsätzlich bestehen Ähnlichkeiten zum Signalübertragungsdefekt. Allerdings kann die gestörte T-Zell-Proliferation durch Zugabe von exogenem Interleukin 2 rekonstituiert werden. Dies setzt die regelrechte Expression des Interleukin 2-Rezeptors und ein funktionsfähiges Signalübertragungssystem voraus. Es wird vermutet, daß ein vermindertes Ansprechen der T-Zellen auf Interleukin 1, ein Monozyten-Lymphokin, das T-Zellen als Startsignal für die Aktivierung dient, die eigentliche Ursache des Defektes darstellt. Für einen primären Interleukin 1-Rezeptor-Mangel spricht der Nachweis einer reduzierten Interleukin 1-Absorption durch stimulierte Patientenzellen. Die Interleukin 1-Synthese durch Monozyten ist normal.
Der Immundefekt sollte durch Knochenmarktransplantation permanent korrigierbar sein. Diese ist der ebenfalls möglichen regelmäßigen Substitution von rekombinantem Interleukin 2 (Pahwa, 1989) vorzuziehen.

Transkriptionsdefekt von Lymphokin-Genen

Definition

Das Krankheitsbild ist durch einen schweren kombinierten Immundefekt infolge der verminderten Produktion mehrerer Lymphokine (IL-2, IL-3, IL-4, IL-5 und γ-Interferon) charakterisiert (Geha, 1991).

Pathogenese/Klinik/Diagnose

Trotz einer normalen Zahl zirkulierender T-Lymphozyten und einem unauffälligen Phänotyp der T-Zell-Subpopulationen besteht ein kombinierter Immundefekt mit komplettem Ausfall der T-zellulären Funktionen und Entwicklung einer sekundären Hypogammaglobulinämie. Nach Stimulation über den T-Zell-Antigen-Rezeptor/CD3-Komplex (mittels mitogener anti-CD3-Antikörper) oder über CD2 bleibt die proliferative Antwort, ungeachtet der normalen Expression des IL-2-Rezeptors, aus. Lediglich mit polyklonalen Stimulatoren wie z.B. dem Mitogen PHA kann eine geringe Proliferation der T-Zellen ausgelöst werden. In der Northern-Blot-Analyse wird eine drastisch verminderte Expression der mRNA für IL-2, IL-3, IL-4, IL-5 und γ-Interferon nachgewiesen. Dadurch unterscheidet sich dieser Immundefekt eindeutig von den vorangehend beschriebenen Krankheitsbildern mit bevorzugter Störung der IL-2-Produktion. Andere Zytokine wie GM-CSF, TNF oder IL-6 werden in normaler Menge gebildet. Die verminderten mRNA-Spiegel sind durch eine gestörte Induktion der Transkription von Lymphokin-Genen bedingt. Neuere Untersuchungen, die auf der Transfektion eines Reporter-Gens basieren (Castigli, 1993), stützen die These, daß für die fehlende Transkription der Lymphokin-Gene eine defekte Bindung der Transkriptions-Komplexes NF-AT an die «Enhancer»-Regionen der entsprechenden Lymphokin-Gene verantwortlich ist. Die Ursache des Defektes ist bisher nicht bekannt. In vitro kann die defekte Immunantwort durch Substitution mit rekombinantem IL-2 rekonstituiert werden.
Die von Geha et al. beschriebene 4jährige Patientin fiel im Alter von zwei Monaten durch Gedeihstörung, kompliziert verlaufende Varizellen-Infektion und rezidivierende Infektionen mit opportunistischen Keimen (Pneumocystis carinii) auf. Neben den vorangehend genannten T-zellulären Funktionsausfällen bestand eine ausgeprägte Hypogammaglobulinämie. Hautteste fielen auch in fortgeschrittenem Alter immer negativ aus. Die verminderte Lymphokin-Produktion wird in vitro nach Stimulation

mit Mitogenen (PHA, ConA) oder mit PMA und Calciumionophor entweder direkt durch quantitative Bestimmung der Lymphokine im Kulturüberstand oder mittels Northern-Blot-Analyse nachgewiesen.

Therapie/Prognose

Die zweimalig durchgeführte Transplantation mit haploidentischem Knochenmark war bei der Patientin nicht erfolgreich. Dagegen konnte durch Einleitung einer intravenösen Substitutionstherapie mit IL-2 (Pahwa, 1989), trotz des Ausfalls mehrerer Lymphokine, eine Normalisierung der T-Zell-Funktion sowie eine gesteigerte γ-Interferon-Produktion und eine deutliche Besserung der Infektanfälligkeit erreicht werden.

46.2.12 Seltene Erkrankungen mit partiellen T-Zell-Defekten

Bei einer Vielzahl seltener Erkrankungen werden Teilausfälle der zellulären Immunität beobachtet. Dabei handelt es sich um komplexe Syndrome aufgrund von Stoffwechselstörungen oder chromosomaler Aberrationen. Ohne Anspruch auf Vollständigkeit sind solche Erkrankungen in Tabelle 46/1 aufgeführt.

Acrodermatitis enteropathica

Der autosomal rezessiv vererbte **Zink-Mangel (Acrodermatitis enteropathica)** manifestiert sich meist im ersten Lebensjahr. Die Patienten entwickeln zunächst perioral und an den Akren, später auch am Stamm ekzematöse und vesikobullöse Hautveränderungen. Zu den weiteren Symptomen zählen Konjunktivitis, Blepharitis, Alopezie, Nagelatrophie und eine schwere Diarrhoe mit Malabsorption.
Für die gestörte Resorption des Spurenelementes Zink wird das *Fehlen eines zinkbindenden Transportproteins* im Dünndarm verantwortlich gemacht.
Immunologisch haben die Patienten sowohl Funktionsstörungen der T-Zellen als auch einen Chemotaxisdefekt der neutrophilen Granulozyten (Chandra, 1980). Klinisch besteht eine erhöhte Infektanfälligkeit gegenüber bakteriellen, viralen und parasitären Erregern. 70% der Patienten leiden unter einer chronischen mukokutanen Candidiasis.
Die Diagnose wird durch die Bestimmung des Serum-Zink-Spiegels und der alkalischen Phosphatase, einem Zink-abhängigen Enzym, gestellt. Als charakteristisch wird das Auftreten pleomorpher, zum Teil konfluierender Granula in den Paneth'schen Körnerzellen des Dünndarms angesehen. Elektronenmikroskopisch weisen die Granula degenerative Strukturveränderungen auf. Die Prognose der Erkrankung ist sehr gut. Trotz des zugrundeliegenden Resorptionsdefektes führt orale Zinksubstitution (1–2 mg/kg/die in Abhängigkeit von Zink-Serumspiegeln und Aktivität der alkalischen Phosphatase) zur Besserung aller klinischen Symptome. Wahrscheinlich liegt in der Mehrzahl der Fälle nur eine partielle Resorptionsstörung vor, die durch eine hochdosierte Substitution kompensiert werden kann. Grundsätzlich kann auch ein nutritiver Zinkmangel zur gleichen Symptomatik führen.

Zellweger Syndrom

Das sehr seltene, autosomal rezessiv vererbte **Zellweger Syndrom (zerebrohepatorenales Syndrom)** ist durch neurologische Auffälligkeiten infolge zerebraler Fehlbildungen, Hepatomegalie, Cholestase, Leberzirrhose, Hämosiderose, Nierenzysten und erhöhte Infektanfälligkeit charakterisiert. Immunologisch findet sich eine T-zelluläre Funktionsstörung. Für die Pathogenese des Krankheitsbildes scheint primär ein metabolischer Defekt (*fehlende Peroxysomen* in Leber und Nierenzellen, *Katalasedefekt*, gestörte mitochondrale Oxydation) verantwortlich zu sein. Zusätzlich besteht ein Mangel an Phosphatidyl-Äthanolamin-Plasmalogen, eines Hauptphospholipid der Zellmembran, der auf eine verminderte Aktivität der *Dihydroxyaceton-Phosphat-Azetyltransferase* zurückgeführt wird. Sowohl die Störungen des Energiestoffwechsels als auch die strukturellen Veränderungen der Zellmembran infolge des Plasmalogen-Mangels könnten zu der Entwicklung des Immundefektes beitragen. Die exakten pathogenetischen Zusammenhänge, die zur Entwicklung der immunologischen Störungen führen sind allerdings nicht zuverlässig geklärt. Die Diagnose des Zellweger-Syndroms kann durch den laborchemischen Nachweis einer Erhöhung von gesättigten und einfach ungesättigten, langkettigen Fettsäuren (C_{24}–C_{30}), sowie erhöhter Eisen- und Kupfer-Spiegeln im Serum zusätzlich gestützt werden. Die Kinder versterben meist im ersten Lebensjahr (Hong, 1981).

Schwartz-Jampel-Syndrom

Das ebenfalls sehr seltene **Schwartz-Jampel-Syndrom (Myotonia chondrodystrophica)** manifestiert sich im 1. Lebensjahr und ist langsam progredient. Zu den Symptomen zählen eine typische Gesichtsdysmorphie (Blepharospasmus, kurzes Philtrum, schmaler, spitzer Mund, Mikrogenie, spärliche Mimik), Kleinwuchs mit verzögerter Knochenreifung, Skelettanomalien (Femurepiphysendysplasie, Wirbelabplattung, Kyphoskoliose) und Myotonie, die zu einer progredienten Muskelschwäche und zu sekundären Kontrakturen führt. Neben einem häufig vorliegenden IgA-Mangel lassen sich bei diesen Patienten in variabler Ausprägung komplexe Störungen der zellulären und humoralen Immunität nachweisen (Mollica, 1979). Die Ursache der immunologischen Störungen ist nicht bekannt.

Bloom-Syndrom

Kinder mit **Bloom-Syndrom** (Weemaes, 1991) fallen durch Wachstumsretardierung, Gesichtserythem und Teleangiektasien an lichtexponierten Hautregionen auf. Häufig bestehen auch Cafè-au-lait Flecken. Männliche Patienten haben einen Hypogonadismus und sind infertil. Der begleitende Immundefekt weist eine große Variabilität auf, die von einer isolierten Hypogammaglobulinämie bis zum Ausfall der T-Zell-Funktion und der konsekutiven Entwicklung eines schweren kombinierten Immundefektes reicht. Die Zahl peripherer CD3-tragender T-Zellen ist vermindert, das Verhältnis von CD4-positiven T-Helferzellen zu CD8-positiven zytotoxischen T-Zellen in der Regel normal. Funktionell besteht eine verminderte proliferative Antwort der T-Zellen gegenüber Mitogenen und allogenetischen Stimulatorzellen. Die Hypogammaglobulinämie betrifft alle Immunglobulin-Klassen, allerdings wird mit zunehmendem Alter eine Normalisierung der IgA- und IgG-Spiegel beobachtet. Die IgM-Spiegel sind dagegen immer erniedrigt. Die verminderte Immunglobulin-Produktion wird auf eine gestörte B-Zell-Differenzierung und den Ausfall der T-Zell-vermittelten Helferfunktion zurückgeführt. Bei einem Teil der Patienten wird zusätzlich ein NK-Zell-Defekt nachgewiesen. Infolge der immunologischen Störungen leiden die Patienten an Gedeihstörungen und schweren Infektionen viraler und mykotischer Genese. Pathogenetisch wird ein defekter DNA-Reparationsmechanismus angenommen (*Mangel an DNA-Ligase Typ I*). Bei Patientenzellen kann in Kultur eine *erhöhte Chromosomenbrüchigkeit* nachgewiesen werden. Im Unterschied zur Ataxia teleangiektatica und zum Nijmegen-Syndrom ist die Rate mitotischer «crossing over» gesteigert. Eine spezifische Therapie besteht nicht. Bei Vorliegen einer Hypogammaglobulinämie mit entsprechender Klinik sollte eine Substitutionstherapie durchgeführt werden.

Die Prognose ist relativ günstig, die Mehrzahl der bisher beschriebenen Patienten hat das Erwachsenenalter erreicht. Im Gegensatz zu anderen Erkrankungen mit erhöhter Chromosomen-Instabilität, weisen Patienten mit Bloom-Syndrom mit zunehmendem Alter keine progrediente Verschlechterung sondern eine zunehmende Besserung der immunologischen Störungen auf. Für die Prognose bedeutend ist allerdings das signifikant erhöhte Risiko für die Entwicklung maligner Tumoren.

Fanconi-Anämie

Bei der **Fanconi-Anämie** (Byrom, 1984) handelt es sich um eine autosomal-rezessive Erkrankung, die durch Defekte der Knochenentwicklung, Panmyelopathie, geistige Retardierung, erhöhte Chromosomenbruchrate und einen Immundefekt charakterisiert ist. Das Krankheitsbild wird den Chromosomen-Instabilitäts-Syndromen zugeordnet. Zu den klinischen Symptomen zählen im einzelnen Minderwuchs, eine Hypo- oder Aplasie des radialen Strahls, vermehrte Pigmentierung der Haut (u. a. Cafè-au-lait Flecken), Mikrozephalus und geistige Retardierung, hyperchrome-makrozytäre Anämie, Leukozyto- und Thrombozytopenie, sowie Fehlbildungen an Herz und Nieren. Der Immundefekt in Form einer Hypogammaglobulinämie und variablen T-zellulären Funktionsstörungen manifestiert sich zwischen dem 5. und 10. Lebensjahr durch erhöhte Infektanfälligkeit. Die Ursache des Defektes ist weitgehend unbekannt. Ein *DNA-Reparationsdefekt (möglicherweise Mangel an DNA-Ligase Typ I)* wird vermutet. Patientenzellen weisen eine erhöhte spontane Chromosomenbruchrate auf, für die auch eine verminderte Aktivität der erythrozytären Superoxid-Dismutase verantwortlich gemacht wird. Wie bei anderen Erkrankungen mit DNA-Reparationsdefekten besteht eine gesteigerte Sensitivität gegenüber Chemotherapeutika und ionisierenden Strahlen (siehe Ataxia teleangiektatika, Nijmegen Chromosomeninstabilitäts-Syndrom und Bloom-Syndrom). Homozygote und Heterozygote sind durch ein signifikant erhöhtes Malignomrisiko belastet.

Pränatal kann die Diagnose durch den Nachweis der verminderten Reparatur Diepoxybutan-induzierter Chromosomenbrüche in kultivierten Amnion- oder Chorionzottenzellen gestellt werden.

Die schlechte Prognose wird vor allem durch die progressive Panmyelopathie bestimmt. Therapeutisch ist die HLA-identische Knochenmarktransplantation erfolgreich, jedoch infolge der gesteigerten Zytostatika- und Strahlensensibilität mit einem erhöhten Nebenwirkungsrisiko belastet.

Chromosomenaberrationen

Mehrere **numerische Chromosomenaberrationen** gehen mit Störungen der zellulären Immunität einher. Als wichtigstes Krankheitsbild ist hier die **Trisomie 21 (Down-Syndrom)** (Güttler, 1979) zu nennen. Neben den bekannten charakteristischen Dysmorphiezeichen, einer geistigen Retardierung, dem Auftreten von kardialen und gastrointestinalen Fehlbildungen leiden die Patienten an variablen Störungen der humoralen und zellulären Immunität.

Immunologisch kann eine Störung der T-Zell-Maturation dokumentiert werden. Als Ursache wird ein Mangel an humoralen Thymusfaktoren, die die intrathymische Ausreifung kontrollieren, angenommen. Der Thymus dieser Patienten ist abnorm klein und lymphozytenarm. Darüber hinaus weisen Monozyten, infolge einer erhöhten Sensitivität gegenüber hemmenden Einflüssen von γ-Interferon, eine gestörte Differenzierung zu Makrophagen auf. Der Immundefekt manifestiert sich meist schon im Kleinkindesalter durch erhöhte Infektanfälligkeit. Die T-Zellzahl im peripheren Blut ist erniedrigt, Proliferationsteste fallen pathologisch aus. Der Anteil der B-Zellen ist dagegen normal oder erhöht. Die Serumspiegel für IgA und IgM sind subnormal, während die IgG-Spiegel leicht erhöht sein können. Zusätzlich wird häufig ein Chemotaxisdefekt mononukleärer Zellen nachgewiesen. Die NK-Zell-Aktivität ist erhöht. Möglicherweise infolge der immunologischen Störungen besteht für Patienten mit Trisomie 21 ein 15fach erhöhtes Leukämierisiko sowie eine erhöhte Inzidenz für das Auftreten anti-thyroidaler Antikörper.

Auch bei Patienten mit **Trisomie 18** (Lewis, 1964) und **partieller Trisomie 8q** (Townes, 1978) konnte in einigen Fällen eine erhöhte Infektanfälligkeit infolge einer zellulären Immundefizienz beobachtet werden. Klinisch erinnern beide Krankheitsbilder an das Di George Syndrom. Zu den charakteristischen Symptomen zählen faziale Dysmorphien (Mikrozephalus, Hyperteleorismus, dysplastische Ohren, prominente Nasenwurzel, Lippen-Kiefer-Gaumen-Spalte, Mikro-/Retrogenie), kardiale (Septumdefekte, Fallot'sche Tetralogie), gastrointestinale (Ösophagusatresie, Malrotation, Omphalozele) und urogenitale (Hufeisenniere, Kryptorchismus) Fehlbildungen. Patienten mit Trisomie 18 weisen zudem bei Geburt eine typische Fingerhaltung mit fixierter Flexion aller Finger und Überkreuzung des V. über den IV. und des II. über den III. Finger auf. Die Ausprägung der immunologischen Störungen ist variabel und betrifft vor allem das T-zelluläre Immunsystem. Mittels Chromosomen-Analyse ist die differentialdiagnostische Abgrenzung gegenüber dem Di George Syndrom problemlos möglich.

Die partielle Trisomie 8q liegt meist als Mosaik vor. Infolge der Beeinträchtigung multipler Organsysteme ist die Lebenserwartung von Patienten mit Trisomie 18 bzw. partieller Trisomie 8q gering, nur wenige Kinder erreichen das 10. Lebensjahr. Die Infektanfälligkeit von Patienten mit chromosomalen Aberrationen wird symptomatisch therapiert, eine Knochenmarktransplantation ist nicht indiziert.

Literatur

Alarcon, B., C. Terhorst, A. Arnaiz-Vilena, P. Perez Aciga, J. R. Regueira: Congenital T-cell-receptor deficiency in man. Immunodef. Rev. 2(1), 1–16 (1990).

Ammann, A. J., D. W. Wara, M. J. Cowan, D. J. Barrett, R. Stiehm: The Di George Syndrome and the Fetal Alcohol Syndrome. Am. J. Dis. Child. 136, 906–908 (1982).

Arnaiz-Villena, A., M. Timon, A. Corell, P. perez-Aciego, J. M. Martin-Villa, J. R. Regueiro: brief report: Primary immunodeficiency caused by mutations in the gene encoding the CD3γ subunit of the T lymphocyte receptor. New Engl. J. Med. 327: 529–533 (1992).

Asherson, G. L., A. D. B. Webster: Diagnosis and treatment of immunodeficiency diseases. Oxford: Blackwell Scientific 1980.

Baumgartner, R., T. Sourmala, H. Wick, J. P. Bonjour: Biotin-responsive multiple carboxylase deficiency (MCD). Deficient biotinidase activity associated with renal loss of biotin. J. Inher. Metab. Dis. 7, 123–125 (1984).

Belohradsky, B. H.: Thymusaplasie und -hypoplasie mit Hypoparathyreoidismus, Herz- und Gefäßmißbildungen (Di George Syndrome). In: Ergebnisse der Inneren Medizin und Kinderheilkunde. 54, 35–105 (1985).

Byrom, N. A., J. R. Hobbs: Thymic factor therapy. Raven Press, New York 1984.

Carey, A. H., D. Kelley, S. Halford, R. Wadey, D. Wilson, D. Goodship, J. Burn, T. Paul, A. Sharkey, J. Dumanski: Molecular genetic study of the frequency of monosomy 22q11 in Di George syndrome. Am. J. Hum. Genet. 51: 964–970 (1992).

Castigli, E., R. Pahwa, R. A. Good, R. S. Geha, T. A. Chatila: Molecular basis of a multiple lymphokin deficiency in a patient with severe combined immunodeficiency. Proc. Natl. Acad. Sci. USA, 90: 4728–4732 (1993).

Chandra, R. K.: Acrodermatitis enteropathica: Zinc levels and cell-mediated immunity. Pediatrics 66, 789–792 (1980).

Chatila, T., R. Wong, M. Young, R. Miller, C. Terhorst, R. S. Geha: An immunodeficiency characterized by defective signal transduction in T lymphocytes. N. Engl. J. Med. 320, 696–702 (1989).

Chu, E. T., L. J. Rosenwasser, C. A. Dinarello, F. S. Rosen: Immunodeficiency with defectiv T-cell response to Interleukin 1. Proc. Natl. Acad. Sci. USA 81, 4945–4949 (1984).

Cowan, M. J., D. W. Wara, S. Packman: Multiple biotin-dependent carboxylase deficiencies associated with defects in T- and B-cell immunity. Lancet 1, 115–118 (1979).

Doi, S., O. Saiki, T. Tanaka, K. Ha-Kawa, T. Igarashi, T. Fujita, T. Taniguchi, S. Kishimoto: Cellular and genetic analyis of IL-2 production and IL-2 receptor expression in a patient with familial T-cell-dominant immunodeficiency. Clin. Immunol. Immunpathol. 46, 24–36 (1988).

Fischer, A., A. Munnich, J. M. Sandubray, S. Mamas, F. X. Coudè, C. Charpentier, F. Dray, J. Frèzal, C. Griscelli: Biotin-responsive immunoregulatory dysfunction in multiple carboxylase deficiency. J. Clin. Immunol. 2, 35–38 (1982).

Le Deist, F., G. Thoenes, J. Corado, B. Lisowska-Grospierre, A. Fischer: Immunodeficiency with low expression of the T cell receptor/CD3 complex. Effect on T-cell activation. Eur. J. Immunol. 21: 1541–1547 (1991).

aGatti, R. A., N. Platt, H. H. Pomerance, R. Hong, L. O. Langer, H. E. M. Kay, R. A. Good: Hereditary lymphopenic agammaglobulinaemia associated with a distinct form of short limbed dwarfism and ectodermal dysplasia. J. Pediat. 75, 675–684 (1969).

Geha, R. S., E. Castigli, T. Chatila: Novel immune deficiencies: Defective transcription of lymphokin genes. Clin. Immunol. Immunpathol. 61, S16–S20 (1991).

Hong, R., S. D. Horowitz, M. F. Borzy, E. F. Gilbert, S. Arya, McLead, R. D. Peterson: The cerebrohepatorenal syndrome of Zellweger. Similarity to and differentiation from the Di George Syndrome. Thymus 3, 97–104 (1981).

Jorizzo, J. L.: Chronic mucocutaneous candidiasis – an update. Arch. Dermatol. **118**, 963–965 (1982).

Kieback, P., H. Wendisch, P. Lorenz, K. Hinkel: ICF-Syndrom. Monatsschr. Kinderheilkd. **140**, 91–94 (1992).

Kirkpatrick, Ch.: Chronic mucocutaneous candidiasis. Antibiotic and immunologic therapy. Ann. NY Acad. Sci. **544**, 471–492 (1988).

Lewis, A. J.: The pathology of 18 trisomy. J. Pediat. **65**, 92–101 (1964).

Lux, S. E., R. B. Johnston, C. S. August, B. Say, V. B. Penchaszadeh, F. S. Rosen and V. A. McKusick: Chronic neutropenia and abnormal cellular immunity in cartilage hair hypoplasia. N. Engl. J. Med. **282**, 231–236 (1970).

Molina, I. J., D. M. Kenney, F. S. Rosen, E. Remold-O'Donnell: T cell lines characterize events in the pathogenesis of the Wiskott Aldrich Syndrome. J. Exp. Med. 176: 867–874 (1992).

Mollica, F., A. Messina, F. Stivala, L. Pavone: Immunodeficiency in Schwartz-Jampel-Syndrome. Acta Pediatr. Scand. **68**, 133–135 (1979).

Pahwa, R., T. Chatila, S. Pahwa, C. Paradise, N. K. Day, R. Geha, S. A. Schwartz, H. Slade, N. Oyaizu, R. A. Good: Recombinant interleukin 2 therapy in severe combined immunodeficiency disease. Proc. Natl. Acad. Sci. USA 1989, **86**, 5069–5073.

Peterson, R. D. A., J. D. Funkhouser: Ataxia teleangiectasia: an important clue. N. Engl. J. Med. **322(2)**, 124–125 (1990).

Rosen, F. S., D. M. Kenney, E. Remold-O'Donnell: The Wiskott-Aldrich Syndrome and CD43. In: Progress in Immunology VII. (Melchers, F., Hrsg.) Springer Verlag Berlin/Heidelberg/New York/London/Paris/Tokyo/Hongkong, 535–538 (1989).

Rosen, F. S., R. J. Wedgwood, M. Eible, C. Griscelli, M. Seligman, F. Auiti, T. Kishimoto, S. Matsumoto, L. N. Khakhalin, L. A. Hanson, W. H. Hitzig, R. A. Thompson, M. D. Cooper, R. A. Good, T. H. Waldmann: Primary immunodeficiency diseases. Report of a WHO Scientific Group (1991).

Saulsberry, F. T., J. A. Winkelstein, L. E. Davis, S. H. Hsu, B. J. D'Souza, G. R. Gutcher, I. J. Butler: Combined immunodeficiency and vacine related poliomyelitis in a child with cartilage-hair hypoplasia. J. Pediat. **86**, 868–875 (1975).

Soudais, C., J. P. De Villartay, F. Le Deist, C. Griscelli, A. Fischer, B. Lisowska-Grospierre: Independent mutations of the human CD3ε gene resulting in a T cell receptor/CD3 complex immunodeficiency. Nature Genet. 3: 77–81 (1993).

Sullivan. J. L., B. A. Woda: X-linked lymphoproliferative syndrome. Immunodef. Rev. **1(4)**, 325–347 (1989).

Suttle, D. P., D. M. O. Becroft, D. R. Webster: Hereditary orotic aciduria and other disorders of pyrimidin metabolism. In: The metabolic basis of inherited disease. (Scriver, C. R., A. L. Beaudet, W. S. Sly, D. Valle, Hrsg.) McGraw-Hill Information Servives Company, 1095–1126 (1989).

Swift, M.: Genetic aspects of ataxia teleangiectasia. Immunodef. Reviews **2(1)**, 67–81 (1990).

Townes, P. L. and M. R. White: Inherited partial trisomy 8q (22-qter). Am. J. Dis. Child. **132**, 498–501 (1978).

Weemaes, C. M. R., J. A. J. M. Bakkeren, A. Haraldsson, D. F. C. M. Smeets: Immunological studies in Bloom's syndrome. A follow-up report. Ann. Genet. **34(3–4)**, 201–205 (1991).

Weemaes, C. M. R., T. W. J. Hustinex, J. M. J. C. Scheres, P. J. J. van Munster, J. A. J. M. Bakkeren, R. D. F. M. Maalman: New chromosome instability disorder: The Nijmegen breakage syndrome. Acta Paediatr. Scand. **70**, 557–562 (1981).

47 (Schwere) Kombinierte Immundefekte (B- und T-Zellen)
W. Friedrich

Als kombinierte Immundefekte (combined immunodeficiency disorders, CID) faßt man eine Gruppe angeborener, überwiegend genetisch bedingter Erkrankungen zusammen, die durch ausgeprägte Störungen sowohl T-zellabhängiger als auch B-zellabhängiger Immunfunktionen charakterisiert sind. Als Extremvarianten grenzt man die sog. schweren kombinierten Immundefekte (Severe Combined Immunodeficiency, SCID) ab, bei denen Immunfunktionen praktisch vollständig fehlen (Rosen et al. 1984; Fischer 1992). Da klinische Manifestationen und zahlreiche diagnostische Befunde bei diesen pathogenetisch uneinheitlichen Erkrankungen sehr ähnlich sind, spricht man auch von einem (schweren) kombinierten Immundefektsyndrom. Herausragendes Krankheitszeichen ist immer eine ausgeprägte Infektneigung, die sich meistens bereits im frühen Säuglingsalter bemerkbar macht. Ohne den Versuch einer Immunrekonstitution ist die Prognose betroffener Kinder infaust.

In diesem Kapitel wird neben einer Übersicht der einzelnen Krankheitsvarianten des CID der Schwerpunkt vor allem auf die Darstellung gemeinsamer klinischer und diagnostischer Merkmale sowie die differentialdiagnostische Abklärung dieser Erkrankungen gelegt. Einzelheiten der Behandlung durch Knochenmarktransplantation werden in Kapitel 43 ausgeführt.

47.1 Klassifikation und Pathogenese

Eine Klassifikation angeborener kombinierter Immundefekte ist in Tab. 47/1 dargestellt (Rosen et al. 1983).
Die Mehrzahl dieser Erkrankungen ist Folge einer abnormen oder fehlenden Ausreifung lymphatischer Vorläuferzellen, vor allem der T-Zellen. Die zugrundeliegenden molekularen Mechanismen sind uneinheitlich und bisher noch unvollständig aufgeklärt. Erst kürzlich wurde gezeigt, daß bei der relativ häufigen X-chromosomal vererbten sog. B+ SCID Variante (s. u.) ein Expressionsdefekt der γ-Kette des Interleukin-2 Rezeptors zugrunde liegt (Noguchi et al. 1993).
Herausragendes klinisch-pathologisches Krankheitsmerkmal ist eine meist ausgeprägte *Aplasie, bzw. Dyspla-*

Tab. 47/1: Klassifikation der (Schweren) Kombinierten Immundefekterkrankungen

SCID
- ohne B-Zellen (B− SCID)
- mit B-Zellen (B+ SCID)
- Retikuläre Dysgenesie (SCID mit Agranulozytose)
- mit Adenosindeaminase (ADA) Mangel
- mit Purin Nukleosid Phosphorylase (PNP) Mangel
- SCID mit Eosinophilie (Omenn Syndrom)

Bare Lymphocyte Syndrom (HLA Klasse II Expressionsdefekt)

CID als Folge funktioneller T Zelldefekte

sie des gesamten *lymphatischen Systems* (Glanzmann et al. 1950; Hitzig et al. 1958). So sind lymphatische Organe zwar angelegt, jedoch bestehen als Folge der fehlenden bzw. spärlichen Besiedlung durch lymphatische Zellen in hohem Maße auffällige und charakteristische strukturelle Veränderungen.

Entsprechend dem Fehlen bzw. der Nachweisbarkeit zirkulierender B-Zellen unterscheidet man eine B-Zell-negative (*B− SCID*) und eine positive (*B+ SCID*) Variante des SCID. Auch bei B+ SCID besteht allerdings ein ausgeprägter Antikörpermangel, bzw. eine Agammaglobulinämie, da die B-Zellen funktionell immer defekt sind. Bei der B+ Variante des SCID, welche die häufigste Form darstellt, besteht bei nachweisbarer Familiarität der Erkrankung in der Regel ein x-chromosomaler Erbgang, d. h. es sind nur männliche Säuglinge betroffen. Allerdings erkranken in seltenen Familien sowohl Knaben als auch Mädchen, so daß ein B+ SCID auch Folge eines autosomalen Defektes sein kann.

Die extremste Form einer angeborenen Abwehrstörung ist die s.g. *Retikuläre Dysgenesie*, bei der neben einem SCID eine kongenitale Agranulozytose besteht (de Vaal et al. 1959). Herausragendes diagnostisches Merkmal ist eine meist in den ersten Lebenstagen im Rahmen der Abklärung einer Infektsymptomatik auffallende konstitutionelle Leukopenie mit Werten unter 1000/µl. Die Agranulozytose ist Folge einer myeloischen Reifungsstörung, man beobachtet im Knochenmark ausschließlich myeloische Vorläuferzellen. Die übrigen hämopoetischen Zellreihen, einschließlich der Monozyten, reifen dagegen regelrecht aus.

Bei etwa 20 Prozent der Patienten mit SCID bzw. CID ist der Immundefekt mit Störungen des Purinstoffwechsels assoziiert, und zwar am häufigsten mit einem Mangel der *Adenosindeaminase (ADA)*, und sehr viel seltener mit einem Mangel der *Purin Nukleosid Phosphorylase (PNP)* (Giblett et al. 1972; Giblett et al. 1975; Hirschhorn 1983). Der Pathomechanismus, der hier zur Immundefizienz führt, ist weitestgehend geklärt. Als Folge des Enzymmangels kommt es zu einem extra- und intrazellulären Anstau toxischer Stoffwechselmetabolite, vor allem von Desoxyadenosin und Desoxy-ATP bei ADA-Mangel und von Desoxy-GTP bei PNP-Mangel. Lymphatische Zellen, die physiologischerweise über besonders hohe Aktivitäten dieser Enzyme verfügen, werden bevorzugt geschädigt, die Zellproliferation wird gehemmt. Die Ausprägung der Immundefizienz bei ADA-Mangel ist variabel. Während bei der Mehrzahl bereits bei Geburt das Vollbild des SCID besteht, beobachtet man gelegentlich Patienten, bei denen zunächst residuelle Immunfunktionen erhalten sind, jedoch dann innerhalb weniger Jahre eine progrediente Verschlechterung eintritt. Die Variabilität der Immundefizienz korreliert mit dem Schweregrad der enzymatischen Störung, die wiederum Ausdruck der Heterogenität dieser molekulargenetisch inzwischen gut charakterisierten Erkrankungen ist. Bei Patienten mit PNP-Mangel sind humorale Immunfunktionen in der Regel erhalten, man findet normale Antikörperspiegel. Die Erkrankung, die häufig auch mit psychomotorischen Auffälligkeiten sowie mit autoimmunologischen Störungen wie hämolytischer Anämie einhergeht, führt im Alter von 4 bis 6 Jahren als Folge vor allem viraler Infekte durch Viren der Herpes-Gruppe zum Tode.

Eine Reihe kombinierter Immundefekte sind Folge *funktioneller Defekte reifer, postthymischer T-Zellen* (Fischer 1992) (siehe auch Kap. 46). Bei diesen Erkrankungen ist die Zahl der T- und B-Zellen im Blut meist normal, auch können residuelle Immunfunktionen vorhanden sein, so daß die entsprechenden Krankheitsbilder weniger ausgeprägt als bei SCID sein können. Die humorale Immundefizienz ist in der Regel sekundär, d. h. Folge der fehlenden Regulation durch T-Zellen. Beschrieben sind u. a. Störungen der Signalrezeption der T-Zellen als Folge eines strukturellen *Defekts des T-Zellrezeptors* sowie Störungen der T-Zellaktivierung bei gestörter *intrazytoplasmatischen Signalübertragung*. Bei wenigen Patienten wurde ein Defekt der Synthese von *Interleukin 2* beschrieben. Eine inzwischen gut charakterisierte Variante des CID ist das s.g. *Bare Lymphocyte Syndrome*, eine Erkrankung, die überwiegend bei aus dem Mittelmeerraum stammenden Patienten beobachtet wird. Sie ist durch eine fehlende Expression von *HLA Klasse II* Determinanten auf der Oberfläche der B-Lymphozyten und Monozyten, die diese Antigene normalerweise experimieren, charakterisiert. Der Störung liegt eine Regulationsstörung der Transkription der HLA Klasse II kodierenden Gene zugrunde.

Verläßliche Zahlen über die Häufigkeit kombinierter Immundefekte sind schwierig zu ermitteln. Eine retrospektiv über einen Zeitraum von 10 Jahren durchgeführte Studie in der Schweiz ergab eine Inzidenz kombinierter Immundefekte von 4 pro 100 000 Neugeborenen (Ryser et al. 1988). Auf Grund der hohen Frühmortalität und den Schwierigkeiten, die bei der frühen Diagnosestellung dieser Erkrankungen bestehen, muß sicher mit einer relativ hohen Dunkelziffer gerechnet werden.

47.2 Klinik bei SCID

47.2.1 Infektkomplikationen

Die frühzeitige Neigung zur Entwicklung ausgeprägter Infektionskomplikationen ist das bei weitem auffälligste Krankheitsmerkmal des SCID. Ein fast pathognomisches Krankheitszeichen stellt darüber hinaus die Entwicklung klinischer Zeichen einer Graft versus Host Reaktion dar (s. Farb-Abb. FA 24, 25, Farbtafel IV, V), eine Komplikation, die nach einer Bluttransfusion oder häufiger als Folge eines intrauterinen, transplazentaren Übertritts mütterlicher Zellen beobachtet wird und die Ausdruck der immunologischen Unfähigkeit ist, Fremdzellen abzustoßen.

Bei Geburt und während der ersten Lebenswochen bestehen in der Regel keine Krankheitssymptome. Das Vorkommen von Frühgeburtlichkeit, intrauteriner Gedeihstörung, angeborenen Mißbildungen oder perinatalen Komplikationen ist nicht erhöht. Nur selten, z. B. bei über längere Zeit gestillten Säuglingen, besteht ein längeres krankheitsfreies Intervall, während die Mehrzahl ab dem 2. bis 3. Lebensmonat Symptome entwickeln. Das Spektrum möglicher Infektionen bzw. Infekterreger ist praktisch unbegrenzt, wobei vor allem eine hohe Neigung zur Entwicklung *opportunistischer Infektionen* besteht. Einige Infektsymptome treten mit großer Regelmäßigkeit auf, so daß man ein fast stereotypes Krankheitsbild beobachtet (Tab. 47/2). Es ist vor allem geprägt durch eine zunehmende *Gedeihstörung* als Folge rezidivierender,

Tab. 47/2: Charakteristische Krankheitszeichen bei Säuglingen mit SCID

fast immer vorhanden:
- zunehmende, nicht beherrschbare *Gedeihstörung* bei chronischer Enteritis (z. B. durch Rotavirus)
- therapieresistente mucokutane *Candidiasis* (Soor)
- chronisch persistierende Symptome im Bereich der *Atemwege*
  - anhaltender trockener Reizhusten
  - fortbestehende Zeichen der Obstruktion
  - zunehmende Tachydyspnoe/Zyanose
- akute *Pneumonie* (z. B. durch Pneumozystis carinii)

häufig vorhanden:
- lokale und systemische *bakterielle Infekte*
- ekzematöse *Hautveränderungen,* Pruritus, Alopezie

bzw. chronischer intestinaler Infektionen mit nicht beherrschbarer Diarrhoe, durch Infektsymptome im Bereich der Atemwege mit Zeichen der zunehmenden *respiratorischen Insuffizienz* sowie durch hartnäckigen, ausgedehnten *Soor*, besonders im Bereich des Oropharynx (s. Farb-Abb. FA 27, Farbtafel V).

Eine sehr häufige, akut lebensbedrohliche Komplikation ist eine durch *Pneumocystis carinii* ausgelöste akute Pneumonie, wobei die Möglichkeit einer wirksamen Prophylaxe, bzw. Behandlung dieser Komplikation ein wichtiger Grund für die inzwischen deutlich niedrigere Rate früher Todesfälle bei SCID ist.

Bakterielle Infektionen imponieren vor allem als rezidivierende eitrige Mittelohrentzündungen, die nicht selten zur Mastoiditis führen, eitrige Rhinitis und Konjunctivitis, lokalisierte Hautabszesse, sowie bakterielle Sepsis, Meningitis, Arthritis und Lobärpneumonie.

47.2.2 BCG Impftuberkulose

Bei kombinierten Immundefekten können Impfungen mit Lebendimpfstoffen zu gravierenden Nebenwirkungen führen. Sie sind daher streng kontraindiziert. Die Entwicklung einer generalisierten BCG Impftuberkulose bei routinemäßiger BCG Impfung im Neugeborenenalter stellt eine oft verhängnisvolle Komplikation dar. Im fortgeschrittenen Stadium beobachtet man neben infiltrativen, häufig *ulzerativen* Veränderungen im Bereich der *Impfstelle* vor allem multiple papulöse und pustulöse *Hauteffloreszenzen* als Ausdruck der systemischen Streuung der Mykobakterien (Abb. 47/1). Häufig ist das Skelettsystem in Form lokalisierter, *osteolytischer Herde* betroffen sowie *Leber, Milz, Lymphknoten und Lunge*. Differentialdiagnostisch kann u. a. der Verdacht auf eine Histiozytosis X aufkommen, vor allem da histomorphologisch ausgedehnte Infiltrationen betroffener Organe durch Histiozyten bestehen. Entscheidend für die Erkennung der BCG-Histiozytose ist die Anfertigung einer Ziehl-Neelsen Färbung, bei der intrazellulär gelegene säurefeste Mykobakterien sichtbar sind. Die tuberkulostatische Behandlung führt lediglich zur Verzögerung des weiteren Fortschreitens, nicht jedoch zur Überwindung der Infektion. Dies ist nur im Rahmen einer gleichzeitigen immunologischen Rekonstitution möglich.

47.2.3 Befunde bei der klinischen Untersuchung

Aus der Familienanamnese können sich direkte Hinweise für familiäre Disposition ergeben, wobei negative Befunde keine Aussagekraft haben, da die Immundefekterkrankungen häufig sporadisch auftreten. Immer sollte gezielt eine mögliche elterliche Verwandtschaft als Prädisposition für genetisch bedingte Erkrankungen erfragt werden. Bei der körperlichen Untersuchung können neben ungewöhnlichen, infektbedingten Krankheitszeichen

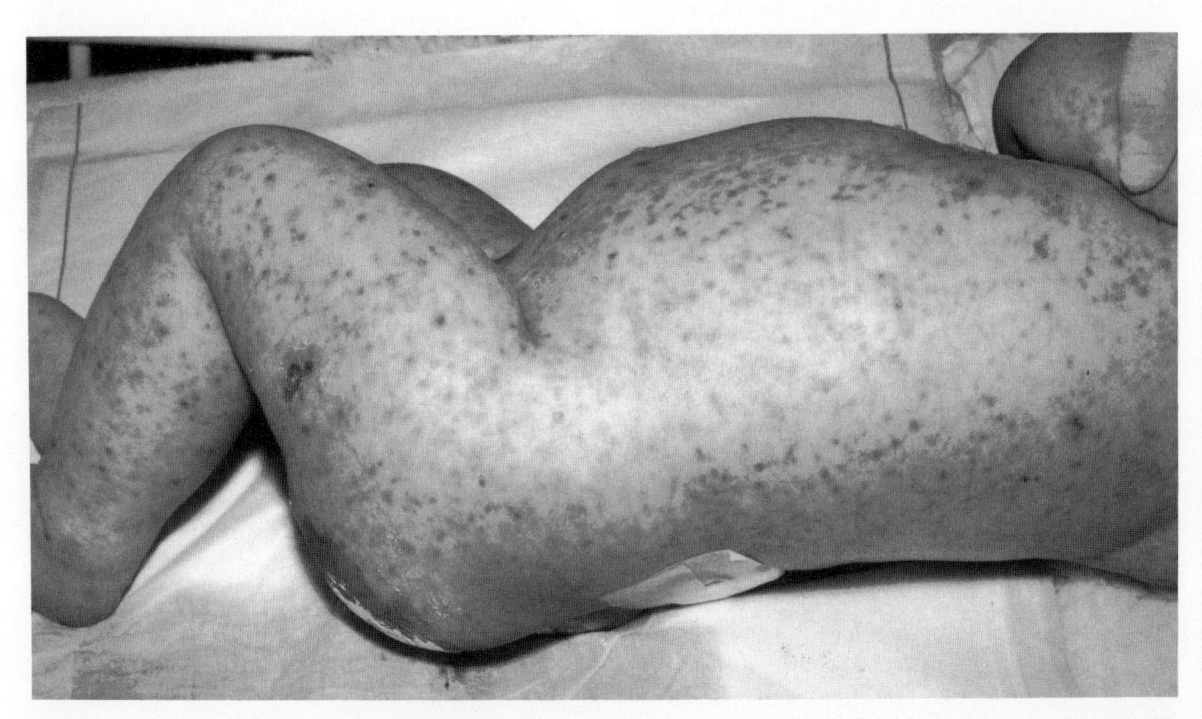

Abb. 47/1: Generalisierte BCG Impftuberkulose bei einem 7 Monate alten Säugling mit SCID. Im Bereich der BCG Impfstelle besteht ein trockenes, wenig entzündliches Impfulcus; über das gesamte Integument verstreut makulo-papulöse infiltrative Herde als Ausdruck der Dissemination der Mykobakterien.

weitere, charakteristische Befunde erhoben werden. Besondere Aufmerksamkeit sollte der *Beurteilung lymphatischer Organe* gelten. Das vollständige Fehlen tastbarer zervikaler *Lymphknoten* trotz rezidivierender Infekte der Luftwege ist ein untrügliches Zeichen dieser Erkrankung. Allerdings kann man gelegentlich auch vergrößerte Lymphknoten finden, wobei der Lymphadenopathie dann eine pathologische Proliferation nicht lymphozytärer Zellen zugrunde liegt. Auch die klinische Beurteilung der *Tonsillen*, die bei Patienten mit SCID nicht angelegt sind, kann sehr aufschlußreich sein. Auf die große Bedeutung der röntgenologischen und sonographischen Beurteilung des *Thymus*, der sich bei SCID nicht darstellen läßt, sei an dieser Stelle ebenfalls hingewiesen (Abb. 47/2); Farb-Abb. FA 26, Farbtafel V). Bei Patienten mit ADA-Defekt können gelegentlich Verdickungen im Bereich der *costo-chondralen Gelenke* wie bei rachitischem «Rosenkranz» beobachtet werden. Sehr selten ist ein kombinierter Immundefekt mit Zwergwuchs oder mit Chondrodysplasie assoziiert.

47.2.4 Komplikationen als Folge einer Graft versus Host Reaktion (GvHR)

Nicht selten zeigen SCID-Patienten Auffälligkeiten im Bereich der Haut. Neben *unspezifischen Exanthemen*, die manchmal nur transitorisch auftreten, können unterschiedlich stark ausgeprägte Zeichen einer Dermatitis mit nässenden, desquamativen oder mehr *chronisch-entzündlichen, ekzematösen Veränderungen* bestehen (Abb. 47/3). Sie sind meist begleitet von ausgeprägtem Pruritus und totaler *Alopezie*, sowie einer auffallenden *Bluteosinophilie*. Diese Veränderungen sind sehr häufig Ausdruck einer durch mütterliche Lymphozyten als Folge eines

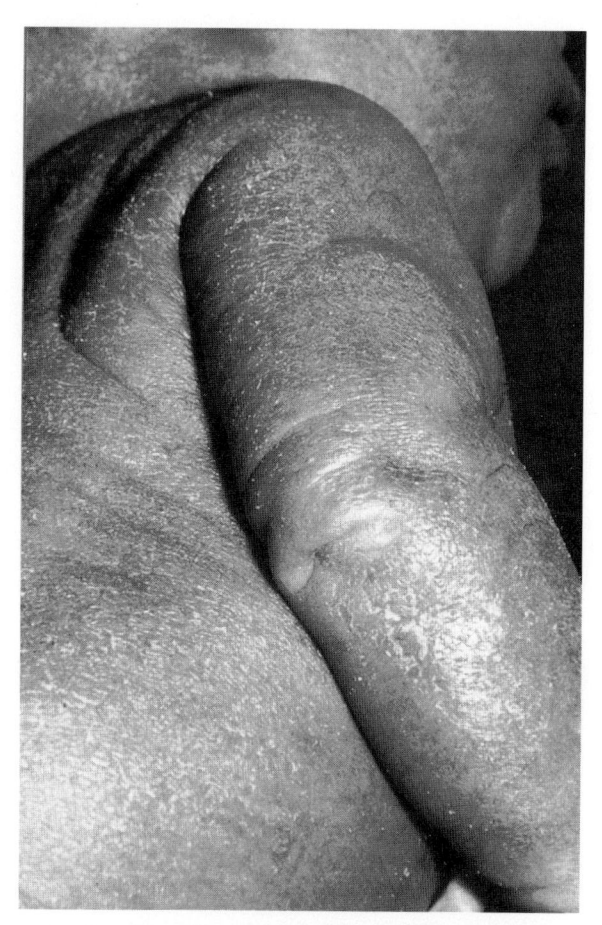

Abb. 47/3: Chronische ekzematöse Hautveränderungen bei SCID mit Graft versus Host Reaktion nach materno-fetaler Transfusion. Die Hauterscheinungen gingen mit erheblichem Pruritus einher.

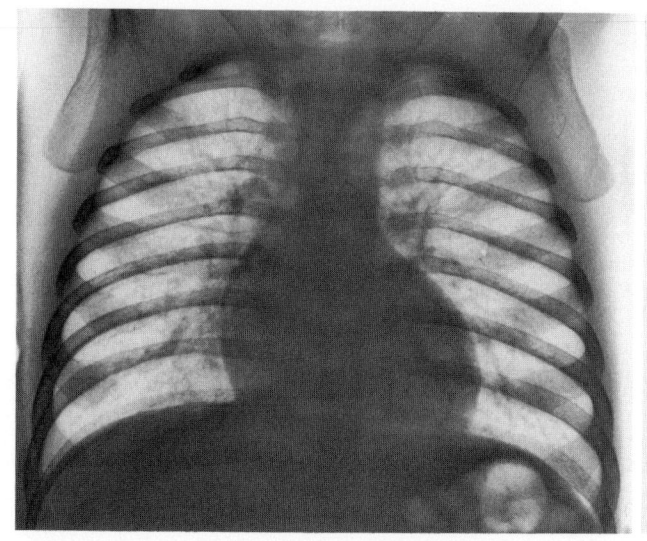

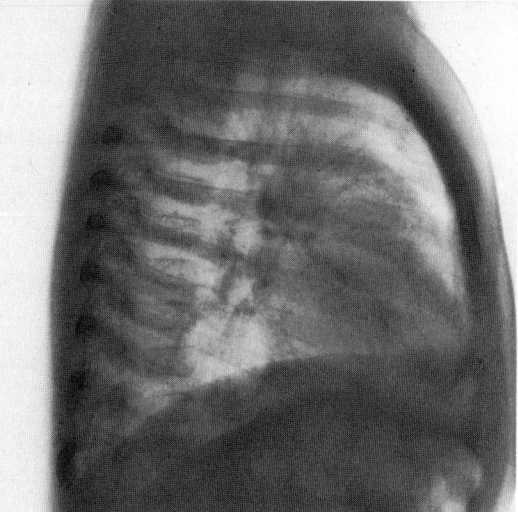

Abb. 47/2: Röntgen Thorax bei SCID. Schmales Mediastinalband sowie leerer Retrosternalraum als Zeichen der Thymushypoplasie.

transplazentaren *materno-fetalen Transfusion* ausgelösten *GvHR* (Kadowaki et al. 1965).

Die Inzidenz einer materno-fetalen Transfusion bei SCID ist nach eigenen Untersuchungen überraschend hoch. Wir konnten diesen Befund bei 23 von insgesamt 48 sorgfältig untersuchten Patienten erheben. Ausprägung und Schweregrad der beobachteten klinischen Zeichen einer GvHD der Haut sind allerdings außerordentlich variabel und können nicht selten auch ganz fehlen. Bei der histomorphologischen Untersuchung findet man in unterschiedlich starker Ausprägung Infiltrate mononukleärer Zellen im Bereich der Dermis und Epidermis, wobei die sonstigen typischen Zeichen der GvHD oft wenig ausgeprägt sind und daher pathologisch-anatomisch die Diagnose einer GvHR erschwert ist, bzw. bei Unkenntnis klinischer Krankheitszeichen auch verfehlt werden kann. Auch sind andere Manifestationsorgane der GvHR, wie Leber und Intestinaltrakt, nur ausnahmsweise betroffen (Seemayer 1979).

In diesem Zusammenhang sei auf eine Krankheitsmanifestation des SCID hingewiesen, das erstmalig von *Omenn* beschrieben wurde (Omenn 1965). Dieses s.g. Omenn Syndrom, auch als *«familiäre Retikuloendotheliose»* oder *«SCID mit Eosinophilie»* bezeichnet, ist klinisch und histomorphologisch identisch mit dem Bild einer ausgeprägten, durch mütterliche T-Zellen induzierter GvHR. Ähnlich wie hier sind im Blut reife, oft aktivierte T-Zellen nachweisbar, außerdem besteht immer eine extreme Eosinophilie. Man findet jedoch keine Hinweise für ein materno-fetale Transfusion, die T-Zellen stammen vom Patienten ab. Bei Omenn Syndrom bestehen daher Krankheitszeichen, die denen einer chronischen GvHD entsprechen, jedoch Ausdruck einer durch eigene T-Zellen vermittelten, autoaggressiven Reaktion sind. Wir haben diese Erkrankung in zwei Familien beobachtet, bei denen jeweils ein betroffenes Kind das Bild eines Omenn Syndroms, ein anderes dagegen das klassische Bild eines SCID ohne nachweisbare T-Zellen bot. Warum es im Einzelfall zur Ausreifung von T-Lymphozyten mit allerdings hochgradig gestörter Funktion bzw. eingeschränkter Spezifität kommt, bleibt unklar.

Ganz anders ist die Symptomatik, die sich bei SCID nach *Transfusion* von unbestrahlten Blutprodukten entwickeln kann und die der einer fulminant verlaufenden, *hyperakuten GvHR* nach Knochenmarktransplantation entspricht (Hathaway et al. 1965). In der Regel innerhalb von 2 bis 3 Wochen entwickeln die Patienten eine floride, schwerste *Dermatitis*, sowie Zeichen einer akuten *Leberentzündung* und einer *Enteropathie* mit profusem, meist blutigem Durchfall und Ileussymptomatik. Als Ausdruck der Reaktion der Fremdlymphozyten gegen hämatopoetische Zellen entsteht außerdem innerhalb kurzer Zeit eine irreversible *Panzytopenie*. Der Krankheitsprozeß ist in dieser Phase durch therapeutische Maßnahmen kaum zu beeinflussen und endet immer tödlich.

Die routinemäßige *Bestrahlung* aller Blutprodukte mit *4000 rad* bei der Transfusion von Kleinkindern mit Verdacht auf zellulären Immundefekt stellt eine zwingende Maßnahme zur Verhütung dieser fatalen und leider nicht seltenen Komplikation dar.

47.2.5 Laborbefunde

Laborbefunde zeigen Auffälligkeiten, welche die meist hochgradige Störung des lymphatischen Systems bei diesen Erkrankungen widerspiegeln. Eine Übersicht häufiger und charakteristischer Laborbefunde ist in Tabelle 47/3

Tab. 47/3: Laboruntersuchungen und Befunde bei (schweren) Kombinierten Immundefekten

Blutbild	Lymphozytopenie (nicht obligat), häufig Eosinophilie, Thrombozytose; Agranulozytose bei Retikulärer Dysgenesie
Röntgen Thorax	kein Thymusschatten (Mediastinum schmal, Retrosternalraum leer)
Immunglobuline	IgG niedrig/abfallend, IgA/IgM meist fehlend; selten normale Werte
Oberflächenmarker	T-Zellen *meist* niedrig/fehlend; falls vorhanden, oft abnorme Verteilung der T-Zellsubpopulationen (CD4, CD8); B-Zellen variabel, auch erhöht; fehlende HLA DR Expression bei Bare Lymphocyte Syndrom
Hauttestung	Anergie, nur verwertbar bei gesicherter Antigenexposition, z. B. bei geimpften Patienten (Diph. Tetanus) oder bei Infektionen (Candidiasis, BCG-Impftuberkulose)
Lymphozyten Proliferation (in vitro)	bei Stimulation mit Mitogen/T-Zell Antikörper meist deutlich erniedrigt oder fehlend, mit Antigen immer negativ
Antikörper	
natürliche AK:	Isoagglutinine niedrig/fehlend (bei Gesunden erst ab 6. Lebensmonat Anstieg!)
Impf/Infekt AK:	fehlend, bzw. kein Anstieg (cave: mütterliche Antikörper, bzw. AK nach i.v. IgG-Substitution)
HLA Typisierung	Nachweis mütterlicher bzw. fremder Lymphozyten (u. U. mit getrennten T- und B-Zellen)
ADA/PNP Aktivität (Erythroz.)	fehlende Enzymaktivität beweisend (nach Transfusion falsch positive Werte!)
Histologie	Lymphknoten: Lymphozytendepletion, keine Lymphfollikel; Darmschleimhaut: kein lymphatisches Gewebe; Haut: Zeichen einer GvHD; Knochenmark: keine Plasmazellen

dargestellt. Eine deutliche *Lymphozytopenie* mit Werten unter 1000/µl kann ein hervorstechender Befund sein, wird jedoch bei der Mehrzahl der Patienten nicht beobachtet. Nicht selten besteht eine auffällige Eosinophilie sowie eine Thrombozytose.

Erniedrigte bzw. fehlende T-Zellen im Blut, deutlich von der Norm abweichende, meist fehlende proliferative Antworten peripherer Blutzellen nach Stimulation in Zellkulturen sowie extrem erniedrigte Serum-Immunglobulinspiegel sind klassische Befunde bei SCID. Es sei jedoch betont, daß bei einem nicht unerheblichen Teil der Patienten deutlich abweichende Befunde erhoben werden und daß der Nachweis von T-Zellen sowie positiver proliferativer T-Zellfunktionen in vitro diese Erkrankungen keineswegs ausschließt. Auf das relativ häufige Vorkommen maternaler T-Zellen, die das Vorhandensein eigener T-Zellen vortäuschen können, wurde bereits hingewiesen. Von zentraler Bedeutung bei der Abklärung eines Patienten mit vermuteten T-Zell- bzw. kombinierten T-B-Zellschwächen sind Untersuchungen, welche die Fähigkeit zur Ausbildung einer spezifischen Immunantwort prüfen. Eine *negative Hautreaktion* vom verzögerten Typ bei der Intracutantestung mit Antigen ist in höchstem Maße aussagekräftig, um den Verdacht auf eine Störung der T-zellulären Immunität zu lenken, bzw. zu bestätigen, wobei allerdings eine vorausgehende Antigenexposition gesichert sein muß. Testungen mit Candidin bei chronischer Candidiasis, mit Tuberkulin bei BCG geimpftem Kind, bzw. bei BCG Infektion sowie mit Diphtherie/Tetanus Toxoid nach entsprechenden Impfungen bieten sich an. Die gleiche hohe Aussagekraft hat die Bestimmung einer *spezifischen Antikörperantwort* z. B. nach zuletzt genannter Impfung. Die hohe Wertigkeit dieser einfachen, funktionellen Untersuchungen im Vorfeld einer detaillierten Abklärung kann nicht genügend betont werden. Die genauere Charakterisierung der komplexen immunologischen Störungen, die ja immer auch wegen der therapeutischen Konsequenzen zügig erfolgen muß, erfordert ein gut koordiniertes Vorgehen und vor allem die Verfügbarkeit eines Labor mit einschlägigen Erfahrungen.

47.3 Therapie

Eine wirksame Überwindung primärer kombinierter Immundefekte ist prinzipiell nur durch Rekonstitution eines funktionstüchtigen T-Zellsystems möglich. Alle übrigen Behandlungsmaßnahmen, die im wesentlichen der Infektvorbeugung und Bekämpfung dienen, sind im günstigsten Fall geeignet, eine Verzögerung weiterer Komplikationen bzw. eine vorübergehende Stabilisierung zu erreichen.

47.3.1 Symptomatische therapeutische Maßnahmen

Sie betreffen alle Maßnahmen zur Verhütung und konsequenten Bekämpfung von Infektionen (Tab. 47/4). So sollten frühzeitig, d. h. bereits bei Verdacht auf einen kombinierten Immundefekt, eine Prophylaxe gegen Pneumozystis carinii mit *Cotrimoxazol* sowie gegen Pilzinfekte mit peroraler Gabe von *Nystatin* oder *Amphotericin* begonnen werden. Das Kind sollte durch Anwendung strikter hygienischer Vorsichtsmaßnahmen (*Einzelzimmer, Umkehrisolation, Handschuh- und Kittelpflege, Mundschutz*) vor weiteren Infektionen im Krankenhaus geschützt werden. Bei positiver Familienanamnese ist die Entbindung des Kindes in einem Zentrum dringend angeraten, in dem eine sofortige immunologische Abklärung erfolgen kann. Eine sterile, d. h. operative Entbindung ist unter diesen Voraussetzungen nicht erforderlich. Eine Sectio ist jedoch indiziert, wenn kritische Keime im Bereich des Geburtskanals, wie Herpes genitalis, Cytomegalievirus oder Chlamydien nachweisbar sind.

Tab. 47/4: Präventive und therapeutische Maßnahmen bei SCID

- *Cotrimaxol* zur Vorbeugung der Pneumocystis carinii Pneumonie
- *Nystatin/Amphotericin* zur Pilzprophylaxe
- strenge hygienische Vorsichtsmaßnahmen:
  - Einzelpflege in Umkehrisolation
  - Händedesinfektion, Handschuhe, Mundschutz, Kittel
  - begrenzter Personenkontakt
- frühzeitige, hochdosierte *intravenöse Immunglobulintherapie* (500–1000 mg/kg)
- bei Infektverdacht: unverzügliche diagnostische Abklärung (bakteriologische Kulturen, Viruskulturen, u. U. bronchoalveoläre Lavage, invasive Eingriffe zur Gewinnung von Gewebe wie Lymphknoten- und Hautbiopsien)
- intravenöse, breite antibiotische Behandlung bereits bei Verdacht auf Infektion
- *keine Lebendimpfungen;* bei BCG geimpften Patienten tuberkulostatische Behandlung (auch bei Fehlen klinischer Zeichen einer BCG-itis)
- *Blutprodukte* vor Transfusion *immer bestrahlen* (4000 rad)
- zügige Überweisung an Transplantationszentrum zur Knochenmarktransplantation

Jeder Infektverdacht bei einem Kind mit bekannter zellulärer Immunschwäche muß sehr ernst genommen und sofort abgeklärt werden. Immer sollte mit Nachdruck der Versuch eines Erregernachweises erfolgen, wobei auch vor frühzeitigen, invasiven diagnostischen Eingriffen keinesfalls zurückgeschreckt werden darf. Eine *breite, intravenöse antibiotische Behandlung* sollte sofort, d. h. ohne die Ergebnisse mikrobiologischer Untersuchungen abzuwarten, begonnen werden, um möglichen Komplikationen vorzubeugen. Bei akuter Pneumonie muß wegen der hohen Wahrscheinlichkeit einer Infektion durch *Pneumozystis carinii* frühzeitig eine hochdosierte, intravenöse Behandlung mit Cotrimoxazol (Dosierung: 20 mg/kg bezogen auf den Trimethoprim-Anteil) erwogen werden. Bei *BCG geimpften Patienten* sollte eine Kombinationstherapie mit INH und Rifampicin eingeleitet werden, auch wenn klinische Zeichen einer systemischen Infektion fehlen, da immer von einer frühzeitigen, systemischen Streuung ausgegangen werden muß.

Bei chronischer Enteritis und Dystropie ist meist eine *parenterale Ernährung* notwendig. Hierzu hat sich die Implantation eines zentralvenösen Katheters (*Broviak, Hickman*) bewährt, wodurch auch die Gewinnung von Blutproben für diagnostische Untersuchungen deutlich erleichtert wird. *Bluttransfusionen* sollten nach Möglichkeit nur von CMV seronegativen Blutspendern erfolgen, wobei die Verwendung von gefilterten, leukozytenarmen Erythrozytenkonzentraten zusätzliche Sicherheit, z. B. auch gegen Übertragung von EBV, bietet. Von größter Bedeutung ist die *Bestrahlung* aller Blutprodukte, auch von Plasma. Bei einer Strahlendosis von 4000 rad ist eine sichere Inaktivierung der Lymphozyten gewährleistet. Alle *Lebendimpfungen* sind streng kontraindiziert. Die Indikation zur intravenösen *Substitution von Immunglobulinen* sollte großzügig gestellt werden. Es ist zu berücksichtigen, daß ein Mangel an funktionellen Antikörpern auch bei nachweisbaren Immunglobulinen im Serum bestehen kann.

47.3.2 Kausale therapeutische Maßnahmen

Sie zielen auf eine Überwindung des Immundefekts, d. h. die *Rekonstitution des Immunsystems* ab. Im Mittelpunkt steht die Durchführung einer *Knochenmarkstransplantation (KMT)*. Einzelheiten dieser Therapie werden in Kapitel 43 dargestellt. Durch diese Behandlung kann inzwischen, vor allem bei frühzeitiger und rechtzeitiger Durchführung, bei der Mehrzahl der Patienten ein krankheitsfreies Überleben erzielt werden. Diese Fortschritte beruhen vor allem auf der Möglichkeit, die Transplantation auch mit Knochenmark *HLA nicht identischer Knochenmarkspender*, z. B. eines Elternteils, erfolgreich durchzuführen, während dies früher nur bei Verfügbarkeit eines HLA identischen Geschwisters der Fall war. Die Behandlung durch KMT ist daher jetzt grundsätzlich bei jedem Patienten möglich, wobei die Ergebnisse u. a. entscheidend vom klinischen Zustand des Kindes bestimmt werden, so daß die Behandlung so bald als möglich erfolgen sollte. Da die Prognose bei zellulärer, bzw. kombinierter Immundefizienz ohne den Versuch einer Immunrekonstitution, auch bei zunächst klinisch weniger stark ausgeprägter Symptomatik, immer infaust ist, muß der Behandlung durch KMT höchste Priorität eingeräumt werden.

Eine therapeutische Alternative besteht bei SCID mit ADA-Mangel. Während bei den schweren Formen eine absolute Indikation zur frühzeitigen KMT besteht, kann bei leichteren Formen mit restlichen Immunfunktionen der Versuch einer Behandlung durch *Substitution des fehlenden Enzyms* erwogen werden (Hershfield et al. 1987). Durch wöchentliche intramuskuläre Substitution von bovinem ADA, das kovalent an Polyethylen-Glykol gebunden ist und dadurch nur verlangsamt abgebaut wird, wurden bei einer Reihe von Patienten anhaltende, deutliche Verbesserungen der Immunfunktionen beobachtet, so daß diese Patienten infektfrei überleben. Allerdings sind längerfristige Beobachtungen dieser Patienten notwendig, um den Stellenwert dieses faszinierenden Behandlungskonzeptes beurteilen zu können. Erwähnt seien auch gentherapeutische Behandlungsansätze des ADA Defektes, die sich inzwischen in einem sehr frühen Stadium der klinischen Erprobung befinden.

Literatur

Carson D. A., J. Kaye: Deoxyribonucleoside toxicity in adenosine deaminase and purine nucleoside phosphorylase deficiency: implications for the development of new immunosuppressive agents. In: Enzyme Defects and Immune Dysfunction. Ciba Foundation Symposium 68, Experta Medica, Amsterdam (1979), pp. 115.

Fischer, A.: Severe Combined Immunodeficiencies. Immunodeficiency Reviews 3, 83–100 (1992).

Giblett, E. R., J. E. Anderson, F. Cohen, B. Pollara, H. J. Meuwissen: Adenosine-deaminase deficiency in two patients with severely impaired cellular immunity. Lancet 2, 1067–1069 (1972).

Giblett, E. R., A. J. Ammann, R. Sandman, D. W. Wara, L. K. Diamond: Nucleoside-phosphorylase deficiency in a child with severely defective T-cell immunity and normal B-cell immunity. Lancet 1, 1010–1013 (1975).

Glanzmann, E., P. Riniker: Essentielle Lymphocytophthise. Ein neues Krankheitsbild aus der Säuglingspathologie. Ann. Pediat. (Basel) 175, 1–32 (1950).

Hathaway, W. E., J. H. Githens, W. R. Blackburn, V. Fulginiti, C. H. Kempe: Aplastic anemia, histiocytosis and erythrodermia in immunologically deficient children. Probable human runt disease. N. Engl. J. Med. 273, 953–959 (1965).

Hershfield M. S., R. H. Buckley, M. L. Greenberg, A. L. Melton, R. Schiff, C. Hatem, J. Kurtzberg, M. L. Markert: Treatment of adenosine deaminase deficiency with

PEG modified ADA. N. Engl. J. Med. **295**, 589–596 (1987).

Hirschhorn, R.: Genetic deficiencies of adenosine deaminase and purine nucleoside phosphorylase: overview, genetic heterogeneity and therapy. Birth Defects **19**, 73–81 (1983).

Hitzig, W. H., Z. Biro, H. Bosch, H. J. Huser: Agammaglobulinämie und Alymphozytose mit Schwund des lymphatischen Gewebes. Helv. Paediat. Acta **13**, 551–585 (1958).

Kadowaki J. I., W. E. Zuelzer, A. J. Brough: XX/XY lymphoid chime rism in congenital immunological deficiency syndrome with thymic alymphoplasia. Lancet **2**, 1152–1155 (1965).

Noguchi, M., Y. Huafang, H. M. Rosenblatt, A. H. Filipovich, S. Adelstein, W. S. Modi, O. W. McBride, W. J. Leonard: Interleukin-2 Receptor γ chain mutations results in X-linked severe combined immunodeficiency in humans. Cell. **73**, 147–157 (1993).

Omenn, G. S.: Familial reticuloendoheliosis with eosinophilia. N. Engl. J. Med. **273**, 427–432 (1965).

Rosen, F. S., M. D. Cooper, R. J. P. Wedgwood: The primary immunodeficiencies. N. Engl. Med. **311**, 235–242; 300–309 (1984).

Rosen, F. S., R. J. Wedgwood, F. Aiuti, M. D. Cooper, R. A. Good, L. A. Hanson, W. H. Hitzig, S. Matsumoto, M. Seligman, J. F. Soothill, T. A. Waldmann: Meeting report: Primary immunodeficiency diseases. Clin. Immunol. Immunopathol. **28**, 450–475 (1983).

Ryser, O., A. Morell, W. H. Hitzig: Primary immunodeficiencies in Switzerland: First report of the national registry in adults and children. J. Clin. Immunology **8**, 479–485 (1988).

Seemayer, T. A.: The graft versus host reaction: a pathogenetic mechanism of experimental and human disease. Perspectives in Pediatric Pathology **5**, 93–136 (1979).

de Vaal O. M., V. Seynhaeve: Reticular Dysgenesis. Lancet **2**, 1123–1125 (1959).

48 Granulozyten- und Makrophagendefekte
R. A. Seger

48.1 Kombinierte Phagozytenfunktions-Defekte

Genetische Störungen der neutrophilen Granulozyten sind meist Defekte hämopoietischer Stammzellen und als solche häufig mit Störungen der Monozyten und Makrophagen gekoppelt. Krankheiten können Bildung und Ausreifung der Phagozyten im Knochenmark betreffen (kongenitale Granulozytopenien, siehe Kapitel Welte) bzw. physiologische Funktionen der Zellen stören (kongenitale Phagozytenfunktionsdefekte), in letzterem Falle sind Motilität (Chemotaxis sowie Ingestion) und/oder Mikroben-Abtötung betroffen. Die Ätiologien sind oft noch unbekannt, doch sind einzelne Störungen bis zur biochemischen und molekularen Ebene erforscht. In einigen Fällen (Myeloperoxydase-, Glutathionsynthetase-,

Tab. 48/1: Kombinierte Phagozyten-Funktionsdefekte

Phagozytendefekt	gestörte Phagozytenfunktion	Pathogenese	Vererbung (Chromosomen-lokalisation)	assoziierte Befunde
Leukozyten-Adhäsionsdefekt (LAD) Typ 1 (MIM Nr. 116920)	Adhäsion Diapedese Chemotaxis Phagozytose	CD 18 Synthesedefekt	A/R (21q22.3)	verzögerter Nabelschnur-Abfall, Neutrophile Leukozytose, ↓ Zytotoxizität von T-Lc und NK-Zellen
Leukozyten-Adhäsionsdefekt (LAD) Typ 2	Rollen Chemotaxis	Defekt eines Fucose-Donator?	A/R	Mikrozephalie, Entwicklungsrückstand, Kleinwuchs, Bombay (hh) Blutgruppe, Neutrophile Leukozytose
Aktin Dysfunktion	Pseudopodien Chemotaxis Phagozytose	defekte Aktinpolymerisation	A/R	
Mangel spezifischer Granula (MIM Nr. 245480)	Degranulation Chemotaxis	↓ spezif. Granula	unbekannt	Abnorme Kern-Segmentierung
Chediak-Higashi-Syndrom (MIM Nr. 214500)	Chemotaxis	↑ Granula-Fusion	A/R	Okulokutaner Albinismus, Neutropenie, ↓ Zytotoxizität von NK-Zellen, Makrophagen-Aktivierung
Sept. Granulomatosen (CGD) (MIM Nr. 306400 233690 233700 233710)	Oxyd. Metabolismus	– gp91 phox-Mangel – p22 phox-Mangel – p47 phox-Mangel – p67 phox-Mangel	X/R (xp21.1) A/R (16q24) A/R (7q11.23) A/R (1q25)	Fistelbildung, Stenosen infolge Granulomen. Bei Überträgerinnen: Discoider Lupus Erythematodes

AR: Autosomal rezessiv, XR: X-chromosomal rezessiv
T-Lc: T-Lymphozyten, MIM-Nr.: Mendelian Inheritance of Man Nr. nach McKusick

Glutathionperoxydase- sowie Glutathion-Reduktase-Mangel) sind die nachgewiesenen biochemischen Defizienzen, zumindest was die Infektabwehr anbelangt, klinisch bedeutungslos.

Klinisch relevanten Granulozytopenien und Phagozytenfunktionsdefekten gemeinsam sind **rezidivierende Infektionen**, die schon bald nach der Geburt auftreten: *Stomatitis, Gingivitis, Periodontitis, Dermatitis, Lymphadenitis, Leberabszess, Osteomyelitis* sowie *Otitis media, Sinusitis* und *Pneumonie*. Granulozytopenien und Störungen der Motilität sind durch Ulcera und Nekrosen charakterisiert. Störungen der Mikrobenabtötung imponieren durch Abszeßbildung. Die **entzündlichen Zeichen** sind oft nur **schwach** ausgeprägt, da die Phagozyten entweder verspätet im infizierten Gewebe eintreffen, oder ungenügend toxische Sauerstoffradikale bilden. *Staphylococcus aureus* ist zwar der am häufigsten isolierte Erreger, aber viele andere Mikroorganismen kommen ebenfalls vor, besonders **gram-positive und gram-negative Bakterien sowie Pilze** inkl. Aspergillen. Virusinfektionen sind nicht häufiger und verlaufen nicht schwerer als bei immun-gesunden Kindern.

48.1.1 Störungen der Motilität

Leukozytenadhäsionsdefekt (LAD) Typ 1 (1)

Definition

Die autosomal-rezessiv vererbte Erkrankung ist charakterisiert durch verzögerten Nabelschnurabfall, sowie nekrotisierende Bakterien- und Pilzinfektionen bei massiver Leukozytose. Die Infektanfälligkeit beruht auf einer defekten Adhäsionsfähigkeit aller Leukozyten, speziell der Phagozyten.

Ätiologie/Pathogenese

Die molekulare Basis der Erkrankung liegt in einem *Synthesedefekt einer 95 KD-Beta-Kette* (CD18), mit deren Hilfe drei Adhäsionsproteine in der Leukozytenmembran verankert sind: LFA_1: das Lymphozytenfunktionsantigen 1 (CD11a); CR3: der Komplementrezeptor Typ 3 (CD11b) und ein Adhäsions-Protein mit noch wenig bekannter Funktion: CR4: Der Komplementrezeptor Typ 4 (CD11c). CD18 wird auf dem langen Arm von Chromosom 21 kodiert (21q22.3).
Der Defekt betrifft sowohl die *Phagozyten* als auch die *zytotoxischen T-Lymphozyten* und *NK-Zellen*. Die Phagozyten können nicht an Endothelzellen adhärieren und die Zirkulation verlassen, außerdem phagozytieren sie schlecht und bilden während der Ingestion von Bakterien und Pilze nur ungenügend Sauerstoff-Radikale. Die zytotoxischen T-Lymphozyten und NK-Zellen können nur ungenügend an Zielzellen haften und diese deshalb auch nicht abtöten. Dennoch scheint meist keine erhöhte Empfänglichkeit gegenüber Virus-Infektionen zu bestehen.

Klinik

Die Patienten fallen zunächst durch Omphalitis und **verzögerten Nabelschnurabfall** (nach mehr als 3 Wochen) auf (Farb-Abb. FA 28 auf Farbtafel V). Sie erkranken bald darauf an Infektionen mit bakteriellen Erregern bzw. Pilzen. Charakteristisch sind **nekrotisierende bzw. ulzerierende Entzündungen trotz massiver Leukozytose** (bis 100 G/l = lito). Kutane Herde heilen häufig mit dystrophischen Narben ab. Viele Kinder entwickeln eine Hepatosplenomegalie und eine Gedeihstörung.
Neuerdings sind partielle Defekte bei älteren Kindern und Erwachsenen bekannt geworden, bei denen rezidivierende Haut- und Schleimhautulzera (Pyoderma gangraenosum und Stomatitis ulcerosa) im Vordergrund stehen, sowie chronische Gingivitis und Periodontitis, bis zum Ausfall der Zähne. Aber auch diese Patienten sind nicht vor lebensbedrohlichen Infektionen gefeit.

Diagnose

Die Diagnose ist aus dem klinischen Bild, den Phagozytenfunktionstesten und der *direkten Untersuchung* der *Adhäsionsproteine* mittels monoklonaler Antikörper eindeutig zu stellen. Wegleitend sind die Befunde eines verzögerten Nabelschnurabfalls, nekrotisierender Entzündungen trotz Leukozytose, einer gestörten Granulozytenchemotaxis bei variablem Ausfall des Nitroblautetrazolium (NBT-)-Testes (negativ mit partikulären, positiv mit solublen Stimuli) sowie das Fehlen von LFA_1, CR3 und CR4 auf allen Leukozyten in der Durchflußzytometrie. Eine pränatale Diagnose mittels foetaler Blutentnahme und Durchflußzytometrie ist ab der 20. Schwangerschaftswoche möglich.

Therapie

Die einzig erfolgreiche Therapie besteht in einer *Knochenmarkstransplantation*. Sie sollte bei kompletten, aber auch inkompletten Defekten mit schwerer Infektanfälligkeit baldmöglichst nach Diagnosestellung durchgeführt werden. Sie wurde erfolgreich mit HLA-identischem, sowie auch HLA-semiidentischem Spendermark realisiert. HLA-semiidentisches Mark kann bei den kompletten Defekten nicht abgestoßen werden, da zytotoxische T-Lymphozyten infolge des LFA1-Mangels nur ungenügend an fremden Zielzellen haften.

Leukozytenadhäsionsdefekt (LAD) Typ 2 (2, 3)

Definition

Das autosomal-rezessiv vererbte Leiden ist charakterisiert durch nekrotisierende Bakterien- und Pilzinfektionen bei massiver Leukozytose, Gesichtsdysmorphie, Mikrozephalie, schwerem psychomotorischen Entwicklungsrückstand, Kleinwuchs und Bombay (hh) Blutgruppe. Die

Infektanfälligkeit beruht auf defektem Rollen der Phagozyten über die Gefäßwand.

Ätiologie/Pathogenese

Die molekulare Basis des Leidens liegt in einem Mangel an Sialyl-Lewis-X auf Glykoproteinen in der Zellmembran von Phagozyten. Sialyl-Lewis-X fungiert als Ligand für E- und P-Selektine auf aktivierten Endothelzellen. Die Phagozyten können nicht über Endothelzellen rollen und damit auch nicht das Gefäßlumen verlassen.

Klinik

Die beiden bisher beschriebenen Patienten erkrankten an rezidivierenden Bakterien- und Pilzinfektionen. Ähnlich wie bei LAD-Typ 1 kommt es trotz massiver Blut-Leukozytose zu ulzerierenden Entzündungen. Hinzu kommen ZNS-Manifestationen wie schwerer psychomotorischer Entwicklungsrückstand, Hypotonie, Mikrozephalie, Hirnatrophie und Krämpfe.

Diagnose

Die Diagnose kann aus dem klinischen Bild, den Phagozytenfunktionstesten (defekte Chemotaxis) und dem direkten Nachweis des Fehlens von Sialyl-Lewis-X mittels monoklonaler Antikörper gestellt werden.

Therapie

Diese ist angesichts der neurologischen Manifestationen rein symptomatisch.

Aktin-Dysfunktion (4)

Definition

Autosomal-rezessiv vererbte Störung der Neutrophilen-Motilität infolge defekter Aktin-Polymerisation.

Ätiologie/Pathogenese

Die Ursache der defekten Aktin-Polymerisation ist unbekannt.

Klinik

Schwere rezidivierende bakterielle und mykotische Infektionen ohne Eiterbildung.

Diagnose

Störung aller motilen Phagozytenfunktionen (Spontanmigration, Chemotaxis, Pseudopodienbildung, Phagozytose). Ausschluß anderer Ursachen (z. B. eines Leukozytenadhäsionsdefektes). Nachweis einer gestörten Polymerisation von Aktin-Monomeren zu Aktin-Filamenten nach Zell-Aktivierung.

Therapie

Knochenmarkstransplantation.

Mangel spezifischer Granula (5)

Definition

Mangel spezifischer Neutrophilen-Granula, der zu gestörter Chemotaxis mit erhöhter Infektanfälligkeit führt.

Ätiologie/Pathogenese

Spezifische (sekundäre) Granula stellen ein intrazelluläres Reservoir von Rezeptoren für chemotaktische Faktoren (z. B. für bakterielle Tripeptide wie f-Met-Leu-Phe) und von Adhäsionsproteinen (z. B. CR-3, CR-4) dar, die nach chemotaktischer Aktivierung der Zelle an die Zell-Oberfläche gelangen. Mangel an spezifischen Granula bedingt deshalb eine Chemotaxis-Störung und folglich Gewebsneutropenie. Der Erbgang der Krankheit ist nicht bekannt.

Klinik

Ulzerierende nekrotische Läsionen der Haut- und Schleimhäute stehen im Vordergrund. Auffällig ist die fehlende Eiterbildung, ohne daß eine Blut-Neutropenie vorliegt.

Diagnose

Abnorme Kern-Segmentierung (*doppelt gelappte Kerne*) sowie *verminderte* zytochemische Reaktion auf *alkalische Phosphatase* sind verdächtig. Phagozytenfunktionsteste (fehlende Degranulation und Freisetzung von Lactoferrin bzw. Transcobalamin III, gestörte Chemotaxis) sowie eine stark reduzierte Anzahl spezifischer Granula in elektronenmikroskopischen Studien sind diagnostisch.

Therapie

Mit einer Antibiotika-Dauerprophylaxe erreichen die meisten Kinder das Erwachsenenalter.

Chediak-Higashi-Syndrom (6)

Definition

Sehr seltenes, autosomal rezessiv vererbtes Syndrom mit okulokutanem Albinismus, rezidivierenden bakteriellen Infekten, Riesengranula in allen granulahaltigen Zellen sowie einer Panzytopenie infolge Makrophagenaktivierung im Terminalstadium der Erkrankung. Das Syndrom ist abzugrenzen vom *Griscelli-Syndrom* mit ähnlicher Klinik und Immundefizienz, jedoch normaler Granulation.

Ätiologie/Pathogenese

Genlokalisation und molekulare Basis der Erkrankung sind unbekannt. In den Neutrophilen fusionieren spezifische und azurophile Granula zu Riesengranula. Diese führen zu starrer Zellstruktur und beeinträchtigen die Migrationsfähigkeit. Es resultieren Neutropenie und Chemotaxisstörung mit Neigung zu bakteriellen Infekten. Auch die granulahaltigen Natürlichen Killer (NK)-Zellen zeigen eine defekte zytotoxische Aktivität. Dies erklärt eventuell die EBV-induzierte Terminalphase.

Klinik

Der *okulokutane Albinismus* fällt auf durch helle, durchsichtige Haut, silbrigen Haarglanz, helle Iris und Photophobie. Die rezidivierenden bakteriellen Infektionen betreffen vor allem die Luftwege und die Haut. Im *Terminalstadium* kommt es zu diffuser histiozytärer Proliferation und *Makrophagenaktivierung*, insbesondere Hepatosplenomegalie, Lymphadenopathie, Panzytopenie infolge Hämophagozytose, sowie Meningeosis und periphere Neuropathie. Der Tod tritt nach wenigen Wochen infolge Blutung oder Infekt ein.

Diagnose

Riesengranulation in allen granulahaltigen Zellen, insbesondere *in den Phagozyten und Melanozyten (Blut und Haarmikroskopie!)*. Gestörte Chemotaxis, defekte NK-Zell-Zytotoxizität. Pränatale Diagnose: durch fetale Blutentnahme sowie mittels kombinierter Haar- und Hautbiopsie ab der 20. Schwangerschaftswoche möglich.

Therapie

Die Terminalphase kann durch Zytostatika (VP16 = Podophyllotoxin) vorübergehend beherrscht werden. Einzig erfolgreiche Kausaltherapie ist die *Knochenmarktransplantation*.

48.1.2 Störungen der Mikroben-Abtötung

Septische Granulomatosen (CGD) (7, 8)

Definition

Diese Gruppe von Erkrankungen ist durch rezidivierende, abszedierend-granulomatöse Bakterien- und Pilz-Infektionen charakterisiert. Die Infektanfälligkeit beruht auf einer defekten Mikrobizidie aller Phagozyten bei intakter Phagozytose.

Ätiologie/Pathogenese

Vier molekulare Defekte sind bekannt. Zwei Defekte betreffen das membrangebundene *Flavocytochrom b558*: Der x-chromosomal vererbte Mangel an *gp91*-Phagozyten-Oxidase *(phox)* (vermutlich ein NADPH- und *FAD-bindendes* Protein) und der a/r (Chromosom 16) vererbte Mangel an *p22-phox* (wahrscheinlich ein Häm-bindendes Protein). Zwei weitere Defekte betreffen Zytosol-Aktivierungs-Faktoren: Der a/r (Chromosom 7) vererbte Mangel an *p47-phox* und derjenige an *p67-phox* (Chromosom 1).

Klinik

Die Patienten fallen bereits in den ersten Lebensmonaten durch Pyodermie, Lymphadenitis (Farb-Abb. FA 29 auf Farbtafel V) und Hepatosplenomegalie auf. In der Folgezeit manifestieren sich die rezidivierenden eitrigen, abszedierenden Infektionen an den Eintrittspforten (Haut, Schleimhäute, Lungen) und im mononukleären Phagozyten-System (Milz, Leber, Lymphknoten). Die *Abszesse* perforieren spontan nach außen; die Wundheilung ist durch *Fistelbildung* kompliziert (Abb. 48/1). Viele Kin-

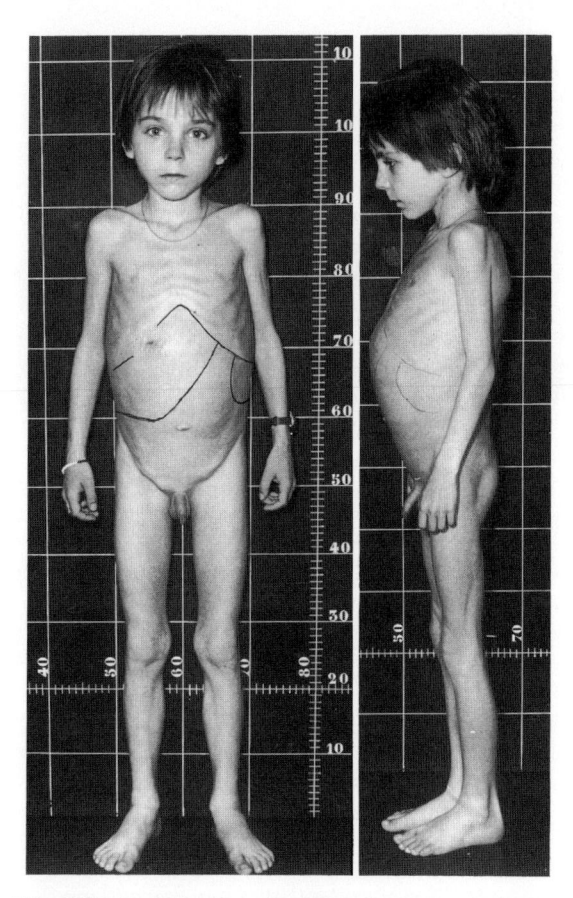

Abb. 48/1: Septische Granulomatose: Dystropher Knabe mit Hepatosplenomegalie und Fistelbildung nach Punktion eines Leberabszesses.

der sind untergewichtig und kleinwüchsig. Während eine aggressive Antibiotika-Prophylaxe die Häufigkeit von Bakterien-Infektionen reduziert hat, sind heute Pilz-Infektionen eine ernste Bedrohung: Aspergillen können von der Lunge ausgehend in den knöchernen Thorax und in die Wirbelkörper einwachsen, in den Rückenmarkskanal einbrechen und sogar eine Querschnittslähmung verursachen. Bei ungenügender Elimination und Persistenz mikrobieller Antigene kommt es zu zellulären Immunreaktionen, die in *Granulombildung* und Fibrose resultieren, was schließlich zu sekundären Organ-Dysfunktionen führen kann. Granulomatöse Entzündungen in Hohlorganen können eine *Stenose-Symptomatik* bedingen, z. B. eine Antrumstenose mit rezidivierendem Erbrechen oder eine Ureterstenose mit Hydronephrose.

Die aus den Infektherden isolierten Erreger sind in erster Linie Staphylokokken, Enterobakterien und Aspergillen. Gelegentlich werden Nocardien und BCG-Mykobakterien kultiviert.

Überträgerinnen bei x-chromosomal vererbter CGD sind bei ungünstiger Lyonisierung ebenfalls klinisch auffällig mit rezidivierender Stomatitis, *diskoidem Lupus erythematodes* (Farb-Abb. FA 30 auf Farbtafel V) und Infektanfälligkeit.

Diagnose

Jedes Kind mit rezidivierender Abszeßbildung, Aspergillus-Pneumonie oder unklarer granulomatöser Entzündung ist verdächtig auf das Vorliegen einer septischen Granulomatose und sollte durch Messung der Sauerstoff-Radikal-Bildung abgeklärt werden.

Der zytochemische Nitroblau-Tetrazolium (NBT)-Test (s. Farb-Abb. FA 31 auf Farbtafel VI) ist ein zuverlässiger Screening-Test, jedoch nur in einem erfahrenen Labor. Er sollte mit einem starken partikulären Stimulus (z. B. opsonisiertem Zymosan) und einem löslichen Stimulus (z. B. Phorbol-Myristat-Azetat) durchgeführt werden. Sowohl eine negative wie eine schwache Blaufärbung sind verdächtig auf eine Septische Granulomatose (komplette oder partielle Form) und müssen durch eine quantitative Bestimmung der O_2-Produktion weiter abgeklärt werden. Ferner sollte sich die Differenzierung in einen der vier molekularen Defekte (z. B. mit Immunoblot-Verfahren) anschließen, ebenso wie eine Identifizierung der Überträgerinnen in der mütterlichen Familie beim x-chromosomalen Erbgang. Hierzu eignet sich wiederum der NBT-Test.

Eine pränatale Diagnose ist bei allen betroffenen Familien mittels foetaler Blutentnahme in der 20. Schwangerschaftswoche und Phagozytenfunktionstesten durchführbar (so spät wegen der physiologischen Neutropenie). Beim x-chromosomalen Erbgang ist inzwischen bei informativen Familien eine pränatale Diagnose mittels Chorionzottenbiopsie und molekularbiologischer Analyse (RFLP-Polymorphismus) möglich. Die DNA-Diagnostik wird derzeit auch bei den anderen Erbgängen eingeführt.

Therapie

Die erfolgreichste Therapie ist eine Dauerbehandlung mit einem zellgängigen Antibiotikum (*Co-trimoxazol*) und einem Antimykotikum (*Itraconazol*) in therapeutischer (!) Dosierung. Bei Infektdurchbrüchen werden mit Vorteil Rifampicin (gram-positive), Ciprofloxacin (gram-negative) oder Amphothericin B (mykotische Infektionen) eingesetzt. *Rekombinantes humanes γ-Interferon* (50 μg/m² s.c. 3×/Woche) kann bei Versagen der oralen Antibiotika-Therapie zusätzlich als Infektprophylaxe angewandt werden. Es aktiviert wahrscheinlich nicht-oxydative, kompensatorische Abtötungsmechanismen. Bei einem therapeutischen Engpaß können Phagozyten (Granulozyten/Monozyten)-Transfusionen die Wende bringen, werden jedoch nach ca. 1 Woche durch Antikörper-Bildung unwirksam. Vorteilhaft ist die Stimulation der Granulozytenspender durch G-CSF (eine Injektion von 300 μg am Vorabend), was zu maximaler Freisetzung reifer und funktionstüchtiger Phagozyten aus dem Knochenmark führt. Einzelne Knochenmarkstransplantationen wurden vorgenommen, sind jedoch durch eine Mortalität von 10% (HLA-identische KMT) bis 40% (bei HLA semiidentischer KMT) belastet.

48.2 Isolierte Monozyten/Makrophagen-Funktionsdefekte

Mononukleäre Phagozyten (Monozyten und Makrophagen) haben zusätzlich zur «einfachen» Phagozytoseleistung der neutrophilen Granulozyten Sonderaufgaben, wie z. B. die Prozessierung und Präsentation von Antigenen, die Synthese inflammatorischer Zytokine sowie die Resorption von Knochen. Diesen Spezialfunktionen sind einzelne Funktionsstörungen zugeordnet, die sich als isolierte Monozyten/Makrophagen-Defekte (ohne gleichzeitige Granulozytendysfunktion) manifestieren. Auch bei chronisch intrazellulären Infektionen (z. B. mukokutaner Candidiasis, BCG-Impfkomplikationen), die sich durch T-Zell-Defekte nicht erklären lassen, muß nach Monozyten/Makrophagen-Funktionsdefekten gefahndet werden.

48.2.1 MHC-Klasse II-Mangel (9)

Definition

Autosomal-rezessiv vererbtes kombiniertes Immunmangelsyndrom infolge defekter Antigenpräsentation durch fehlende Expression von HLA-Klasse II-Genen.

Tab. 48/2: Isolierte Monozyten/Makrophagen-Funktionsdefekte

Monozyten/Makrophagendefekt	gestörte Monozytenfunktion	Pathogenese	Vererbung	assoziierte Befunde
MHC-Klasse II-Mangel (MIM Nr. 209920)	Antigen-Präsentation	↓ HLA-Klasse II Expression	A/R	chronische Diarrhoe, Dysfunktion von CD4-LC
IL1-Synthese-Defekt	Chemotaxis Candida-Abtötung	↓ IL1-Synthese	unbekannt	mukokutane Candidiasis
Vimentin-Mangel	Antigen-Präsentation	↓ Vimentin-Filamente	unbekannt	mukokutane Candidiasis, Dysfunktion von CD4-LC
Maligne Osteopetrose (OP) (MIM Nr. 259700)	Mikrobizidie	Osteoklastendysfunktion bzw. Ausreifungs-Störung	A/R	KM-Hypoplasie, Hirnnerven-Kompression
Familiäre Erythrophagozytäre Lymphohistozytose (FEL) (MIM Nr. 267700)	Hämophagozytose Hypersekretion	gen. Makrophagen-Aktivierung	A/R	Hypofibrinogenämie, Hypertriglyzeridämie, Immunsuppression, ↓ NK-Zell-Zytotoxizität

AR: Autosomal rezessiv
CD4-LC: CD4-Lymphozyten
IL1: Interleukin-1
MIM Nr.: Mendelian Inheritance of Man Nr. nach McKusick

Ätiologie/Pathogenese

Die Krankheit ist heterogen mit bisher vier bekannten Komplementierungs-Gruppen. Vermutlich führen verschiedene Defekte regulatorischer DNA-bindender Proteine zur fehlenden Expression der gesamten HLA-Klasse II-Genfamilie. Messenger-RNAs der Alpha- und der Beta-Ketten von HLA-DR, DP und DQ sind nicht nachweisbar. Folge ist eine gestörte Antigenpräsentation durch antigenpräsentierende Zellen wie Dendritische Zellen, Makrophagen und B-Lymphozyten, was eine Aktivierung von CD4 positiven T-Lymphozyten verunmöglicht.

Klinik

Die Krankheit beginnt im ersten Lebenshalbjahr. *Chronische Diarrhoe* ist das hervorstechende klinische Zeichen und führt zu einem deutlichen Knick in Gewichts- und Längenkurven. Bronchopneumonien sind ebenfalls häufig. Im Vordergrund stehen *Virusinfekte*, weniger prominent sind mukokutane Candidiasis und Pneumocystis Carinii Pneumonie. Im Gegensatz zu schweren kombinierten Immundefekten (SCID) werden Impfungen mit Lebenderregern meist ertragen, und führt eine Transfusion mit unbestrahltem Blut kaum zur GvH-Reaktion. Ein Thymusschatten ist sichtbar, Lymphknoten und Tonsillen sind vorhanden. Einige Patienten entwickeln eine Autoimmunzytopenie.

Diagnose

Bei einer kursorischen immunologischen Abklärung, die sich auf Immunglobulin-Bestimmungen und Invitro-Mitogen-Stimulationen beschränkt, wird die Diagnose wegen Normalbefunden verpaßt. Erst die vollständige Untersuchung der Antikörperbildung und der Invitro-Proliferation nach Antigen-Stimulation, läßt den *funktionellen kombinierten Immundefekt* erkennen. Diagnostisch ist der fehlende Nachweis von HLA-Klasse II-Antigenen auf der Oberfläche von Monozyten und B-Lymphozyten, z.B. in der Durchflußzytometrie. Diese Diagnostik ist bereits pränatal möglich.

Therapie

Eine symptomatische Therapie (IvIgG, Antibiotika, ev. Magendarmdekontamination) ist als Überbrückung bis zur *Knochenmarks-Transplantation* angezeigt. Die chronische Diarrhoe ist jedoch praktisch immer therapieresistent. In Anbetracht des schweren Verlaufs ist die KMT frühzeitig durchzuführen, bevor sich chronische Virusinfekte etabliert haben.

48.2.2 Familiärer IL-1-Synthese-Defekt (10)

Patienten mit dieser kürzlich beschriebenen Erkrankung fallen mit mukokutaner Candidiasis auf. Monozyten-Chemotaxis und Candida-Abtötung sind gestört. Nach

Stimulation mit Lipopolysaccharid produzieren zirkulierende Monozyten kein Interleukin-1 (IL-1). Dies erklärt wahrscheinlich auch den fehlenden CRP-Anstieg während der Infektionen. Weitere Fallstudien sind notwendig.

48.2.3 Familiärer Vimentin-Mangel (11)

Patienten mit diesem kürzlich mitgeteilten Krankheitsbild fallen durch mukokutane Candidiasis und Wundheilungsstörungen auf. Vimentin-Filamente des Zytoskeletts, die normalerweise Rezeptoren für Opsonine (IgG und C3b) sowie HLA-Klasse II-Moleküle in der Membran verankern, sind vermindert exprimiert. Folgen sind gestörte Monozyten-Phagozytose sowie Präsentation von Antigenen an T-Lymphozyten. Die T-Zell-Proliferation nach Antigen-Stimulation ist sekundär vermindert, Hauttests zeigen deshalb eine Anergie. Weitere Fallstudien sind nötig.

48.2.4 Maligne Osteopetrose (OP) (12)

Definition

Autosomal-rezessiv vererbter, bereits in der frühen Säuglingszeit manifester Osteoklastenfunktionsdefekt, der zu pathologischer Ossifikation mit Knochenbrüchigkeit, Hirnnervenkompression und Knochenmarks-Hypoplasie mit extramedullärer Blutbildung führt und in der ersten Lebens-Dekade tödlich verläuft. Die maligne Osteopetrose ist abzugrenzen von der benignen, autosomal-dominant vererbten, in der Adoleszenz oder im Erwachsenenalter manifesten Osteopetrose, die nicht mit progredienter Panzytopenie einhergeht. Ebenso abzugrenzen ist der *Carboanhydrase II-Mangel*, der zu Osteopetrose, renaler tubulärer Azidose und zerebraler Verkalkung ohne hämatologische Manifestationen führt.

Ätiologie/Pathogenese

Die Ursache(n) der mangelhaften osteolytischen Aktivität der Osteoklasten ist (sind) unbekannt. Die meisten Formen mit nachgewiesenen, jedoch dysfunktionellen Osteoklasten können durch Übertragung hämopoietischer Stammzellen geheilt werden. Seltene Formen mit fehlenden Osteoklasten sind extramedullärer Genese (sie entstehen z. B. infolge einer M-CSF-Synthesestörung der Fibroblasten) und können nicht durch Knochenmarks-Transplantation beeinflußt werden. Der ungenügende Knochenabbau im Bereich der Schädel-Foramina führt zur Kompression von Hirnnerven und im übrigen Skelett zur Obliteration der Markräume. KM-Vorläuferzellen wandern in extramedulläre Bereiche aus. Die extramedulläre Blutbildung bewirkt Hepatosplenomegalie und schließlich ein Hyperspleniesyndrom.

Klinik

Die maligne Osteopetrose verläuft rasch progredient. Die Knochenveränderungen beginnen schon in utero. Die *Panzytopenie* ist bereits in den ersten 3 Lebensmonaten manifest und fällt durch Blutungs- bzw. Infektneigung auf. Die *Sehstörung* manifestiert sich ebenfalls in den ersten 3 Lebensmonaten durch Nystagmus und Strabismus, Optikusatrophie sowie selten Retinadegeneration. Zu beachten ist, daß bei den häufigen Verwandtenehen neben der Osteopetrose andere a/r vererbte Krankheiten vorliegen und diese weitere (z. B. neurodegenerative) Symptome erklären können.

Diagnose

Sie wird aufgrund des Röntgenbildes, der Knochenbiopsie und Zeichen der extramedullären Blutbildung gestellt. Radiologisch imponieren z. T. bereits intrauterin *generalisierte Osteosklerose* und *metaphysäre Auftreibungen*. Die Biopsie zeigt eine Obliteration der Markräume. Osteoklasten sind bei der medullären Form der Osteopetrose meist deutlich vorhanden, aber Resorptionszonen fehlen. Elektronenmikroskopisch ist zu prüfen, ob die vorhandenen *Osteoklasten ohne Mehrkernigkeit und ohne Bürstensaum* sind. Selten sind Osteoklasten abwesend, und läßt sich eine gestörte M-CSF-Produktion nachweisen (extramedulläre Form). Monozyten-Defekte (z. B. eine gestörte Bakterienabtötung) können auf eine generalisierte Monozyten/Makrophagendysfunktion hinweisen.

Therapie

Die Therapie der ersten Wahl bei medullären Osteopetrose-Formen ist die *Knochenmarks-Transplantation*. Die KMT sollte unverzüglich durchgeführt werden, wenn der Osteoklasten-Bürstensaum fehlt und eine neurologische Progredienz eingetreten ist. Posttransplantär stammen die Osteoklasten vom KM-Spender, die Osteoblasten weiter vom KM-Empfänger. Die posttransplantäre Phase kann bei älteren Kindern durch Hypercalcämie kompliziert sein. Einmal eingetretene neurologische Schäden sind irreversibel. Dekompressions-Operationen sind technisch schwierig und durch Liquorfisteln kompliziert. Bei extramedullären Osteopetrose-Formen infolge M-CSF-Mangel kann seit kurzem *rekombinantes humanes M-CSF* substituiert werden. Dieses führt zur Ausdifferenzierung der vorhandenen Monozyten in funktionstüchtige Osteoklasten.

48.2.5 Familiäre Erythrophagozytäre Lymphohistiozytose (FEL) (13)

Definition

Autosomal-rezessiv vererbtes Krankheitsbild mit generalisierter Aktivierung phagozytärer, zytotoxischer und sekretorischer Funktionen der Makrophagen mit tödlichem Spontanverlauf. Abzugrenzen ist ein sekundäres Hämophagozytose-Syndrom infolge viraler (z. B. EBV), bakterieller, mykotischer oder Parasiten-Infektionen bei Immundefekten oder auch immunkompetenten Patienten.

Ätiologie / Pathogenese

Es bleibt weiterhin unbekannt, ob die Makrophagenaktivierung primär oder sekundär ist (z.B. infolge Freisetzung von Gamma-IFN, GM-CSF und TNF durch antigenstimulierte T-Lymphozyten). Assoziiert ist ein Funktionsdefekt der NK-Zellen. Die Makrophagenaktivierung führt zu Hämophagozytose, sowie zur Freisetzung löslicher Faktoren, welche das klinische Bild prägen (z. B. IL1 → Fieber; TNF → Hypertriglyzeridämie, Plasminogen-Aktivator → Hypofibrinogenämie; Prostaglandin E2 → Immunsuppression). Die diffuse Infiltration innerer Organe mit aktivierten Makrophagen (ohne Langerhanszell-Charakteristika) bedingt Hepatosplenomegalie, meningeale Zeichen und inadequate ADH-Sekretion.

Klinik

Das Vollbild umfaßt *Fieber*, makulopapulöses *Exanthem, Hautblutungen, Oedeme, Hepatosplenomegalie* sowie *neurologische Zeichen* (Meningismus, Bewußtseinstörung, erhöhter Hirndruck, Krämpfe, Hirnnerven-Lähmungen) und tritt bereits in den ersten Lebensmonaten auf.

Diagnose

Die rasche und korrekte Diagnostik entscheidet über das Leben der Patienten. Die Diagnose wird gestellt aus Blutbild, Liquor- sowie KM-Untersuchung. Im Blutbild finden sich eine *Panzytopenie* sowie aktivierte Monozyten mit hyperbasophilem Zytoplasma und ev. Hämophagozytose. Im Liquor imponieren eine Pleozytose und *Hämophagozytose* sowie ein massiv erhöhter Neopterin-Spiegel. Im KM muß nach Hämophagozytose gesucht werden, die meist Erythrozyten seltener Thrombozyten und Leukozyten betrifft. Charakteristisch für eine generalisierte Makrophagen-Aktivierung sind ferner eine *Hypofibrinogenämie* und eine *Hypertriglyzeridämie*. Vor Therapiebeginn ist eine Infektion als Ursache des Krankheitsbildes, bzw. ein zugrundeliegender primärer Immundefekt (z.B. eine Chediak-Higashi-Syndrom oder ein Purtilo-Syndrom) auszuschließen. Eine pränatale Diagnose ist bisher nicht möglich.

Therapie

Eine intensive supportive Therapie (Zell- und Fibrinogen-Ersatz, Antibiotika, Flüssigkeitsrestriktion) sowie eine sofort einsetzende *VP 16 / Steroid / Methotrexat-Therapie* sind lebensrettend. VP16 (Podophyllotoxin) blockiert nicht nur die Bildung von Monozyten / Makrophagen, es hemmt auch ihre Aktivierung. Leider penetriert es schlecht in den Liquor, so daß intrathekale Methotrexat-Gaben notwendig sind. Bei VP16-Resistenz kann eine Induktions-Therapie mit *Antilymphozytenglobulin* (ALG) sowie eine Remissions-Behandlung mit *Cyclosporin A* versucht werden. Sobald die Remission erreicht ist, muß sich eine *Knochenmarkstransplantation (KMT)* anschließen. Das Krankheitsbild rezidiviert sonst unweigerlich.

Literatur

Barak, Y., E. Nir: Chediak-Higashi Syndrome. Am J. Pediatr. Hematol. Oncol. 1987, 9, 42.

Baruchel, A., G. Schaison: Syndromes of inappropriate macrophage activation in childhood. Nouv. Rev. Fr. Hematol. 1990, 32, 415.

Coates, T., J. Torkildson, M. Torres, J. Church, T. Howard: An inherited defect of neutrophil motility and microfilamentous cytoskeleton associated with abnormalities in 47-kd and 89-kd proteins. Blood 1991, 78, 1338.

Etzioni, A., M. Frydman, S. Pollack, I. Avidor, M. L. Philipps, J. C. Paulson, R. Gershoni-Baruch: Recurrent severe infections caused by a novel leukocyte adhesion deficiency. N. Engl. J. Med. 1992, 327, 1789.

Fischer, A., B. Lisowska-Grospierre, D. Anderson, T. Springer: Leucocyte adhesion deficiency: Molecular basis and functional consequences. Immunodef. Reviews 1988, 1, 39.

Frydman, M., A. Etzioni, T. Eidlitz-Markus, I. Avidor, I. Varsano, Y. Shechter, J. B. Orlin, R. Gershoni-Baruch: Rambam-Hasharon Syndrome of psychomotor retardation, short stature, defective neutrophil motility and Bombay phenotype. Am. J. Med. Genetics 1992, 44, 297.

Gallin, J.: Neutrophil specific granule deficiency. Ann. Rev. Medicine 1985, 36, 263.

Gerritsen, E., J. Vossen, I. van Loo, J. Hermans, M. Helfrich, A. Fischer: Autosomal recessive osteopetrosis: heterogeneity of findings at diagnosis and during natural history in a group of 37 patients. J. Pediatr., submitted.

Griscelli, C., B. Lisowska-Grospierre, B. Mach: Combined immunodeficiency with defective expression in MHC class II genes. Immunodef. Reviews 1989, 1, 135.

Komiyama, A., M. Ichikawa, H. Kauda, K. Aoyama, K.

Yasui, M. Yamazaki, H. Kawai, Y. Miyagawa, T. Akabane: Defective interleukin-1 production in a familial monocyte disorder with a combined abnormality of mobility and phagocytosis killing. Clin. Exp. Immunol. 1988, **73**, 500.

Prieto, J., M. Subira, A. Castilla, M. Civeira, M. Serrano: Monocyte disorder causing cellular immunodeficiency: a family study. Clin. Exp. Immunol. 1990, **79**, 1.

Seger, R., F. Berthet, J. P. Hossle: Chronic granulomatous disease. Pediatr. Allergy Immunol. 1992, **3**, 1.

Seger, R., A. Ezekowitz: Treatment of chronic granulomatous disease. Immunodeficiency, 1994, **5**, 113.

49 Kongenitale Neutropenien
K. Welte

Neutrophile Granulozyten werden im Knochenmark durch Proliferation und Differenzierung hämatopoetischer Stammzellen und Vorläuferzellen gebildet (Abb. 49/1). Die Stimuli für diese Proliferation und Differenzierung granulozytärer Progenitorzellen sind sogenannte Kolonien-stimulierende Faktoren (CSFs), eine Untergruppe der Familie der Zytokine. CSFs werden von Endothelzellen, Fibroblasten und mononukleären Blutzellen nach Stimulation mit Fremd-Antigenen, Bakterien, Lipopolysacchariden, Toxinen oder Entzündungsmediatoren (IL-1, TNF), produziert.

Neutrophile Granulozyten wandern vom Knochenmark ins Blut und von dort, durch chemotaktische Faktoren angelockt, ins Gewebe. Im Gewebe phagozytieren sie dann Bakterien, töten diese intrazellulär mittels reaktiven Sauerstoffderivaten ab. Die Zahl der im Blut zirkulierenden Granulozyten ist nur ein Bruchteil der Gesamt-Granulozytenmenge im Körper. Die Zirkulationsdauer neutrophiler Granulozyten beträgt nur 4–8 Stunden. Im gesunden Erwachsenen werden pro Minute ca. 100–150 Millionen dieser Zellen produziert, in Streß-Situationen, wie schweren bakteriellen Infekten, bis zu zehnfach mehr. Diese enorme Produktionsleistung unterliegt, wie oben schon erwähnt, der Kontrolle von CSFs (zur Übersicht siehe Metcalf, 1989). CSFs sind Glykoproteine mit Molekulargewichten zwischen 14 und 70 Kilo-Dalton. Die gentechnologische Herstellung dieser CSFs erlaubt uns ihren klinischen Einsatz bei Patienten mit gestörter Granulopoese (z. B. Welte, 1988).

Auf jeder Stufe der neutrophilen Granulopoese können Defekte auftreten, die letztendlich zur Neutropenie führen. So führt z. B. ein regulatorischer Defekt der pluripotenten Stammzelle zur zyklischen Neutropenie, ein intrazellulärer Defekt der Granulopoese auf der Stufe der Promyelozyten zum Maturationsarrest und dadurch zur schweren kongenitalen Neutropenie (Kostmann-Syndrom) und die Zerstörung der gebildeten neutrophilen Granulozyten durch Antikörper zur Immunneutropenie.

Neutropenie ist definiert als Mangel an zirkulierenden neutrophilen Granulozyten im Blut, wobei Neutrophilen-Werte zwischen 1000 und 1500/µl als milde Neutropenie, Werte zwischen 500 und 1000/µl als mittelschwere und Neutrophilenzahlen unter 500/µl als schwere Neutropenie bezeichnet werden (Curnutte und Boxer, 1987).

Nur Patienten mit schwerer Neutropenie haben ein erhöhtes Risiko für lebensbedrohliche bateriellle Infektionen. Die Frequenz und Schwere bakterieller Infektionen bei Patienten mit schweren Neutropenien ist sehr va-

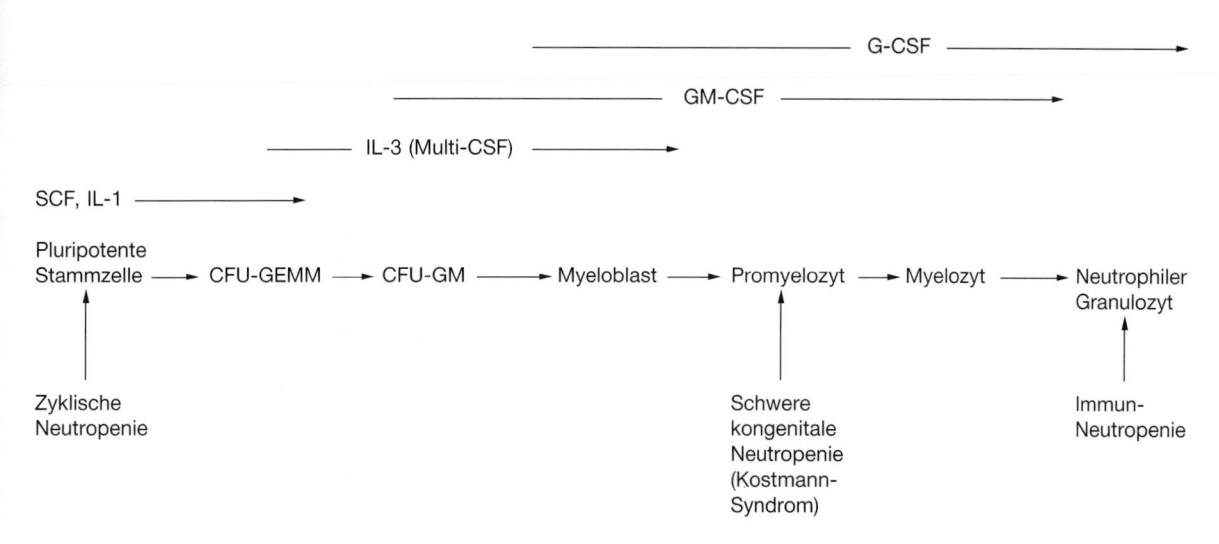

(CFU-GEMM = Colony-forming-unit für Granulozyten, Erythrozyten, Megakaryozyten und Monozyten; CFU-GM = Colony-forming-unit für Granulozyten/Monozyten; SCF = Stammzellfaktor (c-kit-Ligand); IL-1 = Interleukin-1; IL-3 = Interleukin-3; GM-CSF = Granulocyte-Macrophage-Colony stimulating factor; G-CSF = Granulozyten-CSF)

Abb. 49/1: Neutrophile Granulopoese: Regulation und Lokalisation von Defekten

riabel. Es gibt Patienten mit Neutrophilenzahlen unter 500/µl, die nur selten schwere Infektionen erleiden, andere Patienten haben viele Episoden schwerer Infekte. Diese Heterogenität ist wahrscheinlich auf unterschiedliche humorale oder makrophagenvermittelte kompensatorische Immunmechanismen zurückzuführen.

Die häufigsten bakteriellen Infekte bei Kindern mit angeborenen Neutropenien sind Pneumonien, Otitiden, Hautabszesse, Gingivitiden, Stomatitiden, Perianalabszesse. Die häufigsten isolierten Keime bei diesen Infektionen sind Staphylococcus aureus und gramnegative Bakterien (Curnutte und Boxer, 1987).

Die lokalen Entzündungszeichen einer bakteriellen Infektion sind bei Kindern mit schwerer chronischer Neutropenie vorhanden, bis auf eine fehlende Eiterbildung. Auch Abszesse enthalten meist keinen oder wenig Eiter (s. Farb-Abb. FA 32 auf Farbtafel VI).

49.1 Schwere kongenitale Neutropenie

Synonyme: (Kostmann-Syndrom; kongenitale Agranulozytose; infantile genetische Agranulozytose)

49.1.1 Definition

Die schwere kongenitale Neutropenie ist charakterisiert durch eine Ausreifungsstörung der Myelopoese auf der Stufe der Promyelozyten mit normaler Zellularität des Knochenmarks (Kostmann, 1956; Hitzig, 1959).

49.1.2 Vererbung

Die Erkrankung wird autosomal rezessiv vererbt. Gehäuftes Auftreten ist bei Kindern konsanguiner Eltern zu beobachten (Kostmann, 1956; eigene Beobachtung). Es ist jedoch anzunehmen, daß auch spontanes Auftreten dieser Erkrankung vorkommt.

49.1.3 Ätiologie

Die Pathomechanismen der schweren kongenitalen Neutropenie sind nicht bekannt. Der Ausreifungsarrest der granulozytären Reihe ist auch in vitro nicht zu überwinden: Kulturen von mononukleären Knochenmarkszellen dieser Patienten (sogenannten CFU-GM-Assays) unter normalen Bedingungen zeigen kein Auswachsen von neutrophilen Granulozyten-Kolonien. Normale Stimulatoren der Myelopoese wie G-CSF oder GM-CSF führen in vitro nur in sehr hohen Konzentrationen zum Auswachsen von vereinzelten neutrophilen Granulozyten-Kolonien, während das Wachstum anderer Kolonien, z. B. Monozyten-Kolonien oder Kolonien eosinophiler Granulozyten normal ist. Antikörper gegen myeloische Zellen oder Seruminhibitoren konnten bislang nicht nachgewiesen werden. Auch sind die hämatopoetischen Zellen dieser Patienten in der Lage, normale Mengen von biologisch aktivem G-CSF oder GM-CSF zu produzieren oder Rezeptoren für diese Zytokine zu exprimieren (eigene Ergebnisse). Diese Ergebnisse lassen deshalb vermuten, daß der Defekt intrazellulär in Vorläuferzellen der neutrophilen Granulopoese lokalisiert ist.

49.1.4 Diagnose

Im Differentialblutbild sind typischerweise weniger als 200 neutrophile Granulozyten/µl zu finden. Die Neutropenie ist begleitet von individuell unterschiedlich ausgeprägter Monozytose und Eosinophilie. Die Serum-Immunglobuline sind stark erhöht. Im Knochenmark ist der typische Maturationsarrest der neutrophilen Granulopoese auf der Stufe der Promyelozyten oder frühen Myelozyten zu finden. Die Promyelozyten sind oft vakuolisiert und zeigen Kernanomalien. Die Zellularität ist normal. Andere Zellreihen wie Erythropoese oder Megakaryopoese sind normal. Eine typische Knochenmarkmorphologie ist auf Farbabbildung FA 33 (Farbtafel VI) zu sehen. Differentialdiagnostisch ist die schwere kongenitale Neutropenie von der Immunneutropenie dadurch abzugrenzen, daß hier reifere Stufen als Myelozyten fast völlig fehlen, während bei der Immunneutropenie alle Vorstufen der neutrophilen Granulopoese bis zu den stabkernigen Granulozyten zu finden sind.

49.1.5 Klinik

Kinder mit schwerer kongenitaler Neutropenie leiden schon im ersten Lebensjahr an schweren bakteriellen Infektionen. In den ersten Lebensjahren stehen Pneumonien, Otitiden und Stomatitiden im Vordergrund, während ältere Kinder und Erwachsene zunehmend zusätzlich an Abszessen der Haut, Lunge, Leber, etc. leiden. Schwere Infekte, vor allem mit anaeroben Keimen (z. B. Clostridien) können trotz antibiotischer Kombinationstherapie rasch tödlich verlaufen.

49.1.6 Therapie

Als kurative Therapie ist nur die *Knochenmarktransplantation* anzusehen (Rappeport, 1980). Seit 1988 werden klinische Studien zur Prüfung des hämatopoetischen Wachstumsfaktors *G-CSF* (Granulozyten-Kolonien stimulierender Faktor) durchgeführt. Die Ergebnisse bei nun mehr als 100 Patienten mit schwerer kongenitaler Neutropenie weltweit zeigen, daß G-CSF in vivo den Ausreifungsarrest partiell oder ganz überwinden kann, sodaß die Kinder neutrophile Granulozyten produzieren (Bonilla, et al., 1989; Welte, et al., 1990, Zeidler et al., 1993). G-CSF wird täglich subkutan verabreicht. Die Antwort auf G-CSF, gemessen an der Zahl der neutrophilen Granulozyten im Blut, ist sehr heterogen. Ca. zwei Drittel der Patienten benötigt Dosen zwischen 3 und 10 µg/kg/d, während ein Drittel zwischen 20 und 60 µg/kg/d benötigt, um mehr als 1000 neutrophile Granulozyten/µl im Blut aufzuweisen. Ungefähr 5–10% der Kinder sprechen selbst auf hohe Dosen von G-CSF (120 µg/kg/d als kontinuierliche Infusion) nicht an. Interessanterweise spricht nur ein kleiner Prozentsatz dieser Kinder auf *GM-CSF* an (Welte, 1990). Bei einer Patientin führte weder GM-CSF noch G-CSF zum Anstieg neutrophiler Granulozyten.

Bei Kindern, die auf die *G-CSF Therapie* ansprechen, verändert diese Therapie die Lebensqualität dramatisch. Die Kinder können ein ganz normales Leben führen. Eine Isolation zum Schutz vor bakteriellen Infektionen ist nicht mehr notwendig. Die Zahl und Schwere bakterieller Infekte nimmt signifikant ab. Die neutrophilen Granulozyten sind in der Lage, Bakterien normal zu phagozytieren und intrazellulär abzutöten (eigene Ergebnisse). Es bleibt jedoch abzuwarten, ob die chronische Verabreichung eines so potenten Wachstumsfaktors wie G-CSF keine negativen Langzeiteffekte zeigt. In unserer Studie in Hannover, in der wir 32 Kinder mit schwerer kongenitaler Neutropenie aus ganz Europa betreuen, mußten fünf Kinder wegen Nebenwirkungen vorübergehend von der G-CSF Therapie ausgeschlossen werden. Nebeneffekte waren Vaskulitiden (2 Fälle), mesangioproliferative Glomerulonephritis (1), myelodysplastisches Syndrom mit Monosomie 7 der Myelopoese (1) und schwere Osteoporose der Lendenwirbelkörper (1). Die vorläufigen Ergebnisse der G-CSF Therapie sind in Abbildung 49/2 zusammengefaßt. Ein typischer Verlauf der neutrophilen Granulozyten unter G-CSF Therapie ist in Abb. 49/3 dargestellt. Bei einer Dosis von 15–20 µg/kg/d, weist diese (bei Beginn der Therapie zweijährige) Patientin ca. 1000 neutrophile Granulozyten/µl auf. Eine kurzzeitige Erhöhung von G-CSF auf 40 µg/kg/d in zwei täglichen Gaben bewirkte auch eine Erhöhung der neutrophilen Granulozyten (siehe Tage ≈ 1300). Dieses Mädchen litt seit 3 Monaten vor Therapiebeginn an einer schweren, durch anaerobe Peptostreptokokken verursachten Pneumonie, die antibiotikaresistent war. Als die neutrophilen Granulozyten in den ersten 4 Wochen der G-CSF Therapie auf über 1000/µl anstiegen, war die Infektion therapierbar und es konnte eine Lobektomie des stark veränderten linken unteren Lungenlappens durchgeführt werden. Der postoperative Verlauf war komplikationslos. Seit dieser Zeit lebt das Kind ohne schwere Infekte und mußte nie mehr hospitalisiert werden.

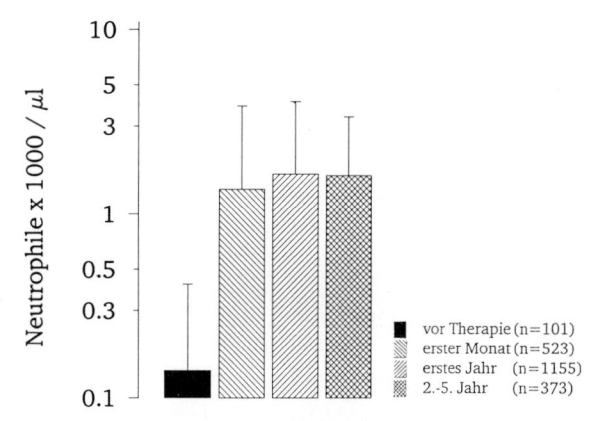

Abb. 49/2: Schwere kongenitale Neutropenie. Neutrophile Granulozytenwerte von 32 Patienten während G-CSF Therapie. Die Säulen zeigen Mittelwerte + SD von *n* Meßwerten.

49.1.7 Prognose

Ohne Antibiotikaprophylaxe führen Infektionen in den ersten Lebensjahren zum Tode. Unter Antibiotikaprophylaxe (z. B. Trimethoprim/Sulfamethoxazol) sind Patienten bisher über 20 Jahre alt geworden, haben jedoch trotz Prophylaxe zahlreiche bakterielle Infektionen durchgemacht. Es ist zu erwarten, daß die G-CSF Therapie die Lebenserwartung der Patienten entscheidend positiv beeinflußt. Abzuwarten bleibt, wieviele Patienten eine Transformation in ein myelodysplastisches Syndrom oder myeloische Leukämie erfahren. Die Prädisposition von Patienten mit Kostmann-Syndrom für akute myeloische Leukämien ist schon vor der G-CSF-Ära beschrieben worden, woraus sich auch die Empfehlung ableitet vor jeder G-CSF-Behandlung eine KM-Untersuchung durchzuführen.

49.2 Zyklische Neutropenie

49.2.1 Definition

Die zyklische Neutropenie ist durch regelmäßige periodische Oszillationen von neutrophilen Granulozyten im Blut definiert. Die Perioden dauern zwischen 18 und 22 Tagen. Während 4 bis 8 Tagen des Zyklus werden neutrophile Granulozytenzahlen unter 200/µl gemessen und über ca. zwei Wochen normale bis erhöhte Werte (Wright et al., 1981, Dale u. Hammond, 1988).

49.2.2 Vererbung

Autosomal rezessiv.

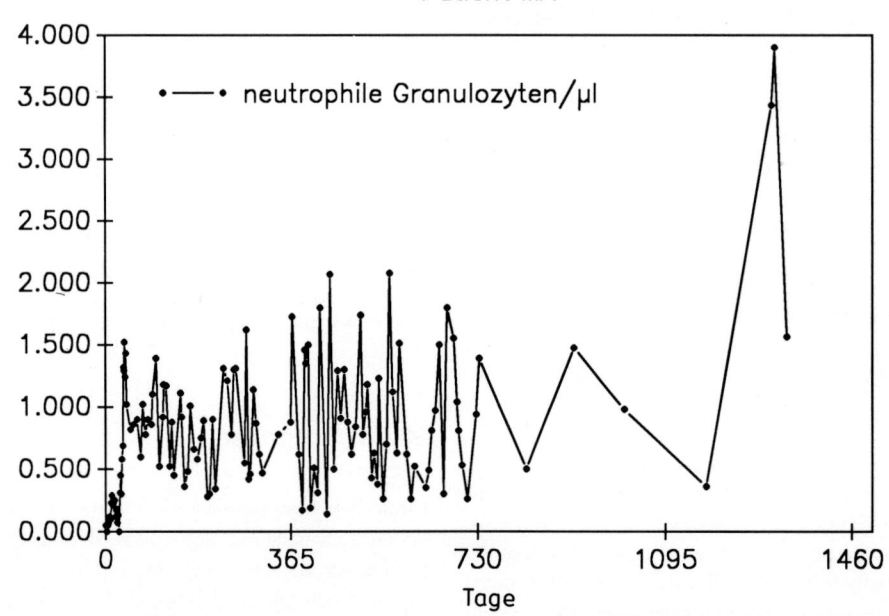

Schwere kongenitale Neutropenie
G–CSF Behandlung
Patient MA

G-CSF Dauertherapie: 15–20 µg/kg/d (bis Tag 1300), dann 40 µg/kg/d

Abb. 49/3: Schwere kongenitale Neutropenie: G-CSF Behandlung.

49.2.3 Ätiologie

Die Ätiologie ist wie bei der schweren kongenitalen Neutropenie noch unklar. Es wird vermutet, daß der Defekt auf einer sehr unreifen Vorstufe, vielleicht sogar auf der Ebene der hämatopoetischen Stammzelle lokalisiert ist, da nicht nur die neutrophilen Granulozyten, sondern auch andere Blutzellen (Retikulozyten, Thrombozyten, etc.) in ihrer Zahl oszillieren können. Der exakte regulatorische Defekt, der für das Oszillieren verantwortlich ist, ist nicht bekannt.

49.2.4 Diagnose

Die Diagnose ist durch Dokumentation des zyklischen Verhaltens der neutrophilen Granulozytenzahlen zu stellen. Während der neutropenischen Zyklusphase kommt es oft zu bakteriellen Infektionen, sodaß schon aufgrund des periodischen Auftretens von bakteriellen Infekten der Verdacht auf eine zyklische Neutropenie naheliegt. Das Knochenmark zeigt je nach Zeitpunkt im Zyklus unterschiedliche Zellularität: Kurze Zeit vor und während der Neutropenie ist eine starke Verminderung der neutrophilen Granulozytenvorstufen zu finden, während der Zeit der normalen Granulozytenzahlen sind alle Vorstufen der neutrophilen Granulozyten in normaler Verteilung zu sehen.

49.2.5 Klinik

Die Kinder mit zyklischer Neutropenie zeigen je nach individueller Dauer der Neutropenie unterschiedlich schwere Krankheitsbilder. Patienten, die pro Zyklus eine Woche oder länger neutrophile Granulozytenzahlen unter 200/µl aufweisen, zeigen schon in den ersten Lebensmonaten schwere bakterielle Infekte, während Patienten mit nur einem oder wenigen Tagen mit Neutrophilenzahlen unter 200/µl kaum schwere Infekte erleiden. In der neutropenischen Zyklusphase treten Infekte, wie z. B. Stomatitiden, Lymphknotenschwellungen, Hautabszesse oder Pneumonien auf.

49.2.6 Therapie

Wie bei der schweren kongenitalen Neutropenie wird auch hier der hämatopoetische Wachstumsfaktor G-CSF erfolgreich eingesetzt (Hammond, 1989). Kinder mit zyklischer Neutropenie sprechen schon auf Dosen zwischen 1 und 5 µg/kg/d s.c. mit einem signifikanten Anstieg der neutrophilen Granulozyten an. Allerdings werden durch die Gabe von G-CSF die Zyklen nicht aufgehoben, sondern nur auf ein höheres Niveau mit einer kürzeren Periode angehoben. Die neutropenische Zyklusphase ist stark verkürzt. Klinisch kommt es durch die G-CSF Therapie zu einer dramatischen Verbesserung der Lebensqualität. Die Zahl und Schwere der bakteriellen Infekte nimmt signifikant ab. Der Verlauf der neutrophilen Granulozytenwerte eines unserer 3 Patienten ist in Abb. 49/4 dargestellt. Auch bei der zyklischen Neutropenie konnten wir bei einem Patienten zeigen, daß er nicht auf GM-CSF, jedoch auf G-CSF mit dem Anstieg neutrophiler Granulozyten anspricht (eigene Ergebnisse).

49.2.7 Prognose

Die Prognose ist durch die Behandlung mit G-CSF entscheidend verbessert worden. Allerdings bleibt auch hier abzuwarten, ob die chronische Verabreichung von G-CSF nicht zu unerwünschten Langzeitnebenwirkungen führt. Zur Zeit ist G-CSF die Therapie der Wahl der zyklischen Neutropenie.

49.3 Neutropenie assoziiert mit Shwachman-Syndrom

49.3.1 Definition

Exokrine Pankreasinsuffizienz mit Dysfunktion der Myelopoese. (Shwachman 1964).

49.3.2 Vererbung

Autosomal rezessiv.

49.3.3 Ätiologie

Der Pathomechanismus des Shwachman-Syndroms ist nicht bekannt. Karyotyp-Analysen zeigen keine konsistenten chromosomalen Anomalien (Aggett, 1980).

49.3.4 Diagnose

Die exokrinen Pankreasenzyme Trypsin, Chymotrypsin, Lipase und Amylase werden nicht sezerniert. Die Patien-

Abb. 49/4: Zyklische Neutropenie: G-CSF Behandlung.

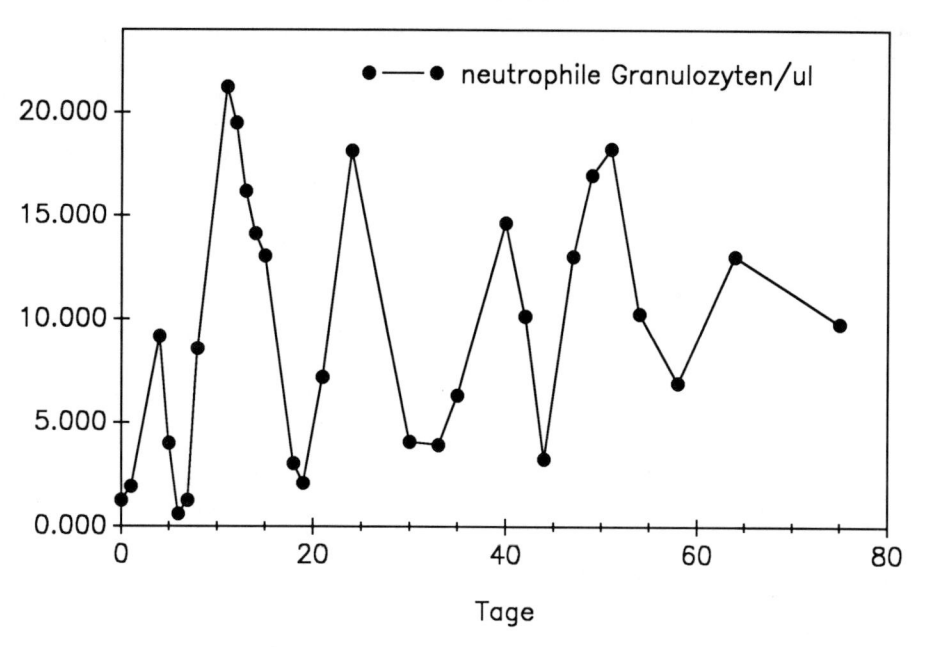

ten mit Shwachman-Syndrom zeigen zusätzlich oft auch metaphysäre Chondrodysplasie und Zwergwuchs. Das Blutbild zeigt eine schwere Neutropenie. Das Knochenmark ist hypoplastisch oder dysplastisch mit starker Verminderung der Vorstufen der neutrophilen Granulozyten. Im Laufe der ersten Jahre entwickeln sich in einigen Kindern zusätzlich zur Neutropenie auch Anämie und Thrombozytopenie. Zusätzlich zur Neutropenie zeigen die neutrophilen Granulozyten eine defekte Mobilität (Aggett, 1980).

49.3.5 Klinik

Kinder mit Shwachman-Syndrom leiden schon in den ersten Monaten an Durchfällen, Gedeihstörung, Hypotonie, Wachstumsverzögerung, und häufigen Episoden von bakteriellen Infekten. Oft kommt es durch Skelett-Abnormalitäten zu Thorax-Mißbildungen, die die Prädisposition dieser Kinder zu bakteriellen Pneumonien noch verstärkt.

49.3.6 Therapie

Die Neutropenie kann mit dem hämatopoetischen Wachstumsfaktor G-CSF behandelt werden (10 µg/kg/d subkutan; eigene Ergebnisse). Da bei Shwachman-Syndrom vereinzelt myeloische Leukämien auftreten, sollte vor jeder G-CSF-Therapie eine KM-Untersuchung erfolgen. Die exokrine Pankreasinsuffizienz muß mit der Substitution von Pankreasenzymen therapiert werden.

49.3.7 Prognose

Die Prognose wird unterschiedlich angegeben. Die infektionsassoziierte Mortalität wird mit 15% (Aggett, 1980) bis 25% (Shmerling, 1969) angegeben.

49.4 Neutropenie assoziiert mit Glykogenose, Typ Ib

49.4.1 Definition

Glykogenose, Typ Ib, ist eine Stoffwechselerkrankung, die durch einen Defekt des Glukose-6-Phosphat Transportsystems (Glukose-6-Phosphat Translokase) verursacht wird. Die Folge ist die Unfähigkeit, Glykogen in Glukose abzubauen. Assoziiert mit der Glykogenose, Typ Ib, ist eine schwere Neutropenie und Neutrophilendysfunktion. (Schaub u. Heyne 1983).

49.4.2 Vererbung

Autosomal rezessiv.

49.4.3 Ätiologie

Der Pathomechanismus der Glykogenspeichererkrankung ist bekannt (siehe Definition). Die Pathogenese der Neutropenie ist unbekannt. Andere Typen der Glykogenspeichererkrankung (z. B. Typ Ia) zeigen keine Neutropenie, sodaß die exzessive Glykogenspeicherung nicht für die Neutropenie verantwortlich gemacht werden kann. Es bleibt jedoch noch zu testen, ob etwa das Fehlen der Glukose-6-Phosphat-Translokase in myeloischen Vorläuferzellen für die Neutropenie verantwortlich ist. Möglicherweise liegt dem Defekt auch eine gestörte Regulation der Phagozyten-Aktivierung zugrunde, z. B. eine verminderte intrazelluläre Calcium-Mobilisation.

49.4.4 Diagnose

Patienten mit Glykogenose Ib zeigen eine ausgeprägte Hepatomegalie, Lactat-Azidose, Hyperlipidämie, erhöhte Harnsäurespiegel, Gicht, Puppengesicht bei normaler Intelligenz, Wachstumsstörung, Gerinnungsstörung und eine schwere Neutropenie. Die Immunglobuline sind wie bei der schweren angeborenen Neutropenie (Kostmann-Syndrom) stark erhöht. Das Knochenmark zeigt eine normale Zellularität. Die Myelopoese weist alle Vorstufen der neutrophilen Granulozyten auf. Diagnostisch ist die Messung der Glucose-6-Phosphatase-Aktivität am Leberhomogenat vor und nach Detergens-Zugabe (zum Mikrosomenaufbruch). Die Neutrophilenfunktionsteste ergeben eine gestörte Spontanmigration und Chemotaxis, sowie einen abgekürzten respiratorischen Burst, infolge gestörter Substrat (NADPH)-Anlieferung aus dem Hexose-Monophosphat-Shunt. (Di Rocco et al., 1984).

49.4.5 Klinik

Die Patienten leiden an Symptomen, die durch die Glykogenspeicherung verursacht werden, wie Hepatomegalie, Nüchternhypoglykämie und Laktazidose. Zusätzlich leiden sie infolge von Neutropenie und Neutrophilendysfunktion schon in den ersten Lebensmonaten an schweren bakteriellen Infekten mit ungenügender Eiterbildung.

49.4.6 Therapie

Die Therapie der Grunderkrankung wird symptomatisch mit Diätnahrung durchgeführt. Die Neutropenie kann sowohl mit GM-CSF als auch mit G-CSF behandelt werden. Beide, sowohl GM-CSF als auch G-CSF (subkutan) in einer Dosierung von 3 µg/kg/d als Dauertherapie, führen zu einem Anstieg der neutrophilen Granulozyten über 1000/µl und damit zu einer Verminderung der Infekthäufigkeit (Schroten, 1991). Die Neutrophilendysfunktion kann jedoch nicht vollständig korrigiert werden. Allerdings führt die Behandlung mit G-CSF zu einem signifikanten Anstieg der Subpopulation neutrophiler Granulozyten mit normaler H_2O_2-Produktion (Schroten, 1991).

49.5 Chronisch benigne Neutropenie

Die chronisch benigne Form der angeborenen Neutropenie ist charakterisiert durch Neutrophilen-Werte zwischen 500 und 1500/µl. Die Ursache ist nicht bekannt. Sie kann familiär auftreten. Da das Risiko für schwere bakterielle Infekte in dieser Patientenpopulation gering ist, ist keine spezifische Therapie notwendig.

49.6 Immun-Neutropenie

49.6.1 Definition

Die Immun-Neutropenie ist eine Autoimmunerkrankung mit Antikörpern gegen reife neutrophile Granulozyten. Sie tritt vorzugsweise bei Säuglingen und Kleinkindern bis 24 Monate auf. (Boxer, 1981).

49.6.2 Ätiologie

Neutrophile Granulozyten werden durch zirkulierende agglutinierende antigranulozytäre Antikörper zerstört. Die Ursache für diese Autoimmunerkrankung ist nicht bekannt. Die Auto-Antikörper verschwinden meist spontan im Alter zwischen 18 und 24 Monaten.

49.6.3 Diagnose

Die absolute Zahl der neutrophilen Granulozyten im peripheren Blut liegt unter 500/µl. Das Knochenmark ist normozellulär. Die Vorläufer der neutrophilen Granulozyten sind in allen Ausreifungsstufen bis zu den stabkernigen Granulozyten zu finden. Entscheidend und differentialdiagnostisch zu anderen Neutropenien ist der Nachweis zirkulierender agglutinierender Anti-Granulozyten-Antikörper.

49.6.4 Klinik

Kinder mit Immun-Neutropenie leiden im Gegensatz zu Kindern mit schwerer kongenitaler Neutropenie (Kostmann-Syndrom) nur selten an schweren bakteriellen Infekten.

49.6.5 Therapie

Bei Kindern mit häufigen bakteriellen Infektionen ist eine Antibiotika-Prophylaxe mit Trimethoprim/Sulfomethaxazol angezeigt. In den meisten Fällen kommt man mit

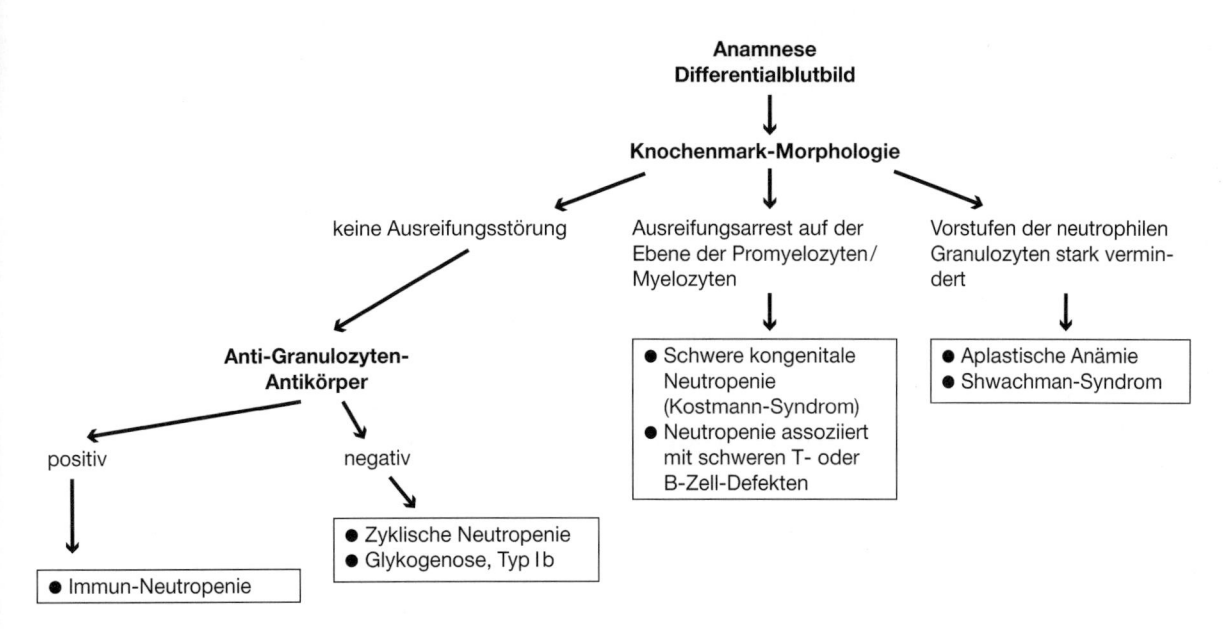

Abb. 49/5: Abklärungsgang bei schweren chronischen Neutropenien (Neutrophile Granulozyten unter 500/µl)

Antibiotika-Gabe im Falle einer bakteriellen Infektion aus. Es gibt Berichte über den Einsatz von hochdosierten (0,5 g/kg) Immunglobulinen. Allerdings ist in unserer Klinik bei 20 Patienten mit Immun-Neutropenie weder der Einsatz von Steroiden noch von Immunglobulinen indiziert gewesen (eigene Beobachtung). Der Einsatz von G-CSF ist wegen der vorübergehenden Natur der Erkrankung und noch nicht absehbaren Nebeneffekten bei chronischer Verabreichung dieses Wachstumsfaktors noch nicht indiziert.

49.7 Neutropenien assoziiert mit bekannten Immundefekten

49.7.1 Definition

Schwere Neutropenie assoziiert mit Agammaglobulinämie, Immunglobulinsubklassen-Defekten, Hyper-IgM-Syndrom oder SCID (früheres Synonym: Retikuläre Dysgenesie).
Diese Immundefekte, assoziiert mit Neutropenie, werden ausführlich in anderen Kapiteln des Buches behandelt.

49.8 Differentialdiagnostik bei Patienten mit kongenitaler Neutropenie

Kinder mit kongenitaler Neutropenie gehören zur Gruppe von Patienten, die klinisch mit häufig wiederkehrenden schweren bakteriellen Infektionen imponieren. Deshalb sind in Abb. 49/5 nochmals übersichtlich die differentialdiagnostischen Untersuchungen bei diesen Kindern dargestellt.

Literatur

Aggett, P. J., N. P. C. Cavanagh et al.: Shwachman's syndrome. Arch. Dis. Child. 55, 331 (1980).
Bonilla, M. A., A. P. Gillio, M. Ruggiero, N. A. Kernan, J. A. Brochstein, M. Abboud, L. Fumagalli, M. Vincent, J. L. Gabrilove, K. Welte, L. M. Souza, R. J. O'Reilly: Effects of recombinant human granulocyte colony-stimulating factor on neutropenia in patients with congenital agranulocytosis. New Engl. J. Med. 320, 1574–1580 (1989).
Boxer, L. A.: Immune neutropenias. Clinical and biological implications. Am. J. Pediatr. Hematol. Oncol. 3, 89 (1981).
Curnutte, J. T., L. A. Boxer: Disorders of granulopoiesis and granulocyte functions. In: Hematology of Infancy and Childhood. Eds.: D. G. Nathan, F. A. Oski, W. B. Saunders Company, Philadelphia, 797–847 (1987).
Dale, D. C., W. P. Hammond IV: Cyclic neutropenia: a clinical review. Blood Rev. 2, 178–85 (1988).
Di Rocco, M., C. Borrone, F. Dallegri et al.: Neutropenia and impaired neutrophil function in glycogenosis type Ib. J. Inherited Metab. Dis 7, 151–4 (1984).
Hammond IV, W. P., T. H. Price, L. M. Souza, D. C. Dale: Treatment of cyclic neutropenia with granulocyte colony-stimulating factor. New Engl. J. Med. 320, 1306–11 (1989).
Hitzig, W. H.: Familiäre Neutropenie mit dominantem Erbgang und Hypergammaglobulinämie. Helvetica Medica Acta 26, 779–784 (1959).
Kostmann, R.: Infantile genetic agranulocytosis. Acta. Paediatr. Scand. 45 (Suppl. 105), 1 (1956).
Metcalf, D.: The molecular control of cell division, differentiation commitment and maturation in haemopoietic cells. Nature 339, 27 (1989).
Rappeport, J. M., R. Parkman et al.: Correction of infantile agranulocytosis by allogeneic bone marrow transplantation. Am. J. Med. 68, 605 (1980).
Schaub, J., K. Heyne: Glycogen storage disease type Ib. Eur. J. Pediatr. 140, 283–8 (1983).
Schroten, H., J. Roesler, T. Breidenbach, U. Wendel, J. Elsner, S. Schweitzer, C. Zeidler, S. Burdach, M. L. Lohmann-Matthes, V. Wahn, K. Welte: Granulocyte and granulocyte-macrophage colony-stimulating factors for treatment of neutropenia in glycogen storage disease type Ib. J. Pediatr. 119, 748–754 (1991).
Shwachman, H., L. K. Diamond et al.: The syndrome of pancreatic insufficiency and bone marrow dysfunction. J. Pediatr. 65, 645 (1964).
Shmerling, D. H., A. Prader, W. H. Hitzig, A. Giedion, B. Hadorn, M. Kühni: The syndrome of exocrine pancreatic insufficiency, neutropenia, metaphyseal dysostosis, and dwarfism. Helv Peadiatr Acta 24, 547–75 (1969).
Welte, K.: Granulocyte-colony stimulating factor (G-CSF): Biochemistry, biology and pathophysiology. Klin. Pädiatr. 200, 157–164 (1988).
Welte, K., C. Zeidler, A. Reiter, W. Müller, E. Odenwald, L. Souza, H. Riehm: Differential effects of granulocyte-macrophage colony-stimulating factor and granulocyte colony-stimulating factor in children with severe congenital neutropenia. Blood 75, 1056–1063 (1990).
Wright, D. G., D. C. Dale et al.: Human cyclic neutropenia: clinical review and long-term follow-up of patients. Medicine 60, 1 (1981).
Zeidler, C., A. Reiter, E. Yakisan, B. Koci, H. Riehm, K. Welte: Langzeitbehandlung mit rekombinantem humanen Granulozyten-Kolonien stimulierenden Faktor bei Patienten mit schwerer kongentialer Neutropenie. Klin. Pädiatr. 205, 264–271 (1993).

50 Milzverlust und Immundefekt
H. Schulte-Wissermann

Die Milz ist ein lympho-retikuläres Organ mit einzigartigen morphologischen Charakteristika und funktionellen Aufgaben. Sie dient für zirkulierende Partikel als selektiver *Filter*, der arterielles Blut über den großen Kreislauf erhält und das «Filtrat» über die Milzvene an den Pfortaderkreislauf abgibt.

Die menschliche Milz, in der das lymphatische Gewebe etwa 15% des lienalen Gesamtvolumens bzw. 25% der gesamten lymphatischen Organe ausmacht, hat zu allererst *Abwehraufgaben* zu erfüllen. Eine *Speicherfunktion* von hämatopoetischen Zellen fällt der mit wenig Muskelfasern versehenen menschlichen Milz im Gegensatz zur Milz anderer Säuger (Hund, Pferd) erst in zweiter Linie zu. Vom Gesamtpool des Organismus können 3% der Erythrozyten und 30% der Thrombozyten bzw. des marginalen Pools der Granulozyten intralienal gespeichert werden.

Die herausragende Aufgabe der «Blutreinigung» wird auch dadurch deutlich, daß 5% des Herzminutenvolumens die Milz passieren. Und dennoch: Obwohl die Milz an Abwehrreaktionen teilnimmt, ist sie nicht unbedingt lebensnotwendig. Bei bestimmten Infektionskrankheiten kann der splenektomierte Patient allerdings in höchste Gefahr geraten. Die Milz ist daher als *«strategische Reserve»* anzusehen, deren Aufgaben am besten von ihrem anatomischen Aufbau hergeleitet werden können.

50.1 Struktur und Physiologie

Die Funktion der Milz wird wesentlich durch ihre anatomische Struktur bestimmt. Ein aus kollagenen Fasern bestehendes Trabekelsystem, das mit seinen zahlreichen, miteinander anastomosierenden Verzweigungen ein grobes, dreidimensionales Gerüstwerk bildet, läßt unzählige Kammern und Lücken frei, die mit einem feinen, aus retikulärem Gewebe bestehenden Schwammwerk angefüllt sind. Das schwammartige Stroma läßt sich in drei funktionell und anatomisch abgrenzbare Anteile unterscheiden (Abb. 50/1):

Die rote Pulpa, die makroskopisch als weiche und blutige Masse imponiert,
die weiße Pulpa, die sich makroskopisch als weißliche, meist stecknadelkopfgroße Knötchen darstellt,
sowie die Marginalzone.

Die *rote Pulpa* mit ihren durch das Trabekelsystem gebildeten Kammern und Hohlräumen (Pulpastränge) durchzieht ein weit verzweigtes, kommunizierendes System von Sinusoiden, die eine eigene Gefäßart bilden, also weder Arterien, Kapillaren noch Venen angehören. Ihre Wand wird durch parallel angeordnete, langgestreckte und palisadenartig miteinander verbundene Endothelzellen aufgebaut, die zahlreiche Hohlräume für den Durch-

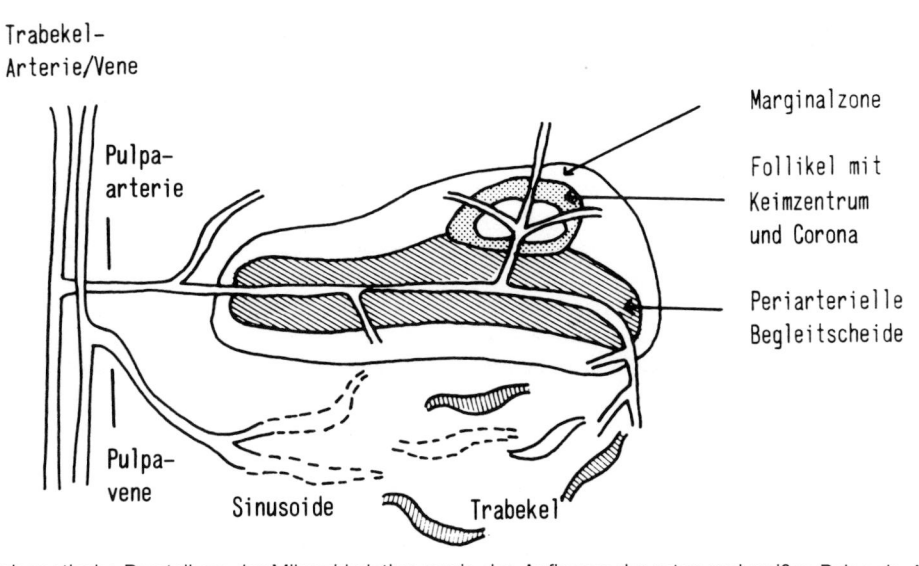

Abb. 50/1: Schematische Darstellung der Mikrozirkulation sowie des Aufbaues der roten und weißen Pulpa der Milz.

tritt von Zellen und anderem Material aus den umgebenden Kammern freilassen. Sinusoide und besonders Pulpastränge sind in großer Zahl mit allen Arten von Blutzellen angefüllt (vorwiegend Erythrozyten; siehe «rote» Pulpa). Auffallend viele (phagozytierende) Makrophagen sind anzutreffen, vor allem an der Außenseite der Sinusoide.

Die *weiße Pulpa* enthält die lymphatischen Elemente des Milzparenchyms. Diese sind entweder strangförmig um kleinere, durch die Markräume ziehende Arterien angeordnet (*periarterielle Begleitscheiden*) oder als *Lymphfollikel* der periarteriellen Begleitscheide angelagert. Die Milz des jungen Erwachsenen verfügt über etwa 10–20 000 dieser lymphatischen Strukturen.

Die *Marginalzone* trennt weiße und rote Pulpa, indem sie das lymphatische Gewebe vollkommen einhüllt. Sie besitzt wie die lymphatischen Anteile ein retikuläres mesenchymales Grundgerüst. Im Gegensatz zu diesen beherbergt die Marginalzone aber nicht nur Lymphozyten in ihrem relativ weiten (aber sinusoid-freien) Maschenwerk, sondern auch alle übrigen Zellelemente.

Die *Gefäßversorgung* bestimmt die Funktion und den Aufbau der Milz entscheidend mit. Zunächst verzweigt sich die Milzarterie mit den Trabekeln (Trabekelarterien). Seitliche Aufzweigungen laufen frei durch die Pulpa (Pulpaarterien). Hier werden die Arterien durch lymphatisches Gewebe ummantelt (periarterielle Begleitscheiden). Weitere kleine Äste werden abgegeben, indem sie der Peripherie der Begleitscheiden zugeordnete Follikel durchlaufen (Zentralarterie) und schließlich als kleinste Äste in der Marginalzone oder in der roten Pulpa enden. Die Aufzweigungen in der roten Pulpa münden nach neueren Forschungen nicht direkt in die Sinusoide (geschlossener Kreislauf), sondern geben ihr Blut zunächst in das die Sinusoide umgebende Maschenwerk ab (*offener Kreislauf*). Dadurch wird eine lange Kontaktzeit des eingeströmten Blutes mit den hier zahlreich vorhandenen Makrophagen garantiert.

Die *lymphatischen Elemente* im immunologisch aktiven Kompartiment der Milz, der weißen Pulpa, sind nicht zufällig verteilt, sondern bestimmten, klar unterscheidbaren Zonen zugeordnet. *B-Zellen* finden sich in den Follikeln (Keimzentren, besonders aber in der das Keimzentrum umgebenden Corona) sowie in der Marginalzone. *T-Zellen* sind fast ausschließlich in den periarteriellen Begleitscheiden konzentriert. Der größere Anteil wird von T-Helferzellen gebildet. T-Helferzellen, nicht jedoch T-Suppressorzellen, kommen vereinzelt auch in den Follikeln vor. Die Marginalzone dagegen beherbergt neben B-Zellen beide T-Zellarten in niedriger Konzentration. Insgesamt besteht die lineale Lymphozytenpopulation vorwiegend aus B-Zellen; ihr Anteil beträgt nach flow-zytometrischen Untersuchungen 50%, der von T-Zellen 25%.

Innerhalb des B-Zellkompartiments lassen sich zumindest für Nager weitere Populationsunterschiede feststellen. Die Peripherie der periarteriellen Begleitscheiden, die Follikel und besonders die Corona sekundärer Lymphfollikel ist mit relativ kleinen B-Zellen bevölkert, die auf ihrer Oberfläche μ- und δ-Ketten exprimieren. Die B-Zellen der Marginalzone sind dagegen größer und exprimieren nur μ-Ketten.

Auch die *nicht-lymphatischen Zellelemente* weisen ein bestimmtes Verteilungsmuster auf. Retikulumzellen und Makrophagen kommen in allen Anteilen der weißen Pulpa vor. Sogenannte *interdigitierende Zellen (IDC)*, die wahrscheinlich mit den von Steinman beschriebenen dentritischen Zellen (DC) identisch sind, findet man nur in den zentralen Anteilen der periarteriellen Begleitscheiden. IDC entstammen einer eigenen KM-Linie und nehmen mit fingerartigen zytoplasmatischen Ausläufern engsten Kontakt mit umgebenden T-Lymphozyten auf. Die strahlenempfindlichen IDC exprimieren in hohem Maße Ia-Antigene (HLA-Antigene der Klasse II) und sind Antigen-präsentierende Zellen. Eine andere Art dentritischer Zellen, die sog. *follikulären dentritischen Zellen (FDC)*, findet man in den Keimzentren der Follikel. FDC stammen höchstwahrscheinlich von (retikulären) Mesenchymzellen ab und exprimieren auf ihrer Oberfläche Ia-Antigene, Fc- und C3-Rezeptoren. Ihre Aufgabe ist, anhaftende Immunkomplexe den B-Zellen zu präsentieren und diese zur Proliferation anzuregen. Schließlich beherbergt die Marginalzone eine weitere Zellart, die sog. *Marginalzonen-Makrophagen (MZM)*. Diese Makrophagenabkömmlinge exprimieren keine Ia-Antigene und präsentieren sehr wahrscheinlich den eng anliegenden B-Zellen thymusunabhängige Antigene.

Erst durch *Wanderbewegungen* und kontinuierlichen Austausch können die Milzlymphozyten wie die lymphatischen Zellen anderer peripherer lymphatischer Organe ihre Aufgabe erfüllen. *T- und B-Zellen* gelangen über die Endverzweigungen der Arterien in die Marginalzone, von der sie bis zur Peripherie der zentral gelegenen periarteriellen Begleitscheiden weiter vorstoßen. Ab hier trennen sich die Wege beider Lymphozytenarten: Während die T-Zellen weiter in die zentralen Anteile der periarteriellen Begleitscheiden vordringen, sammeln sich die B-Zellen – nach intensiver Kontaktaufnahme mit T-Zellen an der Peripherie der periarteriellen Begleitscheide – schließlich in der Corona der Follikel. Hierdurch sind die bestmöglichen Voraussetzungen für eine Kooperation zwischen T- und B-Zellen gegeben.

Antigene Strukturen und Korpuskel gelangen ebenfalls mit dem Blutstrom in die Marginalzone, wo sie von spezialisierten Makrophagen abgefangen werden. Als Antigen- präsentierende Makrophagen wandern auch diese in die angrenzende weiße Pulpa. Zusammen mit den hier ansässigen IDC sind die entsprechenden Voraussetzungen zur Induktion Antigen-reaktiver T-Helferklone bzw. zur Produktion von B-Lymphozyten gegen Thymusabhängige Antigene geschaffen. Mit fortschreitender Immunantwort verlassen die aktivierten B-Zellen und Plasmazellen die weiße Pulpa über die kleinen arteriellen Verzweigungen und gelangen schließlich in größerer Anzahl in die Pulpastränge und Sinusoide.

Die Marginalzone ist nicht nur Durchgangsort für Lymphozyten. Vielmehr nimmt ein beträchtlicher Teil der hier gefundenen B-Zellen nicht oder nur sehr langsam an Austausch und Rezirkulation teil. Die mittelgroßen, δ-negativen B-Lymphozyten interagieren eng mit den hier ansässigen (Ia-negativen) Marginalzonen-Makrophagen (MZM), die ganz besonders *Thymus-unabhängige Antigene* (TI-2-Antigene) abfangen und präsentieren (z. B. Pneumokokkenpolysaccharid). Die Marginalzone ist offensichtlich ein hoch spezialisiertes Kompartiment für die Immunantwort gegenüber Thymus-unabhängigen Antigenen. Mit löslichem Pneumokokkenpolysaccharid wird in erster Linie eine (frühzeitige) IgM-Antwort, mit intakten Bakteriensuspensionen auch eine IgG2-Antwort (in der Ratte IgG2c) induziert (Cohn et al. 1987).

50.2 Aufgabe und Funktion

Erst die Kenntnis der anatomischen Besonderheiten machen Aufgabe und Funktion der Milz verständlich. In vollem Umfang werden sie erst nach Milzverlust ersichtlich. Im Grunde lassen sich drei wesentliche Funktionen abgrenzen, nämlich die Clearance-Funktion in der roten Pulpa, die humorale Immunreaktion gegen Thymus-abhängige Antigene in der weißen Pulpa und die Antikörperantwort gegen Thymus-unabhängige Antigene in der Marginalzone.

Die *Clearance-Funktion* umfaßt die Eliminierung sowohl körpereigener Partikel (z. B. gealterter Erythrozyten, Howell-Jolly-Körperchen und Heinzscher Innenkörper in Erythrozyten) als auch im Blutstrom mitgetragener Infektionserreger wie z. B. Plasmodien oder Pneumokokken. Besonders gegen die letztgenannten Erreger ist die Phagozytose durch Milzmakrophagen von großer Bedeutung: Die sich schnell vermehrenden, mit einer Schleimkapsel versehenen Pneumokokken sind bei (noch) fehlender Antikörperantwort für zirkulierende Phagozyten unangreifbar. Mit dem Blutstrom erreichen die invasiven Erreger die Pulpastränge, aus denen sie nur durch enge Poren in die Sinusoide gelangen können. In dem hier langsam fließenden Blut besteht genügend Kontaktzeit, nicht gewünschte Elemente durch die zahlreichen Makrophagen zu eliminieren.

Die Produktion *spezifischer Antikörper* in der weißen Pulpa erhöht die Eliminierung korpuskulärer Antigene durch Phagozyten um ein vielfaches. Hierbei spielen (bereits innerhalb eines Tages produzierte) *IgM-Antikörper* und das durch Immunkomplexe aktivierte Komplementsystem eine Rolle, aber auch IgG-Antikörper, die mittels ihres Fc-Teils und nach Aktivierung der Komplementkaskade über C3b die Phagozyten aktivieren. Spezifische B-Zellen bzw. Plasmazellen der Follikel gelangen aus den Follikeln in großer Zahl über die arteriellen Verästelungen in die rote Pulpa, wo die von ihnen produzierten Antikörper weiteres antigenes Material opsonisieren. Mit *IgG-Molekülen* beladene Korpuskeln, die der Eliminierung durch Milzphagozyten entgangen sind, erreichen über die Milzvene die Leber, in der sie durch Lebermakrophagen endgültig aus dem Blutstrom entfernt werden können. Die Phagozytoseleistung der Leber ist für opsonisierte Partikel deutlich größer als die der (kleineren) Milz. Nicht opsonisierte Partikel werden von der Leber (offensichtlich wegen der hohen Durchflußgeschwindigkeit) kaum eliminiert.

Der *Marginalzone* sind mit ihrer einzigartigen zellulären Zusammensetzung *Abwehraufgaben gegen Thymus-unabhängige Antigene* wie Pneumokokkenpolysaccharide übertragen. Ohne T-Helferzellen können relativ rasch spezifische Antikörper (insbesondere IgM) bereitgestellt werden und über die spezielle Mikrozirkulation der Milz in die rote Pulpa gelangen.

50.3 Immunologische Ausfälle nach Milzverlust

Zahlreiche Versuche sind unternommen worden, die aus einem Milzverlust resultierenden immunologischen Veränderungen genauer zu analysieren. Die Folgen einer Asplenie lassen sich zum Teil aus der besonderen Stellung der Milz herleiten. Auf der anderen Seite kann der Milzverlust durch das übrige periphere lymphatische Gewebe kompensiert werden, so daß immunologische Ausfälle kaum bei älteren Kindern und Erwachsenen zum Tragen kommen. Aus der Vielzahl der veröffentlichten Untersuchungen lassen sich folgende, durch Milzverlust bedingte Veränderungen herausarbeiten (s. auch Strasser et al., 1986):

1. Deutlich *verminderte Clearanceleistung* für zirkulierende Partikel. Die Clearanceleistung des Gesamtorganismus erreicht Normalwerte, wenn genügend spezifische IgG-Antikörper vorhanden sind; in diesem Fall übernimmt die Leber die Clearancefunktion.

2. Signifikante Erhöhung der Leukozyten, Granulozyten, Thrombozyten und Monozyten im Blut. Diese Erhöhungen weisen auf einen *Verlust der lienalen Speicherfunktion* hin. Geringe Vermehrung der (CD3-positiven) T-Lymphozyten, normale Zahl von (CD4-positiven) T-Helferzellen, leichte Vermehrung der (CD8-positiven) T-Suppressor/zytotoxischen Lymphozyten, signifikante Vermehrung der B-Lymphozyten. «Natural killer»-Zellen scheinen (ohne Funktionsänderung) vermehrt zu sein.

3. Normale T-Zellfunktion bei allogener bzw. mitogener Stimulation. Verminderte Antikörpersynthese der (vermehrten) B-Zellen nach Mitogenstimulation. *Verminderte Antikörperantwort gegenüber Thymus-unabhängigen Antigenen* vom Typ II, wie z. B. Pneumokokkenpo-

lysaccharide (Cohn et al., 1987). Auch die primäre humorale Immunantwort gegen den intravenös injizierten Phagen X 174 scheint nach Splenektomie vermindert zu sein; nach sekundärer Immunisierung findet sich quantitativ eine normale Antikörperantwort, allerdings kein «switch» von IgM zu IgG (Sullivan et al., 1978).

4. Immunglobulinspiegel: Serumspiegel von IgA erhöht, von IgG, IgD und IgE normal, von IgM erniedrigt. Autoantikörper bzw. Autoimmunphänomene treten bei Splenektomierten nicht häufiger auf.

5. Normale oder nur gering verminderte Phagozytoseleistung der *Granulozyten*. Verminderte Phagozytenaktivität der Alveolar*makrophagen* gegenüber Pneumokokken (in splenektomierten Ratten). Dieser Befund läßt vermuten, daß die Milz eine modulatorische Rolle an Alveolarmakrophagen ausüben kann.

6. Keine Veränderungen der *Komplement-Serumspiegel*. In manchen Veröffentlichungen wird allerdings eine Verminderung von Faktor D bzw. Properdin beschrieben. Störungen der Komplementaktivität sind allerdings erst zu erwarten, wenn ein Verlust von über 90% eines der Komplementfaktoren vorliegt.

7. Verminderte Serumspiegel von *Fibronektin* und *Tuftsin*. Beide Serumfaktoren haben opsonisierende Wirkung. Tuftsin ist ein Tetrapeptid (THR-LYS-PRO-ARG), das kovalent zu Leukokinin, einer zytophilen Fraktion des γ-Globulins, gebunden ist. Tuftsin wird durch ein membrangebundenes Enzym der Granulozyten sowie durch ein lienales Enzym freigesetzt und führt zu einer unspezifischen Aktivierung der Phagozyten. In letzter Zeit ist die klinische Relevanz eines Tuftsin-Mangels allerdings in Frage gestellt worden.

50.4 Infektanfälligkeit

Der Verlust der als «strategische Reserve» in die Zirkulation eingebauten Milz hat natürlich Konsequenzen bei der Abwehr von Infektionskrankheiten. So sollen milzlose Patienten häufiger an Infektionen des Respirationstraktes leiden; eindeutige prospektive Studien fehlen aber. Leichter zu akzeptieren ist, daß ein Milzverlust zur Infektanfälligkeit gegenüber Erregern mit hämatogener Aussaat führt.

Milzlose Patienten entwickeln schwere Verlaufsformen von *Malaria* (vor allem P. falciparum), die ungewöhnlich häufig letal enden. Da die Milz das entscheidende Abwehrorgan gegenüber Malaria-Erregern ist, muß splenektomierten Personen dringend angeraten werden, malariaverseuchte Gebiete zu meiden.

Ebenso ist über schwere und langwierige Verläufe *viraler Erkrankungen*, besonders der Herpes-Gruppe (Zytomegalie, Mononukleose, Herpes zoster) berichtet worden. Möglicherweise spielen die im Rahmen einer Splenektomie oft notwendigen Bluttransfusionen eine Rolle.

Tab. 50/1: Erregerspektrum des OPSI-Syndroms (nach Keller et al., 1984)

Erreger	relative Häufigkeit
Pneumokokken	71,1%
E. coli	7,4%
Haemophilus influenzae	6,3%
Meningokokken	4,2%
Staphylokokken	3,7%
Pseudomonas aeruginosa	2,6%
Streptokokken	2,6%
Andere Keime	2,1%

Die größte Gefahr geht für den milzlosen Organismus von *Infektionen mit bekapselten Bakterien* aus. Besonders Erreger mit hoher Proliferationsrate können nach hämatogener Aussaat den Organismus derart überschwemmen, daß die übrigen Abwehrsysteme zur Eindämmung der Infektion nicht mehr ausreichen und sich in Stunden eine schwere Sepsis entwickelt. In splenektomierten, nicht immunen Tieren ist die Bakterienclearance (von Pneumokokken) 75mal niedriger als bei Milzträgern.

Die sich rasch entwickelnde, foudroyante Sepsis wurde in der angloamerikanischen Literatur als «overwhelming postsplenectomy-infection» bzw. als *OPSI-Syndrom* bezeichnet. Verantwortlich sind vor allem Pneumokokken (Tab. 50/1). In etwa ⅓ der Fälle können andere Erreger das OPSI-Syndrom auslösen (Keller et al., 1984). Hierzu gehört auch der in der Mundflora des Hundes vorkommende (gramnegative) Erreger DF-2, der durch Hundebiß übertragen wird.

Die Klinik des OPSI-Syndroms beginnt mit Schwindel, Erbrechen und Verwirrtheitszuständen. In Stunden können sich Koma und septischer Schock mit disseminierter intravasaler Koagulation, schwerer Hypoglykämie, Elektrolytstörungen und Azidose einstellen. Im Blutausstrich lassen sich in großer Zahl Bakterien nachweisen. Blutkulturen zeigen in der Regel mehr als 1×10^6 Bakterien pro ml Blut. Nicht selten entwickelt sich das Vollbild eines *Waterhouse-Friderichsen-Syndroms*. Besonders bei Kindern können Meningitis, Endokarditis und Endophthalmitis das septische Bild begleiten.

Die wichtigste Eintrittspforte für die Erreger ist sehr wahrscheinlich der (obere) Respirationstrakt. Aufgrund von tierexperimentellen Untersuchungen scheint es möglich, daß leichte Virusinfekte des Respirationstraktes die fatale bakterielle Infektion bahnen.

Splenektomierte *Kinder unter sechs Jahren* besitzen eine deutlich höhere Infektanfälligkeit als ältere Kinder und Erwachsene. Dies ist dadurch zu erklären, daß das Immunsystem des jungen Kindes gegenüber bekapselten Bakterien noch nicht ausgereift ist. Das Infektionsrisiko wird aber auch von der Indikation zur Splenektomie bestimmt (Tab. 50/2). Nach Francke et al. (1981) sind Patienten mit bestimmten Grunderkrankungen wie lymphoretikuläre Malignome oder Thalassämie stärker ge-

Tab. 50/2: Sepsis und Meningitis in pädiatrischen Patienten nach Splenektomie (nach Francke et al. 1981)

	Inzidenz (%)	Tod %*
Trauma	1,5	0,78
ITP	2,0	1,2
Sphärozytose	3,3	2,1
Anämie (außer Thalassämie)	8,0	1,7
Portale Hypertension	8,2	5,9
Lymphoretikuläre Malignome	9,5	6,4
Thalassämie	16,0	7,2
Total (3430 Patienten)	**5,0**	**2,4**

* «maximum expected incidence» nach Singer in Gesunden: 0,1%

fährdet als Patienten, denen das Organ wegen einer Verletzung oder einer idiopathischen Thrombozytopenie entfernt wurde. Die Inzidenz des OPSI-Syndroms beträgt im Kindesalter etwa 5%, wobei in 2,4% fatale Verläufe gesehen werden.

Das Risiko für ein OPSI-Syndrom ist in den *ersten zwei bis drei Jahren nach Splenektomie* am höchsten. Abb. 50/2 zeigt, daß jedoch nur etwa 30% der Infektionen innerhalb der ersten drei Jahre nach Splenektomie auftreten, während sich mehr als 50% der foudroyanten Infektionen erst nach fünf Jahren entwickeln (van Wyck 1983). Selbst 40 Jahre nach Splenektomie sind OPSI-Syndrome beobachtet worden.

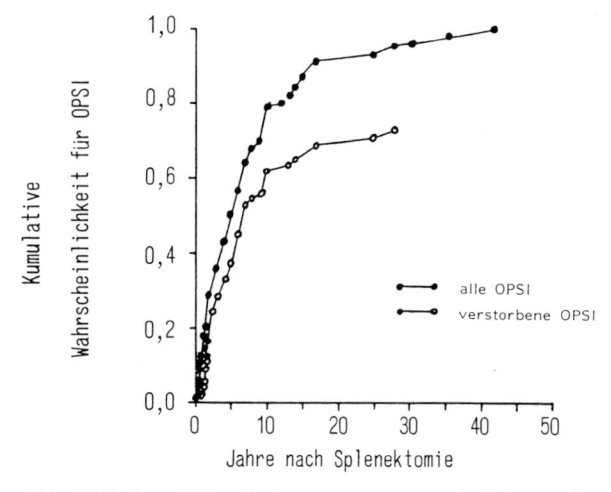

Abb. 50/2: Kumulatives Vorkommen von «overwhelming postsplenectomy»-Infektionen (OPSI) in 52 (ansonsten gesunden) splenektomierten Patienten (nach van Wyck 1983).

50.5 Prophylaktische Maßnahmen

Präventive Maßnahmen sind zur Verhinderung des OPSI-Syndroms außerordentlich nutzvoll. Bei operativen Eingriffen an der Milz sollte, wenn die Grundkrankheit es erlaubt, *organerhaltend vorgegangen* werden. Kinder unter sechs Jahren sollten von einer Splenektomie ausgeschlossen werden. Seit den 70. Jahren wurde versucht, bei traumatisierten Patienten Teile der zerstörten Milz in den Peritonealraum einzustreuen und somit einen Ersatz durch zahlreiche kleine Milzfragmente, die in der Tat vaskularisiert wurden, zu erzielen. Es hat sich aber gezeigt, daß eine «*Splenosis*» nur unzureichend Schutz bietet: Die eingeheilten Milzpartikel fibrosieren mit der Zeit. Nach tierexperimentellen Untersuchungen bleibt die Milzfunktion nur dann ausreichend, wenn mindestens ⅓ des Organs erhalten werden kann.

Aufklärung von Patient und Patienteneltern ist eine der wichtigsten prophylaktischen Maßnahmen. Bei geringsten Anzeichen einer Infektion sollten sich die Patienten unverzüglich bei einem Arzt vorstellen. In den USA ist seit 1987 ein *Splenektomie-Paß* eingeführt, der den behandelnden Arzt bei Infektionen bzw. bei operativen Eingriffen von der besonderen Gefährdung des Patienten unterrichten soll.

Wirksamen Schutz verleiht eine *antibiotische Dauerprophylaxe*. Penicillin V (40 000 IE/kgKG in 1–2 Dosen) ist gegen die am häufigsten vorkommenden Pneumokokken, aber auch gegen Meningokokken und Streptokokken sehr wirksam. Mit einer Ampicillin-Prophylaxe können zusätzlich gram-negative Erreger wie H. influenzae und E. coli erfaßt werden (wichtig im Kleinkindesalter). Alternativ kann auch Cotrimoxazol verwendet werden. Unklarheit besteht bisher über die Länge der Dauerprophylaxe. Zum Teil wird eine lebenslange Dauerprophylaxe vertreten. Unter Berücksichtigung der sich mit der Zeit vermindernden Compliance der Patienten ist es wohl gerechtfertigt, die Dauerprophylaxe auf vier Jahre nach der Splenektomie zu begrenzen. Kinder sollten aber bis zum 10. Lebensjahr behandelt werden. Die präventive Antibiotika-Verabreichung muß durch aktive *Impfungen* gegen Haemophilus influenzae (HIB) und gegen Pneumokokken ergänzt werden, wenn möglich noch vor der Splenektomie. Ein aus 23 Kapseltypen bestehender Impfstoff gegen Pneumokokken (Pneumovax 23) erfaßt die häufigsten Serotypen, die für Infektionen im Kindesalter verantwortlich sind. Einmalige subkutane oder intramuskuläre Injektion führt zu ausreichenden Antikörperspiegeln. Die Titeranstiege variieren allerdings in Abhängigkeit vom Kapseltyp und von der Grunderkrankung. Gegen einige Serotypen sind ein bis zwei Jahre nach Immunisierung nur noch subprotektive Werte nachweisbar. Aus diesem Grunde wäre es naheliegend, eine Reimmunisierung vorzunehmen. Eine Zweitimmunisierung ist jedoch vor Ablauf von drei Jahren mit erheblichen Nebenwirkungen (Arthus-Reaktion an der Injektionsstelle) belastet. Es kann daher zur Zeit nur empfohlen werden, unter sorgfältiger Nutzen-Risiko-Abwägung frühestens drei Jahre nach Erstimpfung zu reimmunisieren.

50.6 Therapeutische Maßnahmen

Bei Verdacht auf Vorliegen von OPSI muß unverzüglich eine Therapie mit *Breitspektrum-Antibiotika* einsetzen (ähnlich wie bei Neutropenie und Sepsisverdacht mit einem β-Lactam-Antibiotikum und einem Aminoglycosid). Zusätzlich empfiehlt sich die Gabe von *intravenösem Immunglobulin* (0,4 g/kg KG/Tag × 3) zur Opsonisierung und Elimination der Keime durch die Leber.

Literatur

Cohn, D. A., G. Schiffman: Immunoregulatory role of the spleen in antibody responses to pneumococcal polysaccharide antigens. Infect. Immun. 55, 1375–1380 (1987).

Francke, E. L., H. C. Neu: Postsplenectomy infection. Surg. Clin. North Am. 61, 135–155 (1981).

Keller H. W., J. M. Müller, U. Brenner, M. Walter: Lebensbedrohliche Infektion nach Splenektomie – das «overwhelming-post-splenectomy-infection»-Syndrom. Leber Magen Darm 14, 18–24 (1984).

Strasser, B. M., A. M. Holschneider: Die Milz. Funktion, Erkrankungen, Chirurgie und Replantation. Hippokrates, Stuttgart (1986).

Strasser-Vogel, B., B. H. Belohradsky: Asplenismus und Hyposplenismus als Immundefektsyndrom. Monatsschr. Kinderheilkd. 136, 795–807 (1988).

Sullivan, J. L., H. D. Ochs, G. Schiffman, M. R. Hammerschlag, J. Miser, E. Vichinsky, R. J. Wedgwood: Immune response after splenectomy. Lancet I, 178–181 (1978).

Wyck, van, D. B.: Overwhelming postsplenectomy infection (OPSI): the clinical syndrome. Lymphology 16, 107–114 (1983).

51 Komplementdefekte
V. Wahn

Ein Mangel an C-Komponenten kann angeboren oder erworben sein. Hier sollen nur die genetisch determinierten Mangelzustände aufgeführt werden (K. Rother und U. Rother, 1986, Wahn, 1989a). Bezüglich erworbener Defekte sei auf geeignete Übersichten verwiesen (Atkinson und Frank, 1980, Wahn, 1989b). Bei kritischer Wertung der bisherigen Veröffentlichungen können 26 verschiedene genetische Komplementdefekte unterschieden werden (Tab. 51/1). Daneben existieren weitere, bei denen aber die Familiarität nicht ausreichend belegt ist.

51.1 Leitsymptome

Nachdem wir die biologischen Funktionen des C-Systems kennengelernt haben (s. S. 44), fällt es nicht schwer, die Leitsymptome angeborener C-Defekte zu erklären: Komplement trägt in vieler Hinsicht zur Abwehr von Bakterien bei. Das Fehlen dieser Funktion wird also klinisch durch die *Neigung zu rezidivierenden bakteriellen Infektionen* auffallen. Als Erreger kommt ein großes Spektrum von Bakterien vor, bei Defektzuständen von C5–C9 fällt jedoch eine Häufung von Gonokokken und Meningokokken auf (s. Farb-Abb. FA 34 auf Farbtafel VI). In Tab. 51/2 sind eigene Erreger und die zugrundeliegenden C-Defekte zusammengefaßt.

Neben der Infektabwehr dient Komplement auch der Elimination von Immunkomplexen. Das Fehlen insbesondere der frühen Komponenten C1, C4 und C2 resultiert in einer auch in dieser Hinsicht gestörten Funktion. Mangelhafte Elimination von Immunkomplexen geht einher mit der *Neigung zur Entwicklung von Immunkomplexerkrankungen*, insbesondere SLE. Tab. 51/3 gibt die rheumatischen und Autoimmunerkrankungen wieder, die in Verbindung mit C-Defekten beschrieben wurden.

Wie vorstehend erwähnt, wird eine unkontrollierte C-Aktivierung durch das Vorhandensein von Regulator-

Tab. 51/1: Hereditäre Komplementdefekte (homozygot)

C1q-Defekt
C1q-Dysfunktion
C1r-Defekt
C1s-Defekt
Kombinierter C1r/C1s-Defekt
C1 INH-Defekt (HANE Typ I)
C1 INH-Dysfunktion (HANE Typ II)
C4-Defekt (HLA-gekoppelt)
C4-Defekt (inkomplett, nicht HLA-gekoppelt)
C4 bp-Defekt
C2-Defekt
C2+P-Defekt
C3-Defekt
C5-Defekt
C6-Defekt
C7-Defekt
C6/C7-Defekt
C7/C4B-Defekt
C8-α/γ-Defekt
C8-β-Defekt
C9-Defekt
I-Defekt (C3b-Inaktivator-Defekt, C3-Hyperkatabolismus Typ I)
H-Defekt (β1H-Globulin-Defekt)
P-Defekt (Properdindefekt)
D-Defekt
Carboxypeptidase N-Defekt (Anaphylatoxininaktivator-Defekt)

Tab. 51/2: Erreger von Infektionen bei Patienten mit C-Defekten

Erreger	assoziierte C-Defekte
Pneumokokken	C1q, C2, C2+P, C3, C6, I
Streptokokken	C3, I
Staph. aureus	C1q, C1r, C3, C4
Corynebakt. diphtheriae	I
Gonokokken	C5, C6, C6+7, C7, C8, D
Meningokokken	C2, C3, C5, C6, C6+7, C7, C7+C4B, C8-α/γ, C8-, C9, I, P, D
Hämophilus influenzae	C2, C3, I, D
E. coli	C3, C7
Salmonellen	C4
Moraxella	C4
Proteus	C4, D
Pseudomonas	C2, D
Mykobakt. tuberculosis	C1r+s, C2
Candida	C2, P, C6+C7
Brucellen/Toxoplasma	C6
Giardia lamblia	C2
Varizella (-enzephalitis)	C1r
Cytomegalie (disseminiert)	C4

Tab. 51/3: Autoimmun-(Immunkomplex-)erkrankungen bei genetischen C-Defekten

Erkrankung	assoziierte C-Defekte
SLE	C1q, C1s, C1 INA, C2, C4, C5, C6, C7, C8, C9
SLE-ähnliches Syndrom	C1q, C2q-Dysf., C1r, C1s, C2, C3, C4, C6
DLE	C1q, C1r+s, C1 INH, C2, C6, P
Dermatomyositis	C2
Sjögren-Syndrom	C4, C6, C9
CREST-Syndrom	C7, C4+IgA
Chron. Vasculitis	C2, C3
Purpura Schönlein-Henoch	C2, C4
Serumkrankheit durch Penicillin	I
Polymyalgia rheumatica	C2
akute + chron. Glomerulonephritis	C1q, C1r, C1r+s, C2, C3, C4, C7, H
membranoproliferative GN	C2, C3, C4, C6
unklare Synovitis	C2, C6, C7
Rheumatoide Arthritis, Felty-Syndrom	C7
M. Bechterew	C7
M. Behcet, atypisch, Angioödem	C4-bp
Rheumatisches Fieber	C2
Immunhämolytische Anämie	C2
M. Crohn, Epidermolysis bullosa	C2

SLE = Systemischer Lupus Erythematodes, DLE = Discoider Lupus Erythematodes, CREST = Calcinosis, Raynaud-Phänomen, verm. ösophageale Motilität, Sklerodaktylie, Teleangiektasien

Tab. 51/4: Weitere Erkrankungen und Symptome bei genetischen C-Defekten

Erkrankung	assoziierter C-Defekt
Erythrodermia desquamativa Leiner	C5-Dysfunktion
Unklare Dermatose	C1q, C1r
Rothmund-Thomsen Syndrom (Poikiloderma congenitum)	C1q
Xeroderma pigmentosum	C8
CLL und Dermatitis herpetiformis	C2
Partielle Lipodystrophie	C3-Hyperkatabolismus II*
Hämolytisch-urämisches Syndrom	H
Hämophilie	C6
Sichel-Thalassämie	C8
Hepatosplenomegalie, Eosinophilie	C8-β-Defekt
M. Hodgkin	C2
M. Whipple	C4
Klinefelter-Syndrom	I

* wahrscheinlich kein genetischer Defekt, von einigen Autoren aber als solcher geführt

proteinen verhindert. Fehlen diese hemmenden Einflüße, gerät das ganze System leicht aus dem Gleichgewicht. Es kommt zur unkontrollierten Freisetzung von Kininen, Anaphylatoxinen u. a. Mediatoren, die lokale Schwellungszustände hervorrufen können. Das Fehlen des C1-Inaktivators führt klinisch zum Bild des *hereditären angioneurotischen Ödems* (HANE). Patienten mit dieser Erkrankung fallen durch rezidivierende spontane Schwellungszustände der Haut auf, die an ein Quincke-Ödem erinnern, aber im Gegensatz zu diesem nicht jucken und deutlich blasser sind. Die Attacken können schon im Kindesalter beginnen. Beteiligung des Larynx kann akute lebensbedrohliche Zustände hervorrufen, Beteiligung des Gastrointestinaltraktes Abdominalkoliken, die gelegentlich, bei Unkenntnis der Erkrankung, zu chirurgischer Intervention Anlaß geben. Auslösend für die Attacken sind gelegentlich Traumen, psychische Streßsituationen oder Menstruation, oft ist ein Zusammenhang mit auslösenden Faktoren unklar.

In Verbindung mit dem Mangel an Faktor I (C3b-Inaktivator) wurde in einem Fall eine *Urtikaria* beobachtet, die unter der warmen Dusche (verstärkter C-Umsatz!) noch zunahm. Weiter wurde ein familiärer Mangel an Anaphylatoxininaktivator (Carboxypeptidase N) beschrieben, bei dem die Patienten durch *Angioödembeschwerden* oder *chronische Urtikaria* aufgefallen sind. Mediatoren wie Lysyl-Bradykinin und C3a werden hierbei vermindert inaktiviert. Ursache ist offenbar eine autosomal rezessiv erbliche Synthesestörung für die Carboxypeptidase N. Auch ein Patient mit C4 bp-Defekt wies neben einem M. Behcet Angioödembeschwerden auf.

Neben diesen 3 Gruppen von Erkrankungen wurden genetische Defekte im C-System auch in Verbindung mit einer Reihe weiterer Erkrankungen beschrieben (Tab. 51.4), die sich diesen Gruppen nicht ohne weiteres zuordnen lassen. Auch wurden Komplementdefekte bei gesunden Personen gefunden, die bis zum Zeitpunkt der Beschreibung keine auffälligen Anamnesen erkennen ließen.

Bei den C-Rezeptoren wurden mehrfach Defektzustände beschrieben, deren genetische Basis jedoch in den meisten Fällen fraglich ist. Gesichert ist diese nur beim CR3-Mangel, der obligat in Verbindung mit dem LFA1-Mangel auftritt (s. S. 381).

51.2 Genetik

Die Gene für Komplementkomponenten sind weitgehend bekannt. Einige dieser Strukturgene befinden sich innerhalb des MHC-Komplexes und werden als MHC-Klasse III-Gene bezeichnet. Bei der Mehrzahl der C-Komponenten zeigt sich sowohl im Genom wie auch im Phänotyp ein z. T. ausgeprägter Polymorphismus, der wiederum für unterschiedliche hämolytische Eigenschaften der jeweiligen Komponente verantwortlich ist.

Wegen der engen Nachbarschaft der Genorte verwundert es kaum, daß die Defekte von C2 und C4 «HLA-gekoppelt», also nur in Verbindung mit bestimmten HLA-Typen vererbt werden. Für den homozygoten C2-Defekt besteht eine eindeutige Kopplung mit HLA A25 (A10), B18, Dw2/DR2, BFS, C4A4, C4B4.

Jedes defekte Allel eines Gens wird mit einem *Q0 (= quantity zero) versehen. Der Träger eines C2-Defektes wird also den Genotyp C2/C2*Q0 haben, der erkrankte Patient den Status C2*Q0/C2*Q0. Der Erbgang ist bei den meisten Defekten autosomal kodominant, d. h. daß Heterozygote über geeignete Laboruntersuchungen identifiziert werden können, der homozygote Krankheitszustand aber nur beim Zusammentreffen zweier *Q0-Allele auftritt.

Besonders kompliziert ist die Vererbung beim C4-Defekt. C4 wird von zwei verschiedenen Genorten (C4A und C4B) aus kodiert. Ein Patient kann nur dann an einem homozygoten C4-Defekt erkranken wenn alle 4 Allele (von beiden Genorten also) fehlen. Heterozygotie mit C4A Null-Allelen disponiert zum SLE.

51.3 Häufigkeit

Der *häufigste Defektzustand ist der Mangel an C1 Inaktivator*, das hereditäre angioneurotische Ödem (HANE). In der Bundesrepublik gibt es wohl einige hundert Patienten mit dieser Erkrankung, präzise Zahlen über die Häufigkeit fehlen allerdings. Der zweithäufigste Defekt ist fraglos der C2-Mangel, der in einer Häufigkeit von 1:40000 zu erwarten ist. Alle anderen Defekte sind selten.

51.4 Diagnostisches Vorgehen

Wer soll nun untersucht werden? In erster Linie muß bei solchen Patienten an einen zugrundeliegenden C-Defekt gedacht werden, die eines der aufgeführten Leitsymptome aufweisen: Rezidivierende bakterielle (virale) Infektionen, Autoimmunerkrankungen, rezidivierende kutane Schwellungen (Angioödem, Urtikaria) so wie die in Tab. 51/4 aufgeführten Erkrankungen.

Komplementdefekte werden selten diagnostiziert, weil die initiale Diagnostik nicht sinnvoll betrieben wird. Meist werden nur proteinchemisch C3, C4 und Faktor B untersucht. Gerade diese Defekte sind aber extrem selten. Entscheidend ist der *Einsatz von funktionellen Globaltests*, die uns über das Vorhandensein aller Faktoren etwas sagen. Dies sind für den klassischen Weg das *gesamthämolytische Komplement CH50*, für den alternativen Weg die sog. *alternative Pathway-Lyse* AP50. Beide Verfahren sind einfach und billig, aber leider noch zu wenig verbreitet. Mir erscheint dies schwer verständlich; bei einem Patienten mit hämorragischer Diathese werden auch initial Globaltests (PTT, Quick-Wert) eingesetzt, bevor Einzelfaktoren untersucht werden. Wer würde schon ohne diese Globaltests sofort z. B. Faktor X bestimmen lassen?

Normale, leicht verminderte oder erhöhte Werte für CH50 und AP50 schließen einen genetischen Defekt aus. Eine Ausnahme bildet das hereditäre angioneurotische Ödem HANE. Hier können die Globaltests im Remissionsstadium normal ausfallen. Es empfiehlt sich also hier bei klinischem Verdacht sofort die funktionelle (erfaßt 100% der Patienten) *und* proteinchemische Untersuchung (erfaßt 80%) des *C1 Inaktivators*.

Fehlt die Aktivität von CH50, AP50 oder beiden, wird eine *Titration von Einzelfaktoren* durchgeführt, um den zugrundeliegenden Defekt zu charakterisieren. (Ausnahme: C9-Defekt. Hier wurden CH50-Werte von bis zu 50% der Norm beschrieben). Diese Titrationen sind relativ aufwendig und nur in spezialisierten Labors durchführbar (Tab. 51/5). Zeigt sich durch Titration und Komplementierungsexperimente mit gereinigten Komponenten der selektive Mangel einer C-Komponente, wird die Familiarität durch eine Familienuntersuchung belegt.

51.5 Therapie

Eine kausale Therapie ist in erster Linie beim HANE möglich. Hier stehen seit kurzem kommerziell hergestellte *Konzentrate von C1 Inaktivator* (z. B. Fa. Behring, Marburg) zur Verfügung, unter deren Einsatz sich die z. T. lebensbedrohlichen Schwellungen der betroffenen Patienten in kurzer Zeit zurückbilden. Der Faktor wird bei schweren Attacken (insbes. Larynx, Abdomen) i.v. in einer Dosis zwischen 500–1000 Einheiten injiziert. Für die Dauertherapie kann *Danazol*, ein abgeschwächtes Androgen versucht werden. Bei Erwachsenen wird es in einer Tagesdosis von 50–400 mg verabreicht. Bei der Indikationsstellung sollte man sich auf schwere Fälle beschränken, da mit Langzeitnebenwirkungen wie Peliosis hepatis und Hepatom gerechnet werden muß. Die individuelle Dosis richtet sich nach der Klinik und dem Spiegel des C1-Inhibitors, der durch Danazol variabel und dosisabhängig angehoben wird. Von einzelnen Arbeitsgruppen wird das C1-Inhibitor-Konzentrat auch zur Dauertherapie eingesetzt, wenn sich die übrige medikamentöse Behandlung als unzureichend wirksam oder nicht durchführbar erweist. Weitere Medikamente (Steroide, Antihistaminika,

Tab. 51/5: Untersuchungsverfahren im Komplementsystem

	Untersuchungs-verfahren	technischer Aufwand			Nachweis von		Indikationen
		gering	mäßig	groß	Antigen	Funktion	
Routine-labor	CH 50, AP 50		+			+	Globaltests, bei allen Patienten mit Leitsymptomen (Text) mindestens 1× zum Ausschluß eines Defekts untersuchen
	C3, C4, Faktor B	+			+		nach Ausschluß eines C-Defekts meist zur Verlaufskontrolle (z. B. SLE) ausreichend
	C1-Inhibitor-Antigen	+			+		V. a. HANE (weist nur 80% der Fälle nach)
Spezial-labor	C1-Inhibitor-Funktion		+			+	V. a. HANE (nur dieser Test schließt die Erkrankung sicher aus)
	C3d (nur EDTA-Plasma)		+		+		zur Differenzierung von Hyperkatabolismus und Synthesedefekt
	C3b (nur EDTA-Plasma)		+		+		bei sehr hohem C3d (Ausnahme: I-Defekt)
	C3a, C4a, C5a (nur EDTA-Plasma)		+		+		bei anaphylaktischen Reaktionen, die nicht durch IgE vermittelt sind
	Ba und Bb (EDTA-Pl.)		+		+		bei V. a. Aktivierung des alternativen C-Weges
	C1q, C1r, C1s, C2, C5, C6, C7, C8, C9, B, P, D, H, I	tw. +	tw. +		+		bei extremer Hypokomplementämie zur Detailanalyse des Mechanismus
	C1, C2, C3, C4, C5, C6, C7, C8, C9, B (Funktion)			+		+	bei extremer Hypokomplementämie zur Detailanalyse des Mechanismus
	Immunkomplexe, C3 NeF, andere Aktivatoren			+		+	bei C3-Hyperkatabolismus (C3↓, C3d↑), z. B. chronische Glomerulonephritiden, part. Lipodystrophie u. a.
	C-abhängige Funktionen Chemotaxis, Immunadhärenz, Opsonisierung ...			+		+	aus wissenschaftlichem Interesse

tw. = teilweise

Epsilon-Aminocapronsäure, Tranexamsäure u. a.) müssen als weitgehend obsolet angesehen werden.

Bei den übrigen Defekten sind vereinzelt Therapieerfolge mit Infusionen von *Frischplasma* berichtet worden, eine generelle Empfehlung kann aber dafür nicht ausgesprochen werden. Sie sind auch nicht ungefährlich, da sie eine Antikörperbildung gegen die genetisch fehlende C-Komponente induzieren können. So bleibt hier die Behandlung vorwiegend symptomatisch. Bei Patienten mit Defekten der späten Komponenten C5–C9 empfiehlt sich eine Penicillinprophylaxe, bei den anderen eine *Prophylaxe mit Trimethoprim/Sulfamethoxazol* für den Fall, daß rezidivierende schwere bakterielle Infektionen das klinische Leitsymptom bilden.

Literatur

Campbell, R. D., S. K. A. Law, K. B. M. Reid, R. B. Sim: Structure, organization, and regulation of the complement genes. Ann. Rev. Immunol. 6, 161–195 (1988).

Rother, K., U. Rother (Hrsg.): Hereditary and acquired complement deficiencies in animals and man. Progress in allergy 39. Karger, 1986.

Wahn, V.: Kongenitale Defekte des Komplementsystems. In: Pädiatrie in Praxis und Klinik (Hrsg.: K. D. Bachmann et al.), Band II, S. 531-539. Fischer und Thieme, 1989a.

Wahn, V.: Erworbene Defekte des Komplementsystems. In: Pädiatrie in Praxis und Klinik (Hrsg.: K. D. Bachmann et al.), Bd. II, S. 558–562. Fischer und Thieme, 1989b.

52 Das Hyperimmunglobulin-E-Syndrom (Hiob- oder Buckley-Syndrom)

B. H. Belohradsky

Das Hyperimmunglobulin-E-Syndrom (HIES) ist ein komplexes, ätiopathogenetisch ungeklärtes Krankheitsbild, charakterisiert durch hohe IgE-Serumspiegel (meist über 3000 IU/ml), rezidivierende Infektionen (vor allem durch Staphylococcus aureus und Candida spp.) und chronische ekzematoide Dermatitis. Synonym werden die Begriffe «Hiob's Syndrom» oder «Buckley Syndrom» verwendet. Da bei einer Reihe von primären Immundefekten und anderen immunpathologischen Vorgärten (z. B. «graft-versus-host»-Reaktion, Wiskott-Aldrich Syndrom, Di George Syndrom, chronische Granulomatose u. a.) ebenfalls stark erhöhte IgE-Serumspiegel gefunden werden, wurde in der Literatur der Begriff der Hyper-IgE-Syndrome eingeführt (Geha u. Leung, 1989).

Die Ursache des HIES ist bisher molekulargenetisch nicht bekannt und auch die symptomauslösenden immunologischen Vorgänge sind weitgehend ungeklärt.

In der Diagnosestellung kann die Abgrenzung schwerer Neurodermitiden mit extremer IgE-Produktion und Hautabszessen schwierig sein. Eine kausale Therapie steht bisher nicht zur Verfügung.

52.1 Klinik

Das 1966 von Davis et al. als «Job's syndrome» bezeichnete Krankheitsbild ist gekennzeichnet durch eine oft schon bald nach der Geburt auftretende ekzematoide Dermatitis, ausgedehnte rezidivierende Hautabszesse durch Staphylococcus aureus, meist ohne die klassischen Entzündungszeichen (sogenannte «kalte» Abszesse), sowie rezidivierende Otitiden, Sinusitiden, und Pneumonien (Farb-Abb. FA 35 auf Farbtafel VI).

Bei den von Davis et al. beschriebenen beiden rothaarigen Mädchen fiel zudem eine Überstreckbarkeit der Gelenke und eine Bluteosinophilie auf. Erst Jahre später wurde bei beiden Patientinnen die IgE-Erhöhung und eine stark verminderte Granulozyten-Chemotaxis gefunden. 1972 erweiterten Buckley und Mitarbeiter das Hiob-Syndrom zum Hyper-IgE-Syndrom. Neben den rezidivierenden Abszessen, die außer der gesamten Körperoberfläche auch innere Organe betreffen können, ist die Krankheit durch eine ekzematoide Dermatitis und eine chronische mukokutane Candidiasis geprägt. Buckley et al. fielen zudem die vergröberten Gesichtszüge der Patienten auf («coarse facial features»), die auf einer Verbreiterung und Abflachung des Nasenrückens und einer Dysproportion des Gesichtsschädels sowie der Mund- und Wangenpartien beruhen (s. Farb-Abb. FA 36 auf Farbtafel VI). Koagulase-positive Staphylokokken (Staph. aureus) und Candida spp. sind die häufigsten Infektionserreger. In Einzelfällen sind bakterielle Infektionen mit Haemophilus influenzae, Streptokokken der Gruppe A, Escherichia coli und Pseudomonas spp. beschrieben. Mykotische Infektionen betreffen etwa die Hälfte aller Patienten, neben Candida spp. werden immer wieder Kryptokokken-Infektionen beschrieben (Belohradsky et al., 1987). Rezidivierende Virusinfektionen werden meist von H. simplex oder H. zoster verursacht und dürften – wie auch die Staphylokokkeninfektionen – vor allem Ausdruck der gesteigerten Besiedlung und Barrierestörung der ekzematösen Hautbezirke sein (Buckley, 1989).

Meist manifestiert sich das Krankheitsbild schon im Säuglings- oder frühen Kindesalter, oder als vesikuläre Hautveränderung bei Neugeborenen. Zur entscheidenden differentialdiagnostischen Abgrenzung der atopischen Dermatitis siehe Tabelle 52/1.

Nur etwa 10% der HIES-Patienten weisen eine allergische Diathese auf.

Eine Reihe klinischer Symptome ist in unterschiedlicher Häufigkeit mit dem HIES assoziiert beschrieben: Minderwuchs, Osteoporosis mit gesteigerter Knochenbrüchigkeit (Belohradsky et al., 1987, Geha u. Leung, 1989), die auf eine gesteigerte Monozyten/Makrophagen/Osteoklasten-Aktivierung zurückgeführt werden soll, Osteogenesis imperfecta (Belohradsky et al., 1987), Craniosynostose, Skelettanomalien (Belohradsky et al., 1987), membranoproliferative Glomerulonephritis, vernale Keratokonjunktivitis, systemischer Lupus erythematodes, maligne Tumoren (Belohradsky et al., 1987) [siehe Tabelle 52/2].

Tab. 52/1: Differentialdiagnostische Kriterien zur Unterscheidung zwischen Hyper-IgE-Syndrom und atopischer Dermatitis (nach Buckley 1989)

Kriterium	Hyper-IgE-Syndrom	atopische Dermatitis
Krankheitsbeginn	1.–8. Lebenswoche	nach 2. Lebensmonat
Häufigkeit in der Bevölkerung	sehr selten	häufig
Serum-IgE-Spiegel	sehr hoch	hoch bis sehr hoch
Eosinophilie	häufig	häufig
Keratokonjunktivitis	selten	selten
Dermatitis	atypisches Ekzem	typisches Ekzem
S. aureus Infektionen	Haut und innere Organe, schwerer Verlauf	meist nur Haut, selten schwerer Verlauf
andere Infektionen	häufig	selten
respiratorische Allergien	selten (10%)	häufig
grobe Gesichtszüge	häufig	fehlt

Tab. 52/2: Häufige und seltenere klinische Symptome beim Hyper-IgE-Syndrom (nach Belohradsky et al., 1987 u. Buckley 1989)

(1) schwere Infektionen:	Haut und innere Organe, vor allem Lungen, seltener Gelenke, Leber, Darm; praktisch nie Harnwege und Knochen
(2) Staphylococcus aureus:	immer nachweisbar; aber auch andere grampositive oder gramnegative Erreger; Candida spp. bei mukokutanen Infektionen, seltener Aspergillus spp., Kryptokokken
(3) Ekzematoide Dermatitis:	nicht wie atopische Dermatitis; Beginn oft schon in Neugeborenenzeit; selten (ca. 10%) mit Atopien assoziiert
(4) Häufige assoziierte Symptome:	grobe Gesichtszüge, Osteoporose, Minderwuchs
(5) Gelegentlich beschriebene Assoziationen:	Skelettanomalien, Osteogenesis imperfecta, Glomerulonephritis, vernale Keratokonjunktivitis, Craniosynostose, Lupus erythematodes, maligne Tumoren
(6) Familiäre Häufung:	in über 10 Familien beschrieben; Jungen und Mädchen gleich häufig betroffen, daher autosomal dominanter oder autosomal rezessiver Erbgang mit variabler Penetranz möglich

52.2 Häufigkeit und Genetik

Die Häufigkeit des HIES wird in der amerikanischen Bevölkerung (Minneapolis) auf 1:500 000 geschätzt. In den nachfolgend zitierten nationalen Registern primärer Immundefekte sind relative Häufigkeiten der Erkrankung angegeben: unter 134 Kindern mit primären Immundefekten befand sich bis 1980 in Dänemark kein Hyper-IgE-Patient; von 1974 bis 1983 erfaßte das schwedische Register ein Mädchen mit HIES unter 279 Immundefekt-Patienten; in Japan wurden von 1974 bis 1981 insgesamt 543 primäre Immundefekte registriert, darunter 13 Kinder mit Granulozytendefekten, 6 Fälle von HIES eingeschlossen; im italienischen Register (1972–1982) waren unter 884 Kindern 12 mit HIES, was 1,5% aller primären Immundefekte entspricht.

Bis 1987 wurden in der Weltliteratur etwa 150 Fälle beschrieben (Belohradsky et al., 1987). Beide Geschlechter waren gleich häufig betroffen. Eine familiäre Häufung ist bisher in über 10 Familien beobachtet worden; dabei kann ein autosomal-rezessiver wie ein autosomal-dominanter Erbgang mit variabler Penetranz vermutet werden. Eine Assoziation des HIES mit Antigenen des HLA-Systems ist nicht gefunden worden, ebenso wenig die Zuordnung des Syndroms zu einer bestimmten Genlokalisation.

52.3 Immunologie und Hämatologie

Die hämatologischen Befunde beim HIES sind weitgehend unspezifisch. Eine häufige mikrozytäre Anämie wird als Infektanämie gedeutet. Die Leukozytenzahlen variieren mit der Manifestation bakterieller Infektionen.

Tab. 52/3: Hämatologische und immunologische Befunde beim Hyper-IgE-Syndrom (nach Geha u. Leung, 1989)

(1) Eosinophilie:	im Blut und auf Schleimhäuten
(2) mikrozytäre Anämie:	im wesentlichen infektabhängig
(3) Leukozytose:	im wesentlichen infektabhängig oder bei absoluter Eosinophilie
(4) Serum-Hyper-IgE:	altersabhängig ansteigende Werte, bis zu Extremwerten von über 50 000 IU/ml
(5) spezifische IgE-Antikörper:	signifikant gegen Staph. aureus, aber auch gehäuft gegen Candida albicans
(6) IgG-anti-IgE-Antikörper:	Bedeutung unklar
(7) IgE-Immunkomplexe:	Bedeutung unklar; Interaktion mit T-Zell-Funktion? mit Granulozyten-Chemotaxis? Leukotrien und Prostaglandinfreisetzung in Makrophagen?
(8) Granulozyten-Chemotaxis:	Defekte inkonstant in Patientenkollektiven und bei Einzelpatienten
(9) blockierende Serumfaktoren:	Chemotaxisblockade mit einigen Patientenseren (Sekundäreffekt?)
(10) anamnestische Antikörperantworten:	vermindert, ebenso gegen Neoantigene
(11) IgG-Subklassen:	normal bis pathologisch
(12) T-Zell-Immunität in vivo:	verminderte Reaktion auf Antigene
(13) T-Zell-Antworten in vitro:	normal auf Mitogene, vermindert auf Antigene
(14) Subpopulationen:	T-Suppressorzellen (T gamma) vermindert
(15) Regulation der IgE-Synthese:	Interleukin-4 induziert die Synthese, gamma-Interferon reguliert diese zurück; bei HIES scheint gamma-INF nicht ausreichend produziert zu werden

Die Bluteosinophilie ist fast konstant, war bei 86 von 108 auswertbaren Patienten vorhanden und konnte in Extremfällen 50 bis 60% der Gesamtleukozyten ausmachen. Damit liegen diese Werte über den Durchschnittswerten atopischer Patienten.

Unter den immunologischen Befunden (siehe Tabelle 52/3) stellt die Hyperimmunglobulinämie E den wegweisenden Befund dar; die Werte variieren zwischen 3000 IU/ml bis über 50000 IU/ml. Bei Säuglingen sind Werte um 300 IU/ml als vergleichbar hoch anzusehen. Demgegenüber sind die Serumspiegel von IgG, IgA und IgM normal, während bei über 50% der Patienten erhöhte IgD-Spiegel gemessen wurden. IgG-Subklassen weisen keine konstanten Veränderungen auf.

Diagnostisch, vielleicht auch pathogenetisch wichtig ist die Bestimmung spezifischer IgE-Antikörper gegen Staph. aureus. Die Untersuchungsergebnisse verschiedener Autoren haben einheitlich erhöhte Werte gefunden, die weit über den Normalwerten (über 10% des Gesamt-IgE) gesunder Kontrollpersonen oder von Patienten mit Erkrankungen liegen, die ebenfalls mit hohen IgE-Serumwerten und/oder Staphylokokken-Infektionen einhergehen (z. B. superinfizierte Neurodermitis oder andere primäre Immundefekte). Bei einer geringeren Zahl von Patienten wurden ebenfalls über die Norm erhöhte IgE-Antikörper gegen Candida albicans im Serum nachgewiesen.

Die biologische Bedeutung von IgG-anti-IgE-Antikörpern sowie von IgE-Immunkomplexen ist unbekannt, über die Inhibition der Antigenantwort normaler Lymphozyten kann nur spekuliert werden.

Die klinische Beobachtung rezidivierender Staphylokokkeninfektionen beim HIES hatte früh an einen ursächlichen Granulozytendefekt denken lassen. Unter allen überprüften Granulozytenfunktionen ließ sich aber nur ein im Patientenkollektiv inkonstanter und beim Einzelpatienten variabler Chemotaxisdefekt nachweisen (Buckley, 1989). Bei 54 von 101 untersuchten Kindern war die Granulozyten-Chemotaxis vermindert, bei 25 weiteren Patienten war sie normal bis vermindert bei wiederholter Bestimmung (Belohradsky et al., 1987). Das Serum einiger Patienten enthielt chemotaxisblockierende Faktoren, was aber keinen primären Granulozytendefekt darstellt.

Gegen bakterielle Antigene, aber auch gegen Neoantigene, ist die Antikörperantwort von HIES Patienten vermindert. Dies gilt vor allem für die anamnestische Antwort nach Booster-Impfungen gegen Diphtherie- und Tetanus-Toxoid (Buckley, 1989). Widersprüchlich sind die Befunde über IgG-Subklassendefekte bzw. über IgG-Subklassenspezifische Antikörperantworten auf Polysaccharidantigene (Buckley, 1989), sie reichen von häufigen IgG2-Subklassendefekten bis zu Normalwerten.

Verminderte T-Suppressorzellzahlen sind in kleinen Patientengruppen beschrieben worden, wobei vor allem die T-gamma-Subpopulation betroffen sein soll. Andere Autoren haben bei vergleichbaren Untersuchungen normale T- und B-Zell-Populationen gefunden (Buckley, 1989).

In neuerer Zeit haben sich pathogenetisch und diagnostisch ausgerichtete Untersuchungen des HIES mit der Regulation der IgE-Synthese beschäftigt. Da sich hohe Serum-IgE-Spiegel bei anderen primären und sekundären Immundefekten mit gestörter T-Zellfunktion nachweisen lassen, lag der Verdacht einer Abhängigkeit der IgE-Synthese vom T-Zellsystem nahe. Mit polyklonalen B-Zell-Mitogenen kommt es in vitro nur dann zu einer IgE-Synthese, wenn T-Zellen und Interleukin-4 vorhanden sind (Vercelli et al., 1990). Gamma-Interferon wirkt inhibitorisch auf diesen Prozeß. Demnach wäre zu spekulieren, daß ein relativer Mangel an gamma-Interferon beim HIES zu einer ungehemmten Wirkung von Interleukin-4 auf die IgE-Synthese und zu einer gesteigerten Expression des Fc-Rezeptors für IgE (Fc-epsilon-R) auf B-Zellen, Monozyten und natürlichen «Killer»-Zellen führt. Erste erfolgreiche klinische Behandlungsversuche mit gamma-Interferon beim HIES könnten diese Spekulation unterstützen (Jeppson et al., 1991).

52.4 Prognose

Die Prognose des HIES ist quoad vitam eher günstig. Bis 1987 waren 35 von 150 Patienten zum Zeitpunkt der Publikation älter als 20 Jahre (Belohradsky et al., 1987).
Der Verlauf der Erkrankung wird entscheidend beeinflußt durch eine frühzeitige Diagnosestellung, frühzeitig einsetzende antibiotische und chirurgische Infektionsbehandlung sowie eine antimikrobielle Dauerprophylaxe.
Bis 1987 waren unter 150 Patienten 6 Todesfälle mitgeteilt worden (Belohradsky et al., 1987). Ein Patient war an einem malignen Lymphom verstorben, die anderen an Infektionskomplikationen, wobei die pulmonale Insuffizienz bei Bronchiektasen oder postinfektiöser Pneumatozelenbildung besondere Beachtung verdient. Von Einsele et al. wurde ein weiterer HIES-Patient mit maligner Tumorerkrankung berichtet.

52.5 Behandlung

Da die Pathogenese der Erkrankung bis heute unbekannt ist, gibt es keine kausale Behandlungsmöglichkeit. Die antibiotische Staphylokokken-Prophylaxe stellt die wichtigste Behandlungsmaßnahme dar. Dabei haben sich Isoxazolyl-Penicilline (z.B. Flucloxacillin), orale Cephalosporine oder Trimethoprim-Sulfamethoxazol bewährt. Antimykotika werden lokal, erfolgreicher aber systemisch eingesetzt, wobei das bisher gebräuchliche Ketokonazol durch das verträglichere Flukonazol abgelöst worden ist.
Eine chirurgische Behandlung von Abszessen ist angezeigt; über 6 Monate bestehende Pneumatozelen sollten nach Buckley exzidiert werden.

Alle weiteren Behandlungsversuche mit Antiphlogistika, Steroiden, Immunglobulinen, Levamisol, Transferfaktor, Thymushormonen, Ascorbinsäure, Antihistaminika und allergenfreier Diät müssen als unbefriedigend bis unwirksam angesehen werden. In den vergangenen Jahren ist in Einzelfällen mit den folgenden Substanzen der Hinweis auf einen positiven Behandlungseffekt gegeben worden: alpha-Interferon, gamma-Interferon (Jeppson et al., 1991), H2-Rezeptorenblocker, wie Cimetidin, Dinatrium Cromoglycat, Isotretinoin und Plasmapherese kombiniert mit Immunsuppression (Dau, 1988) bzw. durch ein spezifisches Immunadsorptionssystem für IgE. Einen günstigen Einfluß auf die Grundkrankheit hatte auch die Ciclosporin-Behandlung einer komplizierend aufgetretenen Glomerulonephritis gebracht.
Bei schwersten Verläufen einer Keratokonjunktivitis scheint die Plasmapherese die besten Behandlungsergebnisse zu erzielen (Geha u. Leung, 1989); sie sollte dann mit einer i.v. Immunglobulintherapie kombiniert werden.

Literatur

Belohradsky, B. H., S. Däumling, W. Kiess, C. Griscelli: Das Hyper-IgE-Syndrom (Buckley oder Hiob Syndrom). Ergebn. Inn. Med. Kinderheilk. 55, 1–39 (1987).
Buckley, R. H.: Disorders of the IgE system. In: Immunologic disorders in infants and children. E. R. Stiehm (ed.), W. B. Saunders, Philadelphia (1989), 3rd edition, 316–328.
Dau, P. C.: Remission of hyper-IgE syndrome treated with plasmapheresis and cytotoxic immunosuppression. J. Clin. Apheresis 4, 8–12 (1988).
Del Prete, G., A. Tiri, E. Maggi, M. DeCarli, D. Macchia, P. Parronchi, M. E. Rossi, M. C. Pietrogrande, M. Ricci, S. Romagnani: Defective in vitro production of γ-interferon and tumor necrosis factor-α by circulating T cells from patients with the hyper-immunoglobulin E syndrome. J. Clin. Invest. 84, 1830–1835, (1989).
Geha, R. S., D. Y. M. Leung: Hyper immunoglobulin E syndrome. Immunodef. Rev. 1, 155–172 (1989).
Jeppson, J. D., H. S. Jaffe, H. R. Hill: Use of recombinant human interferon gamma to enhance neutrophil chemotactic responses in Job syndrome of hyperimmunoglobulinemia E and recurrent infections. J. Pediatr. 118, 383–387 (1991).
King, C. L., J. I. Gallin, H. L. Malech, S. L. Abramson, T. B. Nutman: Regulation of immunoglobulin production in hyperimmunoglobulin E recurrent-infection syndrome by interferon gamma. Proc. Natl. Acad. Sci. USA 86, 10085–10089 (1989).
Vercelli, D., H. H. Jabara, C. Cunningham-Rundles, J. S. Abrams, D. B. Lewis, J. Meyer, L. C. Schneider, D. Y. M. Leung, R. S. Geha: Regulation of immunoglobulin (Ig)E synthesis in the hyper-IgE syndrome. J. Clin. Invest. 85, 1666–1671 (1990).

53 Störungen der lokalen Immunität der Schleimhäute
C. Rieger

Die Integrität der Schleimhäute wird durch *nichtimmunologische* und durch *immunologische Mechanismen* geschützt. Erstere sind darauf angelegt, das Anheften schädlicher Substanzen oder pathogener Keime an die Schleimhaut zu verhindern. So beinhalten der Husten im Bereich der Bronchien, der Urin im Bereich der Harnwege und die Peristaltik im Bereich des Darmes ein gemeinsames Prinzip zum Weiter- bzw. Abtransport schädlicher Substanzen und Erreger. Die *Mukusbarriere*, die sich in ständigem Fluß befindet – in den Bronchien mit Hilfe der Zilien, im Darm mit Hilfe der Peristaltik – fängt Keime und vermindert deren Anheften an der Schleimhaut. Daneben enthält der Schleim antibakterielle Substanzen wie Lysozym, Laktoferrin und Interferon. Die Adhärenz im Darm wird auch durch pflanzliche Lektine aus der Nahrung verhindert oder durch Keime der physiologischen Flora, die an den gleichen Epithelrezeptoren haften, welche von den Adhäsinen pathogener Keime benötigt werden. Wenn eine Besiedlung mit solchen Erregern trotzdem geschehen ist, versucht die Schleimhaut, durch beschleunigte Desquamation der Deckzellen die Erreger abzustoßen.

Die *immunologischen Abwehrmechanismen* (Abb. 5 3/1) sind zum Teil ebenfalls darauf ausgerichtet, die Adhäsion pathogener Keime zu verhindern, zum Teil dienen sie der Neutralisation bzw. Vernichtung der eingedrungenen Keime. Für den Körper schonender ist das Antiadhäsionsprinzip, da hierbei keine Entzündung ausgelöst wird.

Die wichtigste immunologische Substanz zum Schutz der Schleimhäute ist das *sekretorische IgA* (SIgA), das in den subepithelialen Plasmazellen produziert, in den Epithelzellen mit dem sog. Transportstück verbunden und als Dimer auf die Schleimhaut ausgeschieden wird. Seine Wirkung besteht vor allem in der Verhinderung der Adhäsion, d. h. es bindet sich an die für diese Funktion benötigten Teile von Erregern. Serum-IgA wird in einer Menge von etwa 24 mg/kg/Tag produziert und besteht ebenso wie SIgA aus zwei Subklassen, *IgA_1 und IgA_2*. Diese beiden Subklassen unterscheiden sich in ihrer Stabilität gegenüber Bakterienproteasen. IgA_2 ist resistent, IgA_1 dagegen durch Proteasen einer Reihe von Bakterien, z. B. Neisseria meningitidis, spaltbar.

SIgA ist im oberen Atemtrakt und im Darm das vorherrschende Immunglobulin. Im unteren Atemtrakt finden sich SIgA und IgG zu etwa gleichen Anteilen. *IgG* wird lokal in der Schleimhaut produziert, von intraalveolär gelegenen Plasmazellen freigesetzt und entstammt zu einem gewissen Teil auch dem Serum. *IgM* existiert, teilweise in Verbindung mit einem Transportstück, nur in geringen Mengen auf der Schleimhaut, kann bei Fehlen von SIgA jedoch kompensatorisch vermehrt werden.

Fünf Prozent der subepithelial gelegenen Plasmazellen produzieren *IgE*, welches zum größten Teil von Mastzellen und Basophilen gebunden wird, und deshalb nur in sehr geringen Mengen in der Bronchiallavage-Flüssigkeit zu finden ist.

Die zelluläre Abwehr obliegt *Granulozyten, T-Lymphozyten* und *Makrophagen*. Die Rolle der Granulozyten besteht vor allem in der Phagozytose und Abtötung von

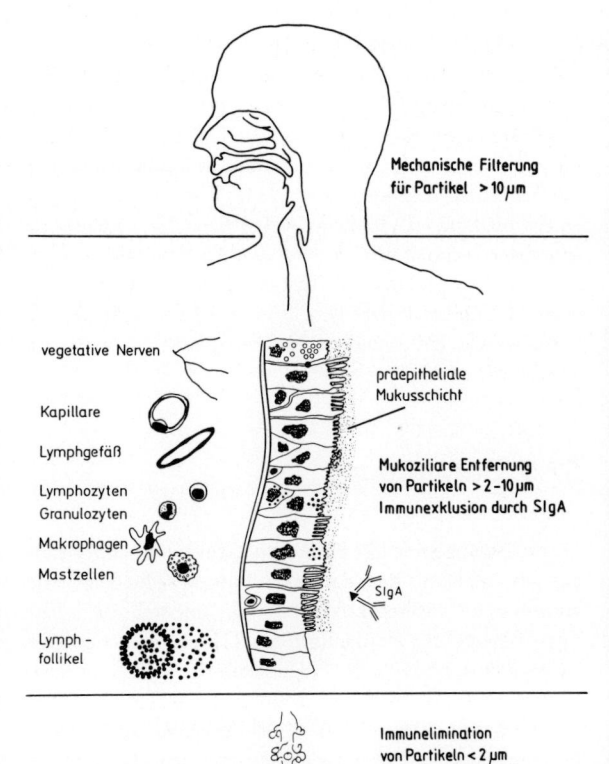

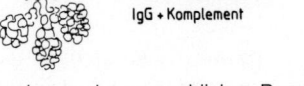

Abb. 53/1: Abwehrmechanismen des menschlichen Respirationstraktes.

Bakterien und Pilzen, einer Funktion, die durch IgG und Komplement unterstützt wird. Makrophagen dienen zusätzlich der Entgiftung und dem Abtransport toxischer Substanzen. Daneben produzieren sie eine Reihe immunologisch aktiver Moleküle, wie Komplementkomponenten, Interleukin 1, Lysozym, Fibronektin und Arachidonsäure-Derivate.

T-Lymphozyten dienen der Virusabwehr sowie der Abwehr von Protozoen, Mykobakterien und Pilzen. Sie spielen in der Regulation der lokalen Immunität der Schleimhäute eine wichtige Rolle. So konnte z. B. die Induktion der IgA-Produktion durch die Zytokine Interferon-Gamma und Interleukin 2 aus T-Lymphozyten gezeigt werden. Interleukin 5 bringt ebenfalls vor allem IgA-B-Zellen zur Differenzierung in Plasmazellen. Dieses Interleukin fördert weiterhin die Ausdifferenzierung von Eosinophilen.

Tab. 53/1: Autoimmunerkrankungen bei IgA-Mangel

- Rheumatoide Arthritis
- Juvenile rheumatoide Arthritis
- Systemischer Lupus erythematodes
- Dermatomyositis
- Sjögren Syndrom
- Chronisch aktive Hepatitis
- Perniziöse Anämie
- Autoimmunhämolytische Anämie
- Idiopathisch thrombozytopenische Purpura
- Thyreoiditis
- M. Addison
- Juveniler Diabetes mellitus

53.1 Selektiver IgA-Mangel

53.1.1 Definition, Häufigkeit

Als selektiver IgA-Mangel wird eine Serumkonzentration von < 0,05 g/l bei gleichzeitig fehlendem Nachweis des sekretorischen IgA definiert. Andere immunologische Funktionen sind nicht beeinträchtigt. Diese immer noch übliche Definition läßt Fälle außer acht, bei denen das Serum-IgA über 0,05 g/l, aber mehr als 2 SD unter dem Durchschnitt einer jeweiligen Altersgruppe liegt. Gleichzeitig berücksichtigt sie nicht die Tatsache, daß die IgA-Synthese weitgehend T-zellabhängig ist und subtile zelluläre Defekte deshalb häufig nachweisbar sind.

Für das klinische Verständnis des IgA-Mangels ist wichtig, daß andere Defekte sowohl im humoralen als auch im zellulären Bereich, gleichzeitig vorkommen können und daß das Ausmaß dieser zusätzlichen Defekte wahrscheinlich die klinische Symptomatik bestimmt, da das Fehlen des sekretorischen IgA durch entsprechende Ersatzmechanismen nicht mehr voll kompensierbar ist.

Eine seltene Variante des IgA-Mangels ist das *Fehlen des Serum-IgA bei Vorhandensein von sekretorischem IgA.* Nicht zuletzt wegen dieses Defektes ist es in jedem Fall notwendig, bei Fehlen des Serum-IgA das sekretorische IgA im Speichel oder in den Tränen zu quantifizieren. Eine weitere vor kurzem beschriebene Variante ist das *selektive Fehlen der IgA-Subklasse IgA$_2$.* In einem der beiden beschriebenen Fälle war IgA$_1$ in normaler Konzentration vorhanden und damit auch das Gesamt-IgA noch in niedrig normaler Konzentration nachweisbar (van Loghem et al., 1983).

Die *Häufigkeit* des selektiven IgA-Mangels in der Bevölkerung beträgt 1:500 bis 1:700. Die Angaben schwanken in einigen Serien aber von 1:310 bis 1:2171. Beim Kind dürfte die Frequenz höher liegen als bei Erwachsenen, da *transitorische IgA-Mangelzustände* während der ersten Lebensjahre beschrieben sind. Das Auftreten des IgA-Mangels ist meist sporadisch, seltener autosomal dominant oder rezessiv.

Die Häufigkeit, mit der ein IgA-Mangel zu Krankheitserscheinungen führt, ist nicht bekannt, da bei allen bisherigen Untersuchungen eine Vorselektion stattgefunden hat. So fanden sich unter 64 588 Blutspendern 163 Personen mit selektivem IgA-Mangel, unter denen Atemwegsbeschwerden, Allergien oder Autoimmunerkrankungen nicht häufiger auftraten als unter den übrigen Spendern. In die Ausgangsgruppe aller Blutspender waren jedoch nur gesunde Personen aufgenommen worden.

Andererseits betrug die Inzidenz des IgA-Mangels in einer Allergieklinik 1:200. In anderen Untersuchungen wurde eine Häufung von Autoimmunerkrankungen (Tabelle 53/1) und von Neoplasien bei Personen mit IgA-Mangel gefunden.

53.1.2 Selektiver IgA-Mangel und Atemwegserkrankungen

Obgleich ein Mangel an IgA unter Patienten mit rezidivierenden obstruktiven Atemwegssymptomen häufiger ist als in der Normalbevölkerung, bedeutet er im Einzelfall nicht notwendigerweise einen schweren Verlauf oder die Bereitschaft zu rezidivierenden Infektionen.

Wenn aufgrund der klinischen Beschwerden, der Familienanamnese und der allergologischen Untersuchung bei einem Patienten mit IgA-Mangel die Diagnose eines extrinsischen Asthma oder einer allergischen Rhinitis gestellt wird, so folgt die Behandlung den Prinzipien der Allergenkarenz und der medikamentösen antientzündlichen bzw. bronchospasmolytischen Therapie. Über den Erfolg einer Hyposensibilisierung bei diesen Patienten gibt es keine Untersuchungen. Wenn der Krankheitsverlauf jedoch nicht in üblicher Weise zu kontrollieren ist, rezidivierende Pneumonien, infektiöse Bronchitiden oder Sinusitiden auftreten oder wenn eine allergische Ursache nicht nachweisbar ist, so muß eine ausführliche Suche nach assoziierten Immundefekten durchgeführt werden.

Aus mehreren Studien ist inzwischen bekannt, daß das Fehlen des IgA mit dem Fehlen oder der Erniedrigung einer oder mehrerer *IgG-Subklassen* kombiniert sein kann (Oxelius et al., 1981, Bartmann, 1989).

Da die erste IgG-Subklasse die wesentlichen antiviralen und antitoxischen Antikörper enthält und IgG_2-Antikörper vor allem gegen die Polysaccharid-Antigene kapselhatiger invasiver Bakterien gerichtet sind, ist die Neigung solcher Patienten zu rezidivierenden Infekten im Bereich der Lunge und der Atemwege verständlich. Die meisten Autoren empfehlen in solchen Fällen die Substitutionstherapie mit intravenösem Immunglobulin (Eibl, 1989). Die Signifikanz eines Fehlens von IgG_3 oder IgG_4 ist dagegen umstritten und wahrscheinlich keine Indikation zur Substitution. Schwere Infekte können auch bei Patienten mit IgA-Mangel und normalen IgG-Subklassen auftreten. In einigen solchen Fällen konnte gezeigt werden, daß die normalerweise kompensatorisch vermehrt vorhandenen IgM-produzierenden Plasmazellen in den Schleimhäuten dieser Patienten fehlten und durch *IgD-produzierende* Zellen ersetzt waren.

Ein Mangel an IgA kann auch mit Störungen der zellulären Abwehr (*T-Lymphozyten*) einhergehen. Eine entsprechende Diagnostik bei Vorliegen rezidivierender Infekte mit intrazellulären Erregern ist deshalb indiziert.

Umstritten ist die klinische Bedeutung von Serum-IgA-Werten, die mehr als 2 SD unter dem Durchschnitt der Norm, aber über 0,05 g/l liegen (*partieller IgA-Mangel*). Da sekretorisches IgA schwierig zu quantifizieren ist und sich deshalb fast alle Studien an Serumwerten orientiert haben, sollten niedrige IgA-Werte bei entsprechender Klinik in jedem Falle zur Bestimmung des sekretorischen IgA und zum Ausschluß assoziierter Defekte im Bereich der humoralen und der zellulären Immunität führen.

53.1.3 Selektiver IgA-Mangel und Darmkrankheiten

In einer Gruppe von Kindern mit selektivem IgA-Mangel fanden sich Symptome von seiten des Darmes in 70%, Steatorrhoe und Disaccharidasemangel in mehreren Fällen. Signifikant gehäuft waren weiterhin Zöliakie, noduläre lymphatische Hyperplasie des Darmtraktes mit Malabsorption und Diarrhoe sowie die entzündlichen Darmerkrankungen Colitis ulcerosa und Morbus Crohn.

Wieweit assoziierte Immundefekte in der Genese dieser Erkrankungen eine Rolle spielen, ist nicht vollständig klar. Immerhin wurde in einer Untersuchung von Patienten mit IgA-Mangel ein Fall von IgG_2-Mangel mit Zöliakie und ein Fall von IgG_3-Mangel mit einer «intermittierenden spastischen Kolitis» gefunden.

Die Behandlung intestinaler Symptome bei IgA-Mangel folgt den Therapieprinzipien der jeweiligen Grunderkrankung. Die Möglichkeit assoziierter Defekte im humoralen wie im zellulären Bereich muß jedoch immer bedacht werden. In solchen Fällen kann eine Malabsorptionssymptomatik auch durch eine Infektion, z.B. eine Lambliasis, bedingt sein.

53.1.4 Autoantikörper gegen IgA, weitere Autoimmunphänomene

Bei Patienten mit selektivem IgA-Mangel wurden nach Bluttransfusionen anaphylaktische Reaktionen beschrieben, als deren Ursache Autoantikörper gegen IgA identifiziert werden konnten. Solche Antikörper wurden auch für Unverträglichkeitsreaktionen nach Gabe von Immunglobulinen bei Patienten mit selektivem IgA-Mangel verantwortlich gemacht. Entsprechende Warnungen finden sich daher in fast allen Standardtexten. Neueren Arbeiten zufolge ist diese Sorge etwas übertrieben: Die meisten Patienten, die der Definition des IgA-Mangels entsprechen (IgA < 0,05 g/l Serum), haben geringe Mengen von IgA im Serum (Bartmann et al., 1989), vorhandene anti-IgA Titer veränderten sich unter Substitution nicht und Unverträglichkeitsreaktionen traten nicht auf, die Mehrzahl einer Gruppe von IgA-Mangelpatienten mit schweren Nebenreaktionen hatten überhaupt keine Antikörper gegen IgA (Ferreira, 1989). Am ehesten kommt Antikörpern dann eine Bedeutung als Risikofaktor zu, wenn sie der IgE-Klasse zugehören (Burks et al., 1986). Für die Praxis bedeutet dies: Wenn bei einem Patienten mit IgA-Mangel auch mit empfindlichen Methoden kein IgA nachweisbar ist, sollte nach *IgA-Antikörpern der IgE Klasse* gesucht werden. Ein solcher Nachweis würde dann Vorsicht bei der Gabe IgA-haltiger Blutprodukte erfordern.

Mit und ohne klinische Korrelate sind Autoantikörper gegen eine Reihe von Geweben bei Patienten mit IgA-Mangel beschrieben worden, wie z.B. Antikörper gegen endokrine Organe, Zellkerne oder DNS. Möglicherweise als Folge einer ineffizienten Antigenelimination im Magen-Darm-Trakt haben die Patienten häufig auch sehr hohe Antikörpertiter gegen Nahrungsproteine, wie z.B. aus der Milch. Auch zirkulierende Immunkomplexe aus Antikörpern gegen Milchproteine und dem zugehörigen Antigen sind beschrieben worden. Die klinische Signifikanz dieses Befundes ist nicht klar.

53.1.5 Therapie des IgA-Mangels

Eine kausale Therapie des IgA-Mangels ist nicht bekannt. Die Substitution eines IgG-Subklassen-Defektes wird inzwischen dann empfohlen, wenn die erste oder zweite Subklasse betroffen ist und die Symptomatik in rezidivierenden bakteriellen Infekten besteht. Bei Vorliegen von Anaphylaxie-verursachenden Anti-IgA-Antikörpern sind spezielle IgA-arme Immunglobulinpräparate zu verwenden (s. S. 317).

53.2 Isolierte IgG-Subklassendefekte und Schleimhautinfektionen

Das Fehlen einzelner Immunglobulin G-Subklassen bei Patienten mit Hypogammaglobulinämie G im Rahmen variabler Immundefekte ist seit langem bekannt. Diese Patienten – meist Erwachsene – haben eine ausgeprägte Neigung zu chronischen und rezidivierenden Atemwegsinfekten (s. a. S. 339).
Berichte aus den vergangenen zehn Jahren haben jedoch gezeigt, daß auch bei normalen Gesamt-IgG-Werten Subklassendefekte vorkommen können. So beschrieben Beck und Heiner 1981 das Fehlen von IgG_4 bei Patienten mit schweren chronischen Bronchitiden und Bronchiektasen. Bei anderen Patienten mit rezidivierenden Infekten der Atemwege wurde eine Erniedrigung von IgG_2, IgG_3 oder IgG_4 gefunden (Jefferis et al., 1990).

53.3 Störungen der lokalen Immunität durch Komplementdefekte, Granulozytendefekte und T-Zelldefekte

Im Rahmen einzelner Komplementdefekte kommt es auch zu Infektionen im Bereich der Lunge. Diese Patienten haben jedoch auch eine Anfälligkeit gegen systemische Infekte durch bekapselte Bakterien, so daß es sich nicht um einen rein lokalen Defekt, sondern nur um die pulmonale Manifestation eines systemischen Infektes handelt. Die gleiche Überlegung trifft auf Neutropenien, Granulozytenfunktionsdefekte und auf ausgeprägte Defekte der Lymphozyten zu. Ob die lokale Abwehr bei gestörter zellulärer Immunität allein infolge des T-Zell-Defektes behindert wird, ist bisher nicht bekannt. Bei Patienten mit Ataxie-Teleangiektasie (Louis-Bar-Syndrom) z. B. korreliert die Neigung zu Infektionen mit dem Fehlen von zellulären Immunreaktionen gegen Mitogene und dem gleichzeitigen Fehlen des Serum-IgA, des Serum-IgG_2 und IgG_4 sowie des Serum-IgE. In keinem Fall war es bisher möglich, eine gezielte Untersuchung der lokalen Schleimhautimmunität durchzuführen.

53.4 Zilien-Dyskinesie-Syndrom (Immotile cilia syndrome)

Im Jahre 1933 beschrieb Kartagener eine Trias aus Situs inversus, chronischer Sinusitis und Bronchiektasen. Erst 1976 gelang der Nachweis einer Funktionsstörung des Zilienapparates. Nur etwa die Hälfte der Patienten mit

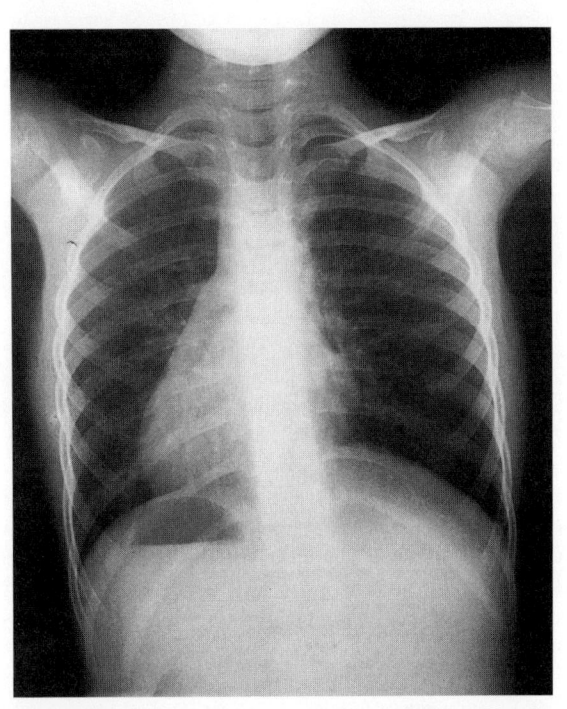

Abb. 53/2a: Situs inversus bei 5jähriger Patientin mit Zilien-dyskinesie-Syndrom.

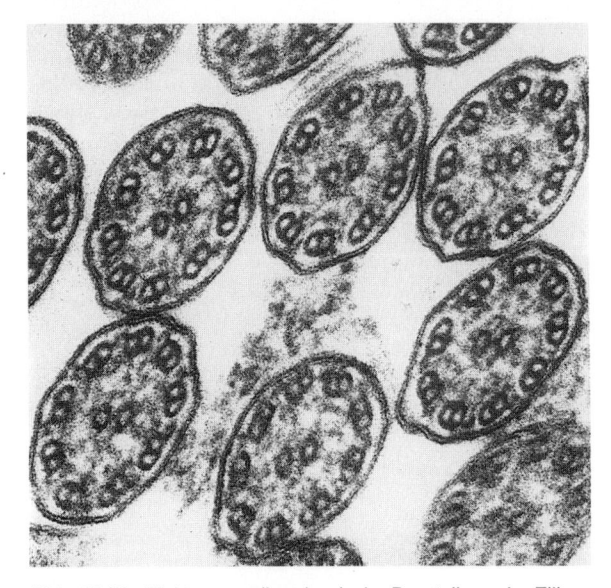

Abb. 53/2b: Elektronenmikroskopische Darstellung der Zilien. Es fehlen die inneren Dyneinarme.

Ziliendefekten wiesen gleichzeitig einen Situs inversus auf. Der Begriff des «Immotile cilia syndrome» entstand somit als übergeordnete Bezeichnung eines Spektrums struktureller Ziliendefekte unterschiedlicher klinischer Relevanz, in das die ursprüngliche Kartagener Trias als wichtige Variante einzuordnen ist.

Physiologischerweise erzeugen die Zilien in den Bronchien einen nach auswärts gerichteten Flimmerstrom. Diese Aufgabe kann bei genetisch bedingten Struktur- und Funktionsanomalien der Zilien nicht mehr wahrgenommen werden. Nach Turner et al. (1985) wurden bei 21 Patienten zwischen 1 und 24 Jahren folgende *Symptome* registriert: Produktiver Husten (100%), Sinusititis (100%), Otitis media (100%), Situs inversus (48%), Adenoide Hyperplasie (19%), Trommelschlegelfinger (19%). Bei Frauen ist die Fertilität vermindert, bei Männern oft eine Sterilität vorhanden, da sich die Spermien infolge Ziliendyskinesie nicht fortbewegen können. Obwohl für die Klinik nicht entscheidend, werden *pathogenetisch* verschiedene Strukturauffälligkeiten der Zilien mit Hilfe des Elektronenmikroskops unterschieden: Der *Dynein-Defekt*, der *Defekt der radialen Speiche*, die *mikrotubuläre Transposition* u. a. (Afzelius, 1981). Das Ziliendyskinesie-Syndrom kann sich bereits im Neugeborenenalter als Atemnotsyndrom oder als Pneumonie manifestieren. Später finden sich vor allem obstruktive Bronchitiden, eine chronische Rhinitis und Sinusitis. Die *Diagnose* kann elektronenmikroskopisch aus einer nasalen oder bronchialen Schleimhautbiopsie gestellt werden. Ein nützlicher Screening-Test ist der Saccharin-Test: Ein Bröckel einer Saccharin-Tablette wird auf die Mitte einer Nasenmuschel aufgebracht. Innerhalb 30 min sollte sie in den Nasopharynx geflimmert und süß geschmeckt werden. Die Bewegungsstörung der Zilien kann auch im Phasenkontrastmikroskop durch Beobachtung von abgebürsteten Präparaten oder durch den Nachweis einer gestörten mukoziliaren Clearance nachgewiesen werden. Diese Methoden unterscheiden jedoch nicht zwischen angeborenen und erworbenen Defekten, wie sie bei chronischen respiratorischen Infektionen unterschiedlicher Ursache auftreten. Die *Therapie* der Ziliendyskinesie erfolgt im wesentlichen nach den Behandlungsprinzipien der Mukoviszidose. Die wichtigste Infektprophylaxe besteht in einer konsequenten Physiotherapie (autogene Drainage zum Expektorieren des festsitzenden Schleims).

Literatur

Afzelius, B. A.: Genetical and ultrastruktural aspects of the in motile-cilia syndrome. Am. J. Hum. Genet. 1981, 33: 852–864.

Bartmann, P., R. Urbanek, E. Kleihauer: Störungen der Immunfunktion bei Kindern mit selektivem IgA-Mangel. Monatsschr. Kinderheilkd. 1989, 137:789–784.

Beck, J. E., D. C. Heiner: Selective Immunoclobulin G_4 deficiency and recurrent infections of the respiratay tsact. Am. Rev. Dis. 1981, 124: 94–96.

Burks, A. W., H. A. Sampson, R. H. Buckley: Anaphylactic reactions after gamma globulin administration in patients with hypogammaglobulinemia. N. Engl. J. Med. 1986, 314:560–564.

Eibl, M.: Klinisch-immunologische Aspekte der IgG-Subklassendefizienz. Kinderärztl. Prax. 1989, 57:419–428.

Ferreira, A., M. C. Garcia Rodriquez, G. Fontán: Follow-up of anti-IgA antibodies in primary immunodeficient patients treated with gammaglobulin. Vox. Sang. 1989, 56:218–222.

Jefferis, R., D. S. Kumararatne: Selective IgG subclass deficiency: quantification and clinical relevance. Clin. Exp. Immunol. 1990, 81:357–367.

Oxelius, V. A., A. B. Laurel, B. Lindquist, H. Golebiowska, U. Axelsson, J. Bjoerkander, L. A. Hanson: IgG subclass in selective IgA deficiency. Importance of IgG_2-IgA deficiency. New. Engl. J. Med. 1981, 304:1476–1477.

Roberton, D. M., T. Colgan, A. Ferrante, C. Jones, N. Mermelstein, F. Sennhauser: IgG subclass concentrations in absolute, partial and transient IgA deficiency in childhood. Pediatr. Infect. Dis. J. 1990, 9:541–545.

Turner, J. A. P., C. W. B. Corkay et al.: Clinical expression of the immotile cilia syndrome. Pediatrics 1981, 67: 805–810.

54 HIV-Infektion und AIDS
V. Wahn

Es ist kaum möglich, im Rahmen eines Buchkapitels den aktuellen Stand des Wissens über eine Erkrankung niederzulegen, bei der wöchentlich neue faszinierende Forschungsergebnisse publiziert werden. Wir versuchen daher nur, weitgehend gesichertes Grundlagenwissen darzustellen.

54.1 Epidemiologie, Übertragungswege

Während in den ersten Jahren der AIDS-Epidemie im pädiatrischen Bereich *Hämophilie-Patienten* zahlenmäßig dominierten, sind es jetzt die *Kinder HIV-infizierter Mütter* (Caldwell et al., 1991). Da sich in Zukunft der prozentuale Anteil von Kindern, die über Gerinnungsfaktoren oder Bluttransfusionen infiziert wurden (Neuinfektionen sind praktisch nicht zu erwarten), entweder durch Erreichen des 18. Lebensjahres oder durch den Tod weiter verkleinern wird, werden wir uns hier in erster Linie mit der vertikal erworbenen HIV-Infektion befassen.
Unter den HIV-infizierten Müttern dominieren nach wie vor (ehemalige) *Drogenabhängige*, die selbst durch infizierte Nadeln oder auf sexuellem Wege (Geschlechtsverkehr mit infiziertem Partner, Beschaffungsprostitution) angesteckt wurden. Es folgen Mütter aus *Endemiegebieten* (insbes. Zentralafrika und Karibik) und Mütter, die über «normale» *heterosexuelle Kontakte* angesteckt wurden. Ein «Einbruch» in die «Normal»-Bevölkerung, der von vielen vorausgesagt oder befürchtet wurde, ist bisher nur gelegentlich in Europa (z. B. in Frankreich, Schweiz) zu registrieren.
Die vertikale Infektion erfolgt wahrscheinlich in erster Linie bereits *diaplazentar* im 1. und 2. Trimenon, evtl. auch *peripartal*. Übertragung über die *Muttermilch* spielt in unseren Breiten kaum eine Rolle, da bei HIV-infizierten Müttern allgemein vom Stillen abgeraten wird. In Zambia allerdings, wo wie auch sonst in Afrika für die Muttermilch kein nutritiver Ersatz zur Verfügung steht, sind HIV-Übertragungen durch Stillen zweifelsfrei belegt. Horizontale Übertragungen, etwa durch sexuellen Mißbrauch oder gar durch normale Sozialkontakte spielen epidemiologisch keine Rolle. Dasselbe gilt für die Übertragung über Drogenmißbrauch oder Geschlechtsverkehr bei Teenagern (Seroprävalenz in den USA: 0,34‰).

Wann und wie HIV von der Mutter auf das Kind übertragen wird, ist noch unklar. Viele Daten sprechen dafür, daß das Virus bereits in der Frühschwangerschaft von maternalen dezidualen Leukozyten über den Trophoblasten, Hofbauer-Zellen und das villöse Endothel schließlich fetale Blutzellen erreichen kann (Lewis et al., 1990; Courneaud et al., 1991).
Die *vertikale Transmissionsrate* liegt zwischen 13% (Europäische Collaborative Studie, 1991) und 30%, d. h. ca. ¾ aller in utero exponierten Kinder stellen sich nach Ablauf von wenigen Jahren als gesund heraus. Die Transmissionsrate kann durch den Entbindungsmodus (spontan vs Sectio) möglicherweise beeinflußt werden. Unreife des Kindes und das Fehlen bestimmter maternaler Antikörper scheinen die Transmission ebenfalls zu erleichtern.
Geht man für den Bereich der BRD von einer Seroprävalenz von 0,3–0,5‰ aus (exakte Zahlen fehlen), bedeutet dies bei 600 000 Geburten ca. 180–300 neu exponierte Kinder pro Jahr. Davon werden 45–75 infiziert sein. Somit ist das Problem noch klein im Vergleich etwa zu New York City (Seroprävalenz bei Schwangeren: ca. 2%) oder Zentralafrika (Seroprävalenz: 10–20%). Für das Jahr 2000 rechnet die WHO weltweit mit > 6 Mio. AIDS-Kranken, davon ca. 1 Mio. Kinder (Chin, 1990). Daneben vergrößert sich ständig das Betreuungsproblem für die ¾ HIV-serorevertierten Kinder, deren infizierte Eltern an AIDS versterben.

54.2 AIDS-Erreger: HIV = humane Immundefektviren

Fast alle Wissenschaftler gehen davon aus, daß AIDS durch HIV verursacht wird. Sowohl für *HIV-1* wie *HIV-2* sind verschiedene Varianten bekannt. In Mitteleuropa und den USA findet sich fast ausschließlich HIV-1, während in Westafrika bei bis zu 8,9% der Allgemeinbevölkerung HIV-2 gefunden wird (Guinea-Bissau). Es scheint, daß für HIV-2 die Inkubationszeit länger und das pathogene Potential geringer ist als für HIV-1.
HIV gehört zur Gruppe der *Retroviren*, hat also eine reverse Transkriptase, ein Enzym, mit dessen Hilfe DNA RNA in in das menschliche Genom einbaufähige DNA umkopiert wird. Morphologie, biochemische Zusammensetzung, genomische Organisation und Replikationszyklus sind in den vergangenen Jahren genauestens studiert

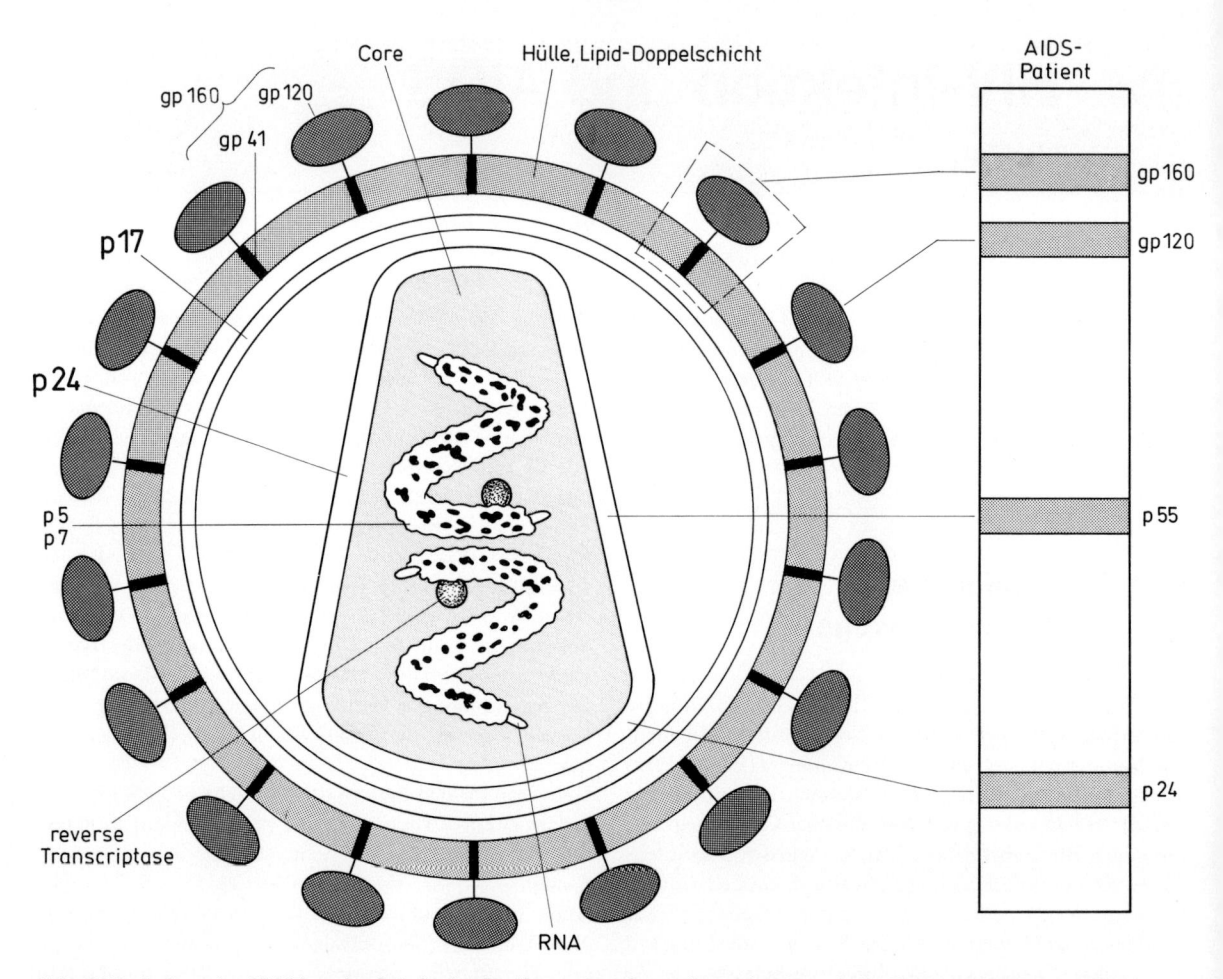

Abb. 54/1: Aufbau des HI-Virions im Schnitt. Im Streifen rechts: Darstellung einzelner viraler Proteine im Western Blot.

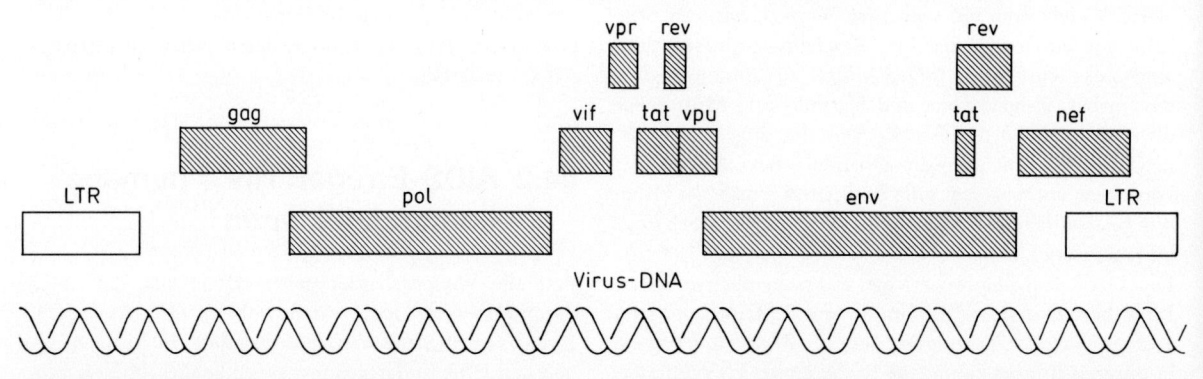

Abb. 54/2: HIV-Genstruktur. Nur 3 Gene gag, pol, und env kodieren für Viruskomponenten; die übrigen Gene haben regulatorische Funktionen. Gag = kodiert für Core-Proteine, pol für Enzyme, env für Hüllenprotein, tat ist ein positiver Regulator, rev Differenzierungsregulator, vif Infektionsfaktor, nef negativer Regulator, vpr und vpu haben unbekannte regulatorische Funktionen.

worden. Abb. 54/1 gibt eine Übersicht über die Virusstruktur, Abb. 54/2 eine Übersicht über virale Gene und die von ihnen kodierten Proteine.

HIV ist ausgesprochen polymorph, bedingt durch die hohe *Neigung zu Spontanmutationen* im infizierten Organismus. Dabei entstehen oft Virusvarianten, die eine gesteigerte Zytopathogenität, Synzytien-Induktion oder Replikationsfähigkeit aufweisen. In Einzelfällen konnte sogar gezeigt werden, daß beim selben Patienten gleichzeitig mehrere HIV-Varianten vorkommen mit unterschiedlichem zytopathogenen Potential und Zelltropismus. Wenig aggressiv sind offenbar wenig-replizierende, nicht-Synzytien-bildende Viren, gefolgt von stark-replizierenden, nicht-Synzytien-bildenden Varianten. Größte Pathogenität haben stark-replizierende, Synzytien-bildende Varianten. Mit Hilfe bestimmter Restriktionsendonukleasen lassen sich molekulargenetisch aggressive von weniger aggressiven Varianten unterscheiden. Auf Mutationen, die offenbar durch Nucleosidanaloga wie Zidovudin induziert werden, wird später eingegangen (s. u.).

In vitro konnte angezeigt werden, daß stark replizierende Viren sowohl T-Zellen als auch Monozyten, daß aber langsam replizierende Viren nur Monozyten infizieren (andere Wissenschaftler sind allerdings der Meinung, daß der Tropismus für Monozyten ein reines in vitro-Phänomen darstellt, und daß in vivo die Hauptquelle für HIV CD4-positive T-Zellen sind). Der Zelltropismus wird durch Sequenzen des Hüllglykoproteins determiniert: 159 Aminosäuren von gp120 bestimmen den Makrophagentropismus, während eine überlappende Region von 321 Aminosäuren den T-Zell-Tropismus ausmacht. Offenbar haben unterschiedliche Varianten auch eine unterschiedliche Organotropie: Während Isolate aus dem Blut besser lymphozytäre Zellinien infizieren, gelingt dies für Liquor-Isolate besser an monozytären Zellinien.

54.3 Pathogenese

Ausführliche Übersichten über die Pathogenese sind an anderer Stelle veröffentlicht (Wahn, 1988). Zentral ist der *Verlust funktionstüchtiger CD4-Zellen*, welche durch eine große Zahl unterschiedlicher, z. T. autoimmunologischer Mechanismen (Abb. 54/3) ausgelöst wird. Die Abnahme dieser CD4-Zellen wiederum ist entscheidende Voraussetzung für die Entwicklung der meisten AIDS-definierenden Erkrankungen (s. u.). Quantitativ zeigen sich allerdings erhebliche Unterschiede zwischen Erwachsenen und Kindern: Während bei Erwachsenen AIDS-definierende Infektionen kaum bei CD4-Zellzahlen > 200/µl zu erwarten sind, kann etwa eine Pneumocystis-Pneumonie bei Kindern bereits bei Werten > 1000/µl auftreten. Es macht also offenbar einen entscheidenden Unterschied, ob ein primär ausgereiftes Immunsystem erst sekundär durch HIV zerstört wird, oder ob diese Störung schon während der Ausreifungsphase einsetzt. Neben der eigentlichen Depletion von CD4-Zellen dürfte der durch gp120 bereits früh induzierte *Funktionsdefekt bei der Antigenerkennung* (Abb. 54/4) eine zentrale pathogenetische Rolle spielen.

Während die Mehrzahl der Krankheitserscheinungen bei AIDS als Folge des Immundefektes angesehen werden kann, gilt dies nur beschränkt für die *Enzephalopathie*. Diese ist

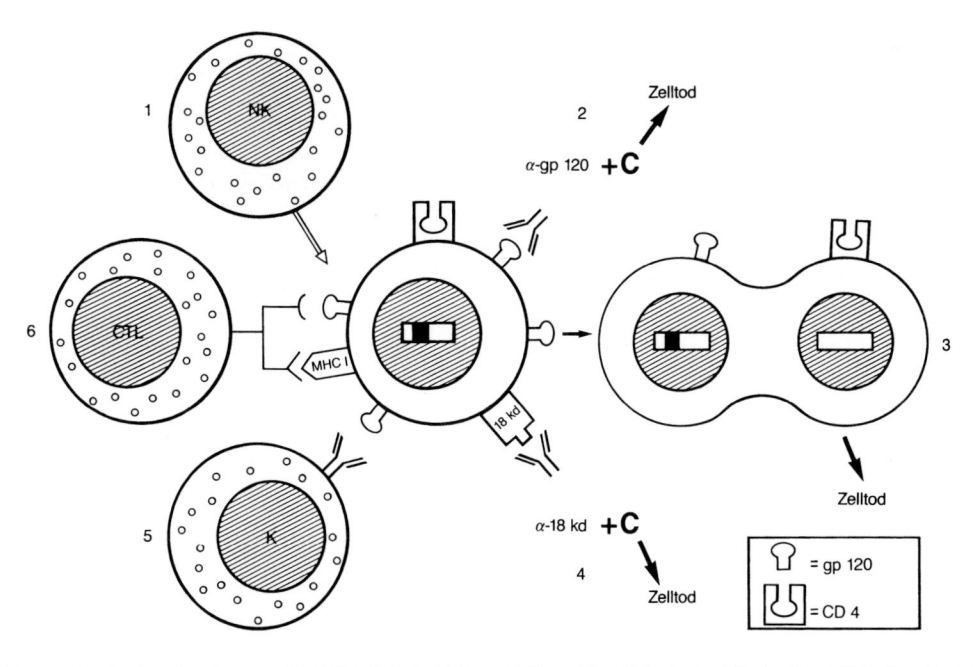

Abb. 54/3: Synopsis aller Mechanismen, die HIV-infizierte Zellen abtöten. Die biologische Elimination HIV-infizierter Zellen wird durch eine Reihe von Abwehrmechanismen gewährleistet: Natürliche Killerzellen (1) als Teil der unspezifischen Immunität, zytotoxische T-Zellen (6), die gp 120 zusammen mit MHC I erkennen, Killerzellen (5), die über die Vermittlung von anti-gp 120 die Targetzelle lysieren, spezifische Antikörper gegen entweder gp 120 (2) oder 18 kd-Protein (4) in Verbindung mit Komplement, und schließlich die Synzytienbildung (3).

Ag-spezifischer Immundefekt bei HIV-Infektion

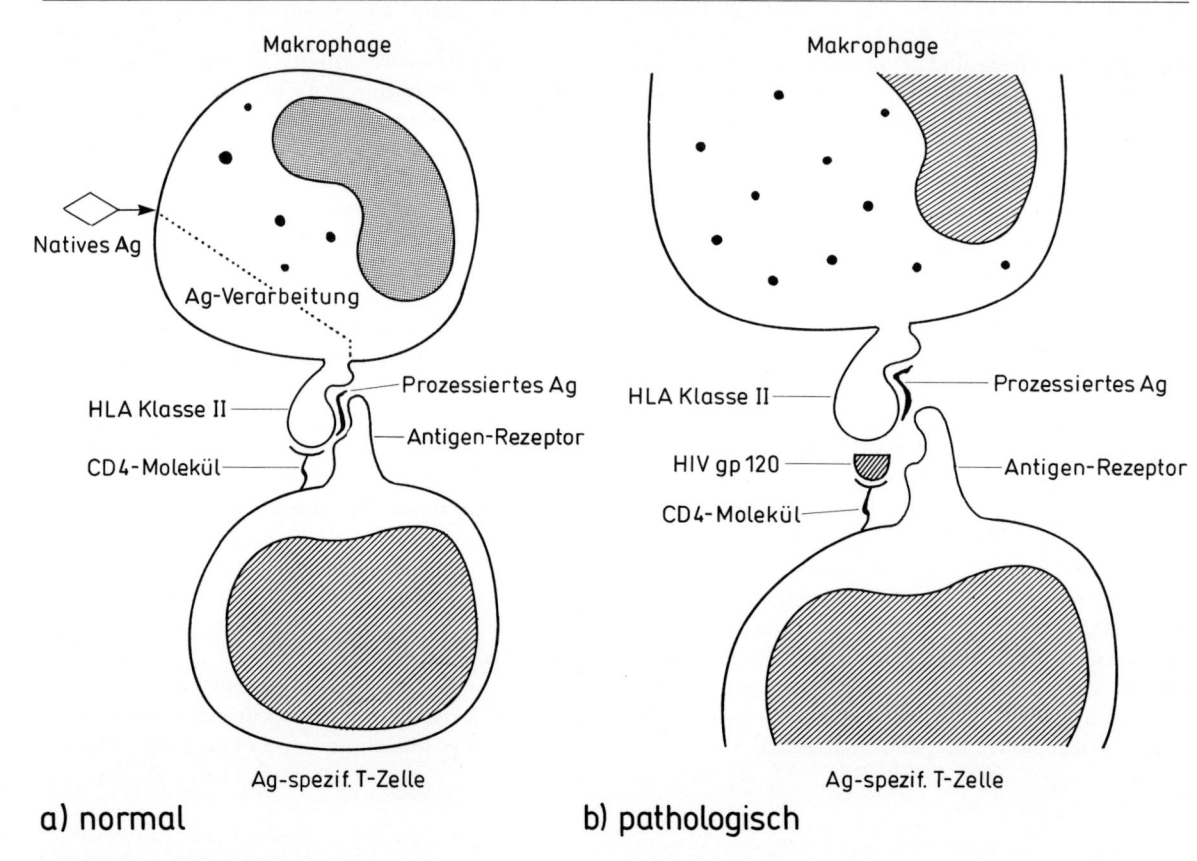

a) normal

b) pathologisch

Abb. 54/4: Antigen-spezifischer Immundefekt bei HIV-Infektion. Lösliches gp 120 des HIV bindet an CD4 und blockiert dessen Interaktion mit HLA-Klasse II. Dadurch wird die Erkennung exogener prozessierter Antigene durch den Antigen-Rezeptor der T-Lymphozyten destabilisiert, und kann eine spezifische Immunantwort nicht eingeleitet werden.

allein durch die Tatsache, daß Mikrogliazellen, Makrophagen und vielkernige Riesenzellen infiziert sind, noch nicht erklärt. Dagegen könnten andere Beobachtungen, z. B. die Neutralisation von neuronalen Wachstumsfaktoren, den progredienten Zerebralabbau verständlich machen (Tab. 54/1).

54.4 Immunologische Befunde

HIV infiziert in erster Linie CD4-positive T-Zellen (sog. T-Helfer-Zellen), und bei diesen in erster Linie die Memory-Zellen (CD29+). Die immunologischen Störungen betreffen jedoch wegen der zentralen immunregulatorischen Rolle der CD4-Zellen auch fast alle anderen Abwehrfunktionen. In Tab. 54/2 sind diese Störungen detailliert aufgelistet. Oft gehen funktionelle Störungen der Verschiebung von Zell-Subpopulationen voraus. Viele der erwähnten Störungen sind stadienabhängig progre-

Tab. 54/1: AIDS-Enzephalopathie: Hypothesen zur Pathogenese

- Direkte HIV-Infektion von neuronalen Zellen
- Koinfektion mit CMV (oder anderen Viren)
- Abtötung von Neuronen, vermittelt durch gp 120
- Blockade von NGF (nerve growth factor) durch gp 120
- Blockade des Rezeptors für VIP (vasoaktives intestinales Peptid)
- Schädigung durch monozytäre Neurotoxine sowie Mono- und Lymphokine

dient, was in Tab. 54/2 nicht zum Ausdruck gebracht werden kann.

Da bei HIV-infizierten Kindern wegen ihrer Neigung zu bakteriellen Infekten den B-Zellen besondere Bedeutung zukommt, wird deren Funktionszustand in Abb. 54/5 genauer erläutert: B-Zellen sind zum einen polyclonal aktiviert und produzieren spontan große Mengen unspezifischer Immunglobuline. Wird der Organismus durch ein spezifisches Antigen herausgefordert, so

Farbtafel V

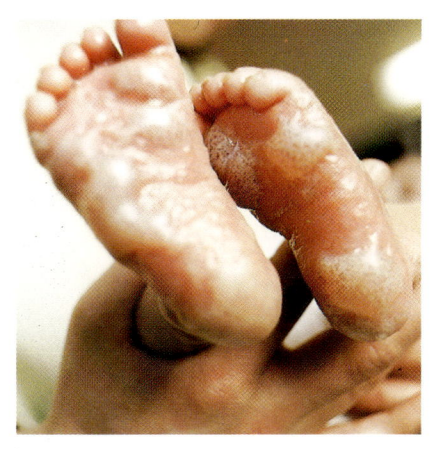

FA 25: Schwerer kombinierter Immundefekt: Plantarerythem mit Blasenbildung bei angeborener Graft-versus-Host-Reaktion (s. Kap. 47).

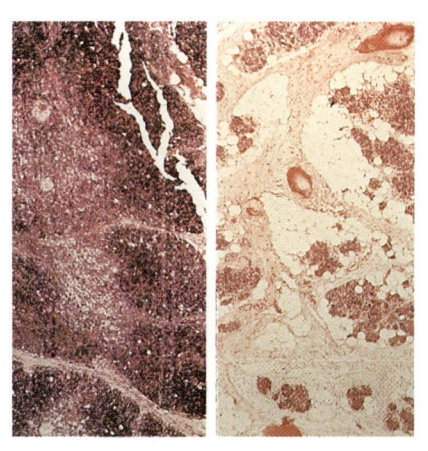

FA 26: Schwerer kombinierter Immundefekt; rechtes Teilbild: Thymusdysplasie, linkes Teilbild: normaler Thymus (s. Kap. 47).

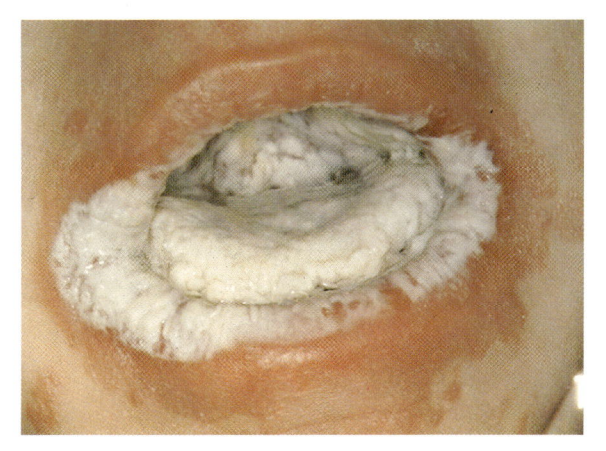

FA 27: Schwerer kombinierter Immundefekt: Mukocutaner Soor bei einem Säugling (s. Kap. 47).

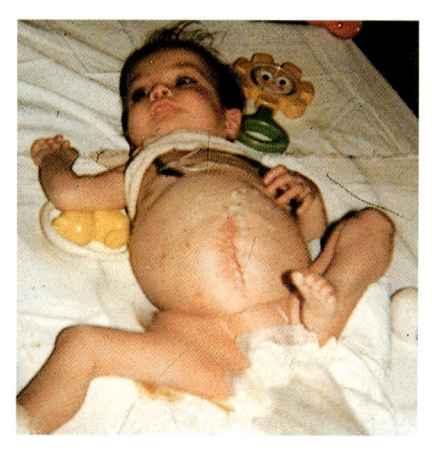

FA 28: Heptosplenomegalie und Status nach Omphalitis bei Adhäsionsproteinmangel (LFA1-Mangel) (s. Kap. 48).

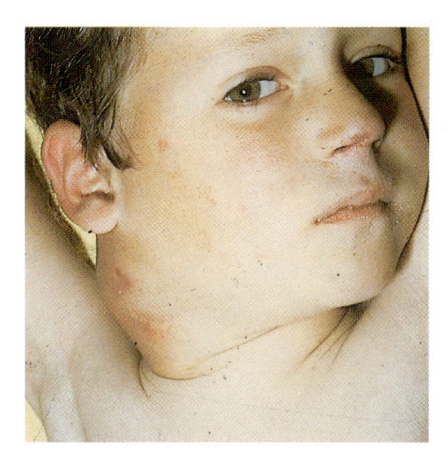

FA 29: Fistelnde Lymphadenitis bei progressiv-septischer Granulomatose (s. Kap. 48).

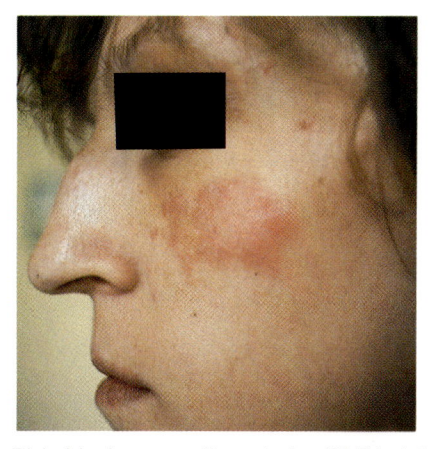

FA 30: Diskoider Lupus erythematodes (DLE) bei der Mutter eines Kindes mit x-chromosomal vererbter septischer Granulomatose (s. Kap. 48).

Farbtafel VI

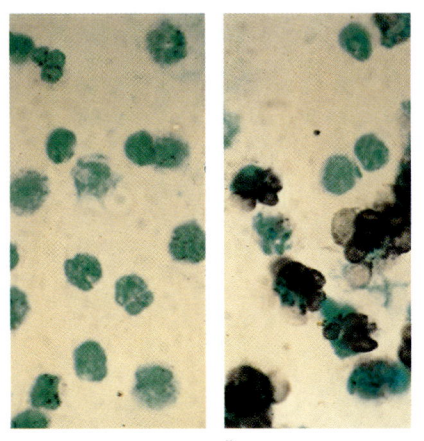

FA 31: NBT-Test bei CGD-Überträgerin (rechts) und Patient (links) (s. Kap. 48).

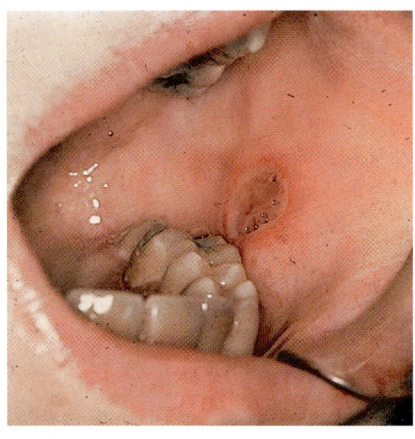

FA 32: Wangenulkus ohne eitrige Beläge bei Neutropenie (s. Kap. 49).

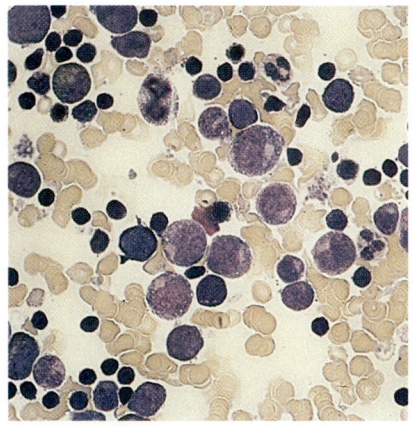

FA 33: Knochenmarksausstrich eines Patienten mit schwerer kongenitaler Neutropenie (Kostmann Syndrom). Die Myelopoese zeigt einen Ausreifungsstopp auf der Stufe der Promyelozyten (s. Kap. 49).

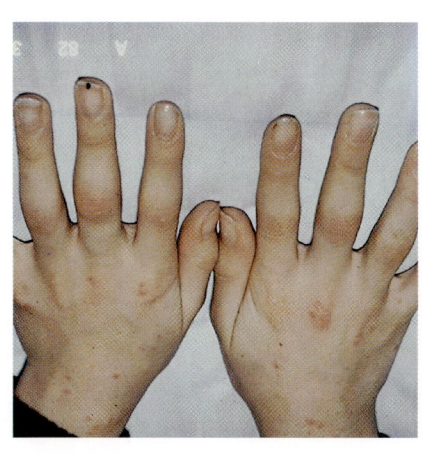

FA 34: Gelenkschwellungen und Petechien bei einem 10jährigen Mädchen mit Meningokokken-Sepsis bei Komplementdefekt (s. Kap. 51).

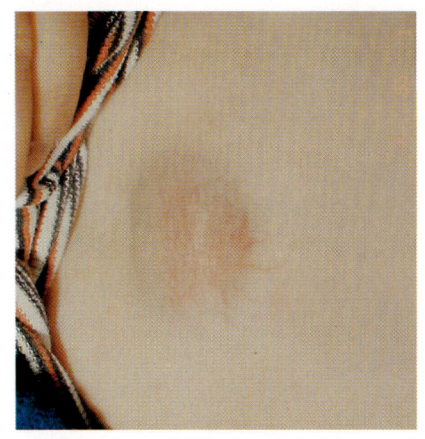

FA 35: «Kalter» Staphylokokken-Abszeß bei einem Kind mit Hyper-IgE-Syndrom (s. Kap. 52).

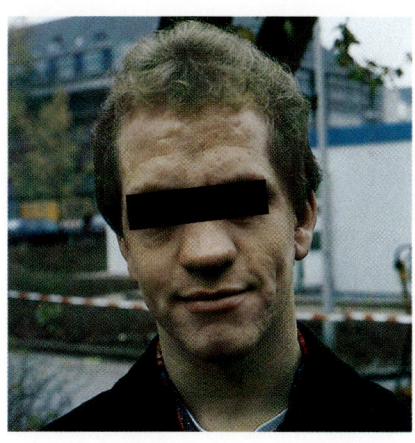

FA 36: Typische Facies bei Hyper IgE-Syndrom (IgE> 100000 kU/l) (s. Kap. 52).

Farbtafel VII

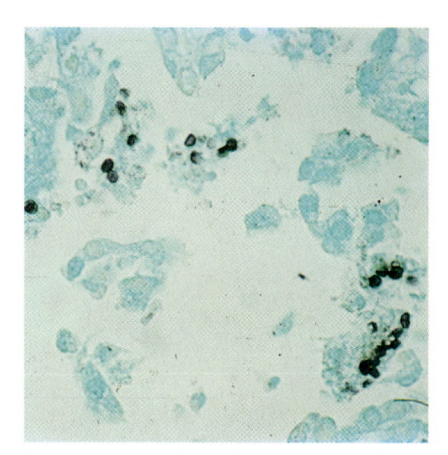

FA 37: Nachweis von Pseudozysten von *Pneumocystis carinii* im Lungengewebe eines Säuglings mit AIDS (Grocott-Färbung, Prof. Borchard, Düsseldorf) (s. Kap. 54).

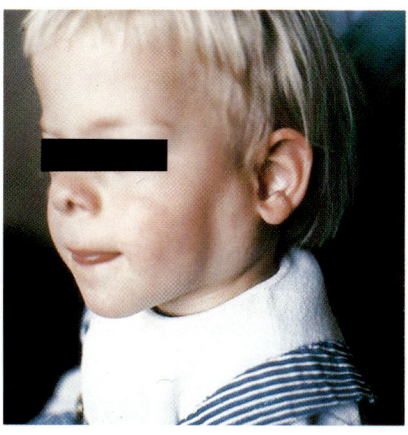

FA 38: 3jähriger Junge mit transfusions-erworbener HIV-Infektion: Bilaterale Parotisschwellung (s. Kap. 54).

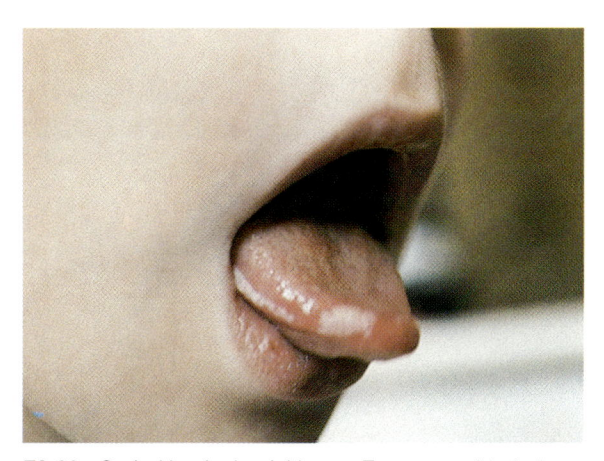

FA 39: Orale Haarleukoplakie am Zungenrand bei einem 6jährigen Jungen mit vertikaler HIV-Infektion (s. Kap. 54).

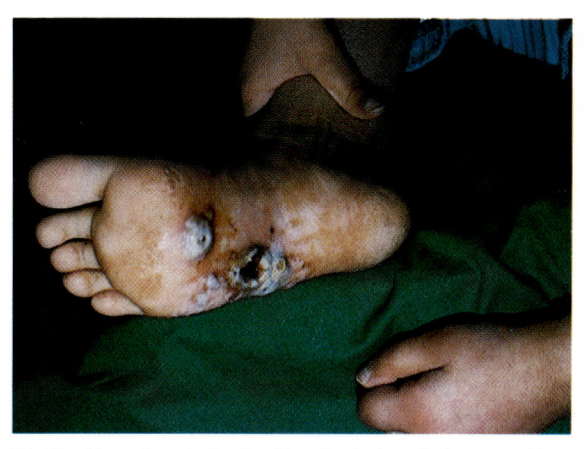

FA 40: Hyperkeratotische Papeln bei mukokutaner Herpes simplex-Infektion an der Fußsohle. 5jähriger vertikal HIV-infizierter Junge mit AIDS (s. Kap. 54).

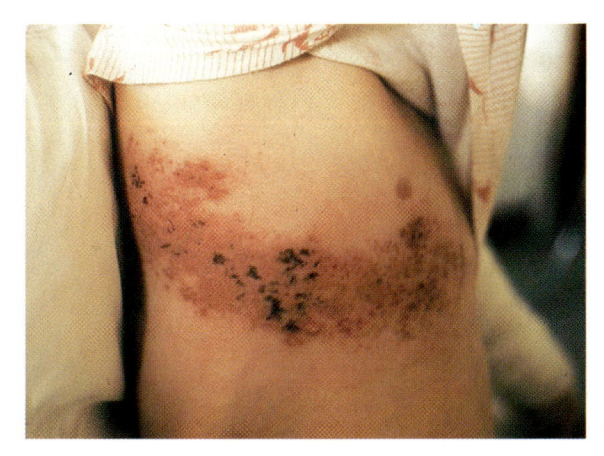

FA 41: Zoster bei 10jährigem Jungen mit HIV-Infektion bei v. Willebrand-Jürgens-Syndrom (s. Kap. 54).

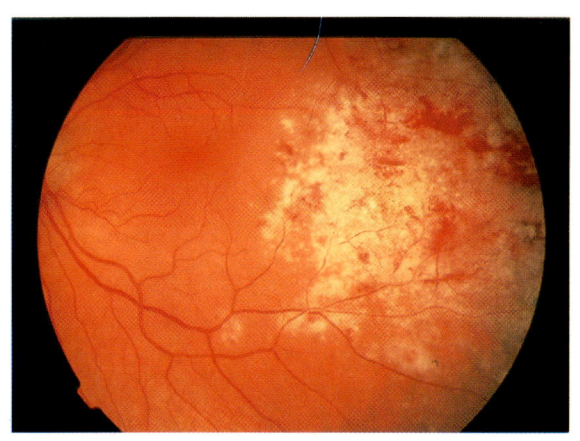

FA 42: Ödem, Blutungen und Nekrosen bei CMV-Retinitis bei einem 15jährigen Bluter mit AIDS (s. Kap. 54).

Farbtafel VIII

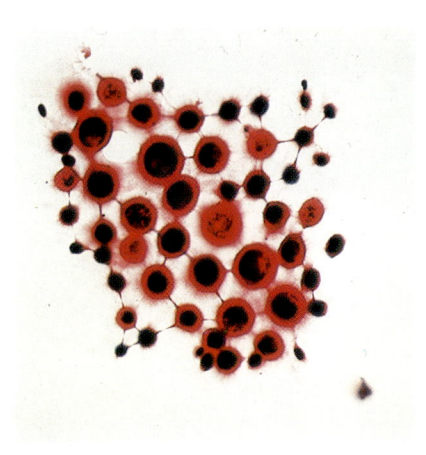

FA 43: Kryptokokken im Liquor eines 12jährigen Jungen mit transfusionserworbener HIV-Infektion bei Thalassämie (s. Kap. 54).

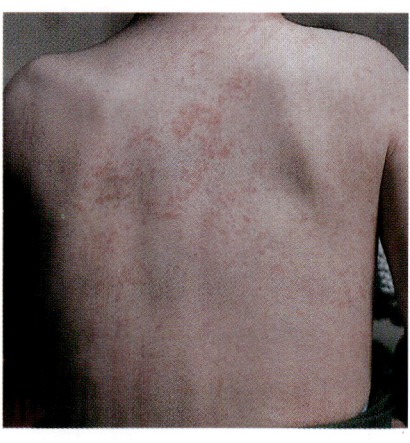

FA 44: Rheumatoider «rash» bei 2jährigem Kind mit Still-Syndrom (s. Kap. 57).

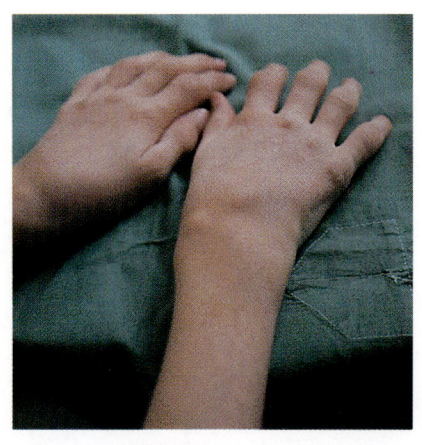

FA 45: Arthro- und Tendosynovitis bei 4jährigem Mädchen mit seronegativer Polyarthritis. Interdigitalatrophie der Mittelhand (s. Kap. 57).

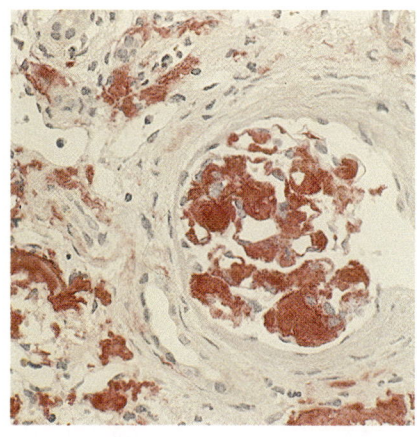

FA 46: Nachweis von Serum-Amyloid (SAA) in den Glomeruli eines 15jährigen Mädchens mit viele Jahre bestehendem Still-Syndrom (Aufnahme Prof. Helmchen, Hamburg) (s. Kap. 57).

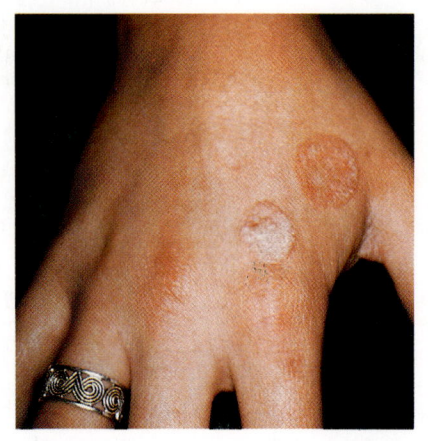

FA 47: Psoriasis-Läsionen auf dem Handrücken (s. Kap. 58).

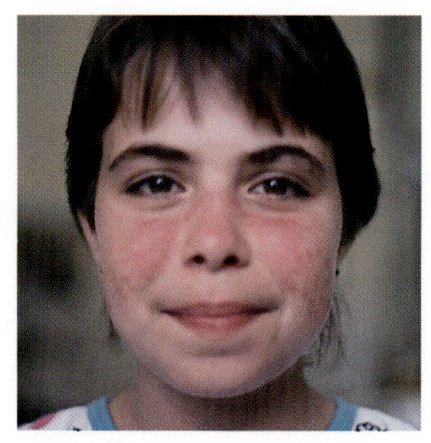

FA 48: Schmetterlingsförmiges Erythem im Gesicht bei SLE (s. Kap. 60).

Tab. 54/2: Immunologische Dysfunktionen bei HIV-Infektion

T-Zellen

Oberflächenmarker
CD4 vermindert
CD8+/TCR-γ/δ+-Zellen vermehrt (insbes. δ-TCS1-positive Subpopulation)
CD8+/CD57+-Zellen erhöht und aktiviert
CD1+-Zellen erhöht
Verlust von Memory-T-Zellen (CD29+)
verminderte Expression von DAF (decay accelerating factor)

Funktion
abgeschwächter oder fehlender Intrakutantest für Recall-Antigene
verminderter Lymphozytentransformationstest (LTT) auf Mitogene, Antigene und allogene Zellen
defiziente alternative T-Zellaktivierung
verminderte Suppressor-Inducer-Funktion
defekte Expression von IL2-Rezeptoren
defekte Lymphokinproduktion (IL-2, IFN-γ, IFN-α u. a.)
Suppressorfaktoren für IL-2-Produktion
Verminderung IL2-responsiver Zellen
erhöhte Spiegel und Sekretion von IL6
gestörte Erkennung löslicher Antigene
verminderte Fähigkeit zur Koloniebildung
verminderte Aktivität von zytotoxischen T-Lymphozyten

B-Zellen

Oberflächenmarker
Vermehrung unreifer B-Zellen (CALLA-positiv)
Vermehrung aktivierter B-Zellen (Transferrinrezeptor-positiv)

Funktion
Hyperimmunglobulinämie (Nonsens-Immunglobuline IgG, IgA, IgM, IgD)
IgE-Anstieg bei CD4-Zellen < 200/μl
gesteigerte spontane Ig-Sekretion in vitro
verminderte Antikörperantwort auf Neoantigene (Proteine und Polysaccharide)
oligo- und monoclonale Immunglobuline (meist gerichtet gegen HIV-1-Determinanten)

Monozyten

Oberflächenmarker
verminderte Expression von CR3 (CD11b)
gesteigerte Expression von HLA II-Antigenen

Funktion
verminderte Chemotaxis
verminderte Expression von Chemotaxisrezeptoren (C5a, FMLP)
vermindertes Killing von phagozytierten Candida
verminderter oxidativer Burst
verminderte akzessorische Funktion
verminderte Antikörper-abhängige Zytotoxizität gegenüber leukämischen Targets
verminderte Produktion von IFN-α, TNF-α und IL1
Synthese eines IL1-Inhibitors (Contra-IL1)

Tab. 54/2: (Fortsetzung)

NK-Zellen

Oberflächenmarker
CD16+/CD8+/CD3--Zellen vermindert
CD56+/CD3--Zellen vermindert

Funktion
verminderte Lyse von Targetzellen

Granulozyten

Oberflächenmarker
Verminderung von Fc-γR III (CD16)
Erhöhung von CR3 (CD11b)

Funktion
verminderte Chemotaxis und Bakterizidie
verminderte Leukotrien B4-Expression

Basophile

Oberflächenmarker
Zahl vermindert

Funktion
Blut-Histamin zunehmend vermindert
Releasability gesteigert
Zytokin-induzierte Histaminfreisetzung gesteigert

Komplement, Immunkomplexe

zirkulierende Immunkomplexe z. T. exzessiv erhöht
z. T. erheblicher Komplementverbrauch

weitere Befunde

erhöhte Spiegel von Säure-labilem Interferon-α
erhöhtes β2-Mikroglobulin in Serum und Urin
erhöhtes Neopterin
erhöhtes Thymosin-α1
vermindertes Serum-Thymulin (FTS)
erhöhtes Serum-Lysozym
erhöhter lösl. IL2-Rezeptor, lösl. CD4, lösl. CD8

bildet er, sei es infolge eines Erschöpfungszustandes oder auch eines Mangels an funktionstüchtigen CD4-Zellen, zu wenig spezifische Antikörper. Trotz *Hypergammaglobulinämie* liegt also ein *relatives Antikörpermangelsyndrom* vor.

Im Rahmen der polyclonalen B-Zell-Aktivierung kommt es auch zur Bildung von Autoantikörpern (Tab. 54/3), die z. T. pathogen sind. Einige *Auto-Antikörper* können den Funktionsdefekt der T-Zellen verstärken, andere mögen zu den vielfältigen autoimmunologischen Krankheitserscheinungen bei HIV-Infektion, vor allem den Immunzytopenien (Morrow et al., 1991), beitragen.

Alle immunologischen Defizite bilden zusammen die entscheidende Voraussetzung für das Auftreten AIDS-definierender Erkrankungen, beim Kind insbes. Infektionen. In Tiermodellen ist belegt, daß der Verlust von CD4-Zellen den Hauptrisikofaktor für das Auftreten von Pneu-

Tab. 54/3: Autoantikörper bei HIV-Infektion

- Autoantikörper gegen fast alle Blutzellen, incl. Erythrozyten und Thrombozyten
- bei Lymphozyten definiert:
  anti-MHC II
  anti-CD4
  anti-CD43
- Antikörper gegen IL2 und IFN-γ
- Antikörper gegen IgG (CH1-Domäne), Rheumafaktoren
- antinukleäre Antikörper
- «Lupus»-Antikoagulans, Cardiolipin-Antikörper
- andere

mocystis carinii-Pneumonie, Toxoplasmose oder Cryptokokkose darstellt. Dies gilt weitgehend auch für AIDS bei Erwachsenen. Beim Kind treten funktionelle T-Zell-Defekte lange vor einer CD4-Lymphopenie auf. So läßt sich verstehen, daß beim vertikal infizierten Kind Pneumocystis-Pneumonien bereits bei CD4-Zellen > 1000/µl auftreten können.

54.5 Klinik

Bei Geburt sind fast alle Kinder HIV-infizierter Mütter klinisch gesund. Auch labormäßig gibt es beim Vergleich definitiv infizierter Kinder mit nicht infizierten Kindern noch keine oder nur geringfügige immunologische Unterschiede. Die postnatale Entwicklung infizierter Kinder variiert äußerst stark: In Düsseldorf z. B. entwickelte das jüngste erkrankte Kind bereits im Alter von 3 Monaten eine Pneumocystis carinii Pneumonie (PCP) (s. Farb-Abb. FA 37 auf Farbtafel VII), während ein anderes sicher vertikal infiziertes Kind im Alter von 8 Jahren ein praktisch normales Immunsystem hat. Prädiktive Parameter für den Verlauf im Einzelfall fehlen bisher. So erweist sich die regelmäßige klinische und labormäßige Untersuchung als unerläßlich für die frühzeitige Erkennung und Behandlung klinischer und immunologischer Störungen.

Klinische Frühsymptome (Falloon et al., 1989) wie z. B. bakterielle Infektionen, Lymphadenopathie, Hepatosplenomegalie, rezidivierende bilaterale Parotisschwellung (s. Farb-Abb. FA 38 auf Farbtafel VII), Anämie, Thrombopenie u. a. m. sind uncharakteristisch, und erfordern breit gefächerte differentialdiagnostische Abklärungen. Wichtig erscheint in solchen Fällen die genaue Erhebung der mütterlichen Anamnese im Hinblick auf HIV-Risiken und ggf. die Durchführung eines HIV-Antikörpertestes, bevor das Kind auf das Vorliegen einer HIV-Infektion untersucht wird.

Bei *fortschreitendem Immundefekt* mit T-Zell-Hyp- oder -Anergie treten weitere Zeichen hinzu: Fieberschübe, Mundsoor, eine orale Haarleukoplakie, lokale Herpes simplex-Infektionen, Zoster, einzelne schwere bakterielle Infektionen, Durchfälle, Gedeihstörung, Kardiomyopathie/Karditis, Nephropathie, Störungen der peripheren Nerven, des Rückenmarks und der Meningen. Abb. 54/5a+b und Farb-Abb. FA 39–41 auf Farbtafel VII illustrieren einige dieser Manifestationen.

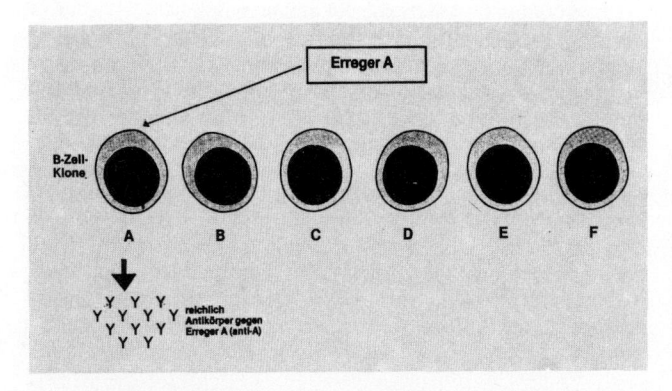

Abb. 54/5a: Gelangt ein Erreger A in einen gesunden Organismus, so wird er von dem für ihn zuständigen B-Zell-Klon A erkannt, der mit der Synthese von Antikörpern gegen Erreger A antwortet (anti-A). Alle weiteren B-Zell-Klone werden nicht benötigt.

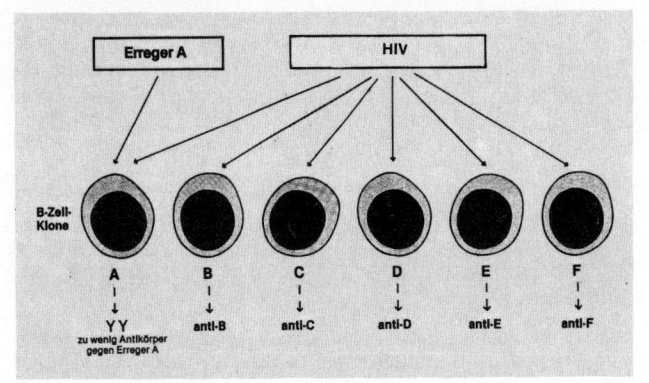

Abb. 54/5b: HIV hat die Fähigkeit zur polyklonalen Aktivierung von B-Zellen (evtl. im Verein mit EBV), d. h. der Organismus produziert alle Sorten von Antikörpern, die er gar nicht braucht und erschöpft sich offensichtlich dabei. Gelangt nun Erreger A in einen solchen Organismus, so kann dieser nur noch unzureichend anti-A bilden, sich also auch nur unzureichend schützen.

Bei den AIDS-definierenden Erkrankungen (CDC, 1987a) dominieren beim Kind Infektionen. Beim *PLH/LIP-Komplex* (pulmonale lymphoide Hyperplasie, lymphoide interstitielle Pneumonie), der oft gemeinsam mit der Parotisschwellung auftritt, ist die Ätiologie noch nicht ganz klar: Serologisch ergeben sich Hinweise auf eine persistierende EBV-Infektion (Persistenz von IgM- und IgA-anti-VCA sowie anti-EA bei Fehlen von anti-EBNA). Auch der Nachweis von EBV-Genom in Lungengewebe bei LIP legt eine ätiologische Rolle dieses Virus nahe. Da die Abgrenzung gegenüber der Pneumocystis carinii-Pneumonie gelegentlich Probleme bereitet, sind in Tab. 54/4 differentialdiagnostisch hilfreiche Begleitsymptome aufgeführt. Maligne Tumoren, insbes. Kaposi-Sarkom und B-Zell-Lymphom sind immer noch selten, so daß sie in Tab. 54/5 nicht erwähnt sind. Es muß abgewartet werden, ob dies auch mit länger dauerndem Immundefekt so bleiben wird. Abb. 54/6–54/14 sowie Farb-Abb. FA 42 u. 43 auf Farbtafel VII und VIII illustrieren einige AIDS-Manifestationen bei Kindern.

Um die internationale Kommunikation zu erleichtern, wurde von den CDC eine AIDS-Falldefinition (CDC 1987a) sowie eine klinische Klassifikation (CDC 1987b, Tab. 54/6) entwickelt. Beide mögen im Einzelfall nicht besonders hilfreich sein, erleichtern aber epidemiologi-

Tab. 54/4: Klinische Begleitsymptome bei Episoden von Pneumonien mit Pneumocystis carinii *(PCP)* bzw. pulmonaler lymphoider Hyperplasie/lymphoider interstitieller Pneumonie (PLH/LIP) (modifiziert nach Rubinstein, A.: Curr. Probl. Pediat. 16 [1986] 363)

	PCP (n = 8)	PLH/LIP (n = 11)
Husten	3	11
Tachypnoe und Einziehung	8	1
Fieber	8	1
Auskultation		
abgeschwächtes Atemgeräusch	8	1
Giemen	4	0
Rasseln	5	0
Trommelschlegelfinger	0	11
Speicheldrüsenvergrößerung	0	11
generalisierte Lymphadenopathie ($\varnothing > 2$ cm)	0	11
Röntgen: noduläre Lungeninfiltrate	0	11

Tab. 54/5: AIDS-definierende Erkrankungen bei Kindern (USA, nach Caldwell und Rogers, 1991), geordnet nach Häufigkeit bei 1995 Fällen

Erkrankung	Häufigkeit
Pneumocystis carinii Pneumonie	47%
Lymphoide interstitielle Pneumonie	27%
Rezidivierende schwere bakterielle Infektionen	23%
Soorösophagitis	18%
Wasting-Syndrom	13%
HIV-Enzephalopathie	9%
Infektion mit Mykobakterium avium-intrazellulare	6%
Candida-Pneumonie	4%
Cryptosporidiose	4%
Chronisch mucocutaner Herpes	4%

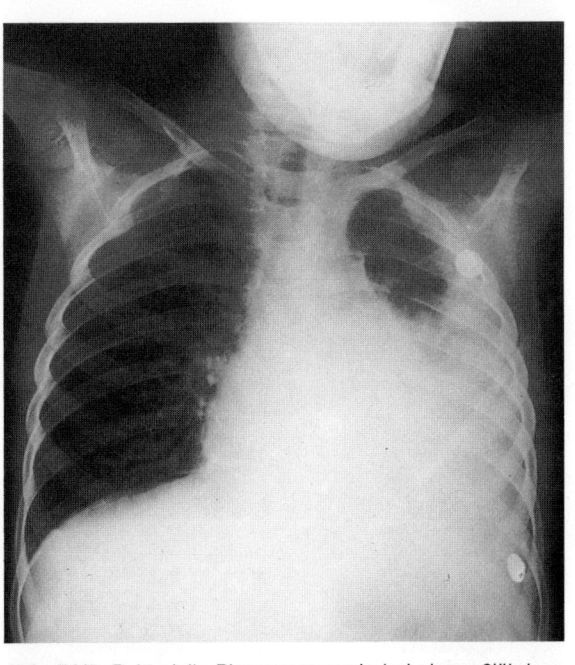

Abb. 54/6: Bakterielle Pleuropneumonie bei einem 6jährigen Jungen mit AIDS.

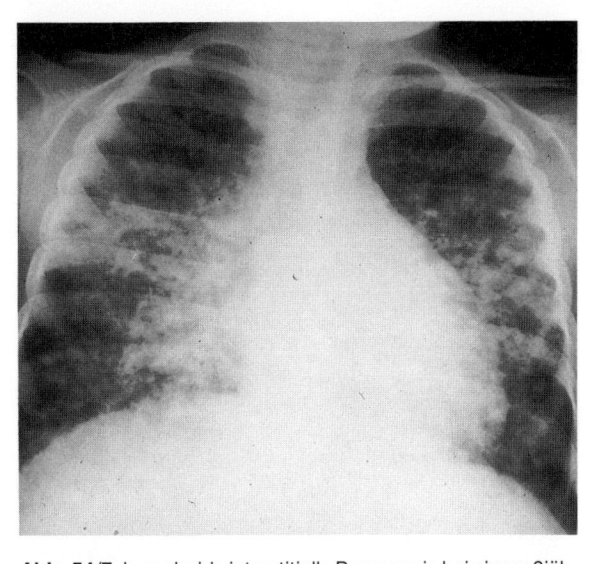

Abb. 54/7: Lymphoide interstitielle Pneumonie bei einem 3jährigen Kind (die Aufnahme verdanken wir Frau PD Dr. Grosch-Wörner, Berlin).

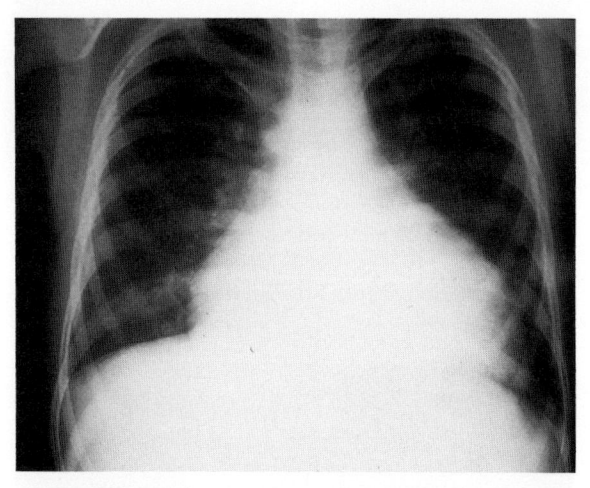

Abb. 54/8: Deutliche Dilatation des Herzens als Zeichen einer Kardiomyopathie bei einem 13jährigen Jungen. Gleichzeitig Pneumonie durch Herpes simplex-Virus.

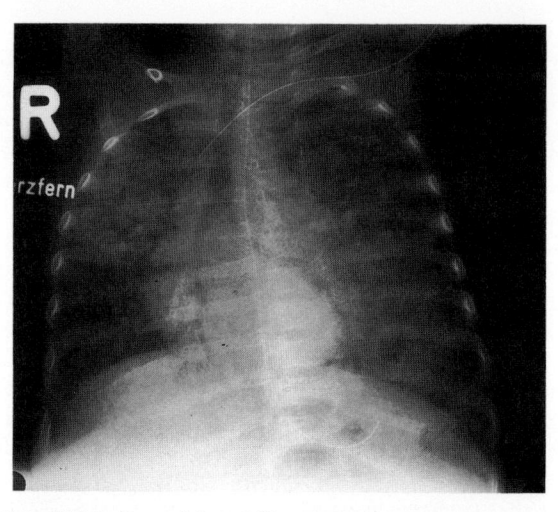

Abb. 54/11: Ausgedehnte Miliartuberkulose bei einem 6 Monate alten Säugling mit AIDS. Resistenz des Erregers gegenüber INH und Rifampicin.

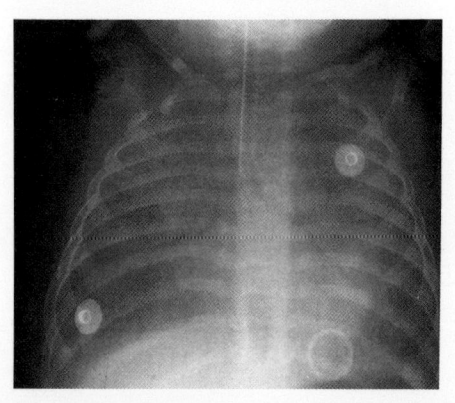

Abb. 54/9: Pneumocystis carinii-Pneumonie bei einem 7 Monate alten Säugling mit AIDS.

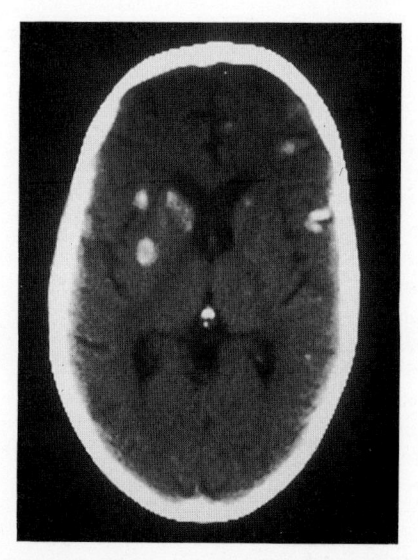

Abb. 54/12: Toxoplasmose mit multiplen Herden im CT (13jähriger Hämophiler).

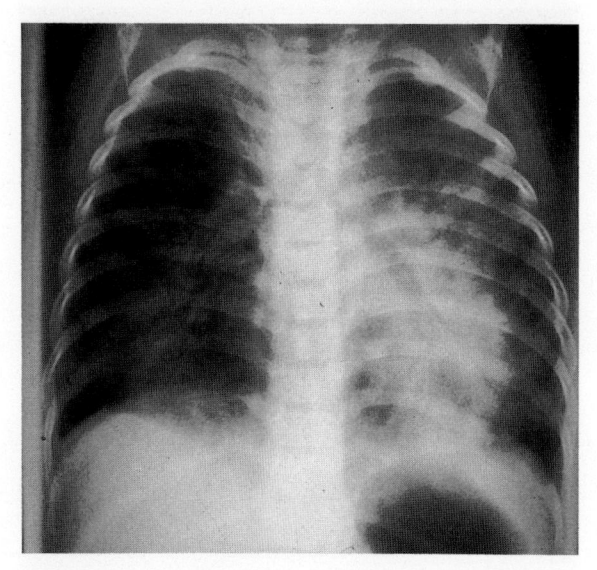

Abb. 54/10: Interstitielle Pneumonie bei einem 11 Monate alten Säugling mit AIDS. Erreger: Cytomegalie-Virus.

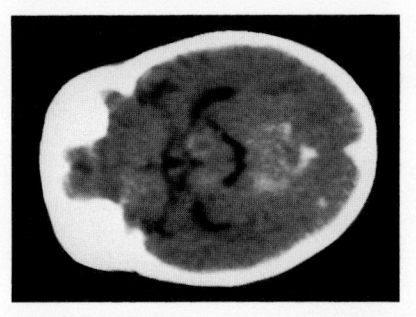

Abb. 54/13: Enzephalopathie mit diffuser Hirnatrophie und Basalganglienverkalkung (CT).

Tab. 54/6: CDC-Klassifikationssystem für die HIV-Infektion bei Kindern unter 13 Jahren

P 0: Unsichere Infektion
P 1: Asymptomatische Infektion
  A: Normale Immunfunktion
  B: Abnorme Immunfunktion
  C: Immunfunktion nicht untersucht
P 2: Symptomatische HIV-Infektion
  A: 2 oder mehr unspezifische Symptome ($\geq$ 2 Monate persistierend):
    ▶ Fieber (ohne erkennbare Ursache)
    ▶ Gedeihstörungen
    ▶ Gewichtsverlust ($\geq$ 10% des Ausgangsgewichts)
    ▶ Vergrößerung von Milz und/oder Leber
    ▶ generalisierte Lymphadenopathie (Lymphknotenschwellungen an $\geq$ 2 Stellen, $\emptyset > 0,5$ cm)
    ▶ Parotitis
    ▶ Durchfall
  B: Progrediente neurologische Symptome:
    ▶ Entwicklungsrückschritt, Verlust von intellektuellen Fähigkeiten (Verlust von bereits Erlerntem, d. h. von «Meilensteinen», z. B. der Fähigkeit zu laufen oder zu sprechen)
    ▶ erworbene Mikrozephalie
    ▶ progrediente symmetrische motorische Defizite (Folgen: Ataxie, Paresen, pathologische Reflexe)
  C: Chronische lymphoide (lymphozytäre) interstitielle Pneumonie ($\geq$ 2 Monate persistierend)
  D: Sekundäre Infektionskrankheiten
    1) opportunistische Infektionen entsprechend der CDC-AIDS-Definition, in erster Linie:
      ▶ Pneumocystis-carinii-Pneumonie
      ▶ disseminierte Candidiasis (Ösophagus, Lunge)
      ▶ atypische Mykobakteriosen
      ▶ CMV-Infektion (Retinitis, Enzephalitis, Magen-Darm-Trakt)
      ▶ Kryptosporidiose
      ▶ chronische Herpes simplex-Infektionen (Ösophagus, Lunge)
    2) 2 oder mehr schwere rezidivierende bakterielle Infektionen innerhalb von 2 Jahren:
      ▶ Pneumonie
      ▶ Sepsis
      ▶ Meningitis
      ▶ Abszesse innerer Organe
      ▶ Osteomyelitis
      ▶ Arthritis
    3) andere Infektionskrankheiten:
      ▶ orale Candidiasis (Mundsoor, wichtiges Leitsymptom der kindlichen HIV-Infektion) $\geq$ 2 Monate persistierend, therapieresistent
      ▶ Herpes-Stomatitis ($\geq$ 2 Episoden innerhalb eines Jahres)
      ▶ multidermatomaler oder disseminierter Zoster
  E: Sekundäre Malignome
    ▶ Kaposi-Sarkom
    ▶ Non-Hodgkin-Lymphom der B-Zellen
    ▶ primäres ZNS-Lymphom
  F: Andere Erkrankungen, die möglicherweise Folge der HIV-Infektion sind:
    ▶ Hepatitis
    ▶ Nephropathien
    ▶ Kardiomyopathien
    ▶ hämatologische Störungen (Anämie, Thrombopenie)
    ▶ Hauterkrankungen

sche und andere Studien. Von «AIDS» sprechen wir, etwas vereinfacht, bei Stadium P2A mit hochgradigem Gewichtsverlust trotz adäquater Nahrungsaufnahme («Wasting-Syndrom»), sowie den Stadien P2B, P2C, P2D1, P2D2 und P2E.

54.6 Diagnose der HIV-Infektion

Wir verfügen heute sowohl über Möglichkeiten, HIV oder dessen Komponenten direkt nachzuweisen (Husson

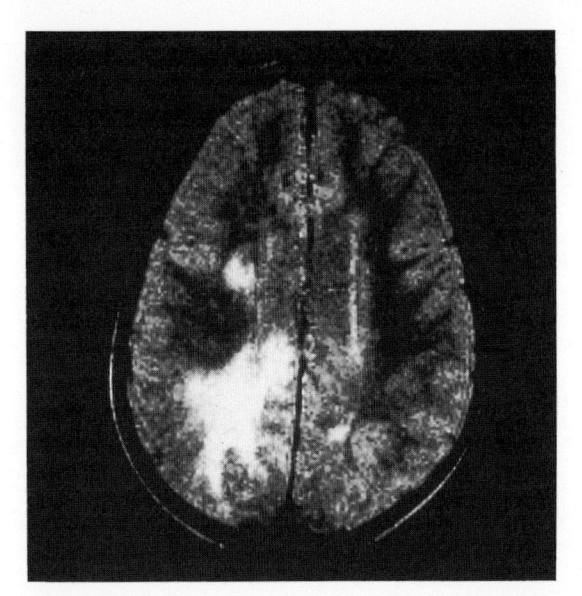

Abb. 54/14: Kernspintomographie bei einem 4jährigen Kind mit progressiver multifokaler Leukenzephalopathie (PML).

sung des *p24-Antigens* empfohlen werden. Andere Methoden incl. der PCR bedürfen noch der Standardisierung und Validierung. *Viruskulturen* werden in Zukunft vor allem erforderlich sein, um mit den Isolaten molekulargenetische Untersuchungen oder Resistenzprüfungen durchzuführen.

Das diagnostische Hauptproblem für die Kinderärzte bleibt nach wie vor der sichere Nachweis der HIV-Infektion in den ersten 18 Lebensmonaten, wobei durch reine IgG-Antikörperuntersuchungen nicht entschieden werden kann, ob diese von Mutter oder Kind stammen. Es bleibt zu hoffen, daß, insbesondere im Hinblick auf frühzeitige therapeutische Interventionen, hier in den nächsten Jahren größere diagnostische Sicherheit erzielt wird. Zuverlässige und sensitive virologische und molekulargenetische Techniken könnten dieses diagnostische Fenster schließen. Vorläufig gelten die von den CDC empfohlenen Diagnosekriterien, die sich zum einen auf typische immunologische Auffälligkeiten, zum anderen auf Virusdirektnachweise (p24-Antigen, Viruskultur, Polymerase-Kettenreaktion in situ Hybridisierung) stützen.

Tab. 54/7: Nachweis der HIV-Infektion beim Kind

Direkter HIV-Nachweis
- Kokultur von Patientenlymphozyten mit geeigneten Helferzellinien; Nachweis von reverser Transcriptase und HIV p24 Antigen im Kulturüberstand
- Polymerase-Kettenreaktion (RNA- und DNA-Nachweise)
- in situ Hybridisierung
- p24-Antigen im Serum

Indirekter Infektionsnachweis: HIV-spezifische Antikörper
- ELISA
- Western Blot
- Radioimmunpräzipitation
- HIV-Neutralisationstest
- spezielle Tests für anti-HIV IgA und IgM, anti-HIV IgG-Subklassen
- in vitro Synthese von HIV-Antikörpern
  a) Messung in Kulturüberständen
  b) ELISPOT-Assay
- HIV-spezifisches IgA im Speichel

et al., 1990; Krasinski und Borkowsky, 1991), als auch über Möglichkeiten, die Immunantwort auf HIV diagnostisch zu nutzen (Tab. 54/7). Dabei wird nur auf die Antikörperbildung Bezug genommen, da zelluläre Tests nur in geringem Umfang geprüft worden sind.

Einzelne Methoden sind z. T. sehr aufwendig und bergen in sich die Möglichkeit, falsch positive Aussagen zu liefern. Für die Routine können derzeit nur Antikörpermessungen mittels *ELISA* und *Western Blot* sowie die Mes-

54.7 Immunologische Diagnostik

In Anbetracht der geringen Blutmengen, die bei Kindern für diagnostische Zwecke zur Verfügung stehen, müssen wir uns bei longitudinal durchgeführten Untersuchungen auf ein aussagefähiges Programm konzentrieren (Tab. 54/8). Dieses Programm hat sich im Rahmen des Modellvorhabens «AIDS und Kinder» des Bundesministeriums für Gesundheit bewährt. Bei Kindern mit eingetretener Seroreversion erscheint eine Überwachung bis Ende des 3. Lebensjahres sinnvoll, bei HIV-Antikörperpersistenz lebenslang.

Tab. 54/8: 3monatliche Routine-Labordiagnostik (neben ausführlichen klinischen und apparativen Untersuchungen wie Ultraschall, Röntgen, CT, MRT, Endoskopien, die je nach Klinik eingesetzt werden)

- HIV-Antikörper, Dokumentation aller Banden im Western Blot
- HIV p24-Antigen im Serum
- Viruskulturen in den ersten 2 Jahren
- Immunglobuline IgG, IgA und IgM im Serum
- Impfantikörper (nicht unter Immunglobulintherapie)
- Lymphozytenmarker CD3, CD4, CD8, CD20
- Lymphozytentransformationstest mit PHA, OKT3, PWM, SAC sowie Tetanus- und Candida-Antigen
- LDH
- Toxoplasmose-Ak
- CMV-Kultur (Urin)

Tab. 54/9: Möglichkeiten des Nachweises von opportunistischen Erregern

Erreger	Ser.	Mikr.	IH	Kult.	MG	TV	Hauttest	AG
Mykobakt. tbc.	–	+	+	+	+	+	(+)	–
MAI	–	+	–	+	–	+	–	–
Cryptokokkus	–	+	–	+	–	–	–	+
Candida*	(+)	+	–	+	–	–	(+)	–
Aspergillus	(+)	+	–	+	–	–	–	–
Coccidioid.	+	+	–	+	–	–	(+)	–
Cryptospor.	–	+	+	–	–	–	–	–
Isosp. belli	–	+	–	–	–	–	–	–
Pneumocystis*	–	+	+	–	+	–	–	(+)
Toxoplasmose*	(+)	+	+	(+)	+	+	–	(+)
Cytomegalie	(+)	+	+	+	+	–	–	+
Varizella-Z.	–	–	–	+	–	–	–	–
Herpes simplex	–	–#	–	+	+	–	–	–
Epstein-Barr	(+)	–	+	(+)	+	–	–	+
JC-Viren	–	+	–	–	–	–	–	–

Ser. = Serologie, Mikr. = Mikroskopie, IH = Immunhistologie, Kult. = Kultur, MG = molekulargenetische Verfahren, TV = Tierversuch, AG = Antigen, * = t. w. präsumptiv diagnostizierbar, # = elektronenmikroskopisch nachweisbar, MAI = Mykobakterium avium/intracellulare

54.8 Diagnostik von Sekundärinfektionen

Infektionsnachweise beim HIV-infizierten Kind sind in erster Linie *Erregernachweise*. Ganz selten gelingt es, im Zustand hochgradiger Immuninsuffizienz eine serologische Diagnose zu stellen. Wichtig ist, daß für den Erregernachweis geeignetes Untersuchungsmaterial vom befallenen Organ eingesandt wird (Blut, Knochenmark, Liquor, Urin, Magensaft, Stuhl, bronchoalveoläre Lavage, Biopsien u. a. m.). Tab. 54/9 gibt eine Übersicht über Erregernachweismöglichkeiten bei den häufigsten opportunistischen Infektionen. Dabei müssen oft mehrere Parameter zusammen mit dem klinischen Bild interpretiert werden, um zwischen einer latenten (z. B. CMV-)Infektion und einer aktiven, klinisch relevanten Infektion zu unterscheiden. Auch die Möglichkeit der Mehrfachinfektion muß bedacht werden. Eine ausführliche Übersichtsarbeit geht auf diese Fragen im Detail ein (Wahn et al., 1993).

54.9 Therapiemöglichkeiten

54.9.1 Verhinderung der maternalen Infektion

Das HIV-Problem beim Kind wäre gelöst, wenn es in Zukunft keine HIV-infizierten Schwangeren mehr gäbe. Dieses primärpräventive Ziel erscheint aber derzeit trotz Beratung, Kondombenutzung, Verwendung steriler Einmalspritzen bei i.v. Drogenabhängigen und Stillverbot nicht erreichbar. Wir müssen daher Aspekte der Sekundärprävention wie der Therapie diskutieren.

54.9.2 Verhinderung der vertikalen Transmission

Abb. 54/15 soll verdeutlichen, mit Hilfe welcher Möglichkeiten theoretisch die HIV-Übertragung von Mutter auf Kind unterbunden werden könnte. Es ist derzeit noch keine Antwort auf die Frage möglich, ob eine dieser Substanzen wirksam eingesetzt werden kann, und welche Nebenwirkungen (z. B. von Zidovudin) beim Feten zu

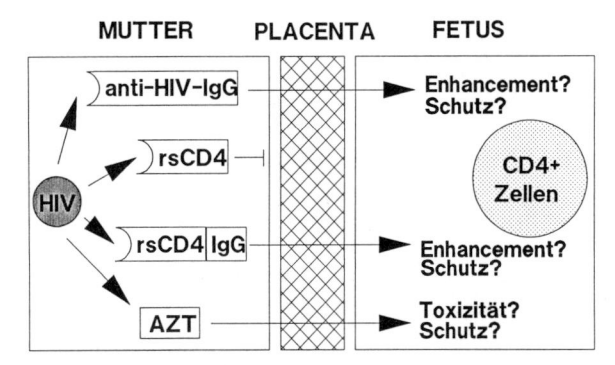

Abb. 54/15: Möglichkeiten der pränatalen Intervention bei der Mutter zur Verhinderung der vertikalen HIV-Übertragung: In diesem Sinne wirksam werden könnten neutralisierendes HIV-spezifisches Immunglobulin, rekombinantes lösliches CD4 (rsCD4), das lösliche CD4 gekoppelt an den Fc-Teil von IgG (rsCD4/IgG), oder schließlich Zidovudin (AZT).

erwarten sind. Die Ergebnisse laufender Studien müssen abgewartet werden.

54.9.3 Antiretrovirale Therapie

Für die Behandlung der HIV-Infektion stehen uns derzeit ca. 200 in vitro wirksame Substanzen zur Verfügung, und wöchentlich kommen neue hinzu. Leider können viele Substanzen nicht in vivo eingesetzt werden, da sie zu toxisch sind. Zudem bleibt die antiretrovirale Wirkung in vivo leider oft aus. Dadurch ist auch die Palette der pädiatrisch eingesetzten Substanzen erheblich begrenzt.

Die einzige Substanz, die inzwischen auch bei Kindern relativ umfangreich geprüft wurde, ist 2′,3′-Didesoxy-3′Azido-Thymidin (*AZT, Zidovudin*). Eine lebensverlängernde Wirkung ist nachgewiesen (McKinney et al., 1991). Leider haben wir weder präzise Daten über den optimalen Zeitpunkt des Einsatzes, noch über die optimale Dosierung und den besten Verabreichungsweg. Im Rahmen amerikanischer und europäischer Studien wird derzeit versucht, die offenen Fragen zu beantworten.

Bis diese Daten ein gezieltes Vorgehen gestatten, sollte Zidovudin außerhalb eines Studienprotokolls nur unter folgenden Voraussetzungen eingesetzt werden:
– die Kinder sind symptomatisch

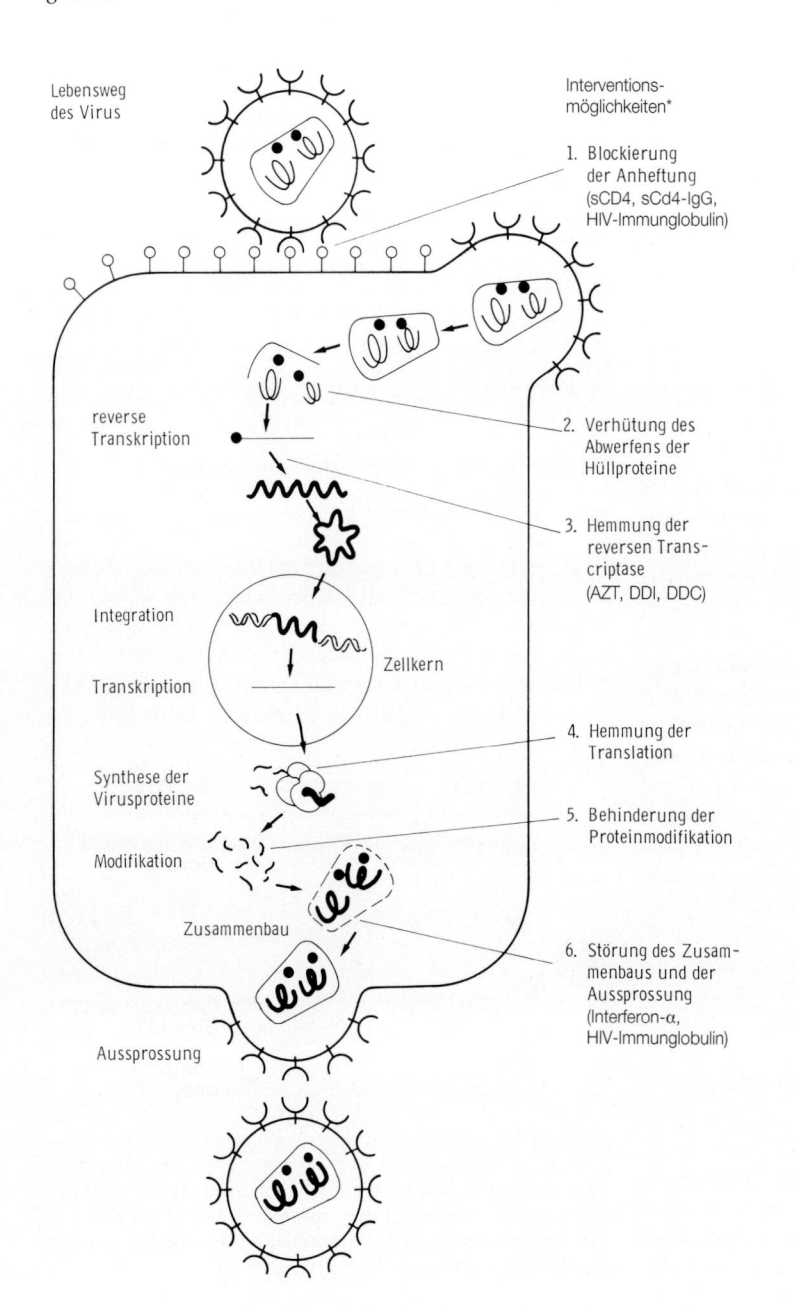

* = soweit bei Kindern eingesetzt. Nach Hirsch und D'Aguila, N. Engl. J. Med. 328, 1686 (1993)

Abb. 54/16: HIV-Replikationszyklus und Möglichkeiten der therapeutischen Intervention. Es sind an den jeweiligen Wirkorten nur solche Substanzen beispielhaft aufgeführt, die bei Kindern klinisch erprobt werden.

– es liegt ein eindeutiger T-Zell-Defekt (CD4-Zellen < 500/μl, oder erhebliche T-Zell-Funktionsstörungen) bei 2 aufeinander folgenden Untersuchungen vor.

Dieser restriktive Einsatz der Substanz erscheint uns angemessen, da Zidovudin erhebliche Nebenwirkungen erzeugen kann (Knochenmarkshypoplasie, Myopathie u. a. m.). Zudem wird aus in vitro Untersuchungen deutlich, daß bereits nach wenigen Monaten Zidovudin-resistente Viren selektioniert werden. Da der Resistenz Punktmutationen im pol-Gen (reverse Transcriptase) zugrundeliegen, ist unter Verwendung geeigneter DNA-Sonden der direkte molekulargenetische Nachweis resistenter Varianten möglich.

Man muß davon ausgehen, daß bereits in wenigen Jahren die Zidovudin-Monotherapie von Kombinationstherapien abgelöst werden wird. In Abb. 54/16 sind die Substanzen erwähnt, die sich derzeit bei Kindern in verschiedenen Kombinationen in klinischer Prüfung befinden und unmitttelbar in den HIV-Replikationszyklus eingreifen. Im Rahmen von Kombinationstherapien werden zusätzlich GM-CSF und Interferon-gamma geprüft, welche eher immunmodulatorisch wirken.

54.9.4 Immunrekonstitution

Die Komplexität des Immundefektes bei AIDS macht verständlich, daß eine Immunrekonstitution nicht gelingen kann. Eine der wenigen Möglichkeiten, zumindest die defiziente B-Zell-Funktion zu ersetzen, besteht in der Gabe von *i.v. Immunglobulinen*. Nachdem retrospektive Analysen von Patientendaten einen positiven Effekt dieser Behandlung nahelegten, wurde in den USA eine Placebo-kontrollierte Doppelblindstudie durchgeführt. Die Ergebnisse zeigten, daß ivGG, in einer Dosis von 400 mg/kg alle 4 Wochen verabreicht, die Zahl bakterieller Infektionen und damit auch die Morbidität bei Kindern mit CD4-Zellen > 200/μl signifikant verringerte (Mofenson et al., 1991). Andere Infektionen wurden ebensowenig durch ivGG beeinflußt wie die Mortalität.

Wenn auch aus diesen Beobachtungen keine absolute Indikation für ivGG abzuleiten ist, so doch die Legitimation, bei symptomatischen Kindern mit reproduzierbarem B-Zell-Defekt (s. Tab. 54/2) ivGG zu verabreichen (z. B. 0,4 g/kg KG alle 4 Wochen).

54.9.5 Expositionsprophylaxe gegenüber Infektionen

Viele opportunistische Infektionen (Cytomegalie, Pneumocystis, Toxoplasmose u. a.) beruhen meist auf endogenen Reaktivierungen, die im Rahmen des progredienten Immundefekts auftreten. Eine Expositionsprophylaxe ist hier nicht möglich. Einige Empfehlungen lassen sich aber trotzdem geben: Die exogen erworbene Toxoplasmose-Primärinfektion kann durch den *Verzicht auf Hauskatzen* und den *Verzicht auf den Genuß rohen Fleisches* weitgehend vermieden werden. Von *Vögeln im Haus* insbes. Tauben, muß abgeraten werden, da der Kot ein wichtiges Cryptokokken-Reservoir darstellt. Bei stationären Aufenthalten sind Kreuzkontaminationen (z. B. durch Mykobakterien) durch *Isolierungsmaßnahmen* zu vermeiden. Sind HIV-infizierte Kinder noch CMV-negativ, sollte nur *CMV-freies Blut* transfundiert werden. Eine Bestrahlung der Konserven ist dagegen nicht erforderlich, da bisher kein Fall einer Graft vs Host Reaktion berichtet wurde. Diese spezifischen Maßnahmen werden durch allgemeine *Hygienemaßnahmen* ergänzt.

54.9.6 Primäre Chemoprophylaxe

Gegen einige Infektionserreger können prophylaktisch Medikamente eingesetzt werden. Die früher häufigste opportunistische Infektion, die Pneumocystis-carinii-Pneumonie (PCP), läßt sich durch *Cotrimoxazol* (150 mg TMP/m^2 KO an 3 aufeinander folgenden Tagen pro Woche, evtl. plus 5–10 mg Leukovorin) zu fast 100% vermeiden (CDC, 1991). Soll gleichzeitig mit Cotrimoxazol eine Primärprophylaxe gegen eine Reihe gewöhnlicher Bakterien betrieben werden, ist die tägliche Gabe (150 mg TMP/m^2 KO) zu empfehlen. Für Kinder, die allergisch auf Cotrimoxazol reagieren, werden derzeit Verfahren zur Inhalation mit *Pentamidin-Isethionat* entwickelt. Viele Zentren setzen z. B. *Amphotericin B p.o.* oder *Nystatin* bei fortgeschrittenem T-Zell-Defekt zur Candida-Prophylaxe ein.

Maßnahmen zur Sekundärprophylaxe bzw. Dauertherapie werden bei den verschiedenen Infektionen angesprochen.

54.10 Klinik und Chemotherapie einiger opportunistischer Infektionen

Bei Kindern kann gemäß CDC AIDS durch das Auftreten schwerer bakterieller Infektionen definiert werden. Die Behandlung folgt allgemein bekannten infektiologischen Regeln. Wir beschränken nachfolgend unsere Ausführungen auf nicht durch gewöhnliche Bakterien hervorgerufene AIDS-definierende Erkrankungen (weitere Angaben bei Wahn et al., 1993). Einige der im Folgenden gegebenen Empfehlungen basieren nicht auf Studien an Kindern, sondern auf Analogschlüssen zu Studien an Erwachsenen. Insbesondere Dosisempfehlungen müssen durch jeweils aktualisierte Empfehlungen ersetzt und Maximaldosen eingehalten werden.

54.10.1 Virale Infektionen

Cytomegalie-Virus (CMV)

Häufige klinische Manifestationen sind Chorioretinitis, Ösophagitis, Gastroenteritis, Colitis und Pneumonie. CMV kann aber auch Hepatitis, Karditis, Adrenalitis, Enzephalitis, oder periphere Neuropathie verursachen. Auch unter Einsatz aller diagnostischen Methoden fällt es in bestimmten Einzelfällen schwer, CMV als aktuell relevantes infektiöses Agens zu identifizieren. Beweisend sind typische histologische Veränderungen (Einschlußkörperchen) in Verbindung mit z. B. dem kulturellen Nachweis bei Abwesenheit anderer Erreger. Finden sich CMV-spezifische histologische Veränderungen und kulturell z. B. Pilze, muß an die Möglichkeit einer Doppelinfektion gedacht werden. Die CMV-Retinitis wird nicht bioptisch, sondern vom erfahrenen Ophthalmologen mittels Spiegelung des Augenhintergrundes präsumptiv (klinisch) diagnostiziert.

Zur Therapie wird *Gancyclovir* (DHPG) über 2–3 Wochen intravenös in einer Dosis von 10 mg/kg/Tag (in 2 Dosen) verabreicht. Ob die begleitende Gabe von *CMV-Hyperimmunglobulin* die Prognose verbessert, ist Gegenstand laufender klinischer Prüfungen. Die gleichzeitige Gabe von Zidovudin kann problematisch sein, da sich die Knochenmarkstoxizitäten (insbes. Neutropenie) von Zidovudin und DHPG addieren. In solchen Fällen kann evtl. *G-CSF* eingesetzt werden.

Nach Ablauf der 3 Wochen ist eine lebenslange Dauertherapie (Sekundärprophylaxe) mit Gancyclovir i.v. in einer Dosis von 5 mg/kg/Tag an 5–7 Tagen/Woche erforderlich, in der Regel über einen operativ implantierten intravenösen Dauerkatheter (Hickman-Broviac oder Port-a-cath).

Im Falle von Gancyclovir-Unverträglichkeit oder Resistenz steht mit *Foscarnet* in einer Dosierung von 150–200 mg/kg/Tag (3 Dosen) eine wirksame, wenn auch nicht weniger toxische (Nierenfunktion!) Alternative zur Verfügung.

Epstein-Barr-Virus (EBV)

EBV kann auch beim HIV-infizierten Kind ein Pfeiffer'sches Drüsenfieber verursachen. Charakteristisch aber sind Lymphadenopathie, die bilaterale rezidivierende Parotisschwellung, die orale Haarleukoplakie und Lymphome. Auch bei der lymphoiden interstitiellen Pneumonie (LIP) spricht einiges dafür, daß sie durch EBV verursacht wird.

Bei schwerer LIP mit Ateminsuffizienz (Hypoxämie) hat sich der Einsatz von *Glukokortikoiden* bewährt. Bei den übrigen Manifestationen sind keine spezifischen Therapiemaßnahmen erforderlich. Maligne Lymphome werden im Rahmen üblicher *onkologischer Protokolle* behandelt, wobei möglicherweise Dosisreduktionen vorzunehmen sind. Benigne lymphoproliferative Erkrankungen können evtl. durch *hochdosierte Immunglobuline* (+/− Interferon-alpha +/− Gancyclovir) behandelt werden. Auch *monoklonale anti-B-Zell-Antikörper* sind bereits versucht worden. Sekundärprophylaktische Maßnahmen sind nicht bekannt.

Herpes simplex-Virus (HSV)

Herpes simplex-Erkrankungen können sich als oropharyngeale Ulcera, Ösophagitis, Hepatitis, Pneumonie, Meningoenzephalitis, Keratitis oder Chorioretinitis manifestieren.

Die Behandlung erfolgt mit *Acyclovir* intravenös in einer Dosis von 3×5–10 mg/kg/Tag über 2 Wochen. Ob im Anschluß daran eine Dauertherapie eingeleitet werden soll, ist umstritten. Ohne Dauertherapie nimmt man das hohe Rezidivrisiko inkauf, mit Dauertherapie (3×3 mg/kg/Tag) läuft man Gefahr, resistente Viren heranzuzüchten. Diese kodieren dann keine Virus-spezifische Thymidinkinase mehr, so daß Acyclovir intrazellulär nicht mehr phosphoryliert wird.

Bei Resistenzen stehen als Alternativen *Vidarabin* in einer Dosis von 10 mg/kg/Tag oder *Foscarnet* in einer Dosis von 150–200 mg/kg/Tag zur Verfügung.

Varizella-Zoster-Virus (VZV)

Neben den «normal» verlaufenden Krankheitsbildern der Varizellen oder des Zoster können z.T. multidermatomale mukokutane Läsionen, Enzephalitis, Hepatitis und Pneumonie auftreten.

Die Therapie erfolgt mit *Acyclovir* i.v. (Dosis: 3×10 mg/kg/Tag). Die adjuvante Gabe von Zoster-Hyperimmunglobulin ist bisher wissenschaftlich nicht begründet. Im Falle von Resistenzen erscheinen Therapieversuche mit *Vidarabin* oder *Foscarnet* gerechtfertigt.

JC-Viren

JC-Viren gehören zu den Polyoma-Viren aus der Gruppe der Papova-Viren. Sie verursachen das Krankheitsbild der progressiven multifokalen Leukenzephalopathie. Diagnostisch beweisend ist die Histologie von Hirngewebe. Im CT sieht man nicht verstärkbare, hypodense, periventrikuläre Läsionen. Die Kernspintomographie (MRT) zeigt nicht verstärkbare, diskrete Läsionen mit hoher Signalintensität in der weißen Substanz, selten einen Cortexbefall. Eine effektive Therapie existiert derzeit nicht. In Einzelfällen wurde eine Besserung unter Cytarabin oder Zidovudin berichtet.

54.10.2 Intrazelluläre Bakterien

Mykobakterium tuberculosis

Bei AIDS kommt es nicht immer zur klassischen (Pleuro-)Pneumonie, sondern auch zu extrapulmonalen Manife-

stationen wie Lymphknoten-Tbc, miliarer Tbc, oder Befall von Knochen, ZNS, GI-Trakt u. a. m.
Die Tuberkulose ist vglw. gut zu behandeln. Man beginnt wie beim abwehrgesunden Kind mit *INH* (10 mg/kg/Tag) + *Rifampicin* (10–20 mg/kg/Tag) + *Pyrazinamid* (25 mg/kg/Tag), ergänzt durch *Vitamin B6* (10 mg/Tag). Kommt es in den ersten Behandlungsmonaten nicht zu einem adäquaten Ansprechen auf die Therapie, wird zusätzlich *Ethambutol* (25 mg/kg/Tag) eingesetzt. Die Therapie erfolgt in dieser Form über zunächst 2 Monate, gefolgt von einer Zweierkombination aus INH und Rifampicin für weitere 6–10 Monate. Danach schließt sich eine lebenslange INH-Dauertherapie an.
Findet man beim HIV-infizierten Kind eine Tuberkulin-Hauttest-Konversion (ohne BCG-Impfanamnese!) bei fehlendem Anhalt für eine Tuberkulose, wird eine Monotherapie mit INH über 12 Monate durchgeführt.

Mykobakterium avium-intracellulare

Die Gruppe der atypischen Mykobakterien ist relativ groß. Ca. 15 Arten sind humanpathogen. Sie verursachen gastrointestinale Symptome, Hepatitis, Lymphadenitis, Pneumonie, Sepsis, Kachexie u. a. m. Auch unklare Fieberschübe oder eine massiv erhöhte Blutsenkungsgeschwindigkeit sollten Anlaß geben, nach Mykobakterien zu suchen.
Eine wirksame Therapie existiert bisher nicht. Man kann derzeit allenfalls versuchen, die Zahl der Erreger und damit auch die Beschwerden der Patienten zu verringern. Mit gewisser Berechtigung beginnt man mit einer Kombination aus *Ethambutol* (25 mg/kg/Tag) + *INH* (10 mg/kg/Tag) + *Clofazimin* (1 mg/kg/Tag) + *Rifabutin* (= Ansamycin, 8–10 mg/kg/Tag). Andere Substanzen, die eine gewisse Wirksamkeit erkennen lassen, sind Ethionamid, Cycloserin, Ciprofloxacin, Imipenem, Amikazin, Clarithromycin, Thiosemicarbazon u. a. m. Die Behandlung wird lebenslang durchgeführt.

54.10.3 Pilze

Candida spp.

Neben dem oropharyngealen Befall kann Candida verantwortlich sein für Ösophagitis, Pneumonie, Sepsis, Meningitis, Hirnabszeß, Chorioretinitis u. a.
Ein reiner Mundsoor kann und muß zunächst lokal behandelt werden (z. B. mit *Nystatin* oder *Amphotericin B*). Sind lokale Antimykotika nicht mehr wirksam, kann auf *Ketoconazol* (5–10 mg/kg/Tag; Cave: Keine Resorption bei Anazidität!) oder *Fluconazol* (2–6 mg/kg/Tag; Cave: Wenig pädiatrische Erfahrungen) übergegangen werden, sofern keine schwerwiegende Erkrankung vorliegt. Im letzteren Fall (Ösophagitis, Pneumonie) wird man immer noch auf die bewährte Therapie mit *Amphotericin B* (0,5 mg/kg/Tag i.v.) über 2–4 Wochen zurückgreifen müssen.

Nach einer durchgemachten schweren Pilzinfektion ist eine lebenslange Sekundärprophylaxe mit lokalen und systemischen Antimykotika vonnöten.

Aspergillus spp.

Aspergillus-Infektionen sind bei HIV-infizierten Patienten erstaunlich selten. Wenn überhaupt, kommt es zu Pneumonien, Osteomyelitiden, Serositiden, Viszeralabszessen u. a.
Die Behandlung erfolgt mit *Amphotericin B* (1 mg/kg/Tag) +/− *Flucytosin* (150 mg/kg/Tag). Möglicherweise steht uns in Zukunft mit Itraconazol eine oral zu applizierende wirksame Behandlungsalternative zur Verfügung (Dosis: 5 mg/kg/Tag). Letztere Substanz würde sich in reduzierter Dosis auch für eine Sekundärprophylaxe anbieten.

Cryptokokken

Cryptokokken verursachen Meningitis, Pneumonie, Hautinfiltrate, Lymphadenitis, Knochenmarksbefall, Nephritis und Karditis.
Die Therapie erfolgt mit *Amphotericin B* (0,5 mg/kg/Tag i.v.) +/− *Flucytosin* (100 mg/kg/Tag) über 6 Wochen. In ersten Studien haben auch *Fluconazol* und *Itraconazol* klinische Wirkung gezeigt, so daß auch Cryptokokken-Infektionen in absehbarer Zeit oral behandelbar sein werden.
An die Therapie sollte sich eine lebenslange Sekundärprophylaxe anschließen. Dazu steht zum einen Amphotericin B (1 mg/kg 1×/Woche) oder eines der *Triazolderivate* (Ketoconazol, Fluconazol, Itraconazol) zur Verfügung.

54.10.4 Parasiten

Pneumocystis carinii

Die typische Erkrankung mit diesem Erreger ist die interstitielle Pneumonie. Sie kann sich foudroyant in wenigen Tagen, aber auch subakut über Wochen entwickeln. Neben der Pneumonie wurden beschrieben Lymphadenitis, Hepatitis, gastrointestinaler Befall, Knochenmarksbefall, Retinitis, Mastoiditis, Hautinfiltrate u. a.
Die Behandlung erfolgt 3 Wochen lang mit *Cotrimoxazol* (20 mg TMP/kg/Tag) in Verbindung mit hochdosierten *Corticosteroiden* (initial in der Regel 2 mg/kg/Tag). Sinnvoll erscheint die gleichzeitige Gabe von *Leukovorin* (10 mg/Tag), das vom Parasiten nicht verwertet wird. Kommt es zu allergischen Reaktionen, kann *Pentamidin* i.v. (initial 4 mg/kg/Tag) eingesetzt werden.
Bei Erwachsenen wurden weitere Alternativen erprobt: Bei leichten PCP-Formen kann die Pentamidin-Inhalation wirksam sein. Weiter haben Trimethoprim/Dapson, Clindamycin/Primaquin, Eflornithin und Trimetrexat +/− Sulfadiazin +/− Leukovorin Wirkung gezeigt.

Nach einer durchgemachten PCP ist eine lebenslange Sekundärprophylaxe vonnöten. Hier steht an erster Stelle das Cotrimoxazol, sofern keine Allergie vorliegt. Kommt es bei gleichzeitiger Zidovudin-Medikation zu Leukopenien, können diese oft durch Dosisreduktion und Gaben von Leukovorin aufgefangen werden. Die Pentamidin-Inhalation ist bei kleinen Kindern noch nicht etabliert, wird aber in Zukunft auch zur Verfügung stehen. Weitere Substanzen, die bei Erwachsenen für die Rezidivprophylaxe verwendet worden sind, sind Pyrimethamin/Sulfadoxin und das Dapson.

Tab. 54/10: Prognose in Abhängigkeit von der Erstmanifestation (nach Scott et al., 1990). Die Mortalität ist besonders hoch im ersten Lebensjahr

Erstmanifestation	betroffene Kinder (%)	Überlebensdauer (Mo.)
LIP	17	72
Enzephalopathie	12	11
Bakt. Infektionen	10	50
Pneumocystis-Pn.	9	1
Candida-Ösophag.	8	12

Toxoplasmose

Neben der typischen Enzephalitis kann die Toxoplasmose als Chorioretinitis, Pneumonie, Hepatitis, Karditis, Lymphadenopathie u. a. manifest werden.
Die (bei Enzephalitis und Chorioretinitis meist probatorische) Behandlung besteht aus der Kombination von *Pyrimethamin* (1 mg/kg KG/Tag, max. 25 mg/Tag) + *Sulfadiazin* (100 mg/kg/Tag) + *Leukovorin* (10 mg/Tag) über 3 Wochen. Bei Chorioretinitis werden zusätzlich *Corticosteroide* empfohlen. Wird die Therapie nicht vertragen, stehen mit den Kombinationen Spiramycin (150 000–300 000 E/kg/Tag) + Pyrimethamin + Trimethoprim sowie Clindamycin (50 mg/kg/Tag) + Pyrimethamin wirksame Alternativen zur Verfügung. Bei wirksamer Behandlung ist das CT meist nach 1 Woche, spätestens nach 2 Wochen gebessert. Ist dies nicht der Fall, muß die Diagnose überprüft werden.
An die Therapie schließt sich eine lebenslange Dauertherapie in etwa halber Dosierung an.

Cryptosporidien

Die Klinik der Cryptosporidiose wird ganz durch gastrointestinale Symptome geprägt: Wäßrige Durchfälle, Koliken, Erbrechen, Blähungen, Cholestase.
Während die Infektion bei Immungesunden nicht spezifisch behandelt werden muß, kann bei AIDS ein schwerstes Krankheitsbild vorliegen. Therapieversuche mit *Spiramycin* oder *Eflornithin* erscheinen gerechtfertigt. Adjuvant kommen symptomatische Maßnahmen wie parenterale Ernährung, Somatostatin, Loperamid, Morphin u. a. zum Einsatz. Auch Transferfaktor oder bovines Kolostrum scheinen positive Wirkungen zu haben. Über Langzeitbehandlungen liegen keine Ergebnisse vor.

54.11 Sozialpädiatrische Aspekte der HIV-Infektion

In Anbetracht der Tatsache, daß zumindest die Mütter, oft aber beide Eltern und weitere Geschwister HIV-infiziert sind, wird verständlich, daß die Betreuung sich nicht nur auf das Kind und nicht nur auf die medizinischen Aspekte konzentrieren darf. In Zusammenarbeit mit Psychologen und Sozialarbeitern muß den Familien, die zum überwiegenden Teil Randgruppen (Drogenabhängige, Asylanten) angehören, auch bei der Bewältigung durch die HIV-Infektion hervorgerufener sozialer Probleme geholfen werden. Da die meisten Kinder ihre leiblichen Eltern verlieren, muß rechtzeitig ein Pflegeplatz (bei Großeltern, Verwandten oder Pflegefamilien) gesucht werden, um eine Heimunterbringung zu vermeiden. Der sozialen Isolierung der Kinder muß durch allgemeine Aufklärung über das fehlende Ansteckungsrisiko bei normalen sozialen Kontakten vorgebeugt werden.

54.12 Prognose

Die Prognose quoad vitam ist derzeit infaust. Sie hängt in erster Linie von der initialen AIDS-definierenden Erkrankung ab (Tab. 54/10). Eine Lebensverlängerung bei guter Lebensqualität ist durch den Einsatz aller o. e. Maßnahmen während langer Zeit möglich, es sprechen sogar Daten dafür, daß die Prognose in Deutschland besser ist als in den USA. Mit einer Heilung ist bisher nicht zu rechnen. Wir stehen vor der großen Aufgabe, die Forschung multinational zu aktivieren und zu koordinieren, damit in Zukunft Remissionen möglich werden wie etwa bei kindlichen Krebserkrankungen.

Literatur

Caldwell, M. B., M. F. Rogers: Epidemiology of pediatric HIV infection. Pediatr. Clin. North Am 38, 1–16 (1991).
CDC: Revision of the CDC surveillance case definition for acquired immunodeficiency syndrome. MMWR 36, (Suppl. 1s), 1S–15S (1987a).
CDC: Classification system for human immunodeficiency virus (HIV) infection in children under 13 years of age. MMWR 36, 225–230 (1987b).
CDC: Guidelines for prophylaxis against pneumocystis carinii pneumonia for children infected with human im-

munodeficiency virus. Morb. Mort. Wkly. Rep. 40, 1–13 (1991).

Chin, J.: Current and future dimensions of the HIV/AIDS pandemic in women and children. Lancet 336, 221–224 (1990).

Cournaud, V., F. Laure, A. Brossard et al.: Frequent and early in utero HIV-1 infection. AIDS Res. Hum. Retrovir. 7, 337–341 (1991).

European Collaborative Study: Children born to women with HIV-1 infection: Natural history and risk of transmission. Lancet 337, 253–260 (1991).

Falloon, J., J. Eddie, L. Wiener, P. A. Pizzo: Human immunodeficiency virus infection in children. J. Pediatr. 114, 1–30 (1989).

Husson, R. N., A. M. Comeau, R. Hoff: Diagnosis of human immunodeficiency virus infection in infants and children. Pediatrics 86, 1–10 (1990).

Krasinski, K., W. Borkowsky: Laboratory diagnosis of HIV infection. Pediatr. Clin. North Am. 38, 17–35 (1991).

Lewis, S. H., C. Reynolds-Kohler, A. E. Fox, J. A. Nelson: HIV-1 in trophoblastic and villous Hofbauer cells, and haematological precursors in eight-week fetuses. Lancet 335, 565–568 (1990).

McKinney, R. E., M. A. Maha, E. M. Connor et al.: A multicenter trial of oral zidovudine in children with advanced human immundeficiency virus disease. N. Engl. J. Med. 324, 1018–1025 (1991).

Mofenson, L. M. and the NICHD intravenous immunoglobulin study group: Intravenous immune globulin for the prevention of bacterial infections in children with symptomatic human immunodeficiency virus infection. N. Engl. J. Med. 325, 73–80 (1991).

Morrow, W. J. W., D. A. Isenberg, R. E. Sobol et al.: AIDS virus infection and autoimmunity: A perspective of the clinical, immunological, and molecular origins of the autoallergic pathologies associated with HIV disease. Clin. Immunol. Immunopathol. 58, 163–180 (1991).

Pizzo, P. A., C. M. Wilfert (Hrsg.): Pediatric AIDS. Williams and Wilkins, 1991.

Wahn, V.: Pathogenese und immunologische Befunde bei AIDS. Mschr. Kinderheilkd. 136, 414–429 (1988).

Wahn, V., B. H. Belohradsky, S. Enenkel-Stoodt et al.: Behandlung von Sekundärinfektionen bei symptomatischer HIV-Infektion im Kindesalter. Mschr. Kinderheilkd. 141, 178–200 (1993).

IV Systemische Autoimmun- und rheumatische Erkrankungen

A. Allgemeiner Teil

Diagnose (55)
Therapie (56)

55 Differentialdiagnose kindlicher Arthritiden

L. Schuchmann, V. Wahn

Das Spektrum kindlicher Erkrankungen, die mit Gelenkbeschwerden einhergehen können, ist groß. Tab. 55/1 gibt eine Übersicht über die verschiedenen Krankheitsgruppen. Das *Alter* stellt dabei gegenüber der ARA-Klassifikation (Decker et al., 1983) ein wesentliches diagnostisches Kriterium dar. Eine sinnvolle Diagnostik soll dazu beitragen, in einem möglichst überschaubaren Zeitraum zu einer (Verdachts-)Diagnose und damit Therapie zu kommen. Dazu werden klinische, apparative und Laboruntersuchungen durchgeführt. Der Schwerpunkt dieses Kapitels liegt bei den entzündlichen Gelenkerkrankungen, die am deutlichsten im Gesamtzusammenhang des Buches stehen.

Zunächst sollte die Frage beantwortet werden, ob eine «Arthritis» vorliegt. Zur *klassischen Arthritis* gehören Schwellung, Rötung, Überwärmung und schmerzhafte Bewegungseinschränkung. Die Arthritis gilt als «chronisch», wenn sie länger als 6 Wochen (American Rheumatism Association, ARA) bzw. 3 Monate (European League against Rheumatism, EULAR) besteht. Der Begriff «juvenil» wird von Land zu Land unterschiedlich definiert, meist bis zum Ende des 15. Lebensjahres. Arthritiden, die über mehrere Wochen bestehen, bereiten diagnostisch weniger Probleme als solche, die erst wenige Tage vorhanden sind.

Wie für viele andere Krankheiten, so gilt auch für die Arthritiden: Häufiges ist häufig, und Seltenes ist selten. In einer finnischen Studie (Kunnamo et al., 1986a) wurden für kindliche Arthritiden folgende *Häufigkeiten* ermittelt: Coxitis fugax (Hüftschnupfen) 47,8%, transitorische (Virus-)Arthritis 23,6%, juvenile chronische (rheumatoide) Arthritis 16,8%, septische Arthritis 6,2%, und reaktive Arthritis 5,0%. Unter Einbeziehung der Kollagenosen ergaben amerikanische Statistiken folgende Häufigkeiten: Juvenile chronische (rheumatoide) Arthritis 65–83%, SLE 6–10%, Dermatomyositis 2–6%, sog. «Spondarthritiden» 5–15%, Sklerodermie 2–3,5%, Vaskulitiden 1–10% (Cassidy und Petty, 1990). Bei der Primärdiagnostik wird man sich nach Ausschluß onkologischer Skeletterkrankungen zunächst auf diese Krankheiten konzentrieren, bevor man auf die Suche nach «Briefmarken» geht.

Bereits die *Anamnese* liefert Hinweise. So ist *Fieber* ein Kennzeichen verschiedener kindlicher Arthritiden wie der JCA (JRA) (insbes. SJCA / Still-Syndrom), der Kollagenosen, Vaskulitiden, infektiösen und reaktiven Arthritiden, Spondarthritiden, des familiären Mittelmeerfiebers und einiger bösartiger Tumoren. Besonders schwierig ist die Diagnostik, wenn außer dem Fieber kaum klinische Befunde zu erheben sind. Ein gewisser Prozentsatz von Fällen mit Fieber unbekannter Ursache geht sicher auf entzündlich-rheumatische Erkrankungen zurück.

Der *Rash* beim Still-Syndrom kommt und geht typischerweise parallel zum Fieber. Ein *persistierendes Exanthem ohne Fieber* spricht gegen das Still-Syndrom. Ein typisches *polymorphes Exanthem* kombiniert mit hochroten Lippen, Palmar- und Plantarerythem spricht für ein Kawasaki-Syndrom (s. S. 509). Spezifische Erytheme finden sich auch bei den Kollagenosen, Vaskulitiden und reaktiven Arthritiden. Das *Erythema chronicum migrans* ist Frühsymptom der Lyme-Borreliose (72% betroffener Kinder; Szer et al., 1991). Das heute selten gewordene *Erythema anulare marginatum* ist Hauptkriterium für das Rheumatische Fieber. Das *Erythema nodosum* kann zwar ebenfalls im Zusammenhang mit Streptokokkeninfektionen auftreten, ist bei gleichzeitig bestehender Arthritis eher ein Hinweis auf eine reaktive Post-Enteritis-Arthritis, Crohn-Arthritis, Colitis-Arthritis, Tuberkulose oder Sarkoidose. Echte *Rheumaknoten* sind beim Kind eine Rarität. Häufiger sieht man sog. *Pseudorheumaknoten*, die histologisch dem Granuloma anulare ähneln. Ein *Raynaud-Phänomen* ist oft ein Hinweis auf eine Kollagenose.

Auch *Schleimhautbefunde* im Mund können von Bedeutung sein: Mundaphten finden sich bei M. Behçet, Ulcera beim SLE, ein typisches Enanthem z. B. beim Kawasaki-Syndrom.

Das *Gelenkbefallsmuster* hilft am ehesten bei den Polyarthritiden weiter: Befall der distalen Interphalangealgelenke (DIP) sowie strahlartiger Befall eines Fingers (Daktylitis, Wurstfinger) weisen auf eine Psoriasisarthritis hin.

Auch *innere Organe* können mit unterschiedlicher Häufigkeit im Rahmen verschiedener Erkrankungen befallen sein. Dabei lassen sich allerdings nur in Einzelfällen Schlußfolgerungen im Hinblick auf die Grundkrankheit ziehen. Beispiele dafür wären Koronaraneurysmen oder Herzinfarkt beim Kawasaki-Syndrom, Perikarditis bei Still-Syndrom und SLE, Amyloidose beim Still-Syndrom oder Mittelmeerfieber u. a. m. Wegen solcher möglicher

Beteiligung innerer Organe ist es auf jeden Fall sinnvoll, alle Kinder mit Arthritiden einer gewissenhaften allgemein-klinischen Untersuchung zu unterziehen (s. u.).

Die Diagnostik kann nicht vom Pädiater allein durchgeführt werden. Nur in *interdisziplinärer Teamarbeit* gelingt es, eine präzise Klassifizierung und Subtypisierung der vorliegenden Erkrankung vorzunehmen. Dabei kommen neben der Röntgendiagnostik auch andere apparative Verfahren zum Einsatz, wie etwa die Skelettszintigraphie, die Computer- oder die Kernspintomographie. Diese Verfahren bewähren sich besonders dann, wenn bestimmte Teile des Bewegungsapparates der klinischen Untersuchung schlecht zugänglich sind.

Im folgenden sollen nun einzelne *entzündlich-rheumatische Krankheitsbilder*, die an anderer Stelle dieses Buches nicht beschrieben werden, kurz charakterisiert werden.

55.1 Infektiöse Arthritiden

Eine der wichtigsten Differentialdiagnosen der JCA (JRA) ist die *septische Arthritis*. Sie verläuft meist als akute Monarthritis, seltener multifokal, und wird vorwiegend (bei altersabhängigen Unterschieden) durch Staphylococcus aureus und Hämophilus influenzae hervorgerufen. Seltener finden sich Streptokokken, Gonokokken, gramnegative Stäbchen, Borrelien (Snydman et al., 1986), Candida, Mykoplasmen oder Tuberkelbakterien (Schuchmann et al., 1991). Bei gegebenem Verdacht auf eine septische Arthritis sollten Blutkulturen angelegt und eine Gelenkspunktion durchgeführt werden, wobei das denkbare Erregerspektrum bei der mikrobiologischen Kulturtechnik zu berücksichtigen ist. Das Punktat sollte außerdem auf Leukozyten, deren Differenzierung, und, wenn möglich, bakterielle Antigene (Latex-Test, Gegenstromelektrophorese) untersucht werden.

Auch *Virusarthritiden* können infektiös und parainfektiös auftreten (Hartung und Langer, 1990). Gelegentlich lassen sich dabei Viren im Gelenkspunktat nachweisen (z. B. Röteln, Parvovirus B 19, Adenoviren, EBV, CMV), sonst hilft der serologische Nachweis. Dieser hat zumindest die Funktion, eine nicht indizierte Behandlung zu vermeiden in der Gewißheit einer guten Prognose.

Im Zusammenhang mit Immundefekten, insbesondere verschiedenen Formen des *Antikörpermangelsyndroms*, treten relativ häufig Arthritiden auf. Diese sind z. T. nicht Erreger-bedingt, und ihr Ausmaß ist umgekehrt proportional zum IgG-Spiegel im Blut. Es gibt aber auch infektiöse Arthritiden, wobei im Gelenkspunktat auch ungewöhnliche Erreger (Ureaplasma urealyticum, Adenoviren u. a.) beschrieben wurden, was bei der mikrobiologischen Analyse des Gelenkspunktates, ggf. unter Einsatz neuer diagnostischer Methoden wie PCR und Färbung mit monoklonalen Antikörpern, berücksichtigt werden muß.

55.2 Postinfektiöse/reaktive Arthritiden

Auch postinfektiöse Arthritiden können bakteriell oder viral ausgelöst sein. Wegen der Wichtigkeit der sog. *reaktiven Arthritiden*, die meist mit HLA-B27 assoziiert sind, ist ihnen ein ganzes Kapitel gewidmet (s. S. 470).

Zu dieser Gruppe von Arthritiden gehört auch das *Rheumatische Fieber* (RF, s. S. 551), das in Entwicklungsländern mit hoher Prävalenz und Inzidenz eine unverändert große Rolle spielt, während es in unseren Breiten eine Rarität darstellt. Das RF ist nicht mit HLA-B27 assoziiert. Charakteristisch sind im Frühstadium die oft erheblichen Arthralgien mit sprunghaft wechselnder Lokalisation. Zur Diagnosestellung sollten die modifizierten *Jones-Kriterien* (s. S. 551) herangezogen werden. Neben dem RF findet man auch eine Post-Streptokokken-Arthritis ohne kardiale Beteiligung. Erhöhte Antikörpertiter gegen Streptokokken allein können die Diagnose RF nicht begründen und bedürfen keiner jahrelangen Penicillinbehandlung!

Eine Sonderform stellt die sog. *Lyme-Arthritis* dar. Auch sie ist, soweit beurteilbar, eine reaktive Arthritis, d. h. ein Erregernachweis gelingt nur selten. Die Erkrankung ist nicht HLA-B27-assoziiert. Klinisch entwickelt sich zunächst in einigen Fällen im Bereich der Zecken-Bißstelle ein Erythema chronicum migrans, z. T. begleitet von anderen Zeichen der frühen Lyme-Borreliose (Huppertz, 1990): Regionale Lymphadenitis, lymphozytäre Meningitis, Hirnnervenlähmung, Radiculitis, migrierende Schmerzen im Bewegungsapparat und Karditis. Spätmanifestationen sind Acrodermatitis chronica atrophicans, progressive Enzephalopathie und asymmetrische Oligoarthritis. Die Spezifität der serologischen Diagnostik bei Lyme-Arthritis (LA) wurde durch den Nachweis spezifischer Banden im Immunoblot auf Serum-IgG-Antikörper gegen Borrelia burgdorferi deutlich verbessert, während die Ergebnisse der PCR-Methodik bisher enttäuschten. Die meisten Patienten sprechen gut auf eine antibiotische Therapie an (Ceftriaxon, Penicillin); manche Patienten benötigen allerdings mehr als einen antibiotischen Behandlungszyklus (Huppertz, 1993); möglicherweise ist eine Langzeittherapie über drei Monate sinnvoller. Nach Szer et al. (1991) ist die Prognose der LA auch unbehandelt relativ günstig.

Arthritiden nach Virusinfektionen werden durch Immunreaktionen gegen das Virus ausgelöst. Zum einen sind dafür Reaktionen zytotoxischer T-Lymphozyten gegen Virus-infizierte Gelenkstrukturen verantwortlich, zum anderen Immunkomplexe aus Virusantigenen und spezifischen Antikörpern.

55.3 Arthritiden ohne Zusammenhang mit Infektionen

Insbesondere bei griechischen und türkischen Kindern muß auch an das *familiäre Mittelmeerfieber* gedacht werden. Charakteristisch sind dabei Episoden von Fieberattacken in Kombination mit einer Serositis (meist Peritonitis, seltener Pleuritis). Die Peritonitis kann erhebliche abdominelle Beschwerden verursachen, die Synovitis verursacht Arthralgien oder Arthritis (meist Monarthritis). Selten treten Erysipel-artige Läsionen hinzu (Majeed und Barakat, 1989). Die Fieberanfälle sind selbstlimitierend und dauern in der Regel nicht länger als 1 Woche. Die Familienanamnese ist oft positiv. Bei unklaren Fällen kann ein typischer FMF-Anfall durch Metaraminol provoziert werden (Barakat et al., 1984). Eine korrekte Diagnose ist für betroffene Kinder von erheblicher Bedeutung, da sich schon früh eine Sekundäramyloidose entwickeln kann, die durch eine Colchicin-Behandlung verhinderbar ist.

Eine seltene Differentialdiagnose ist das *CINCA-Syndrom*, das Verwandtschaft zum Still-Syndrom erkennen läßt. Kennzeichnend sind rezidivierende Arthritiden, Hautausschläge, ZNS-Befall, Störungen an Augen und Ohren, und verschiedene Skelettanomalien. Die ersten Zeichen können schon in der frühen Säuglingsperiode auftreten. Wie beim Still-Syndrom findet sich hohe Entzündungsaktivität und das Risiko zur Sekundäramyloidose.

Das *Sweet-Syndrom* ist durch Fieber, schmerzempfindliche Hautläsionen und Arthritis charakterisiert. Histologisch findet man eine Perivaskulitis ohne Beteiligung der Gefäße selbst, wobei das Infiltrat vorwiegend aus neutrophilen Granulozyten besteht. Auch im Blut zeigt sich eine neutrophile Leukozytose, die BSG ist erhöht. In Einzelfällen wurden Assoziationen mit Colitis ulcerosa und verschiedenen Malignomen beschrieben. Die Erkrankung spricht gut auf Glukokortikoide an.

Auch das *Hypermobilitätssyndrom* kann zu Gelenkbeschwerden mit Arthritis-Symptomatik verursachen. Unter Verwendung einer einheitlichen Definition von Hypermobilität fanden Gedalia et al. (1985) bei gesunden Kindern in 12% eine Hypermobilität (noch nicht publizierte Untersuchung von Schuchmann: 31/1228 Kinder zwischen 6–16 Jahre entspr. 2,52%), während Kinder mit episodischer Arthritis in 66% hypermobil waren. Im Gegensatz dazu hatten Kinder mit definitiver JCA (JRA) keine Hypermobilität. Nach eigenen (Schuchmann, noch nicht publiziert) Untersuchungen fand sich bei 17 von 120 JCA-Patienten zusätzlich ein Hypermobilitätssyndrom.

Bei der *Cystischen Fibrose* (CF, Mukoviszidose) können 2 Typen von Arthropathie auftreten (Dixey et al., 1988): Die *episodische Arthritis (EA)* und die *hypertrophische Osteoarthropathie (HOA)*. Die EA geht einher mit generalisierten Gelenkschmerzen, oft verbunden mit Fieber und Erythema nodosum, wobei die Symptome bis zu 4 Tage anhalten können. Es besteht keine Korrelation zur Lungenfunktion. Die HOA entwickelt sich schleichend, und geht dem Schweregrad der Lungenerkrankung parallel. Die EA kann meist mit nicht-steroidalen Antirheumatika kontrolliert werden, während bei der HOA die Therapie der Grundkrankheit im Vordergrund steht.

Auch *allergische Reaktionen* sind als Auslöser von Arthritiden beschrieben. Kunnamo et al. (1986b) fanden unter 283 prospektiv untersuchten Kindern mit Arthritis 15, die ein *Serumkrankheits-ähnliches Bild* boten mit Arthritis (meist polyartikulär), kombiniert mit Urticaria oder Gelenkserythem. Oft ging eine Penicillin-Therapie voraus. Die Erkrankung war selbstlimitierend. In Einzelfällen können medikamentös ausgelöste Serumkrankheiten auch schwer verlaufen (Ebell et al., 1980). Möglicherweise können bei Kindern wie bei Erwachsenen allergische Arthritiden auch durch Nahrungsmittel ausgelöst werden. Leider fehlen zu dieser Frage systematische Untersuchungen.

Poly- oder oligoarthritische Manifestationen finden sich auch bei Kindern mit *Sarkoidose (M. Boeck)*. Eine Abgrenzung von der JCA (JRA) ist besonders im Kleinkindesalter schwierig. Hinweise können sich aus Hautveränderungen (Knoten, Erythema nodosum), Hepatosplenomegalie, Lymphadenopathie oder Lungenbefall (nur ältere Kinder und Jugendliche) ergeben. Das Angiotensin-Converting-Enzyme (ACE) ist als Marker t. w. erhöht. Bis zu 80% von Kindern mit Arthritis bei Sarkoidose haben eine Uveitis, die in der differentialdiagnostischen Abgrenzung gegenüber der JCA (JRA) hilfreich sein kann (Lindsey und Godfrey, 1985). Eine Biopsie der Haut, der Synovialis, der Leber oder der Lunge zeigt dann die typischen Granulome.

Ein seltenes familiäres Krankheitsbild ist die *granulomatöse Arthritis*, die mit Iritis und einem Exanthem kombiniert auftritt. Die Arthritis zeigt gewisse Ähnlichkeit zur Sarkoidose-Arthritis. Langzeitprobleme resultieren aus der Iritis und Gelenkkontrakturen.

Die *villonoduläre Synovitis* entsteht auf der Basis eines gutartigen Tumors, der rezidivierend in das Gelenk hineinblutet. Demzufolge ist das Gelenkspunktat hämorrhagisch mit histologischem Nachweis von Siderophagen. Bei der Arthroskopie weist die Synovialis knötchenartige Bezirke mit Hypertrophie auf. Wenn durchführbar, kommt therapeutisch eine Synovektomie in betracht. In anderen Fällen erfolgt die Behandlung mit nicht-steroidalen Antirheumatika, evtl. zusätzlich mit intraartikulären Steroiden.

55.4 Weitere Erkrankungen

Viele Erkrankungen, die in Tab. 55/1 aufgeführt sind, haben keinen entzündlich-immunologischen Ursprung. Zur Abklärung dieser Erkrankungen, die oft nur in Zusammenarbeit mit Orthopäden, Endokrinologen, Stoffwechselfachleuten u. a. gelingt, sei auf weiterführende Literatur verwiesen (Cassidy, 1986; Cassidy und Petty, 1990; Brewer, 1986; Ehrlich und Zaleske, 1986).

Tab. 55/1: Diagnostische Klassifikation kindlicher rheumatischer Erkrankungen (modifiziert nach Cassidy und Petty, 1991)

1. **Entzündliche Bindegewebserkrankungen**
   a. Mit geringer Neigung zum Befall des Achsenskeletts
      - Juvenile chronische (rheumatoide) Arthritis
      - Systemischer Lupus Erythematodes
      - Dermatomyositis/Polymyositis
      - Sklerodermie
        - Eosinophile Fasciitis
      - Mixed connective tissue disease (Sharp-Syndrom)
      - Sjögren-Syndrom
      - Nekrotisierende Vaskulitiden
        - Periarteriitis nodosa
        - Kawasaki-Syndrom
        - Purpura Schönlein-Henoch
        - Serumkrankheit
        - Wegener'sche Granulomatose
        - Riesenzellarteriitis
        - M. Behçet
        - Erythema exsudativum multiforme
   b. Mit Neigung zum Befall des Achsenskeletts
      - Juvenile Spondylitis ankylosans
      - Arthritiden bei entzündlichen Darmerkrankungen
        - M. Crohn
        - Colitis ulcerosa
      - Psoriasis-Arthritis
      - Reaktive Arthritiden nach Yersinien-, Salmonellen-, Shigellen-, Campylobacter-Infektionen
      - Reiter-Syndrom

2. **Arthritiden im Zusammenhang mit Infektionserregern**
   a. Mit Erregernachweis im Gelenk
      - Eitrige Arthritis (Bakterien, Mykobakterien)
      - Virusarthritis
      - Pilzarthritis
   b. Meist ohne Erregernachweis im Gelenk
      - Postinfektiöse (reaktive) Arthritiden
      - Rheumatisches Fieber
      - «Lyme»-Arthritis (Borrelien)
      - Arthritis nach Virusinfektionen, Coxitis fugax
      - M. Whipple?

3. **«Arthritiden» bei Immundefekten**
   - Selektiver IgA-Mangel

Tab. 55/1: (Fortsetzung)

   - Agamma- und Hypogammaglobulinämie
   - Komplementdefekte

4. **Degenerative Gelenkerkrankungen**

5. **Stoffwechselerkrankungen mit Gelenkmanifestationen**
   - Kristallarthropathien
     - Gicht
     - Pseudogicht
     - Chondrokalzinose
   - Andere Stoffwechselanomalien
     - Familiäres Mittelmeerfieber (evtl. Amyloidose)
     - Spezifische Enzymdefekte (Fabry- und Farber-Erkrankung, Alkaptonurie, Lesch-Nyhan-Sy.)
     - Hyperlipoproteinämien (II und IV)
     - Mucopolysaccharidosen
     - Hämoglobinopathien
     - Hämophilie
     - Bindegewebserkrankungen (Ehlers-Danlos-Syndrom, Marfan-Syndrom u. a. m.)
   - Endokrine Störungen
     - Diabetes mellitus (Cheirarthropathie)
     - Akromegalie
     - Hyperparathyreoidismus
     - Hyper-, Hypothyreose
   - Andere angeborene Erkrankungen
     - Arthrogryposis multiplex
     - Hypermobilitätssyndrome (außer Ehlers-Danlos)
     - Myositis ossificans progressiva
     - Cystische Fibrose (Rukoviszidose)

6. **Neoplasmen**
   Gutartig
   - Osteoid-Osteom
   Bösartig
   - Lokalisiert
     - Osteosarkom (-metastasen)
     - Synoviosarkom
   - Generalisiert
     - Leukämien, Lymphome
     - Neuroblastom
     - maligne Histiozytose

7. **Neuropathische Erkrankungen**
   - Charcot-Gelenke
   - Kompressionsneuropathie
   - Sympathicus-Reflexdystrophie

8. **Andere Erkrankungen mit möglichen Gelenkmanifestationen**
   - Osteoporose
   - Osteomalazie
   - Hypertrophische Osteoarthropathie
   - Aseptische Knochennekrosen
   - Osteochondritis dissecans
   - Hüftgelenksdysplasie
   - Epiphysiolyse (Hüfte)
   - Costochondritis
   - Osteolyse und Chondrolyse

Tab. 55/1: (Fortsetzung)

9. Weichteilrheumatismus
- Myofasziale Schmerzsyndrome
  - Generalisiert (Fibromyalgie)
  - Lokalisiert
- Lumbalgien, Bandscheibenerkrankungen
- Tendinitis, Bursitis
- Ganglion-Zysten
- Fasziitis
- Überbeanspruchungssyndrome
- Vaskuläre Erkrankungen
  - Erythromelalgie
  - Raynaud-Phänomen

10. Verschiedene Erkrankungen
- Gelenktrauma
- Dorn-Synovitis
- Allergische «Arthritis»
- Pankreaserkrankungen
- Granulomatöse Arthritis
- Sarkoidose
- Villonoduläre Synovitis
- Chondromalazia patellae
- «Gelenkmaus»
- CINCA-Syndrom
- Sweet's Syndrom

11. Arthromyalgien
- Wachstumsschmerzen
- Familiäre periodische Knochenschmerzen
- Psychogener Rheumatismus

Tab. 55/2: Klinisch-apparative Untersuchungen bei kindlicher Arthritis

- komplette internistische Untersuchung
- kompletter Gelenkstatus (Beweglichkeit in Grad!)
- EEG (fakultativ)
- Augenkonsil
- Rö.-Thorax
- Lungenfunktion (fakultativ)
- Röntgen befallener Gelenke (Steinbrocker-Stadium)
- EKG, Echokardiographie
- Sonographie des Abdomens
- Ganzkörperskelettszintigraphie (fakultativ)
- Computer- und Kernspintomographie (fakultativ)
- Tuberkulinprobe
- Arthroskopie (fakultativ)
- Hautbiopsie (z. B. bei V. a. Sklerodermie oder Periarteriitis nodosa)
- Gewebsbiopsien (in Einzelfällen)

Tab. 55/3: Labor-Routineuntersuchungen bei kindlicher Arthritis

- Blutkörperchensenkungsgeschwindigkeit (BSG)
- Blutbild, Differentialblutbild
- Immunglobulin G, A und M
- Akute Phase-Proteine, insbes. CRP
- CH 50, evtl. C3 und C4
- Antinukleäre Antikörper, evtl. Differenzierung
- IgM-Rheumafaktoren
- HLA-Typisierung (zumindest A, B und DR)
- Plasmaenzyme, bei Muskelschwäche incl. CK
- Kreatinin-Clearance, Harnstoff-N
- 24 h-Eiweißausscheidung im Urin (bei Proteinurie)
- Virusserologie (Röteln, Parvovirus B 19, Hepatitis A und B, Adeno-, ECHO-Coxsackie-, Influenza-, Herpes-simplex-, Varizella-Zoster-, Zytomegalie-, Epstein-Barr-, Mumps-Virus)
- Stuhluntersuchung (fakultativ): Salmonellen, Campylobacter
- Bakterienserologie (fakultativ): Streptokokken, Borrelien, Yersinien, Brucellen, Salmonellen (Widal-R.), Shigellen, Campylobacter

Tab. 55/4: Gezielte Laboruntersuchungen bei klinischem Verdacht

- Harnsäure (bei Gicht-Verdacht)
- Nachweis von Enzymdefekten (bei V. a. Speicherkrankheit)
- Hb-Elektrophorese (V. a. Thalassämie oder Sichelzellanämie)
- Blutzucker (V. a. diabetische Cheirarthropathie)
- weitere endokrinologische Untersuchungen
- 24 h-Urin auf Katecholamine, Knochenmarkspunktion, Gewebebiopsie (V. a. Malignom)
- u. a. m.

Literatur

Barakat, M. H., K. A. Gumaa, A. O. El-Khawad et al.: Metaraminol provocative test: A specific diagnostic test for familial mediterranean fever. Lancet I, 656–657 (1984).

Brewer, E. J.: Pitfalls in the diagnosis of juvenile rheumatoid arthritis. Pediatr. Clin. North Am. 33, 1015–1032 (1986).

Cassidy, J. T.: Miscallaneous conditions associated with arthritis in children. Pediatr. Clin. North Am. 33, 1033–1052 (1986).

Cassidy, J. T., R. E. Petty: Textbook of pediatric rheumatology (2. Aufl.). Churchill Livingstone – New York/Edinburgh/London/Melbourne (1990).

Decker, J. L.: American Rheumatism Association nomenclature and classification of arthritis and rheumatism. Arthritis Rheum. 26, 1029–1032 (1983).

Dixey, J., A. N. Redington, R. C. Butler et al.: The arthropathy od cystic fibrosis. Ann. Rheum. Dis. 47, 218–223 (1988).

Ebell, W., V. Wahn, H. Jürgens, U. Göbel: Diagnose und Verlauf einer Medikamenten-induzierten Typ-III-Allergie. Münch. Med. Wschr. 122, 1421–1422 (1980).

Ehrlich, M. G., D. J. Zaleske: Pediatric orthopedic pain of unknown origin. J. Pediatr. Orthop. 6, 460–468 (1986).

Gedalia, A., D. A. Person, E. J. Brewer und E. H. Giannini: Hypermobility of the joints in juvenile episodic arthritis/arthralgia. J. Pediatr. 107, 873–876 (1985).

Hartung, K., H. E. Langer: Viren und Arthritis. Wiener Med. Wschr. 12, 315 (1990).

Huppertz, H. I., H. Karch und die Arbeitsgemeinschaft Pädiatrische Rheumatologie: Die Lyme-Arthritis (LA) im Kindes- und Jugendalter. Mschr. Kinderheilk. 141, 515 (1993), Suppl. 1.

Kunnamo, I., P. Kallio, P. Pelkonen: Incidence of arthritis in urban finnish children. Arthritis Rheum. 29, 1232–1238 (1986a).

Kunnamo, I., P. Kallio, P. Pelkonen, M. Viander: Serum-sickness-like disease is a common cause of acute arthritis in children. Acta Paediatr. Scand. 75, 964–969 (1986b).

Lindsey, C. B. und W. A. Godfrey: Childhood sarcoidosis manifesting as juvenile rheumatoid arthritis. Pediatrics 75, 765–768 (1985).

Majeed, H. A., M. Barakat: Familial mediterranean fever (recurrent hereditary polyserositis) in children: Analysis of 88 cases. Eur. J. Pediatr. 148, 636–641 (1989).

Prieur, A. M., C. Griscelli, F. Lampert et al.: A chronic infantile neurological, cutaneous, and articular (CINCA) syndrome. A specific entity analyzed in 30 patients. Scand. J. Rheumatol. 66, 57–68 (1987).

Schuchmann, L., W. Pernice, C. Hufschmidt und C. P. Adler: Arthritis tuberkulosa – eine seltene, aber wichtige Differentialdiagnose zur juvenilen chronischen Arthritis (JCA). Mschr. Kinderheilkd. 139, 244–247 (1991).

Snydman, D. R., D. P. Schenkern, V. P. Berardi et al.: Borrelia burgdorferi in joint fluid in chronic lyme arthritis. Ann. Intern. Med. 104, 798–800 (1986).

Szer, I. S., E. Taylor und A. C. Steere: The long-term course of Lyme Arthritis in Children. New Engl. J. Med. 325, 159–163 (1991).

56 Antiinflammatorische und immunmodulatorische Therapie

G. Horneff, V. Wahn, G. R. Burmester

In diesem Kapitel werden grundlegende Informationen zu den Therapiemöglichkeiten chronisch entzündlicher Erkrankungen gegeben. Bezüglich der Indikationen und Therapieschemata verweisen wir auf die Kapitel zu den jeweiligen Erkrankungen. Oftmals wird der Einsatz der einzelnen antiinflammatorischen und immunmodulatorischen Therapeutika am Beispiel entzündlicher Gelenkerkrankungen diskutiert.

Die Ätiologie chronisch entzündlicher Erkrankungen des Bindegewebes ist noch weitgehend unbekannt und somit ist ein ursächlicher Ansatz zur Therapie meist nicht verfügbar. Allerdings haben die Erkenntnisse über zelluläre und interzelluläre Mechanismen durch den stetigen Fortschritt der Immunologie rasch zugenommen. Zudem ist der Nachweis von Antikörpern gegen körpereigene Strukturen wie Acetylcholinrezeptoren, Inselzellen, Zellkernen, das Auftreten von Rheumafaktoren oder die T-Zell Aktivität gegen körpereigene Antigene hilfreich zur Diagnose und Therapiekontrolle zahlreicher Autoimmunerkrankungen.

Die Konsequenz aus einem Nebeneinander von Schmerzen bei aktiver akuter Entzündung und zellulärer Infiltration bei vielen Autoimmunerkrankungen ist eine kombinierte Therapie aus antiphlogistisch und analgetisch wirkenden Pharmaka sowie unspezifisch wirkenden immunsuppressiven oder immunmodulatorischen Substanzen. Ziel der Therapie ist eine Unterdrückung oder Beeinflussung immunologischer oder entzündlicher Reaktionen. Neben der medikamentösen Therapie ist zur Erhaltung der Funktionalität der Einsatz nichtmedikamentöser begleitender Therapieformen von großer Bedeutung. Hierzu gehören z. B. krankengymnastische Maßnahmen, orthopädische Hilfsmittel und auch orthopädische Operationen.

56.1 Grundlagen eines immunologischen Therapieansatzes

Autoimmunerkrankungen sind assoziiert mit genetischen, immunologischen und hormonellen Faktoren. Einige dieser Faktoren sind beteiligt bei der Induktion der Erkrankung und schalten so einen Mechanismus an, der wie ein Circulus vitiosus selbständig abläuft. Andere Faktoren scheinen erst sekundär an Bedeutung zu gewinnen.

Im rheumatischen synovitischen Gewebe als gutes Beispiel und Modell einer autoimmun bedingten Gewebsdestruktion findet sich ein Nebeneinander von humoralen und zellulären spezifischen und unspezifischen Immunreaktionen. Die wichtigsten *immunologischen Kennzeichen der Synovitis* sind:

1. Zelluläre **Infiltration mit mononukleären Zellen**, insbesondere CD4+ T-Lymphozyten, B-Zellen und aktivierten Makrophagen.
2. **Gesteigerte Expression von HLA-Klasse II Antigenen** stimuliert durch erhöhte lokale Aktivität von Zytokinen auf Zellen, die diese Antigene schon konstitutiv exprimieren (Makrophagen, B-Zellen, dendritische Zellen) sowie auf Zellen, die diese Antigene normalerweise nicht aufweisen, also aberrant exprimieren (Endothelzellen, Fibroblasten, Chondrozyten und T-Lymphozyten). Die Expression von HLA-Klasse II Antigenen ermöglicht die Präsentation von Autoantigenen und könnte die Ursache der Aktivierung und Expansion autoreaktiver T-Zellklone sein.
3. **Steigerung der Angiogenese** induziert durch erhöhte Wachstumsfaktor-Aktivität (Fibroblast-Growth-Faktor, Transforming Growth Factor, Interleukin 1) mit Bildung eines entzündlichen Pannus und Ermöglichung einer gesteigerten Leukozytenmigration in das entzündlich veränderte Gewebe.
4. **Zytokindysregulation** mit erhöhter Bildung einiger (IL-1, IL-6, TNF) und verminderter Nachweisbarkeit anderer Zytokine (IL-2, IL-4, IFN-γ).

In diesen vielstufigen Entzündungsablauf immunmodulatorisch einzugreifen, ist das Ziel der Therapie. Therapieversagen oder Nebenwirkungen der konventionellen Therapieformen haben ebenso wie neuere Erkenntnisse über die immunologischen Grundlagen von Autoimmunerkrankungen den Einsatz von zahlreichen experimentellen Therapieformen begünstigt. Unter der Vorstellung, in den Immunpathomechanismus einzugreifen, sind die in Tabelle 56/1 aufgeführten Therapieversuche unternommen worden. Dabei handelt es sich um z. T. sehr spezifische Therapieformen mit Aussicht auf eine Veränderung des Krankheitsverlaufes.

Tab. 56/1: Mögliche Einsatzgebiete immunmodulatorischer Therapieformen (nur t.w. klinisch erprobt)

Hochdosierte Immunglobuline	SLE, RA, JRA, ITP, Myasthenie, M. Crohn, Colitis ulcerosa, Diabetes mel. Typ I
Plasmapherese	SLE, Immunkomplexvaskulitiden
Leukapherese	SLE, RA
Ductus Thoracicus-Drainage	RA
Totale Lymphknotenbestrahlung	RA
Antithymozytenserum	RA
Monoklonale Antikörper, Immunotoxine	SLE, RA, MS
Zytokine (Interferon γ)	RA, SS, JRA, Psoriasisarthritis, M. Behçet
Zytokininhibitoren (Cyclosporin A, FK506)	RA, SLE
Antizytokine (Interleukin-1-Inhibitor, anti-TNF-α)	RA
T-Zell-Vakzinierung	RA, MS
Orale Toleranzinduktion	RA, MS
Peptidvakzinierung	bisher nur tierexperimentell
Immunstimulation (Thymushormone)	RA

RA = Rheumatoide Arthritis, MS = Multiple Sklerose, ITP = Immunthrombozytopenie, SS = Systemische Sklerodermie, SLE = Systemischer Lupus Erythematodes

56.1.1 Nicht-steroidale Antiphlogistika/ (Non-Steroidal-Anti-Inflammatory-Drugs [NSAIDs])

Eine große Zahl verschiedener nichtsteroidaler Antiphlogistika steht derzeit zur antiphlogistisch/analgetischen Therapie zur Verfügung. Einige Wirkmechanismen dieser Substanzgruppe sind in Tabelle 56/2 aufgeführt. Zu den wichtigsten Wirkungen zählt wahrscheinlich die Hemmung der Cyclooxygenase und somit die *Hemmung der Prostaglandinsynthese*. Dabei scheint die Stärke der Prostaglandinsynthesehemmung die antiinflammatorische Potenz wiederzuspiegeln. Einige Autoren betonen antiinflammatorische Effekte unabhängig von der Prostglandinsynthesehemmung. Bezüglich des Angriffspunktes bei der Hemmung der Cyclooxygenase unterscheiden sich die einzelnen NSAIDs. Auch Lipoxygenasen metabolisieren Arachidonsäuren zu Produkten, die für den inflammatorischen Prozeß bedeutsam sind, und einige NSAIDs wie z. B. Diclofenac und Indometacin üben hier einen hemmenden Einfluß aus.

Die Prostaglandinsynthesehemmung wird durch NSAIDs bereits in geringer Dosierung gewährleistet, in der keine effektive antiphlogistische Wirkung erzielt wer-

Tab. 56/2: Inhibitorische Wirkungen von nichtsteroidalen Antirheumatika* (NSAID)

- Prostaglandinsynthese
- Leukotriensynthese
- Superoxidgeneration
- Lysosomale Enzymfreisetzung
- Neutrophilenaggregation und -adhäsion
- Zellmembran-Prozesse
- Inhibition von Lymphozytenfunktionen
- Hemmung der Rheumafaktor-Produktion
- Beeinflussung des Knorpelstoffwechsels

* nach Brooks und Day 1991

Tab. 56/3: Hemmung von membranständigen Prozessen durch nichtsteroidale Antirheumatika

- Membran-assoziierte Enzyme: NADPH-Oxidase
  Phospholipase C
- Aufnahme von Arachidonsäure und Insertion in die Membran von Makrophagen
- Transmembranöser Elektronentransport
- Oxidative Phosphorylierung in den Mitochondrien

den kann. Hierzu sind weit höhere Dosierungen notwendig. Über andere, Prostaglandin-unabhängige Wirkmechanismen wurde in den letzten Jahren berichtet. In antiinflammatorischen Dosierungen beeinflussen NSAIDs z. B. Stoffwechselprozesse, wie die Phospholipase C, die Proteoglycansynthese von Chondrozyten, den transmembranösen Ionenfluß und zahlreiche Zell-Zell-Interaktionen. Den lipophilen NSAIDs wird durch Einlagerung in die Zellmembranen ein Einfluß auf zahlreiche Membran-assoziierte Aktivierungsvorgänge der Zelle ermöglicht. Als Beispiel sei die Aktivität der NADPH-Oxidase in Neutrophilen und die der Phospholipase C in Makrophagen erwähnt (Tabelle 56/3). Für Indometacin, Piroxicam, Ibuprofen und Salizylate wurde eine Hemmung der Aggregation und Peroxidbildung von Neutrophilen nachgewiesen. Die Einlagerung in die Zellmembran bewirkt eine Entkopplung von Protein-Protein-Interaktionen, wobei wahrscheinlich die bei der Zellaktivierung notwendige Annäherung der Membranproteine gestört wird. Kürzlich konnte erstmals die direkte Beeinflussung lymphozytärer Funktionen wie die Rheumafaktorsynthese durch NSAIDs gezeigt werden.

Pharmakokinetisch zeigen NSAIDs einige gemeinsame, aber auch deutlich unterschiedliche Eigenschaften. Sie zeichnen sich durch eine meist fast vollständige Resorption, einen niedrigen bis fehlenden hepatischen «First-Pass» Effekt, eine hohe Eiweißbildung und ein kleines Verteilungsvolumen aus. Sehr unterschiedlich dagegen sind die Plasmahalbwertszeiten der einzelnen Substanzen. Sie variieren von 15 min für Acetylsalizylsäure bis zu über 60 h für Tenoxicam (Tabelle 56/4). Ebenso unterschied-

Tab. 56/4: Pharmakologie der nichtsteroidalen Antirheumatika

Substanzgruppen	Halbwertzeit in Stunden (+)	Dosierung (§)
Salizylate		
ASS	0,25	50–100 mg/kg in 4 ED
Diflunisal	13 ± 2	2–3× 500 mg (Erwachsene)
Propionsäurederivate		
Ibuprofen	2,1 ± 0,3	40 mg/kg in 3 ED
Fenoprofen	2,5 ± 0,5	30 mg/kg in 3 ED
Ketoprofen	1,8 ± 0,4	3× 50–100 mg (Erwachsene)
Naproxen	14 ± 2	10–15 mg/kg in 2 ED
Essigsäurederivate		
Tolmetin	1 ± 0,3/ 6,8 ± 1,5*	0,6–1,2 g in 3 ED (Erwachsene)
Diclofenac	1,1 ± 0,2	2–3 mg/kg in 3 ED
Indometacin	4,6 ± 0,7	2–3 mg/kg in 3 ED
Ketoenolsäuren		
Piroxicam	57 ± 22	20 mg in 1 ED (Erwachsene)
Tenoxicam	60 ± 11	20 mg in 1 ED (Erwachsene)
Keine Säurebasis:		
Nabumeton	26 ± 5	2× 0,5–1 g (Erwachsene)

* Elimination dieser Substanz erfolgt in 2 Phasen
(+) nach Day et al. 1988, modifiziert
(§) Richtwerte, vor Therapie muß in jedem Fall die aktuelle Produktinformation beachtet werden

lich ist die Gewebegängigkeit. Dabei wird den Konzentrationen in der synovialen Flüssigkeit die größte Aufmerksamkeit geschenkt. Im allgemeinen werden in der synovialen Flüssigkeit ca. 60% der Plasmakonzentration erreicht.
Entsprechend ihres außerordentlich verbreiteten Einsatzes und ihres Nebenwirkungspotentiales entfallen auf NSAIDs etwa 25% aller registrierten Arzneimittelnebenwirkungen (Commitee on Safety of Medicine, Great Britain). Den größten Anteil nehmen gastrointestinale Nebenwirkungen ein (Verdauungsstörungen, Magenschleimhauterosionen, Ulcera und Perforationen). Renale Nebenwirkungen, Hautreaktionen und zentralnervöse Nebenwirkungen folgen in abnehmender Häufigkeit. Zu den sehr seltenen Nebenwirkungen gehören Blutbildungsstörungen, Urtikaria, Erythema multiforme, Arzneimittelexantheme, Asthma, Alveolitis, hepatische Stoffwechselstörungen, Übelkeit, Kopfschmerz, aseptische Meningitis und Bewußtseinsstörungen.
Gastrointestinale Nebenwirkungen haben eine erhebliche Bedeutung und führen häufig zur Hospitalisierung. Zahlreiche Studien wurden zur Prophylaxe dyspeptischer Läsionen durchgeführt. *Diskutiert* wird, *daß* durch prophylaktische Gabe von Histamin-2-Rezeptor-Antagonisten die Häufigkeit duodenaler Ulcera, durch Omeprazol die Bildung von gastralen Ulcera und durch das Prostaglandin Misoprostol gastrale und duodenale Ulcerationen vermindert werden kann. Bezüglich der zahlreichen beschriebenen Arzneimittelinteraktionen kann nur auf entsprechende Literatur verwiesen werden.

56.1.2 Steroide

Steroide sind die wirksamsten bekannten antiinflammatorischen Substanzen. Ihre vielfältigen inhibitorischen Effekte betreffen Enzyme des Prostaglandinstoffwechsels und auf Transkriptionsebene zahlreiche Stoffwechselvorgänge. Sie beeinflussen das Wachstum und *hemmen alle Reaktionen des mesenchymalen Gewebes*. Sie hemmen die *Neutrophilen-Chemotaxis* und *Freisetzung lysosomaler Enzyme* und vermindern in vivo die *Anzahl zirkulierender Lymphozyten und Monozyten*. Auf T-Lymphozyten entfalten Steroide zudem zytotoxische Wirkungen, die ähnlich der Apoptose (= programmierter Zelltod) ablaufen. Die durch Dexamethason bewirkte verminderte lymphozytäre Proliferation bei Stimulation mit Mitogenen oder Antigenen in vitro kann durch eine beeinträchtigte Interleukin-2 Produktion erklärt werden. Ebenso konnte eine Verminderung der Produktion von anderen relevanten Zytokinen wie Interleukin 1 und Tumor-Nekrosefaktor α nachgewiesen werden. Die Indikationen, Dosierungen und Nebenwirkungen sind in den nachfolgenden Kapiteln aufgeführt.

56.1.3 Progressionshemmende Langzeittherapeutika (sog. «Basistherapeutika»)

Zu dieser Substanzgruppe gehören die Antimalariamittel, Penicillamin, Sulfasalazin und Goldpräparate. Bei unterschiedlichem Wirkmechanismus haben diese Präparate eine Gemeinsamkeit: Die Beeinflussung der Krankheitsaktivität ist erst nach längerer Therapiedauer von etwa 2–3 Monaten zu erwarten.

Chloroquin und Hydrochloroquin

Beide Substanzen wurden vor ihrem Einsatz bei rheumatischen Erkrankungen als Antimalariamittel verwendet. Der Wirkmechanismus der immunsuppressiven und antiinflammatorischen Effekte dieser Substanzen ist vielschichtig. Antientzündliche Effekte könnten durch einen Prostaglandin-Antagonismus sowie durch eine Verzögerung der Freisetzung lysosomaler Enzyme erklärt werden. Chloroquin *erhöht* den für die proteolytische Funktion wichtigen *niedrigen pH-Wert* in den Lysosomen, mit der Folge einer *gestörten Antigendegradation und -präsentation*. Die T-zelluläre Stimulation kann sowohl hierdurch als auch durch eine *verminderte IL-1 Sekretion* beeinträchtigt werden. Durch *Hemmung der Bildung von Sauerstoffradikalen*, O_2^--Ionen (Superoxid) und H_2O_2 in neutrophilen Granulozyten kann der oxidativen Gewebsschädigung begegnet werden. Zusätzlich beschrieben sind Hemmung der membranständigen Phospholipid-Methylierung und der Chemotaxis.

Chloroquin wird nach oraler Einnahme vollständig resorbiert, hat eine hohe Eiweißbindung von 55–60% und eine Eliminationshalbwertzeit von 10–14 Tagen. Es reichert sich in zahlreichen Geweben in 200–700facher Serumkonzentration an. Am Auge können Ablagerungen zu reversiblen Hornhauttrübungen, aber auch zu irreversiblen Retinaschäden führen, wobei der Störung des Farbensehens als Frühsymptom Bedeutung zukommt. Gastrointestinale Störungen, neurotoxische Reaktionen, Exantheme, Haarausfall, Pigmentverschiebungen, Agranulozytose und Thrombozytopenie sind weitere bedeutende, wenngleich seltene Nebenwirkungen. Kumulative Dosen von über 250–400 g bedingen ein hohes Risiko von retinalen Schäden. Bei Hydrochloroquin ist das Risiko retinaler Schädigung geringer. 3monatliche ophthalmologische Untersuchungen sind notwendig.

Organische Goldverbindungen

Goldsalze haben bei der Therapie der JRA eine vglw. geringe Verbreitung, obwohl von der gleichen Wirksamkeit wie bei der rheumatoiden Arthritis des Erwachsenen ausgegangen wird. Obwohl zahlreiche Arbeiten zu in vitro und in vivo Effekten von Goldsalzen existieren, ist der genaue Wirkmechanismus bisher unbekannt. Zur Therapie stehen parenteral und oral applizierbare Gold(I)-Salze zur Verfügung, die in vivo z. T. zu den toxischen, aber möglicherweise *wirksamen Gold(III)-Salzen* oxidiert werden. Gold wird in Geweben, z. T. gebunden an extrazelluläre Proteine wie z. B. Kollagene, z. T. intrazellulär vor allem in den Lysosomen gespeichert. Diese Speicherung findet zu über 50% in Leber, Milz, Lymphknoten und Knochenmark aber auch in der Synovialmembran und im Knorpel statt. In entzündlichen Geweben könnte die *Goldbindung an proteolytische und andere hydrolytische Enzyme* oder Prostaglandinsynthetasen deren Funktion beeinträchtigen. Ebenso wird eine Veränderung der Antigenität von abgebauten Matrixproteinen durch die Bindung von Gold diskutiert. Diese Proteinbindung wird über Thiolgruppen hergestellt, denen häufig eine funktionelle oder strukturelle Bedeutung zukommt. Zahlreiche Arbeiten untersuchten den Einfluß von Goldsalzen auf die Funktionen von z. B. Monozyten, Makrophagen, T- und B-Lymphozyten, Killerzellen und Endothelzellen in vitro und in vivo. Zu den zahlreichen in vitro beschriebenen *Effekten auf unspezifische Immunfunktionen* gehören gestörte Chemotaxis, verminderte Phagozytose, beeinträchtigte Differenzierung von Monozyten zu Makrophagen und die Hemmung der Freisetzung lysosomaler Enzyme. Hemmung der Mitogen-induzierten Lymphozytenproliferation, Klasse-II-Antigenexpression und in vitro und in vivo Immunglobulinsynthese sind einige der beschriebenen *Effekte auf das spezifische Immunsystem*.

D-Penicillamin

Diese natürlicherweise nicht vorkommende Aminosäure wird vom Organismus nicht in Proteine eingebaut (D-Valin-Derivat) und kaum verstoffwechselt. Dagegen ist sie pharmakologisch gesehen eine sehr reaktive Substanz. Zur Erhöhung der Ausscheidung von bestimmten Metallen wird die Komplexbildung bei der Therapie von Vergiftungen genutzt. Wichtig für die Therapie der chronisch entzündlichen Gelenkerkrankungen ist die Fähigkeit, mit Aldehyden zu reagieren und so die *Kollagenvernetzung zu hemmen*. Außerdem führt Penicillamin zu einer *Hemmung zellulärer Immunreaktionen*, einer *verminderten Immunabwehr* und einer *eingeschränkten Fibroblastenfunktion*. Durch Spaltung von Immunglobulinen und anderen Makromolekülen könnte seine *Fähigkeit, Disulfidbrücken zu sprengen*, immunsuppressive Bedeutung haben (Rheumafaktor). D-Penicillamin ist wegen seines hohen toxischen Potentials vor allem in der Pädiatrie ein Medikament der Reserve und nur sehr begrenzt einsetzbar. Schon in therapeutischer Dosierung sind Nebenwirkungen zu erwarten. Eine verminderte Kollagensynthese führt zu einer Verschlechterung der Hautqualität mit einer Minderung der mechanischen Belastbarkeit.

Salazosulfapyridin und Sulfapyridin

Salazosulfapyridin fand eine weitere Verbreitung zuerst in der Therapie chronisch entzündlicher Darmerkrankungen. Bald folgten zahlreiche Studien, die eine Wirksamkeit auch bei der rheumatoiden Arthritis belegten. Zur Therapie der juvenilen rheumatoiden Arthritis wird Salazosulfapyridin allerdings bisher nur begrenzt eingesetzt, vor allem sei den HLA-B27 assoziierten Formen. Der genaue Wirkmechanismus dieser Substanz in Bezug auf das chronisch entzündliche Geschehen ist nicht bekannt. Nach oraler Einnahme wird Salazosulfapyridin zu ca. 30% enteral resorbiert. Nicht resorbierte Anteile werden von Darmbakterien in die beiden Wirkstoffe Sulfapyridin, ein langwirkendes Sulfonamid, und 5-Amino-Salizylsäure gespalten. Sulfapyridin wird fast vollständig resorbiert, während 5-Amino-Salizylsäure im Darm verbleibt, wo es bei chronisch entzündlichen Darmerkrankungen seine lokale antiphlogistischen Effekte entfalten kann. Entsprechend diesem pharmakologischen Verhaltens liegt die Annahme nahe, daß Sulfapyridin die eigentliche Wirksubstanz darstellt, worauf auch einige klinische Untersuchungen hingewiesen haben, in denen diese Substanz sich dem Salazosulfapyridin als gleichwertig erwies. Als mögliche Wirkmechanismen der Komplettsubstanz werden ein *antibiotischer Effekt im Darm*, eine *Beeinflussung des Prostaglandinstoffwechsels* und eine *immunsuppressive Wirkung* diskutiert. Eine Verminderung der mitogen-induzierten Lymphozytenproliferation und der mitogen-induzierten Rheumafaktorsekretion in vitro konnte nur für Salazosulfapyridin nachgewiesen werden. Dagegen ist die Hemmung der Superoxidproduktion in vitro durch neutrophile Granulozyten sowohl bei Salazosulfapyridin als auch bei Sulfapyridin zu beobachten.

56.1.4 Immunsuppressiva und Zytostatika

Diese Substanzen, insbesondere die Alkylantien, zählen im Kindesalter zu den Reservemedikamenten. Wegen Teratogenität und Karzinogenese können Substanzen wie Chlorambucil und Cyclophosphamid nur in Ausnahmefällen eingesetzt werden. Indikationen stellen therapierefraktäre Verläufe und lebensbedrohliche Komplikationen dar, besonders, wenn auch durch kurzfristig hochdosierte Steroidgaben keine Beeinflussung des Krankheitsbildes erreichbar ist. Zahlreiche Studien bei Erwachsenen konnten eine Wirksamkeit dieser Substanzen bei der rheumatoiden Arthritis, dem SLE und der systemischen Sklerose belegen. Chlorambucil und Azathioprin wurden zudem zur Therapie der Amyloidose eingesetzt.

Azathioprin

Azathioprin (AZA) war lange Zeit die einzige immunsuppressive/zytotoxische Substanz, die zur Therapie von Autoimmunerkrankungen verwendet wurde. Es wird oral zu ca. 90% resorbiert und in der Leber gespalten, wobei das entstehende 6-Mercaptopurin die eigentliche Wirksubstanz darstellt. Es hemmt mehrere Enzyme des Purinstoffwechsels und beeinflußt vor allem die DNS-, weniger die RNS-Synthese. Da AZA im wesentlichen durch das Enzym Xanthinoxidase abgebaut wird, ist eine gleichzeitige Therapie mit Allopurinol kontraindiziert. Die *Beeinflussung der NK-Zellpopulation* ist der bedeutendste nachweisbare immun-modulatorische Effekt. Dies betrifft sowohl die Anzahl zirkulierender NK-Zellen, wie auch die Killerzellfunktionen, insbesondere die lytische Aktivität gegenüber Targetzellen und die ADCC. Suppressor/zytotoxische T-Zellen werden weniger beeinflußt. Ebenso bleiben Immunglobulinspiegel im wesentlichen unverändert, obwohl vor allem die Sekundärantwort vom IgG Typ supprimiert wird, wahrscheinlich durch einen suppressiven Effekt auf die terminale B-Zell-Differenzierung. Dabei ist die T-Zell-abhängige B-Zellantwort sensibler als die T-Zell-unabhängige. T-Zell-Funktionen wie Mitogen-induzierte Proliferation und gemischte Lymphozytenkultur lassen sich in vitro durch AZA supprimieren, während die Mitogenstimulierbarkeit bei Patienten mit rheumatoider Arthritis unter Therapie unverändert bleibt. Allerdings zeigen Zellen von Patienten mit aktiver RA ohnehin eine erheblich verminderte Stimulierbarkeit im Vergleich zu Zellen gesunder Probanden.

Auch bei Verwendung dieser Substanz muß etwa 6–8 Wochen abgewartet werden, bevor ein therapeutischer Effekt beurteilbar wird, da existierende aktivierte Zellpopulationen erst ihre Wirkung verlieren müssen. Im Gegensatz zu Cyclophosphamid hat AZA kaum ein relevantes teratogenes und carcinogenes Potential.

Methotrexat

Methotrexat (MTX) zählt als *Folsäureantagonist* zu den Antimetaboliten. Es hat eine 100fach größere Affinität zur Dihydrofolsäurereduktase als das natürliche Substrat. Es blockiert in menschlichen Zellen die Reduktion von Dihydrofolat zu Tetrahydrofolat und damit die Biosynthese von Adenin, Guanin und Thymidin. Hochdosiert ist es ein effektives Zytostatikum und wird niedrigdosiert als immunsuppressive Substanz eingesetzt. Wirkmechanismus ist eine *Blockade des Zellzyklus in der S-Phase*. MTX kann auch in den *Aminosäuretransport von aktivierten Lymphozyten* eingreifen. Es hemmt die Rosettenbildung von T-Zellen mit Schafserythrozyten. Bei längerer Therapie sind Veränderungen der Lymphozytensubpopulationen beobachtet worden, so eine *relative Zunahme der CD4 Zellen*, wahrscheinlich vor allem der naiven CD4+CD45R0+ Zellen (Suppressor-Inducer-Zellen), deren Zahl bei aktiver rheumatoider Arthritis häufig stark vermindert ist. Eine *verminderte Monozyten-Exsudation und Granulozyten-Chemotaxis* in entzündliche Gewebe konnten bei MTX beobachtet werden. Eine direkte *antiphlogistische Wirkung* durch Hemmung der Synthese von Leukotrienen durch Granulozyten wird diskutiert. Wenngleich kein Einfluß auf die Bildung von IL-1 durch Monozyten oder Makrophagen nachgewiesen werden konnte, *interferiert MTX dennoch mit einigen Interleukin-1 Effekten*. Auch ein Einfluß auf die Autoantikörperproduktion ist als Wirkmechanismus zu diskutieren.

Zahlreiche Studien weisen auf die gute therapeutische Wirksamkeit einer wöchentlichen MTX-Gabe hin. Die notwendige Dosis ist vergleichsweise wenig toxisch und bei RA-Patienten ohne ein erhöhtes Malignom-Risiko. Dagegen hat die Substanz ein ausgeprägtes teratogenes Potential. MTX wird bei oraler Gabe gut resorbiert. Zwar können zahlreiche Medikamente MTX aus seiner Eiweißbildung verdrängen, doch besteht bei einer vergleichsweise geringen Eiweißbindung von 50% kaum eine bedeutende Gefahr. Dagegen erhöhen sich bei Niereninsuffizienz Halbwertzeit und Toxizität. Nebenwirkungen sind Knochenmarksuppression, allergisch bedingte Infiltrative und fibröse pulmonale Manifestationen, gastrointestinale Beschwerden, Übelkeit, Mukositis, Haarausfall. Bei eingeschränkter Nierenfunktion ist eine MTX-Therapie nur bei strenger Indikation zu erwägen und in der Dosis zu reduzieren. Eine gleichzeitige antibiotische Therapie mit Sulfonamid-Trimethoprim-Kombinationen ist mit einem erhöhten Nebenwirkungsrisiko behaftet. Mit der Gabe von Leukovorin besteht eine Möglichkeit, therapeutisch gegen Intoxikationen vorzugehen.

Cyclophosphamid und Chlorambucil

Cyclophosphamid (CYC) und Chlorambucil gehören zu den alkylierenden Substanzen, die die DNA-Synthese unterbrechen und den Zellzyklus auf diese Weise in der prämitotischen Phase blockieren. In niedriger Dosierung hat CYC neben der Induktion einer Panlymphopenie durchaus differenziertere immunmodulatorische Effekte. So ist in Tierversuchen für CYC eine *höhere Empfindlichkeit von B-Zellen im Vergleich zu T-Zellen* beschrieben. Humane CD4-positive Helferzellen sind gegenüber CYC empfindlicher als CD8-positive zytotoxische T-Zellen. Eine *Reduktion der zirkulierenden Lymphozytenpopulationen* auf 50% des Ausgangswertes ist bei oraler Langzeittherapie nach 1–2monatiger Behandlung zu erwarten, auf ca. 25% nach 5–6 Monaten. Die *Hemmung der Aktivierung und Differenzierung von ruhenden B-Zellen* führt zu einer Verminderung der Immunglobulinspiegel. Obwohl CYC in Tierexperimenten die mitogen-induzierte T-Zellstimulation hemmt und diese Effekte in Experimenten mit humanen Zellen *in vitro* reproduzierbar sind, zeigten Verlaufskontrollen bei therapierten SLE-Patienten keinen Einfluß auf die Mitogen- oder anti-CD3-, wohl aber auf die anti-CD2-induzierte T-Zellproliferation.

56.1.5 HDivIG Therapie

Intravenöse hochdosierte Immunglobulinapplikationen haben inzwischen einen bedeutenden Stellenwert in der Therapie immunologisch bedingter Erkrankungen erreicht. Weit verbreitet ist der Einsatz von Immunglobulinen bei den idiopathischen thrombozytopenischen Purpura. Es existieren unterschiedliche Auffassungen über den Wirkmechanismus (Tab. 56/5) dieser Therapieform. Tabelle 56/6 gibt einige häufig erwähnte Mechanismen

Tab. 56/5: Hypothetische Wirkmechanismen der HDivIG Therapie

- Blockade von idiotypischen Antikörpern durch anti-idiotypische Antikörper
- Fc-Rezeptor-Blockade
- Blockade des RES
- Negatives Feed-back auf die Autoantikörperproduktion
- erhöhte Clearance von Immunkomplexen
- Anti-HLA-Klasse II-Antikörper
- Alloantikörper

Tab. 56/6: Mögliche Wirkmechanismen von antiinflammatorischen und immunmodulatorischen Substanzen

	wichtigste Zielzellen	bedeutsamer Wirkmechanismus
NSAIDs	Makrophagen	Hemmung der Cyclooxygenase
Corticosteroide	viele	Zytokin- und Prostaglandinsynthese, Chemotaxis Bindegewebsreaktionen, Lymphozytotoxizität
Antimalariamittel	Makrophagen	Antigen-Präsentation
	Granulozyten	Hemmung der O_2^-, H_2O_2 und $O_2\cdot$-Freisetzung
Goldverbindungen	viele	Bindung an extra- und intrazelluläre Proteine, Beeinträchtigung von Chemotaxis, Phagozytose, Freisetzung lysosomaler Enzyme und Immunglobulinproduktion
D-Penicillamin	B-Zellfunktion	Immunkomplexe und Rheumafaktoren
	Knorpelstoffwechsel	verminderte Kollagensynthese
Salazosulfapyridin	Lymphozyten	verminderte Lymphozytenstimulierbarkeit
	Granulozyten	Hemmung der O_2^--Bildung
Cyclophosphamid	T-Helferzellen	Lymphopenie, Zytokinfreisetzung
Azathioprin	NK-Zellen	Verminderte Zytotoxizität
	B-Zellen	Verminderte IgG-Produktion
Methotrexat	viele	Leukotrienbildung, Zytokinwirkung
HDivIG	B-Zellen	Autoantikörperproduktion, Immunkomplexbildung
Plasmapherese		Elimination von Autoantikörpern und zirkulierenden Immunkomplexen
Leukapherese	Monozyten	Elimination von aktivierten Zellpopulationen
	Lymphozyten	
Monoklonale Antikörper	T-Zellen	Elimination von T-Zellen und Modulation von T-Zellfunktionen
Cyclosporin A	T-Helferzellen	Zytokinfreisetzung (IL-2, IFN-γ)
Interferon-γ	Monozyten/Makrophagen	Zytokinproduktion, Antigenpräsentation
T-Zellvakzinierung	T-Zellen	Induktion von antiidiotypischen T-Zellklonen
Orale Toleranzinduktion	T-Zellen?	Aktivierung von inhibitorischen-T-Zellpopulationen

wieder. Unter der Vorstellung, daß das vielschichtige Immunsystem bei seiner Aktivierung unter anderem auch diesen Mechanismen gegenüber zugänglich ist, wurden Versuche mit HDivIG-Therapie auf zahlreiche «Autoimmunopathien» ausgedehnt. Berichte existieren über Therapieerfolge bei chronischer Polyarthritis des Erwachsenen, systemischer juveniler rheumatoider Arthritis, systemischem Lupus erythematodes, Myasthenia gravis, Kawasaki-Syndrom u. a. Bei der Regulation der humoralen Immunantwort werden wahrscheinlich B-Zell-Aktivierung und Differenzierung, und somit *Immunglobulin-Neusynthese und Autoantikörper-Synthese vermindert.* Weitere diskutierte Wirkmechanismen sind die *anti-idiotypische Blockade von Autoantikörpern, Fc-Rezeptor Blockade* und *Blockade des Retikulo-Endothelialen Systems.* Auch eine Beeinflussung der T-Zell-Populationen wurde beschrieben, wie z. B. *Verminderung der Zahl zirkulierender CD4 positiver T-Zellen* und aktivierter T-Zellen, Verminderung der CD4/CD8-Ratio. Auch bei Therapie der rheumatoiden Arthritis mit HDivIG konnten Veränderungen der Zellkinetik im peripheren Blut gezeigt werden. Die erhöhte Clearance von aktivierten zirkulierenden Zellen könnte eine verminderte Invasion dieser Zellen in die entzündlichen Gewebe zur Folge haben.

Zur Gewährleistung der vollständigen Wirkung von Immunglobulinpräparationen sollten chemisch nicht modifizierte *komplette Immunglobuline mit Fc-Teilen* verwendet werden. Welche Bedeutung den in den gepoolten Präparaten vorkommenden Alloantikörpern zukommt, ist noch zu untersuchen. Placenta-eluiertes IgG ist wegen des Gehaltes an anti-HLA-Klasse II Antikörpern versucht worden.

56.1.6 Plasmapherese und Leukapherese

Prinzip der Plasma- und Leukapherese ist die selektive Entfernung der aktuell zirkulierenden Blutbestandteile. Für Immunkomplexe und Autoantikörper gilt, daß durch Entfernung ihres zirkulierenden Anteils eine Verminderung der Krankheitsaktivität erreicht wird. Indikationen einer solchen Therapie sind z. B. Immunkomplexvaskulitiden, ein systemischer Lupus erythematodes und andere vorwiegend Autoantikörper-positive Autoimmunopathien. Bei der rheumatoiden Arthritis werden weniger serologische Parameter als vielmehr eine zelluläre Aktivierung, wie z. B. antigenspezifische Lymphozyten und aktivierte Monozyten, für das entzündliche Geschehen verantwortlich gemacht. Bei der Leukapherese können diese Zellpopulationen entfernt werden.

Ähnliche Ergebnisse wurden bei Erwachsenen in Einzelbeschreibungen mittels Ductus thoracicus-Drainage und nach totaler Lymphknotenbestrahlung erzielt. Die Ductus thoracicus-Drainage ist als invasiver Eingriff im Kindesalter unerprobt. Bei der totalen Lymphknotenbestrahlung besteht langfristig ein hohes Risiko für schwere bakterielle Infektionen und für eine Induktion von Neoplasien, wodurch auch diesem Verfahren bei Kindern keine therapeutische Rolle zukommen wird.

56.1.7 Antithymozytenglobuline und monoklonale Antikörper

Aus tierexperimentellen Ansätzen weiß man um die Bedeutung der T-Zellen für den Entzündungsprozeß, für die Transplantatabstoßung sowie für die Initiierung und Unterhaltung von Autoimmunerkrankungen. Verschiedene experimentell induzierte Erkrankungen lassen sich durch Anti-Thymozytenglobulin oder monoklonale anti-T-Zell-Antikörper wirksam beeinflussen.

Durch ihren Einsatz in der Transplantationsmedizin liegen Erfahrungen in der Gabe von anti-Thymozytoglobulinen vor. Auch monoklonale anti-T-Zell-Antikörper sind zuerst in der Transplantationsmedizin zum Einsatz gekommen. Im Gegensatz dazu befindet sich die Therapie von Autoimmunerkrankungen mit anti-T-Zell monoklonalen Antikörpern erst in der Experimentierphase. Die bisher durchgeführten Pilotstudien mit Einsatz von Antithymozyten Globulin (ATG) und monoklonalen anti-T-Zell-Rezeptor-, anti-CD5-, anti-CD7- und vor allem anti-CD4-Antikörpern haben erstaunliche klinische Effekte erzielt (s. u.). Bei Einsatz von ATG ist allerdings häufiger mit schweren Nebenwirkungen wie Fieber, Urtikaria, Thrombopenie und vaskulitischen Manifestationen zu rechnen (= Serumkrankheit). Neben den genannten monoklonalen Antikörpern gegen Antigene auf der Membran von T-Zellen sind Antikörper gegen das CD25 – den Interleukin-2 Rezeptor – und Antikörper gegen konstante HLA-Klasse II-Domänen von potentieller Bedeutung, da sie direkt mit dem Antigen-abhängigen Aktivierungsmechanismus interferieren können (Abb. 56.1).

Von besonderem Interesse sind die Ergebnisse der Therapiestudien mit anti-CD4-Antikörpern. Das CD4-Antigen befindet sich

Möglichkeiten der spezifischen Immunintervention

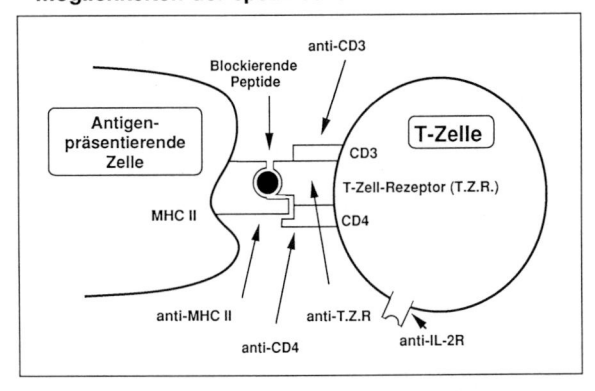

Abb. 56/1: Möglichkeiten der Immunintervention durch Bindung von monoklonalen Antikörpern und Peptiden an beteiligten Proteinen der Antigenpräsentation, Antigenerkennung und Zellaktivierung.

natürlicherweise in größter Dichte auf der Oberfläche von T-Helfer-Zellen und ist in geringer Dichte auch auf anderen Zelloberflächen nachweisbar (Monozyten/Makrophagen, Eosinophilen, Langerhanszellen). Unter besonderen Stimulationsbedingungen wie z. B. nach Organtransplantation exprimieren auch Leberparenchymzellen und Nierenepithelien das CD4-Antigen. Die Bedeutung des CD4-Antigens für diese Zellen ist noch nicht geklärt. Dagegen ist die Funktion des CD4-Antigens auf T-Zellen sehr gut untersucht. Schon bei der Reifung und Prägung der T-Zellen intrauterin im Thymus kommt dem CD4-Antigen offensichtlich eine große Bedeutung zu. Seine Bedeutung liegt insbesondere in der Erkennung und Stabilisierung der für die Antigenpräsentation wichtigen T-Zellrezeptor-HLA-Klasse II Interaktion (s. S. 18). Wegen der Beteiligung der CD4-Antigens an dieser Antigenpräsentation, ist eine Blockade der Zell-Zell-Interaktion durch anti-CD4 Antikörper ein sinnvoller Therapieansatz. Das CD4-Antigen ist zudem direkt in den Aktivierungsmechanismen der T-Helferzelle involviert. Intrazelluläre Anteile des CD4-Antigens besitzen eine Enzymaktivität, durch die wahrscheinlich die Zellaktivierung reguliert wird. T-Helferzellen bilden bei der rheumatoiden Arthritis den Hauptanteil der in die entzündliche Synovialmembran infiltrierenden Zellen und zeigen häufig einen aktivierten Phänotyp. Immunhistologische Untersuchungen belegten eine enge Nachbarschaft dieser aktivierten T-Zellen mit Antigen-präsentierenden Makrophagen und anderen akzessorischen Zellen.

Bei den bisherigen Behandlungsversuchen von Patienten mit therapierefraktärer rheumatoider Arthritis wurden anti-CD4 Antikörper intravenös infundiert. Dieser Infusion folgte eine drastische Verminderung der zirkulierenden T-Zellen im peripheren Blut. Nach einer einwöchigen Therapie wurde eine ca. 8 Wochen dauernde Verminderung der Anzahl zirkulierender T-Helferzellen beobachtet. Parallel hierzu wurden in allen unkontrollierten Pilotstudien signifikante klinische und laborchemische Verbesserungen beobachtet. Klinische Effekte bis hin zu lang anhaltenden Remissionen zeigten sich in der Regel früh und in einigen Fällen schon während der Therapiezeit. Ansprechraten lagen zwischen 50% und 100%, die Dauer der Remissionen war mit Zeiträumen zwischen 3 Wochen und 1–2 Jahren sehr unterschiedlich. Unter kritischer Berücksichtigung des jeweiligen Studiendesigns und der Tatsache, daß aus ethischen Gründen nur therapie-refraktäre Patienten behandelt werden konnten, sind dies erstaunliche Ergebnisse. Zwar werden auch für die klassischen Langzeit-Antirheumatika Ansprechraten von 50–70% angegeben, doch weist der rasche klinische Effekt bei der Antikörpertherapie auf eine gezielte Beeinträchtigung der entzündlichen Aktivität hin. Vergleichbar gute Resultate konnten bei der Therapie von chronisch entzündlichen Darmerkrankungen mit anti-CD4 Antikörpern erzielt werden.

Wenngleich in Tierversuchen eine Toleranz gegen Fremdantigene durch murine anti-CD4 Antikörper induzierbar war, so wurden bei Anwendung am Menschen eine gering ausgeprägte Anti-Maus-Antikörperbildung und auch allergische Reaktionen bei wiederholter Therapie beobachtet. Neuere Therapieversuche mit chimären Antikörpern (Antigenbindungsstelle von der Maus und Fc-Teile des Menschen) sollen dieses Problem bei sonst sehr guter Verträglichkeit der monoklonalen Antikörper überwinden helfen.

56.1.8 Zytokininhibitoren (Cyclosporin A, FK 506)

Cyclosporin A (CSA) und FK 506 sind zyklische Polypeptide, die aus Pilzen gewonnen werden. In therapeutischer Dosis ist CSA, eine nicht lymphozytotoxische Substanz, ein außerordentlich potenter Inhibitor T-zellulärer Funktionen und somit das erste spezifische Immunsuppressivum. CSA *hemmt die Sekretion von Interleukin-2 und anderen Zytokinen* (IL-3, IFN-γ, TNF-α und -β) *und die Expression des Interleukin-2-Rezeptors*. Angriffspunkt dürfte die Transkription der entsprechenden Gene sein. Interleukin-2 ist ein wichtiger Wachstumsfaktor für aktivierte T-Zellen und sein Rezeptor wird nur auf aktivierten Zellen exprimiert. So kann die autokrine Vermehrung aktivierter T-Helferzellklone ebenso beeinflußt werden wie die Aktivierung von zytotoxischen T-Zell-Klonen und die Produktion von T-Zell-abhängigen Antikörpern (Abb. 56/2).

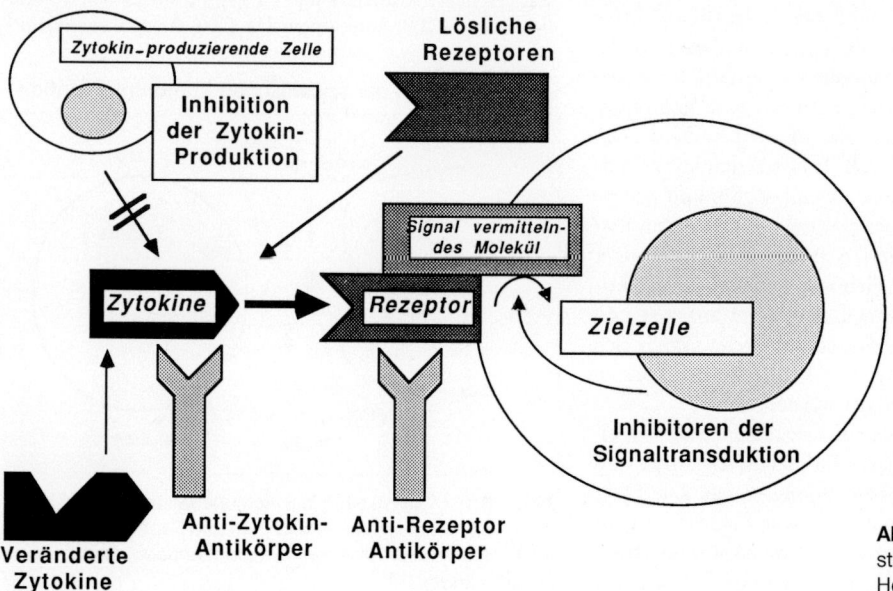

Abb. 56/2: Schematische Darstellung der Möglichkeiten zur Hemmung der Zytokinwirkung.

CSA wurde schon 1978 in der Transplantationsmedizin eingesetzt und hat sich v. a. zur Prophylaxe der Transplantatabstoßung und der «Graft versus host reaction» (GVHR) bewährt. In einigen Studien wurde die Wirksamkeit von CSA bei Autoimmunopathien untersucht. Zur Therapie sind bereits niedrige Dosierungen unter 5 mg/kg ausreichend, eine Dosierung, in der Nebenwirkungen selten beobachtet werden.

FK 506 ist ebenso spezifisch, aber als neuere Substanz noch nicht so gut untersucht wie CSA. Schon in bedeutend niedrigerer Dosis werden Interleukin-2 und IFN-γ-Sekretion vermindert. Die Produktion von IL-3, einem Wachstumsfaktor vieler hämatopoetischer Zellreihen, wird erst in höherer Dosierung vermindert. Erste klinische Anwendungen dieser neuen Substanz zeigten eine gute immunsuppressive Wirkung ohne nephrotoxisches, aber vielleicht neurotoxisches Potential.

56.1.9 T-Zellvakzinierung

Das Prinzip der T-Zellvakzinierung besteht in der Expansion autoreaktiver T-Zellklone in vitro, welche dann fixiert und einer Vakzinierung entsprechend reinjiziert werden. Bei der rheumatoiden Arthritis können autoreaktive T-Zellklone aus dem peripheren Blut oder aus der synovialen Flüssigkeit gewonnen werden. Die Expansion von in vivo aktivierten T-Zellen erfolgt durch Zugabe von Interleukin 2. Nach Fixation der autoreaktiven T-Zellklone wird durch Vakzinierung eine gegen den injizierten T-Zellrezeptor gerichtete Immunantwort erwartet. Antiautoreaktive T-Zellrezeptor-spezifische T-Zellen sollen dann in vivo einen Suppressionseffekt ausüben (Abb. 56/3). Die sehr stimulierenden Erfahrungen aus Tierexperimenten konnten bisher nicht auf den Menschen übertragen werden. Eine vergleichbare Strategie wird durch Immunisierung mit synthetischen T-Zell-Rezeptor-V-Region-Peptiden verfolgt. Über Anwendungen am Menschen liegen derzeit noch keine Erfahrungen vor.

56.1.10 Immunstimulation (Thymushormone)

Thymopentin ist das wirksame Pentapeptid des Thymushormones Thymopoietin. Es induziert die phänotypische Differenzierung und Reifung von T-Zellen. In vitro hemmt es die B-zelluläre Differenzierung. Wenngleich über eine klinische Anwendung schon vor 10 Jahren berichtet wurde und auch rasche klinische Besserungen beschrieben wurden, ist die klinische Bedeutung dieser Substanz bisher gering.

56.1.11 Spezifische Orale Toleranz-Induktion

Über die Schleimhäute erhält das Immunsystem Kontakt zu den meisten Fremdantigenen. Dieser Kontakt führt nur selten zu einer Immunisierung, die dann in der Regel Ausdruck einer immunologischen Störung ist, etwa eine Nahrungsmittelallergie. Diese Hyporeaktivität des Mukosa-nahen Immunsystems nennt man orale Toleranz.

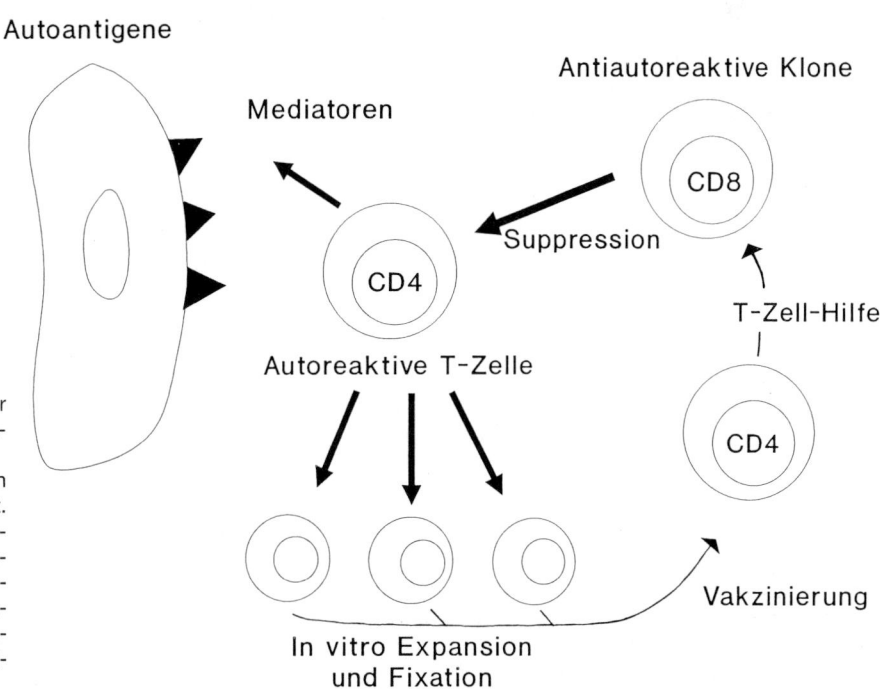

Abb. 56/3: Hypothetischer Mechanismus der T-Zell-Vakzinierung
Autoreaktive T-Zellen werden in vitro expandiert und fixiert. Bei der Vakzinierung mit Autoantigen-spezifischen T-Zellrezeptoren wird eine anti-idiotypische Immunantwort induziert, die in vivo zur Suppression der autoreaktiven Zellklone führt.

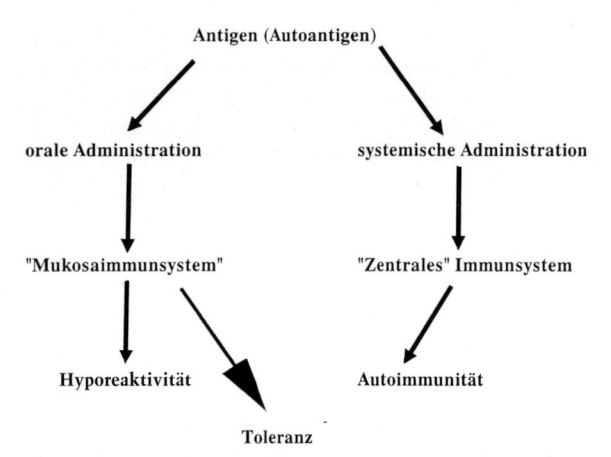

```
                    Antigen (Autoantigen)
                    ╱                    ╲
          orale Administration    systemische Administration
                    ↓                         ↓
          "Mukosaimmunsystem"        "Zentrales" Immunsystem
                    ↓                         ↓
             Hyporeaktivität            Autoimmunität
                        ↘        ↙
                         Toleranz
```

Abb. 56/4: Hypothetischer Mechanismus der oralen Toleranz-Induktion
Werden Antigene oral zugeführt, so treffen sie zunächst auf das mukosale Immunsystem. Eine Toleranz als resultierende Immunantwort ist gegenüber der Intoleranz (Nahrungsmittelallergien) ein Vorteil, der bei oraler Administration von Autoantigenen therapeutisch genutzt wird. Die induzierte Toleranz z. B. durch regulative T-Zellklone oder Apoptose von antigen-spezifischen T-Zellklonen stehen der Autoimmunreaktion gegenüber.

Auf diese Fähigkeit des «mukosalen Immunsystems» beziehen sich Versuche, durch perorale Applikation von Autoantigenen eine Beeinflussung des «systemischen» Immunsystems zu bewirken (Abb. 56/4). Die Kollagen-Typ II-Arthritis und die Adjuvans-Arthritis gelten als Tiermodelle für die rheumatoide Arthritis. Bei diesen Modellen ließ sich durch orale Gabe der Antigene eine Verminderung der Schwere und Inzidenz der Arthritiden erzielen. Antikörpertiter, in vitro-Produktion von Antikörpern und T-Zell-Reaktivität gegen die zur Induktion verwendeten Antigene werden vermindert. Als erstes humanes Experiment einer oralen Toleranzinduktion wurde über eine verminderte Antikörperproduktion gegen das Rhesus-Antigen bei Rhesus-negativen Schwangeren mit Rh-Antigenexposition berichtet. Therapeutische Erfahrungen bei menschlichen Autoimmunerkrankungen müssen abgewartet werden.

56.1.12 Interferon-γ

Interferone (IFN) sind Proteine oder Glykoproteine, die nur von eukaryonten Zellen gebildet werden und antivirale, antiproliferative, aber auch immunregulatorische Eigenschaften besitzen. Genau wie die beiden anderen bekannten humanen Interferone IFN-α und IFN-β reguliert IFN-γ die Genexpression auf der Transkriptionsebene. Wahrscheinlich werden etwa 50–100 Gene durch Interferone reguliert. IFN-γ wird von Mitogen- oder Antigen-stimulierten T-Zellen gebildet und hat vielfältige immunmodulatorische Eigenschaften. Zur Therapie steht IFN-γ mittlerweile als rekombinantes Produkt zur Verfügung. Besondere Bedeutung hat IFN-γ bei der Induktion von Immunantworten. Präsentieren Monozyten/Makrophagen der antigen-spezifischen T-Zelle das entsprechende Antigen, so produzieren diese aktivierten T-Zellen IFN-γ. Dieses *induziert die Bildung von IL-1* durch Makrophagen, welches wiederum als T-Zell-Wachstumsfaktor die T-Zelle stimuliert und über eine vermehrte Produktion von IL-2 die autokrine T-Zellproliferation initiiert. IFN-γ induziert die Expression einiger für Immunreaktionen wichtiger Gene. Neben der verstärkten *Expression von Fc-Rezeptoren* und *HLA-Klasse I-Antigenen* kann die Expression von *HLA-Klasse II-Antigenen* auf immunkompetenten Zellen nicht nur verstärkt werden, IFN-γ kann auch in normalerweise nicht immunkompetenten Zellen die *aberrante Expression von Klasse II-Antigenen* induzieren.

IFN-γ *beeinflußt in vitro die Bildung von Prostaglandinen, Leukotrienen, Komplementbestandteilen und auch von Zytokinen* wie Tumor-Nekrosefaktor-α und Interleukin-1. Es moduliert so die Aktivität von Monozyten/Makrophagen, Granulozyten, T-, B- und NK-Zellen, aber auch von Endothelzellen und Fibroblasten. Bei Monozyten/Makrophagen stimuliert IFN-γ die Sekretion von IL-1, bei Monozyten/Makrophagen und Granulozyten die Produktion von Sauerstoffradikalen, die spontane Zytotoxizität ebenso wie die Expression von Fc-Rezeptoren und somit die ADCC, die Phagozytose und die antimikrobielle Aktivität. Als Antagonist zum IL-4 beeinflußt IFN-γ die Produktion von Immunglobulinen durch Plasmazellen.

In Abhängigkeit von bestimmten Bedingungen, wie der Menge, dem Grad der Voraktivierung und dem Zeitpunkt des Aktivierungsprozesses, kommt dem IFN-γ offensichtlich sowohl eine stimulierende wie auch eine inhibierende Rolle zu.

Bei der rheumatoiden Arthritis ist unter bestimmten experimentellen Bedingungen eine verminderte IFN-γ Sekretion in vitro nachweisbar. Die Bedeutung für die Behandlung der Sklerodermie liegt in der Verminderung der Kollagensynthese durch IFN-γ. Etwa 1000 Patienten mit rheumatoider Arthritis, Sklerodermie oder auch juveniler rheumatoider Arthritis wurden bisher mit IFN-γ behandelt. Zahlreiche offene aber auch kontrollierte Studien wiesen auf den therapeutischen Wert einer solchen Therapie hin. Primäre und sekundäre Zytokinwirkungen lassen Nebenwirkungen mit grippeähnlichen Zuständen mit Fieber, Übelkeit, Müdigkeit, Muskel- und Kopfschmerzen, Schwindel und gastrointestinale Beschwerden erwarten. Auf die Möglichkeit der Induktion von anti-IFN-γ-Antikörpern durch das rekombinante IFN-γ wird hingewiesen, wenngleich dem bisher keine klinische Bedeutung zugekommen ist. Nach Berücksichtigung der vorhandenen Studien wird trotz vergleichsweise großer klinischer Erfahrung der Einsatz von IFN-γ bei Autoimmunerkrankungen wegen der insgesamt mäßig ausgeprägten Wirksamkeit kontrovers diskutiert.

56.1.13 Antizytokine, Antizytokinrezeptoren

Zu dieser Substanzgruppe zählen der Interleukin-1-Rezeptorantagonist und ein spezifischer TNF-α-Inhibitor. Der IL-1-Rezeptorantagonist bindet an den IL-1 Rezeptor ohne eigene IL-1 Aktivität, während der TNF-α Inhibitor das Zytokin selbst bindet und so seine Wirkung am Rezeptor blockiert. Diese Zytokininhibitoren wurden aus dem Urin von fiebernden Patienten gewonnen, sie können auch aus dem Urin von Patienten mit Autoimmunopathien isoliert werden. Ihre klinische Bedeutung kann z. Z. noch nicht beurteilt werden.

56.2 Ausblick

Weitere immunmodulatorische Therapieansätze sind Substanzen wie z. B. Captopril, Östrogene, Clotrimazol, Immunotoxinen, Ciamexon, Interleukin-1-Inhibitoren, und die Kombination immunmodulierender Therapeutika, deren genaue Beschreibung jedoch den Rahmen dieses Kapitels sprengen würde. Die stetig wachsenden Kenntnisse der immunologischen Forschung haben Anlaß zu zahlreichen Ansätzen zur immunmodulatorischen Therapie gegeben. Es bleibt abzuwarten, welchen Stellenwert die einzelnen Verfahren bei der zukünftigen Therapie von Autoimmunkrankheiten einnehmen werden.

Literatur

Abrahamson, S. B., G. Weissmann: The mechanisms of action of nonsteroidal antiinflammatory drugs. Arthritis Rheum 32, 1989: 1–9.
Brooks, P. M., R. O. Day: Nonsteroidal antiinflammatory drugs-differences and similarities. NEJM 1991 323: 1716–1725.
Brune, K.: Die Beeinflussung von Entzündungsreaktionen durch Pharmaka. In Klinische Rheumatologie, Hrsg. J. R. Kalden, Springer Verlag 1988.
Cohen, I. R., H. L. Weiner: T-cell vaccination. Immunol today 9, 1988: 332–335.
Comer, S. S., H. E. Jasin: In vitro immunomodulatory effects of sulfasalazine and its metabolites. J Rheumatol 15, 1988: 580–586.
Day, R. O., G. G. Graham, K. M. Williams: Pharmakokinetics of nonsteroidal antiinflammatory drugs. Baillieres Clin Rheumatol 1988, 2: 363–93.
Fox, D. A., W. J. McCune: Immunologic and clinical effects of cytotoxic drugs used in the treatment of rheumatoid arthritis and systemic lupus erythematosus. In Therapy of autoimmune diseases, Eds. Cruse J. M., R. E. Lewis, Karger, Basel 1989: 20–78.
Horneff, G., G. R. Burmester, F. Emmrich, J. R. Kalden: Treatment of rheumatoid arthritis with an anti-CD4 monoclonal antibody. Arthritis Rheum 34, 1991: 129–140.
Kanerud, L., I. Hafström, B. Ringertz: Effect of sulfasalazine and sulfapyridine on neutrophil superoxid production: role of cytosolic free calcium. Ann Rheum Dis 49, 1990: 296–300.
Karsh, J., J. H. Klippel, P. H. Plotz, J. L. Decker, D. G. Wright, M. W. Flye: Lymphapheresis in rheumatoid arthritis. Arthritis Rheum 1981 24: 867–73.
Lewis, A. J., D. T. Walz: Immunopharmacology of gold. Progress in Medical Chemistry 19, 1982: 1–55.
Malaise, M. G., P. Franchimant, Bach-Andersen, H. Gerber, H. Stocker: Treatment of active rheumatoid arthritis with slow intravenous injections of thymopentin. Lancet 1985: 832–836.
Miyachi, Y, A. Yoshioka, S. Imamura, Y. Niwa: Antioxidant action of antimalarials. Ann Rheum Dis 45, 1986: 244–248.
Paulus, H. E., H. I. Machleder, S. Levine, D. T. Y. Yu, N. S. MacDonald: Lymphocyte involvement in rheumatoid arthritis: studies during thoracic duct drainage. Arthritis Rheum 1977 20: 1249–62.
Pinals, R. S., S. B. Kaplan, J. G. Lawson, B. Hepburn: Sulfasalazine in rheumatoid arthritis. Arthritis Rheum 29, 1986: 1427–1433.
Yocum, D. E., R. L. Wilder, S. Dougherty, J. H. Klippel, S. Pillemer, S. Wahl: Immunologic parameters of response in patients with rheumatoid arthritis treated with cyclosporin A. Arthritis Rheum 33, 1990: 1310–1315.

IV Systemische Autoimmun- und rheumatische Erkrankungen

B. Spezieller Teil

57 Juvenile rheumatoide Arthritis
V. Wahn

Das Krankheitsbild der juvenilen rheumatoiden Arthritis (im europäischen Raum von einigen Rheumatologen auch als «juvenile chronische Arthritis» bezeichnet) ist gekennzeichnet durch die exsudative Entzündung an einem oder mehreren Gelenken, die sich klinisch in Form von *Schmerzen, Schwellung, Rötung, Überwärmung und Funktionseinschränkung* bemerkbar macht. Die Dauer der Arthritis sollte gemäß ARA (American Rheumatism Association) mindestens 6 Wochen betragen, gemäß EULAR (European League against Rheumatism) mindestens 3 Monate. Neben der rein *artikulären Symptomen* kann es auch zu *extraartikulären Manifestationen* kommen.

Da es keine eine JRA beweisenden Untersuchungen gibt, basiert die Diagnose u. a. auf dem Ausschluß von Differentialdiagnosen (s. S. 437). Unter Berücksichtigung der Zahl befallener Gelenke unterscheiden wir Monarthritis, Oligoarthritis (2–4 Gelenke) und Polyarthritis. Beim systemischen Befall sprechen wir von Still-Syndrom (= systemische JRA). Eine Unterteilung der JRA in 5 Subgruppen (Tab. 57/1) hat sich international bewährt.

57.1 Häufigkeit, Geschlechtsverteilung

Für den deutschsprachigen Raum liegen bisher keine guten Prävalenzzahlen vor. Die Größenordnung dürfte jedoch im Bereich anderer Länder liegen: Die *Prävalenz* einer definitiven JRA wird in der USA mit ca. *113/100 000 Kinder unter 16 Jahren* angegeben. In einer schwedischen Studie wurde die Prävalenz mit 56/100 000 ermittelt. Das Verhältnis von Mädchen zu Jungen lag in den USA bei 7:1, in Schweden bei 3:2.

57.2 Ätiologie, Pathogenese

Die Herkunft der Erkrankung ist weitgehend unbekannt. Streptokokkeninfektionen spielen im Gegensatz zum rheumatischen Fieber wahrscheinlich keine Rolle. Die rheumatoide Arthritis des Erwachsenen tritt bei appendektomierten und tonsillektomierten Patienten genauso häufig auf wie bei nicht operierten. Präzise Daten für die JRA fehlen leider. Bei der HLA B27 assoziierten Arthritis scheinen Kreuzreaktionen mit bakteriellen Peptidoglykanen eine Rolle zu spielen, bei anderen Formen mag dem Rötelnvirus eine gewisse ätiologische Bedeutung zukommen.

Das Auftreten von Autoimmunphänomenen wie antinukleären Antikörpern, Rheumafaktoren, T-Zell-Autoantikörpern, zirkulierenden Immunkomplexen u. a. legt einen *autoimmunologischen Ursprung* der Erkrankung nahe. Hierfür spricht auch die *genetische Assoziation einzelner Subtypen* der Erkrankung (s. Tab. 57/1). Weitere genetische Assoziationen bestehen zu Immunglobulin-Gm-Markern. Da spezifische Immunreaktionen nicht nur vom geeigneten Antigen-präsentierenden HLA-Antigen abhängen, sondern auch von einem geeigneten erkennenden T-Zellrezeptor, war zu erwarten, daß Krankheitsassoziationen mit bestimmten T-Zellrezeptor-Polymorphismen auftreten. Mittels RFLP sind solche bisher beschrieben für die Multiple Sklerose, die Myasthenia gravis, die membranöse Nephropathie, den Diabetes Typ I, Graves disease, die Autoimmun-Hypothyreose, den SLE und das Sjögren-Syndrom. Erste DNA-Analysen bei der JRA lassen Korrelationen zu bestimmten RFLP's erkennen. In Zukunft sind weitere, über den RFLP hinausgehende molekulargenetische Untersuchungen erforderlich.

Was die Pathogenese angeht, ist die juvenile Arthritis ausgesprochen wenig erforscht (Lang und Shore, 1990). In der Synovialis-Histologie bei JRA finden wir im Gegensatz zur RA weniger aktivierte T-Zellen und Plasmazellen, aber viele Monozyten. Immunkompetente B- und T-Zellen infiltrieren erst im Spätstadium der Erkrankung. Welche Mechanismen zur zellulären Infiltration beitragen, und welche Konsequenzen ihre Präsenz für die entzündliche Exsudation hat, bleibt Aufgabe und Thema zukünftiger Forschung.

57.3 Anamnese

Eine ausführliche Anamnese bei den betroffenen Kindern ist nicht nur im Hinblick auf die Klassifikation ihrer Erkrankung wichtig, sondern auch im Hinblick auf die Differentialdiagnose (s. S. 437). Man muß sich immer darüber im klaren sein, daß die Erkrankung durch keine Laboruntersuchungen bewiesen werden kann. Die Diagnose basiert letztlich auf einem präzisen *Ausschluß der*

Tab. 57/1: Juvenile Rheumatoide Arthritis = JRA (Beginn <18 J, Dauer > 3 Mo)

	seronegative JRA 90%				seropositive JRA
	systemische Form	polyart. Form	frühe oligoart. Form	späte oligoart. Form (Spondarthritis-Risiko)	
	15%	10%	50%	15%	10%
Geschlecht	♀ = ♂	♀ > ♂	♀ > ♂	♂ >>> ♀	♀ >>> ♂
Alter bei Beginn	meistens < 5 J	ganzes Kindesalter	meistens < 5 J	> 9 J	> 10 J
Gelenk-manifestationen	anfänglich häufig sehr diskret, alle Gelenke möglich	≥ 5 Gelenke, kleine und große Gelenke meist symmetrisch	≤ 4 Gelenke, große Gelenke bevorzugt, meist asymmetrisch	große Gelenke der unt. Extremitäten bevorzugt, meist asymmetrisch, später sacroiliacal	kleine und große Gelenke, meist symmetrisch und polyartikulär
Sonstige Manifestationen	hohes interm. Fieber, maculopap. Exanthem, Lymphadenopathie, Hepatosplenomegalie, Pericarditis	subfebr. Temp., Malaise, Befall d. Flexorsehnenscheiden/Hände, selten Perikarditis	selten	Tendovaginitis Achillessehne, plantare Fascitis, Calcaneitis pos. fam. Anamnese für Bechterew (gelegentlich)	subfebr. Temp., Malaise, Rheumaknötchen, IgM-Rheumafaktor pos., Befall d. Extensorsehnenscheiden (Hände) = Tenosynovitis
HLA-Assoziation	Bw 35	?	A2, DR 5, DRw8	B 27	DR 4
Iridocyclitis	selten	selten	25% chronisch	10% akut	selten
Antinukleäre AK	negativ	positiv 25%	positiv 60–80%	selten positiv	50–70% positiv
Radiologische Manifestationen	spät	spät	relativ früh (v. a. Knochenwachstumsstörungen)	spät	früh Erosionen, Destruktionen
Prognose	schwere Arthritis (25%), Amyloidose, Infektionen	schwere Arthritis (10%)	schwerer Augenbefall (10–20%)	progressive Spondylarthropathie (M. Bechterew, 5–10%)	schwere Arthritis (50%)

differentialdiagnostisch infrage kommenden Krankheitsbilder.

Bei der *Familienanamnese* wird besonders auf erbliche Erkrankungen geachtet, die bekannterweise mit Gelenkbeschwerden einhergehen können, etwa eine Hämophilie, eine Hyperlipoproteinämie oder eine Agammaglobulinämie. Auch Erkrankungen mit eindeutiger familiärer Disposition sind zu erfragen, etwa der Morbus Bechterew oder eine Psoriasis.

Danach wird nach *Allgemeinsymptomen* gefahndet. Intermittierendes *Fieber* mit Spitzen bis 40 °C, oft verbunden mit Auftreten des spezifischen Exanthems (*Rash*), muß immer als Hinweis auf mögliche Viszeralbeteiligung angesehen werden. Es läßt sich durch Gaben von Antibiotika nicht beeinflussen. *Gewichtsabnahme* und schlechter Allgemeinzustand sollten immer zum Ausschluß einer Leukämie Anlaß geben. *Durchfälle* und *abdominelle Beschwerden* können auf verschiedene Erkrankungen hinweisen, wie z. B. alle reaktiven Arthritiden, Arthritiden bei Morbus Crohn oder Colitis ulcerosa, oder aber auch ein familiäres Mittelmeerfieber.

Was die Gelenkbeschwerden selbst angeht, wird unterschieden zwischen Mon-Arthritis (Befall eines Gelenkes), Oligo-Arthritis (Befall von 2–4 Gelenken) und Polyarthritis (Befall von 5 oder mehr Gelenken). Diese müssen nicht alle zum gleichen Zeitpunkt betroffen sein, sondern gelegentlich auch zeitlich versetzt. Das *Befallsmuster* der Gelenke ist ebenfalls wichtig. Wir fragen, ob die Beschwerden konstant oder intermittierend aufgetreten sind, ob sie symmetrisch oder asymmetrisch auftreten, oder aber von Gelenk zu Gelenk wandern, schließlich, ob und wie lange *Morgensteifigkeit* besteht. Diese Fragen können insbesondere bei oligosymptomatischen Verläufen des rheumatischen Fiebers Bedeutung erlangen. Auch zur Subklassifikation der JRA sind sie unerläßlich.

Die *Dauer der Beschwerden* insgesamt liefert wichtige Hinweise. Postinfektiöse Arthritiden machen Gelenkbeschwerden über nur wenige Wochen. Eine Variante der JRA muß erst bedacht werden, wenn die Beschwerden länger als 6 Wochen (EULAR: 3 Monate) bestehen. Nur gelegentlich kann die Diagnose eindeutig früher gestellt werden. Die *Umstände des Auftretens der ersten Krankheitssymptome* können wichtige differentialdiagnostische Hinweise liefern. Vorausgegangene Infekte oder Impfungen liefern Hinweise auf mögliche postinfektiöse Arthritiden, vorausgegangene Durchfallerkrankungen einen Hinweis auf z. B. Crohn-Arthritis, Reiter-Syndrom oder reaktive Arthritis.

Ähnlich wie das Allgemeinsymptom Fieber können bestimmte Symptome auf Organmanifestationen hinweisen, beispielsweise *Dyspnoe* auf kardiopulmonale Manifestationen.

Sind Patienten bereits medikamentös anbehandelt, so ist dies bei der Beurteilung in Rechnung zu stellen. Auch muß daran gedacht werden, daß Medikamente nicht nur bestimmte Krankheitssymptome mildern, sondern gelegentlich auch solche auslösen. Insgesamt hat also die Anamnese die Aufgabe,

1. den Ausschluß differentialdiagnostisch infrage kommender Erkrankungen zu erleichtern, und
2. eine Zuordnung der vorliegenden Erkrankungen zu einem Subtyp (s. u.) zu ermöglichen.

57.4 Untersuchung

57.4.1 Klinische Untersuchung

Die Untersuchung beginnt bei der *Inspektion* des Patienten. Bereits an der Haut können wichtige Krankheitszeichen zu sehen sein. Der typische, oft nur im Fieberschub vorhandene, rheumatoide Rash beim Still-Syndrom (Farb-Abb. FA 44 auf Farbtafel VIII) wird gebildet aus vorwiegend am Stamm lokalisierten makulo-papulösen Effloreszenzen mit einem Durchmesser von meist nicht mehr als 1 cm. Sie sind lachsrot, oft mit zentraler Aufhellung und erinnern teilweise an ein Erythema exsudativum multiforme. Morbilliforme oder rubeoliforme Exantheme können ebenfalls auftreten. Gelegentlich besteht Juckreiz. Rheumaknoten, wie sie bei Erwachsenen häufig vorkommen, sind beim Kind eine Rarität, die auch nur bei der seropositiven Polyarthritis beobachtet werden kann. Sie sind von den benignen Pseudorheumaknoten abzugrenzen, die histologisch einem Granuloma anulare gleichen.

Auch im Hinblick auf die Differentialdiagnose muß die Haut inspiziert werden. Ein Erythema anulare marginatum weist auf ein rheumatisches Fieber hin, Psoriasis-Effloreszenzen und Nagelveränderungen auf eine mögliche Psoriasis-Arthritis, ein schmetterlingsförmiges Erythem im Gesicht auf einen systemischen Lupus erythematodes. Auch eine Reihe weiterer Erkrankungen macht neben Gelenkbeschwerden auch typische Hauterscheinungen (Erythema nodosum, Keratoderma blenorrhagicum u. a.). Diesbezüglich sei auf weiterführende Literatur verwiesen (Jacobs, 1982; Cassidy und Petty, 1990).

Bei der internistischen Untersuchung wird insbesondere auf Hinweise für Viszeral-Manifestationen geachtet. Solche sind *Lymphadenopathie, Hepatosplenomegalie, perikarditisches Reiben, Dyspnoe oder Tachypnoe.*

Bei der *Gelenkuntersuchung* werden möglichst quantitative Befunde erhoben. Neben der Beschreibung, ob Rötung, Schwellung, Überwärmung und Schmerzhaftigkeit vorliegen, wird bei den betroffenen Gelenken die Beweglichkeit in Grad angegeben. Dies ermöglicht eine sinnvolle Verlaufskontrolle. Meßbare Gelenksumfänge (z. B. Knie) werden in cm gemessen. Die Halswirbelsäule, die insbesondere bei systemischem Verlauf befallen sein kann (Abb. 57/1), wird leider zu oft von der Untersuchung ausgespart. Hier sollte die Beweglichkeit in allen Richtungen dokumentiert werden. Langjährige Erkrankung der Kiefergelenke kann zu Kieferasymmetrie, Re-

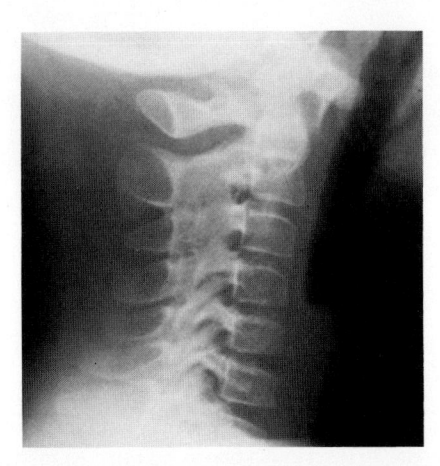

Abb. 57/1: Deutliche Blockwirbelbildung im HWS-Bereich bei einem 10jährigen Jungen mit Still-Syndrom.

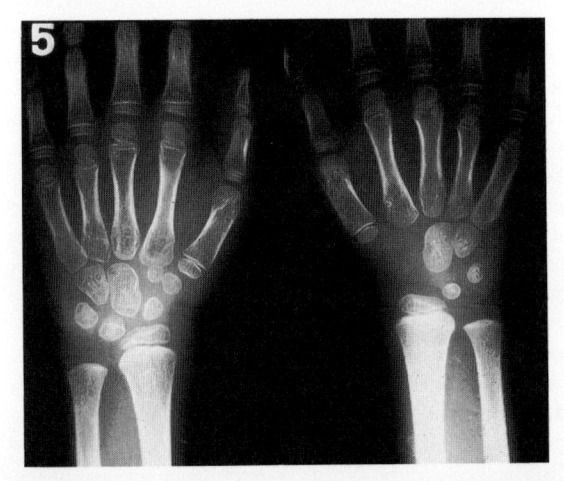

Abb. 57/2: Akzeleriertes Skelettalter bei Arthritis des linken Handgelenks

trognathie und Problemen bei der Nahrungsaufnahme führen. Am Kniegelenk wird im Bereich der Beugeseite nach prallelastischen Schwellungen gesucht. Hier finden sich gelegentlich sogenannte Baker-Zysten, die Ausdruck der rheumatischen Erkrankung sind. Auch auf Sehnen und Sehnenscheiden ist zu achten. Oft liegt ja nicht nur eine Arthro-Synovitis vor, sondern auch eine Tendo-Synovitis (Farb-Abb. FA 45 auf Tafel VIII). Diese Befunde sind zu dokumentieren. Dasselbe gilt für Atrophien von bestimmten Muskelgruppen. Die Vermessung der Kinder gestattet den Nachweis von lokalen und systemischen Wachstumsstörungen (Abb. 57/2).

57.4.2 Laboruntersuchungen

Labortests haben folgende Aufgaben:
1. Differentialdiagnostische Abgrenzungen (z. B. Streptokokken-Antikörper, Yersinia-Antikörper, Antikörper gegen Doppelstrang-DNA, CK u. a. m.).
2. Bestimmung der Krankheitsmarker (HLA-Typ, Rheumafaktoren, antinukleäre Antikörper).
3. Bestimmung der serologischen Entzündungsaktivität (insbesondere BSG, Akute-Phase-Proteine).
4. Überprüfung von Organfunktionen, insbesondere vor Einsatz bestimmter Therapeutika.

Zu 1.

Welche Tests hier durchgeführt werden, wird von der Anamnese und vom klinischen Befund abhängen. Zur Differentialdiagnose sei auf Kapitel 55 verwiesen.

Zu 2.

HLA-Antigene: Die HLA-Antigene, die neben dem HLA B27 Bedeutung als Krankheitsmarker haben, sind in Tab. 57/1 erwähnt. Insbesondere beim HLA B27 sei aber darauf hingewiesen, daß Assoziationen nicht nur zur späten oligoarthritischen JRA bestehen, sondern auch zur reaktiven Arthritis und zum Reiter-Syndrom, zum Morbus Bechterew, zur Psoriasis-Arthritis u. a. Neben diesen positiven Assoziationen gibt es negative (d. h. solche, wo das Erkrankungsrisiko bei gegebener HLA-Konstellation vermindert ist), wie etwa die der frühkindlichen Oligoarthritis mit DR1 und DR4.

Rheumafaktoren: Rheumafaktoren werden heute meistens lasernephelometrisch quantifiziert. Ihr Nachweis gelingt bei ca. 10% der kindlichen Rheumatiker. Bei der so definierten seropositiven Arthritis ist mit einem schweren Verlauf hinsichtlich der Gelenke zu rechnen, Viszeralmanifestationen sind selten.

Bei **antinukleären Antikörpern** ist die Nachweishäufigkeit sehr abhängig vom verwendeten Substrat. Bei den heute meist verwendeten HEp-2 Zellen finden sich bei kindlichen Rheumatikern in 50–70% positive Befunde. Für eine korrekte Bewertung dieser Befunde ist es wichtig zu wissen, daß 7% aller gesunden Kinder auf HEp-2 Zellen Titer bis zu 1/40 aufweisen. Die höchsten ANA-Titer über 1/320 finden sich bei der frühkindlichen Oligoarthritis. Die ANA verschwinden oft mit Einsetzen der klinischen Remission. Kinder mit Iridozyklitis haben höhere Titer als Kinder ohne Iridozyklitis. Die ANA weisen im allgemeinen nicht auf einen schweren Verlauf hin, nur bei seropositiver JRA muß mit mehr Erosionen und einem höheren Vaskulitisrisiko gerechnet werden. Die ANA-Muster sind meist homogen oder gesprenkelt. Welche Antigene im Zellkern erkannt werden, ist derzeit noch nicht bekannt. Angaben über Nachweise von Antikörpern gegen Einzelstrang-DNA schwanken zwischen 2/35 bis 12/26. Sehr selten wurden Antikörper nachgewiesen gegen Sm, RNP, PM1, SCL70, SSA, SSB, RANA, Histone. Mit neueren Untersuchungstechniken wie dem Western Blot konnten allerdings in ca. 50% Histon-Antikörper nachgewiesen werden. Die Präsenz von ANA weist nicht nur auf ein gesteigertes Iridozyklitisrisiko hin, sondern nach Studien an Erwachsenen auch auf das Risiko

einer gesteigerten Toxizität von D-Penicillamin oder Gold.
Weitere Autoantikörper wie solche gegen Kollagen Typ I oder II, gegen Cardiolipin, gegen T-Zell-Subpopulationen u. a. haben bisher nicht die Rolle von Krankheitsmarkern spielen können.

Zu 3.

Zur Beurteilung der Entzündungsaktivität können eine Reihe von Blutuntersuchungen herangezogen werden. Als geeignet hat sich hierzu die BSG erwiesen, zusätzlich die quantitative Bestimmung der Akute-Phase-Proteine (Coertuloplasmin, Haptoglobin, α1-Glykoprotein, α1-Antitrypsin, CRP). Weniger geeignet sind der Kupfer-Eisen-Quotient, die Leukozytose oder die Linksverschiebung. Auch die Elektrophorese bringt im Vergleich zur quantitativen Bestimmung der Akute-Phase-Proteine keine zusätzlichen Informationen.
Die Immunglobuline können zum Teil als Ausdruck der chronischen Entzündung erhöht sein. Sie sind aber als Aktivitätsmarker weniger geeignet als die oben erwähnten. Die Immunglobulin-assoziierten Oligosaccharide sind sowohl bei der JRA wie auch bei der RA in unterschiedlichem Ausmaß vermindert galaktosyliert. Das Ausmaß der verminderten Galaktosylierung korreliert mit der Krankheitsaktivität.
Die Prävalenz des selektiven IgA-Mangels im Kollektiv von JRA-Patienten liegt mit 2 bis 4% deutlich über der der Allgemeinbevölkerung. Bei 77% dieser Kinder werden anti-IgA-Autoantikörper gefunden, während beim IgA-Mangel ohne JRA solche Autoantikörper nur in 25–30% nachweisbar sind.

Zu 4.

Der Einsatz nichtsteroidaler Antirheumatika verlangt eine intakte Nierenfunktion. Diese ist daher bei allen Rheumatikern zu überprüfen. Neben den NSAID können insbesondere die Basistherapeutika wie D-Penicillamin und Gold Organschäden verursachen (s. u.). Die gründliche Durchuntersuchung der Kinder vor Beginn der antirheumatischen Therapie gestattet es, im Verlauf Krankheits- und Therapie-bedingte Schäden voneinander zu unterscheiden.

57.4.3 Ophthalmologische Untersuchungen

Chronische Uveitiden treten oft in Verbindung mit der frühkindlichen ANA-positiven Oligoarthritis auf, akute Uveitiden in Verbindung mit der HLA B27-assoziierten späten Oligoarthritis. Nicht jede Uveitis ist allerdings rheumatischen Ursprungs. Tab. 57/2 gibt eine Übersicht über die Differentialdiagnose.

Tab. 57/2: Differentialdiagnose der Uveitis (in absteigender Häufigkeit, modifiziert nach Rosenbaum, 1989)

- Nicht-spezifisch
- Pars planitis
- Reiter-Syndrom
- Sarkoidose
- M. Bechterew
- Toxoplasmose
- Sjögren-Syndrom
- JRA
- Heterochromie-Cyclitis (Fuchs)
- Retinale Vasculitis
- M. Behçet
- HSV-Infektion
- HLA B27-assoziiert, ohne Arthritis
- Vogt-Koyanagi-Harada-Syndrom
- interstitielle Nephritis
- «Birdshot» Chorioidopathie
- Skleritis
- Lues
- akute retinale Nekrose
- M. Crohn
- Melanom, Lymphom
- weitere seltene

Pathogenese

Die Uveitis ist im Tiermodell durch T-Zellen übertragbar, welche zuvor durch das retinale Antigen S oder dessen immunogene Peptide sensibilisiert worden waren. Auch Rhodopsin und das Interphotorezeptorretinoid-bindende Protein (IRBP) scheinen relevante Autoantigene darzustellen. Das S-Antigen weist Sequenzhomologien zu einer Reihe viraler Peptide auf, so etwa zur Hepatitis B-DNA-Polymerase.
Jedes Kind mit einer Arthritis sollte mindestens alle 3 Monate dem Augenarzt vorgestellt werden. Dabei sollte nicht auf subjektive Beschwerden gewartet werden, da Symptome wie Kopfschmerzen, Schmerzen im Auge, Visusverlust nur in der Minderzahl der Fälle auftreten. Auch der Umgebung auffallende Zeichen wie gerötete Augen oder Anisokorie sind vergleichsweise selten. Die ophthalmologische Untersuchung sollte eine *Spaltlampenuntersuchung* mit einschließen.

57.4.4 Kardiologische Untersuchung

Nur eine begrenzte Zahl von Kindern mit Herzbeteiligung entwickelt subjektive Symptome oder bei den klinischen Untersuchungen auffällige Befunde. Es muß daher zumindest jeder Patient mit Anhaltspunkten für ein Still-Syndrom einer ausführlichen kardiologischen Untersuchung zugeführt werden, die die *zweidimensionale Echokardiographie* mit einschließt. Nur so werden kleinere Perikardergüsse sicher identifiziert, während größere

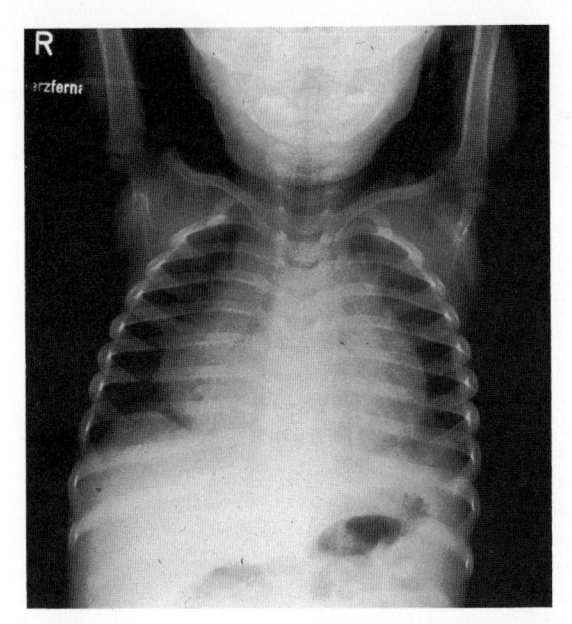

Abb. 57/3: Typische «Bocksbeutel»-Form des Herzens bei einem 1jährigen Mädchen mit Perikarderguß im Rahmen eines Still-Syndroms.

(Abb. 57/3) bereits röntgenologisch erkennbar sind. Myokarditis, Endokarditis und Klappenfehler sind im Vergleich zur Perikarditis erheblich seltener.

57.4.5 Lungenfunktionsprüfung

Neben einer Pleuritis werden in seltenen Fällen auch interstitielle Lungenerkrankungen im Sinne einer Pneumonitis beobachtet. Letztere können auch Nebenwirkungen bestimmter Medikamente repräsentieren. Insbesondere bei interstitiellen Lungenerkrankungen erweist sich neben der Röntgendiagnostik die Lungenfunktionsprüfung als sinnvoll und gestattet eine Longitudinalüberwachung. Findet sich eine extrathorakale Stenose mit inspiratorischem Stridor, ist an eine cricoarytenoide Arthritis zu denken.

57.4.6 Skelettszintigraphie

In einigen Fällen bietet die Skelettszintigraphie eine wesentliche diagnostische Hilfe: Bei Arthritiden findet sich typischerweise eine Aktivitätsanreicherung beidseits eines entzündeten Gelenkes. Diese Veränderungen sind bereits zu beobachten, bevor röntgenologische Hinweise auf eine Arthritis bestehen. Gelenknahe Tumoren und Osteomyelitiden führen im Gegensatz zur Arthritis nur zur Anreicherung proximal oder distal eines Gelenks. Die Szintigraphie kann auch für die Frühdiagnose einer Sacroiliitis hilfreich sein.

57.4.7 Röntgenuntersuchung

Jedes klinisch im Sinne einer Arthritis veränderte Gelenk sollte einer Röntgenuntersuchung unterzogen werden. Diese dient dazu, zum einen bestimmte differentialdiagnostisch infrage kommenden Erkrankungen auszuschließen, zum anderen eine Stadieneinteilung vorzunehmen und bestimmte therapeutische Entscheidungen daraus abzuleiten. Eine neuere Einteilung nach Larsen ist bei Kindern noch nicht ausreichend überprüft. Nach Steinbrocker (1949) unterscheiden wir **4 Krankheitsstadien**:

Stadium I: Eventuell gelenknahe Osteoporose, keine Destruktionen.
Stadium II: Osteoporose, eventuell geringe Usuren an Knorpel und subchondralem Knochen.
Stadium III: Osteoporose, eindeutige Knorpel- und Knochendestruktionen.
Stadium IV: Osteoporose, Knorpel- und Knochendestruktionen, knöcherne Ankylose (Abb. 57/4).

Um lokale Wachstumsstörungen (Abb. 57/2) frühzeitig erkennen zu können, empfiehlt es sich, die Röntgendiagnostik immer im Seitenvergleich durchzuführen.

57.4.8 Sonographie

Die Sonographie kann zur Beurteilung der Ausdehnung eines Gelenkergusses herangezogen werden. Auch ist sie oft hilfreich in der Diagnostik der Baker-Zysten.

57.4.9 Kernspintomographie

Auch die Kernspintomographie ist besonders gut geeignet zum Nachweis von Baker-Zysten. Eine Sacroiliitis kann mit derselben Sensitivität nachgewiesen werden wie im Computer-Tomogramm. Die Kernspintomographie liefert aber mehr Informationen über den Zustand des subchondralen Knochens und des periartikulären Knochenmarks. Mit Hilfe von Kontrastmittel kann die Verteilung von Gelenkflüssigkeit und Pannus besser beurteilt werden. Zudem werden Knorpelläsionen früher und genauer sichtbar.

57.4.10 Weitere Untersuchungen

Weitere diagnostische Maßnahmen ergeben sich aus entsprechenden Organmanifestationen: Eine Mitbeteiligung der Leber kann an Transaminasenerhöhungen, die anders nicht erklärt werden können, abgelesen werden. Die Niere hat ihre Bedeutung nicht nur im Hinblick auf Medikamententoxizität, sondern auch im Hinblick auf eine Amyloidose (s. Farb-Abb. FA 46 auf Farbtafel VIII): Eine Proteinurie kann als erster Hinweis auf eine einsetzende Sekundäramyloidose gewertet werden (in Einzel-

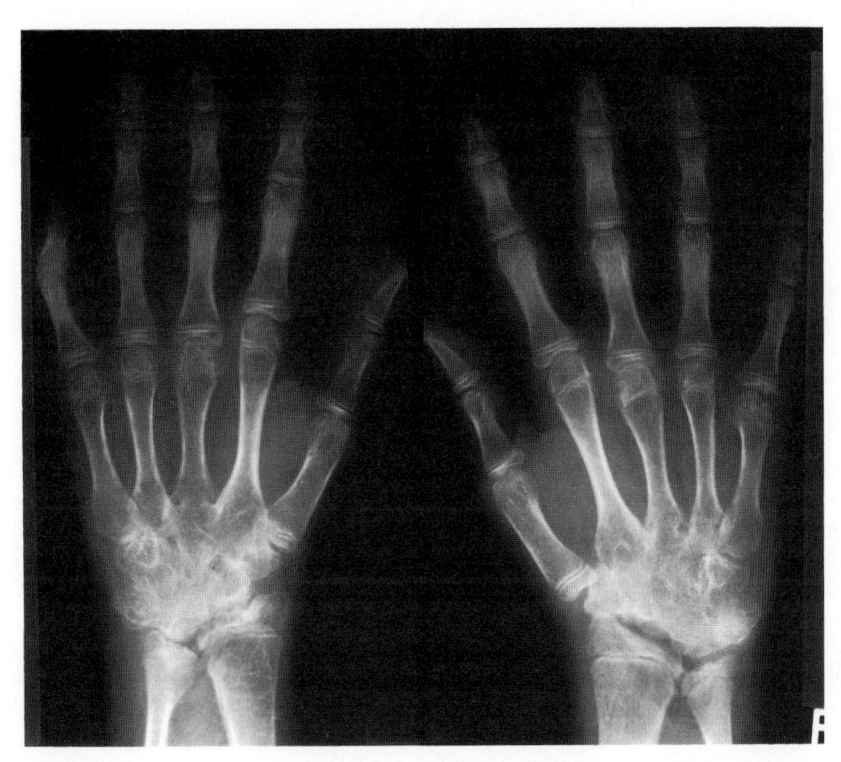

Abb. 57/4: Bilaterale carpale Ankylose bei einem 12jährigen Mädchen mit schwerer erosiver Polyarthritis.

fällen schon nach nur 1jährigem Krankheitsverlauf). Selten kommt es im Rahmen des Still-Syndroms zum Auftreten zentralnervöser Symptome wie Krämpfe, Verwirrtheit und Meningismus, ohne daß eine gleichzeitige Salizylattherapie durchgeführt worden wäre.

57.4.11 Diagnostische Eingriffe am Gelenk

Bei dem geringsten Verdacht auf eine eitrige (septische) Arthritis (meist Mon-Arthritis), sollte so früh wie möglich eine *Gelenkspunktion* erfolgen. Hier gilt, analog der eitrigen Meningitis, daß eine frühzeitige hochdosierte und gezielte antibiotische Therapie die Prognose der Kinder entscheidend verbessert. Auf optimale Bedingungen für die mikrobiologische Kultur muß geachtet werden. Besondere Schwierigkeiten treten dann auf, wenn Bakterien weder mikroskopisch noch kulturell identifiziert werden können, obwohl eine eitrige Arthritis vorliegt. Schwierig ist auch die Situation, wo im Rahmen einer JRA eine ausgeprägte synoviale Leukozytose mit Werten über 100 000 Leukozyten/µl auftritt, ohne daß hier eine bakterielle Genese vorliegt. In solchen Einzelfällen kann z. T. nur eine probatorische antibiotische Therapie bei der Differentialdiagnose weiterhelfen.

Insbesondere bei Knieschmerzen mit rezidivierenden Ergüssen, bei denen sich die Klinik nicht eindeutig einer JRA oder einer ihrer Differentialdiagnosen zuordnen läßt, kann die *Arthroskopie* weitere Klärung bringen. Sie ist geeignet insbesondere zur Diagnose von Meniskusläsionen, eines Scheibenmeniskus, von Knorpelschäden, osteochondralen Abscherungen (Frakturen), Osteochondrosis dissecans, synovialer Chondromatose oder Chondropathia patellae. Auch hämorrhagische Ergüsse wie etwa bei villonodulärer Synovitis oder synovialem Hämangiom können arthroskopisch weiter geklärt werden. Bei der JRA kann das Ausmaß der Pannusbildung beurteilt und der Knorpel inspiziert werden. Da die Arthroskopie insbesondere bei kleinen Kindern nur in Vollnarkose durchgeführt werden kann, ist auf eine strenge Indikationsstellung zu achten. Nach den Erfahrungen des Autors liegen Indikationen zur Arthroskopie bei deutlich unter 5% der Kinder mit Gelenkbeschwerden vor. Sie darf also nicht zum Ersatz für unzureichende internistische Diagnostik werden!

57.5 Therapie

Die Behandlung umfaßt im wesentlichen medikamentöse und physiotherapeutische Maßnahmen. Zudem sind in Einzelfällen nicht invasive und operative orthopädische Maßnahmen erforderlich. Ziel der Therapie ist es, nach Durchbrechung der Schmerzen die normale Gelenkbeweglichkeit und Funktion wieder herzustellen. Im Falle viszeraler Organmanifestationen müssen dort ablaufende

Entzündungsprozesse unter Kontrolle gebracht werden.

57.5.1 Medikamentöse Behandlung

Nicht-steroidale Antirheumatika

Die Behandlung wird bei allen Subtypen zunächst mit einem nicht-steroidalen Antirheumatikum (NSAR) durchgeführt. Während früher die *Acetylsalicylsäure* als Mittel der ersten Wahl eingesetzt wurde, stehen heute andere Substanzen zur Verfügung, die ähnlich wirksam, aber mit weniger Nebenwirkungen belastet sind, wenn man Studien bei Erwachsenen zugrunde legt. Auch bei Kindern gibt es aber inzwischen Hinweise, daß andere NSAR als Aspirin besser verträglich sind. Nachteile einiger dieser Substanzen bestehen allerdings darin, daß die Medikamenteneinnahme durch Spiegelbestimmung nur in wenigen Laboratorien verifiziert werden kann. Aus diesem Grunde gibt es für den Einsatz von Aspirin nach wie vor eine gewisse Berechtigung.

ASS wird in einer Initialdosis von 80 mg/kg KG/Tag, verteilt auf 3–4 Einzeldosen, verabreicht. Nach ca. 5 Tagen hat sich ein steady-state eingestellt. Eine *Spiegelkontrolle* 2–4 Stunden nach Medikamenteneinnahme sollte dann Spiegel zwischen 15 und 25 mg/dl ergeben. Wird dieser Spiegel nicht erreicht, sind entsprechende Dosisadjustierungen erforderlich. Bei gleichzeitiger Steroidmedikation ist der Bedarf an ASS zum Erreichen therapeutischer Spiegel erhöht. Die häufigste Nebenwirkung unter der Therapie ist die milde Transaminasenerhöhung, die etwa bei einem Drittel der behandelten Kinder auftritt. Schon bei therapeutischen Spiegeln werden Anstieg der sGOT und sGPT bis auf 200 E/l beobachtet. Sie sind meist trotz Fortführung der Behandlung reversibel. Alle übrigen Nebenwirkungen (Tab. 57/3) müssen dem Therapeuten bekannt sein, und dieser sollte auch die Eltern der behandelten Kinder über solche Nebenwirkungen aufklären. Die Wirkung von ASS ist meist bereits nach 1–2 Wochen zu erkennen, in Einzelfällen kann jedoch der Wirkungseintritt bis zu 8 Wochen auf sich warten lassen. Ist nach 8wöchiger Behandlungsdauer der Behandlungserfolg unbefriedigend, wird in der Regel eine Kombinationstherapie mit einer der unten aufgeführten Substanzen (nicht 2 NASR!) eingeleitet. Werden die therapeutischen Plasmaspiegel erheblich überschritten, können Intoxikationserscheinungen auftreten, worüber die Eltern ebenfalls aufgeklärt sein sollten.

Wird ASS aufgrund von Nebenwirkungen oder Intoleranzen nicht vertragen, oder bestehen andere Bedenken gegen ASS (z.B. wegen der vielen Tabletten, die geschluckt werden müssen), so kann auf andere NSAR übergegangen werden, über die sich auch bei Kindern nach inzwischen vieljähriger Erfahrung sagen läßt, daß sie ausreichend sicher und wirksam sind. Die Intaktheit der Nierenfunktion sollte vor Einsatz all dieser Substanzen überprüft worden sein. Als ASS-Alternativen kommen infrage Naproxen in einer Dosis von 10–15 mg/kg KG (2 Dosen), Diclofenac in einer Dosis von 2–4 mg/kg KG (3 Dosen), Indometacin in einer Dosis zwischen 2 und 3 mg/kg KG (2–3 Dosen), und Ibuprofen in einer Dosis von 30–40 mg/kg KG (3 Dosen).

Die Entscheidung darüber, welche der Substanzen verwendet wird, wird u.a. auch von der verfügbaren Darreichungsform abhängen: Während etwa ASS nur in Tablettenform verfügbar ist, gibt es Naproxen auch als Saft und Suppositorien, Diclofenac auch als Suppositorien und Indometacin auch als Saft und Suppositorien. Möglicherweise können NSAR systemisch eingespart werden, wenn sie dreimal täglich in Form von Gelen auf entzündete Gelenke aufgetragen werden. Bei Erwachsenen konnte dies für Diclofenac und Piroxicam gezeigt werden.

Läßt sich eine Erkrankung mit systemisch und lokal eingesetzten NSAR nur unzureichend kontrollieren, ist in der Regel eine Kombinationstherapie erforderlich.

Kortikosteroide

Kortikosteroide gehören zu den wirksamsten, aber auch, im Hinblick auf die potentiellen Nebenwirkungen, zu den gefährlichsten Substanzen, die dem pädiatrischen Rheumatologen zur Verfügung stehen. Stoeber (1976) gibt eine Übersicht über die Langzeitnebenwirkungen bei einem großen Patientenkollektiv (Tab. 57/4). Diese Nebenwirkungen sind der Grund dafür, daß der Einsatz der Steroide auf **wenige Indikationen** beschränkt bleiben sollte:

1. Das Still-Syndrom, sofern eine Behandlung mit einem nicht-steroidalen Antirheumatikum allein nicht erfolgreich ist,
2. die Iridozyklitis, die auf örtliche Mydriatika in Verbindung mit Steroidsalben oder -tropfen nicht anspricht,
3. die rheumatische Karditis, und
4. einzelne Fälle mit schwerem, nichtsystemischen Verlauf.

Zum Einsatz gelangen Prednison, Prednisolon oder Methylprednisolon. Die initiale Dosierung liegt zwischen 0,5 und 2 mg/kg KG, je nach Schwere des vorliegenden Falles. Wenn es der Zustand des Patienten erlaubt, erweist sich eine Einzeldosis, morgens verabreicht, als günstig. In

Tab. 57/3: Nebenwirkungen der Azetylsalizylsäure

- Gastrointestinale NW (Schmerzen, Blutungen, Ulzera, Nausea, Erbrechen)
- Hemmung der Thrombozytenaggregation (→ mind. 1 Woche vor Operation absetzen)
- Transaminasenerhöhung
- Aspirin-Hepatitis
- Kopfschmerzen, Schwindel
- Hyperventilation
- Tinnitus (Ohrgeräusche), Schwerhörigkeit
- Asthmaanfälle (bes. bei Pat. mit Asthma bronchiale und Polyposis nasi)
- Reye-Syndrom (nach Influenza A und Varizellen)?
- Salizylismus (Wesensveränderung, Müdigkeit, hyperkinetisches Verhalten, Exzitation, später Hyperpnoe, Störung im Säure-Basen-Haushalt, Hyperpyrexie, Krämpfe)

Tab. 57/4: Nebenwirkungen von Glukokortikoiden bei Langzeitanwendung (nach Stoeber 1976)

Klinische Zeichen	Häufigkeit (in %)
Pseudotumor cerebri	1,4
gastrointestinale Ulzera	3,6
Gastrointestinalblutungen	6,9
schwere Osteoporose (Kompressionsfrakturen)	9,7
Osteoarthropathie, M. Perthes	2,1
Wachstumsretardierung	18,4
Psychose	0,3
Cataracta (subkapsulär)	3,6
Cushingoider Habitus, Striae	
Nebenwirkungen insgesamt	**46,0**

den übrigen Fällen wird man um eine Verteilung auf 3–4 Einzeldosen nicht herumkommen. In lebensbedrohlichen Akutsituationen kann ein Steroidpuls von 30 mg/kg KG, als Kurzinfusion über 1–3 Stunden verabreicht, nützlich sein. Sind insbesondere Viszeralmanifestationen kontrolliert, kann eine wöchentliche Halbierung der Dosis vorgenommen werden. Angestrebt wird eine vollständige Elimination der Steroide aus dem Behandlungskonzept. Gelingt dies nicht, wird auf jeden Fall versucht, Steroide (etwa ab 0,5 mg/kg KG) alternierend einzusetzen, d. h. nur jeden zweiten Tag zu verabreichen und die gesamte Tagesdosis auf den Morgen vorzuziehen. Auf diese Weise paßt man sich dem endogenen Rhythmus der Nebenniere an und verringert das Risiko an Langzeitnebenwirkungen. Die rechnerische Cushing-Schwelle (7,5–10 mg/Tag bei 1,73 m^2 Körperoberfläche) sollte bei Langzeitmedikation nicht überschritten werden.

Neben der systemischen Anwendung können Steroide *auch lokal appliziert* werden, insbesondere als intraartikuläre Injektion. Verwendet werden dabei Kristallsuspensionen mit möglichst langer Halbwertszeit im Gelenk, wie z. B. 20–40 mg von Triamcinolon-Hexacetonid (Lederlon). Als mögliche Indikationen können gelten:

1. eine Mon-Arthritis, die auf nicht-steroidale Antirheumatika unzureichend anspricht,
2. die besonders floride Entzündung an einem Gelenk im Rahmen einer Oligo- oder Polyarthritis,
3. die Baker-Zyste (Poplitealcyste).

Intraartikuläre Steroidinjektionen sind in jedem Fall einer operativen Synovektomie vorzuziehen. Letztere kommt erst nach Scheitern der intraartikulären Injektionen in Betracht. Die Zahl der i.a. Injektionen sollte auf max. drei innerhalb von 12 Monaten begrenzt bleiben.

Progressionshemmende Substanzen

Obwohl progressionshemmende Substanzen von vielen Kinderrheumatologen routinemäßig eingesetzt werden, muß bei kritischer Durchsicht der Literatur auch heute noch gesagt werden, daß bei der Indikationsstellung für solche Substanzen nur ein mangelhaftes wissenschaftliches Fundament vorliegt. Trotz dieser unsicheren Basis müssen diese Substanzen in Ermangelung einer besseren Alternative besprochen werden.

Während die bisher erwähnten Substanzen vorwiegend entzündungshemmend und schmerzlindernd wirken, sollen die progressionshemmenden Substanzen den rheumatischen Krankheitsprozeß selbst verlangsamen oder verhindern. Die Substanzgruppe umfaßt im wesentlichen die Antimalariamittel, das Gold und das D-Penicillamin. Eventuell kommt dem Sulfasalazin eine vergleichbare Rolle zu.

Antimalariamittel Von den Antimalariamitteln werden bei Kindern in erster Linie Chloroquin und Hydroxychloroquin verwendet. Ihr Hauptindikationsgebiet sind mäßig exsudative Polyarthritiden, gelegentlich auch Oligo-Arthritiden. Wenn auch Studien über die Wirksamkeit dieser Substanzen widersprüchlich sind, wenden wir Antimalariamittel in unserer Klinik relativ großzügig an. Der Grund liegt in der guten Verträglichkeit und, bei guter Steuerung, der sehr niedrigen Toxizität. Chloroquin wird in einer Dosis von 4 mg Base/kg KG, Hydroxychloroquin in einer Dosis von 5–7 mg Base/kg KG/Tag verabreicht. Chloroquin ist in Tabletten von 150 mg Base, 50 mg Base und als Saft verfügbar. Wichtigste zu beobachtende Nebenwirkungen sind Schädigungen des Auges: eine z. T. irreversible Chloroquinretinopathie sowie reversible Kristallablagerungen in der Kornea. Auch wenn diese Nebenwirkungen sehr selten (evtl. bei Hydroxychloroquin noch seltener als bei Chloroquin) sind, muß bei Behandlung mit einem Antimalariamittel in Abständen von ca. 3 Monaten regelmäßig ein Ophthalmologe konsultiert werden. Beim geringsten Anhalt für medikamentös induzierte Schäden muß die Dosis reduziert oder (bei Retinopathie) das Medikament abgesetzt werden. An extraokulären Nebenwirkungen sind zu bedenken: Hautreaktionen, Photosensibilisierung, gastrointestinale, ZNS- und Kreislaufsymptome sowie Myopathie und Kardiomyopathie. Der maximale klinische Effekt ist nach spätestens 3 Monaten erreicht. Jenseits von 2 Jahren Anwendung von Chloroquin muß mit kumulativer Toxizität gerechnet werden. Es empfiehlt sich dann ein Wechsel der Therapie.

Gold Für stark exsudative Polyarthritiden, insbesondere RF-positive Formen, reicht die Wirksamkeit der Antimalariamittel manchmal nicht aus. Hier kann dann das Gold in seinen verschiedenen chemischen Zubereitungen verwendet werden. Es steht für die parenterale Applikation als Aureothiomalat (46% Goldanteil) und Aureothioglukose (50% Goldanteil) zur Verfügung. Seit einigen Jahren kann Gold auch auf oralem Wege (Auranofin) verabreicht werden. Vorläufige Veröffentlichungen zeigen, daß auch im Kindesalter mit einer Wirkung von Auranofin gerechnet werden kann, vergleichende Studien an großen Patientenkollektiven liegen jedoch bisher noch nicht vor. Daher sollte weiterhin der *parenteralen Goldtherapie der Vorzug gegeben* werden. Sie kann im übrigen auch vorsichtig auf «reine» Arthritiden beim Still-Syndrom angewendet werden, sobald die Viszeralsymptome kontrolliert sind.

Injektionen werden einmal pro Woche vorgenommen. Alle Dosierungen beziehen sich auf metallisches Gold. Man injiziert zunächst 10 mg, steigert dann wöchentlich um 10 mg, bis 1 mg/kg KG erreicht ist. Diese Dosierung wird so lange beibehalten, bis die klinische Wirkung eintritt. Dies ist meistens zwischen 3 und 4 Monaten, spätestens 6 Monate nach Beginn der Goldbehandlung der Fall. Von da ab reichen seltenere Injektionen (1 Injektion alle 2–4 Wochen) von 1 mg/kg KG zur Aufrechterhaltung des klinischen Effekts. Ein günstiger Einfluß auf die Erkrankung wird bei etwa der Hälfte der Patienten erkennbar. Bei den übrigen Patienten wird die Behandlung wegen Unwirksamkeit oder Nebenwirkungen abgebrochen. Wegen des hohen Risikos erfordert die Goldtherapie eine gewissenhafte ärztliche Überwachung, die in Tabelle 57/5 erläutert ist.

Aus Sicht der Immunologen ist es von besonderem Interesse, daß einige der beobachteten Nebenwirkungen offensichtlich einer genetischen Kontrolle unterliegen: Tragen Leukozyten eines Patienten die HLA-Antigene B8 und DR3, ist das Risiko für nephrotoxische Nebenwirkungen signifikant gesteigert. Die goldinduzierte Thrombozytopenie wird gehäuft bei Vorhandensein des HLA-DR3 gefunden, goldinduzierte Mundaphten gehäuft bei HLA-DR2. Dagegen scheint HLA-DR7 einen gewissen Schutz gegenüber toxischen Reaktionen zu bieten. Diese Befunde wurden zwar an Erwachsenen erhoben, dürften aber bei Kindern in gleicher Weise zu beobachten sein.

D-Penicillamin Dasselbe Indikationsgebiet wie Gold hat D-Penicillamin: stark exsudative hochentzündliche Polyarthritiden. Wegen der Häufigkeit an Nebenwirkungen wird D-Penicillamin selten und meist erst nach Scheitern einer Goldbehandlung verwendet. Dabei muß dann berücksichtigt werden, daß nach Abbruch der Goldbehandlung wegen Toxizität auch das Risiko für Penicillamin-abhängige Nebenwirkungen erhöht ist. Geht man von Gold auf D-Penicillamin über, so sollten mindestens 3 Monate verstrichen sein, bevor Penicillamin angewendet wird, weil bei abruptem Übergang das Nebenwirkungsrisiko weiter ansteigt. Ähnlich wie die Goldtherapie muß auch die Therapie mit D-Penicillamin sorgfältig ärztlich überwacht werden (Tabelle 57/6).

Penicillamin wird einschleichend dosiert. Man beginnt mit einer Tagesdosis von 5 mg/kg KG/Tag und steigert alle 14 Tage um dieselbe Dosis. Ist eine Maximaldosis von 20 mg/kg KG/Tag erreicht, wird die Substanz so lange weiter in dieser Dosis gegeben, bis eine klinische Wirkung einsetzt. Zeigt sich nach vollen 6 Behandlungsmonaten kein Effekt, kann die Therapie wegen Unwirksamkeit abgebrochen werden. Erweist sich dagegen der Patient als D-Penicillamin-Responder, so wird versucht, die Dosis auf eine Erhaltungsdosis von ca. 10–15 mg/kg KG/Tag zu reduzieren. Zur Prophylaxe der D-Penicillamin-induzierten Polyneuropathie sollte die Substanz nur in Verbindung mit täglichen Gaben von Vitamin B_6 in einer Dosis zwischen 10 und 20 mg/Tag verabreicht werden. Mit einer Wirkung von D-Penicillamin kann in ca. 50% der Fälle gerechnet werden, sofern D-Penicillamin primär eingesetzt wurde. Wurden die Patienten mit Gold vorbehandelt, verringert sich (zumindest bei Erwachsenen) die Erfolgschance auf ca. 30–40%.

Sulfasalazin Über Sulfasalazin liegen bei Erwachsenen mit verschiedenen rheumatischen Erkrankungen (rheumatoide Arthritis, seronegative Spondylarthropathien incl. M. Bechterew) Studien vor, die darauf hinweisen, daß Sulfasalazin vergleichbare Effektivität hat wie andere progressionshemmende Substanzen, jedoch eine erhebliche geringere Toxizität. Auch bei Kindern liegen einige positive Erfahrungsberichte vor. Danach ist die Substanz

Tab. 57/5: Überwachung der Goldtherapie (oral oder parenteral)

Mögliche Nebenwirkungen	Untersuchungsmaßnahme	Häufigkeit
Diarrhoe	Anamnese	bei jeder Untersuchung
Juckreiz	Anamnese	bei jeder Untersuchung
Alopezie	Anamnese, Befund	bei jeder Untersuchung
Konjunktivitis	Befund	bei jeder Untersuchung
Exantheme, Mundaphten, Leukopenie, Thrombopenie, Eosinophilie, aplastische Anämie	Befund, Anamnese, kompl. Blutbild	bei jeder Untersuchung zunächst 14tägig, nach 3 Monaten 4wöchentl.
Hypogammaglobulinämie	Immunglobuline	alle 6 Monate
Immunkomplexnephritis	Urin auf Eiweiß	zunächst 14tägig, nach 3 Monaten 4wöchentl.
Leberzellschädigung	SGOT, SGPT	zunächst 14tägig, nach 3 Monaten 4wöchentl.
Cholestase	alk. Phosphatase	zunächst 14tägig, nach 3 Monaten 4wöchentl.
Korneaablagerungen (Chrysiasis)	Spaltlampenuntersuchung	alle 3–6 Monate
induzierter LE	ANA, evtl. ANA-Fraktionen	alle 3–6 Monate
interstitielle Pneumonie	Rö-Thorax (weich)	bei vorhandener Dyspnoe
Bronchiolitis obliterans	Rö-Thorax	bei vorhandener Dyspnoe
periphere Neuropathie	Neurol. Unters., NLG, Biopsie	bei klin. Verdacht
Enzephalopathie	CT	bei klin. Verdacht

Tab. 57/6: Überwachung der Therapie mit D-Penicillamin

Mögliche Nebenwirkungen	Untersuchungsmaßnahmen	Häufigkeit
Exantheme	Anamnese, Befund	bei jeder Untersuchung
Myositis, Myasthenie	Anamnese, Befund	bei jeder Untersuchung
Neuropathie	Anamnese, Befund	bei jeder Untersuchung
Hautläsionen	Befund	bei jeder Untersuchung
Struma	Befund	bei jeder Untersuchung
Knochenläsionen	Röntgen	bei klinischem Verdacht
Myelotoxizität	kompl. Blutbild	zunächst wöchentlich, später 2wöchentlich
Leberschäden	Transaminasen, Bilirubin	zunächst wöchentlich, später 2- bis 4wöchentlich
Nierenschäden	Urin auf Eiweiß und Ery, Harnstoff-N, Kreatinin	zunächst wöchentlich, später 2- bis 4wöchentlich
Cholestase	alk. Phosphatase	zunächst wöchentlich, später 2- bis 4wöchentlich
IgA-Mangel	Immunglobuline	alle 3 Monate
Gerinnungsstörung	Gerinnungsstatus	bei klin. Verdacht
Moschkowitz-Syndrom	Thrombozyten, Gerinnungsstatus	bei klin. Verdacht
Medikamenten-LE	ANA, evtl. ANA-Fraktionen	alle 3 Monate

besonders bei der HLA B27-assoziierten Arthritis wirksam. Eine generelle Therapieempfehlung jedoch zum jetzigen Zeitpunkt noch nicht gegeben werden.

Immunsuppressiva, Zytostatika

Läßt sich die Erkrankung mit den bisher genannten Substanzen nicht kontrollieren, kommen Immunsuppressiva oder Zytostatika zum Einsatz, für die **folgende Indikationen** gelten:
1. das Still-Syndrom, das gegenüber NSAR plus Steroiden refraktär ist,
2. das Still-Syndrom, bei dem der Steroidbedarf während der Dauerbehandlung deutlich oberhalb der Cushing-Schwelle liegt,
3. die schwere Polyarthritis, bei der die Behandlung mit den o. g. progressionshemmenden Substanzen gescheitert ist,
4. die Iridozyklitis, die gegenüber einer Steroidbehandlung (lokal und systemisch) refraktär ist.

Von den zur Verfügung stehenden Substanzen wird meist an erster Stelle *Azathioprin* (in Zukunft Methotrexat?) in einer Dosis zwischen 2 und 4 mg/kg KG/Tag eingesetzt. Es hilft in einer Reihe von Fällen, Steroide in dem erforderlichen Umfang einzusparen. Die Nebenwirkungen sind in der Regel gering. Trotzdem empfiehlt es sich, wegen der möglichen Hepatotoxizität die Leberenzyme und wegen der potentiellen Myelotoxizität das Blutbild in regelmäßigen Abständen zu kontrollieren. Selbst bei Langzeitapplikation scheint die Onkogenität der Substanz gering zu sein. Dennoch sollten die Eltern über diese potentielle Nebenwirkung aufgeklärt sein. Die Verminderung der Infektabwehr muß zwar angesprochen werden, ist aber in der Praxis wenig bedeutsam.

Läßt sich der Krankheitsprozeß mit Azathioprin nicht kontrollieren, so bietet *Methotrexat* möglicherweise eine Chance, den Einsatz von alkylierenden Substanzen zu umgehen. Bei Erwachsenen wurde in den vergangenen Jahren eine große Zahl klinischer Studien durchgeführt, die eine Wirksamkeit belegen. Nachdem auch bei Kindern in ersten unkontrollierten Studien eine Wirkung vermutet werden mußte, ist diese inzwischen in einer Plazebo-kontrollierten Studie nachgewiesen worden. Dabei zeigte sich, daß 10 mg/m^2 Körperoberfläche wirksamer sind als 5 mg/m^2 Körperoberfläche. Ob es notwendig ist, die wöchentliche Dosis auf 3 Einzeldosen innerhalb von 24 Stunden zu verteilen, wie es bei der Psoriasis einigermaßen rational zu begründen ist, ist derzeit noch nicht geprüft. Beim Wirksamkeitsvergleich bei Erwachsenen zwischen Methotrexat, Gold, D-Penicillamin, Azulfidine und Antimalariamitteln schneidet Methotrexat meist relativ gut ab. Bei Kindern stehen solche Vergleiche noch aus. Erste Daten aus der Plazebo-kontrollierten Studie lassen aber erwarten, daß Methotrexat im Vergleich zu den anderen Substanzen größere Effektivität bei geringeren akuten Nebenwirkungen aufweist.

Die große Unbekannte ist bei Methotrexat das *Risiko von Langzeitnebenwirkungen*. Immerhin sind bei Erwachsenen in einem hohen Prozentsatz bei Langzeitgabe histologische Leberveränderungen im Sinne einer Fibrose nachgewiesen. Gleichzeitiger Alkoholkonsum erhöht dieses Risiko. Auch Einzelfälle von Leberzirrhose, die eine Lebertransplantation erforderlich machten, sind inzwischen beschrieben. Viele Autoren fordern daher bei kumulativen Dosen über 800 mg/m^2, also nach ca. 2jähriger Behandlung, eine jährliche Leberbiopsie, um so dem Zirrhoserisiko vorbeugen zu können. Im Verlauf sind sonographische Kontrollen sowie Kontrollen der Leberwerte erforderlich. Hämatologische Nebenwirkungen sind meist gering. Das Risiko, eine megaloblastäre Knochenmarksaplasie zu entwickeln, steigt aber bei gleichzeitiger Medikation von Cotrimoxazol erheblich an. Bei Langzeitgabe sind bei Erwachsenen auch interstitielle Pneumonitiden beschrieben, wogegen eine Karzinogenität wohl nicht besteht. Genaue Aussagen hierzu sind natürlich erst zu machen, wenn Therapie-Erfahrungen über 10–20 Jahre hinweg vorliegen.

Bei Erwachsenen sind auch für *Cyclosporin A* Wirkungsnachweise erbracht worden. Vergleichbare Ergebnisse bei Kindern fehlen, so daß Empfehlungen hier nicht gegeben werden können.

Führen all diese Behandlungsversuche zu keinem Erfolg, so können *als ultima Ratio alkylierende Substanzen* (Cyclophosphamid, Chlorambuzil) in Erwägung gezogen werden. Die Restriktivität gegenüber beiden Substanzen begründet sich darin, daß beide Substanzen fraglos onkogen sind, und die immunsuppressiven Wirkungen zum Teil von erheblicher klinischer Relevanz. Wird Cyclophosphamid oral verabreicht, liegt die Dosis zwischen 1–2 mg/kg KG. Neben den myelosuppressiven Nebenwirkungen können hämorrhagische Zystitiden zum Teil erhebliche Probleme bereiten. In solchen Fällen ist zu erwägen, Cyclophosphamid-ähnlich wie in der Behandlung der Lupus-Nephritis – als intravenösen Puls zu verabreichen (s. Therapie der Lupus Nephritis, Seite 495). Man bewegt sich allerdings dabei in unsicherem Terrain, da klinische Studien beim Still-Syndrom bisher dazu fehlen.

i.v. Immunglobuline

Beim Still-Syndrom bietet möglicherweise auch der Einsatz von hochdosierten Immunglobulinen die Möglichkeit, alkylierende Substanzen zu vermeiden. In einer Studie an 8 Kindern konnten positive Einflüsse auf klinische und Entzündungsparameter dokumentiert werden. Weitere Studien lieferten z. T. widersprechende Ergebnisse.

Experimentelle Verfahren

Bei Erwachsenen gibt es eine große Zahl experimenteller Therapieverfahren, über die bei Kindern bisher wenig ausgesagt werden kann. Es handelt sich dabei um immunsuppressive Therapien mit Antithymozytenglobulin oder Anti-CD4-Antikörpern, immunmodulierende Maßnahmen wie Plasmapherese, Lymphapherese, Lymphoplasmapherese, totale Lymphknotenbestrahlung u. a. m., und schließlich immunstimulierende Verfahren wie Thymopentin, Nonathymulin, Gamma-Interferon, Ciamexon u. a. m. Bis auf weiteres sollte diesen Verfahren mit Zurückhaltung begegnet werden, da die Wirksamkeit und Unbedenklichkeit bei Kindern nicht belegt sind.

Nicht empfohlen werden können Clotrimazol, Inosin-Pranobex, Kalbsthymusextrakte u. ä.

Diät

Viele Eltern fragen nach Diätmaßnahmen. Ursächlich ist der JRA über Diät sicherlich nicht beizukommen. Möglicherweise kann aber durch Supplementation der Nahrung mit n3-Fettsäuren aus Fischöl ein adjuvanter antiinflammatorischer Effekt erzielt werden. Wahrscheinlich geht die Produktion von Interleukin 1, einem Haupt-Entzündungsmediator, zurück. Empfehlungen können aber so lange nicht ausgesprochen werden, wie keine klinischen Studien dazu vorliegen.

Anämiebehandlung

Die Anämie, die gelegentlich zu beobachten ist, geht z. T. auf das Konto eines Eisenmangels. Überwiegend dürfte aber der chronische Entzündungsprozeß dafür verantwortlich sein. Ob mit Erythropoietin Besserungen zu erzielen sind, wie dies bei erwachsenen Rheumatikern gezeigt werden konnte, bleibt abzuwarten.

57.5.2 Physikalische Therapie

Während die zuletzt erwähnten Therapiemaßnahmen nur unklar oder gar nicht begründet werden können, ist der Wert der physikalischen Therapie unbestritten. Eine Ruhigstellung rheumatischer Gelenke ist in der Regel ohne therapeutischen Nutzen, ja sogar potentiell schädlich, da es schnell zur Muskelatrophie kommen kann, die eine Gelenkmobilisierung erschwert. Sinnvoller ist es, stark überwärmte und entzündete Gelenke zu *kühlen* (Kryogel, Alkoholumschläge etc.) und einer *schonenden aktiven Physiotherapie* zu unterziehen. Bei Neigung zu Fehlstellungen und Kontrakturen sollten *tagsüber Funktions-, nachts Lagerungsschienen* individuell angepaßt werden. Im chronischen Stadium, bei dem weniger die Entzündung als die Bewegungseinschränkung im Vordergrund steht, sind überwärmende Maßnahmen (Fango, Paraffinumschläge, Salben, Diathermie) in Verbindung mit einer aktiven Physiotherapie zu empfehlen. Auch *ergotherapeutische Maßnahmen* können hilfreich sein. Der therapeutische Nutzen des *Schwimmens* ist den Patienten zu erläutern, wobei Thermalbäder besonders günstige Wirkungen zeigen.

57.5.3 Operative Eingriffe

Gegenüber operativen Eingriffen am Gelenk, insbesondere der *Synovektomie*, sollte eine grundsätzlich zurückhaltende Position bezogen werden. Sie kommt erst dann infrage, wenn 3 Voraussetzungen erfüllt sind:
1. Es liegt eine JRA vor, bei der röntgenologisch oder klinisch Hinweise auf eine beginnende Gelenkzerstörung bestehen.
2. Eine 6–12 Monate dauernde konservative Therapie einschließlich intraartikulärer Steroidinjektionen hat keinen Erfolg gebracht.
3. Es liegt eine stark exsudative Synovitis vor.

Unter diesen Voraussetzungen läßt sich die Zahl der Synovektomien, seien sie operativ oder chemisch, auf wenige Fälle begrenzen. Auf weitere operative Eingriffe einschließlich Gelenkersatz kann an dieser Stelle nicht weiter eingegangen werden.

57.5.4 Therapie der Uveitis

In der 1. Behandlungsstufe sollte versucht werden, ein *NSAR* systemisch (wenn auch die Daten dazu noch weich sind) mit *lokalen Steroiden* (tagsüber Tropfen, nachts Salben) und *Mydriatica* zu kombinieren. Ist diese Kombination nicht effektiv, werden Steroide zusätzlich systemisch eingesetzt. Was in gegenüber dieser Kombinationstherapie resistenten Fällen versucht werden kann, hat bisher keine gute wissenschaftliche Basis. Möglicherweise können *Cyclosporin A, Azathioprin, Methotrexat, Fusidinsäure*, oder als ultima ratio *alkylierende Substanzen* (Chlorambucil, Cyclophosphamid) eine Besserung bewirken und eine Erblindung verhindern.

57.6 Prognose, Rehabilitation

Mit Hilfe aller medikamentöser, operativer und physiotherapeutischer Maßnahmen gelingt es, die überwiegende Mehrzahl der Kinder mit JRA vor Verkrüppelung zu bewahren.

Ein bisher ungelöstes Problem ist allerdings die *Sekundäramyloidose*, die insbesondere bei Kindern mit Stillsyndrom nach mehrjährigem Krankheitsverlauf auftreten kann. Amyloide sind histochemisch charakterisiert durch ihre Anfärbbarkeit mit Kongorot und ihre grüne Farbe im Polarisationsmikroskop. Biochemisch handelt es sich um eine Gruppe verschiedener Eiweiße, die aus unterschiedlichen Serumeiweißvorstufen entstehen (AL-Lamda und AL-Kappa aus Immunglobulin-Leichtketten, AA aus HDL-Protein und Serum-Amyloid A, AFT aus Präalbumin etc.). Bei rheumatischen Erkrankungen dominiert AA. Ergeben sich, wie oben erwähnt, Verdachtsmomente auf das Vorliegen einer Amyloidose, sind entsprechende Biopsien durchzuführen. Die Überlebensprognose wird durch eine Amyloidose erheblich beeinträchtigt.

Neben den rein medizinischen Maßnahmen ist es wichtig dafür zu sorgen, daß die Patienten an möglichst vielen Aktivitäten der Alterskameraden teilnehmen können, damit sie wegen ihrer Erkrankung nicht ins soziale Abseits geraten. Diese *Integration* kann zusätzlich durch *Beteiligung an Selbsthilfegruppen* weiter gefördert werden.

Literatur

Cassidy, J. T., R. E. Petty (Hrsg.): Textbook of pediatric rheumatology (2. Auflage). Churchill Livingstone – New York/Edinburgh/London/Melbourne 1990.

Lang, B. A., A. Shore: A review of current concepts on the pathogenesis of juvenile rheumatoid arthritis. J. Rheumatol. 17 (Suppl. 21), 1–15 (1990).

Rosenbaum, J. T.: Uveitis. An internist's view. Arch. Intern. Med. 149, 1173–1176 (1989).

Steinbrocker, O. et al.: Therapeutic criteria in rheumatoid arthritis. J. Am. Med. Ass. 140, 659–662 (1949).

Stoeber, E.: Erfolg und Schäden der Cortisonoid-Therapie bei kindlicher chronischer Polyarthritis und ihren Sonderformen. Verh. Dtsch. Ges. Rheumatol. 4, 26 (1976).

58 Spondylarthritiden im Kindesalter
A. M. Prieur, F. Hallé

Der Begriff Spondylarthritis faßt einen Symptom-Komplex zusammen, den man bei folgenden Erkrankungen beobachtet: *Ankylosierende Spondylitis, Psoriasis-Arthritis, reaktive Arthritiden* oder die *osteoartikulären Symptome bei entzündlichen Darmerkrankungen*, insbesondere Morbus Crohn. Diese Erkrankungen haben eine typische Lokalisation der Symptome: Wirbelsäule und Sacroiliacalgelenke, Haut, Schleimhäute oder Darm. Sehr oft können unspezifische Manifestationen, welche die peripheren Gelenke betreffen, beobachtet werden. Sie können isoliert auftreten, bevor die Manifestationen an den spezifischen Lokalisationen erscheinen. Dies ist besonders beim Kind der Fall. Man spricht in diesem Falle von einer undifferenzierten Spondylarthritis. Etymologisch gesehen, ist der Ausdruck der Spondylarthritis so lange nicht adäquat, wie die Wirbelsäule noch nicht befallen ist. Wenn die typischen Manifestationen an den axialen Gelenken, Haut und Schleimhäuten sowie Darm noch nicht vorhanden sind, wird die genaue Beobachtung der ersten klinischen Zeichen es ermöglichen, die frühzeitigen, gemeinsamen diagnostischen Kriterien dieser Erkrankungen festzulegen. Diese Kriterien werden einerseits eine frühzeitige Diagnose im Kindesalter und andererseits eine prospektive Studie ermöglichen, damit das Risiko, daß sich im späteren Verlauf eine charakteristische Pathologie entwickelt, besser erkannt werden kann. Die zur Zeit angewandten Erkenntnisse stammen aus retrospektiven Studien von Patienten, welche an einer charakteristischen Form erkrankt sind. Es ist noch unbekannt, wie viele Kinder mit einer undifferenzierten Spondylarthritis mit einer Heilung rechnen können, oder dann später eine der charakteristischen Erkrankungen entwickeln können.

Bereits mehrere pädiatrische Gruppen, (Kleinman et al. 1977, Ansell 1980, Jacobs et al. 1983, Rosenberg, Petty 1982, Prieur et al. 1983, Häfner 1987, Hussein et al. 1989) haben **Diagnosekriterien** für diese Gruppe von Erkrankungen vorgeschlagen. Allen gemeinsam sind folgende Merkmale: Entzündung der Sehnenansätze oder Enthesopathien, familiäres Vorkommen der ankylosierenden Spondylitis, Psoriasis, entzündliche Darmerkrankungen oder reaktive Arthritiden, welche häufig assoziiert sind mit dem Gewebetyp HLA B27, extraartikuläre Manifestationen wie akute Uveitis, Haut- und Schleimhautbefall bei Psoriasis oder reaktiver Arthritis.

58.1 Klinik

Wir werden die klinischen Hauptmanifestationen dieser Syndrome untersuchen und sie dann nach Symptomen gruppieren und die diagnostischen Probleme hervorheben. Dabei werden zunächst Krankheitserscheinungen am Bewegungsapparat, später die extraartikulären Symptome besprochen.

58.1.1 Die peripheren osteoartikulären Symptome

Schmerzen

Sie sind recht häufig und können ausgeprägt sein. Man beobachtet sie vor allem an den Fersen und an den Fuß-Sohlen, seltener am Gesäß, inguinal, am Schambein oder am Brustkorb (sternale Schmerzen). Wenn diese Schmerzen isoliert und transitorisch auftreten ohne weitere objektive Zeichen, kann die Diagnose schwierig sein. Meist sind sie auf eine Enthesopathie zurückzuführen.

Enthesopathien

Sie entsprechen einer Entzündung der Enthesen, d. h. der knöchernen Ansatzstelle von Sehnen, Ligamenten und Gelenkkapsel. Klinisch äußern sie sich durch Schmerzen der Ansatzstelle der Achillessehne oder der Plantaraponeurose an den Caputi metatarsali, der Patellarsehne an der Tuberositas tibiae oder der Patellaspitze. Andere betroffene Enthesen sind: Das Trochanter major, der Darmbeinkamm, das Schambein und die Sitzbeinhöcker. Diese Schmerzen können sehr intensiv sein und mehrere Wochen bis Monate dauern. Lange können sie das einzige Symptom bleiben und funktionell zu einer starken Behinderung führen, wenn sie an den Füßen lokalisiert sind.

Arthritiden

Man findet sie vor allem in ⅔ der Fälle an den unteren Extremitäten (Jacobs et al. 1982, Rosenberg, Petty 1982, Prieur et al. 1983). Der Gelenkbefall ist meist oligoartikulär und asymmetrisch. In ungefähr 30% der Fälle ist der Beginn polyartikulär (Prieur et al. 1983). Diese Arthritiden äußern sich alle durch Entzündungszeichen wie Schwellung und Gelenkerguß, Überwärmung und Schmerzen. Häufig sind diese Schmerzen heftiger als bei der juvenilen chronischen (rheumatoiden) Arthritis. Am Fuß kann die Arthritis der Mittelfußgelenke ausgeprägt, diffus und hartnäckig sein.

Daktylitiden

Sie bestehen aus einer Entzündung eines Fingers und vor allem einer Zehe. Man spricht von *Wurstfingern oder -zehen* wegen der diffusen Schwellung, welche gerötet sein kann und oft sehr schmerzhaft ist. Die Haut ist berührungsempfindlich und die Gelenkmobilisation schmerzhaft. Es besteht sowohl eine Entzündung der Gelenke, wie der periartikulären Ligamente und Gelenkkapsel. Nachdem die lokalen Entzündungszeichen nachgelassen haben, kann der Finger oder die Zehe noch lange geschwollen bleiben.

58.1.2 Axiale Symptome

Sie bestehen hauptsächlich aus einer *Sacroiliitis* und einem *Befall der lumbalen Wirbelsäule*. Sie sind beim Kind sehr selten, mit einer Häufigkeit von 15–30%, je nach Studien (Kleinman et al. 1977, Prieur et al. 1983, Häfner 1987). Die sacroiliacalen Schmerzen können durch direkte Druckausübung an den sacroiliacalen Gelenken oder dann indirekt durch Verschiebung der Beckenschaufeln ausgelöst werden. Der lumbale Wirbelsäulenbefall äußert sich durch eine Bewegungseinschränkung, deren Ausmaß mit dem *Schoberzeichen* gemessen werden kann. Der Fuß/Boden-Abstand bei der Rumpfvorneigung ist bedingt durch eine Wirbelsäulensteifigkeit, kann aber auch auf einen Hüftbefall hinzeigen. Ein Befall im thorakalen Bereich ist sehr selten. In diesem Fall ist die Palpation des Sternoklavikulargelenkes oder des Manubrium sterni schmerzhaft. Beim Adoleszenten ist die Thorax-Expansion selten eingeschränkt.

58.1.3 Extraartikuläre Symptome

Sie können sehr verschieden sein, und wenn sie vorhanden sind ermöglichen sie eine Orientierung zu einer differenzierteren Diagnose.

Allgemeine Symptome

Fieber und reduzierter Allgemeinzustand sind nicht ungewöhnlich und in ungefähr 10% der Fälle vorhanden. In diesen Fällen sollte man nach einer viszeralen Beteiligung, insbesondere einer Darmerkrankung suchen.

Augensymptome

Im Gegensatz zur juvenilen chronischen Arthritis mit positiven antinukleären Antikörpern, welche vor allem kleine Mädchen betrifft, verläuft der Augenbefall in diesen Fällen *fast nie asymptomatisch*. Typischerweise handelt es sich um eine *akute Iridozyklitis* mit plötzlichem Beginn: Rote Augen mit starken Schmerzen und Photophobie. Die Häufigkeit schwankt je nach Autor zwischen 10 und 35% (Prieur et al. 1983). Weniger häufig kann eine Konjunktivitis in den Fällen einer reaktiven Arthritis beobachtet werden. Verschiedene andere Augenerkrankungen wurden beschrieben: Blepharitis, Keratitis, Ulcerationen der Kornea. Alle diese Augenleiden hinterlassen meist keine Folgen nach lokaler Therapie mit Steroid- und/oder Mydriatika-Tropfen.

Haut- und Schleimhaut-Symptome

Nach *Psoriasis-Läsionen* an den Streckstellen von Knie und Ellenbogen sowie an der ganzen Hautoberfläche (Farb-Abb. FA 47 auf Farbtafel VIII) und Kopfhaut muß gesucht werden. Bei fehlender Arthritis sind die Haut-Läsionen die gleichen. Manchmal wird eine Hautfalten-Effloreszenz als banale Intertrigo bewertet und führt zur falschen Diagnose. Die «*Tüpfelungen*» *der Nägel* sind sehr häufig bei einer Psoriasis-Arthritis.
Andere Hautläsionen sind beschrieben. Das *Erythema nodosum* an der Tibiavorderseite kann über mehrere Wochen vorhanden sein. Obschon die Ursachen dieser Hautläsion sehr vielfältig sein können, muß man an eine Darmerkrankung denken, wenn gleichzeitig Gelenkmanifestationen sowie klinisch und labormäßig erhöhte Entzündungszeichen vorhanden sind. *Pyoderma gangraenosum-Läsionen* sind selten im Kindesalter.
Ein Schleimhautbefall kann asymptomatisch verlaufen. Erythematöse Läsionen oder Ulcerationen können ohne subjektive Beschwerden vorhanden sein. An den Harnwegen können sich lokale Läsionen durch eine Pyurie mit manchmal *Urethritis* und *Balanitis* äußern. Schleimhautaffektionen sind jedoch bei Kindern selten.

Darmsymptome

Sie können akut oder chronisch sein. Eine akute Durchfallepisode während des Monats, der den Gelenksymptomen voranging, kann ein wichtiges, aetiologisches Argument für eine *reaktive Arthritis* sein. Die häufigsten Auslöser sind: *Yersinia enterocolitica, Salmonella enteritidis, Shigella flexneri* und *Campylobacter*. Der Antikörpertiter kann ansteigen, jedoch die Interpretation dieses Testes ist bei fehlender Isolation des Keimes selbst heikel, weil er unspezifisch sein kann.
Chronische Verdauungssymptome können sich durch Bauchschmerzen mit oder ohne Durchfall äußern. Es muß mit einem Hämoccult nach einer asymptomatischen Darmblutung gesucht werden. Eine Anämie ist häufig die Folge. Anale Ulcerationen oder Rhagaden findet man häufiger bei *Morbus Crohn*, während Durchfall häufiger bei *Colitis ulcerosa* auftritt. Im Zweifelsfalle muß eine radiologische oder endoskopische Untersuchung durchgeführt werden.

Andere extraartikuläre Manifestationen, welche bei Erwachsenen beobachtet wurden, sind fast nie bei Kindern beschrieben worden. Die Aorteninsuffizienz tritt meist erst nach einem Verlauf von vielen Jahren auf, und die Amyloidose ist nur in sehr seltenen Fällen beschrieben worden (Ansell 1980).

58.2 Labor-Untersuchungen

Erhöhte *Entzündungsparameter* sind häufig. Man findet eine leichte, durch die Entzündung bedingte Anämie. Wenn sie sehr ausgeprägt ist, muß man insbesondere an eine entzündliche Darmerkrankung denken. Die Leukozyten- und Thrombozytenzahlen können normal oder erhöht sein. Bei einer stark erhöhten Blutsenkungsreaktion ist eine Colitis zu befürchten. Sie kann aber auch normal sein, selbst wenn eine klare Arthritis vorliegt. Die Immunglobuline sind erhöht, häufig mit einem hohen IgA. Auch ein selektiver IgA-Mangel wurde beschrieben (Cassidy 1981). Der *Rheumafaktor* ist negativ. *Antinukleäre Antikörper* wurden bei der Psoriasis-Arthritis beschrieben (Shore, Ansell 1982, Southwood et al. 1988). Erhöhte *Antikörpertiter gegen Enteritisbakterien*, welche reaktive Arthritiden auslösen können, werden manchmal gefunden, jedoch ist die Bedeutung dieses Antikörpertiters umstritten, da eine unspezifische Titererhöhung bei chronischen Entzündungen beobachtet werden kann.

Die *Untersuchung der Gelenkflüssigkeit* zeigt eine Entzündungsreaktion mit Leukozytose und Neutrophilie. Falls die Diagnose unklar ist, kann man eine *Synovialisbiopsie* durchführen. In einigen Fällen hat man folgende histologische Befunde: Fehlende Hyperplasie der Deckzellschicht der Synovialmembran, eine Infiltration mit mononukleären Zellen und Makrophagen unter der Synovialmembran, eine Hypervaskularisation bestehend aus Gefäßen mit einer peripheren Entzündungsreaktion und einer tiefen Fibrose. Obschon diese Befunde nicht pathognomonisch sind, können sie auf eine Spondylarthritis hinweisen.

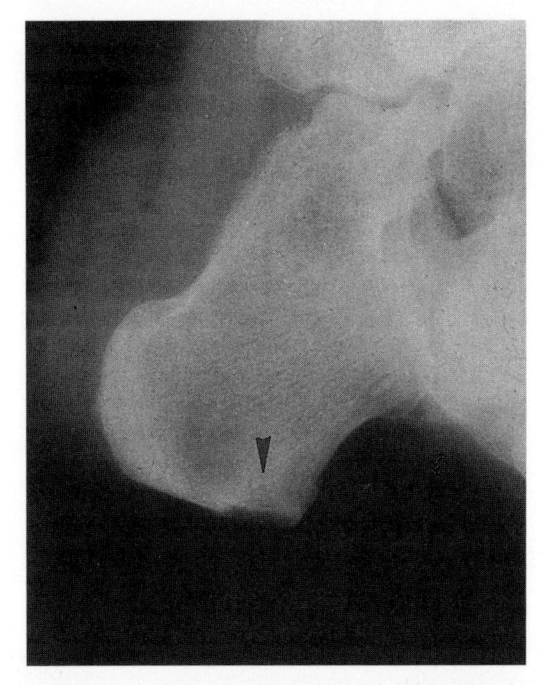

Abb. 58/1a: Erosion an der Achillessehnenansatzstelle.

58.3 Radiologische Zeichen

Einige sind spezifisch und ihr Vorhandensein kann eine wichtige Hilfe zur Diagnose sein.

58.3.1 Periphere Zeichen

Erosionen

Man findet sie am Achillessehnenansatz am Calcaenum (Abb. 58/1a) oder an der Plantarseite eines Caput metatar-

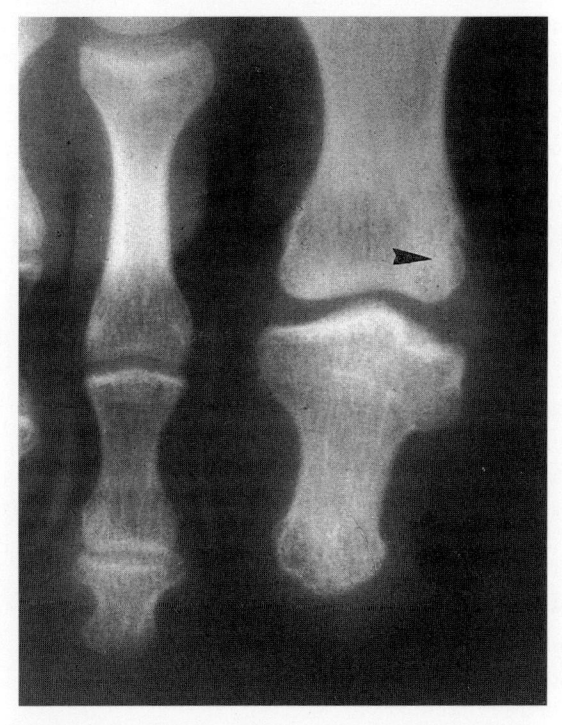

Abb. 58/1b: Erosion am distalen Ende des Metatarsus 1.

salium, meistens des 1. Strahls (Abb. 58/1b). Manchmal sind Erosionen an der Symphysis pubica sichtbar. Andere abbauende Läsionen mit unscharfen Erosionen an den Epiphysen des Metacarpus, Metatarsus oder einer Pha-

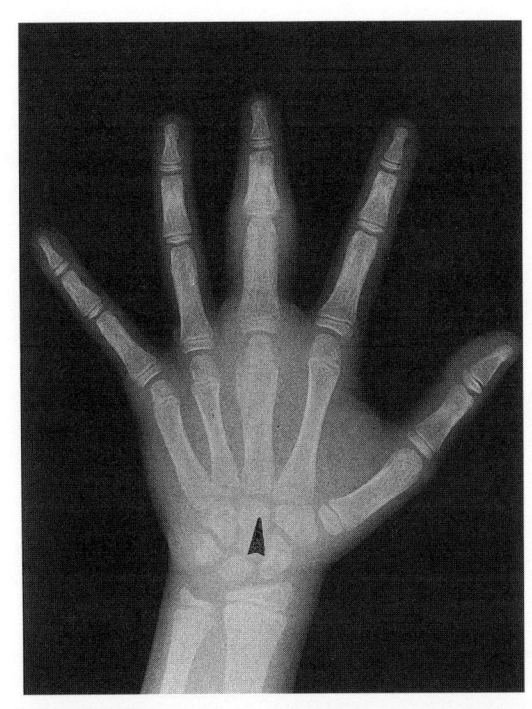

Abb. 58/2a: 9jähriges Mädchen mit Psoriasis-Arthritis: Befall des 3. Strahls der rechten Hand. Erosion an der Epiphyse des 3. Metacarpus mit verdickter Diaphyse. Diaphysenverdickung der 2. und 3. Phalanx, verschmälerter Gelenksspalt des PIP-Gelenkes.

lanx, häufig begleitet von periostitischen Knochenanlagerungen an der Diaphyse lassen an eine Psoriasis-Arthritis denken (Abb. 58/2a u. b).

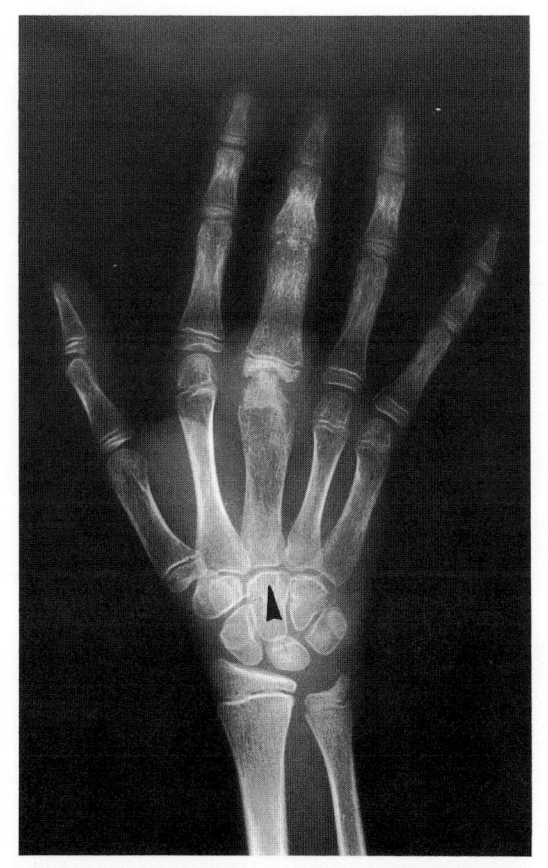

Abb. 58/2b: 2 Jahre später: Zunahme der Läsionen mit unregelmäßigen Konturen der Epiphyse des 3. Metacarpus. Gelenkspaltverschmälerung des PIP und DIP-Gelenkes des 3. Fingers. Diaphysenveränderungen.

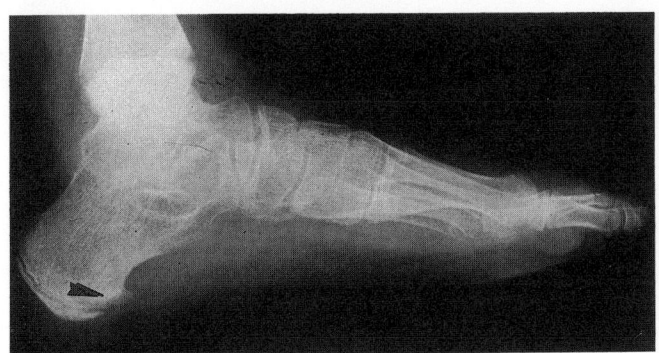

Abb. 58/3a: Sporn an der Unterseite des Calcaneum.
Abb. 58/3b: Sporn an der Patella ▶

Spornbildung

Im Gegensatz zu den Erosionen handelt es sich um eine neue Knochenbildung an den Weichteilen. Am häufigsten betroffen sind die Ansatzstelle der Plantaraponeurose am Fersenbein oder die Ansatzstelle der Patellarsehne (Abb. 58/3a u. b).

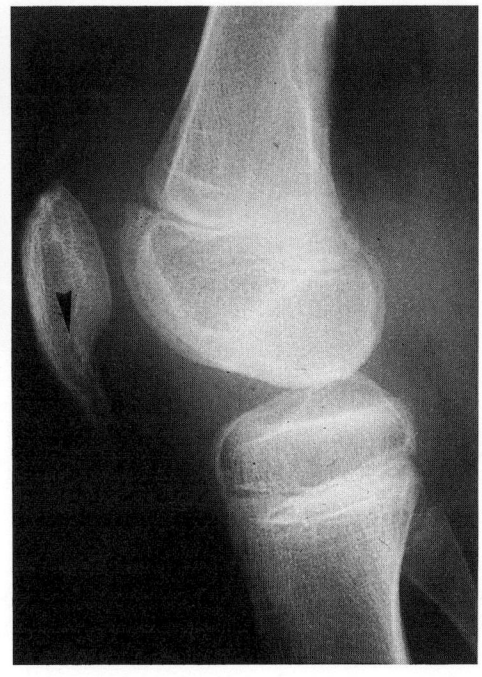

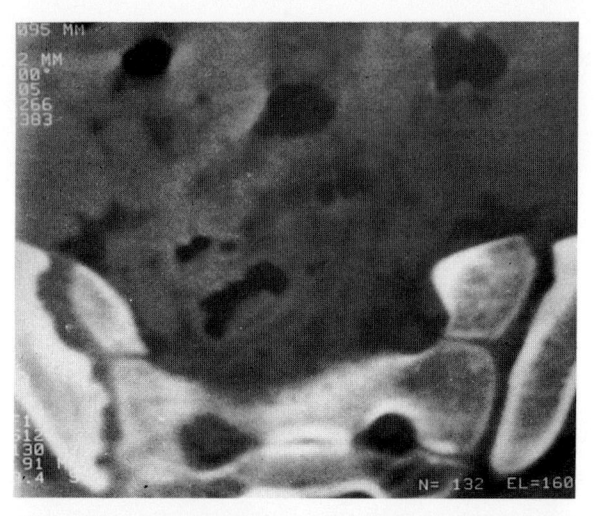

Abb. 58/4: Sacroiliitis rechts, computertomographisch dargestellt, da die Röntgenuntersuchung schwierig zu befunden war. Läsionen vorwiegend an der externen Seite des Gelenkes.

58.3.2 Axiale Symptome

Axiale Symptome sind selten beim Kind.
Eine *Sacroiliitis* ist beim großen Kind und beim Adoleszenten wegen den anatomischen Varianten in diesem Alter oft schwierig nachzuweisen. Sie kann uni- oder bilateral sein. Stadienartig treten folgende *Röntgenzeichen* auf: Unscharfe Konturen des Gelenkspaltes, «sägeblattartige» Erosionen besonders an der iliacalen Seite, eine Gelenkspaltverschmälerung und eine Gelenkverknöcherung. Eine *computertomographische Untersuchung* ermöglicht eine genauere Darstellung (Abb. 58/4). Eine Knochenszintigraphie bietet keine zusätzliche diagnostische Hilfe. Die *Kernspintomographie mit Kontrastmittel* hat neuerdings dazu beigetragen, daß man das Ausmaß von Gelenkflüssigkeit sowie Pannus besser beurteilen kann. Zudem werden Knorpelläsionen viel früher und genauer sichtbar als bei den konventionellen radiologischen Methoden.
An der *Wirbelsäule* sind die charakteristischen Röntgenbefunde eher eine Ausnahme. Es handelt sich um destruktive/resorptive Veränderungen einer aseptischen Epiphysennekrose oder um verknöchernde metaplastische Vorgänge im Lumbalbereich, den sogenannten *Syndesmophyten*.

58.4 Krankheitsbilder

58.4.1 Die juvenile ankylosierende Spondylarthritis

Sie ist sehr selten und gekennzeichnet durch den Befall des axialen Skeletts, insbesondere der sacroiliacalen Gelenke. Ihre Manifestationen ähneln der Erwachsenen-Spondylarthritis am meisten. Eine französische Studie aus dem Jahr 1983 zeigte, daß von 93 Patienten, welche an einer HLA B27 assoziierten rheumatischen Erkrankung litten, nur 13 Kinder (10 Knaben und 3 Mädchen), d. h. 14%, an einer ankylosierenden Spondylarthritis nach den Rom-Kriterien litten (Kellgren et al. 1963, Bennett, Wood 1968). Von den Erwachsenen mit ankylosierender Spondylarthritis haben weniger als 10% bereits Symptome im Kindesalter (Bennett, Wood 1968). Jungen erkranken häufiger als Mädchen (Häfner 1987). Die diagnostischen Kriterien entsprechen denen, die bei den Erwachsenen angewendet werden (Tabelle 58/1). Die Gruppe aus Garmisch-Partenkirchen hat Kriterien bei Kindern zusammengestellt (Häfner 1987) (Tabelle 58/2). Alle peripheren Manifestationen konnten beobachtet werden. Der Hüftgelenkbefall war häufig.

Tab. 58/1: Die Rom-Kriterien für die Diagnose der ankylosierenden Spondylitis (Kellgren et al. 1963)

1. Länger als 3 Monate dauernde lumbale Rückenschmerzen mit Steifigkeit, ohne Erleichterung bei Ruhe
2. Schmerzen und Steifigkeit im thorakalen Bereich
3. Bewegungseinschränkung der lumbalen Wirbelsäule
4. Einschränkung der Thorax-Expansion
5. Durchgemachte oder bestehende Iritis oder ihre Folgen

Vorliegen einer ankylosierenden Spondylitis, wenn radiologisch eine beidseitige Sacroiliitis, assoziiert mit wenigstens einem dieser 5 Kriterien, besteht

Tab. 58/2: Die New York-Kriterien für die ankylosierende Spondylitis (Bennett, Wood 1968)

1. Bewegungseinschränkungen der lumbalen Wirbelsäule in alle 3 Richtungen
2. Schmerzen im thorakolumbalen Übergang oder in der lumbalen Wirbelsäule zum Untersuchungs-Zeitpunkt oder in der Anamnese
3. Einschränkung der Thorax-Expansion auf 2,5 cm oder weniger auf Höhe des 4. Interkostalraumes

I. Definitive ankylosierende Spondylarthritis
- Wenn radiologisch eine beidseitige Sacroiliitis 3.–4. Grades mit wenigstens Kriterien 1 oder 3 der oben genannten vorliegt
- Wenn radiologisch eine einseitige Sacroiliitis 3.–4. Grades bzw. eine beidseitige 2. Grades mit dem 1. Kriterium oder den Kriterien 2 und 3 vorliegt

II. Wahrscheinliche ankylosierende Spondylarthritis
- Wenn radiologisch eine beidseitige Sacroiliitis 3.–4. Grades ohne klinisches Kriterium vorliegt

Tab. 58/3: Die Vancouver-Kriterien für die Diagnose der Psoriasis-Arthritis im Kindesalter (Southwood et al. 1988)

A. Definitive Psoriasis-Arthritis
1. Arthritis mit typischen psoriatischen Hautveränderungen
2. Arthritis mit 3 der 4 folgenden Nebenkriterien:
   - Daktylitis
   - «Tüpfelnägel» oder Onycholyse
   - Psoriasisähnlicher Ausschlag
   - Verwandte 1. oder 2. Grades mit Psoriasis

B. Wahrscheinliche Psoriasis-Arthritis
1. Arthritis mit 2 der 4 oben genannten Nebenkriterien

Die klinischen Manifestationen müssen nicht gleichzeitig vorhanden sein

58.4.2 Die Psoriasis-Arthritis

Beim Kind ist sie definiert als eine Arthritis mit gleichzeitig vorhandener oder später auftretender Psoriasis. Zwei Gruppen haben diese Patienten ausführlich untersucht und diagnostische Kriterien festgelegt (Shore, Ansell 1982, Southwood et al. 1988) (Tabelle 58/3). Meistens ist die Psoriasis bei den jungen Patienten noch nicht vorhanden. Die Feststellung von «Tüpfelungen» der Nägel und eine positive Familienanamnese mit Psoriasis führen manchmal zum Verdacht, daß die Arthritis, welche fälschlicherweise einer juvenilen chronischen (rheumatoiden) Arthritis zugeordnet wurde, eine psoriatische Ursache haben könnte. Mädchen erkranken häufiger, und das Alter bei Beginn liegt bei 10 Jahren. Das Vorhandensein einer Daktylitis weist stark auf eine Psoriasisarthritis hin (Southwood et al. 1988). Die radiologischen Zeichen sind dagegen im Kindesalter selten charakteristisch (Abb. 58/2a u. b).

58.4.3 Die Arthritiden bei entzündlichen Darmerkrankungen

Man findet sie beim *Morbus Crohn* und der *Colitis ulcerosa*. Da bei diesen Krankheitsbildern die gastrointestinale Symptomatik im Vordergrund steht, ist ihnen ein eigenes Kapitel gewidmet (s. S. 480).

58.4.4 Das Reiter-Syndrom

Es ist definiert als Synovitis, assoziiert mit einer Konjunktivitis und Urethritis, welche nach einer Enteritis auftreten. Häufig ist das HLA B27-Antigen vorhanden. Die Erkrankung wird meist ausgelöst durch eine *Darminfektion mit Enterobakterien* (Yersinien, Salmonellen, Shigellen, Campylobacter), beim Kind sehr selten durch eine sexuell übertragene Infektion. *Chlamydien* können ebenfalls dieses Syndrom hervorrufen.

Tab. 58/4: Einteilungs-Kriterien: Das SEA-Syndrom (Rosenberg, Petty 1982)

- Beginn der Gelenksymptome vor dem 16. Lebensjahr
- Negativer Rheuma-Faktor und fehlende antinukleäre Antikörper
- Enthesopathien
- Arthralgien oder Arthritis

Tab. 58/5: Die ESSG-Kriterien (European Spondylarthropathy Study Group) (Dougados et al. 1991)

Entzündliche Wirbelsäulen-Schmerzen	Oder	Synovitis – Asymmetrisch oder vorwiegend an den unteren Extremitäten

Und

Wenigstens eines der folgenden Kriterien:
- Positive Familienanamnese
- Psoriasis
- Entzündliche Darmerkrankung
- Alternierende Gesäßschmerzen (d. h. wechselnd zwischen links und rechts)
- Enthesopathie
- Sacroiliitis

58.4.5 Die undifferenzierten Formen

Sie sind beim Kind die bei weitem häufigsten. Ihre Existenz wurde in den 80er Jahren in vier Artikeln dokumentiert (Jacobs et al. 1982, Rosenberg, Petty 1982, Prieur et al. 1983, Hussein et al. 1989). Das SEA-Syndrom (seronegative Enthesopathie und Arthropathie) ist ein erster einfacher Vorschlag diese Gruppe zu definieren (Rosenberg, Petty 1982) (Tabelle 58/4). Jedoch muß der Begriff der Spondylarthritiden wie beim Erwachsenen erweitert werden. Die zwei Gruppen von Kriterien, welche sich als sehr hilfreich bei den Erwachsenen erwiesen (Dougados et al. 1991, Amor et al. 1990) (Tabelle 58/5 u. 58/6) scheinen auch eine sehr akzeptable Anwendung bei den undifferenzierten Spondylarthritiden des Kindes zu finden.

In der Tabelle 58/7 ist die Häufigkeit jeden Types der Spondylarthritiden beim Erwachsenen und beim Kind aufgeführt. Es geht deutlich hervor, daß die undifferenzierten Spondylarthritiden beim Kind relativ häufiger sind.

58.5 Genetische Faktoren

Die Familienanamnese spielt eine wichtige Rolle in all diesen Erkrankungen. Mehrere Mitglieder einer Familie können an einer dieser Formen erkranken. Wir selbst

Tab. 58/6: Die Amor-Kriterien (Amor et al. 1990)

A. Klinische Symptome oder Anamnese von:
1. Nächtliche Schmerzen oder Morgensteifigkeit der lumbalen oder thorakalen Wirbelsäule — 1
2. Asymmetrische Oligoarthritis — 2
3. Diffuse oder alternierende Gesäßschmerzen — 1
4. Daktylitis — 2
5. Talalgien oder Enthesopathien — 2
6. Akute Iritis — 2
7. Nicht durch Gonokokken verursachte Urethritis oder Cervicitis innerhalb des der Arthritis vorangehenden Monats — 1
8. Diarrhoe innerhalb des der Arthritis vorangehenden Monats — 1
9. Zum Untersuchungszeitpunkt oder anamnestisch vorhandene Psoriasis und/oder Balanitis und/oder entzündliche Darmerkrankung — 2

B. Radiologische Zeichen:
10. Sacroiliitis (Stadium ≥ 2 wenn beidseitig oder Stadium ≥ 3 wenn einseitig) — 3

C. Genetische Faktoren:
11. HLA B 27 positiv und/oder familiäres Vorkommen von ankylosierender Spondylarthritis, Reiter-Syndrom, Psoriasis, akute Iritis, entzündliche Darmerkrankung — 2

D. Therapeutische Sensitivität:
12. Besserung der Schmerzen innerhalb von 48 Std. unter nicht-steroidalen Entzündungshemmern und/oder erneutes Aufflammen der Schmerzen innerhalb von 48 Std. nach Therapiestop — 2

Die Diagnose der Spondylarthritis wird gestellt, wenn der Patient eine Summe der 12 Kriterien ≥ 6 aufweist.

Tab. 58/7: Vergleich der Häufigkeit der verschiedenen Formen von Spondylarthritis beim Erwachsenen und beim Kind

	Erwachsene (Amor et al. 1990)	Kinder pers. Studie (Prieur et al. 1990)
Ankylosierende Spondylarthritis	157 (36%)	1 (3%)
Psoriasis-Arthritis	49 (14%)	3 (9%)
Arthritis im Rahmen einer entzündlichen Darmerkrankung	17 (5%)	2 (6%)
Reiter-Syndrom	36 (10%)	0 (0%)
Undifferenzierte Spondylarthritis	102 (29%)	27 (82%)
Total	**361**	**33**

haben eine Familie beobachten können, wo der Patient an einem Morbus Crohn mit Gelenksymptomen erkrankte, die Cousine an einer undifferenzierten Spondylarthritis und der Onkel an einer ankylosierenden Spondylitis. Wenn man nach dem familiären Vorkommen sucht, findet man es in 50% der Fälle (Jacobs et al. 1982, Prieur et al. 1983). Die ankylosierende Spondylitis hat ebenfalls gezeigt, daß eine sehr enge Assoziation mit dem HLA B27 besteht. Ein solcher Zusammenhang, jedoch weniger ausgeprägt, wurde bei der Psoriasis-Arthritis mit axialem Befall beobachtet, während diese Assoziation bei fehlenden Gelenksymptomen nicht gefunden wurde. Die Beobachtungen beim Erwachsenen mit Psoriasis stimmen nicht unbedingt mit denen beim Kind überein. Die entzündlichen Darmerkrankungen zeigten ein gehäuftes familiäres Vorkommen. Das HLA B27-Antigen kommt häufiger vor, wenn eine Sacroiliitis vorhanden ist (Brewerton, James 1975). Die gleiche Assoziation wurde zwischen dem Reiter-Syndrom und dem HLA B27 beobachtet. Sie ist ebenfalls sehr ausgeprägt bei den undifferenzierten Spondylarthritiden, wie unsere jüngste Studie es bei fast 80% der Fälle zeigte (Prieur et al. 1990).

58.6 Differentialdiagnose

Im folgenden werden Überlegungen angestellt, welche Differentialdiagnosen bei welchem Symptom zu bedenken sind.

58.6.1 Diagnose der peripheren Manifestationen

Die Arthritiden

Meistens handelt es sich um eine entzündliche periphere Arthritis und die Erstdiagnose ist «juvenile chronische (rheumatoide) Arthritis», wenn charakteristische Zeichen wie Enthesopathie, axiale Symptome und Familienanamnese fehlen. Dabei kommt es leicht zu Fehldiagnosen, insbesondere bei Gonarthritiden. Einige Infektionen mit seltenen Keimen oder eine mit einer blinden Antibiotika-Therapie anbehandelte Arthritis können einen schleichenden, wenig destruktiven Verlauf haben. In diesem Fall muß man versuchen, den Keim nicht nur in der Gelenkflüssigkeit, sondern auch in der Synovialis, welche unter Arthroskopie gewonnen wurde, histologisch und kulturell nachzuweisen.

Die Schmerzen der Enthesen

Sehnenschmerzen, insbesondere an der Achillessehne können bei sportlichen Adoleszenten auftreten. Die Schmerzen sind diffuser und können das Bild einer asepti-

schen Nekrose der posterioren Calcaneusapophyse geben. Schmerzen entlang der Achillessehne können auch beim Syndrom der verkürzten Wadenmuskulatur auftreten. Schmerzen am Patellarsehnenansatz können durch eine Morbus-Osgood-Schlatter hervorgerufen werden, welcher problemlos bei einem sportlichen Knaben auf dem Röntgenbild diagnostiziert werden kann.
Eine lokale entzündliche Osteochondromyelitis äußert sich durch Metaphysenschmerzen mit radiologischen Zeichen am Wachstumsknorpel und gutartigem Verlauf.

Die Daktylitiden

Man kann sie beim kleinen Mädchen mit früh beginnender juveniler chronischer Arthritis finden. Wenn sie isoliert auftreten, tragen die Bestimmung der antinukleären Antikörper und/oder der Nachweis einer Uveitis zur Diagnose bei.

58.6.2 Die axialen Schmerzen

Lumbalschmerzen beim großen Kind und Adoleszenten haben meistens eine andere Ursache als die Spondylarthritis, besonders wenn sie als erstes Symptom auftreten. Man muß nach einer *Spondylolyse*, einer *Spondylolisthesis* oder kongenitalen *Mißbildungen* suchen. Die Schmerzen treten meist nach dem Alter von 10 Jahren auf, und die seitliche Röntgenaufnahme ermöglicht die Diagnose.
Die aseptische Epiphysennekrose oder *Morbus Scheuermann* erzeugt mechanische, meist diffuse Schmerzen und ist röntgenologisch nachweisbar. Diskushernien sind selten, können jedoch im Adoleszentenalter auftreten. Verkalkungen innerhalb der Bandscheiben sind wenig häufig, aber sehr schmerzhaft und radiologisch leicht feststellbar.
Der Befall der Iliosacralgelenke ist ziemlich selten, deutet aber dann auf eine Spondylarthritis hin. In diesem Fall gibt es zwei diagnostische Schwierigkeiten: Die eitrige Sacroiliitis, welche durch eine Gelenkpunktion bestätigt werden kann, und die schwierige radiologische Interpretation beim Adoleszenten.

58.6.3 Die viszeralen Organmanifestationen

Auf die chronische Uveitis bei einer juvenilen chronischen (rheumatoiden) Arthritis wird auf Seite 457 eingegangen. Bei einem akuten isolierten *Augenbefall* muß man nach einer *lokalen Ursache* suchen oder an einen Augenbefall bei *Sarcoidose* oder Morbus Behçet denken.
Die Hautveränderungen bei einer Psoriasis stellen keine diagnostischen Probleme dar. Im Falle eines isolierten *Erythema nodosum* müssen die häufigsten Ursachen ausgeschlossen werden. *Streptokokken-Infekte, Yersiniose, Tuberkulose, Sarkoidose, chronisch-entzündliche Darmerkrankungen u.a.m.*
Dasselbe gilt bei den anderen viszeralen Manifestationen, wenn sie isoliert sind und keine artikulären Symptome vorhanden sind.

58.6.4 Laboruntersuchungen

Der Nachweis des *HLA B27-Antigens* bedeutet nicht zwangsläufig, daß eine Spondylarthritis vorliegt. Er verstärkt nur einen Verdacht bei bestehender spezifischer Klinik und Familienanamnese. Der *histologische Befund* ist nur typisch in einem bestimmten klinischen Zusammenhang. Eine fehlende Hyperplasie der Deckzellschicht der Synovialmembran mit Fibrose kann auch bei einer chronischen entzündlichen Arthritis und nach mehreren lokalen intraartikulären Infiltrationen beobachtet werden.
Zusammenfassend kann man sagen, daß das Bild der Spondylarthritiden im Kindesalter langsam besser definierbar wird, und daß die Diagnose einfacher wird, insbesondere bei den undifferenzierten Formen. Es ist sehr gut möglich, daß in nächster Zukunft diese Gruppe von Patienten, welche bisher mit der Diagnose «juvenile chronische (rheumatoide) Arthritis» versehen wurden, einem eigenständigen Krankheitsbild zugeordnet werden wird.

58.7 Therapie der Spondylarthritiden

Sie beruht auf der medikamentösen Behandlung und der physikalischen Therapie, die sich gegenseitig ergänzen.
Das Medikament der 1. Wahl ist ein *nicht-steroidales Antirheumatika (NSAR)*. Der Wirkungs-Eintritt erfolgt meist sehr rasch, da 48 Stunden nach Therapie-Beginn eine Schmerzlinderung auftritt. Dieses schnelle Ansprechen ist typisch für die Spondylarthritis (Amor et al. 1990). Die am häufigsten verwendeten NSAR sind das *Indometacin, Naproxen und Diclofenac*.
Basistherapeutika wie *Goldsalze, D-Penicillamin* und *Anti-Malariamittel* haben sich als *unwirksam* erwiesen. Neuerdings haben drei Studien über das *Sulfasalazin* gezeigt, daß dieses Basistherapeutikum am wirksamsten bei der *HLA B27-assoziierten Arthritis mit polyartikulärem Verlauf* ist, welche meist ältere Kinder betrifft (Ansell et al. 1991, Suschke 1986, Özdogan et al. 1986). Beim Kind sind die Häufigkeit und der Schweregrad der Nebenwirkungen die gleichen wie beim Erwachsenen. Regelmäßige Kontrollen sind erforderlich. Am häufigsten sind Magen-Darm-Beschwerden, Hautsymptome, neurologische sowie hämatologische Nebenwirkungen. Sie sind jedoch alle reversibel.

Steroide werden im Falle einer Spondylarthritis wegen der fehlenden Effektivität bei axialem Befall wenig verwendet. Bei der peripheren Arthritis sind sie heute nur noch bei schweren, invalidisierenden Formen indiziert.

Zusätzliche, *spezifische Maßnahmen* sind erforderlich zur Behandlung der Psoriasis und der entzündlichen Darmerkrankungen. Eine erfolgreiche Behandlung der psoriatischen Hautläsionen beeinflußt nicht den Verlauf der Arthritis. Dagegen hat eine durch Therapie herbeigeführte Besserung der entzündlichen Darmerkrankungen eine positive Auswirkung auf die periphere Arthritis, aber nicht auf die axialen Beschwerden. Die akute Iridozyklitis bei Spondylarthritiden heilt meist unter lokalen Steroiden und/oder Mydriatika ohne Dauerschäden zu hinterlassen aus.

Bei *chronischer Arthritis*, die nicht auf eine orale antiphlogistische Therapie anspricht, haben *intraartikuläre Steroid-Injektionen* mit Triamcinolon-Hexacetonid eine erfreuliche Wirkung mit einer Remissions-Dauer von 6–24 Monaten erzeugt (Prieur et al. 1985, Allen et al. 1986). Im Falle einer *Enthesitis* kann eine *lokale Injektion* mit einem wasserlöslichen Glucokortikoid zu einer Besserung führen. Häufig sind diese Enthesopathien jedoch sehr hartnäckig und sprechen schlecht auf die verschiedenen Therapien an. Bei größeren Kindern kann eine physikalische Therapie mit *Ultraschall* oder *Laser* Erleichterung bringen. Talalgien können durch weiche, *stoßdämpfende Schuhsohlen* gemindert werden.

Bei *Gelenkfehlstellungen* wird eine Entlastung sowie Stabilisierung der Gelenke durch eine rechtzeitige *Hilfsmittel-Anpassung* erreicht. Die Hilfsmittel-Versorgung sowie die *physikalische Therapie* spielen eine wichtige Rolle für die Prognose der Spondylarthritis. Besonders beim axialen Befall ist eine rechtzeitige und konsequente Physiotherapie für die Erhaltung eines zufriedenstellenden funktionellen Status ausschlaggebend. Wichtig sind nicht nur die aktive und passive Bewegungstherapie, sondern auch die Muskelkräftigung zur Erhaltung der erreichten Gelenksbeweglichkeit und zur Verhinderung von Fehlstellungen. Regelmäßige *sportliche Aktivitäten* sind deshalb zu empfehlen. Sie fördern die soziale Integration des Kindes. Sportarten mit stoßenden, stauchenden Bewegungen sollten in der akuten Phase vermieden werden. Das Kind sollte vor allem Spaß an der Sportart finden und sich dazu fähig fühlen, um sein Selbstwertgefühl zu steigern.

Literatur

Allen, R. C., K. R. Gross, R. M. Laxer, P. N. Malleson, R. D. Beauchamp, R. E. Petty: Intraarticular triamcinolone hexacetonide in the management of chronic arthritis in children. Arthritis. Rheum. 29, 997 (1986).

Amor, B., M. Dougados, M. Migiyawa: Critères de classification des spondylarthropathies. Rev. Rheum. 57, 85 (1990).

Ansell, B. M.: Juvenile spondylitis and related disorders. In Moll JMH (ed.) Ankylosing spondylitis. Churchill Livingstone, Edinburgh, p. 120 (1980).

Ansell, B. M., M. A. Hall, J. K. Loftus, P. Woo, A. Neumann, A. Harvey, J. A. Sills, D. Swinson, J. Insley, R. Amos, W. Dodds: A multicentre pilot study of sulphasalazine in juvenile chronic arthritis. Clin. Exp. Rheumatol. 9, 201 (1991).

Bennett, P. H., P. H. N. Wood: Population studies of the rheumatic diseases. Excerpta Medica, New York, p. 456 (1968).

Brewerton D. A., D. C. D. James: The histocompatibility antigen HLA B27 and disease. Semin. Arthritis. Rheum. 4, 191 (1975).

Cassidy, J. T.: Selective IgA deficiency and chronic arthritis in children. In Moore TD (ed.) Arthritis in Childhood. Report of the Eighteenth Ross Conference in Pediatric Research. Ross Laboratories, Columbus, Ohio, p. 82 (1981).

Dougados, M., S. Van der Linden, R. Juhlin, B. Huitfeld et al.: The european spondylarthropathy study group, preliminary criteria for the classification of spondylarthropathy. Arthritis Rheum., October issue (1991).

Häfner, R.: Die juvenile Spondylarthritis. Retrospektive Untersuchung an 71 Patienten. Monatsschr. Kinderheilkunde. 41, 135 (1987).

Hussein, A., H. Abdul-Khaliq, H. von der Halt: Atypical spondylarthropathies in children: proposed diagnostic criteria. Eur. J. Pediatr. 148, 513 (1989).

Jacobs, J. C., W. E. Berdon, A. D. Johnston: HLA B27 associated spondylarthritis and enthesopathy in childhood: clinical, pathologic and radiographic observations in 58 patients. J. Pediatr. 100, 521 (1982).

Kellgren, J. H., M. R. Jeffrey, J. Ball: The epidemiology of chronic rheumatism. In Blackwell Scientific Publications, Oxford, p. 326 (1963).

Kleinmann, P., M. Rivelis, R. Schneider et al.: Juvenile ankylosing spondylitis. Pediatr. Radiol. 125, 775 (1977).

Özdogan, H., M. Turunç, B. Deimgöl, S. Yurdakul, H. Yazici: Sulphasalazine in the treatment of juvenile rheumatoid arthritis: a preliminary open trial. J. Rheumatol. 13, 124 (1986).

Prieur, A. M., J. Listrat, M. Dougados, B. Amor: Evaluation of the ESSG and the Amor criteria for juvenile spondylarthropathies (JSA). Study of 310 consecutive children refered to one pediatric rheumatology center. Arthritis Rheum. 33, S. 169 (1990).

Prieur, A. M., J. J. Louis, F. Thollot, M. Micheau, F. Regou, E. Legall, F. Despert, J. J. Fontaine, F. Mazingue: Manifestations initiales des rhumatismes inflammatoires chroniques de l'enfant associées à la présence de l'antigène HLA B27. Rev. Rhum. 50, 807 (1983).

Prieur, A. M., L. Fousset, P. Touzet: Les injections d'hexacétonide de triamcinolone au cours de l'arthrite chronique juvénile. In Acquisitions Rhumatologiques. Ed. L. Simon, C. Heurion, Masson, p. 47 (1985).

Rosenberg, A. M., R. E. Petty: A syndrome of seronegative enthesopathy and arthropathy in children. Arthritis Rheum. **25**, 1041 (1982).

Shore, A., B. M. Ansell: Juvenile psoriatic arthritis: an analysis of 60 cases. J. Pediatr. **100**, 529 (1982).

Southwood, T. R., E. A. Delgado, B. Wood et al.: Psoriatic arthritis in childhood. Arthritis. Rheum. **31**, 119 (1988).

Suschke, H. J.: Sulfasalazin bei juveniler chronischer Arthritis. Pädiat. Prax. **33**, 681 (1986).

59 Arthritiden bei chronischen Darmerkrankungen

S. Koletzko

Bei zahlreichen akuten und chronischen gastrointestinalen Erkrankungen können Arthritiden auftreten (Tabelle 59/1), wobei sowohl die peripheren Gelenke als auch das Achsenskelett betroffen sind. Die differentialdiagnostische Abgrenzung dieser «enteropathischen» Arthritiden gegenüber der juvenilen rheumatoiden Arthritis ist nicht immer einfach, besonders wenn sich die Gelenkerkrankungen vor der gastrointestinalen Symptomatik manifestiert. Eine Zuordnung der Arthritisform ist jedoch Voraussetzung für eine differenzierte Therapie der Gelenkentzündung. Umgekehrt sollte bei seronegativer Spondylarthropathie an eine Darmerkrankung gedacht und auch bei nur leichtem klinischen Verdacht gezielt danach gesucht werden.

59.1 Reaktive Arthritiden nach akuten Darminfektionen

Die reaktiven Arthritiden nach akuten Darminfektionen sind nicht Thema dieses Kapitels, sie sollen jedoch erwähnt werden, da besonders die bakterielle Enterokolitis eine wichtige Differentialdiagnose zu den idiopathischen chronisch entzündlichen Darmerkrankungen, Morbus Crohn und Colitis ulcerosa, darstellt. Reaktive Arthritiden treten bevorzugt nach Infektionen durch *Yersinien, Salmonellen, Shigellen* und *Campylobacter* auf, sind jedoch vereinzelt auch nach pseudomembranöser Kolitis durch *Clostridium difficile* beobachtet worden. Sie wurden in den letzten Jahren vermehrt auch bei Kindern beschrieben. Innerhalb eines Monats nach einer häufig fieberhaften Durchfallerkrankung tritt eine akute, sterile Oligo- oder Polyarthritis auf, die vor allem die großen Gelenke der unteren Extremität und die Ileosakralgelenke betrifft.

Eine Sonderform ist das *Reiter-Syndrom*, bei dem sich postenteritisch zu der Arthritis noch eine Urethritis und Konjunktivitis, bzw. Uveitis gesellt. Die klassische Trias manifestiert sich jedoch nicht immer vollständig oder im engen zeitlichen Rahmen, so daß eine eindeutige Zuordnung zu diesem Syndrom nicht immer gelingt. Auf Grund klinischer und genetischer Merkmale werden die reaktiven Arthritiden der Gruppe der seronegativen HLA-B27-assoziierten Spondylarthritiden zugeordnet (s. S. 470).

Gelenkbeteiligungen im Rahmen von *viralen Infektionen* werden bei Kindern häufig beobachtet, meist jedoch nur in Form von Arthralgien. Selten steht jedoch bei den Viruserkrankungen eine Darmbeteiligung im Vordergrund. Im Gegensatz zu den reaktiven Gelenkentzündungen nach bakteriellen Enteritiden besteht bei den virusbedingten postinfektiösen Arthritiden keine Assoziation mit dem HLA-B27.

Tab. 59/1: Akute und chronische Darmerkrankungen, die mit Arthritiden einhergehen können

1. **Akute Darmerkrankungen**
   1.1. Postenteritisch nach bakterieller Infektion durch z. B. Yersinien, Salmonellen, Shigellen, Campylobacter. Sonderform: Reiter-Syndrom (Arthritis, Urethritis, Konjunktivitis/Uveitis)
   1.2. Postinfektiös nach Viruserkrankung mit Darmbeteiligung (z. B. Enteroviren, Adenoviren)
2. **Chronische Darmerkrankungen**
   2.1. Morbus Crohn
   2.2. Colitis ulcerosa
   2.3. Morbus Behçet mit Darmbeteiligung
   2.4. Morbus Whipple (Intestinale Lipodystrophie)
   2.5. Intestinaler Bypass

59.2 Arthritis bei Morbus Crohn und Colitis ulcerosa

Bei den chronisch entzündlichen Darmerkrankungen im Kindesalter handelt es sich fast immer um einen *Morbus Crohn* oder eine *Colitis ulcerosa*. Ein *Morbus Behçet* mit Darmbeteiligung ist bei Kindern eine Rarität, ebenso eine Arthritis im Rahmen eines *Morbus Whipple* mit intestinaler Lipodystrophie oder nach intestinaler Bypass-Operation (Ferguson 1979).

Beim Morbus Crohn handelt es sich um eine chronische transmurale Entzündung, die sich im gesamten Gastrointestinaltrakt, vom Mund bis zum Anus, manifestieren kann. Der Dünndarm, besonders das terminale Ileum, ist in 70–80% der Fälle betroffen. Die Entzündung bei der Colitis ulcerosa beschränkt sich auf das Kolon und Rektum und histologisch auf Mukosa und Submukosa. Die Ätiologie beider Darmerkrankungen konnte trotz intensiver Forschung in den vergangenen Jahren nicht aufgedeckt werden. In einer kürzlich erschienenen Übersicht faßt Podolsky (1991a) die zwei Kernfragen zur Pathogenese der chronisch entzündlichen Darmerkrankung zusammen: Entspricht die chronische, rezidivierende entzündliche Aktivität der Erkrankung einer angemessenen Antwort auf einen persistierenden, abnormen Stimulus (z. B. eine strukturelle Veränderung des Darmes oder ein pathogenes Agens der Umgebung) oder handelt es sich dabei um eine pathologische Antwort auf einen normalen Stimulus (im Sinne einer fehlerhaften Regulation der Immunsysteme)?

Obwohl die Colitis ulcerosa und der Morbus Crohn klinisch viele Gemeinsamkeiten aufweisen, gibt es zunehmend mehr Hinweise, daß es sich um zwei ätiologisch unterschiedliche Erkrankungen handelt. Nach Ausschluß einer infektiösen Ursache für die Darmentzündung sollte eine Zuordnung zu einem der Krankheitsbilder unbedingt angestrebt werden, da sich sehr unterschiedliche prognostische und therapeutische Implikationen ergeben. Eine Differenzierung gelingt aufgrund klinischer, radiologischer, endoskopischer und histologischer Kriterien bei Erstdiagnose in etwa 90% der betroffenen Patienten. Die restlichen 5–10% der Fälle werden als undeterminierte Kolitis («indeterminate colitis») bezeichnet, bis im weiteren Krankheitsverlauf eine Zuordnung erfolgen kann.

Das Manifestationsalter beider Erkrankungen erreicht seinen Gipfel in der späten Adoleszenz und im jungen Erwachsenenalter. Etwa 15–25% der betroffenen Patienten sind jünger als 20 Jahre. Beide Erkrankungen, besonders die Colitis ulcerosa, können bereits im Säuglings- oder Kleinkindalter auftreten. Während die Inzidenz der Colitis ulcerosa in den vergangenen Jahrzehnten in Europa und Nordamerika gleich blieb, nimmt die Häufigkeit des Morbus Crohn bei Erwachsenen und Kindern zu.

Die Assoziation zwischen chronischer Darmentzündung und Gelenkaffektionen ist seit Anfang dieses Jahrhunderts gut dokumentiert. Anfang der 20er Jahre führte der Chirurg Rea Smith bei 69 Patienten mit rheumatischen Beschwerden eine partielle Kolektomie durch. Er war fest davon überzeugt, daß die Ursache der Gelenkbeschwerden bei diesen Patienten in einer «Darminfektion» gelegen sei. In der Tat erfuhren die Patienten, die den chirurgischen Eingriff überlebten, eine dramatische Besserung ihrer Gelenkschmerzen. In den folgenden Jahrzehnten beschränkte man sich auf sanftere Methoden, den Nachweis für sogenannte enteropathische Arthritiden zu erbringen. Bargen beschrieb 1929 an Hand eines größeren Patientengutes zum ersten Mal systematisch die Arthritis als typische und häufige extraintestinale Manifestation einer Colitis ulcerosa. Bis zur Einführung der Agglutinationsproben zur Bestimmung des Rheumafaktors glaubte man jedoch an ein zufälliges gemeinsames Auftreten von rheumatoider Arthritis und chronisch entzündlicher Darmerkrankung. Seit bekannt ist, daß die Arthritiden bei M. Crohn und Colitis ulcerosa seronegativ sind, wurden sie näher beschrieben und als eigenständige Form in die Klassifikation der Gelenkerkrankungen aufgenommen.

Die Arthritis ist die häufigste extraintestinale Manifestation der chronisch entzündlichen Darmerkrankungen. Aufgrund klinischer und radiologischer Merkmale unterscheidet man Arthritiden peripherer Gelenke sowie Veränderungen des Achsenskeletts (Tab. 59/2). Beide Formen kommen sowohl bei der Colitis ulcerosa als auch beim Morbus Crohn vor.

Weitere Manifestationen am Muskel-Skelett-Apparat umfassen die hypertrophische Periostitis, «metastasierende» Granulome in Knochen und Gelenken, die granulomatöse Vaskulitis, die Amyloidose und die septische Arthritis des Hüftgelenkes als Folge eines Psoasabszesses. Bis auf die Trommelschlegelfinger als Ausdruck einer hypertrophischen Periostitis, die bei ca. einem Viertel der Kinder mit Morbus Crohn beobachtet wird, sind alle anderen Manifestationen im Kindesalter ausgesprochene Raritäten.

Tab. 59/2: Unterschiede zwischen peripherer Arthritis und Achsenskelettbefall bei chronisch entzündlicher Darmerkrankung im Kindesalter

Merkmal	Arthritis	
	Peripher	Achsenskelett
Häufigkeit	ca. 10%	selten
Geschlecht	m = w	m >> w
Verlauf	rezidivierend, flüchtig	kontinuierlich, progressiv
Deformitäten	nein	ja
Aktivität	parallel zur Darmerkrankung	unabhängig von der Darmerkrankung
Rheumafaktor	negativ	negativ
HLA-Assoziation	nein	B27, B44?
Erosionen i. Röntgen	nein	ja
Therapie	der Darmentzündung	wie bei M. Bechterew

59.2.1 Periphere Arthritiden

Bei der peripheren Arthritis im Rahmen einer chronisch entzündlichen Darmerkrankung handelt es sich meistens um eine *Oligoarthritis mit asymmetrischem Befall*. Betroffen sind vor allem die großen Gelenke der unteren Extremität, besonders Knie- und Sprunggelenk, aber auch Ellenbeugen- und Handgelenke, die Hüfte und die kleinen Gelenke an Händen und Füßen.

Tab. 59/3: Häufigkeit von peripheren Arthritiden bei Kindern mit Morbus Crohn

Autor	Alter (Jahre)	Arthritis n	(%)
Lindsley 1974	<20	3/50	6,0
Gryboski 1978	<20	16/86	20,9
Hamilton 1978	<19	11/61	18,0
Castile 1980	<15	18/177	10,2
Ferry 1982	<18	22/61	36,1
Michener 1982	<20	37/505	7,3
Passo 1986	<17	9/56	16,1
total		**116/996**	**11,6**

Tab. 59/4: Häufigkeit von peripheren Arthritiden bei Kindern mit Colitis ulcerosa

Autor	Alter (Jahre)	Arthritis n	(%)
Lindsley 1974	<20	15/86	17,4
Hamilton 1979	<19	8/87	9,2
Ferry 1982	<18	2/46	4,3
Michener 1982	<20	24/333	7,2
Passo 1986	<17	4/44	9,1
total		**53/596**	**8,9**

Häufigkeit

Die Häufigkeit peripherer Arthritiden bei Kindern mit Morbus Crohn liegt bei etwa 12% (Tab. 59/3). Kinder mit Colitis ulcerosa weisen diese Komplikation nur in etwa 9% auf (Tab. 59/4). Jungen und Mädchen sind gleichermaßen betroffen. Damit tritt diese Komplikation bei Kindern seltener auf als bei Erwachsenen mit chronisch entzündlichen Darmerkrankungen, bei denen eine Häufigkeit von 15–20% angegeben wird (Gravallese 1988). Die Angaben bei Kindern unterschätzen eventuell die wirkliche Häufigkeit, da alle pädiatrischen Untersuchungen retrospektiv erhoben wurden. Damit werden z. B. Kinder mit alleiniger Arthralgie in der Anamnese, bei denen eine begleitende Weichteilschwellung nicht erkannt wurde, nicht in den Daten erfaßt. Die Häufigkeitsangaben bei Erwachsenen beruhen dagegen teilweise auf prospektiven Untersuchungen (Purrmann 1989).

Pathogenese

Eine Entzündung des Dickdarmes scheint bei der Pathogenese der Arthritis eine Rolle zu spielen, da bei Patienten mit Morbus Crohn eine Gelenkbeteiligung 3–4mal häufiger bei Kolonbefall als bei ausschließlicher Dünndarmentzündung beobachtet wird. Vermutet wird, daß der erkrankte Darm durch den Entzündungsprozeß selbst oder über eine vermehrte Permeabilität für verschiedene Antigene, z. B. Bakterien der normalen Dickdarmflora, einen immunologischen Stimulus darstellt, der zum Auftreten der Gelenkentzündung führt. Im Tierexperiment konnten bei Ratten durch intraperitoneale Injektion von Zellwandfragmenten verschiedener Darmbakterien von Crohn-Patienten eine chronische Arthritis induziert werden. Bei Patienten mit Arthritis im Rahmen einer chronisch entzündlichen Darmerkrankung klingen die Gelenkbeschwerden meistens nach suffizienter Behandlung des Darmes ab. Eine Kolektomie führt bei Patienten mit Colitis ulcerosa häufig zum Sistieren der arthritischen Schübe.

Klinik

Schwellung, Druckschmerzhaftigkeit, Überwärmung und z. T. Ergußbildung treten in der Regel sehr plötzlich auf, und die Gelenkentzündung erreicht nach ein bis drei Tagen ihren Höhepunkt. Die Gelenkerscheinungen sind oft flüchtig, z. T. migrierend und klingen bei der Hälfte der betroffenen Patienten innerhalb eines Monats wieder ab.

Periphere Arthritiden treten bevorzugt während der aktiven Phase der Darmentzündung auf. Bei 2–5% der Kinder sind die Gelenkbeschwerden führendes Symptom zum Zeitpunkt der Diagnose der Darmerkrankung. Die Arthritis kann in Einzelfällen aber auch Jahre vor Beginn eines Morbus Crohn oder einer Colitis ulcerosa auftreten.

Über ein gehäuftes Auftreten *anderer extraintestinaler Komplikationen* der chronisch entzündlichen Darmkrankung, besonders des Erythema nodosum, aber auch von Iritis und Pyoderma gangraenosum bei Patienten mit peripherer Arthritis wird in verschiedenen Untersuchungen bei Erwachsenen berichtet (Purrmann 1989). In einer vorliegenden Untersuchung bei 18 Kindern mit chronisch entzündlicher Darmerkrankung und peripherer Arthritis hatten 7 Patienten ein Erythema nodosum und zwei ein Pyoderma gangraenosum entwickelt (Lindsley 1974).

Diagnostik

Über *histologische Untersuchungen* der Synovialis liegen nur wenige Arbeiten vor. Sie beschreiben meistens unspezifische Befunde wie eine Hyperplasie der Synovialiszellen, Ödem und lymphohistiozytäre Infiltrate. Die Synovialflüssigkeit ist steril, mit niedrigem bis normalem Eiweißgehalt und Leukozytenzahlen um 5000–12 000/mm^3, wobei Granulozyten überwiegen. Der Komplementgehalt ist normal.

Radiologisch imponieren meistens nur eine Weichteilschwellung oder Zeichen eines Ergusses. Im Erwachsenenalter finden sich in etwa 5–10% der betroffenen Patienten röntgenologische Zeichen einer chronischen Arthritis mit destruktiven, erosiven Gelenkveränderungen und Gelenkkontrakturen. Bei einem Teil dieser Patienten läßt sich serologisch der Rheumafaktor nachweisen. Diese wenigen Patienten mögen die zufällige Koinzidenz von chronisch entzündlicher Darmerkrankung und rheumatoider Arthritis repräsentieren.

In letzter Zeit wurde zunehmend über Patienten mit Morbus Crohn und einer persistierenden, *destruierenden Monarthritis* berichtet. Histologisch fanden sich in der Synovialis nicht verkäsende, epitheloidzellige Granulome, wie sie typischerweise im Darm beim Morbus Crohn nachgewiesen werden. Die pathologischen Veränderungen gaben dieser Sonderform den Namen «granulomatöse Arthritis» bei Morbus Crohn. Bei Kindern wurden solche destruierenden, granulomatösen Arthritiden der peripheren Gelenke bisher nicht beschrieben.

Therapie

Die Therapie der peripheren Arthritis ist symptomatisch und sollte *krankengymnastische Maßnahmen* einschließen, um Gelenkkontrakturen durch eine schmerzbedingte Schonhaltung zu vermeiden. Eine aktive Darmentzündung sollte konsequent mit bewährten Medikamenten wie *Sulfasalazin, Mesalazin, Kortikosteroiden*, bei Colitis Crohn auch mit *Metronidazol* behandelt werden (Podolsky 1991b). Ob diese Medikamente auch einen direkten therapeutischen Effekt auf die Gelenkentzündung ausüben oder sich nur indirekt über eine günstige Beeinflussung der Darmentzündung auswirken, ist bisher nicht geklärt. Mit dem Einsatz *nicht-steroidaler Antirheumatika* sollte zurückhaltend umgegangen werden, da eine Exazerbation der Darmerkrankung provoziert werden kann.

59.2.2 Arthritis des Achsenskeletts

Bei dem Befall des Achsenskeletts werden zwei Formen unterschieden, die *Sacroilitis* und die *Spondylitis* (Purrmann 1989). Beide Formen können isoliert, gemeinsam oder auch in Verbindung mit der peripheren Arthritis auftreten.

Häufigkeit

Die Häufigkeit der isolierten Sacroileitis wurde für erwachsene Crohn-Patienten in prospektiven Studien mit 14% bis 29% ermittelt. Über 90% dieser röntgenologisch oder computertomographisch diagnostizierten Patienten mit einer isolierten Sacroileitis Grad II oder III waren klinisch beschwerdefrei. Für Kinder liegen solche prospektiven Untersuchungen nicht vor.

Die Häufigkeit einer ankylosierenden Spondylitis liegt bei Erwachsenen mit chronisch entzündlichen Darmerkrankungen zwischen 3 und 8% (Gravallese 1988, Klein 1989, Purrmann 1989). Bei betroffenen Patienten mit Colitis ulcerosa überwiegen ganz eindeutig Männer, wie es vom Morbus Bechterew bekannt ist. Bei Patienten mit Morbus Crohn sind dagegen Frauen etwa gleich häufig von der Spondylitis befallen.

Pathogenese

Über die Rolle der Darmerkrankung für die Pathogenese eines *Morbus Bechterew* liegen zur Zeit nur Hypothesen vor. So wurden Kreuzreaktionen zwischen antigenen Determinanten von verschiedenen Darmkeimen und Lymphozyten HLA-B27 positiver Bechterew-Patienten beschrieben. Als Ursache für die *Kreuzreaktivität* wird die Anlagerung eines von verschiedenen Bakterienstämmen gebildeten «modifizierenden Faktors» an das HLA B27-Antigen auf Oberflächen bestimmter Zellen bei Bechterew-Patienten diskutiert. Antiseren gegen bestimmte Darmbakterien, vor allem *Klebsiellen*, waren in der Lage, periphere Lymphozyten von HLA-B27-positiven Bechterew-Patienten zu lysieren. Eine Lyse von peripheren Lymphozyten bei gesunden HLA-B27-positiven Kontrollen wurde hingegen nur einmal beobachtet. Die Hypothese des «molecular mimicry» in der Ätiopathogenese des Morbus Bechterew wird weiter unterstützt durch Untersuchungen, bei denen identische Aminosäurereste bei HLA B27 und Klebsiella pneumoniae-Nitrogenase nachgewiesen werden konnten. Mit entsprechenden spezifischen Antikörpern fanden sich jeweils Kreuzreaktionen. Die Antikörper reagierten auch spezifisch mit Synovialgewebe von HLA B27-positiven Bechterew-Patienten. So ist spekuliert worden, daß die erhöhte Durchlässigkeit einer entzündeten Darmschleimhaut bei genetisch prädisponierten, d.h. HLA B27-positiven Patienten die Bildung solcher kreuzreagierender Antikörper fördert. Die genaue Rolle dieser Kreuzreaktionen für die Entstehung eines Morbus Bechterew bei Patienten mit chronisch entzündlichen Darmerkrankungen bleibt jedoch unklar.

Klinik

Das klinische Bild und die röntgenologischen Veränderungen an Wirbelsäule und Ileosakralgelenken bei der ankylosierenden Spondylitis im Rahmen einer chronisch entzündlichen Darmerkrankung unterscheiden sich nicht vom klassischen Morbus Bechterew (s. S. 474).

Die *Iliosakralgelenke* sind in der Regel symmetrisch betroffen. Wie beim idiopathischen Morbus Bechterew kann es zu einer Arthritis der großen Gelenke, vor allem der Hüft- und Schultergelenke, kommen. Der destruierende Charakter dieser Gelenkaffektion unterscheidet diese Form von der oben besprochenen peripheren Arthritis im Rahmen von chronisch entzündlichen Darmerkrankungen.

Der Beginn der Gelenkschmerzen kann der Diagnose einer chronisch entzündlichen Darmerkrankung um Jahre vorausgehen. Im Gegensatz zu den peripheren Arthritiden besteht bei den *Spondylitiden* auch keine Abhängigkeit zu der Aktivität und dem Verlauf der Darmerkrankung, die Gelenkveränderungen schreiten in der Regel chronisch weiter fort. Auf eine begleitende Iritis ist bei den betroffenen Patienten besonders zu achten.

Eine *ankylosierende Spondylitis* scheint im Kindesalter eine seltene Komplikation bei chronisch entzündlicher Darmerkrankung zu sein. Lindsley berichtet von 5 Jungen mit Spondylitis, davon drei mit Colitis ulcerosa, zwei mit Morbus Crohn. Alle Patienten klagten zusätzlich über eine periphere Arthritis. Bei zwei Kindern traten die Gelenkbeschwerden vor der Darmentzündung auf. Die Patienten hatten einen eher milden Darmbefall und es bestand keine Korrelation zwischen der entzündlichen Aktivität im Darm und dem Ausmaß der Gelenkschmerzen. Die Rückenschmerzen persistierten bei allen Kindern, und die progressiven Gelenkveränderungen führten in allen Fällen zu einer Bewegungseinschränkung der Wirbelsäule. Vier der fünf Patienten wiesen außerdem destruierende Veränderungen im Hüftgelenk auf. Gryboski berichtet über 5 weitere Kinder mit Morbus Crohn und gleichzeitiger Spondylitis. Bei allen Patienten war der Dickdarm betroffen. Weitere Einzelfälle mit einem Morbus Bechterew und chronisch entzündlicher Darmerkrankung im Kindesalter werden in der Literatur erwähnt (Purrmann 1989).

Diagnostik

Während bei Patienten mit chronisch entzündlicher Darmerkrankung keine Häufung bestimmter HLA-Antigene bekannt ist, besteht für den idiopathischen Morbus Bechterew eine starke Assoziation mit dem HLA Typ B27. Er findet sich bei etwa 90% der betroffenen Patienten im Vergleich zu 9% bei gesunden Kontrollen. Patienten mit ankylosierender Spondylitis und gleichzeitiger chronisch entzündlicher Darmerkrankung sind nur in etwa 50 bis 70% der Fälle positiv für HLA B27, wobei HLA B27-negative Patienten häufiger ihre Gelenkerkrankung nach der Darmerkrankung entwickeln. Eine HLA-Untersuchung bei 231 erwachsenen Crohn-Patienten erbrachte ein auffällig häufig gemeinsames Auftreten von HLA B27 und B44 bei Patienten, die gleichzeitig eine ankylisierende Spondylitis entwickelt hatten. Diese HLA-Kombination fand sich bei 8 von 18 Patienten mit beiden Erkrankungen (44%), aber nur bei 0,5% der 213 Patienten mit alleinigem Morbus Crohn und bei 6,5% von 153 Patienten mit Morbus Bechterew ohne Darmerkrankung (Purrmann und Bertrams). Die Autoren schließen aus diesem Ergebnis, daß HLA-B44-positive Bechterew-Patienten ein erhöhtes Risiko haben, einen Morbus Crohn zu entwickeln.

Therapie

Die Therapie der axialen Arthropathie bei chronisch entzündlicher Darmerkrankung entspricht der bei idiopathischer ankylosierender Spondylitis (s. S. 474). Physikalische Maßnahmen zu Erhaltung der Beweglichkeit der Wirbelsäule und Stärkung der Muskelkraft stehen sicherlich im Vordergrund. Nichtsteroidale Antiphlogistika sollten zurückhaltend eingesetzt werden, um nicht Darmentzündung und intestinale Blutverluste zu verstärken.

Literatur

Ferguson, R. H.: Enteropathic arthritis. In: McCarthy, D. J. (ed.). Arthritis and allied conditions. Lea & Febiger, Philadelphia 9, 656–662 (1979).

Gravallese, E. M., F. G. Kantrowitz: Arthritic manifestations of inflammatory bowel disease. Am. J. Gastroenterol. 83, 703–709 (1988).

Gryboski, J. D., M. S. Howard: Prognosis in children with Crohn's disease. Gastroenterology 74, 807–817 (1978).

Klein, G., W. Petritsch, G. Pöllmann: Enteropathische Arthritiden. Internist 30, 673–677 (1989).

Lindsley, C. B., J. G. Schaller: Arthritis associated with inflammatory bowel disease in children. J. Pediatr. 84, 16–20 (1974).

Passo, M. H., J. F. Fitzgerald, K. D. Brandt: Arthritis associated with inflammatory bowel disease in children. Relationship of joint disease to activity and severity of bowel lesion. Dig. Dis. Sci., 31, 492–497 (1986).

Podolsky, D. K.: Inflammatory bowel disease. New Engl. J. Med. 325, 928–937 (1991a).

Podolsky, D. K.: Inflammatory bowel disease. New Engl. J. Med. 325, 1008–1016 (1991b).

Purrmann, J., J. Bertrams: Seronegative Spondarthritiden bei Morbus Crohn – Klinik und HLA-Assoziation. Ergebnisse der Inneren Medizin und Kinderheilkunde 59, 213–32 (1989).

60 Systemischer Lupus erythematodes
V. Wahn, H. Pietsch

Der systemische Lupus erythematodes (SLE) ist die «klassische» Autoimmunerkrankung. Ihre Ätiologie ist unklar. Pathogenetisch spielen komplementfixierende Immunkomplexe, meist aus DNA und anti-DNA-Antikörpern zusammengesetzt, bei Gewebsschädigungen eine entscheidende Rolle. Zusätzlich wurden eine große Zahl von Normabweichungen im Bereich der zellulären Immunität beschrieben. Dabei ist noch unklar, ob diese primär vorhanden sind und die Entwicklung pathologischer humoraler Immunreaktionen gestattet, oder ob sie Folge des Einflusses zirkulierender Immunkomplexe sind. Charakteristisch für die Erkrankung ist der *Multiorganbefall* (Cassidy und Petty, 1990), der sich in den 1982 formulierten Kriterien der ARA (American Rheumatism Association) niederschlägt. Diese Kriterien (Tan et al., 1982) sind in Tab. 60/1 in verkürzter Form wiedergegeben und können in der Regel auch für das Kindesalter verwendet werden. Die Diagnose eines SLE wird gestellt, wenn mindestens 4 dieser Kriterien erfüllt sind (simultan oder im Verlauf der Erkrankung). Schwierigkeiten können im Frühstadium der Erkrankung auftreten, wenn erst 3 oder weniger der 11 Kriterien vorliegen. Hier ergibt sich die Diagnose über die langfristige Überwachung der Patienten mit SLE-Verdacht.

Tab. 60/1: Die 11 Diagnosekriterien des Systemischen Lupus Erythematodes

betroffenes Organ	klinische Manifestation
Haut	1. Schmetterlingserythem im Gesicht 2. discoider Lupus 3. Photosensibilität (anamnestisch oder Befund)
Schleimhaut	4. Ulcerationen an der Mundschleimhaut (meist schmerzlos)
Gelenke	5. Arthralgien, Arthritis
seröse Häute	6. Pleuritis, Perikarditis
Niere	7. chronische Glomerulonephritis
ZNS	8. Krämpfe, Psychosen
Hämatopoese	9. Coombs-Test positive hämolytische Anämie Leukopenie $< 4000/mm^3$, Lymphopenie $< 1500/m^3$, Thrombocytopenie $< 100\,000/mm^3$
Autoimmunphänomene	10. LE-Zellen, Antikörper gegen native Doppelstrang-DNA oder Sm-Antigen, falsch positive Wassermann-Reaktion
Antinukleäre Antikörper	11. ANA, meist mit homogenem oder peripherem Fluoreszenzmuster

LE-Zellen: Granulozyten, die durch antinukleäre Antikörper opsonisierte Zellkerne phagozytiert haben. Sm-Antigen: Lösliches Zellkernantigen. Der dagegen gerichtete Autoantikörper wurde zuerst bei einem Patienten mit den Initialen Sm (für Smith) gefunden.
Zur Diagnose eines SLE sollten mindestens 4 der 11 Kriterien entweder gleichzeitig oder im Verlauf der Erkrankung erfüllt sein.
Modifiziert nach Tan et al. (1982)

60.1 Disponierende Faktoren

Verschiedene Faktoren sind dazu geeignet, *Risikogruppen* von Kindern zu definieren, bei denen eine besondere Gefährdung zur Entwicklung eines SLE besteht (Tab. 60/2). Die Tatsache, daß der SLE familiär gehäuft auftritt, sollte Anlaß zu einer systematischen Familienuntersuchung bei jedem Kind mit SLE sein.
In den letzten Jahren konnten neue Erkenntnisse über die *Genetik* des SLE gewonnen werden. Danach bestehen nicht nur Assoziationen mit C4-Polymorphismen und HLA DR-Antigenen (nicht DP, Reveille et al., 1991), sondern auch eine Assoziation der genetischen Marker

Tab. 60/2: Risikofaktoren zur Entwicklung eines SLE

- Alter (Manifestation meist zweites Lebensjahrzehnt)
- Geschlecht (♀:♂ 9:1, Ausnahme: < 5 und > 65 Jahre)
- Familienanamnese
  - 27% betroffener Kinder haben einen erkrankten Verwandten
  - 57% von eineiigen Zwillingen mit SLE entwickeln innerhalb von 4 Jahren einen SLE, wenn der andere Zwilling erkrankt ist
- Vorhandensein von HLA A1, B8, DR3
- Vorhandensein von C4A Null-Allelen
- langsamer Acetylator-Phänotyp → Medikamenten-LE
- Chromosomenanomalien (z. B. Klinefelter-Syndrom)
- Porphyrie
- angeborene Komplementdefekte

modifiziert nach Jacobs (1982)

der konstanten Region der Alpha-Kette des T-Zellrezeptors mit Genen, die beim SLE offenbar pathogenetisch bedeutsam sind (Tebib et al., 1990). Auch für Patienten mit Hydralazin-induziertem LE konnte eine Assoziation zu C4 Null-Allelen und HLA DR4 nachgewiesen werden (Speirs et al., 1989).

60.2 Klinik

Das klinische Bild des SLE ist völlig uneinheitlich. Jedes Einzelsymptom kann bereits initial oder erst im Verlauf der Erkrankung auftreten. In Tab. 60/3 sind diese Einzelsymptome, geordnet nach der Häufigkeit ihres Vorkommens bei Kindern, aufgeführt. Einige der typischen Organmanifestationen werden im folgenden näher dargestellt:

60.2.1 Allgemeinsymptome

Das häufigste Allgemeinsymptom ist *Fieber*, das sich weder einer Virus- noch bakteriellen Infektionen zuordnen läßt. Die Temperaturen können subfebril sein, erreichen aber oft auch Spitzen von über 40 °C. Daneben können *Gewichtsverlust, Müdigkeit* und allgemeines Krankheitsgefühl auf einen SLE hinweisen.

Tab. 60/3: Symptome und Befunde bei SLE (in absteigender Häufigkeit)

- Arthralgien/Arthritis
- typische Hauterscheinungen
- Fieber
- Alopezie
- Glomerulonephritis (Proteinurie, Zellbefund)
- Lymphadenopathie
- Anorexie, Gewichtsverlust
- Pleuraschmerzen, Pleuritis
- Müdigkeit
- Raynaud-Phänomen
- Psychose
- Bauchschmerzen
- Photosensibilität
- allgemeines Krankheitsgefühl
- Perikarditis
- Mund- und Nasenulcera (Patient klagt evtl. über «wundes Gefühl»)
- Splenomegalie
- Kopfschmerzen
- Krampfanfälle
- Ödeme

nach King et al. (1977) und Caeiro et al. (1981)

Tab. 60/4: SLE, Haut- und Schleimhautmanifestationen

häufig:	Butterfly-Rash discoide Läsionen orale Schleimhautulcera
selten:	rezidivierende Urtikaria erworbenes angioneurotisches Ödem Panniculitis kutane Mucinose verrucöse Läsionen Frostbeulen Nagelanomalien discoide Varianten des Lupus hypertrophicus und profundus

60.2.2 Haut- und Schleimhautmanifestationen

Leitsymptom an der Haut ist zweifelsohne das *schmetterlingsförmige Erythem* im Gesicht (daher früher: Schmetterlingsflechte, Farb-Abb. FA 48 Farbtafel VIII), das sich aber z. T. erst nach mehrjährigem Krankheitsverlauf ausbildet. Daneben kommen umschrieben *discoide Läsionen* vor, selten auch *Blasenbildung* und *Ulcerationen*. Solche Ulcera finden sich auch im Bereich der Mundschleimhaut und sind, im Gegensatz zu etwa der Stomatitis aphthosa, meist schmerzlos. Einige Patienten weisen ein *Raynaud-Phänomen* (früher ein ARA-Kriterium, Farb-Abb. FA 49 auf Farbtafel IX) auf und entwickeln im Bereich von Händen und Fingerkuppen *Nekrosen* (sog. Rattenbißnekrosen, Farb-Abb. FA 50 auf Farbtafel IX) als Ausdruck einer bestehenden *Vaskulitis*. Mehr als 50% der Kinder mit SLE leiden an einer *Alopezie* (früher ARA-Kriterium), ohne daß Zytostatika verabreicht wurden. Weitere Symptome sind in Tab. 60/4 aufgeführt.

Eine Hautbiopsie zeigt neben charakteristischen histologischen Veränderungen Ablagerungen von Immunglobulinen und Komplement an der dermal-epidermalen Junktionszone, und zwar sowohl in klinisch befallener wie unbeteiligter Haut. Gelegentlich findet man auch Immunkomplexablagerungen in Gefäßen. Ursache für diese Ablagerungen ist möglicherweise die verminderte Fähigkeit der Patientenseren zur Komplement-vermittelten Immunkomplexauflösung.

60.2.3 Gelenke

Arthralgien sind das häufigste Symptom eines SLE. Synovitische Schwellungen kommen dagegen nur gelegentlich vor. Im Gegensatz zur JRA ist die SLE-Arthritis kaum erosiv oder deformierend. Das Gelenkspunktat bringt keine wesentlichen diagnostischen Hinweise.

60.2.4 Niere

Ca. ⅔ aller Kinder mit SLE haben bei Diagnosestellung eine *chronische Glomerulonephritis* oder entwickeln diese

im Verlauf der Erkrankung. Sie wird durch Immunkomplexe hervorgerufen und stellt die prognostisch wichtigste Organmanifestation dar (Balow et al., 1987).
Proteinurie und Mikrohämaturie sind die häufigsten Befunde bei der Urinanalyse. Zur Einteilung des Schweregrades der Proteinurie eignen sich bei Kindern folgende Definitionen:

Normalbefund:	Urin-Eiweiß < 150 mg/die
Milde Proteinurie:	Urin-Eiweiß 150–500 mg/die
Mäßige Proteinurie:	Urin-Eiweiß 500–2000 mg/die
Große Proteinurie:	Urin-Eiweiß > 2000 mg/die
Nephrotisches Syndrom:	Urin-Eiweiß > 2 g/m²/die, Serum-Albumin < 2 g/dl, Ödeme, (Hyperlipidämie)

Bereits initial oder im Krankheitsverlauf zeigen sich weitere Störungen der Nierenfunktion: Eingeschränkte Kreatinin-Clearance, eingeschränktes Konzentrationsvermögen, Hypertonie. Selten kommt es zum akuten Nierenversagen.

Es empfiehlt sich, bei jedem Patienten mit eindeutig pathologischem Urinbefund eine *perkutane Nierenbiopsie* vorzunehmen. Hierdurch wird nicht nur die Diagnose einer Immunkomplex-Nephritis gesichert. Von der Nierenhistologie hängen auch die Prognose (Austin et al., 1983) und, gelegentlich, die Therapie ab. Während z. B. eine GN mit minimalen Glomerulusläsionen nur einer relativ milden Therapie bedarf, ist diese bei einer diffusproliferativen Form deutlich intensiver. Umstritten ist die Frage, ob auch Patienten mit SLE ohne pathologischen Urinbefund einer Nierenbiopsie zugeführt werden sollen, um die sog. «stille» Lupus-Nephritis zu diagnostizieren. Eine solche Biopsie befriedigt das Interesse des behandelnden Arztes, hat aber für die Behandlung des Patienten keine Konsequenzen. Daher kann in den Augen der Autoren darauf verzichtet werden.

Die histologischen Befunde in der Niere werden gemäß der WHO-Empfehlung (Tab. 60/5) klassifiziert. Sie können sich im Verlauf der Erkrankung ändern. Hat ein Patient z. B. initial gut auf Steroide angesprochen und entwickelt später eine zunehmende Steroidresistenz, kann eine *Re-Biopsie* durchgeführt werden.

Tab. 60/5: Lupus-Nephritis, WHO-Klassifikation (nach Cassidy und Petty, 1991) (s. a. S. 547)

Klasse	GN-Typ
I	Normal
II	Mesangial
II A	Minimale Veränderung
II B	Mesangiale Glomerulitis
III	Fokal und segmental proliferative GN
IV	Diffus proliferative GN
V	Membranöse GN

Gerät ein Patient mit Lupus-Nephritis in eine terminale Niereninsuffizienz, kann eine *Nierentransplantation* wie bei jedem anderen Patienten mit Niereninsuffizienz in Erwägung gezogen werden. Die Überlebensraten sind mit 54% nach 5 Jahren erstaunlich gut, die Rate der erneuten Lupus-Nephritis im Transplantat erstaunlich gering (Nossent et al., 1991).

60.2.5 Herz

Klinisch auffällige *Perikardergüsse* unterschiedlichen Ausmaßes entwickeln ca. 40% aller SLE-Patienten, nach Autopsie-Statistiken sogar noch mehr. Seltener kommt es zur *Myokarditis* (oft in Verbindung mit peripherer Myositis) oder *Endokarditis* (Typ Libman-Sachs). Aus einer Läsion des Erregungsleitungssystems resultieren *Arrhythmien*. Im Rahmen der Vaskulitis kann sich eine *Stenosierung der Coronarien* entwickeln. Diese werden dann durch Hyperlipidämie, Hypertension und Steroide aggraviert, so daß schon im Kindesalter Einzelfälle von Myocardinfarkten beschrieben wurden (s. a. Tab. 60/6 und S. 552).

60.2.6 Lunge

Pulmonale Manifestationen gehören mit Ausnahme der Pleuritis nicht zu den 11 SLE-Kriterien der ARA, müssen aber dem behandelnden Pädiater bekannt sein. Tab. 60/7 gibt eine Übersicht über mögliche Zeichen. *Pleuraergüsse* werden im Röntgenbild entdeckt. Eine interstitielle *Lupus-Pneumonitis* wird klinisch zwar nur in ca. 10% der Fälle diagnostiziert, ist nach Autopsieergebnissen aber fast obligat zu finden. Es ist daher zu begründen, eine Lungenfunktionsprüfung (evtl. einschließlich Com-

Tab. 60/6: Kardiale Manifestationen bei SLE

häufig:	Perikarditis
weniger häufig:	Myokarditis
	Coronarerkrankung
	Infarkt
	Libman-Sachs Endokarditis
	Klappenfehler

Tab. 60/7: SLE, pulmonale Manifestationen

- Pleuritis
- akute Lupus-Pneumonitis
- diffuse interstitielle Lungenerkrankung
- pulmonale Hypertension
- gestörte Zwerchfellfunktion
- Atelektasen
- Lungenblutung

pliance-Messung und Diffusionskapazität) in die klinisch-apparative Evaluierung der Patienten mit einzubeziehen. Labormäßige Hinweise auf ein erhöhtes Pneumonitis-Risiko liefern Antikörper gegen SS-A.

Thrombembolien und Vaskulitis können zur Entwicklung einer *pulmonalen Hypertension* beitragen. Eine seltene, lebensbedrohliche Komplikation ist die *akute Lungenblutung* (Abb. 60/1). Auch sie kann, ebenso wie die oben beschriebenen Phänomene, durch rechtzeitig einsetzende intensive Therapiemaßnahmen unter Kontrolle gebracht werden.

60.2.7 Gastrointestinaltrakt

Gastrointestinale Manifestationen treten bei ca. 10% aller SLE-Fälle auf. In absteigender Häufigkeit finden sich die Symptome, die in Tab. 60/8 aufgeführt sind. Selten kommt es zu einer Proteinverlust-Enteropathie mit Diarrhoe ohne Steatorrhoe. Die alpha1-Antitrypsin-Ausscheidung im Stuhl ist in diesen Fällen pathologisch.

Tab. 60/8: SLE, Gastrointestinale Manifestationen

- Gewichtsverlust
- Übelkeit
- Durchfälle
- Erbrechen
- Blutungen
- Dysphagie

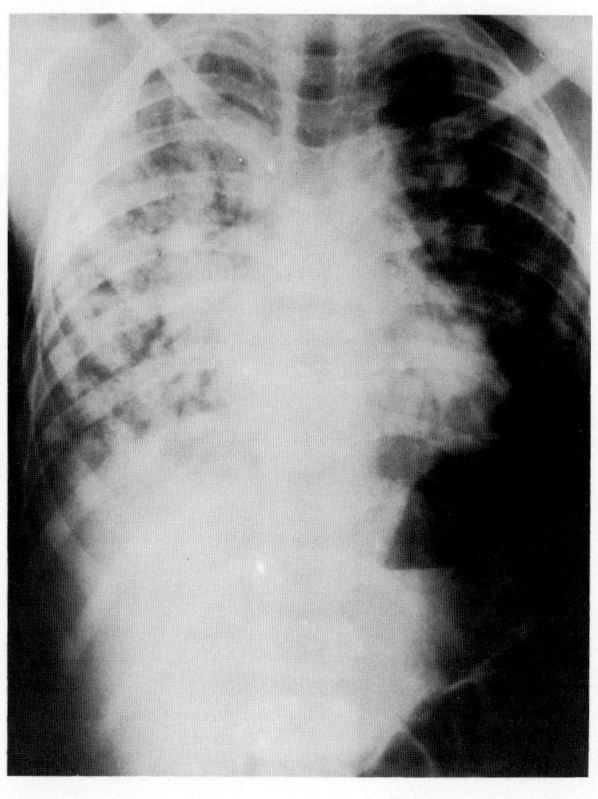

60.2.8 Zentralnervensystem

Eine *Vaskulitis des ZNS* kann eine Reihe klinischer Symptome zur Folge haben (Tab. 60/9). Jede auffällige Verhaltensänderung bei einem Kind mit bekanntem SLE sollte bis zum Beweis des Gegenteils als organische Krankheitsmanifestation angesehen werden. Dasselbe gilt für *Kopfschmerzen*. Bei *Krampfanfällen* ist zu bedenken, daß außer einem ZNS-Lupus auch arterielle Hypertonie, Blutungen oder eine Azotämie dafür verantwortlich sein können. ZNS-Symptome treten bei Patienten mit anti-Sm-Antikörpern gehäuft auf. Spezifische *neuro-psychiatrische Manifestationen* wie Depression und Psychose

Tab. 60/9: ZNS-Symptome bei SLE

- Kopfschmerzen
- Krampfanfälle
- Halluzinationen
- Verhaltensstörungen, organisches Psychosyndrom
- Psychose, Depressionen, Angstzustände
- Hirninfarkt
- Chorea
- Transverse Myelitis
- Pseudotumor cerebri
- aseptische Meningitis
- periphere Neuropathie, Lähmungen
- Ptosis, therapieresistent auf Tensilon
- Hirnnervenausfälle, Diplopie, Visusverlust

ergänzt nach Jacobs (1982)

Abb. 60/1: Akute Lungenblutung bei einem 10jährigen Jungen mit SLE. Unter Beatmung, Supportivmaßnahmen und hochdosierter Methylprednisolon-Stoßtherapie Normalisierung des röntgenologischen und klinischen Befundes innerhalb von 3 Wochen (Abb. 60/2).

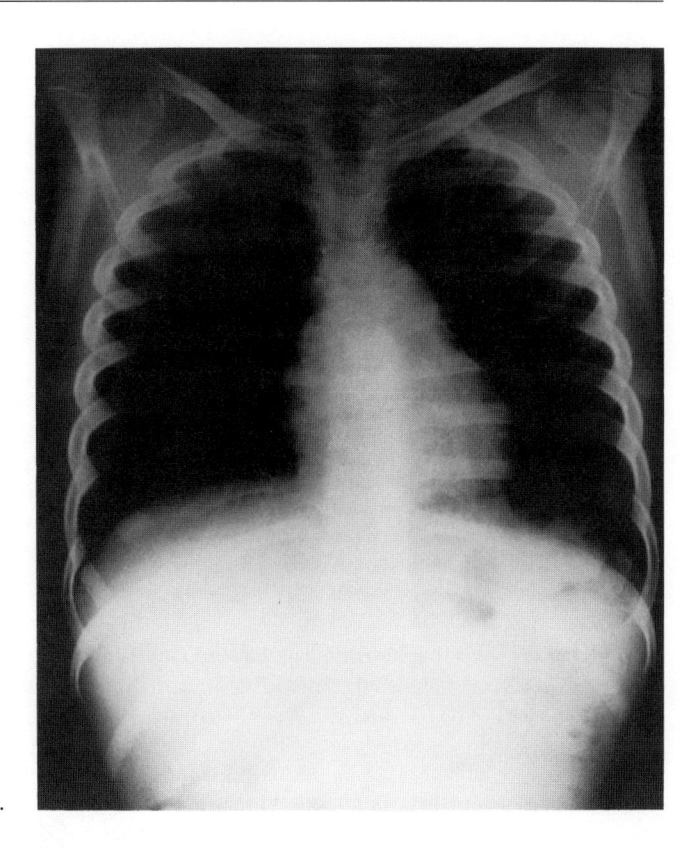

Abb. 60/2: siehe Legende zu Abb. 60/1.

sind oft mit Antikörpern gegen ein ribosomales P-Protein assoziiert (Schneebaum et al., 1991). In Zukunft mag die diagnostische Verwendung definierter Peptide dieses Proteins eine weitere Spezifikation der Autoantikörper und klinische Subtypisierung erlauben.

Neben der serologischen Lupus-Diagnostik (ANA, DNS-AK, Sm-Ak, CH50, C3), empfiehlt sich eine *Lumbalpunktion* (IgG in Relation zum Serum-IgG erhöht?), eine *Computertomographie* (perisulcale Atrophie?, Blutungen?, Infarkte?) und, falls verfügbar, eine Hirnszintigraphie mit $^{15}O_2$ (regionale Störung der Blutzirkulation?).

Mehrere Arbeiten der vergangenen Jahre weisen aus, daß der *Kernspintomographie* (Abb. 60/2) eine wichtige Rolle bei der Diagnostik des ZNS-Lupus zukommt (Bell et al., 1991). Sie wird möglicherweise o. g. Verfahren ersetzen können.

Einige Autoren unterscheiden:

a) eine diffuse Erkrankung mit symmetrischen Zonen gesteigerter Signalintensität in der subkortikalen weißen Substanz. Bei dieser Verlaufsform finden sich serologisch gleichzeitig hochtitrige Antikörper gegen Neurofilamente.
b) Eine fokale Erkrankung. Hierbei zeigen sich Zonen gesteigerter Signalintensität plus Atrophien im Bereich der großen Gefäße. Dieser Verlauf erweist sich bei der Therapie gegenüber Steroidpulsen resistent, während die diffuse Erkrankung in der Regel gut reversibel ist. Patienten mit fokaler Erkrankung zeigen auch eine Häufung von Antikörpern gegen Cardiolipin sowie ein Lupus-Antikoagulans, aber keine Antikörper gegen Neurofilamente.

60.2.9 Hämatopoese

Zu den Zielzellen, gegen die im Rahmen des SLE Autoantikörper gebildet werden können, gehören auch sämtliche Zellen des blutbildenden Systems. Dieser Beobachtung wird auch dadurch Rechnung getragen, daß typische hämatologische Manifestationen zu den ARA-Kriterien gehören. Etwa die Hälfte der Kinder mit SLE ist *leukopenisch*, teilweise auch *lymphopenisch*. In vielen Fällen lassen sich dann Autoantikörper gegen Granulozyten oder aber Lymphozyten nachweisen. Die Synthese von Autoantikörpern gegen Erythrozyten führt zur *Coombs-Testpositiven autoimmunhämolytischen Anämie*. Die Anämie kann verstärkt werden durch Eisenmangel und chronische Entzündung. Werden Autoantikörper gegen Thrombozyten gebildet, entsteht das Bild einer *idiopathisch-thrombozytopenischen Purpura*. Sie kann die Erstmanifestation eines SLE darstellen. Daher sollte bei allen Kindern mit ITP-Erstmanifestation eine Bestimmung von antinukleären Antikörpern erfolgen. Bei einer Kombination von ITP mit autoimmunhämolytischer Anämie sprechen wir von *Evans-Syndrom*.

60.2.10 Blutgerinnung

Die Häufung von *Thrombosen* bei Patienten mit SLE ist seit vielen Jahren bekannt. Seltener kommt es zu plasmatisch bedingten *Blutungskomplikationen*. Eine wesentliche Ursache ist das *Lupus-Antikoagulans*, ein Autoantikörper, der gegen den Phospholipidanteil des Komplexes aus Faktor V, Faktor VII, Kalzium-Ionen und Phospholipiden gerichtet ist. Als Folge davon wird die Umwandlung von Prothrombin in Thrombin gehemmt. Das Thromboplastin kann kompensatorisch ansteigen, was in Verbindung mit niedrigen Spiegeln von Antithrombin III (AT III) Thrombembolien begünstigt. Neben diesem Lupus-Antikoagulans sind Autoantikörper gegen die Faktoren VIII, IX, XI, XII und XIII beschrieben worden. Der Mechanismus, über den Thrombosen entstehen, ist nicht ganz klar. In vitro konnte mit Seren von SLE-Patienten gezeigt werden, daß die Prostazyklinfreisetzung aus Endothelien gehemmt wird. Prostazyklin gehört zu den wichtigen gefäßerweiternden Substanzen. Die Bildung der Phospholipid-Antikörper unterliegt offenbar ebenso wie der SLE selbst einer genetischen Restriktion. So wurden mittels RFLP-Analysen Assoziationen zwischen Phospholipid-Antikörpern und MHC II-Allelen beschrieben.

Das Verhältnis vom Lupus-Antikoagulans zu anderen *Phospholipid-Antikörpern* ist derzeit noch nicht ganz klar (Triplett et al., 1988). Die überwiegende Mehrzahl von Patienten mit Lupus-Antikoagulans weist auch Phospholipid-Antikörper auf (73%). Klinisch muß bei Patienten mit Antikoagulans in 19% mit Thrombosen, in 8% mit Spontanaborten, und in 6% mit Krämpfen gerechnet werden. Größere Statistiken liegen zwar nur bei Erwachsenen vor, Einzelbeobachtungen lassen aber eine Relevanz dieser Befunde auch bei Kindern erwarten (Falcini et al., 1991).

Etwas anders verhält es sich mit den *Cardiolipin-Antikörpern*, die zwar häufig mit dem Lupus-Antikoagulans assoziiert auftreten, aber wahrscheinlich nicht mit diesem identisch sind. Tab. 60/10 gibt eine Übersicht über die Häufigkeit des Auftretens von Cardiolipin-Antikörpern bei verschiedenen rheumatischen Erkrankungen (Fort et al., 1987). Diesen Cardiolipin-Antikörpern ist in den letzten Jahren ein großer Teil der Lupus-Forschung gewidmet worden. In Tab. 60/11 wird versucht, pathogenetische und klinische Konsequenzen des Nachweises von Phospholipid-Autoantikörpern (Cardiolipin-Antikör-

Tab. 60/10: Häufigkeit des Nachweises von Cardiolipin-Autoantikörpern

Erkrankung	Häufigkeit von Cardiolipin-Ak in %
SLE (Erwachsene)	38%
SLE (Kinder)	50%
Rheumatoide Arthritis	33%
Juvenile RA	42%
Psoriasis-Arthritis	28%
Systemische Sklerose	25%
M. Behcet	18%
Lyme-Borreliose	39%

Tab. 60/11: Bedeutung von Phospholipid-(Cardiolipin-)Autoantikörpern bei SLE

a) für Pathogenese und Laborbefunde:
- oft gleichzeitiges Auftreten mit Lupus-Antikoagulans
- benötigt 50 kD-Cofaktor (Apolipoprotein H?)
- Hemmung der Prostacyclin-Freisetzung
- Verminderung der AT III-Aktivität
- Hemmung der Thrombomodulin-Expression
- abnorme Fibrinolyse
- verlängerte PTT und PTZ

b) für die Klinik:
- gehäuft Thrombosen
- wahrscheinlich gehäuft Blutungen, Spontanaborte, Krämpfe, Thrombopenie, AIHA, Evans-Sy., Hypokomplementämie
- fraglich gehäuft Livedo reticularis, transitorische cerebrale Ischämie, Chorea, Apoplexie

pern) zusammenzufassen. Interessant ist, daß Antikörper gegen Cardiolipin mit DNA kreuzreagieren. Dies gilt nicht nur für polyklonale, sondern auch für monoklonale Antikörper.

60.2.11 Weitere Manifestationen

Weitere Symptome untermauern den Charakter des SLE als einer Systemerkrankung: Myalgie/Myositis, Raynaud-Phänomen, Hepatosplenomegalie u. a. m.

60.3 Neonataler SLE

SLE-Symptome beim Neugeborenen werden durch Übertragung mütterlicher Autoantikörper hervorgerufen, wobei die Mutter selbst oft an einem SLE oder einer anderen Autoimmunerkrankung, insbesondere Sjögren-Syndrom, erkrankt ist. Oft verlieren diese Mütter ihre Kinder durch Aborte. Kommt es zur Entbindung, lassen zwei Leitsymptome beim Neugeborenen an einen diaplazentar erworbenen LE denken.
1. Transitorischer kutaner LE
2. Angeborener AV-Block dritten Grades.
Seltener treten folgende Symptome auf:
Coombs-Test positive hämolytische Anämie, Thrombopenie, Glomerulonephritis, Hepatosplenomegalie, Cholestase, Lymphadenopathie, Pneumonitis, Myokarditis, Perikarditis und Myastenia gravis. Wenige Kinder sind hypokomplementämisch.

Mütter von Kindern mit angeborenem AV-Block sind oft HLA-DR3 positiv. Sie haben fast obligat Antikörper gegen SS-A- oder SS-B-Antigen im Serum. Beide Antigene sind inzwischen näher charakterisiert worden. Es zeigte sich, daß bei Neugeborenen am

Herzen insbesondere dann ein Schaden auftritt, wenn Antikörper gegen SS-A gegen ein 52 kD-Peptid, nicht aber gegen ein 60 kD-Peptid gerichtet sind (Buyon et al., 1989). Ähnlich verhält es sich bei dem SS-B-Antigen: Hier scheinen Antikörpern gegen ein 48 kD-Peptid die größte Bedeutung zuzukommen. Beide relevanten Peptide sind reichlich im Herzgewebe vorhanden, das SS-A-Peptid insbesondere auch im Erregungsleitungssystem.

Während der angeborene AV-Block III' irreversibel ist, ist die Prognose der übrigen Symptome gut: Die Erkrankung ist selbstlimitierend, die Autoantikörper nur transitorisch nachweisbar. Nur vereinzelt entwickeln dieselben Kinder einige Jahrzehnte später im Rahmen ihrer genetischen Disposition einen idiopathischen SLE.

Ob es möglich ist, den AV-Block zu vermeiden, ist derzeit nicht bekannt. Möglicherweise können intensive Plasmapheresen kombiniert mit immunsuppressiver medikamentöser Therapie in der Phase der Embryogenese des Erregungsleitungssystems bleibende Schäden verhindern (Buyon et al., 1987).

60.4 Medikamentös-induzierter SLE (Drogen-induz. SLE, DI-SLE)

Ca. 5–10% der Fälle von SLE bei Erwachsenen werden durch Medikamente induziert. Der Prozentsatz ist bei Kindern sicher niedriger. Einige Substanzen, die einen SLE induzieren können, sind in Tab. 60/12 aufgeführt (nach Hess, 1988). Zur Diagnose eines DI-SLE sollten folgende drei Diagnosekriterien vorliegen:
1. Es muß zweifelsfrei nachgewiesen sein, daß zum Zeitpunkt der ersten Gabe des Medikamentes kein idiopathischer SLE vorgelegen hat.
2. Antinukleäre Antikörper sollten nachgewiesen sein in Verbindung mit mindestens einem SLE-Kriterium gemäß ARA.
3. Nach Elimination der auslösenden Substanz tritt eine zunehmende klinische und serologische Normalisierung ein.

Die Rückbildung der Erkrankung erfordert in der Regel Tage bis Wochen, während serologische Autoimmunphänomene über Monate bis Jahre persistieren können.

Wie der spontan entstandene SLE ist auch der DI-SLE eine systemische *Immunvaskulitis*. Das Krankheitsbild ist aber insgesamt milder: Während allgemeines Krankheitsgefühl, Fieber, Arthralgien (Arthritis), Thoraxschmerzen (Pleuropericarditis) und Hepatomegalie häufig vorkommen, sind Hauterscheinungen, hämatologische Symptome, Glomerulonephritis und ZNS-Lupus vergleichsweise selten.

Serologisch gibt es im Vergleich zum idiopathischen SLE einige Besonderheiten: Die ANA sind zwar meist positiv, oft auch die LE-Zellen, dagegen zeigen sich nur selten Antikörper gegen Doppelstrang-DNA, und das Komplement ist meist normal. ANA sind meist gegen andere Bestandteile des Zellkerns gerichtet, wie etwa denaturierte Einzelstrang-DNA, Ribonukleoproteine, verschiedene Typen von Histonen u.a.m. Dies muß bei der serologischen Diagnostik berücksichtigt werden. Das Auftreten von ANA unter der Behandlung mit in Tab. 60/12 erwähnten Medikamenten bedeuten nicht automatisch, daß ein DI-SLE vorliegt. Während einige Substanzen in zum Teil mehr als 50% der Patienten ANA induzieren, sind Krankheitssymptome vergleichsweise selten. Nimmt man neben dem DI-SLE auch andere autoimmunologischen Manifestationen (immunhämolytische Anämie, Myastenia gravis etc.) hinzu, lassen sich Autoimmunerkrankungen in bis zu 20% der behandelten Patienten induzieren.

Tab. 60/12: Medikamentös induzierter LE, Auslöser

a) sicher	b) wahrscheinlich	c) fraglich
• Hydralazin	• Carbamazepin	• Östrogene
• Procainamid	• Valproat	• Goldsalze
• INH	• andere Antikonvulsiva	• Penicillin
• Methyldopa	• Thyreostatika	• Griseofulvin
• Chlorpromazin	• D-Penicillamin	• Reserpin
• Chinidin	• Sulfasalazin	• Tetracycline
	• β-Blocker	
	• Lithium	

Für den DI-SLE gibt es disponierende Faktoren:
1. Die Aktivität der *hepatischen Acetyltransferase*. Patienten mit niedriger Aktivität («slow acetylators») können bestimmte Substanzen (Procainamid, Hydralazin, Isoniacid) nur verlangsamt abbauen und entwickeln häufiger einen DI-SLE als die «Schnell-Acetylierer».
2. Bei bestimmten Substanzen zeigt sich eine signifikante Häufung von DI-SLE bei Trägern von **HLA DR4**, was für eine genetische Restriktion auch der Arzneimittelinduzierten Autoimmunantwort spricht.

Einige Vorstellungen zur Pathogenese sind in Abb. 60/3 wiedergegeben. Wahrscheinlich fungieren die in Frage kommenden Substanzen als Haptene, die im Gewebe mit körpereigenen Eiweißen zusammen ein komplettes Autoantigen bilden. Auf zellulärer Ebene vermögen einige Substanzen die Aktivität der T-Suppressor-Zellen zu vermindern, was eine Störung in der Balance der Immunregulation nach sich zieht. Unregulierte T-Zellen erlauben eine gesteigerte B-Zell-Aktivität. Diese produzieren Autoantikörper und nachfolgend Immunkomplexe, die dann u.a. in Gefäßen abgelagert werden und über die darauf resultierenden Entzündung Gewebsschäden hervorrufen.

Beim DI-SLE gehen die Symptome zurück, sobald das auslösende Agens identifiziert und eliminiert ist. Einige Patienten bedürfen einer zusätzlichen immunsuppressiven Behandlung (s.u.).

Tab. 60/13: Spezifität und Krankheitsassoziation antinukleärer Antikörper

Antikörper gerichtet gegen	Fluoreszenzmuster*	Erkrankung, Frequenz positiver Befunde
I DNA Antigene		
ds-DNA	peripher, homogen, Mit.: +	SLE (40–90%), selten andere rheumatische Erkrankungen
ss-DNA	peripher, homogen, oft negativ	SLE, Procainamidind. LE (80%), andere rheumatische Erkrankungen
II Freie und DNA assoz. Proteinantigene		
Histone	homogen, peripher, Mit.: +	SLE (40–70%), Procainamidind. LE (95%), RA (15–20%), JRA (> 30%), Sklerodermie (36%)
PCNA (PL-5)	uneinheitliches Bild, Sprenkelung, Mit.: var.	SLE (3–10%)
Ma	perinukleär gesprenkelt	SLE (20%)
Mi-1, Mi-2	gesprenkelt, Mit.: –	SLE (5–20%), Dermatomyositis/Polymyositis (5%)
Hsp-90	?	SLE (47%), Polymyositis
CENP- (A–C)	40–60 einzelne Sprenkel, Mit.: + (= CENTROMER)	CREST-Syndrom (70–90%), Raynaud-Phänomen (20%), Sklerodermie (51%), PBC (10%)
DNA-Topoisomerase I (Scl 70)	fein gesprenkelt, Mit.: +, Nukleoli gesprenkelt	PSS (20–70%), SLE
PM-Scl (PM-1)	gesprenkelt/nukleolär	Polymyositis/PSS (60–80%), DM (17%), PM (8%), Sklerodermie (3%)
tRNA-Synthetasen	cytoplasmatisch, perinukleär	
His (Jo1, PL1)		Polymyositis (25–31%), Dermatomyositis (5%), Dermatomyositis + Lungenfibrose (50–100%)
Thr (PL-7)		Myositis (4%)
Ala (PL-12)		Myositis (3%)
EBNA 1–6, LMP (RANA)	fein gesprenkelt	RA (60–95%), normal 6–25%
RA-33	?	RA (35%)
HMG 1, HMG 2	?	JRA (27%)
III RNA assoz. Antigene		
Sm-Antigen (U1, 2, 4–6-RNP)	gesprenkelt, Mit.: –	SLE (5–30%)
Nucleolin	homogen nukleolär	SLE (64%), juv. SLE (100%), RA (71%), HepA (80%), Sjögren Syndrom (71%)
ribosomales RNP	fein cytoplasmatisch nukleolär	SLE (10%)
U1-RNP	grob gesprenkelt, Mit.: –	Sharp-Syndrom (fast 100%), SLE (25–30%), PSS
SS-A (Ro) (Y1–Y5 RNA assoz.)	cytoplasmatisch, Mit.: –, schwach fein gesprenkelt	Sjögren-Syndrom (34–60%), SLE (30–40%), neonat. LE (80%), RA mit Penicillamin-Nebenwirkung (18%)
SS-B (La)	fein gesprenkelt, Mit.: –, evtl. schwach nukleolär	Sjögren-Syndrom (40–60%), SLE (10–20%), Autoimmunthyreoiditis (27%)
Fibrillarin (U3-RNP assoz.)	nukleolär	Sklerodermie (8%), SLE
RNA-Polymerase I	punktiert nukleolär	Sklerodermie (4%), SLE (46%?), RA (19%?)
Ku (Ki)	variabel nukleolär	Polymyositis/PSS (55%), SLE (19%), Sklerodermie (14%)
IV weitere Antigene		
perinukleärer Faktor	Immunfluoreszenz mit Mundschleimhautzellen	RA (59–76%), SLE (46%), Sklerodermie (26%)
Kernlamina	ringförmige Fluoreszenz	SLE, lineare Sklerodermie, Hepatitis

* Alle Angaben beziehen sich auf Interphasezellen, Ausnahme Mit. = Mitosen, +/– = Bewertung der Kernfluoreszenz während der Mitose, var. = variabel
Abkürzungen, die sich aus den Namen der erstmals beschriebenen Erkrankten ergeben: Sm, Ro, La, Ku, Jo, (Ma, Mi)
sonstige Abkürzungen:
Ala = Alanin, CENP = sinngemäß: Protein des Centromers, CREST = Syndrom aus Calcinosis cutis, Raynaud-Phänomen, Ösophagusmotilitätsstörung, Sklerodaktylie, Teleangiektasien, ds = doppelsträngig, DM = Dermatomyositis, EBNA = Ebstein-

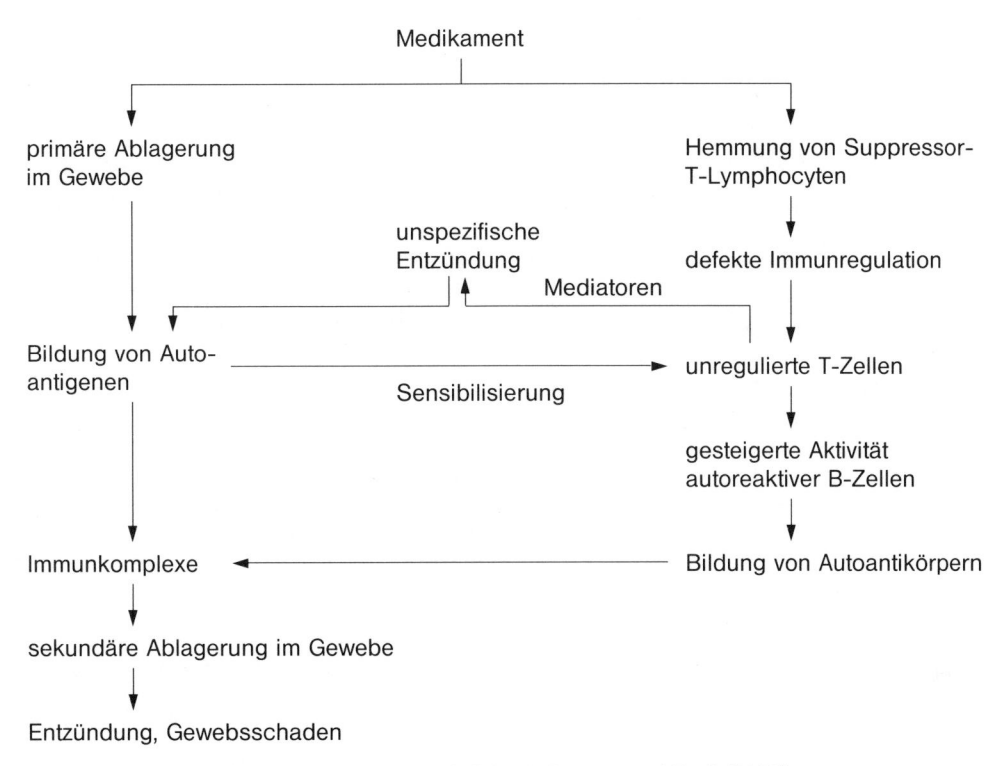

```
                            Medikament
            ┌───────────────────┴───────────────────┐
            ▼                                       ▼
   primäre Ablagerung                       Hemmung von Suppressor-
       im Gewebe                                T-Lymphocyten
            │                unspezifische            │
            │                 Entzündung              ▼
            │         ┌──────────┬─────────► defekte Immunregulation
            │         │          Mediatoren           │
            ▼         │                               │
   Bildung von Auto- ─┴──────────────────────► unregulierte T-Zellen
      antigenen          Sensibilisierung            │
                                                     ▼
                                              gesteigerte Aktivität
                                              autoreaktiver B-Zellen
            │                                        │
            ▼                                        ▼
    Immunkomplexe ◄───────────────────────── Bildung von Autoantikörpern
            │
            ▼
  sekundäre Ablagerung im Gewebe
            │
            ▼
   Entzündung, Gewebsschaden
```

Abb. 60/3: Pathogenese des medikamentös induzierten SLE (nach Denman und Pugh (1982)).

60.5 Serologische Befunde

60.5.1 Antinukleäre Antikörper (ANA), Antikörper gegen Doppelstrang-DNA (ds DNA), Antikörper gegen extrahierbare nukleäre Antigene (ENA)

Hierbei handelt es sich um Autoantikörper, die gegen Bestandteile von Zellkernen gerichtet sind. Sie werden mittels indirekter Immunfluoreszenz auf geeigneten Substraten (Rattenleberschnitten, HEp-2-Zellen, HeLa-Zellen u. a.) nachgewiesen. Entsprechend der Vielzahl der makromolekularen Verbindung, die den Zellkern konstituieren, gibt es eine Vielzahl von Antigenen, gegen die ANA gerichtet sein können (Tab. 60/13). Es wird daraus deutlich, daß die Subspezifizierung der ANA eine wichtige Hilfe bei der Differenzierung der Kollagenosen darstellt.

Für die Praxis empfiehlt sich zunächst ein *Suchtest* mit einer Serumverdünnung (= Titer) von 1:20 und 1:40. Titer > 1:40 sind als pathologisch anzusehen. Das *Fluoreszenzmuster* liefert differentialdiagnostische Hinweise (Tab. 60/13). Bei Titern von 1:160 oder mehr sollte nach Antikörpern gegen dsDNA und ENA gesucht werden, da aus positiven Befunden wichtige differentialdiagnostische Schlüsse gezogen werden können (Tab. 60/13).

Früher wurde regelmäßig auch das *LE-Zell-Phänomen* untersucht. Es hat heute durch die Verfügbarkeit o. g. Tests seine diagnostische Bedeutung verloren, demonstriert aber in eindrucksvoller Weise ein autoimmunologisches Geschehen: Freie Zellkerne aus Leukozyten (entstanden bei einem Gefrier-/Auftau-Zyklus) reagieren mit ANA aus Serum und werden dabei opsonisiert. Die opsonisierten Kerne quellen und werden eosinophil (= *LE-bodies*). In dieser Form werden sie phagozytiert, wodurch der Kern der phagozytierenden Zelle an den Rand gepreßt wird (Farb-Abb. FA 51 auf Farbtafel IX). Streiten sich mehrere Phagozyten um einen LE-body, entsteht eine *LE-Rosette* (Farb-Abb. FA 52 auf Farbtafel IX).

Barr-virus codiertes nukleäres Antigen, HepA = Hepatitis A, His = Histidin, HMG = engl.: high mobility group proteins (kleine, stark geladene Proteine mit schneller Wanderungsgeschwindigkeit im elektrischen Feld), Hsp = engl.: heat shock protein («Streßprotein»), JRA = juvenile RA, LMP = engl.: latent membrane protein, PBC = primär biliäre Zirrhose, PCNA = engl.: proliferating cell nuclear antigen, PM = Polymyositis, RA = rheumatoide Arthritis, RANA = rheumatoide Arthritis assoziiertes nukleäres Antigen, RNP = Ribonukleoprotein, Scl = Sklerodermie, SS = Sjögren-Syndrom, ss = einzelsträngig, Thr = Threonin, t-RNA = Transfer-Ribonukleinsäure, U1–6 = uridinreiche RNA-Abschnitte, Y1–Y5 = zeigt cytoplasmatisches Vorkommen der RNA an

60.5.2 Zirkulierende Immunkomplexe (CIC)

Sie sind meist aus DNA und anti-DNA zusammengesetzt und lassen sich in der Zirkulation (zirkulierende Immunkomplexe, CIC) und im Gewebe nachweisen. Während die in der Niere abgelagerten IC dem Immunpathologen wichtige Hilfen bei der Klassifizierung der Glomerulonephritis liefern, sind CIC-Bestimmungen im Serum meist verzichtbar, weil sie
1. nicht krankheitsspezifisch sind und
2. schlecht mit der Erkrankungsaktivität korrelieren.

Rezeptoren für Komplementfragmente, über die zirkulierende Komplexe eliminiert werden, sind bei SLE in mehreren Studien vermindert gefunden worden. Dabei ist noch unklar, ob dies Phänomen als krankheitsdisponierender Faktor angesehen werden muß, oder ob die Rezeptoren im Verlauf der Grunderkrankung verloren gehen.

60.5.3 Komplement (C)

Im Gegensatz zu den CIC eignen sich C-Bestimmungen nicht nur zur Differentialdiagnose, sondern auch zur Verlaufsbeobachtung bei SLE-Patienten. Die überwiegende Mehrzahl der Patienten weist bei Diagnosestellung eine *Hypokomplementämie* auf (CH50, C3, C4) als Zeichen der Komplementaktivierung durch CIC. Unter einer erfolgreichen Therapie kommt es zum C-Anstieg. Bei Patienten mit Glomerulonephritis ist eine Normalisierung von C mit einer günstigen, eine persistierende Hypokomplementämie mit einer ungünstigen Prognose assoziiert (Appel et al., 1978). C-Bestimmungen sind in Verbindung mit dem quantitativen anti-DNA-Titer die wichtigsten immunserologischen Verlaufsparameter bei Kindern mit SLE.

Die Aktivierung des alternativen Aktivierungsweges mit Nachweis von Spaltprodukt Bb deutet auf einen schweren Verlauf hin. Ähnliches gilt für den Nachweis anderer Komplementaktivierungszeichen wie das iC3b-Neoantigen, C4d, C4d/C4-Quotienten, C3a, C5a u. a. m.

60.5.4 Weitere Autoimmunphänomene

Beim SLE sind eine Vielzahl weiterer Befunde erhoben worden, die seinen Charakter als Autoimmunerkrankung weiter unterstützen: Rheumafaktoren, Kryoglobuline, Antikörper gegen endokrine Organe, Antikörper gegen Enzyme u. v. a. m. Sie mögen z. T. nur Epiphänomene sein, z. T. aber auch pathogenetische Bedeutung haben. Auf Details kann hier ebensowenig eingegangen werden wie auf die vielen Veränderungen im Bereich der zellulären Immunität. Sie sind z. T. von großem wissenschaftlichen Interesse, zur Steuerung der Therapie aber ungeeignet.
Auch weitere Antikörper gegen körpereigene Strukturen können nachgewiesen werden. Unter den vielen seien erwähnt Antikörper gegen die Kollagen-ähnliche Struktur von C1q, gegen p24 von HIV-1, gegen CD15 und CD16 auf Granulozyten, gegen ein 73KD-Streßprotein, gegen Zytoskelettfilamente, gegen Vimentin, gegen Interferon-α u. v. a. m. Stellt man gegen diese Autoantigene Hybridome her, so binden diese an bis zu 5 verschiedene Antigene.

60.6 Therapie, Prognose

Für die Behandlung des SLE stehen uns *Standardverfahren* (Tab. 60/14) sowie *experimentelle Verfahren* (Tab. 60/15) zur Verfügung. Allgemeinmaßnahmen ergeben sich aus dem Organbefall (z. B. Bettruhe bei Perikarditis, Diät bei Niereninsuffizienz etc.). Die medikamentöse Behandlung sollte sich nach dem Schweregrad der klinischen Manifestation des SLE richten. In Tab. 60/16 wird

Tab. 60/14: Standard-Therapie des SLE

- nicht-steroidale Antirheumatika
- Glukokortikoide
- Antimalariamittel (Chloroquin, Hydroxychloroquin)
- Immunsuppressiva/Zytostatika
- Azathioprin
- Cyclophosphamid

Tab. 60/15: Experimentelle Therapien bei SLE

- hochdosierte i.v. Immunglobuline (insbes. hämatologische Manifestationen)
- Danazol (AIHA)
- Cyclosporin A
- Methotrexat
- Apheresen
- Immunadsorption
- Photochemotherapie
- totale Lymphknotenbestrahlung
- monoclonale Antikörper
- Immunmodulatoren

Tab. 60/16: Versuche einer «angemessenen» Therapie bei SLE

Manifestation	system. Th.-Versuch sinnvoll mit
Arthralgien	NSAID, low dose Steroide
leichtes Fieber	NSAID, low dose Steroide
leichte Serositis	NSAID, low dose Steroide
allgem. Krankheitsgefühl	low dose Steroide
Gewichtsabnahme	low dose Steroide
Lymphadenopathie	low dose Steroide
Rash	Antimalariamittel
milde systemische Manifestationen	Antimalariamittel
hohes Fieber	high dose Steroide
Glomerulonephritis	high dose Steroide, Aza, Cyc
rapid progressive GN	Steroid-Pulse
ITP, AIHA	high dose Steroide
ZNS-Lupus	high dose Steroide
schwere Serositis	high dose Steroide
Thrombosen	Antikoagulantien

Tab. 60/17: Dauerbehandlung des SLE. (1): Bei Kombination AZA + CYC Dosisreduktion!

Verlauf	Low-dose-Steroide	Chloroquin	Azathioprin	Cyclophosphamid
mild		+		
	+			
	+	+		
	+		+	
	+	+	+	
	+		+(1)	+(1)
schwer	+			+

versucht, klinische Manifestationen bestimmten Therapieelementen, die sich als sinnvoll erwiesen haben, zuzuordnen. Der Verlauf beim Patienten muß dann zeigen, ob die Erkrankung mit der gewählten Therapie suffizient behandelt werden kann, oder aber ob eine mildere oder aggressivere Therapieform (Tab. 60/17) gewählt werden muß. Die Therapieplanung muß auch berücksichtigen, daß der SLE eine chronische Erkrankung ist, die jahrelanger Behandlung bedarf, während derer man eine möglichst gute Krankheitskontrolle bei möglichst geringen Nebenwirkungsrisiken erreichen will.

Nach wie vor umstritten ist der optimale Einsatz alkylierender Substanzen, insbesondere des *Cyclophosphamid*. Die orale Verabreichung von Cyclophosphamid, die insbesondere bei schweren Glomerulonephritiden vorgenommen wurde, hat eine Reihe erheblicher Risiken: Akute myeloische Leukämie, Blasenkarzinom, hämorragische Zystitis, Blasenfibrose, Lungenfibrose, Knochenmarksdepression, Immunsuppression mit Infektionsrisiko, Gonadenunterfunktion. Um diese Toxizität zu verringern, sind in den vergangenen Jahren zunächst bei Erwachsenen, später auch bei Kindern Studien über die Wirksamkeit von intravenösen Cyclophosphamidpulsen durchgeführt worden. Obwohl die verfügbaren Daten noch begrenzt sind, läßt sich sagen, daß durch diese Pulse Blasentoxizität, wahrscheinlich auch die Gonadentoxizität und die Rate von Sekundärtumoren günstig beeinflußt wird, während die hämatologische Toxizität unverändert weiterbesteht. Diese potentiellen Vorteile sowie die wahrscheinlich größere Effektivität der Pulstherapie gegenüber der oralen Dauertherapie rechtfertig sicher, daß Studien über die optimale Administration von Cyclophosphamid ausgedehnt werden. Die Dosierung, die bisher für Cyclophosphamidpulse eingesetzt wird, liegt zwischen 500 und 1000 mg/m^2 Körperoberfläche. Durch eine gute Hydrierung (Spülbehandlung) während der ersten 24 Stunden nach Cyclophosphamidgabe sollte das spezifische Gewicht des Urins unter 1,015 gehalten werden, um das Cystitisrisiko zu minimieren.

Sekundärerscheinungen wie arterieller Hypertonus, nephrotisches Syndrom u. a. werden symptomatisch behandelt. Auf die Frage der Nierentransplantation bei terminaler Niereninsuffizienz wurde bereits oben eingegangen.

Bei ausgeprägtem «Rash» können kurzfristig eingesetzte steroidhaltige *Salben* Besserung bringen. Bei entsprechender Lichtempfindlichkeit ist neben einer Expositionsprophylaxe der Einsatz von Salben oder Cremes mit hohem Lichtschutzfaktor für UV-A und UV-B indiziert.

Mit all diesen Maßnahmen werden bei Kindern inzwischen 5-Jahres-*Überlebensraten* von über 90% erreicht. Dies ist ein eindeutiger Effekt der Therapie, da früher unbehandelt fast alle Kinder innerhalb eines Jahres verstorben waren.

Literatur

Appel, A. E. et al.: The effect of normalization of serum complement and anti-DNA antibody on the course of lupus nephritis. AM. J. Med. 64, 274–283 (1978).

Austin, H. A. et al.: Prognostic factors in lupus nephritis. Contribution of renal histologic data. Am. J. Med. 75, 382–391 (1983).

Balow, J. E., H. A. Austin, G. C. Tsokos et al.: Lupus nephritis. Ann. Intern. Med. 106, 79–94 (1987).

Bell, C. L., C. Partington, M. Robbins et al.: Magnetic resonance imaging of central nervous system lesions in patients with lupus erythematosus. Arthritis Rheum. 34, 432–441 (1991).

Buyon, J. P., S. H. Swersky, H. E. Fox et al.: Intrauterine therapy for presumptive fetal myocarditis with acquired heart block due to systemic lupus erythematosus. Arthritis Rheum. 30, 44–49 (1987).

Buyon, J. P., E. Ben-Chetrit, S. Karp et al.: Acquired congenital heart block. Pattern of maternal antibody response to biochemically defined antigens of the SSA/Ro-SSB/La system in neonatal lupus. J. Clin. Invest. 84, 627–634 (1989).

Caeiro, F. et al.: Systemic lupus erythematosus in childhood. Ann. Rheum. Dis. 40, 325–331 (1981).

Cassidy, J. T., R. E. Petty: Systemic Lupus Erythematosus. In: Textbook of Pediatric Rheumatology (Hrsg. Cassidy und Petty), 2. Auflage. Churchill Livingstone, New York/Edinburgh/London/Melbourne, S. 261–310 (1990).

Denman, A. M., S. Pugh: Drug-induced systemic lupus erythematosus. In: Pseudoallergic reactions 3, 18–47. Karger, Basel (1982).

Falcini, F., G. Taccetti, S. Trapini et al.: Primary antiphospholipid syndrome: A report of two pediatric cases. J. Rheumatol. 18, 1085–1087 (1991).

Fort, J. G., S. Cowchock, J. L. Abruzzo, J. B. Smith: Anicardiolipin antibodies in patients with rheumatic diseases. Arthritis Rheum. 30, 752–760 (1987).

Hess, E.: Drug-related Lupus. N. Engl. J. Med. 318, 1460–1462 (1988).

King, K. K. et al.: The clinical spectrum of systemic lupus

erythematosus in childhood. Arthrit. Rheum. 20 (Suppl.) 287–294 (1977).

Nossent, H. C., T. J. G. Swaak, J. H. M. Berden et al.: Systemic lupus erythematosus after renal transplantation: Patient and graft survival and disease activity. Ann. Intern. Med. 114, 183–188 (1991).

Reveille, J. D., K. L. Anderson, R. E. Schrohenloher et al.: Restriction fragment length polymorphism analysis of HLA-DR, DQ, DP and C4 alleles in caucasians with systemic lupus erythematosus. J. Rheumatol. 18, 14–18 (1991).

Schneebaum, A. B., J. D. Singleton, S. G. West et al.: Association of psychiatric manifestations with antibodies to ribosomal P proteins in systemic lupus erythematosus. Am. J. Med. 90, 54–62 (1991).

Segal, A. M. et al.: The pulmonary manifestations of systemic lupus erythematosus. Semin. Arthrit. Rheum. 14, 202–224 (1985).

Speirs, C., H. Chapel, A. H. L. Fielder et al.: Complement system protein C4 and suscepibility to hydralazine-induced systemic upus erythematosus. Lancet I, 922–924 (1989).

Tabib, J. G., J. Alcocer-Varela, D. Alarcon-Segovia, P. H. Schur: Association between a T cell receptor restriction fragment length polymorphism and systemic lupus erythematosus. J. Clin. Invest. 86, 1961–1967 (1990).

Tan, E. M. et al.: The 1982 revised criteria for the classification of systemic lupus erythematosus. Arthrit. Rheum. 25, 1271–1277 (1982).

Triplett, D. A., J. T. Brandt, K. A. Musgrave, C. A. Orr: The relationship between lupus anticoagulants and antibodies to phospholipid. JAMA 259, 550–554 (1988).

61 Idiopathische entzündliche Myopathie, Polymyositis und Dermatomyositis

Th. Voit, H.-G. Lenard

Im englischsprachigen Schrifttum werden die durch unterschiedliche Immunpathogenese hervorgerufenen Formen von Myositis unter dem Oberbegriff der ‹idiopathischen entzündlichen Myopathie› (IEM) zusammengefaßt. Neben den im Kindesalter häufigsten Formen der Dermatomyositis (DM) und Polymyositis (PM) umfaßt dieser Oberbegriff auch seltenere Krankheitseinheiten wie die Einschlußkörpermyositis oder andere, im Rahmen von Autoimmunerkrankungen wie z. B. Lupus erythematodes auftretende Myositiden. Nachfolgend werden in Abhängigkeit vom jeweiligen Zusammenhang IEM oder PM/DM als Oberbegriff für die verschiedenen klinischen Formen verwendet.

Die Polymyositis wurde erstmals von Wagner (1863) beschrieben. Wenig später charakterisierte Unverricht (1891) die Dermatomyositis als ein der Polymyositis eng verwandtes, mit ausgedehnten Hauterscheinungen einhergehendes Krankheitsbild. Das klinische Leitsymptom beider Krankheitsbilder sind proximal betonte Muskelschwächen in Verbindung mit schwerem allgemeinem Krankheitsgefühl.

Da das klinische Spektrum der entzündlichen Myopathien sehr breit und ihre Ätiopathogenese uneinheitlich ist, gibt es keine allgemein gültige Klassifikation. Häufig angewandte Klassifikationen berücksichtigen daher auch ätiologische, klinische, serologische und histopathologische Gesichtspunkte (Tab. 61/1).

Tab. 61/1: Klassifikation entzündlicher Myopathien

I Infektiös

II Idiopathisch
  A *Dermatomyositis*
    1. bei Kindern
    2. bei Erwachsenen
  B *Polymyositis*
  C *Polymyositis/Dermatomyositis bei anderen Bindegewebs-/Autoimmunerkrankungen («Overlap Syndrome»)*
  E *Polymyositis/Dermatomyositis bei anderen Erkrankungen unklarer Ätiologie*
  F *Seltenere Formen*
    1. Einschlußkörper-Myositis
    2. Eosinophile Polymyositis
    3. Fokale Myositis
    4. Orbitale Myositis
    5. HIV-assoziierte Myositis

61.1 Epidemiologie

Epidemiologische Studien zur PM/DM haben eine *bimodale Altersverteilung* mit einem ersten Gipfel im Alter von 5–14 Jahren gezeigt, der etwa ⅓ der Fälle umfaßt. Nahezu die Hälfte der Fälle von PM/DM ohne Malignom betreffen Kinder und Jugendliche. Dabei ist bei Kindern die DM etwa 10 bis 20mal häufiger anzutreffen als die reine PM. Die Geschlechtsverteilung zeigt eine weibliche Prädominanz von 2 : 1. In verschiedenen ethnischen Gruppen variiert die jährliche Inzidenz zwischen 2 und 7 Fällen pro Million Einwohner (Pachman und Maryjowski 1984).

61.2 Ätiologie und Pathogenese

Zahlreiche *Triggerfaktoren* werden mit der Auslösung des Immunprozesses bei PM/DM in Zusammenhang gebracht (Tab. 61/2). Die virale Auslösung ist besonders für *Coxsackie B* gut belegt. Neutralisierende Coxsackie B-Titer finden sich bei bis zu 80% der Kinder mit neu manifestierter PM/DM, und bei rund 50% der Patienten kann Coxsackievirus-RNA in diagnostischen Muskelbiopsien nachgewiesen werden (Bowles et al., 1987). Sehr selten ist der Versuch der direkten Virusisolierung aus Muskelgewebe bei Myositis aufgrund einer Infektion mit Influenzavirus erfolgreich gewesen. Auch parasitäre Erkrankungen wie z. B. eine generalisierte *Toxoplasmose* gehen gelegentlich mit einer fokalen oder generalisierten Myositis («parasitäre Polymyositis») einher. Auch *Impfungen* können den Autoimmunprozeß einer PM/DM auslösen, wobei nicht selten eine starke Lokalreaktion an der Impfstelle der generalisierten Erkrankung vorausgeht.

Tab. 61/2: Triggerfaktoren bei der Auslösung einer PM/DM

1. **Viren**
   A *bei PM/DM beschrieben:*
   Coxsackie A, B
   Varizella Zoster
   Influenza A, B
   Picorna
   Hepatitis B
   HTLV-I
   HIV

   B *bei IEM oder Rhabdomyolyse beschrieben:*
   Parainfluenza
   Adeno
   Epstein-Barr
   Herpes simplex

2. **Parasiten/Protozoen**
   Toxoplasma gondii
   Trypanosomen
   Cestoden
   Trichinen

3. **Medikamente**
   D-Penicillamin
   Cimetidin

4. **Impfungen**
   DPT
   BCG
   Röteln
   Poliomyelitis
   Pocken

Die *medikamentöse Induktion* einer PM/DM ist besonders für *D-Penicillamin* bekannt, wobei die Manifestation mit dem HLA-Antigen DR 4 assoziiert erscheint (Garlepp und Dawkins, 1984). Seit Einführung der *Zidovudin-Therapie* bei Patienten mit HIV-Infektion wurde zunehmend häufig über ein PM-artiges klinisches Bild berichtet (Gertner et al., 1989). Dieses ist durch eine Störung mitochondrialer Funktionen durch Zidovudin bedingt und typischerweise nach Absetzen der medikamentösen Therapie reversibel.

Für die klinische Manifestation einer IEM ist jedoch selten ein einzelner auslösender Faktor verantwortlich. Vielmehr geht man heute davon aus, daß das komplexe Zusammenwirken von humoraler und zellulärer Immunität vor dem Hintergrund der jeweiligen Immungenetik die Reaktion auf einen Triggerfaktor und damit die Ausprägung der Erkrankung entscheidend beeinflußt.

61.2.1 Humorale Autoimmunphänomene

Autoantikörper können bei 89% der Patienten mit PM/DM nachgewiesen werden, wenn ausreichend empfindliche Methoden wie Immunodiffusion oder Immunfluoreszenz auf Hep2-Zellen eingesetzt werden. Über die Charakterisierung der Autoantikörper hoffte man, zu einem besseren Verständnis der Pathogenese sowie möglicherweise zur Charakterisierung bestimmter Verlaufsformen der Erkrankung zu gelangen (Targoff und Reichlin, 1988) (Tab. 61/3). Für manche Autoantikörper wurden diese Ziele zumindest teilweise erreicht. So finden sich die gegen ein bislang nicht näher definiertes nukleäres Antigen gerichteten *anti-Mi-2-Antikörper* praktisch ausschließlich bei Dermatomyositis, und dort bei rund 20% der Patienten, bei Erwachsenen häufiger als bei Kindern. Bei Polymyositis treten sie praktisch nicht auf. Noch mehr ist über *anti-Jo-1-Antikörper* bekannt. Sie sind spezifisch für Myositis, wo sie bei 20–65% der Patienten in verschiedenen ethnischen Gruppen nachweisbar sind, treten dagegen nicht bei anderen Formen der Autoimmunerkrankung ohne Myositis auf. Innerhalb der Patienten mit IEM definieren sie eine Untergruppe von Patienten mit der Assoziation von Myositis (meist Polymyositis des Erwachsenenalters) und interstitieller Lungenerkrankung (Walker et al., 1987). Anti-Jo-1-Antikörper sind gegen das Enzym Histidyl-tRNA-Synthetase gerichtet. Daraus wurde die Hypothese abgeleitet, daß diese Antikörper bei der Histidinylisierung von Viren entstehen, wobei das histidinylisierte Virus als Immunogen wirkt und anti-Jo-1 im Sinne einer Kreuzreaktion gegen den Enzymapparat zum Histidintransfer gerichtet bleibt. Tatsächlich sind mehrere der bei PM/DM anzutreffenden Autoantikörper gegen verschiedene tRNA-Synthetasen gerichtet (Tab. 61/3). Weitere Assoziationen bestehen zwischen *PM/Scl-Antikörpern* und PM sowie PM/DM/Skleroder-

Tab. 61/3: Autoantikörper bei PM/DM

Antikörper	Kernantigen	Häufigster assoziierter Krankheitstyp
Anti-Jo-1	Histidyl-tRNA Synthetase	PM-Interstitielle Lungenfibrose
Anti-Mi-2	?	DM
Anti-PM-SCL	?	PM-Sklerodermie
Anti-Ku	Nonhiston DNA-bindendes Protein	Overlap Syndrom
Anti-PL-7	Threonyl-tRNA Synthetase	PM-Interstitielle Lungenfibrose
Anti-PL-12	Alanyl-tRNA-Synthetase	PM-Interstitielle Lungenfibrose
Anti-SRP	Signal-Erkennungspartikel	PM

? = nicht identifiziert

mie-Overlap-Syndrom, ferner für *Ribonukleoprotein-Antikörper* und Overlap-Syndrom, besonders mit PM und systemischem Lupus erythematodes (Garlepp und Dawkins, 1984). Da das Auftreten bestimmter Autoantikörper an bestimmte HLA-Typen gebunden ist (vgl. Kapitel 5 S. 82) und andererseits auch mit bestimmten klinischen Verlaufsformen assoziiert werden kann, wurde in einer Studie von über 200 Patienten eine immungenetische Klassifikation nach HLA-Typen und Autoantikörpermuster der herkömmlichen klinischen Klassifikation an die Seite gestellt. Dabei zeigte sich u. a., daß z. B. Patienten mit anti-Mi2 Antikörpern häufig Erytheme ausbilden, die HLA-Typen DR7 und DRw53 aufweisen und gut auf die Therapie ansprechen. Dagegen zeigten Patienten mit anti-Aminoacyl-tRNA Synthetase-Antikörpern häufig eine Kombination mit Arthritis, Fieber, einen höheren Steroidbedarf, die Notwendigkeit zusätzlicher zytostatischer Therapie und eine schlechtere Prognose (Love et al., 1991). Der Nachweis spezifischer Autoantikörper hat auch unmittelbar praktische Konsequenzen: so sollten Patienten mit IEM und anti-Jo-1 Antikörpern gezielt auf das Vorliegen einer Lungenerkrankung untersucht werden und potentiell lungentoxische Medikamente wie z. B. Methotrexat vermieden werden.

Die pathogenetische Bedeutung der Autoantikörper ist noch nicht im Detail geklärt. Theoretisch könnten Autoantikörper einerseits spezifisch die von ihnen im Muskel erkannten Proteine in ihrer Funktion stören und damit die Muskelfaser schädigen. Andererseits könnten sie indirekt durch die Bildung von Immunkomplexen zur Schädigung von Gefäßendothelien und Muskulatur führen. Zwar finden sich zirkulierende Immunkomplexe oder Immunkomplexablagerungen am Muskelgewebe bei IEM viel seltener als z. B. bei Lupus erythematodes, doch legt das regelmäßige Auftreten der Komplementkomponenten C8 und C9 (Bestandteile des «membrane attack complex») auf nicht nekrotischen Muskelfasern (Sewry et al., 1987) und in den kleinen Gefäßen der Muskulatur (Kissel et al., 1986) den Schluß nahe, daß eine antikörper-vermittelte Aktivierung der Komplementkaskade zur Pathogenese beiträgt. In jüngster Zeit mehren sich die immunologischen (Kissel et al., 1991) und histologischen (De Visser et al., 1989) Hinweise darauf, daß v. a. bei DM die durch humorale Immunreaktionen vermittelte Schädigung der Gefäße der Schädigung der Muskulatur vorausgeht und das primäre immunpathogenetische Ereignis darstellt.

61.2.2 Zelluläre Mechanismen

Verschiedene experimentelle Ansätze weisen darauf hin, daß der Störung der zellulären Immunität bei der Pathogenese der IEM eine bedeutende Rolle zukommt: es finden sich Veränderungen der Lymphozytenzahlen in vivo und der Lymphozytenfunktion in vitro (s. Abschnitt Immunregulation), Schädigung von Muskel oder Muskelzellkulturen durch Lymphozyten, mononukleäre Zellinfiltrate im betroffenen Muskel und Hinweise, daß die Muskelfunktion direkt durch Lymphozyten gehemmt werden kann (Ytterberg, 1989).

Eine *Sensibilisierung peripherer Lymphozyten gegenüber Muskelantigenen* bei Patienten mit einer aktiven IEM und eine daraus resultierende direkte zytotoxische Wirkung auf Muskelzellkulturen ist mehrfach nachgewiesen worden. Dabei ist in Einzelfällen das Ausmaß der Lymphozyten-vermittelten Myotoxizität positiv mit dem klinischen Aktivitätsgrad der Erkrankung korreliert. Auch die Produktion des Lymphokins *Lymphotoxin* (**TNF-β**) durch Lymphozyten von Patienten mit PM und dessen schädigende Wirkung auf Muskelgewebe in vitro konnte gezeigt werden. Dabei war für den experimentellen Ansatz entscheidend, daß die Stimulation zur Lymphokinproduktion durch autologen Muskel erfolgte (Johnson et al., 1972).

Ein weiterer Hinweis auf die Beteiligung zellulärer Immunreaktionen bei der Muskelschädigung ergab sich durch die Charakterisierung der perivaskulären, peri- und endomysialen Zellinfiltrate in diagnostischen Muskelbiopsien durch monoklonale Antikörper. Normaler Skelettmuskel exprimiert keine HLA-Antigene auf seiner Zellmembran. Hingegen findet sich auf Muskelfasern von PM/DM-Patienten charakteristischerweise eine *starke Expression von HLA I* (Abb. 61/1). Diese HLA I-Expression kann z. B. durch Interferon induziert werden, welches von T-Lymphozyten synthetisiert wird, welche zusammen mit Makrophagen über 80% der mononukleären Infiltratzellen ausmachen. Umgekehrt können nur HLA I-positive Muskelfasern von zytotoxischen T-Lymphozyten angegriffen werden. Unter den T-Lymphozyten des Muskelinfiltrates dominieren CD4-positive Zellen, die zumeist HLA II Antigene exprimieren, also aktiviert

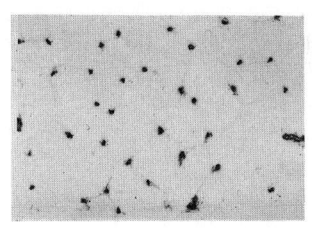

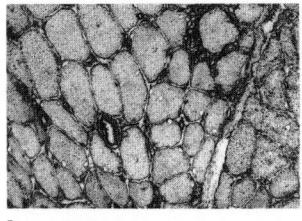

Abb. 61/1: HLA I-Antigenexpression auf der Plasmamembran der Skelettmuskelfasern bei Dermatomyositis.
a: Im normalen Muskel sind nur die Gefäße zwischen den Muskelfasern markiert.
b: Muskel eines 10jährigen Jungen mit unbehandelter Dermatomyositis. Außer den Gefäßen sind auch lymphozytäre Infiltrate zwischen den Muskelfasern und die Plasmamembranen der Fasern selbst positiv für HLA I-Antigen.

sind (McDouall et al., 1990). Die ausführlichste Charakterisierung der Lymphozyten-Subtypen in Relation zum klinischen Phänotyp der Erkrankung wurde von Engel und Arahata (Arahata und Engel, 1984 Engel und Arahata, 1984) herausgearbeitet. Dabei fanden sich bei DM in allen Infiltratlokalisationen mehr B-Zellen und bei PM mehr T-Zellen. Bei beiden Krankheitstypen fanden sich B-Zellen bevorzugt perivaskulär und T-Zellen häufiger zwischen den Muskelfasern. Bei PM nahmen die CD8-positiven Zellen vom perivaskulären Raum zum Endomysium hin zu. Dort wurden nichtnekrotische Muskelfasern vorwiegend von CD8-positiven Lymphozyten angegriffen und zerstört, während nekrotische Muskelfasern von Makrophagen abgeräumt wurden. Die Autoren schlossen daraus, daß bei PM eine direkte *T-Zell-vermittelte Muskelschädigung* auftritt, während bei DM, wo eine Zellinvasion in nichtnekrotische Fasern nur ausnahmsweise beobachtet wird, der humoralen Immunantwort eine größere Bedeutung zukommt.

Schließlich gibt es experimentelle Hinweise, daß von Lymphozyten synthetisierte humorale Substanzen in der Lage sind, die Kontraktilität von Skelettmuskel herabzusetzen (Kalouvidouris und Meiss, 1984). Dies ist insofern interessant, als bei PM/DM-Patienten die klinisch zu beobachtende Schwäche häufig das Ausmaß des in der Biopsie zu beobachtenden Muskelfaserverlustes weit übersteigt.

61.2.3 Immunregulation

Eine gestörte Immunregulation mit Verminderung der zirkulierenden CD8-positiven Zellen im peripheren Blut wurde bei mehreren, aber nicht allen Patienten mit aktiver PM/DM gefunden. Durch eine parallel durchgeführte Quantifizierung der Lymphozyten aus dem peripheren Blut und aus Muskelbiopsien konnten McDouall et al. (1990) zudem zeigen, daß die *Verminderung der zirkulierenden CD8-positiven Zellen* nicht auf deren Sequestrierung in den entzündeten Muskel zurückzuführen ist. Eine *verminderte Natural Killer-Zellaktivität* wurde ebenfalls im peripheren Blut bei Patienten mit aktiver PM/DM beschrieben, während Patienten mit nicht aktiver Erkrankung normale Werte aufwiesen (Gonzalez-Amaro et al., 1987).

61.2.4 Immungenetik

Eine *genetische Komponente* bei der Entstehung der meisten Formen von IEM gilt heute als gesichert. Familiäre Fälle sowie ein gehäuftes Vorkommen von Autoimmunerkrankungen in den Familien der Patienten wurden beobachtet. Zahlreiche Studien fanden ein bevorzugtes Auftreten der HLA-Antigene B 8 und DR 3 bei PM/DM. Eine noch stärkere Assoziation wurde für die juvenile DM mit Nullallelen für die Komplementgene C4A und C4B gefunden (Robb et al., 1988). Daraus wurde die Hypothese abgeleitet, daß ein partieller C4-Mangel die Fähigkeit herabsetzen könnte, ein Virus wie Coxsackie-Virus wirksam zu eliminieren. Auch für bestimmte bei IEM vorkommende Autoantikörper ist die Assoziation mit gewissen HLA-Antigenen gut dokumentiert, so z. B. für Jo-1-Antikörper mit DR3, DR6 oder beiden. Aufgrund der vorliegenden Erkenntnisse ist es wahrscheinlich, daß ein kompliziertes Zusammenwirken äußerer Einflüsse, genetischer Disposition und aktueller Reaktionsbereitschaft des Organismus ursächlich das Zustandekommen und die Entwicklung des Autoimmunprozesses bei der PM/DM bestimmen (Abb. 61/2 und Abb. 61/3).

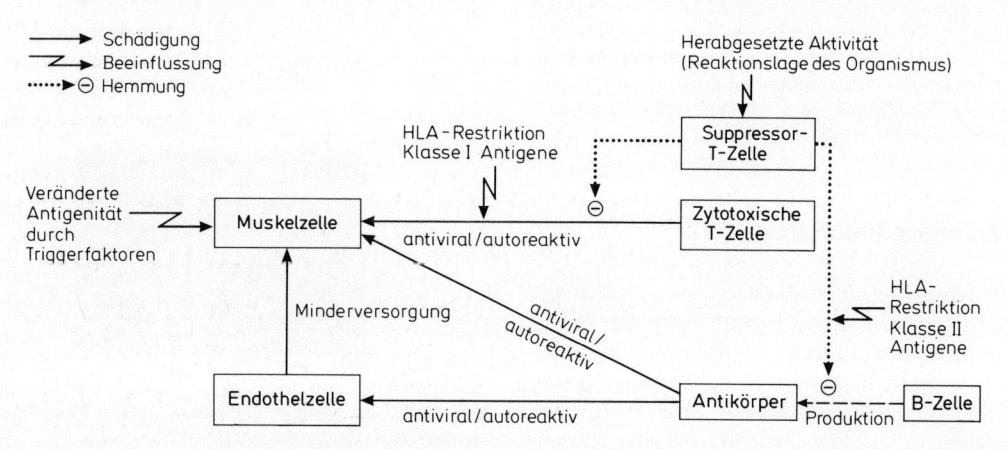

Abb. 61/2: Triggerfaktoren verändern die Antigenität der Muskelzelle, wodurch die Muskelzelle zum immunologischen Target wird. Sie kann damit von zytotoxischen T-Zellen angegriffen werden. Zudem löst die in der Antigenität veränderte Muskelzelle auch die Bildung spezifischer Antikörper aus, welche zu ihrer Schädigung, aber auch zu der von Endothelzellen beitragen. Die Schwellung geschädigter Endothelzellen führt wiederum zur Minderdurchblutung und somit zur weiteren Schädigung der Muskelzelle. Bei normaler Reaktionslage des Organismus verhindern Suppressor-T-Zellen eine derartige unkontrollierte Entwicklung zellulärer und humoraler Immunreaktionen.

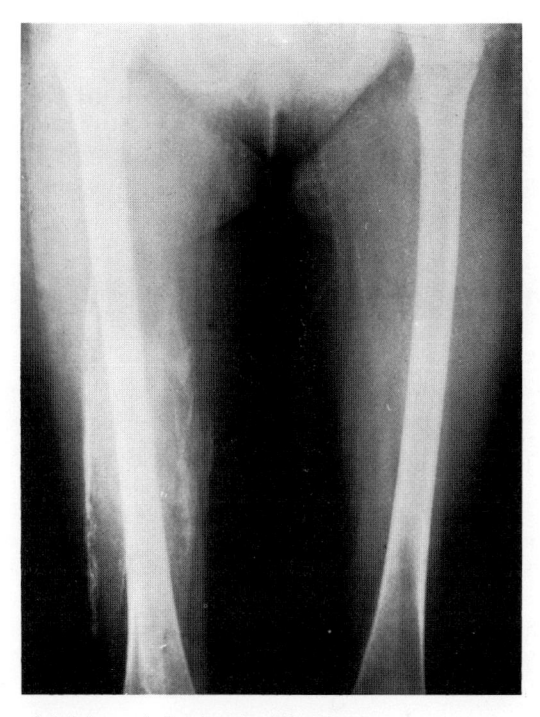

a) 1 Jahr nach Beginn der Erkrankung

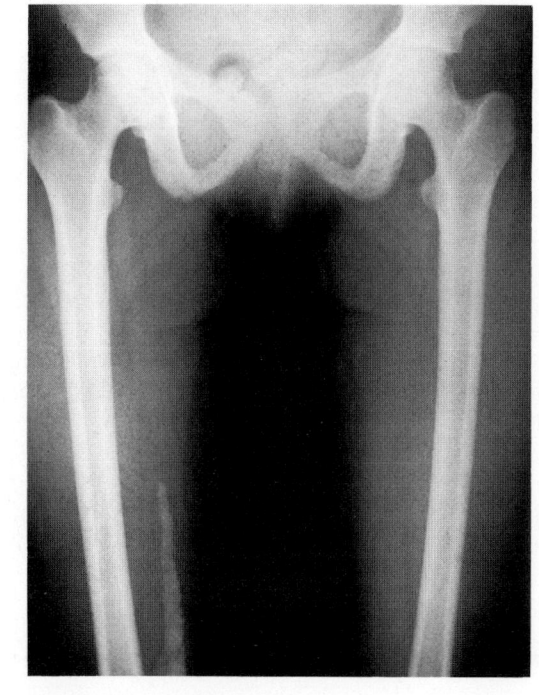

c) nach 5jährigem Verlauf.

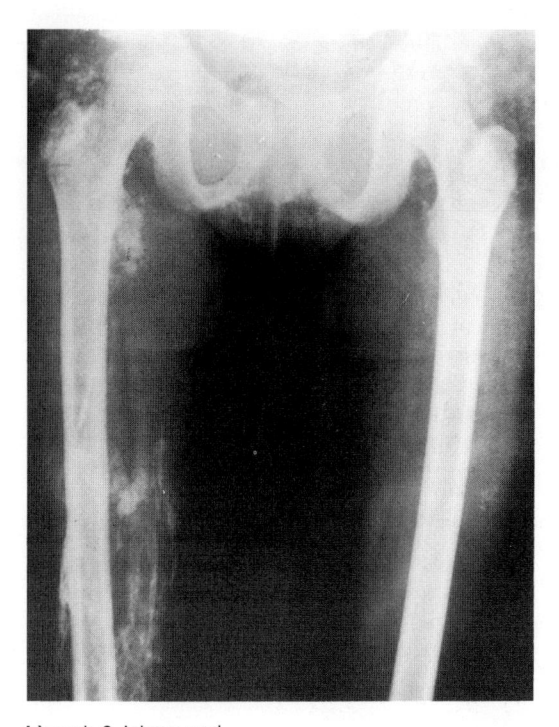

b) nach 2 Jahren und

Abb. 61/3: Spontanverlauf einer Calcinosis der Oberschenkelmuskulatur bei einem 13jährigen Mädchen mit PM/DM.

61.3 Klinik

Die PM/DM kann beim Kind *in jedem Lebensalter* auftreten, wenn auch der Beginn während des Säuglingsalters eine große Seltenheit darstellt. Ihr Verlauf ist in der Kindheit durch gewisse Besonderheiten gekennzeichnet. So treten Muskelatrophie, Kontrakturen, gastrointestinale Beteiligung und v. a. eine Calcinosis bei Kindern häufiger auf. In der Muskelbiopsie findet sich häufiger eine Vaskulitis mit sekundärer hypoxischer Schädigung des Muskels. Hingegen wird die bei Erwachsenen häufige Assoziation mit Malignomen bei Kindern praktisch nicht angetroffen.

61.3.1 Allgemeinsymptome

Um für wissenschaftliche Untersuchungen homogene Gruppen auszuwählen, wird gemeinhin die Erfüllung von *4 Kriterien für die Diagnose PM/DM* gefordert (Tab. 61/4). Für den Einzelfall stellen diese Kriterien jedoch wenig hilfreiche Vereinheitlichungen dar, da das klinische Spektrum außerordentlich vielfältig und v. a. der Beginn sehr uncharakteristisch sein kann. Die Erkrankung kann akut von schweren Symptomen begleitet sein oder sich schleichend über Wochen und Monate hinziehen. Häufig ist der Beginn von *symmetrischen und rumpfnah betonten Muskelschwächen* gekennzeichnet, und es besteht ein ausgeprägtes *subjektives Krankheitsgefühl*. Daher gilt es als

Tab. 61/4: Diagnosekriterien der PM/DM

1. Charakteristisches klinisches Bild mit proximal betonter Muskelschwäche mit oder ohne Hauterscheinungen oder Schmerzen
2. Entzündliche Veränderungen in der Muskelbiopsie mit oder ohne perifaszikuläre Atrophie
3. Erhöhte Kreatinkinase
4. Multifokale EMG-Veränderungen

Faustregel, daß Muskelschwäche und schweres allgemeines Krankheitsgefühl («weakness and misery») bis zum Beweis des Gegenteils als Ausdruck einer PM/DM anzusehen sind. Allgemein können aus der Art und Schwere eines Krankheitsbeginns keine Verlaufsprognosen abgeleitet werden. Das ausgeprägte subjektive Krankheitsgefühl zu Beginn der Erkrankung kann Verstimmungen und Wesensveränderungen verursachen, die zu Fehldeutungen als psychopathologisches Bild führen können.

61.3.2 Muskulatur

Die meist *symmetrischen Muskelschwächen* betreffen häufig die Halsbeuger, die Schulter-Oberarmmuskulatur und die Hüftstrecker. In Einzelfällen ist bei Erwachsenen ein lokaler Beginn als fokale Schwäche oder schmerzhafte lokale Muskelschwellung beobachtet worden, die der generalisierten Muskelschwäche um Monate vorangeht. *Schluckstörungen* und Näseln finden sich bei einem Drittel der Patienten. Die Angaben über die Häufigkeit von Muskelschmerzen schwanken; nach eigener Erfahrung treten sie zwar häufig, oft jedoch erst später im Verlauf der Erkrankung auf.

61.3.3 Haut- und Schleimhautmanifestationen

Hauterscheinungen können dem Auftreten von Muskelschwächen vorangehen oder nachfolgen. Typisch sind Hautveränderungen im Gesicht, die von einer diskreten, flüchtigen *Violettfärbung der Oberlider* (s. Farb-Abb. FA 55 auf Farbtafel X) über periorbitale Eryhteme mit unterlagerndem Ödem bis zum lupoiden, die Nasenwurzel überschreitenden Schmetterlings-Erythem reichen (Farb-Abb. FA 54 auf Farbtafel IX). Ebenfalls häufig sind Erytheme über den Fingergelenken und dem Nagelbett – hier mit zigarettenpapierartiger Oberfläche –, über den Streckseiten von Knien und Ellenbogen, an den Malleoli und über Druckstellen (s. Farb-Abb. FA 57 auf Farbtafel X). V-förmige Erytheme über der Stirn und dem oberen Thorax sowie Rötungen an den Streckseiten von Armen und Beinen sind seltener. Unter diesen oberflächlichen Veränderungen kann die Dermis durch Ödembildung derb sein, ohne jedoch beim Eindrücken Dellen zu bilden.

Hyper- und depigmentierte Areale und *Teleangiektasien*, besonders im Bereich der Gesichtserytheme, sind dermatologische Spätsymptome («Poikilodermatomyositis»). *Ulzerationen* und Infarzierungen der Mundschleimhaut treten häufig bei schwererem Erkrankungsverlauf auf, sind jedoch üblicherweise schwächer ausgeprägt als beim systemischen Lupus erythematodes.

61.3.4 Viszerale Manifestationen

PM und DM gehen häufig mit einer viszeralen Beteiligung einher. Diese macht eine Abgrenzung gegenüber definierten Bindegewebs- und Autoimmunerkrankungen erforderlich, die als «Overlap-Syndrom» häufig mit einer mehr oder minder schweren Myositis einhergehen (Tab. 61/5) oder bei denen in Einzelfällen das gleichzeitige Auftreten einer Myositis beobachtet wurde (Tab. 61/6). Stärkere viszerale Manifestationen sollten auch an die Assoziation von Myositis und AIDS denken lassen und zu geeigneten serologischen Untersuchungen Anlaß geben, wenn diesbezüglich Risikofaktoren vorliegen.

Herz

Eine Herzbeteiligung wird bei Erkrankung im Kindesalter bei rund der Hälfte der Patienten gefunden, auch wenn keine andere viszerale Beteiligung vorliegt. Sie muß nicht unbedingt mit einer Erhöhung der CK-MB einhergehen. Vielfältige Manifestationen in Form von *Arrhythmien*,

Tab. 61/5: Mit PM/DM assoziierte Systemerkrankungen («Overlap Syndrom»)

- Mixed connective tissue disease oder Sharp-Syndrom (MCTD)
- Systemischer Lupus erythematodes (SLE)
- Rheumatoide Arthritis (RA)
- Progressive systemische Sklerose (PSS)
- Polymyalgia rheumatica (PR, nicht bei Kindern)
- Sjögren-Syndrom (SS)

Tab. 61/6: In Verbindung mit PM/DM beschriebene Erkrankungen

- Immunthrombozytopenie
- Kawasaki-Syndrom
- Autoimmunhämolytische Anämie
- Zoeliakie des Erwachsenen
- Hashimoto-Thyroiditis
- Behçet-Syndrom
- Myelitis
- Monoklonale Gammopathie
- Myasthenia gravis
- Reye-Syndrom

linksventrikulärer Hypertrophie, Myo- und Pericarditis oder *kongestiver Kardiomyopathie* sind beschrieben.

Gastrointestinaltrakt

Eine *gastrointestinale Vaskulitis* mit Mucosaulzeration und -perforation ist als Komplikation gefürchtet. Sie kann die Pharmakokinetik oral verabreichter Medikamente (Steroide) verändern und war in mehreren Fällen Ursache eines tödlichen Ausgangs.

Andere Organmanifestationen

In der akuten Krankheitsphase können *Lymphknotenschwellungen* und eine leichte *Hepatosplenomegalie* vorkommen. Manche Patienten klagen über Gelenkschmerzen oder bieten klinische Zeichen einer *Arthritis*. Seltenere Komplikationen sind *Nierenfunktionsstörungen* aufgrund von Glomerulusschäden und/oder interstitieller Nephritis, fibrotische oder alveolitisartige *Veränderungen am Lungenparenchym* sowie *Augenhintergrundsveränderungen* mit Retinopathie oder Opticusatrophie.

61.3.5 Calcinosis

Eine unabhängig von der Art der immunsuppressiven Behandlung bei einem Drittel der Patienten im Verlauf der IEM auftretende Komplikation ist eine Calcinosis (Abb. 61/3). Sie zeigt sich zumeist dann, wenn sich die Myositis bessert. Die Kalkablagerungen können in Form kleiner Knötchen auf das subkutane Gewebe beschränkt sein, wobei häufig gelenknahe Bereiche befallen sind (s. Farb-Abb. FA 56 auf Farbtafel X). In anderen Fällen bilden sich ausgedehnte, flächenhafte Verkalkungen der Faszien und des intramuskulären Bindegewebes, die zu schweren Bewegungseinschränkungen und Kontrakturen führen können. Auch eine Kombination beider Varianten kommt vor. Die Pathogenese der Calcinosis ist noch nicht sicher geklärt. Lian et al. (1982) fanden eine dreifach erhöhte Ausscheidung von Gamma-Carboxy-Glutaminsäure, eines Kalzium-Chelatbildners, bei PM/DM-Patienten mit Calcinosis gegenüber einer Erhöhung auf das Doppelte bei Patienten ohne Calcinosis. Die Carboxylierung der Glutaminsäure ist durch Dicumarol oder Warfarin hemmbar. Therapieversuche mit Warfarin, Probenezid, Colchizin oder Aluminium-Hydroxyd waren jedoch allgemein erfolglos (Dalakas, 1991). Bei der Beurteilung von Einzelberichten mit Therapieerfolgen muß auch die Tatsache berücksichtigt werden, daß sich selbst ausgedehnte Kalkablagerungen innerhalb von Monaten oder Jahren spontan zurückbilden können (Abb. 61/3).

61.4 Einschlußkörper-Myositis

Die Einschlußkörper-Myositis wird aufgrund klinischer und histopathologischer Merkmale von allen anderen Formen der IEM unterschieden. Sie tritt bevorzugt bei männlichen Jugendlichen und Erwachsenen auf und

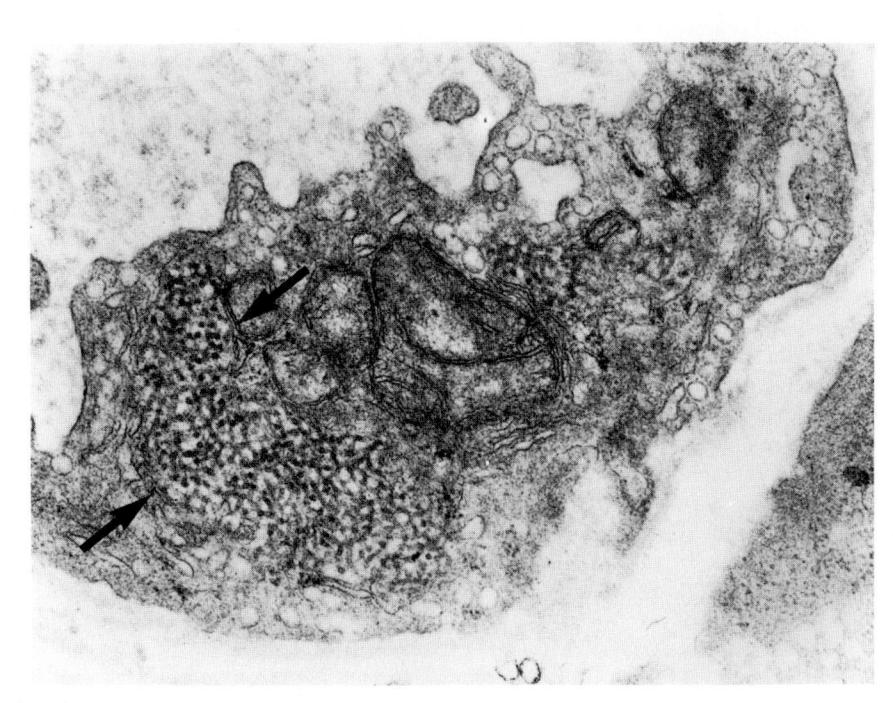

Abb. 61/4: Membran-begrenztes Aggregat tubulo-retikulärer Profile (undulierende Tubuli) in kapillärer Endothelzelle bei PM/DM, ×44 000.

nimmt einen protrahierten Verlauf mit langsam fortschreitender Schwäche proximaler und distaler Muskelgruppen. Hautausschläge, die Assoziation mit malignen Erkrankungen oder Autoimmunerkrankungen sind selten. Die Behandlung mit Steroiden oder Immunsuppressiva bleibt meist erfolglos, obwohl Berichte über Ausnahmen vorliegen. In der Muskelbiopsie finden sich außer peri- und endomysialen Infiltraten typische zytoplasmatische Vakuolen in den Fasern, die von einem granulären basophilen Material umgeben sind («rimmed vacuoles»), sowie anguläre Fasern, die häufig in Gruppen zusammenliegen. Beweisend sind schließlich ultrastrukturell in den Muskelfasern *charakteristische microtubuläre Filamente von 13–18 nm Durchmesser,* die den Nukleokapsiden von Paramyxoviren ähneln. Mumpsvirus wurde wiederholt als Auslöser der Einschlußkörper-Myositis vermutet, aber mittels in situ Hybridisierung mit einer cDNA-Sonde, die für Mumpsvirus Nukleokapsid-Gen spezifisch war, sowie mittels monoklonaler Antikörper gegen Mumpsvirus wurde dies inzwischen sicher ausgeschlossen (Nishino et al., 1989). Familiäre Fälle von Einschlußkörper-Myositis wurden berichtet.

61.5 Myositis bei HIV-Infektion

Eine klinisch und histopathologisch von der PM nicht zu unterscheidende entzündliche Myositis wird bei Erwachsenen gelegentlich bei HIV-Infektion beobachtet. Sie kann das erste Symptom der Erkrankung darstellen oder später zum Vollbild von AIDS hinzutreten. Mittels in situ Hybridisierung, monoklonaler Antikörper, Elektronenmikroskopie und Polymerase-Kettenreaktion konnten HIV-Viruspartikel oder -DNA nur in endomysial liegenden Lymphozyten, nicht jedoch in Muskelfasern nachgewiesen werden. Auch menschliche Myotuben in Kultur sind resistent gegen Infektion oder Transfektion mit HIV. Der immunhistologische Befund mit CD8-positiven Zellen, die in nichtnekrotische, HLA I-Antigen exprimierende Muskelfasern einwandern, legt den Schluß einer ähnlichen *T-Zell-vermittelten Muskelschädigung* nahe wie bei HIV-negativer Polymyositis (Übersicht bei Dalakas, 1991). Zur Therapie werden wie bei PM Steroide eingesetzt. Vor Therapiebeginn ist differentialdiagnostisch der Ausschluß einer Zidovudin-assoziierten Myopathie erforderlich, deren Therapie im Absetzen des Medikamentes besteht. Die Unterscheidung gelingt mittels Elektronenmikroskopie, da die Zidovudin-Myopathie mit charakteristischen mitochondrialen Läsionen einhergeht.

61.6 Seltene Myositisformen

Die *eosinophile Polymyositis* als Teil des Hypereosinophilie-Syndroms, die fokale, klinisch als Pseudotumor imponierende Myositis sowie die die Augenmuskeln betreffende *orbitale Myositis* sind klinisch und histologisch von der PM/DM abzugrenzen. Da diese Formen selten sind, fehlen bislang systematische Erkenntnisse über pathogenetische Zusammenhänge. Therapeutisch sind bei der eosinophilen Polymyositis und der orbitalen Myositis Steroide im allgemeinen gut wirksam. Bei der fokalen Myositis wurde ein erfolgreiches chirurgisches Vorgehen beschrieben.

61.7 Diagnostik

61.7.1 Muskelbiopsie

Eine Muskelbiopsie ist in jedem Fall erforderlich, da sie die klinische Diagnose sichert, Sonderformen wie die Einschlußkörper-Myositis abgrenzt und gewisse Vorhersagen über den zu erwartenden Schweregrad erlaubt. Zu diesem Zweck wird heute eine *Nadelbiopsie* in Lokalanästhesie durchgeführt, und von dem so gewonnenen Muskelgewebe werden zumindest Gefrierschnitte und Präparate für Elektronenmikroskopie angefertigt. Die alleinige Auswertung von Paraffinschnitten ist unzureichend, da diese nur bedingt für immunologische Untersuchungen verwendbar sind und die dabei notwendige Gewebeverarbeitung z. B. «rimmed vacuoles» bei Einschlußkörper-Myositis verfälscht. Bei rund 85% der Patienten mit PM/DM zeigt die Biopsie ein pathologisches Ergebnis, typischerweise mit einem bunten Bild von Veränderungen (Tab. 61/7).

Im Vordergrund stehen die Muskelfaserdegeneration und -nekrose sowie die häufig anzutreffenden herdförmigen entzündlichen Infiltrate. Ein PM/DM-typisches morphologisches Merkmal ist die Gruppierung atrophischer Fasern am Rande von Muskelfaszikeln (Farb-Abb. FA 53 auf Farbtafel IX, Abb. 61/4). Sie entsteht durch eine relative Minderversorgung der am Rande eines Faszikels liegenden Fasern im Rahmen der Vaskulopathie. Prognostisch ungünstig sind ein hoher Prozentsatz an zentral gelegenen Kernen sowie ausgeprägte vaskulitische Veränderungen. Es gilt jedoch zu beachten, daß durch die Auswahl der Biopsiestelle eine gewisse Zufälligkeit entsteht. Eine immunologische Charakterisierung der zellulären Infiltrate ist hilfreich zur Einordnung der Subtypen der IEM. Wenn keine oder nur wenige Infiltratzellen in dem verfügbaren Biopsiestück vorliegen, findet sich nicht selten ein relativ unspezifisches myopathisches Bild. In diesem Fall ist der Nachweis von HLA Klasse I-Antigenexpression auf den Muskelfasern diagnostisch hilfreich (vgl. Abb. 61/1). Der zusätzliche Nachweis von Dystrophin mittels Immunfluoreszenz und Western blot bewahrt vor Verwechslungen mit Duchenne- oder Becker-Muskeldystrophie.

Tab. 61/7: Muskelbiopsiebefunde bei PM/DM

1. Lichtmikroskopie/Histochemie
- Fokale oder ausgedehnte Muskelfaserdegeneration, -nekrose, -phagozytose und -regeneration
- Fibrose
- Vermehrung zentral gelegener Kerne
- Erweitertes Kaliberspektrum mit vorwiegend perifaszikulärer Atrophie bei geringer oder fehlender Einzelfaseratrophie
- herdförmige zelluläre Infiltrate (perivaskulär, peri- und endomysial)
- Vaskulitis, intravasale Thromben mit/ohne ischämische Infarzierung

2. Immunhistochemie
- Aktivierte T-Zellen im entzündlichen Infiltrat
- Suppressor-T-Zellinvasion in nichtnekrotische Muskelfasern
- HLA I Antigenexpression auf Muskelfasern
- Komplementablagerung auf Muskelfasern (C8, C9)
- Vaskulopathie mit Ablagerung von IgM, C5b-9

3. Elektronenmikroskopie
- Gefäßendothelschädigung mit undulierenden retikulotubulären Einschlüssen und Endothelschwellung
- Verlust kleiner Kapillaren, v. a. perifaszikulär unspezifische Mitochondrienveränderungen

61.7.2 Weitere Laboruntersuchungen

Routinemäßige Laboruntersuchungen sind für die Diagnosestellung nur von begrenztem Wert, da kein einzelner Laborparameter pathognomonisch ist. Die Mehrzahl der Patienten weist laborchemisch die Zeichen einer *Entzündungsreaktion* auf mit mäßiger bis starker Erhöhung der Blutsenkungsgeschwindigkeit und der Akute-Phaseproteine. Erhöhungen von Immunglobulinen kommen ebenso vor wie Hypogammaglobulinämien, welche durch Begünstigung myotroper Virusinfektionen ätiologisch bedeutsam sein können.

Muskelenzyme

Eine Erhöhung der CK mit Werten bis zu 5000 U/l, wie sie sich bei rund 75% der Patienten findet, kommt diagnostisch die größte Bedeutung zu. Eine normale CK schließt jedoch eine PM/DM nicht aus. War der Wert initial hoch, so geht eine Besserung der Erkrankung meist mit einem Abfall der CK-Werte einher. Die «Behandlung» der CK-Werte anstelle der Muskelschwäche gilt aber als Fehler in der Myositisbehandlung und führt zu unnötig hoher und langer Gabe von Immunsuppressiva. Andererseits bedeutet ein normalisierter CK-Wert auch nicht, daß die Erkrankung zum Stillstand gekommen ist. Begleitend zur CK-Erhöhung finden sich häufig Erhöhungen von Aldolase, Transaminasen oder Serummyoglobin als unspezifische Marker der Muskelschädigung.

Komplement

Erniedrigungen der Serum-Komplement-Spiegel sind kein typisches Merkmal bei PM/DM. Der Nachweis zirkulierender Immunkomplexe geht nur gelegentlich mit einer Verminderung von C_3, C_4 und CH50 im Serum einher. Mehrere PM/DM-Fälle waren mit homozygotem C_2-Mangel assoziiert.

Antinukleäre Antikörper

Antinukleäre Antikörper lassen sich bei bis zu 89% der Patienten nachweisen, wenn ausreichend gereinigte Fraktionen von Kernantigenen zur Testung zur Verfügung stehen (vgl. Abschnitt humorale Immunität und Tab. 61.3). Die üblicherweise untersuchten antinukleären Antikörper finden sich jedoch nur bei 15–35% der Patienten mit PM/DM und dort nur in niedriger Konzentration.

61.7.3 Ergänzende Untersuchungsverfahren

Das *EMG* gilt immer noch als Bestandteil der klassischen Diagnosekriterien. Das in nahezu allen Fällen pathologische Ergebnis besteht typischerweise aus einer Kombination von *myopathischen Veränderungen* (kleine, kurze, vermehrt polyphasische Einzelpotentiale, dichtes Interferenzmuster bei leichter Willkürinnervation) mit *pathologischer Spontanaktivität* (Fibrillationen, positive Wellen und erhöhte Einstichaktivität). Das Verschwinden von Fibrillationspotentialen spricht für eine Besserung des Krankheitsprozesses, ihr Wiederauftreten für ein Rezidiv. Bei chronischer Erkrankung beobachtet man häufiger große motorische Einheiten mit verlängerter Dauer und gruppierte polyphasische Potentiale als funktionelles Ergebnis von De- und Reinnervationsprozessen.

In jüngster Zeit wird zunehmend die *Muskelsonographie* zur Identifikation betroffener Muskelgruppen, zur Wahl der Biopsiestelle und zur Verlaufskontrolle eingesetzt. Bei florider PM/DM findet man im Muskel eine *vermehrte Echogenität*, eine verminderte Abgrenzbarkeit der Muskelfaszien und eine Abschwächung des Knochenechos. Die Sonographie ist im Vergleich zum EMG weniger spezifisch. Da die genaue Diagnosestellung jedoch in jedem Fall über die Biopsie erfolgt, ist im Kindesalter wegen der geringeren Belastung für die Patienten zur Verlaufskontrolle die Sonographie vorzuziehen.

61.8 Therapie und Prognose

Die PM/DM ist therapeutisch gut zu beeinflussen. Die *Standardtherapie* besteht nach wie vor aus *Glukokortikoiden*. Man beginnt mit einer Initialdosis von 1–2 mg/kg Körpergewicht Prednison/Prednisolon pro Tag verteilt auf 2–3 Dosen. Binnen 4–8 Wochen tritt unter dieser Behandlung meist eine deutliche Besserung auf, worauf die Dosis im Abstand von jeweils 3–4 Tagen langsam reduziert wird. Alternierende Gaben sind wahrscheinlich weniger effektiv als eine kontinuierliche langsame Reduktion. Nimmt die Krankheitsaktivität unter der Dosisreduktion zu, so wird auf die jeweilige Dosis zurückgekehrt, unter der gerade noch eine Besserung erreicht worden war. Eine zu rasche Reduktion kann einen Rückfall provozieren. Andererseits stellt ein Fortbestehen des Hautausschlages bei deutlicher Besserung der Muskelkraft keine Indikation zur Fortsetzung der Steroidbehandlung dar. Läßt sich die Erkrankung unter diesem Vorgehen kontrollieren, so wird die Steroiddosis kontinuierlich weiter reduziert und möglichst früh unter die sog. Cushingschwellendosis von 7,5 mg Prednison-Aequivalent/1,73 m² Körperoberfläche gesenkt. Rund 70% der PM/DM-Patienten werden mit konventioneller Steroidbehandlung vollständig geheilt.

Erweist sich die Erkrankung nach 2–3 Monaten als steroidresistent, treten starke Nebenwirkungen der Steroidbehandlung oder lebensgefährliche Komplikationen auf, so kommen *Immunsuppressiva* zum Einsatz. Meist wird zunächst den Steroiden *Azathioprin* (2–3 mg/kg Körpergewicht) hinzugefügt, wobei mit einem positiven Effekt aber erst nach 1–6 Monaten gerechnet werden kann. Rund 12% der Patienten zeigen Nebenwirkungen wie Bauchschmerzen, Fieber und Erbrechen, die zum Absetzen von Azathioprin zwingen. *Methotrexat* (10 mg/m² Körperoberfläche) und *Cyclophosphamid* (1–3 mg/kg) sind an kleinen Gruppen von Patienten im Kindesalter ebenfalls erfolgreich eingesetzt worden. Die Gefahr einer hämorrhagischen Zystitis bei Cyclophosphamidbehandlung läßt sich weitgehend vermeiden, wenn anstatt oraler Dauerbehandlung eine intravenöse Pulsbehandlung (s. Kap. 60) eingesetzt wird.

Sehr gute aber zahlenmäßig noch begrenzte Erfahrungen liegen jetzt für *Cyclosporin A* vor (2,5–10 mg/kg Körpergewicht auf zwei Dosen mit Einstellung auf Spiegel vor der nächsten Einnahme zwischen 100 und 200 ng/ml) (Heckmatt et al., 1989). Kontrolle der Nierenfunktion ist erforderlich. In Einzelfällen wurde über myotoxische Nebenwirkungen von Cyclosporin A berichtet.

Alternativ zur herkömmlichen Steroidbehandlung wurde bei früh erkannter, milde verlaufender DM eine *hochdosierte intravenöse Steroidpuls-Behandlung* (Prednisolon 30 mg/kg i. v. über 2–3 Stunden an drei aufeinanderfolgenden Tagen) eingesetzt. Nach der initialen Stoßtherapie wurden je nach Verlauf weitere Pulse an Einzeltagen (1–2 Tage pro Woche) angeschlossen und die Frequenz und Dosis langsam über Monate reduziert (Laxer et al., 1987). Die unerwünschten Steroidnebenwirkungen sind bei dieser Behandlungsform geringer als bei täglicher Medikation, aber die Fallzahlen sind zu gering, um schlüssige Vergleiche zu gestatten.

In jüngster Zeit wurde in Analogie zu anderen neuromuskulären Autoimmunerkrankungen wie Myasthenia gravis oder Guillain-Barre-Syndrom bei steroidresistenter PM oder DM erfolgreich eine Behandlung mit *hochdosierten* Immunglobulinen eingesetzt (400 mg/kg Körpergewicht an 5 aufeinanderfolgenden Tagen, 1 Kurs/Monat) (Cherin et al., 1990; Jann et al., 1992). Die Behandlung mit Gammaglobulinen als Mittel der 1. Wahl wird gegenwärtig systematisch in Studien evaluiert.

Als dritter Schritt bei Steroidresistenz und unzureichendem Ansprechen auf Immunsuppressiva wurde bei mehreren Patienten erfolgreich eine *Plasmapherese* unter gleichzeitiger Beibehaltung der medikamentösen Therapie eingesetzt. Damit wurde in der größten Serie eine Besserung oder Vollremission bei 32 von 35 Patienten erreicht. Bei einigen wenigen Patienten mit der Kombination von PM und Myasthenia gravis besserte sich die PM nach Durchführung einer *Thymektomie*. Als ultima ratio wurde bei einigen erwachsenen Patienten mit therapieresistenter PM/DM eine *Ganzkörperbestrahlung* durchgeführt, teils mit Erfolg, teils ohne Erfolg und mit schweren Nebenwirkungen. Beim Kind erscheint diese Maßnahme mit unvertretbar hohen Risiken belastet. Bei Einschlußkörper-Myositis blieb die Ganzkörperbestrahlung ohne Erfolg.

Begleitend zur medikamentösen Therapie ist von Beginn an eine vorsichtige *Physiotherapie* zur Vermeidung von Inaktivitätsatrophie oder Kontrakturen angezeigt. Zur Erfolgskontrolle der Therapie eignet sich in erster Linie die Messung der Muskelkraft.

Der *Verlauf* der PM/DM ist sehr variabel. Ungefähr 60–70% der Patienten weisen einen uniphasischen Verlauf mit kompletter Heilung ohne Residualschäden auf. Auch bei den meisten Patienten, die einen oder mehrere Rückfälle erleiden, sistiert der Krankheitsprozeß nach 2–5 Jahren. Die Zahl der Todesfälle liegt heute unter 10%.

Literatur

Arahata, K., A. G. Engel: Monoclonal antibody analysis of mononuclear cells in myopathies I: Quantitation of subsets according to diagnosis and sites of accumulation and demonstration and counts of muscle fibers invaded by T cells. Ann. Neurol. 16, 193 (1984).

Bowles, N. E., V. Dubowitz, C. A. Sewry, L. C. Archard: Dermatomyositis, polymyositis and Coxsackie-B-virus infection. Lancet I, 1004 (1987).

Cherin, P., S. Herson, B. Wechsler, O. Bletry, C. Degennes, J. C. Piette, J. M. Ziza, P. Godeau: Intravenous immunoglobulin for polymyositis and dermatomyositis. Lancet II, 116 (1990).

Dalakas, M. C.: Polymyositis, dermatomyositis, and inclusion body myositis. N. Engl. J. Med. 325, 1487 (1991).

Engel, A. G., K. Arahata: Monoclonal antibody analysis of mononuclear cells in myopathies II: Phenotypes of autoinvasive cells in polymyositis and inclusion body myositis. Ann. Neurol. 16, 209 (1984).

Garlepp, M. J., R. J. Dawkins: Immunological aspects. Clin. Rheum. Dis. 10, 35 (1984).

Gertner, E., J. R. Thurn, D. N. Williams, N. Simpson, H. H. Balfour, F. Rhame, K. Henry: Zidovudine-associated myopathy. Am. J. Med. 86, 814 (1989).

Gonzalez-Amaro, R., J. Alcocer-Varela, D. Alarcon-Segovia: Natural killer cell activity in dermatomyositis/polymyositis. J. Rheumatol. 14, 307 (1987).

Heckmatt, J., C. Saunders, A. M. Peters, et al.: Cyclosporin in juvenile dermatomyositis. Lancet I, 1063 (1989).

Jann, S., S. Beretta, M. Moggio, L. Adobbati, G. Pellegrini: High-dose intravenous human immunoglobulin in polymyositis resistant to treatment. J. Neurol. Neurosurg. Psychiat. 55, 60 (1992).

Johnson, R. L., C. W. Fink, M. Ziff: Lymphotoxin formation by lymphocytes and muscle in polymyositis. J. Clin. Invest. 51, 2435 (1972).

Kissel, J. T., J. R. Mendell, K. W. Rammohan: Microvascular deposition of complement membrane attack complex in dermatomyositis. N. Engl. J. Med. 314, 329 (1986).

Kalouvidouris, A. E., R. A. Meiss: Human mononuclear cell factors suppress contractility of isolated mouse soleus muscle. J. Lab. Clin. Med. 103, 886 (1984).

Kissel, J. T., R. K. Halterman, K. W. Rammohan, J. R. Mendell: The relationship of complement-mediated microvasculopathy to the histologic features and clinical duration of disease in dermatomyositis. Arch. Neurol. 48, 26 (1991).

Laxer, R. M., L. Stein, R. E. Petty: Intravenous pulse methylprednisolone treatment of juvenile dermatomyositis. Arthritis Rheum. 30, 328 (1987).

Lian, J. B., C. M. Pachman, Gundberg et al.: Gammacarboxyglutamate excretion and calcinosis universalis in juvenile dermatomyositis. Arthritis Rheum. 25, 1094 (1982).

Love, L. A., R. L. Leff, D. D. Fraser, I. N. Targoff, M. Dalakas, P. H. Plotz, F. W. Miller: A new approach to the classification of idiopathic inflammatory myopathy: myositis-specific autoantibodies define useful homogeneous patient groups. Medicine 70, 360 (1991).

McDouall, R. M., M. J. Dunn, V. Dubowitz: Nature of the mononuclear infiltrate and the mechanism of muscle damage in juvenile dermatomyositis and Duchenne muscular dystrophy. J. Neurol. Sci. 99, 199 (1990).

Nishino, H., A. G. Engel, B. K. Rima: Inclusion body myositis: the mumps virus hypothesis. Ann. Neurol. 25, 260 (1989).

Pachman, L. M., M. C. Maryjowski: Juvenile dermatomyositis and polymyositis. Clin. Rheum. Dis. 10, 95 (1984).

Robb, S. A., A. H. L. Fielder, C. E. Saunders, N. J. Davey, M. W. Burley, D. H. Lord, J. R. Batchelor, V. Dubowitz: C4 complement allotypes in juvenile dermatomyositis. Hum. Immunol. 22, 31 (1988).

Sewry, C. A., V. Dubowitz, A. Abraha, J. P. Luzio, A. K. Campbell: Immunocytochemical localisation of complement components C8 and C9 in human diseased muscle. J. Neurol. Sci. 81, 141 (1987).

Targoff, I. N., M. Reichlin: Humoral immunity in polymyositis and dermatomyositis. Mount Sin. J. Med. 55, 487 (1988).

De Visser, M., A. M. Emslie-Smith, A. G. Engel: Early ultrastructural alterations in adult dermatomyositis. J. Neurol. Sci. 94, 181 (1989).

Walker, E. J., K. E. Tymms, J. Webb, P. D. Jeffrey: Improved detection of anti-Jo-1 antibody, a marker for myositis, using purified histidyl-tRNA synthetase. J. Immunol. Methods 96, 149 (1987).

Ytterberg, S. R.: Cellular immunity in Polymyositis/Dermatomyositis. Mount Sin. J. Med. 55, 494 (1988).

62 Vaskulitiden
C. Rieger, H. H. Peter

Entzündungen der Blutgefäße kommen bei allen Erkrankungen des rheumatischen Formenkreises vor, treten aber auch als eigenständige Krankheitsbilder auf. Ihre *Ursachen* sind bisher wenig geklärt. Bei «allergischen Vaskulitiden» ist häufig ein Medikament der Auslöser, beim Stevens-Johnson-Syndrom lassen sich Medikamente oder Infektionserreger, bei Vaskulitiden im Bereich der Glomeruli Bakterien, Viren oder Fremdproteine (Serumkrankheit) als auslösende Ursachen identifizieren. In den meisten Fällen bleibt jedoch die Ätiologie unbekannt.

Die *Symptomatologie* von Vaskulitiden umfaßt ein weites Spektrum. Sie können ganz ohne Allgemeinsymptome einhergehen oder durch hohes Fieber, Beeinträchtigung des Allgemeinbefindens, Leukozytose und starke Senkungsbeschleunigung charakterisiert sein. Im Bereich der Haut variiert die Symptomatik von Schwellungen, besonders im Bereich der Extremitäten, über erythematöse und urtikarielle Veränderungen bis hin zu den verschiedensten Formen der Purpura (Farb-Abb. FA 58 und 59 auf Farbtafel X). Auch ulzerierende und papulöse Effloreszenzen finden sich bei Vaskulitiden der Haut. Ein Charakteristikum des Befalles innerer Organe ist die gleichzeitige oder sequenzielle Beteiligung mehrerer ganz unterschiedlicher Organsysteme. Diarrhöen aufgrund von Ödemen und Blutungen im Bereich des Gastrointestinaltraktes, Hepatitis, Nephritis oder kardiale Veränderungen, Befall der Nasenschleimhaut, Hypertonie, Arthralgien und periphere Neuritiden sind die häufigsten Symptome. Im Bereich des Herzens entstehen beim Kawasaki-Syndrom Reizleitungsstörungen sowie Aneurysmen und Stenosen der Koronargefäße. Gefäßverschlüsse finden sich auch bei vielen anderen Arten von Gefäßentzündungen. Manifestationen im Bereich der Lunge sind selten, noch seltener primäre Vaskulitiden der Lunge.

Eine befriedigende *Einteilung* der heute bekannten Vaskulitiden gibt es nicht. Die oft benutzte Unterteilung in *primäre und sekundäre Vaskulitiden* (Fauci et al. 1978; Wolff u. Winkelmann 1980, Katz u. Fauci 1985, Peter 1991) erscheint zwar praktisch, ist insofern aber unlogisch als sie vorgibt, die Ursachen der sekundären Formen zu kennen und die der primären nicht. So werden in dieser Klassifikation die Vaskulitiden bei Kollagenosen zu den sekundären Formen und die bei Morbus Wegener zu den primären gerechnet, obgleich bei beiden Krankheitsbildern Autoantikörpern eine wichtige pathogenetische Bedeutung zugemessen wird (s. unten). Aus therapeutischen und prognostischen Überlegungen ist eine Unterscheidung in *lokalisierte und systemische Vaskulitiden* sicher sinnvoll.

Nach **pathomorphologischen Gesichtspunkten** kann man fünf verschiedene Vaskulitis-Reaktionsformen unterscheiden (Peter 1991):

1. Die leukozytoklastische Vaskulitis, auch *Vaskulitis allergica* oder *Hypersensitivitätsangiitis* genannt, geht stets auf eine immunkomplexbedingte Schädigung zurück und spielt sich an den Kapillaren und postkapillären Venolen ab. Sie ist gekennzeichnet durch eine lokale Ablagerung von Immunkomplexen (IC) mit nachfolgendem Exsudat und Austritt von Granulozyten und Erythrozyten in das perikapilläre Gewebe. Das typische klinische Korrelat ist die nicht-wegdrückbare Papel, die ohne Hinterlassung von Narben abheilt. Zahlreiche ganz verschiedene Ursachen (Viren, Bakterien, Pilze, Medikamente, Autoantigene u. a.) können eine leukozytoklastische Vaskulitis auslösen.

2. Die nekrotisierende Vaskulitis spielt sich vorwiegend an kleinen und mittleren Arterien ab, ist charakterisiert durch eine Zerstörung aller drei Gefäßwandschichten und geht folglich mit Gewebsuntergang und Narbenbildung einher. Der Prototyp ist die *Periarteritis nodosa* in ihrer makroskopischen (Kußmaul u. Meier 1866) und mikroskopischen Variante (Wohlwill 1923). Nicht selten kommen nekrotisierende und leukozytoklastische Vaskulitiden zusammen vor. Beide können sehr viele unterschiedliche Ursachen haben: So spielen IC, z. B. nach Infekten oder als Kryoglobuline oder assoziiert mit Kryofibrinogen, eine wichtige pathogenetische Rolle. Aber auch antilysosomale Antikörper («ANCA», z. B. Anti-Myeloperoxidase, Anti-Proteinase-3, Anti-Elastase) wie sie typischerweise bei granulomatösen Vaskulitiden vorkommen, können eine nekrotisierende Vaskulitis bedingen.

3. Die granulomatöse Vaskulitis ist histologisch gekennzeichnet durch gefäßzerstörende Granulome. Betroffen sein können Kapillaren, Glomerula, sowie kleinere und mittlere Arterien. Der Prototyp ist die *Wegnersche Granulomatose* (Wegener 1939), aber auch die *Churg-Strauss-Vaskulitis* (Churg u. Strauss 1951) und der *M. Behçet* sind hier zu erwähnen. Die Pathogenese ist noch unklar, Vorstellungen hierzu erhielten jedoch durch die Entdeckung der anti-Proteinase-3-Autoantikörper (Lüdemann et al. 1990), die regelmäßig bei M. Wegener beobachtet werden, neue Belebung (Kallenberg et al. 1991).

4. Die Riesenzellarteriitis befällt typischerweise mittlere und größere Arterien in segmentaler Form und kommt fast nur bei der *Arteritis temporalis Horton, Polymyalgia rheumatica* und der *Takayasu Arteritis* vor. Zahlenmäßig ist die Arteritis temporalis mit Abstand die häufigste Vaskulitisform des Erwachsenen.

5. *Die zwiebelschalenartige Intima- und Mediaproliferation kleinerer und mittlerer Arterien* ist ein häufiger Befund bei Kollagenosen, chronischer Polyarthritis und Endangitis obliterans.

Mit besserer Kenntnis der immunpathologischen Zusammenhänge bei der Entstehung von Vaskulitiden werden in Zukunft sicher neue *immunologische Klassifikationskriterien* eingeführt werden, z. B. die Unterteilung in hypo-, hyper- und normokomplementämische Formen oder in ANA pos., ANCA pos, und ANA/ANCA neg. Vaskulitiden (Peter 1991, Falk u. Jenette 1988).

Im Folgenden gliedern wir die Vaskulitiden noch nach der gängigen, obschon unbefriedigenden Unterteilung in primäre und sekundäre Formen.

62.1 Primäre Vaskulitiden

Unter dieser Bezeichnung werden Vaskulitiden zusammengefaßt, deren Ursache primär in der Gefäßwand selbst vermutet wird. Im Gegensatz hierzu nimmt man bei den sekundären Vaskulitiden an, daß die Gefäßwand nur ein Reaktionsschauplatz einer systemischen Erkrankung oder einer Reaktion auf exogene Noxen darstellt (Tabelle 62/1).

62.1.1 Polyarteritis nodosa (Synonym: Periarteritis nodosa)

Mukokutanes Lymphknotensyndrom (MLCS, Kawasaki-Syndrom)

Das MCLS ist eine akut verlaufende systemische Vaskulitis, die in den kleinen Gefäßen der Haut beginnt, jedoch eine Prädilektion für kleine und mittlere Arterien besitzt. Die Krankheit war früher sehr selten und als *infantile Form der Polyarteritis nodosa* bekannt. Sie wurde in dieser Form erstmals von Tomisaku Kawasaki 1967 im japanischen Schrifttum, 1974 auch in einer amerikanischen Zeitschrift veröffentlicht. Bis 1989 wurden in Japan über 100 000 Fälle gemeldet. Seit 1978 wird das MCLS in Deutschland wie in den meisten Ländern der Welt regelmäßig diagnostiziert. Der Arbeitsgemeinschaft MCLS wurden bis Juni 1991 kumulativ 1100 Fälle bekannt. Diese Zahl entspricht sicher nur einem Teil der vorhandenen Fälle, da sie auf freiwilligen Meldungen beruht und deshalb mit einer Anzahl nicht diagnostizierter Fälle zu rechnen ist. Saisonale und örtliche Epidemien, wie sie aus den Vereinigten Staaten und Japan bekannt sind, sind bei uns noch nicht eindeutig dokumentiert. 80% aller Patienten sind jünger als vier Jahre, am häufigsten befallen sind Kinder zwischen 12 und 18 Monaten, Knaben häufiger als Mädchen.

Tab. 62/1: Primäre Vaskulitiden

1. Poly(Peri-)arteritis nodosa (PAN)
   a) Mukokutanes Lymphknotensyndrom (Kawasaki)
   b) «Adulte» Verlaufsformen:
   - generalisierte, klassische Form (cPAN) (Kussmaul, Maier)
   - generalisierte mikroskopische Form (mPAN) (Wohlwill)
   - kutane Form (Ruiter, Winkelmann)

2. Hypersensitivitäts-Angiitis (small vessel vasculitis)
   - generalisierte Form (Purpura Schönlein-Henoch)
   - lokalisierte kutane Formen:
     ○ nekrotisierende Venulitis (Zeek, Soter)
     ○ Urticaria-Vasculitis (Soter)
     ○ Erythema elevatum diutinum (Radcliff-Crocker)

3. Granulomatöse Vasculitiden
   systemische Formen:
   - Wegenersche Granulomatose
   - allergische Granulomatose mit Angiitis (Churg-Strauss)
   - Morbus Behçet
   - Polyangiitis overlap syndrome (Fauci)
   lokalisierte Formen:
   - granulomatöse Vasculitis des Gehirns (Cupps, Moore)
   - lymphomatoide Granulomatose der Lunge (Liebow)

4. Riesenzellarteriitiden
   - mittlere Arterien: Arteritis cranialis (Horton)
   - Aorta und Abgangsarterien: Takayasu Arteritis

Ätiologie und Pathogenese: Die Ursache der Erkrankung ist nach wie vor unbekannt. Virusinfektionen, Kontakt mit Teppichshampoo oder Milben, Propionibakterien und Rickettsien wurden verdächtigt. Das mehrfach beobachtete endemieartige Auftreten der Erkrankung in Japan und den USA spricht dafür, daß ein Infektionserreger eine Rolle spielt. Bei der Entstehung der Krankheit scheint auch eine genetische Disposition bedeutsam zu sein. Hierfür spricht die größere Häufigkeit des MCLS bei Kindern japanischer Eltern auf Hawaii und dem nordamerikanischen Kontinent sowie die Häufung der HLA-Antigene Bw22, B22, B22J2 in Japan und Bw51 bei europäischen Patienten mit MCLS.

Immunologisch findet sich eine ausgeprägte Aktivierung von B- und T-Zellen mit einer deutlichen Vermehrung von CD4-positiven T-Zellen. Zirkulierende Immunkomplexe wurden ebenfalls nachgewiesen, ohne daß allerdings eine pathogenetische Rolle für solche Komplexe gesichert wäre. Ein interessanter Befund ist das Vorhandensein von IgM-Antikörpern, die Interferon-γ-stimulierte Endothelzellen zu lysieren vermögen (Leung 1986 u. 1991). Die

Krankheit ist weiter durch eine Vermehrung des Serum-IgE in der akuten Phase, d. h. während der ersten 10 Tage, charakterisiert. IgM und Proteine der akuten Phase sind vermehrt, die CD4/CD8-Ratio ist erhöht und bei schwerem Verlauf kommt es zu einem Verbrauch von Komplement mit Erniedrigung von C3 und C4.

Klinik: Die Krankheit beginnt mit Fieber und einer häufig einseitigen zervikalen Lymphadenopathie. Frühzeitig, d. h. innerhalb der ersten Krankheitstage sind die Konjunktiven injiziert, wobei jedoch weitere Entzündungszeichen wie Schmerz, Ödem oder Sekretion fehlen. Die Lippen sind gerötet und rissig, die Mundschleimhaut ist ebenfalls gerötet, die Zunge zeigt eine Hyperplasie der Papillen (Erdbeerzunge). An den Innenflächen der Hände und Füße findet sich ein ausgeprägtes Erythem (Farb-Abb. FA 62 auf Farbtafel XI), an Hand- und Fußrücken ein Ödem. Nach wenigen Tagen erscheint ein polymorphes Exanthem, das sowohl kleinfleckig als auch großflächig konfluierend sein kann, sowohl rein makulös als auch erhaben (Farb-Abb. FA 60 auf Farbtafel X). In seltenen Fällen kann das Exanthem auch papulös sein. Am Ende der zweiten Woche beginnen Finger und Zehenspitzen sich zu schälen (Farb-Abb. FA 61 auf Farbtafel XI). Die Desquamation der Haut kann Handinnenflächen und Fußinnenflächen mit erfassen, findet sich jedoch nicht an proximalen Extremitäten oder am Rumpf. Die Diagnosekriterien der Erkrankung mit den wichtigsten Symptomen einschließlich der kardialen Veränderungen sind in der Tabelle 62/2 erfaßt (Rauch et al. 1985). Für die definitive Diagnose sind prolongiertes Fieber (> 5 Tage), 4 der 5 weiteren Hauptsymptome und Fehlen einer sonstigen Erkrankung erforderlich. Man muß sich jedoch darüber im klaren sein, daß die Hauptsymptome nicht gleichzeitig auftreten und retrospektiv manchmal nur mühsam zu eruieren sind. Weiterhin gibt es untypische Formen, die nicht unbedingt harmlos verlaufen, sondern auch zu Gefäßkomplikationen führen können. Die Fülle der assoziierten Symptome lenkt diagnostische Überlegungen häufig in falsche Richtungen. Urethritis, Enteritis oder meningeale Reizung können lokalisierte bakterielle oder virale Infekte vortäuschen. Eine Arthritis läßt an eine juvenile rheumatoide Arthritis denken, ebenso das Exanthem, das jedoch nicht so flüchtig und diskret ist wie der Ausschlag des Still-Syndroms. Unter den kardialen Veränderungen sind die Kardiomegalie, die Herzinsuffizienz und der Myokardinfarkt typisch für die akute Phase der Erkrankung. Infarkte können jedoch auch Wochen, Monate, sogar Jahre nach Krankheitsbeginn auftreten. Bauchschmerzen, Brustschmerzen, Übelkeit, Schocksymptome und Rhythmusstörungen sind die häufigsten Anzeichen dieser Komplikation. Isolierte Arrhythmien können auch in der Rekonvaleszenzphase bis zum 20. Tag auftreten. Aneurysmen im Bereich des Herzens, aber auch anderer Organe können sich schon früh im Krankheitsverlauf zeigen. Da sie häufig jedoch vorübergehend sind, ist eine entsprechende Diagnostik erst nach Abschluß der Rekonvaleszenzzeit erforderlich.

Die *Diagnose* ist in den meisten Fällen nicht schwierig. Am ehesten macht die Abgrenzung der viszeralen Form der rheumatoiden Arthritis, des Still-Syndroms, Probleme. Bei dieser Erkrankung tritt jedoch keine konjunktivale Injektion und keine so ausgeprägte zervikale Lymphadenopathie auf, das Exanthem ist flüchtig und diskret, Palmar- und Plantarerythem so wie Himbeerzunge und Lacklippen fehlen in der Regel, und Koronaraneurysmen oder Herzinfarkte werden nicht beobachtet.

Laboruntersuchungen: Die wichtigste Untersuchung ist die Bestimmung der Blutsenkungsgeschwindigkeit, die regelmäßig beschleunigt ist und eine wichtige differentialdiagnostische Hilfe gegenüber Virusinfekten darstellt. Eine Leukozytose mit Werten bis über 40 000 Granulozyten/mm^3 findet sich in 82% der Fälle, häufig ist eine Linksverschiebung vorhanden. Die Thrombozyten sind während der akuten Krankheitsphase normal, steigen aber in der zweiten bis dritten Krankheitswoche an, gelegentlich bis über 1 000 000 Thrombozyten/mm^3. Eine Liquorpleozytose, eine sterile Leukozyturie und Transaminasenerhöhungen sind ebenfalls häufig. Wie zu erwarten, findet sich regelmäßig eine Vermehrung der Akute-Phase-Proteine, z.B. des α1-Antitrypsins und des CRP. Der Befund eines Komplementverbrauchs mit Erniedrigung von CH50, C3 und C4, sowie Anstieg von C3d während der ersten zehn Krankheitstage weist auf eine schwere Verlaufsform mit hohem Risiko einer Koronarbeteiligung hin und grenzt das MCLS gegen andere Krankheiten, z. B. das Stevens-Johnson-Syndrom oder das Still-Syndrom, ab. Eine Erhöhung des Serum-IgE in der akuten Phase wurde als Charakteristikum des MCLS beschrieben. Diese Veränderung findet sich jedoch auch beim Stevens-Johnson-Syndrom und beim Still-Syndrom (Rieger, 1984). Sie ist wegen der großen Schwankungsbreite der

---

Tab. 62/2: Diagnosekriterien des KAWASAKI-Syndroms (Rauch et al., 1985)

1. **Anhaltendes hohes Fieber über mehr als 5 Tage**
2. **Vorhandensein von mindestens 4 der 5 folgenden Symptome:**
    - bilaterale nicht-exsudative konjunktivale Injektion
    - eine der folgenden Veränderungen im Oro-Pharynx:
        - aufgesprungene, injizierte Lippen
        - geröteter Rachen
        - Erdbeerzunge
    - eine der folgenden Veränderungen an den Extremitäten:
        - Erythem der Handflächen und Fußsohlen
        - Oedem an Händen oder Füßen
        - periunguale Desquamation
    - polymorphes Exanthem
    - akute nicht-suppurative zervikale Lymphadenopathie
3. **Nicht anderweitig erklärbare Erkrankung**

Normalwerte für IgE nur retrospektiv zu verwerten, wenn ein IgE Wert aus der akuten Phase mit einem Wert aus der Rekonvaleszenz verglichen wird.

Pathologie: Die Krankheit beginnt mit einer Entzündung der Kapillaren, Arteriolen und Venolen der Haut. Nach wenigen Tagen werden die kleinen und mittleren Arterien und vor allem die mittleren und großen Koronargefäße befallen. Das entzündliche Infiltrat befällt zunächst das perivaskuläre Gewebe und greift dann auf Media und Intima über. Thrombosen, Stenosen und Aneurysmen können sowohl im Bereich der Koronarien entstehen, als auch im Bereich anderer Arterien, etwa der Nierenarterien, der Arteria subclavia oder der Cerebralgefäße.

Therapie: Als Standard-Therapie ist die *hochdosierte i. v. Immunglobulin*-Gabe inzwischen akzeptiert (Rowley et al. 1988; Leung 1991). Ein Gammaglobulinpräparat mit intaktem Fc-Stück wird in einer einzelnen Dosis von 2 g/kg Körpergewicht/Tag über 6–12 Stunden intravenös gegeben. Gammaglobulin ist während der ersten Krankheitswoche am wirksamsten und nach dem 10. Tag wahrscheinlich nicht mehr sinnvoll. Gleichzeitig mit der Immunglobulin-Therapie wird eine *Aspirin-Therapie* in einer Dosierung von 50 mg/kg/Tag begonnen, die nach Entfieberung auf eine Thrombozyten-aggregationshemmende Dosis von 3–5 mg/kg/Tag reduziert wird. Diese Therapie kann nach 6 Wochen beendet werden, wenn sich kein Hinweis für das Vorliegen kardialer Gefäß-Komplikationen ergeben hat. Bei Nachweis von Aneurysmen oder Stenosen wird die niedrig-dosierte Aspiringabe wenigstens bis zur nächsten echokardiographischen Kontrolle nach einem Jahr fortgesetzt. Bei sehr schweren Verlaufsformen und beim Vorliegen von Cortikoiden wird nicht mehr empfohlen. Dagegen ist die Lyse-Therapie bei Auftreten eines Coronarinfarktes oder von Ischämien durch Verschluß peripherer Arterien indiziert. Die Infusion von Prostaglandin E stellt in solchem Falle eine weitere Möglichkeit dar.

Prognose, Verlaufskontrollen: Die Letalität des MCLS wurde ursprünglich mit 1–2% angegeben, beträgt zur Zeit in Japan aber nur noch 0,4%. Der Ausgang der Erkrankung hängt in den meisten Fällen wesentlich von einer frühen Erkennung und wirksamen Therapie ab. Schwere Fälle sind oft frühzeitig durch einen Komplementverbrauch zu erkennen, aber auch daran, daß die allgemeinen Entzündungsparameter wie BSG, CRP und Leukozytenzahl besonders ausgeprägte Veränderungen zeigen. Säuglinge und Knaben haben ein höheres Risiko einer Koronarbeteiligung. Zur Erfassung von Aneurysmen steht die *zweidimensionale Echokardiographie* zur Verfügung. Wenn mit dieser Methode ein Aneurysma nicht darstellbar ist, so ist auch das Vorhandensein einer Stenose äußerst unwahrscheinlich, sodaß eine weitere Diagnostik in der Regel nicht indiziert ist. Bei Nachweis eines oder mehrerer Aneurysmen muß eine *Koronarangiographie* erfolgen, da das eventuelle gleichzeitige Vorhandensein von Stenosen erfaßt werden muß. Ein solcher Befund entscheidet wesentlich über die Notwendigkeit weiterer Kontrollen mit, über das Risiko eines späten Infarktes, die anschließende Prophylaxe mit Aspirin und in seltenen Fällen sogar über die Notwendigkeit einer Bypassoperation. Obgleich auch schwere Gefäßveränderungen rückbildungsfähig sind, ist über Herzinfarkte und Aneurysmenrupturen noch nach Jahren berichtet worden (Beitzke et al. 1989).

Polyarteritis nodosa «Erwachsenen-Form»

Die sog. klassische Form der Peri- oder Polyarteritis nodosa (cPAN) (Kussmaul, Meier 1866) ist eine akut oder chronisch verlaufende systemische Vaskulitis, die im Kindesalter vereinzelt beschrieben wurde (Ettlinger et al., 1979). Sie befällt vor allem kleine und mittlere Arterien und existiert zum einen als generalisierte nekrotisierende Form mit Aneurysmenbildung und Stenosen vor allem im Bereich der Niere, der Leber und des peripheren und zentralen Nervensystems. Zum anderen gibt es eine lokalisierte kutane Form, die besser auf die Therapie anspricht (Ruiter 1958) und damit eine günstigere Prognose hat. Pathoanatomisch wird noch eine nur mikroskopisch erkennbare Form der Polyarteritis abgegrenzt (mPAN) (Wohlwill 1923), die häufig mit einer rapid progressiven Glomerulonephritis und Autoantikörpern gegen Myeloperoxidase vergesellschaftet ist (Falk u. Jennette 1988).

Klinik: Die *klassische Form der PAN (cPAN)* beginnt mit Fieber, Arthralgien, Myalgien und Bauchschmerzen. Schmerzen im Bereich der Hoden und der langen Röhrenknochen mit Periostneubildung sind zusätzliche Charakteristika. Im weiteren Verlauf können bei der systemischen Form Hypertonie und eine rapide Verschlechterung der Nierenfunktion eintreten. Neurologische Manifestationen umfassen ischämische Attacken, Hemiplegien oder auch periphere Neuropathien (siehe Diagnosekriterien Tabelle 62/3). Eine Lungenbeteiligung ist für die cPAN nicht charakteristisch, dagegen kann es zu hämorrhagisch-nekrotisierenden Enterocolitiden kommen, und

Tab. 62/3: ACR-Kriterien für Klassifikation der Polyarteriitis nodosa (Lightfoot et al., 1990)

1. Gewichtsverlust von > 4 kg
2. Livedo reticularis
3. Hodenschmerz
4. Myalgien und Beinschwäche
5. Polyneuropathie
6. RR diastolisch > 90 mmHg
7. Kreatinin Erhöhung > 1,5 mg/dl
8. HBs-Antigen Nachweis
9. Angiographischer Nachweis von Mikroaneurysmen
10. Typische Histologie mit Zerstörung aller 3 Gefäßwandschichten und Bildung von Mikroaneurysmen

Bei Vorliegen von mehr als 3 Kriterien kann die Diagnose einer cPAN mit 86,6% Spezifität und 82,2% Sensitivität angenommen werden.

durch einen Befall des Myokards kann eine Herzinsuffizienz eintreten.

Bei der *mikroskopischen Verlaufsform (mPAN)* mit Nachweis von Anti-Myeloperoxidase-Antikörpern steht hingegen ein pulmorenales Syndrom mit rapid progressiver nekrotisierender Glomerulonephritis und Lungenblutung, ähnlich dem Goodpasture Syndrom, nicht selten im Vordergrund. Allerdings gibt es auch hier weniger foudroyante Verläufe (Jennette u. Falk 1990).

Laboruntersuchungen zeigen eine stark beschleunigte Senkung, Leukozytose und Anämie. Proteinurie und Hämaturie sind Ausdruck einer Nierenbeteiligung. Serologisch finden sich bei einem Teil der Patienten IgG-Antikörper gegen lysosomale Granulozytenenzyme (ANCA = antineutrophil cytoplasmatic autoantibody), wobei die Spezifität sowohl gegen Myeloperoxidase als auch gegen Proteinase-3 gerichtet sein kann. Etwa 50% der cPAN sind ANCA negativ. In diese Gruppe gehören die post- und parainfektiösen Fälle. Neben Hepatitis-B Antigen-Persistenz bei einem Teil der Patienten und der Assoziation der Krankheit mit EBV- und CMV-Infektionen kommen besonders foudroyante Krankheitsverläufe nach Streptokokkeninfekten des Nasen-Rachenraumes vor.

Pathologie: Alle Wandschichten der betroffenen Arterien sind zellulär infiltriert; fibrinoide Nekrosen, Thrombosen, Infarkte und Aneurysmen sind typische Befunde, wobei Verzweigungen und Gefäßabgänge besonders häufig befallen sind.

Diagnose: Wegen der raschen Progredienz der Erkrankung ist eine frühzeitige Diagnose wichtig. Beweisend ist der histologische Befund aus einem befallenen Gebiet, z.B. einem subkutanen Knoten oder einem elektromyographisch als pathologisch befundeten Muskel. Bei Nierenbeteiligung ist eine Nierenbiopsie indiziert. Typischerweise findet sich dabei eine sog. «pauci-immune» Form der nekrotisierenden, intra- und extrakapillären Glomerulonephritis z.T. mit Halbmondbildungen (Leavitt u. Fauci 1991). In schwierigen Fällen kann der angiographische Nachweis von Aneurysmen versucht werden, wobei allerdings die Kontrastmittelgabe eine zusätzliche Nierengefährdung darstellen kann.

Therapie: Wegen der Seltenheit der Erkrankung existiert noch kein verbindliches Therapieschema. Einige Autoren empfehlen eine hochdosierte Therapie mit *Prednison* per os (2 mg/kg/Tag) oder als Pulstherapie (500 mg iv an drei aufeinander folgenden Tagen), andere in Analogie zur Behandlung der Wegenerschen Granulomatose den gleichzeitigen Einsatz von *Prednison und Cyclophosphamid* (3 mg/kg/Tag) (Pusey et al. 1991) und/oder eine *Plasmapheresebehandlung* mit anschließender *Cyclophosphamid-Pulstherapie* (0,5–1,0 g/m² KO).

Prognose: Ohne Therapie verläuft die cPAN rasch tödlich. Unter einer intensiven immunsuppressiven Therapie sind Langzeitremissionen und Heilungen mit Rückbildung von Aneurysmata möglich.

62.1.2 Leukozytoklastische oder Hypersensitivitäts-Angiitiden

Diese Gruppe von Vaskulitiden, die von den Dermatologen oft als *Vasculitis allergica* bezeichnet wird, ist durch den Befall kleiner Gefäße, vor allem der Kapillaren, gekennzeichnet und heißt deswegen im angelsächsischen Schrifttum auch «small vessel vasculitis» (SVV). Nach heutigem Verständnis entsteht die Schädigung der Gefäßwand bei dieser Vaskulitisform durch Ablagerung von IC. Da IC bei vielen Erkrankungen ohne Vaskulitis nachgewiesen werden, muß ein zusätzlicher Mechanismus vorhanden sein, der die Gefäßwände «auflockert» und so die Ablagerung der Komplexe begünstigt. Hierfür kommen eine Reihe von Entzündungssubstanzen in Frage, die u. a. durch Typ 1 (IgE) vermittelte Reaktionen freigesetzt werden (Histamin, Serotinin, «platelet activating factor», PAF). So konnte in einem Tiermodell eine Vaskulitis durch Immunkomplexe nur im Zusammenwirken mit IgE erzeugt werden. Ob aus einer Initialläsion eine Vaskulitis wird, hängt auch von der Geschwindigkeit und Effektivität der «Repair»Mechanismen ab. Bei einer kurzdauernden Permeabilitätssteigerung und rascher Wiederherstellung der Integrität des Endothels tritt nur ein vorübergehendes Ödem oder eine Urtikaria auf, wie sie am Anfang der Schönlein-Henoch Purpura oft beobachtet wird. Bei einer langsameren Wiederherstellung liegt meist eine Typ III und IV Reaktion nach Coombs und Gell zugrunde: Die zirkulierenden IC (IgG oder IgA haltig) aktivieren Komplement, wodurch es zu einer Freisetzung leukotaktischer Substanzen, insbesondere des Spaltprodukts C5a kommt. Granulozyten und Monozyten werden hierdurch und durch verschiedene Zytokine (IL-1, IL-6, IL-8, TNF) angelockt und aktiviert, setzen gefäßwandschädigende Enzyme wie Elastase und Kollagenase frei. Histologisch finden sich vorwiegend perivaskuläre *Infiltrate von zugrundegehenden Granulozyten (Leukozytoklasie),* bei längerem Verlauf auch Rundzellen, fibrinoide Nekrosen und Zerstörung der Gefäßwände entsprechend dem Bild einer nekrotisierenden Vaskulitis. Der Befund der Leukozytoklasie, der dieser Gruppe von Vaskulitiden eines der vielen Synonyme verliehen hat, bezieht sich auf die typische Ansammlung von Granulozytentrümmern («nuclear dust») im perikapillären Bereich.

Purpura Schoenlein-Henoch

Diese Vaskulitis befällt Kapillaren sowie prä- und postkapilläre Gefäße und kommt bei Knaben häufiger vor als bei Mädchen. Die auslösende Ursache ist in der Regel nicht bekannt. In einer Minderheit von Patienten scheinen Streptokokken-Infektionen eine Rolle zu spielen. Immunhistologisch läßt sich in den abgelagerten Immunkomplexen vorwiegend IgA nachweisen.

Klinik: Das klinische Bild der Purpura Schoenlein-Henoch ist charakteristisch: Ein zunächst oft urtikarieller

Ausschlag entwickelt sich in die typischen petechialen, teilweise ekchymotischen Läsionen, die sich vor allem über den Unterschenkeln und dem Gesäß finden (Farb-Abb. FA 63, 64 auf Farbtafel XI). Arthralgien sowie eine Arthritis sind häufig. Die Bezeichnung Purpura abdominalis leitet sich daher, daß es im Bereich des Darmes zu Ödemen und Blutungen kommen kann, die eine Melaena, schwere Bauchschmerzen und gelegentlich eine Invagination bewirken können. In 25–50% kommt es zu einer Vaskulitis der Niere, die sich durch Erythrozyturie und Proteinurie zeigt. Die Diagnose ist zu Beginn der Erkrankung häufig nur zu vermuten, wenn Bauchsymptome auftreten, ohne daß die typischen Hauterscheinungen bereits erkennbar sind. Die Arthritis der Purpura Schoenlein-Henoch spricht auf eine Salizylattherapie an. Bei abdominalen Koliken sind Steroide indiziert, die auch die Entwicklung einer Invagination zu verhindern vermögen. Die Nierenveränderungen des Schoenlein-Henoch sprechen auf Steroide nur selten an. Die Prognose der Erkrankung ist bei der überwiegenden Mehrzahl der Patienten gut. In seltenen Fällen kommt es zu bleibenden Veränderungen am Darm oder zu einer Progression der Nephritis bis hin zum chronischen Nierenversagen (Bunchman et al., 1988). Selten kann auch eine Vaskulitis des Zentralnervensystems auftreten.

Lokalisierte kutane Form der Hypersensitivität-Angiitis

Diese Formen sind im Kindesalter selten. Sie können im Gefolge von Infekten (besonders Herpes simplex Virus) und allergischen Reaktionen auf Nahrungsmittel und Medikamente als IC bedingte Hautläsionen auftreten. Beim Erwachsenen gehören in diese Gruppe kutan limitierte Formen der *Urticaria-Vaskulitis*, das *Erythema elevatum et diutinum* und auf die Haut beschränkte Manifestationen der *gemischten Kryoglobulinämie* mit und ohne Paraproteinämie-Nachweis. Die abhängigen Körperpartien sind typischerweise bevorzugt betroffen in Form von nicht wegdrückbaren Papeln. Systemische Begleitreaktionen sind gering. Nach Abklingen der akuten Entzündungszeichen bleiben oft bräunliche Hautverfärbungen durch Hämosiderinablagerungen in der Haut zurück. Im Kindesalter sind die Verläufe fast immer transient und bedürfen allenfalls einer kurzfristigen Behandlung mit H1-Antagonisten und Prednison.

Eine differentialdiagnostische Abgrenzung gegenüber Streptokokken-allergischen Reaktionen und der Schönlein Henoch-Purpura sind erforderlich, da von therapeutischer Relevanz. Bei wiederkehrenden leukozytoklastischen Angiitiden sind eine Allergietestung, sowie ein Ausschluß einer rheumatischen Systemerkrankung bzw. einer persistierenden Virusinfektion angezeigt.

62.1.3 Granulomatöse Vaskulitiden

Diese Gruppe von Erkrankungen stellt immunpathologisch eine Mischung aus Typ II, III und Typ IV Reaktionen nach Coombs und Gell dar. Durch verzögerte Repairmechanismen kommt es zu einer Mobilisierung lokaler Histiozyten, zu Lymphozyten- und Plasmazell-Infiltrationen sowie zur Epitheloidzell-Reaktion. Bei dem Prototyp dieses Vaskulitistyps, der Wegenerschen Granulomatose, wurden neuerdings anti-lysosomale Autoantikörper (Anti-Proteinase-3, c-ANCA) gefunden, denen möglicherweise eine wichtige pathogenetische Rolle zukommt und zwar sowohl bei der primären Gefäßschädigung, z. B. durch Granulozytenaktivierung als auch bei der Granulombildung, die eine T-Zellreaktion gegen das gleiche Autoantigen darstellen könnte (Jennette u. Falk 1990, Kallenberg et al. 1991). Da die lysosomalen Enzyme von Granulozyten nicht nur im Zytoplasma, sondern auch an der Zelloberfläche nachweisbar sind, können Autoantikörper die Granulozytenoberfläche so verändern, daß Interaktionen mit Endothelzellen begünstigt werden und möglicherweise auch die Inaktivierung der lysosomalen Enzyme durch natürlich vorkommende Antiproteasen behindert wird.

Wegenersche Granulomatose

Diese Erkrankung ist durch die feste Kombination eines rhinogenen Primärstadiums, einer anschließenden Lungenbeteiligung und einer systemisch-nekrotisierenden Vaskulitis kleiner Gefäße mit Nierenbefall, Nachweis von Anti-Proteinase-3 Autoantikörpern und gutes Ansprechen auf Cyclophosphamid charakterisierbar (Nölle et al. 1989).

Klinik: Neben den Symptomen der systemischen Vaskulitis, also Fieber, Gewichtsverlust, Gelenkbeschwerden und Hauterscheinungen, beherrschen zunächst Symptome seitens des oberen und unteren Respirationstraktes das klinische Bild. Eine blutig-nekrotisierende Rhinitis mit chronisch verstopfter Nase und fötidem Geruch, Sinusitiden, seröse Otitiden, Pharyngitis und Subglottisstenosen stehen anfangs häufig im Vordergrund der Klinik. Hinzukommen können Augensymptome wie Konjunktivitis, Episkleritis («rotes Auge») und retroorbitale Infiltrate. Dyspnoe, Husten, z. T. blutiger Auswurf und ein pneumonischer Auskultationsbefund signalisieren eine Lungenmitbeteiligung; röntgenologisch finden sich unscharf begrenzte, z. T. einschmelzende, asymmetrische Lungeninfiltrate. Die Veränderungen sprechen typischerweise nicht oder kaum auf eine Antibiotikatherapie an und sind stets mit schweren Allgemeinsymptomen assoziiert.

Die Niere kann gleichzeitig, selten früher, öfters jedoch erst im späteren Krankheitsverlauf in Form einer sog. «pauci-immunen» nekrotisierenden Glomerulonephritis mitbefallen sein (Leavitt u. Fauci 1991). Bei primärer

Nierenmanifestation verläuft die Erkrankung vielfach unter dem Bild einer rapid-progressiven Glomerulonephritis. Oft lassen sich dann Autoantikörper gegen Myeloperoxidase nachweisen (Falk u. Jennette 1988). Es können auch Abgrenzungsprobleme zur Purpura Schoenlein-Henoch bestehen (Hall et al., 1985). Weitere Symptome der Wegenerschen Granulomatose sind periphere und zentrale Neuropathien, Myokarditis, nekrotisierende Läsionen der Haut und des Darmes. Die Klassifikationskriterien des American College of Rheumatism (ACR) für die Wegenersche Granulomatose sind in Tabelle 62/4 wiedergegeben (Hunder et al. 1990).

Laboruntersuchungen: Neben einer massiven Akut-Phase-Reaktion mit hoher BSG, CRP, Fibrinogen und Komplement-Anstieg findet sich regelmäßig eine Leukozytose mit Linksverschiebung, Thrombozytose und Anämie. Im weiteren Verlauf steigen auch die Gammaglobuline an. Ein spezifischer Befund ist der Nachweis von IgG-Auto-Antikörpern gegen ein intrazytoplasmatisches Granulozytenantigen (c-ANCA), das in über 90% der Fälle von aktivem M. Wegener der lysosomalen neutralen Proteinase-3 entspricht (Lüdemann et al. 1990); neuerdings konnte gezeigt werden, daß das Antigen auch an der Granulozytenoberfläche vorkommt.

Diagnose: Die Diagnose wird durch die Klinik in Verbindung mit dem serologischen Nachweis eines c-ANCA und einer Biopsie gestellt (s. a. Tabelle 62/4). Letztere kann entweder aus der Nasenschleimhaut oder durch eine offene Lungenbiopsie gewonnen werden. Nierenbiopsien sind zur Diagnosestellung weniger gut geeignet, da sie die spezifischen granulomatösen Veränderungen oft nicht zeigen. Sie fallen jedoch durch eine nekrotisierende Glomerulonephritis mit meist geringem immunhistologischem Korrelat auf.

Therapie und Prognose: Mittel der Wahl ist *Cyclophosphamid*, das in einer Dosis von 2–3 mg/kg/Tag gegeben wird. In schweren Fällen ist die gleichzeitige Gabe von *Prednison* (2 mg/kg/Tag) sinnvoll, da Cyclophosphamid in der Regel erst nach ein bis zwei Wochen zu wirken beginnt. Ohne Behandlung verläuft die Wegenersche Granulomatose fast immer tödlich. Unter Cyclophosphamid ist die Krankheit in den meisten Fällen zu kontrollieren und tritt nach Jahren nicht selten in ein Stadium ein, in dem die Behandlung beendet werden kann.

Allergische Granulomatose Churg/Strauss

Diese Vaskulitis wurde 1951 von Churg und Strauss beschrieben. Sie ähnelte der Wegenerschen Granulomatose und in mancher Hinsicht auch der Panarteritis nodosa (cPAN). In der *Vorgeschichte* findet sich *stets ein allergisches Asthma bronchiale* mit Eosinophilie und erhöhtem IgE. Es erkranken vor allem kleine Gefäße, Kapillaren und postkapilläre Venolen. Von den inneren Organen ist im Gegensatz zur cPAN vorwiegend die Lunge betroffen, die Niere dagegen fast nie (Chumbley et al., 1977).

Klinik: Typisch ist ein plötzlicher Beginn mit hohem Fieber, subkutanen Knoten, Pneumonie, Perikarditis und Herzinsuffizienz bei einem Patienten mit länger bestehendem allergischem Asthma und rezidivierenden Sinusitiden. ZNS-Befall und periphere Neuropathien sind häufig, Gelenksymptome finden sich bei etwa 20% der Patienten. Neben einer Beschleunigung der Blutsenkung findet sich vor allem eine ausgeprägte Eosinophilie, die Werte von 1500 Eosinophilen/mm^3 meist überschreitet, und ein erhöhtes IgE.

Pathologie: Die extravaskulären Granulomknoten zeigen eine dichte Infiltration durch Eosinophile, Epitheloidzellen und Riesenzellen mit zentraler Fibrinoidablagerung. Der Gefäßbefall betrifft vor allem Kapillaren und Venolen. Fibrinoide Nekrosen können sich jedoch auch in kleinen und mittleren Arterien finden. Gefäßbefall und extravaskuläre Granulome finden sich sowohl in der Haut als auch in der Lunge, im Perikard und im Myokard.

Diagnose: Der klinische Verdacht leitet sich aus der Kombination Asthma mit systemischen Symptomen einer Vaskulitis her. Die ACR-Kriterien für die Klassifikation einer Vaskulitis als Churg-Strauss Vaskulitis sind in Tabelle 62/5 wiedergegeben (Lightfoot 1991). Der letztendliche Beweis für die Diagnose ist nur durch eine Biopsie zu erbringen, die entweder aus einem sichtbaren Knoten oder aus der Lunge entnommen wird. Die Verwandt-

Tab. 62/4: ACR-Klassifikationskriterien für die Wegenersche Granulomatose (Hunder et al., 1990)

1. Entzündung in Nase, Mund oder Rachen (ulcerierend, nekrotisierend, purulent)
2. Infiltrationen der Lunge
3. Nephritis mit pathol. Urinsedimentbefund (Erythrozyturie > 5)
4. Histologie: Granulomatöse Entzündung in der Gefäßwand, perivaskulär und/oder extravaskulär

Bei 2 von 4 pos. Kriterien diagnostische Spezifität 92%. Sensitivität 88%.

Tab. 62/5: ACR-Kriterien für die Klassifikation einer allergischen Granulomatose Churg-Strauss (Masi et al., 1990)

1. Allergisches Asthma
2. Eosinophilie > 10%
3. Poly- oder Mononeuropathie
4. Lungeninfiltrate
5. Paranasale Sinus-Auffälligkeiten
6. Extravasale Eosinophilie

Bei Vorliegen von mindestens 4 Kriterien kann die Diagnose mit 99,7% Spezifität und 85% Sensitivität angenommen werden.

schaft mit der Wegenerschen Granulomatose läßt sich daran erkennen, daß die meisten Fälle auch serologisch c-ANCA positiv sind.

Therapie und Prognose: Die Erkrankung spricht in der Regel rasch auf *Steroide* (1 mg/kg KG) an. Ähnlich wie beim M. Wegener und der cPAN ist auch bei der Churg-Strauss Vaskulitis der Einsatz von *Cyclophosphamid* (2–3 mg/kg/die) angezeigt. Unbehandelt verläuft die Krankheit häufig tödlich.

Morbus Behçet

Diese Krankheit ist eine Vaskulitis der Kapillaren, Venen und Arterien, die zu rezidivierenden Ulzera im Bereich des Mundes und der Genitalien, sowie zu einer rezidivierenden Iritis führen (Dührsen et al., 1984). Die Ätiologie ist unklar. Neuerdings wird Streptokokken eine pathogenetische Bedeutung zugemessen (Mizushima 1991). Das Erkrankungsrisiko ist erhöht, wenn die Patienten in der Kindheit viele Infekte hatten, aus kinderreichen Familien kommen oder sich in der Kindheit in Regionen aufhielten, in denen M. Behçet vermehrt vorkommt wie der Mittelmeerraum und Japan (Cooper et al. 1989).

Klinik: Rezidivierende Ulzera im Bereich des Mundes sind oft jahrelang die einzigen Krankheitsmanifestationen. Sie setzen nicht selten nach Zahnextraktionen oder Zahnbehandlungen erstmals ein. Die Diagnose wird erst gestellt, wenn Genitalulzera, eine Hypopyon-Uveitis oder andere Symptome der systemischen Vaskulitis auftreten, wie Arthritis oder neurologische Störungen. Auch im Gastrointestinaltrakt, besonders im Bereich des Oesophagus, können sich Ulzera entwickeln. Beim Befall des Kolons ist eine histologische Abgrenzung vom Morbus Crohn oder einer Colitis ulcerosa u. U. nicht möglich. Als weitere Symptome kommen kutane Vaskulitis und ZNS-Symptome («Neuro-Behçet») vor. Die Diagnose wird in der Regel durch die typische Kombination der Symptome gestellt (Tabelle 62/6) sowie durch den histologischen Nachweis der Vaskulitis. Charakteristische serologische Reaktionen gibt es nicht. Neuerdings werden besondere Streptokokken Serotypen (KTH1, 3, 4) vermehrt bei Behçet-Patienten angezüchtet. Ferner wird eine Assoziation mit HLA-B51 beobachtet, wobei berichtet wird, daß Träger dieses HLA-Typs vermehrt TNF bilden. Während akuter Phasen findet sich eine typische Hautreaktion auf einen Nadelstich: Innerhalb von 24 Stunden bildet sich eine Rötung mit einer zentralen Pustel (positiver Pathergie Test). Bei Neugeborenen von Müttern mit M. Behçet können transitorische Krankheitserscheinungen auftreten (Fam et al. 1981, Rakover et al. 1989).

Das *Sweet-Syndrom* (aseptische neutrophile Dermatose) steht wahrscheinlich in einem engen Zusammenhang mit dem M. Behçet, zumindest wurden neuerdings Behçet-Fälle beschrieben, die mit Sweet-Syndrom ähnlichen Hautläsionen auffielen (Cho et al. 1989). Auch Assoziationen des M. Behçet mit *Polychondritis* und *M. Crohn* sind beschrieben.

Therapie: Die meisten Patienten sprechen auf eine systemische *Steroidtherapie* an. In schweren Fällen mit viszeraler Beteiligung ist *Cyclophosphamid* (2–3 mg/kg/Tag) durchaus für eine begrenzte Zeit indiziert. Gute Langzeitergebnisse werden auch mit *Cyclosporin A* (5 mg/kg/Tag) berichtet. Daneben wurde über die Therapie der Augenveränderungen mit *Colchicin* berichtet. Nicht durchgesetzt haben sich Versuche mit Transferfaktor und immunmodulatorischen Substanzen.

Polyangiitis overlap syndrome

Unter diesem Begriff wurden von Fauci et al. (1978) Patienten zusammengefaßt, deren systemische Vaskulitis nicht eindeutig als PAN, M. Wegener oder allergische Granulomatose klassifiziert werden konnten (Leavitt u. Fauci 1986). Haupthinderungsgrund war das gleichzeitige Vorliegen einer vorwiegend kutanen Hypersensitivitätsvaskulitis («small vessel vasculitis»). Da sich das polyangiitis overlap syndrom weder therapeutisch noch prognostisch wesentlich von den schweren nekrotisierenden Vaskulitiden unterscheidet, hat es als Entität keine besondere Bedeutung erlangt.

Granulomatöse Vaskulitis des Gehirns

Eine Beteiligung cerebraler Gefäße im Rahmen systemischer Vaskulitiden ist nicht selten (Lie 1991). Eine primäre, auf das Hirn beschränkte «granulomatous angiitis of the nervous system» (GANS) wurde jedoch ebenfalls mehrfach beschrieben (Cupps 1983, Moore 1989). Histologisch handelt es sich um eine granulomatöse Vaskulitis im Bereich kleiner Arterien der Leptomeningen.

Klinik: Symptome des Hirndrucks und Kopfschmerzen mit Erbrechen, Bewußtseinseinschränkung und Sehstörungen mit Uveitis posterior können am Anfang stehen. Sprachstörungen, Krampfanfälle und Paresen entwickeln sich mit fortschreitender Erkrankung. Die Diagnosekriterien für die isolierte ZNS-Angiitis sind in Tabelle 62/7 dargestellt.

Tab. 62/6: Diagnosekriterien des M. Behçet (Internat. Study Group for Behçet's Disease, 1990)

1. Hauptkriterium:
   - Orale Ulcerationen
2. Nebenkriterien:
   - Genitale Ulcera
   - Typische Augenläsionen: retinale Vaskulitis, rez. Iridozyklitis mit aseptischem Hypopyon
   - Typische Hautläsionen
   - Positiver Pathergie-Test

Für die Diagnose M. Behçet sind das Hauptkriterium und zwei Nebenkriterien erforderlich.

Tab. 62/7: Diagnosekriterien der isolierten ZNS Angiitis (Moore, 1989)

1. Kopfschmerz und multifokale neurologische Symptome während mindestens 6 Monaten
2. Segmentale Stenosen und/oder Unregelmäßigkeiten des cerebralen Angiogramms
3. Ausschluß einer systemischen Erkrankung mit ZNS-Beteiligung
4. Histologische Sicherung durch Leptomeningeal-Biopsie

Tab. 62/8: Diagnosekriterien der Takayasu Arteritis (Ishikawa, 1988)

1. Obligatorisches Kriterium:
   • Alter unter 40 Jahren
2. Hauptkriterien:
   • Läsion der linken a. subclavia
   • Läsion der rechten a. subclavia
3. Nebenkriterien:
   • Hohe BSG
   • Carotisschmerz
   • Hochdruck
   • Aorteninsuffizienz durch Ektasie
   • Läsion der a. pulmonalis
   • Läsion der linken a. carotis communis
   • Läsion des distalen truncus brachiocephalicus
   • Läsion der Aorta descendens thoracalis
   • Läsion der Aorta abdominalis

Ein/e Patient/in unter 40 Jahren leidet an einem M. Takayasu, wenn entweder 2 Hauptkriterien, oder 1 Haupt- und 2 Nebenkriterien oder mindestens 4 Nebenkriterien erfüllt sind (Sensitivität 84%)

Diagnose: Der Liquorbefund, meist mit diskreter Pleozytose und Proteinerhöhung, ist von geringem diagnostischem Wert. Der Nachweis einer Mikroproteinurie in der Disk-Elektrophorese kann oft ein wichtiger Befund in der Vorfelddiagnostik sein. Im Computer- und Kernspintomogramm finden sich u. U. Infarkte, in der Angiographie Gefäßverschlüsse oder Aneurysmen. Differentialdiagnostisch auszuschließen sind eine Sarkoidose sowie alle primären und sekundären Vaskulitiden mit ZNS Beteiligung (Lie 1991). Eine definitive Diagnosesicherung gelingt im Einzelfalle nur durch eine offene Leptomeningeal-Biopsie.

Therapie: Es gibt keine sicher wirksame Behandlung, jedoch ist der rasche Einsatz von *hochdosierten Steroiden* gerechtfertigt (Pasternak 1980, Moore 1989) und sollte zum frühest möglichen Zeitpunkt begonnen werden, da die vaskulitischen Veränderungen sich sehr schnell entwickeln und entsprechend katastrophale Folgen nach sich ziehen können.

62.1.4 Riesenzell-Arteritiden: Morbus Horton und Morbus Takayasu

Die *Arteritis temporalis Horton* ist eindeutig eine Erkrankung des älteren Menschen (> 50 Jahre) und mit Abstand die häufigste primäre Vaskulitis. Sie ist in 30–40% der Fälle mit der *Polymyalgia rheumatica* assoziiert, befällt vorzugsweise kleinere und mittlere Arterien des Carotis-Versorgungsgebietes und geht mit hoher systemischer Entzündungsaktivität sowie Allgemeinsymptomen einher.

Demgegenüber ist bei der *Takayasu-Arteritis* die Aorta als primäres Organ befallen; auch hier besteht eine hohe Entzündungsaktivität. Die Symptome entstehen durch Verschlüsse abgehender Arterien («pulseless disease») (Lupi-Herrera et al. 1977). Die Patienten sind zu 84% weiblichen Geschlechts und immer jünger als 40 Jahre.

Klinik: Die *Takayasu-Krankheit* kann sich zunächst über Jahre hinziehen, während derer nur Allgemeinsymptome wie Müdigkeit, Appetitlosigkeit oder Gelenkbeschwerden auftreten. Während dieser Zeit finden sich als objektive Befunde eine Hypergammaglobulinämie sowie eine BSG- und CRP-Erhöhung. Die Diagnose wird meist erst gestellt, wenn durch Verschluß von Aortenabgangsarterien Folgesymptome wie Herzinfarkt, Amaurosis fugax, Hirninfarkt, Muskelschmerzen, akutes Abdomen, Nierenarterienstenose mit Hypertension oder ein einseitiger Verlust der Hand- oder Fußpulse bemerkt wird. Röntgenologisch finden sich Wandunregelmäßigkeiten und oft eine aneurysmatisch erweiterte Aorta bzw. Aneurysmen der Abgangsästen. Die klinischen Diagnosekriterien sind in Tabelle 62/8 aufgeführt.

Pathologie: Die pathologischen Veränderungen des Morbus Takayasu finden sich an der Aorta sowie am Abgang der großen Arterien. Es finden sich in der Media der Gefäße diffuse Rundzell-Infiltrate mit Langerhans'schen und Fremdkörper-Riesenzellen, kleinen Nekroseherden und in geringerem Umfang auch Granulome. Mit der Zeit bildet sich eine ausgeprägte Fibrose unter Verlust der elastischen Fasern aus. Reste der elastischen Fasern werden in den Riesenzellen gefunden. Die Rundzellinfiltration und Fibrose greifen schließlich auf Adventitia und Intima der Gefäße über.

Therapie: Aus nicht geklärten Gründen leiden Patienten mit Morbus Takayasu weitaus häufiger unter *Tuberkulose* als vergleichbare Kollektive. Die Therapie der Arteritis selbst besteht in der Gabe von *Steroiden* (0,5–1,0 mg Prednison/kg/die initial). Die Wirkung der Steroidtherapie reicht jedoch oft nicht aus, so daß auch Immunsuppressiva/Zytostatika wie *Azathioprin* (2 mg/kg/die), *Cyclophosphamid* (2 mg/kg/die über eine begrenzte Zeit) und *Cyclosporin A* (5 mg/kg/die) versucht werden.

Tab. 62/9: Sekundäre Vaskulitiden (nach Peter, 1991)

1. **Bei Autoimmunerkrankungen**
   a. Rheumatoide Arthritis
   b. Reaktive Arthritiden
   c. Systemischer Lupus erythematodes
   d. Progressive Systemsklerose
   e. Dermato-/Polymyositis
   f. Autoimmune Hepatitis
   g. Entzdl. Darmerkrankungen (Colitis ulc., M. Crohn)
   h. Sarkoidose, Panniculitiden
2. **Bei Infektionskrankheiten**
   a. Bakterien: Strepotokokken, Chlamydien, Mykoplasmen
   b. Viren: HBV, HSV, CMV, EBV, Coxsackie u. a.
   c. Spirochaeten: Treponemen, Borrelien
   d. system. Mykosen
   e. Parasitosen
3. **Bei malignen Erkrankungen (paraneoplastisch)**
   a. Monoklonale Gammopathien
   b. Cryoglobulinämie
   c. Cryofibrinogenämie
   d. Leukämien, Lymphome
   e. solide Tumoren
4. **Bei Intoxikationen**
   a. Heroin
   b. Mutterkornalkaloide
   c. Schlangengift (Cobra)
5. **Durch Medikamente**
   a. Nicht-steroidale Antirheumatika
   b. Antibiotika
   c. Basistherapeutika (Gold, D-Penicillamin)
   d. Zytostatika u. Antimetabolite (Bleomycin, MTX, Cyclophosphamid u. a.)

Tab. 62/10: Vaskulitis-Sonderformen

a. Goodpasture Syndrom
b. Erythema exsudativum multiforme und Stevens-Johnson-Syndrom
c. Thrombangitis obliterans (v. Winiwarter, Buerger)
d. Sneddon Syndrom
e. Thrombotisch-thrombozytopenische Purpura (Moschkowitz)
f. Cogan-Syndrom

62.2 Sekundäre Vaskulitiden

Diese Gruppe von Krankheiten tritt im Verlauf oder im Gefolge zahlreicher systemischer Erkrankungen auf und kann sowohl den Kapillarbereich, als auch kleine und mittlere Arterien betreffen (Tabelle 62/9). Histologisch und immunpathogenetisch sind die meisten der sekundären Vaskulitiden immunkomplexbedingt und imponieren deshalb als leukozytoklastische oder nekrotisierende Vaskulitiden. Größere Gefäße (venös und/oder arteriell) können aber auch befallen sein, z. B. bei einem Lupus-Antikoagulans-Syndrom i. R. eines SLE (s. S. 490) oder bei erregerbedingten Vaskulitiden wie z. B. bei Lues.

62.3 Vaskulitis-Sonderformen

Einige Gefäßerkrankungen, die teilweise nur im weitesten Sinne Vaskulitiden sind oder diese auch imitieren, lassen sich bisher nicht klassifizieren (Tabelle 62/10). Sie haben ganz unterschiedliche Pathomechanismen. Einige dieser Krankheitsbilder mit pädiatrischer Relevanz sollen hier kurz besprochen werden.

62.3.1 Goodpasture-Syndrom

Dieser Begriff wurde ursprünglich für die Kombination einer oft rasch progredienten Glomerulonephritis mit Lungenblutung (pulmorenales Syndrom) verwandt, ohne daß die immunologische Ursache näher definiert war (Goodpasture 1919). Inzwischen sind pulmorenale Syndrome sowohl bei Kollagenosen, als auch bei p-ANCA positiver, mikroskopischer Polyarteritis (mPAN) sowie im Zusammenhang mit isolierter Immunkomplexablagerung anderer Genese in Lungen und Nieren beschrieben worden. Der Begriff Goodpasture Syndrom wurde auf die sehr seltene mit *Anti-Basalmembran-Antikörpern* einhergehende Form der Glomerulonephritis und Hämoptyse beschränkt. Die Erkrankung betrifft bevorzugt junge Männer. Schweres allgemeines Krankheitsgefühl, Fieber, Hämoptyse, röntgenologischer Nachweis von Lungenblutungen, eine rasch progrediente Glomerulonephritis und eine Eisenmangelanämie charakterisieren das klinische Bild. Differentialdiagnostisch ist auch an die idiopathische Lungenhämosiderose (Morbus Celen) zu denken, die allerdings ohne Glomerulonephritis verläuft.

Die *Therapie* besteht in hochdosierten *Prednisongaben* und einer frühen, großvolumigen *Plasmapheresetherapie* mit anschließender *Cyclophosphamid-* oder *Steroidpulstherapie*. Nicht immer läßt sich trotz dieser aggressiven Therapie das Fortschreiten der Erkrankung verhindern. In manchen Fällen soll die bilaterale Nephrektomie einen Stillstand der Lungenblutungen gebracht haben.

62.3.2 Erythema exsudativum multiforme und pluriorifizielle Ektodermose (Stevens-Johnson-Syndrom)

Das *Erythema multiforme* ist eine Vaskulitis (Kapillaritis), die sich vorwiegend an der Haut abspielt und die durch multiforme Effloreszenzen gekennzeichnet ist. Das gleichzeitige Auftreten dieser Hauterscheinungen mit

Schleimhautläsionen und Entzündungen der Orifizien wird als *Stevens-Johnson-Syndrom* bezeichnet. Die Krankheit kommt vor allem bei Kindern und jungen Erwachsenen vor, die Variante des Stevens-Johnson-Syndroms ist bei Knaben häufiger als bei Mädchen. Das Erythema multiforme gehört zu den wenigen Vaskulitiden, bei denen Infektionserreger und Medikamente als auslösende Ursachen bekannt sind. Unter den *Infektionserregern* ist die Rolle des Herpes-simplex-Virus und der Mykoplasmen am klarsten dokumentiert; weiter sind Infektionen durch Streptokokken, Adenoviren, Influenza A und Chlamydia psittaci in Verbindung mit dem Erythema multiforme gehäuft beobachtet worden. Unter den auslösenden *Medikamenten* stehen Sulfonamide und Penicillin an erster Stelle, das Erythema multiforme kann jedoch auch nach Bestrahlungen und unter Immunsuppression vorkommen (Chan et al. 1990).

Klinik: In schweren Fällen stehen Fieber, Halsschmerzen und allgemeines Krankheitsgefühl am Anfang. In leichteren Fällen sind nur Hauterscheinungen ohne Allgemeinsymptome vorhanden. Die Hautläsionen treten symmetrisch auf und bestehen zunächst aus rötlichen Flecken und Papeln. Pathognomonisch ist die Irisläsion (Schießscheibenläsion) (Farb-Abb. 65 auf Farbtafel XI). Aus dem Zentrum dieser Effloreszenzen können sich Bullae (Farb-Abb. FA 66 auf Farbtafel XI) entwickeln. Die Schleimhautläsionen finden sich vor allem an Haut/Schleimhautgrenzen periorifiziell, d. h. am Mund, Anus und der Urethra. Häufig sind jedoch auch die Augen und die Mundschleimhaut selbst betroffen (Farb-Abb. FA 67 auf Farbtafel XII). Eine Beteiligung innerer Organe ist selten, kann sich jedoch sowohl im Bereich der inneren Oberflächen, also Ösophagus, Darm und Bronchien, als auch in den Nieren, am Herzen und dem Zentralnervensystem abspielen.

Beim Auftreten von Lungeninfiltraten ist im Einzelfall nicht zu unterscheiden, ob es sich um eine Infektion als auslösende Ursache handelt oder um eine Manifestation der Krankheit selbst.

Laborbefunde: Nur in ausgeprägten Fällen findet sich eine BSG-Beschleunigung und eine Leukozytose. Wie beim Kawasaki-Syndrom ist das Serum-IgE in der akuten Krankheitsphase erhöht.

Pathologie: Sowohl in Papeln als auch in den Irisläsionen finden sich Veränderungen der kleinen Gefäße ohne fibrioide Nekrosen. Die zellulären Infiltrate der Haut bestehen vorwiegend aus Lymphozyten und Histiozyten.

Therapie: Wichtigster Bestandteil der Behandlung ist das *Absetzen auslösender Medikamente* bzw. die *Therapie einer auslösenden Infektion* (häufig Mykoplasmen). Im übrigen beschränkt sich die Behandlung auf symptomatische Maßnahmen wie *Mundpflege* und *Augenpflege*. In sehr schweren Fällen ist ein Versuch mit *Steroiden* gerechtfertigt, über ihre Wirkung existieren jedoch keine kontrollierten Studien.

62.3.3 Thrombangitis obliterans (v. Winiwarter Buerger)

Es handelt sich um eine langsam progrediente Angiopathie der mittleren und kleinen Extremitätengefäße mit segmentalem Befallsmuster und terminal thrombotischen Verschlüssen (Buerger 1908). In der Hälfte der Fälle sind auch Venen mitbetroffen (Winiwarter 1879). Die Erkrankung ist selten (0,5–1/100 000 pro Jahr) und betrifft bereits Jugendliche, meist jedoch Männer zwischen 20 und 50 Jahren. Die Mehrzahl der Patienten sind Raucher, bei Frauen findet sich fast regelmäßig auch eine hormonale Antikonzeption. Pathogenetisch wird eine primäre Endothelzell-Läsion nach toxischer (Nikotin), infektiöser oder hyperergisch-autoimmuner Schädigung angenommen. Sekundär kommt es dann zu lumeneinengenden Endothel- und Mediazell-Proliferationen mit relativ wenig Entzündungszellen.

Klinisch imponiert ein Raynaud-Phänomen, das früh mit trophischen Störungen (Nagelfalz- und Fingerkuppennekrosen), Belastungs- und Ruheschmerzen, sowie Sensibilitätsstörungen einhergehen kann. Im Gefolge von banalen Infekten kommt es nicht selten zur Entwicklung fulminanter peripherer Arterienverschlüsse mit Nekrosen.

Die Laborparameter sind meist völlig unauffällig. Elastin-Autoantikörper wurden beschrieben, zeigen jedoch keine besondere Spezifität. Die Diagnose ergibt sich aus Anamnese, typischer Klinik mit akralen Nekrosen und fadenförmig verdämmernden, z.T. segmental abbrechenden peripheren Gefäßen im Arteriogramm.

Therapeutisch kann man bei akuten Verschlüssen eine *lokale Lyse* versuchen. Ansonsten gilt neben striktem *Rauchverbot* und *Stopp der Antibabypille,* daß *Calciumantagonisten* und *Aspirin* (100 mg/die) symptomatisch wirksam sind.

62.3.4 Sneddon-Syndrom (M. Ehrmann-Sneddon)

Hierbei handelt es sich um das gemeinsame Vorkommen einer *Livedo racemosa mit cerebrovaskulären Störungen,* die in Form ischämischer Hirninfarkte, als Psychosen oder als zunehmende Demenz in Erscheinung treten (Ehrmann 1919, Sneddon 1965). Auch hier liegt eine langsam progrediente okklusive Angiopathie kleiner und mittlerer Arterien vor, lokalisiert besonders an der Kutis-Subkutisgrenze und im ZNS. Histologisch finden sich Gefäßobliterationen durch Einsprossen von Gefäßmuskelzellen, sowie thrombotische Verschlüsse. Frauen mit Nikotinabusus und Antikonzeptiva in der Vorgeschichte sind besonders gefährdet. *Klinisch* finden sich häufig Raynaud-Beschwerden, ein Hypertonus, sowie thrombotische Auflagerungen an den Herzklappen, so daß auch rezidivierende Mikroembolien als Ursache der cerebrovaskulären Läsionen diskutiert werden.

Während die Routine-Laborparameter weitgehend uncharakteristisch sind, finden sich bei 60–80% der Patienten hochtitrige *Phospholipid-Autoantikörper* der IgG und/oder IgM Klasse, sowie ein gesteigerter intravasaler Komplementumsatz. Wenn diese Antikörper gleichzeitig mit einer Thrombozytopenie und einer PTT Verlängerung assoziiert sind, so bestehen enge Beziehungen zum Lupusantikoagulans-Syndrom (s. S. 490).

Die *Therapie* des Sneddon-Syndroms ist undankbar. Neben *Aspirin* (2–3 mg/kg/die) werden *isovolämische Hämodilution, Pentoxyphyllin, Calziumantagonisten* und *Immunsuppressiva* eingesetzt. Der Wert der letzteren ist noch nicht erwiesen.

62.3.5 Thrombotisch-thrombozytopenische Purpura (TTP) und Hämolytisch-urämisches Syndrom (HUS)

Nach heutiger Ansicht liegt diesen beiden Erkrankungen die gleiche pathogenetische Störung in Form einer thrombotischen Mikroangiopathie zugrunde. Während die von Moschkowitz 1924 erstmals beschriebene TTP eher Erwachsene betrifft, wird das klassische HUS vorwiegend bei Kindern nach Infekten beobachtet, so besonders nach hämorrhagischer Enterocolitis mit Verocytotoxin-produzierenden E. coli-Stämmen. Der thrombotischen Mikroangiopathie liegt keine eigentliche Vaskulitis, sondern eine ätiologisch noch unklare Endothelzellschädigung zugrunde, die eine disseminierte Thromboseneigung nach sich zieht.

Klinik: In mehreren Studien (Kwaan 1987) werden immer wieder 5 Leitsymptome aufgeführt, die in unterschiedlicher Gewichtung für beide Krankheitsbilder zutreffen (die beiden ersten mehr bei der TTP, die beiden letzten mehr beim HUS): *Neurologische Störungen* (Kopfschmerz, Somnolenz, Paresen, Koma) *Thrombozytopenie, Fieber, mikroangiopathische hämolytische Anämie* (Fragmentozyten, Coombs-Test negativ), *Nierenversagen*.

Pathoanatomisch finden sich disseminierte, plättchenreiche, hyaline Thromben in Kapillaren und Arteriolen (nicht in Venolen) mit Endothelzellproliferation und Fehlen von Entzündungszellen.

Labor: Neben einer ausgeprägten Akute-Phase-Reaktion mit hoher BSG, mäßiger Leukozytose, Anstieg der Nierenfunktionsparameter, Hämolysezeichen und Nachweis typischer Fragmentozyten im Ausstrich finden sich bei ca. 25% der Patienten auch erhöhte Fibrin-Spaltprodukte, ohne daß sich das Vollbild einer Verbrauchskoagulopathie entwickelt.

Ursächlich liegt der Erkrankung ein Umschlagen des komplexen Zusammenspiels von Gerinnungsfaktoren, Thrombozyten und Endothel aus einem nicht-thrombogenen in einen mikroangiopathisch-thrombophilen Zustand zugrunde. Eine ätiologisch noch ungeklärte Endothelzellschädigung scheint den Prozess zu starten, in dessen Verlauf eine Reihe thrombogener Zustandsänderungen des Gerinnungssystems nachweisbar werden. So sinkt das Fibrinolysepotential, die Endothelien produzieren weniger Gewebs-Plasminogenaktivator (TPA) und Prostacyclin, dafür mehr Plättchen-Aktivierungs-Faktor (PAF) und TPA-Inhibitor. Ferner werden aus den geschädigten Endothelzellen ungewöhnlich große *multimere v. Willebrand-Faktor-Moleküle* (ULvWF) freigesetzt, deren physiologische Depolymerisation in der Zirkulation offenbar nicht gelingt. ULvWF Multimere binden an Thrombozyten und wahrscheinlich auch an Erythrozyten und führen zu exzessiver Thrombozytenaggregation und Hämolyse mit Fragmentozytenbildung.

Therapie: Die Prognose dieses schweren Krankheitsbildes war noch bis vor kurzem äußerst schlecht. Zwar erholen sich Kinder mit HUS in ⅔ der Fälle durch *symptomatische Maßnahmen* (Aspirin, Dipyridamol, Pentoxyphyllin, Prednison, Hämodialyse) wieder vollständig, bei Erwachsenen mit TTP trifft dies jedoch nur in 30–40% der leichten Verläufe zu. Die schweren Verläufe zeigen eine hohe Mortalitätsrate bedingt durch cerebrales oder renales Organversagen bzw. Blutungen. Erst seit Einführung von *Plasmapherese* und/oder *Frischplasmagaben* und Vermeidung von Thrombozytentransfusionen in der Akutphase hat sich die Prognose entschieden gebessert (Rock et al. 1991).

62.3.6 Cogan Syndrom

Es handelt sich um eine seltene, meist primär in der HNO- oder Augen-Klinik betreute Erkrankung mit chronisch fortschreitender Innenohrschwerhörigkeit, interstitieller Keratitis und entzündlichen arteriellen Verschlüssen von Extremitäten und Organgefäßen. Ähnlichkeiten bestehen zum Vogt-Harada-Syndrom. Die Ätiologie ist unklar. Für die *Therapie* kommen *Aspirin, Steroide, H1-* und *Calcium-Antagonisten* in Frage.

Literatur

Bengtsson, B. A., R. Andersson: Giant cell and Takayasu's arteritis. Curr. Opinion Rheum. 3:15–22, 1991.

Chan, H. L., R. S. Stern, K. A. Arndt, J. Lanlois, S. S. Jick, H. Jick, A. M. Walker: The incidence of erythema multiforme, Stevens-Johnson syndrome and toxic epidermal necrolysis. A population-based study with particular reference to reactions caused by drugs among outpatients. Arch. Dermatol. 126:43–47, 1990.

Chumbley, L. C., E. G. Harrison Jr., R. A. De Remee: Allergie granulomatosis and angiitis (Churg-Strauss syndrome). Report and analysis of 30 cases. Mayo Clin. Proc. 52, 477–484 (1977).

Cupps, T. R., P. M. Moore: Isolated angiitis of the central nervous system. Am. J. Med. 74:97–106, 1983.

Dührsen, U. et al.: Das Behçet-Syndrom – Zusammenstellung von 12 Krankheitsverläufen und Literaturübersicht. Schweiz. Med. Wschr. 114, 1058–1068 (1984).

Ettlinger, R. E., A. M. Nelson, E. C. Burke et al.: Polyarteritis nodosa in Childhood, a clinical pathologic study. Arthr. Rheumat. 22, 820–825 (1979).

Falk, R., J. Ch. Jennette: Anti-neutrophil cytoplasmic autoantibodies with specificity for myeloperoxidase in patients with systemic vasculitis and idiopathic necrotizing and crescentic glomerulonephritis. N. Engl. J. Med. 318:1651–7, 1988.

Fam, A. G. et al.: Neonatal Behçet's syndrome in an infant of a mother with the disease. Ann. Rheum. Dis. 40, 509–512 (1981).

Fauci, A. S., B. F. Haynes, P. Katz: The spectrum of vasculitides. Clinical, pathologic, immunologic and therapeutic considerations. Ann. intern. Med. 89:660–70, 1978.

Hall, S. L. et al.: Wegener granulomatosis in pediatric patients. J. Pediatr. 106, 739–744 (1985).

Hunder et al.; Arthritis Rheum. 33, 1067 (1990).

International Study Group for Behçet's Disease: Criteria for diagnosis of Behcet's disease. Lancet 335i:1078–80, 1990.

Ishikawa, J. Am. Coll. Cardiol. 12, 964 (1988).

Jennette, J. Ch., R. J. Falk: Antineutrophil cytoplasmic autoantibodies and associated diseases: A review. Am. J. Kidney Dis. XV:517–529, 1990.

Leung, D. Y. M.: New developments in Kawasaki disease. Curr. Opinion Rheumatol. 3:46–55, 1991.

Lightfoot, R. W., B. A. Michel, D. A. Bloch, G. G. Hunder, N. J. Zvaifler, D. J. McShane, W. P. Arend, L. H. Calabrese, R. Y. Leavitt, J. T. Lie, A. T. Masi, J. A. Mills, M. B. Stevens, S. L. Wallace: The American College of Rheumatology 1990 criteria for the classification of polyarteritis nodosa. Arthritis Rheum. 33:1088–93, 1990.

Lupi-Herrera, E., G. Sanchez-Torres, J. Marcushamer et al.: Takayasu's arteritis. Clinical study of 107 cases. Am. Heart. J. 93, 94–103 (1977).

Masi, A. T., G. G. Hunder, J. T. Lie, et al.: The American College of Rheumatology 1990 criteria for the classification of the Churg-Strauss syndrome (allergic granulomatosis and angiitis). Arthritis Rheum. 33:1094–1100, 1990.

Mizushima, Y.: Behçet's disease. Curr. Opinion Rheum. 3:32–35, 1991.

Moore; Neurology 39, 167–173 (1989).

Nölle, B., U. Specks, J. Lüdemann, M. S. Rohrbach, R. A. DeRemee, W. L. Gross: Anticytoplasmic autoantibodies: Their immunodiagnostic value in Wegener's granulomatosis. Ann. Int. Med. 111:28–40, 1989.

Pasternak, J. F., D. C. De Viro, A. L. Prensky: Steroidresponsive encephalitis in childhood. Neurology 30, 481–486 (1980).

Peter, H. H.: Vaskulitiden. In «Klinische Immunologie»/ Ed. H. H. Peter, Innere Med. der Gegenwart Bd. 9, 401–414, 1991.

Rauch, A., E. Hurwitz: Centers for Disease Control case definition for Kawasaki syndrome. Pediatr. Infect. Dis. 4:702–3, 1985.

Rieger, C. H. L.: Immunolog. Befunde beim mukokutanen Lymphknoten-Syndrom. Monatsschr. Kinderheilkd. 132, 482–484 (1984).

Wolff, K., R. K. Winkelmann: Vasculitis. Lloyd-Luke, London, 1980.

63 Sklerodermie und verwandte Erkrankungen

H. Michels, H. Truckenbrodt

Tab. 63/1: Sklerodermie-Syndrome (modif. nach Masi et al. 1981)

- systemische Sklerodermie
- Sklerodermie b. Mischkollagenosen
- zirkumskripte Sklerodermie
- eosinophile Fasciitis
- chem. induz. Sklerodermie-Syndrome
- Pseudosklerodermie
- Sklerodermie-ähnliche Erkrankungen

Tab. 63/2: Klassifikation der systemischen Sklerodermie (modif. nach Masi et al. 1981 und LeRoy et al. 1988)

Mit diffusem Hautbefall
- Hautbefall schließt Stamm und Akren ein
- Hauterscheinungen und Raynaud-Phänomen beginnen innerhalb desselben Jahres
- frühe Organbeteiligung (Lunge, Nieren, GI-Trakt, Myokard)
- Sehnenreiben («tendon friction rubs»)
- Nagelfalzkapillaren erweitert und destruiert
- Anti-Scl-70 (= Anti-Topoisomerase I) in 30%
- keine Centromer-Antikörper

Mit limitiertem Hautbefall
- isoliertes Raynaud-Phänomen ggf. für Jahre
- begrenzter Hautbefall: Hände, Gesicht, Füße, oft lediglich Finger («Sklerodaktylie»)
- Hautverkalkungen, Teleangiektasien
- Organbeteiligung spät (pulmonale Hypertonie, primäre biliäre Zirrhose)
- Centromer-Antikörper in 70–80%
- nicht selten: CREST-Syndrom (s. Text)
- Nagelfalzkapillaren erweitert, aber nicht destruiert

Der Begriff «Sklerodermie» (Verhärtung der Haut) bezieht sich auf die der systemischen Sklerodermie und anderen Sklerodermie-Syndromen (Tab. 67/1) gemeinsame und im klinischen Erscheinungsbild charakteristische Hautmanifestation. Bei den *lokalisierten Sklerodermieformen* bleibt die Erkrankung im wesentlichen auf die Haut beschränkt. Bei der *systemischen Sklerodermie* können sich ähnliche Veränderungen an den inneren Organen entwickeln und schließlich zu Organversagen führen. Im Kindesalter sind diese Erkrankungen selten. Den Hauptanteil bildet die zirkumskripte Sklerodermie, mit der die *eosinophile Fasziitis* Ähnlichkeiten aufweist.

Das *Raynaud-* und das *Sjögren-Syndrom* gehören zum klinischen Spektrum der systemischen Sklerodermie, werden aber auch in Verbindung mit anderen Kollagenosen sowie als eigenständige Erkrankungen gefunden. Das juvenile *Sharp-Syndrom* weist vor allem in den Spätstadien sklerodermiforme Hautveränderungen auf.

63.1 Juvenile systemische Sklerodermie

63.1.1 Definition

Die systemische Sklerodermie (sScl) ist eine Multisystemerkrankung mit symmetrischer fibröser Verdickung und Verhärtung der Haut kombiniert mit ähnlichen Veränderungen der Synovialis, der digitalen Arterien und innerer Organe, insbesondere des Ösophagus, des Gastrointestinaltraktes, des Herzens, der Lunge und der Nieren. Die Klassifikation der sScl in Erkrankungen mit diffusem bzw. begrenztem Hautbefall (Tab. 63/2) – jeweils etwa 50% der betroffenen Patienten – hat prognostische Bedeutung (s. u.). Bei Erkrankungsbeginn vor dem 16. Lebensjahr sprechen wir von juveniler sScl (jsScl).

63.1.2 Epidemiologie

Die jährliche Inzidenz der sScl wurde mit 14 pro 1 Million Einwohner berichtet (Pennsylvania, Steen et al., 1988), die Prävalenz mit 29–113 erwachsenen sScl-Patienten pro 100 000 Einwohner (South Carolina, Maricq et al., 1989). Im Kindesalter ist die sScl selten, der Anteil der Kinder unter 10 Jahren wurde mit 1,5% aller Fälle geschätzt. Das Verhältnis Mädchen zu Jungen ist vor dem 8. Lebensjahr ausgeglichen, beträgt danach 3:1 und steigt im fortpflanzungsfähigen Alter auf 16:1.

63.1.3 Pathologie und Ätiopathogenese

Bei der sScl kommt es in der Haut über eine Ödemphase zur Entzündung kleiner Arterien und Arteriolen mit perivaskulären mononukleären Infiltraten (vornehmlich aktivierte CD4-Zellen), zunehmender intimaler Proliferation und periadventitieller Fibrose, die zu Lumeneinengung und Verschluß führen mit nachfolgend sich ausbreitender *Fibrose*. Unterhalb der atrophischen Epidermis findet sich schließlich eine Schicht kompakter Kollagenbündel, die mit fingerartigen Ausstülpungen in die Subkutis reichen und die Haut fest an das unterliegende Gewebe binden. Lunge, Herz- und quergestreifte Muskulatur zeigen ganz ähnliche Blutgefäßveränderungen und interstitielle Fibrose. Im Ösophagus und im übrigen Gastrointestinaltrakt entwickelt sich eine *Atrophie* der Muscularis mit teilweisem Ersatz durch fibrotisches Material.

Die Ursache der sScl ist bislang unbekannt. Genetische (die HLA-Haplotypen A1, B8, DR3; DR5 und C4A*QO sind gehäuft) und zahlreiche immunologische Besonderheiten der betroffenen Patienten (u. a. antinukleäre Antikörper, Hypergammaglobulinämie, verminderte T-Suppressor- und erhöhte T-Helfer-Aktivität) legen eine *Autoimmunpathogenese* nahe.

Die *Scl-70-Antikörper* von sScl-Patienten «erkennen» auf dem Molekül Topoisomerase I u. a. ein 11 Aminosäuren langes Epitop, das eine Sequenzhomologie mit dem gruppenspezifischen Antigen («GAG-Protein») von 3 verschiedenen Säugetier-Retroviren (Maul et al., 1989) aufweist.

Je nach Schweregrad der Autoimmunreaktion entwickelt sich eine Sklerodermie mit diffusem, limitiertem oder lokalisiertem Hautbefall.

63.1.4 Klinische Manifestationen

Klinisches *Leitsymptom* der jsScl sind die Hauterscheinungen. Die für die Prognose maßgebliche Beteiligung der inneren Organe, insbesondere des Magendarmtraktes, der Lunge, der Nieren und des kardiovaskulären Systems beschränkt sich vorwiegend auf die Subgruppe mit diffusem Hautbefall. Allerdings entwickelt ein Teil der Patienten mit limitierter Sklerodermie (Tab. 63/2) eine pulmonale Hypertonie; diese Patienten weisen im übrigen nicht selten eine Symptomenkombination auf, die im angelsächsischen Schrifttum mit dem Akronym CREST beschrieben wird: *C*alcinosis, *R*aynaud's phenomenon, *E*sophageal dysmotility, *S*clerodactyly, *T*elangiectasis.

Der *Erkrankungsverlauf* läßt sich meist 4 typischen Phasen zuordnen; Reversibilität ist bis Phase 3 möglich. Am Anfang stehen vasomotorische Störungen, die den folgenden Phasen jahrelang vorausgehen können und im wesentlichen in Raynaudphänomen (bei > 90% der Patienten mit sScl), Akrozyanose und Parästhesien bestehen. Die «Prodromalphase» ist gekennzeichnet durch Krankheitsgefühl, Schwäche, depressive Verstimmung. Der nun folgende Hautbefall erlaubt die bis dahin gegebenenfalls noch unsichere Einordnung des Krankheitsbildes. Die vierte Erkrankungsphase umfaßt die Organmanifestationen und die charakteristische Progredienz der Hauterscheinungen.

Die *Veränderungen an der Haut* und im subkutanen Fettgewebe verlaufen schubweise und breiten sich von distal nach proximal aus. Nach einer Wochen bis Monate dauernden Ödemphase führt die Zunahme der Produktion kollagener Fasern zur Verhärtung der Haut (Sklerose). Im weiteren Verlauf atrophiert die Haut einschließlich der Anhangsgebilde, wird glänzend, glatt, straff und dünn (Farb-Abb. 71 auf Farbtafel XII), ist auf der Unterlage kaum verschieblich und kann Pigmentverschiebungen aufweisen. Dazu kommen in ca. 10% der Patienten Kalkeinlagerungen, in 75% Teleangiektasien. Infolge von lokalen Durchblutungsstörungen können sich Ulzerationen entwickeln, insbesondere an den Finger- und Zehenspitzen (→ «Rattenbißnekrosen»). Das gesamte Integument kann betroffen sein. Das maskenartige Gesicht mit Mikrostomie, fehlenden Hautfalten und spitzer Nase erlaubt bereits die Blickdiagnose.

Im Verlauf des ersten Erkrankungsjahres entwickelt sich bei 70–75% der betroffenen Kinder eine *Mitbeteiligung der Gelenke*, wobei häufig die kleinen Fingergelenke symmetrisch mitbetroffen sind. Zwar sind destruktive Veränderungen selten, doch muß mit Kontrakturen (Farb-Abb. 71 auf Farbtafel XII) gerechnet und dementsprechend vorbeugend behandelt werden. Die Sehnenscheiden können durch Fibrin- oder Kalkablagerungen funktionell beeinträchtigt sein, klinisch erkennbar durch tastbares Reiben.

In bis zu einem Drittel der Patienten wird anfangs eine *Muskelbeteiligung* gefunden. In diesen Fällen werden oft besondere Markerautoantikörper gefunden (Tab. 63/3). Differentialdiagnostisch ist an eine juvenile Dermatomyositis und vor allem an ein juveniles Sharp-Syndrom zu denken.

Der gesamte *Verdauungstrakt* kann mitbetroffen sein. Im Mundbereich ist die Verkürzung des Zungenbändchens charakteristisch; durch Schädigung des Zahnhalteappara-

Tab. 63/3: Spezifische antinukleäre Antikörper bei systemischer Sklerodermie

Antigen	klinische Charakteristika
Topoisomerase I	diffuser Hautbefall, Lungenbeteiligung
Zentromer	limitierter Hautbefall, Organbeteiligung selten, «CREST»-Syndrom (s. Text)
PM-Scl	Myositis, Nierenbeteiligung
Ku	Myositis
SS-A/-B	Sjögren-Syndrom

tes wird nicht selten eine Zahnlockerung beobachtet. Die glatte Muskulatur des Ösophagus und des übrigen Magendarmtraktes kann atrophisch werden und fibrosieren. Dysphagie, Sodbrennen, Refluxösophagitis, Bauchweh, Verstopfung, Durchfall, Malabsorption skizzieren das klinische Spektrum der möglichen Symptomatik.

Eine interstitielle *Lungenbeteiligung* wird bei 70–75% der Kinder gefunden, klinisch allerdings oft, vor allem anfangs, nur durch Lungenfunktionsdiagnostik verifizierbar. Klinisch muß auf Belastungsdyspnoe, Tachypnoe und chronischen Husten geachtet werden. Frühzeitig kommt es zu Diffusionsstörungen (Verminderung der Diffusionskapazität) und zu restriktiven Veränderungen. Arterielle Gefäßveränderungen führen zu der prognostisch ungünstigen pulmonalen Hypertonie, die vorwiegend mit sScl mit limitiertem Hautbefall assoziiert ist (Tab. 63/2).

Die *Nierenbeteiligung* ist gekennzeichnet durch die oft rasche Entwicklung einer malignen Hypertonie und einer Niereninsuffizienz.

Am Herzen kann eine Myokardfibrose im Verlauf zu Digitalis-resistenter Herzinsuffizienz führen. Auf die Beteiligung des Reizleitungssystems weisen Herzrhythmusstörungen hin. Sekundär kann sich im Rahmen einer Lungenfibrose ein Cor pulmonale entwickeln.

63.1.5 Laborbefunde

Während aktiver Erkrankungsphasen werden eine beschleunigte BKS und eine «Infektanämie» gefunden. Die Hypergammaglobulinämie (hauptsächlich IgG) ist Ausdruck der polyklonalen B-Lymphozyten-Aktivierung. In etwa 25% findet sich ein IgM-Rheumafaktor. 95% der Patienten weisen ANA auf (HEp-2-Zellen), meist mit nukleolärer Immunfluoreszenz. Bei weiterer Differenzierung der ANA lassen sich häufig Autoantikörper gegen spezifische Kernantigene nachweisen, deren Vorhandensein mit charakteristischen klinischen Manifestationen verbunden ist (Tab. 63/3).

63.1.6 Diagnose

Als Grundlage für die Diagnosestellung dienen die vorläufigen *ARA-Kriterien* (Tab. 63/4), von denen entweder das Hauptkriterium oder 2 Nebenkriterien erfüllt sein müssen. Bei typischer klinischer Symptomatik ist oft schon eine Blickdiagnose möglich. Prognostisch wichtig ist die Zuordnung in eine der beiden Subgruppen, entweder mit diffusem oder mit limitiertem Hautbefall (Tab. 63/2). Schwieriger kann sich die Abgrenzung zu anderen Sklerodermie-Syndromen gestalten (Tab. 63/1), insbesondere zu den Mischkollagenosen.

Tab. 63/4: Diagnose der systemischen Sklerodermie [«Preliminary criteria for the classification of systemic sclerosis (scleroderma)», ARA subcommittee 1980]

Hauptkriterium
- Proximale Sklerodermie:
  typische Sklerodermie-Hautveränderungen proximal der Metacarpo- bzw. der Metatarso-Phalangealgelenke (lokalisierte Sklerodermieformen ausgeschlossen)

Nebenkriterien
- Sklerodaktylie:
  auf die Finger beschränkte Sklerodermie-Hautveränderungen
- Fingernarben durch digitale Ischämie («Rattenbißnekrosen»)
- bibasiläre Lungenfibrose

Diagose: Hauptkriterium oder mindestens 2 Nebenkriterien

63.1.7 Therapie

Bislang gibt es keine durch kontrollierte Studien gesicherte Therapie der sScl. Die Kenntnis und richtige Einschätzung der verschiedenen, nicht selten «anekdotischen» Therapieansätze ist jedoch wichtig, damit Kindern mit Eltern und auch Ärzten frustrierende und ggf. dennoch risikoreiche Behandlungsversuche erspart werden (Tab. 63/5). Vermutlich spielt für Erfolg oder Mißerfolg einer Therapie die *phasengerechte Applikation* eine wichtige Rolle. So wird von Immunsuppressiva nur ein Effekt zu erwarten sein, solange Immunvorgänge involviert sind.

Neben allen medikamentösen Interventionen nehmen *allgemeine, physikalisch-krankengymnastische und ergotherapeutische Maßnahmen* einen wichtigen Platz in der Behandlung der jsScl ein. Hierzu gehören Vermeidung von Kälteexposition, dosierte Wärmeanwendungen (cave: Ischämie bei strukturellen Gefäßveränderungen), Lymphdrainage, Bindegewebsmassage, Unterwasser-Bewegungstherapie, Prophylaxe und Behandlung von Kontrakturen. Wesentlich sind zudem die *psychosoziale Betreuung* der betroffenen Kinder, Hilfen in Schule, Berufswahl und Ausbildung, familien-unterstützende Maßnahmen.

63.1.8 Verlauf, Prognose

Die Prognose hängt wesentlich mit von der Subgruppe der sScl bzw. von den Organmanifestationen ab (Tab. 63/2); Morbidität und Mortalität werden vor allem vom Vorhandensein und Ausmaß einer Lungen-, Herz- oder Nierenbeteiligung bestimmt.

Tab. 63/5: Therapie der systemischen Sklerodermie

Neuere Therapieansätze in Erprobung
- Interferon -α und -γ
- Cyclosporin A
- Faktor XIII (Fibrin-stabilisierender Faktor)
- Plasmapherese plus Cyclophosphamid plus Cortison
- Antilymphozytenglobulin
- Lymphoplasmapherese

Mögliche bzw. fragliche Wirksamkeit
(keine kontrollierten Studien)
- D-Penicillamin
- Azathioprin
- Methotrexat

Wirksam für spezifische Aspekte
- Captopril → renale Krise
- Ketanserin,
  Prostaglandin E → Raynaud-Phänomen
- Corticosteroide → Myositis, Serositis, ödematöse Hautphase, (refraktäre Arthritis)

Nicht wirksam in kontrollierten Studien
- Chlorambucil
- 5-Fluoruracil
- para-Aminobenzoesäure
- Ketotifen

Aufgrund vorliegender Ergebnisse vermutlich unwirksam
- N-Acetylcystein
- Colchicin
- Cyclofenil
- Dextran
- Dimethylsulfoxyd (DMSO) (evtl. leichte Analgesie bei Hautulzerationen)
- Dipyridamol
- Aspirin
- totale Lymphknotenbestrahlung

63.2 Juvenile zirkumskripte Sklerodermie

63.2.1 Definition

Die zirkumskripte Sklerodermie (zScl) ist gekennzeichnet durch umschriebene, meist asymmetrische Hautveränderungen, die anfangs Erythem und Schwellung aufweisen können, später hart (fibrotisch), hyper- oder hypopigmentiert werden. Im Gegensatz zur systemischen Sklerodermie fehlen Organbefall und Raynaud-Phänomen. Die zScl kommt in zwei Hauptformen vor. Zum einen handelt es sich um *plaquesförmige*, runde bis ovale Herde, die überall am Integument lokalisiert sein können. Bei generalisierter Ausprägung können weite Teile des Integuments betroffen sein. Die zweite Hauptform, die *lineare Sklerodermie* besteht in bandförmigen Hautverhärtungen, die ein- oder mehrfach an Extremitäten, Gesicht einschließlich behaartem Kopf, aber auch am Stamm lokalisiert sein können. Bei Beginn vor dem 16. Lebensjahr sprechen wir von juveniler zScl (jzScl).

63.2.2 Epidemiologie

Verläßliche Zahlenangaben für Inzidenz und Prävalenz der jzScl liegen nicht vor. Das Hauptmanifestationsalter der zScl liegt zwischen 10 und 40 Jahren; 25% (plaquesförmige jzScl) bis 50% (linear) der Fälle beginnen im Kindesalter. Bei Kindern beginnt die Erkrankung am häufigsten zwischen 5–7 Jahren; die Geschlechtsverteilung ist ausgeglichen.

63.2.3 Pathologie und Ätiopathogenese (vgl. 63.1.3)

Die Hautveränderungen ähneln histologisch denen der systemischen Sklerodermie.
Für die Bedeutung immunologischer Pathomechanismen sprechen die häufig gefundenen ANA und die nicht so selten beobachteten Assoziationen von bzw. Übergänge in andere Erkrankungen aus dem rheumatischen Formenkreis. Auf genetische Einflüsse läßt die Beobachtung familiär gehäufter rheumatischer Erkrankungen schließen.

63.2.4 Klinische Befunde

Gelegentlich können Arthritiden den Hautmanifestationen lange vorausgehen.
Die *plaquesförmige jzScl* manifestiert sich mit anfangs hell- bis lividroten, später porzellanfarbenen runden bis ovalen Plaques von Münz- bis Handtellergröße. Mit Abblassen des Zentrums tritt die äußere Begrenzung des initialen Erythems als blauvioletter ringförmiger Wall in den Vordergrund und verschwindet im Verlauf allmählich. Schließlich verbleibt eine narbenartig-atrophische, hyper- oder hypopigmentierte Fläche. Bei der seltenen kleinfleckigen Form finden sich kleine kreideweiße, kaum indurierte, zum Teil konfluierende Läsionen. Bei der generalisierten plaquesförmigen jzScl nehmen die Herde einen großen Teil des gesamten Integumentes ein mit schweren Atrophien und Gelenkkontrakturen, in der Regel unter Aussparung des Gesichtes. Bei symmetrischem Befall und Einbeziehung von Stamm und Händen kann auch gelegentlich ein Organbefall beobachtet werden; hier handelt es sich möglicherweise um Übergangsformen zur systemischen Sklerodermie.
Bei der *linearen Sklerodermie* entwickeln sich bandförmige, meist einzelne und einseitige hyper- oder hypopigmentierte Herde, die am häufigsten an den Beinen lokalisiert sind, aber auch an Armen, Kopf («en coup de sabre»),

Brustbereich, Abdomen oder Gesäß vorkommen. Unterliegende Knochenstrukturen sind oft mitbetroffen mit resultierenden Wachstumsstörungen wie Verkürzung und Verschmächtigung einer Extremität (Farb-Abb. 68 auf Farbtafel XII) oder Gesichtshemiatrophie. Selten können darunter liegende Organe mit einbezogen sein, etwa in Form intrazerebraler Verkalkungen bei der «en-coup-de-sabre»-Form mit oder ohne zerebrale Anfälle oder vaskuläre Abnormalitäten bei abdominellem Befall.

63.2.5 Laborbefunde

Insbesondere bei ausgeprägtem Hautbefall (generalisierte plaquesförmige jzScl) können BKS-Beschleunigung und Hypergammaglobulinämie gefunden werden. ANA treten bei fast allen Patienten mit generalisierter jzScl, bei 2/3 der Kinder mit linerarer jzScl und bei etwa 50% der übrigen Patienten auf. Gelegentlich lassen sich IgM-Rheumafaktoren nachweisen.

63.2.6 Diagnose

Bei der jzScl handelt es sich um eine klinische (Blick-) Diagnose. Schwierig kann bei ausgedehntem, symmetrischem Hautbefall die Abgrenzung zur systemischen Sklerodermie sein.

63.2.7 Therapie

Es gibt keine gesicherte Therapie der jzScl. Versucht wurden und werden u. a. *Penicillin* (während der letzten Jahre auch auf der Grundlage der Diskussion einer Borrelien-Ätiologie), *Vitamin E, D-Penicillamin*, systemisch und lokal verabreichte *Corticosteroide* und *Dimethylsulfoxid, Immunsuppressiva* oder *lokale Hyaluronidase-Injektionen*.
Entstellende und funktionseinschränkende Wachstumsstörungen oder Kontrakturen können nach Stillstand rekonstruktive chirurgische Eingriffe erforderlich machen. Nicht zu unterschätzen sind die *Lokalmaßnahmen* wie Massagen oder Salbeneinreibungen. Die *Krankengymnastik* ist wichtig zur Prophylaxe und Behandlung von Kontrakturen.

63.2.8 Prognose

In aller Regel kommt die aktive Phase der Erkrankung im Verlauf von Jahren zum Stillstand. Eine Rückbildung von plaquesförmigen Herden ist möglich, solange das Atrophiestadium nicht erreicht ist. Übergänge von der eosinophilen Fasziitis in eine jzScl kommen vor, nur ausnahmsweise entwickelt sich eine jzScl in eine systemische Form.

63.3 Juveniles Sharp-Syndrom (juvenile mixed connective tissue disease, JMCTD)

63.3.1 Definition

Beim Sharp-Syndrom bzw. mixed connective tissue disease (MCTD) handelt es sich um ein erstmals 1972 von Sharp et al. beschriebenes Krankheitsbild, bei dem die klassischen Kollagenosen (s. d.) sich in ihrer klinischen Symptomatik überschneiden. In Abgrenzung zu den übrigen «Overlap-Syndromen» weisen die Patienten mit MCTD hochtitrige U1-RNP-Antikörper auf. Klinische Leitsymptome sind diffuse Hand- und Fingerschwellungen, Raynaud-Phänomen, Polyarthritis, Myositis und Akrosklerose. Bei Erkrankungsbeginn vor dem 16. Lebensjahr sprechen wir vom juvenilen MCTD (JMCTD).

63.3.2 Epidemiologie

Von einem größeren US-amerikanischen Kinderrheumazentrum wurde die Häufigkeit des Sharp-Syndroms ähnlich wie in der Kinderrheumaklinik Garmisch-Partenkirchen mit 1 JMCTD-Patienten pro 100 Patienten mit juveniler rheumatoider Arthritis angegeben.

63.3.3 Ätiopathogenese, Pathologie

Für eine Immunpathogenese sprechen eine Reihe immunologischer Auffälligkeiten. Den charakteristischen Hauptbefund stellen die *hochtitrigen U1snRNP-Antikörper* dar. Hinzu kommt die *polyklonale Hypergammaglobulinämie* als Ausdruck einer erhöhten B-Zelltätigkeit.
Auf eine *genetische Prädisposition* lassen die in mindestens 50% der betroffenen Kinder positive Familienanamnese für rheumatische bzw. Autoimmunerkrankungen (wie juvenile rheumatoide Arthritis, chronische Polyarthritis, Psoriasis oder Sarkoidose), u. a. auch die Assoziation von Anti-U1snRNP mit HLA-DR4 schließen.
Zugehöriges *Antigen der U1snRNP-Antikörper* ist der Proteinanteil bestimmter kleiner *Ribo*nukleoproteinpartikel des Zellkerns («small-*n*uclear-RNP»-Partikel), deren RNS-Komponenten Uracil-reich sind (daher: «U»). Die je nach Proteinanteil verschiedenen U1–U6 snRNP's sind mit Ausnahme des U3snRNP an der Aufarbeitung der heteronukleären RNS zur Boten-RNS im «Splicing-Prozeß» beteiligt (→ Entfernung der Introns). Der Proteinanteil der UsnRNP's kann in zwei Klassen eingeteilt werden. Eine Klasse von Proteinen ist spezifisch für die einzelnen U1, U2, ... RNP's, die zweite Proteinklasse (Proteine B, B', D, E, F, G) ist den einzelnen UsnRNP's gemein. Die U1snRNP-Antikörper richten sich gegen die für die U1snRNP's spezifischen Proteine A und C, von

denen ein *68kD-Protein* das wichtigste Antigen darstellt (MCTD = «Anti-68kD-Krankheit»).

Innerhalb des 68kD-Proteins konnten als Epitope für die U1snRNP-Antikörper Aminosäure-Sequenzen gefunden werden, die bestimmten viralen Sequenzen entsprechen (Query et al., 1987: retrovirales GAG-Protein, Guldner et al., 1990: Influenza B-M1-Matrix-Protein), und zu Kreuzreaktionen Anlaß geben können.

Pathologisch-anatomisch wurden bei verstorbenen JMCTD-Patienten proliferative Intima- und Medialäsionen, teils mit Lumeneinengung in größeren Arterien (Lunge, Nieren, Koronarien) aber auch in kleinen Arteriolen gefunden, die von den Veränderungen bei anderen Kollagenosen, insbesondere bei Sklerodermie, abgrenzbar seien.

63.3.4 Klinik, Hauptsymptomatik

Das JMCTD hat einen *sequentiellen Verlauf*, d. h. die Symptomatik der verschiedenen klassischen Kollagenosen wird seltener gleichzeitig beobachtet, vielmehr folgen die entsprechenden Krankheitserscheinungen in lockerer Gesetzmäßigkeit aufeinander. Aus Auflistungen der beobachteten klinischen Befunde (Tab. 63/6) geht diese Dynamik des Krankheitsprozesses nicht hervor.

Am Anfang stehen *uncharakteristische Symptome* wie Fieber, Lymphknotenschwellungen, unspezifische Exantheme, Gewichtsabnahme. Frühzeitig wird meist auch schon das Raynaud-Phänomen beobachtet, das den anderen Manifestationen Monate bis Jahre vorausgehen kann. Oft folgen dann Polyarthritis mit diffusen Hand- und Fingerschwellungen, Muskelschwäche/-schmerzen, schließlich Symptome aus dem Bereich des SLE wie Polyserositis, Proteinurie oder Leukopenie.

Die *Polyarthritis* ist nur selten destruktiv und betrifft vorzugsweise die kleinen Gelenke; an den Fingern können sich Schwanenhalsdeformitäten entwickeln (Tab. 63/7).

Tab. 63/6: Klinische Symptomatik bei 30 Kindern mit Sharp-Syndrom (Zahlenangaben in %)

● Arthritis	100
● «puffy fingers»	93
● Raynaud-Phänomen	83
● sklerodermiforme Hauterscheinungen	60
● Muskelschwäche, Myositis, Myalgien	60
● Parotisschwellungen	47
● subkutane Knötchen	40
● Heiserkeit	27
● Xerostomie und/oder Keratokonjunkt. sicca	17
● Perikarditis	13
● Pleuritis	7
● Thrombophlebitis	10
● periartikuläre Kalzinose	10

Tab. 63/7: Gelenkbeteiligung bei 30 Kindern mit Sharp-Syndrom (Angaben in %)

● Polyarthritis	93
● Oligoarthritis	7
● kleine Fingergelenke	83
● Röntgen-Steinbrockerstadium > II	10
● Schwanenhalsdeformität	7

Tab. 63/8: Laborbefunde bei 30 Kindern mit Sharp-Syndrom (Angaben in %)

● BKS ↗	97
● IgG ↗	100
● IgA ↗	47
● IgM ↗	3
● IgM-Rheumafaktor	63
● Leukopenie	33
● Proteinurie	27
● Muskelenzyme ↗	23

Im weiteren Verlauf treten die Symptome der juvenilen Dermatomyositis und des SLE mehr und mehr in den Hintergrund; Raynaud-Phänomen (FA 69 auf Farbtafel XII) und Polyarthritis persistieren. Hinzu kommen nun Erscheinungen der systemischen Sklerodermie, aber auch des Sjögren-Syndroms mit ein- oder doppelseitig rezidivierenden Parotisschwellungen (Farb-Abb. 70 auf Farbtafel XII). Nach langjährigem Krankheitsverlauf bieten die Patienten häufig den äußeren Aspekt einer systemischen Sklerodermie.

63.3.5 Laborbefunde (Tab. 63/8)

Patienten mit JMCTD weisen *hochtitrige ANA* mit gesprenkeltem Immunfluoreszenzmuster auf, die weitere Spezifizierung ergibt die für das Krankheitsbild charakteristischen U1snRNP-Antikörper. Von den immunologischen Laborbefunden sind noch die in ca. 60% der Fälle gefundenen *IgM-Rheumafaktoren* hervorzuheben.

63.3.6 Diagnosestellung, Differentialdiagnose

Auffällig hohe ANA-Titer (> 1:1280, HEp2-Methode) mit gesprenkelter Immunfluoreszenz bei Kindern mit Polyarthritis oder Raynaud-Phänomen sollten Veranlassung sein, nach U1snRNP-Antikörpern, aber auch nach weiteren klinischen Manifestationen des JMCTD zu suchen.

Drei vorläufige *MCTD-Kriteriensets* stehen derzeit gleichberechtigt nebeneinander, von denen das von Alarcón-Segovia et al. vorgeschlagene (Tab. 63/9) bei hoher

Tab. 63/9: Diagnostische MCTD-Kriterien (Alarcón-Segovia et al. 1987. In: Kasukawa et al. 1987)

1 hochtitrige U1snRNP-Antikörper
2 diffuse Hand-/Fingerschwellungen
3 Synovitis
4 Myositis
5 Raynaud-Phänomen
6 Akrosklerose

Diagose: 1 plus drei weitere Kriterien [Ausnahme: bei 2, 5 + 6 wird noch 3 oder 4 benötigt]

Sensitivität und Spezifität am einfachsten zu handhaben ist.
Die *Differentialdiagnose* umfaßt hauptsächlich die klassischen, sich hier überlappenden Kollagenosen, die polyarthritischen Formen der juvenilen rheumatoiden Arthritis, aber auch das primäre Raynaud-Syndrom.

63.3.7 Therapie

Eine ursächliche Therapie steht nicht zur Verfügung, und kontrollierte Studien über die derzeit eingesetzten *nichtsteroidalen Antirheumatika (NSAR)*, *Glukokortikoide*, *Chloroquin* und *Immunsuppressiva/Zytostatika* fehlen bislang. NSAR können bei Arthritis gegeben werden, eventuell ergänzt durch Chloroquin, zumal wenn gleichzeitig eine «milde» SLE-Symptomatik besteht. Voraussetzung für den Einsatz von Corticosteroiden und zytotoxischen Substanzen muß sein, daß die gewünschten Effekte die eingegangenen Risiken rechtfertigen. Corticosteroide kommen bei schwereren bzw. bedrohlichen Manifestationen wie Myositis, Nierenbeteiligung, Polyserositis, Myokarditis oder Thrombozytopenie in Frage, während sie bei Sklerodermie-typischen Symptomen einschließlich Lungenbeteiligung meist wenig helfen. Bei Langzeittherapie soll die in einer Morgendosis verabreichte Prednisonäquivalent-Menge 0,2 mg/kgKG/Tag möglichst nicht überschreiten. Sonst wäre der zusätzliche Einsatz von Azathioprin oder Methotrexat zu erwägen, ggf. auch in Kombination mit Chloroquin. Bei schwerer Nierenbeteiligung wären therapeutische Strategien wie bei SLE angezeigt (s. S. 495). Ergänzend kommen physikalisch-krankengymnastische und ergotherapeutische Maßnahmen hinzu.

63.3.8 Prognose, Verlauf

Die Prognose des JMCTD wird – wohl bedingt durch geografisch/ethnische Differenzen in der Krankheitsausprägung – unterschiedlich beurteilt. Wegen lebensbedrohlicher Thrombozytopenien in 43% und schwerer Nierenbeteiligungen in 47% wird die Mortalität in den USA mit 13% recht hoch angegeben. Bei 32 eigenen Fällen wurden bislang weder Thrombopenien noch schwere persistierende Nierenerkrankungen beobachtet; einer Patientin mit Remission steht eine verstorbene Patientin gegenüber (Tod mit 14 Jahren nach 8jährigem Verlauf). Unsere 30 übrigen Patienten weisen eine eher geringe klinische Symptomatik auf, die nach jahrelangem Verlauf durch Raynaud-Phänomen, nichtdestruktive Polyarthritis und meist milde sklerodermiforme Hautveränderungen charakterisiert ist.

63.4 Juvenile eosinophile Fasziitis

63.4.1 Definition und Häufigkeit

Bei der eosinophilen Fasziitis (EF) handelt es sich um eine 1974 erstmals von Shulman («Shulman-Syndrom») beschriebene Bindegewebserkrankung mit sklerodermiformen schmerzhaften Hautarealen (histologisch: «diffuse Fasziitis»), die in symmetrischer Ausprägung unter Aussparung des Gesichtes vor allem Arme und Beine betreffen. Charakteristisch ist die Assozation mit Bluteosinophilie und Hypergammaglobulinämie. Die EF ist selten. Bislang sind ca. 250 Fälle beschrieben, davon 5–10% Kinder mit 75% Mädchen.

63.4.2 Pathologie, Ätiopathogenese

Die Ursache der EF ist unbekannt. Eine geläufige Hypothese besagt, daß körperliche Überanstrengung bzw. Traumen über eine leichte Muskelgewebs-Schädigung zu Exposition von Autoantigenen führen und bei genetisch Prädisponierten zu einer chronischen Autoimmunantwort und somit zur EF führen können.
Histologisch zeigen sich in den Septen der Subkutis und in den *tiefen Faszien* eine ödematöse Verdickung mit Kollagenvermehrung und Lymphozyten-, Plasmazell-, Histiozyten- und gelegentlich *Eosinophileninfiltration*. Charakteristischerweise ist die Epidermis normal oder nur leicht atrophisch.
Wichtig für die histologische Diagnostik ist, daß eine *tiefe Biopsie* gemacht werden muß, die Haut, Subkutis und tiefe Faszien einschließt.

63.4.3 Klinik

Häufig akut beginnend treten druckempfindliche eindrückbare Schwellungen symmetrisch vor allem an Armen und Beinen unter Aussparung des Gesichtes auf. In Tagen bis Wochen erreichen sie über ein apfelsinenschalenartiges Aussehen ein induratives, schließlich *sklerodermiformes Erscheinungsbild*.
Bei 25% der Kinder entwickeln sich *Synovitiden*. Ellenbogen, Knie und Sprunggelenke neigen infolge der Haut-

veränderungen zu Kontrakturen. Leichte *Myositiden* sind relativ häufig.

63.4.4 Laboruntersuchungen, Diagnose, Differentialdiagnose

Die Hauptauffälligkeit ist eine teils extreme *Bluteosinophilie* bei knapp 90% der betroffenen Kinder. Die BKS ist in 75% der Fälle beschleunigt. Meist findet sich eine *Hypergammaglobulinämie* (IgG). Antinukleäre Antikörper und Rheumafaktoren sind nur gelegentlich nachzuweisen.
Die Diagnose kann aufgrund der Bluteosinophilie bei Vorliegen der typischen Hautveränderungen vermutet und durch die tiefe Hautbiopsie (s. o.) gesichert werden.
Differentialdiagnostisch sind vor allem die *Sklerodermie* und *andere Hypereosinophilie-Syndrome* (z. B. Churg-Strauss-Vaskulitis) auszuschließen.

63.4.5 Therapie

Das ursprünglich herausgestellte gute Ansprechen auf *Corticosteroide* trifft offenbar nur für etwa 75% der Patienten zu. Bei Kindern mit Steroid-resistenter EF wurden u. a. *D-Penicillamin* und *Colchicin* eingesetzt, bei Erwachsenen *Hydroxychloroquin*.

63.4.6 Prognose

Todesfälle wurden bei Kindern mit EF wegen des weitgehenden Fehlens von Organmanifestationen nicht beschrieben. In einem größeren Teil der Fälle kommt es zur Remission nach 3–5 Jahren. Gelegentlich werden Übergänge in oder Assoziationen mit zirkumskripter Sklerodermie gesehen.

63.5 Juveniles Raynaud-Syndrom

63.5.1 Definition, Klinik, Diagnostik

Mit Raynaud-Syndrom (RS) (-Phänomen) wird eine paroxysmale *arterielle Durchblutungsstörung* von Fingern und/oder Zehen mit *dreiphasischer Hautverfärbung* bezeichnet, ausgelöst durch Kälte oder emotionalen Streß. Am Anfang steht ein plötzliches Weißwerden einzelner oder mehrerer Finger/Zehen infolge Unterbrechung der arteriellen Durchblutung, gefolgt von Zyanose durch stagnierenden Blutfluß in dilatierten Kapillaren und Venolen, schließlich kommt es, bedingt durch Anhäufung vasodilatatorischer Substanzen im ischämischen Gewebe,

zu reaktiver Hyperämie mit Hautrötung. Das RS kann begleitet sein von Parästhesien und Schmerzen, je nach Ausprägung der Symptomatik im Extremfall auch von ischämischen Nekrosen.
Wesentlich ist die Unterscheidung des *«primären»* (*«idiopathischen»*) *RS* vom *«sekundären» RS*, bei dem eine assoziierte Grundkrankheit vorliegt. Die Beobachtung eines RS sollte also als Aufforderung zu einer differentialdiagnostischen Abklärung verstanden werden. Der Anteil des primären RS wird bei Kindern auf 5–33% der Fälle geschätzt, scheint jedoch seltener als im Erwachsenenalter zu sein. Das sekundäre RS wird bei Kindern in aller Regel als Symptom einer Kollagenose beobachtet. Da einer Sklerodermie oder einem Sharp-Syndrom ein isoliertes RS für Jahre vorausgehen kann, läßt sich die Diagnose eines «primären» RS allerdings nur durch eine langfristige Verlaufsbeobachtung sichern.
Die *immunologische Basisdiagnostik* sollte vor allem die antinukleären Antikörper (ANA) und deren Spezifität (insbesondere Anti-dsDNS, -U1RNP, -Sm, -Scl-70, -Centromer, -SS-A, -SS-B) beinhalten. Positive ANA schließen ein primäres RS praktisch aus. Zur Abgrenzung «primäres vs sekundäres RS» hat sich darüber hinaus die Nagelfalz-Kapillarmikroskopie bewährt, die bei sekundärem RS eine pathologische Erweiterung der Kapillarschlingen sowie avaskuläre Bezirke zeigt.

63.5.2 Therapie und Prognose

Die Therapie des sekundären RS besteht zunächst in der *Behandlung der Grundkrankheit*. Darüber hinaus stehen allgemeine Maßnahmen, wie *Warmhalten der Hände/Füße*, nichtmedikamentöse Therapien wie *Biofeedback* oder *Plasmapherese* sowie *vasodilatierende Medikamente* zur Verfügung (Tab. 63/10). Wegen der teils erheblichen unerwünschten Wirkungen bleiben Vasodilatantien oder gar die Plasmapherese allerdings schweren Fällen vorbehalten. Die *Sympathektomie* wirkt oft nur vorübergehend und kommt allenfalls in verzweifelten Fällen bei Auftreten von lokalen Nekrosen in Frage. Die Prognose ist im allgemeinen gut, hängt im übrigen aber davon ab, ob strukturelle Gefäßveränderungen vorliegen, wie sie z. B. bei der systemischen Sklerodermie möglich sind.

63.6 Juveniles Sjögren-Syndrom

63.6.1 Definition

Das Sjögren-Syndrom (SjS) ist eine durch progressive *Destruktion vorwiegend von Speichel- und Tränendrüsen* gekennzeichnete chronische systemische Autoimmunerkrankung. Die charakteristischen Hauptsymptome *Keratoconjunctivitis sicca (KCS)* und *Xerostomie* kommen durch pathologisch verminderte Sekretion dieser Drüsen

Tab. 63/10: Therapie des Raynaud-Syndroms

Allgemeine Maßnahmen:
- Vermeiden von Kälte, Streß, Nikotinabusus etc.

Nichtmedikamentöse Therapieformen:
- Biofeedback
- Plasmapherese
- Sympathikusblockade, Sympathektomie

Medikamente:
- adrenerge Neuronenblocker
  Guanethidin
  Reserpin
  Methyldopa
- α-Rezeptorenblocker
  Tolazolin
  Phenoxybenzamin
  Prazosin*
- Calcium-Antagonisten
  Nifedipin*
- Prostaglandine
  PGE$_1$ Päd)*
  Prostazyklin*
- Serotonin-Antagonisten
  Ketanserin*
- Glyceroltrinitrat (→ lokal)*
- Fibrinolytika
  Ancrod

* Wirkung durch kontrollierte Studien belegt

zustande. Je nachdem, ob das SjS isoliert oder in Assoziation mit anderen Kollagenosen auftritt, unterscheidet man zwischen primärem und sekundärem SjS. Bei Erkrankungsbeginn vor dem 16. Lebensjahr sprechen wir vom juvenilen SjS (jSjS).

63.6.2 Epidemiologie

Das jSjS gilt als seltene Erkrankung, über deren Inzidenz und Prävalenz bislang keine verläßlichen Zahlen vorliegen. Allerdings ist davon auszugehen, daß die Häufigkeit unterschätzt wird. Primäres bzw. sekundäres jSjS machen je etwa 50% aus. In der Rheumakinderklinik Garmisch-Partenkirchen findet sich das jSjS am häufigsten in *Assoziation mit dem Sharp-Syndrom* (30–40%). Stillman (1977) berichtet ein sekundäres jSjS in 11 von 204 Kindern mit *juveniler rheumatoider Arthritis* (5%). Mädchen sind häufiger als Jungen betroffen.

63.6.3 Pathologie und Ätiopathogenese

Histologisch finden sich *Lymphozyten* (B-/CD4-Zellen) und *Plasmazellinfiltrate in den exokrinen Drüsen*. Eine zunehmende Gewebszerstörung führt zu Funktionsminderung/-ausfall.

Bei Patienten mit SjS lassen sich regelmäßig verschiedene *immunologische Besonderheiten* nachweisen, u. a. eine bei verminderter Suppressor-T-Zellfunktion erhöhte B-Zellaktivität mit polyklonaler Hypergammaglobulinämie und Bildung von Autoantikörpern (u. a. ANA, Anti-SS-A/-B, Rheumafaktoren).

Als Grundlage dieser Phänomene wird eine genetisch determinierte (bei primärem SjS gehäuft: HLA-B8, -DR3 und -DRw52) abnorme Immunreaktion auf bislang nicht identifizierte Antigene diskutiert. Inzwischen sind im Rahmen von HIV-Infektionen Krankheitsbilder beobachtet worden, die klinisch und histologisch dem SjS außerordentlich ähneln, ohne daß bei diesen Patienten allerdings Anti-SS-A und -B nachzuweisen wären.

63.6.4 Klinik

Die klinischen Kernsymptome des jSjS sind die Keratokonjunktivitis sicca (KCS) und die Mundtrockenheit, die die betroffenen Kinder jedoch oft nicht angeben. Es muß daran gedacht und gezielt danach gesucht werden (Tab. 63/11). Die *Austrocknung der Schleimhaut* kann sich auf den gesamten Nasen-Rachen-Bereich, Larynx und Trachea sowie das Bronchialsystem ausdehnen mit entsprechender klinischer Symptomatik wie Nasenbluten, Heiserkeit, rezidivierende Otitis media oder Bronchitis. An eine KCS muß immer gedacht werden, wenn über gerötete, juckende oder gereizte Augen geklagt wird. Die Symptomatik kann so ausgeprägt sein, daß es zu Hornhautulcerationen kommt. Die für das SjS charakteristische mononukleäre Zellinfiltration kann bei primärem jSjS auch weitere Organe betreffen und in jeweils meist milder Ausprägung zu *interstitieller Nephritis, interstitieller Pneumonie, chronischer Hepatitis, Myositis/Myalgien* oder *Meningoenzephalitis* führen. Auffallend ist oft ein erhebliches Schlafbedürfnis. *Arthralgien* gehören zu den häufigsten extraglandulären Manifestationen und können der okulären und oralen Symptomatik um Jahre vorausgehen. Episodisch werden gelegentlich *Vaskulitiden* (Im-

Tab. 63/11: Lokalbefunde bei juvenilem Sjögren-Syndrom (modifiziert nach Manthorpe et al. 1990)

- Parotis-/Submandibularisschwellung*
- «Faulecken» (Perleche)
- Foetor ex ore
- rote trockene Mundschleimhaut
- Mundsoor
- Glossitis, Gingivitis
- fehlender Speichel auf Mundboden
- massive, ggf. atypische Zahnkaries
- Geruchs-/Geschmacksstörungen
- Heiserkeit
- Konjunktivitis

* vgl. Abb. 67/3

munkomplex-/Hypersensitivitäts-Vaskulitis) ähnlich der Purpura Schoenlein-Henoch beobachtet. Generalisierte *Lymphknotenschwellungen* und eine *Splenomegalie* finden sich in 25–50%. In bis zu 10% können Patienten mit primärem SjS ein «*Pseudolymphom*» entwickeln mit lymphoproliferativen Veränderungen in Lymphknoten, Speicheldrüsen oder Lungen; bei 10% dieser Patienten wird mit einer Entartung in ein malignes *non-Hodgkin-Lymphom* gerechnet.

63.6.5 Laborbefunde

Neben einer BKS-Beschleunigung können meist milde hypochrome Anämien, Leuko-/Lymphopenien oder Thrombopenien sowie Hypergammaglobulinämie (vor allem IgG-Erhöhung) gefunden werden. Charakteristisch sind neben positiven ANA die *Autoantikörper gegen SS-A* (95%, assoziiert mit eher schwererem Verlauf) (Sjögren-Syndrom-A-Antigen, «Ro») und *SS-B* («La») (85%). SS-A-Antikörper können durch diaplazentare Übertragung zum «neonatalen Lupus-Syndrom» führen (s. S. 490).

63.6.6 Diagnose

Diagnostisch richtungsweisend ist die *Trias aus Xerostomie, KCS und mononukleärer Speicheldrüseninfiltration* (Unterlippenbiopsie). Als diagnostisch wichtigste Einzeluntersuchung wird die Lippenbiopsie angesehen, weitere Untersuchungen zeigt Tab. 63/12. Die Diagnose wird unterstützt durch den *Nachweis von Autoantikörpern*, vor allem von Anti-SS-B und Anti-SS-A. Wichtig ist die Differentialdiagnose (Tab. 63/13), die auch die Suche nach assoziierten Kollagenosen und somit die Unterscheidung primäres vs. sekundäres jSjS beinhaltet.

63.6.7 Therapie und Prognose

Es gibt weder eine ursächliche Therapie des jSjS noch eine gesicherte Pharmakotherapie des Sicca-Syndroms. *Glucocorticosteroide* und/oder *Immunsuppressiva* können in schweren Fällen des «Pseudolymphoms» indiziert sein. Bei sekundärem jSjS wird die Grundkrankheit behandelt.

Wesentlich ist die symptomatische Behandlung, die vor allem in der Versorgung mit *künstlichen Tränen* und *Speichel* besteht. Allenfalls eine optimale Mundhygiene verbunden mit häufigen zahnärztlichen Kontrollen sowie *Fluorid-Prophylaxe* vermögen die drohende Zahnkaries aufzuhalten. Lokale Mundinfektionen, insbesondere Soor, sind chemotherapeutisch zu behandeln. Regelmäßige *augenfachärztliche Kontrollen* dienen der Prophylaxe und Therapie allfälliger Hornhautschäden und von Lokalinfektionen.

Die Prognose ist im allgemeinen gut und nicht lebensbedrohend.

Tab. 63/12: Untersuchungen zur Objektivierung von Xerostomie und Xerophthalmie

Xerophthalmie	Xerostomie
• Schirmer-Test	• Unterlippenbiopsie
• Bengalrosa-Test	• Speichelfluß
• Tränenfilmaufreißzeit	• Speicheldrüsensialografie
• Fluoreszenz-Test	• Speicheldrüsenszintigrafie
• Tränen-IgA, -lysozym, -lactoferrin	
• Biopsie	• Speichelanalyse (Elektrolyte, Laktoferrin u. a.)

Tab. 63/13: Differentialdiagnose des juvenilen Sjögren-Syndroms bzw. der Keratokonjunctivitis sicca und der Xerostomie

Keratokonjunctivitis sicca	Xerostomie
• Infektion	• Mundatmung
• Sarkoidose	• Medikamente
• Lymphom	• Sarkoidose
• M. Reiter	• Infektion
• Vaskulitis-Syndrome	• Lymphom
• Tränendrüsenaplasie	• Amyloidose
• Verschluß der Tränendrüsenausführungsgänge	• Speicheldrüsenaplasie
• neurogen (z. B. fam. Dysautonomie)	• Parotistumoren
	• Hypovitaminosen
	• HIV-Infektion

63.7 Weitere Erkrankungen mit sklerodermiformen Hauterscheinungen

63.7.1 Karzinoidsyndrom

Beim Karzinoidsyndrom handelt es sich um einen im Kindesalter sehr seltenen *enterochromaffinen Tumor*, der im Wurmfortsatz, im Dünndarm oder in den Bronchien lokalisiert sein kann und klinisch durch anfallsweise Hautröte, Durchfälle, Asthmaanfälle und Endokardfibrose gekennzeichnet ist. Patienten mit Karzinoidsyndrom weisen einen abnormen Serotonin-Stoffwechsel auf und können *sklerodermiforme Hauterscheinungen* entwickeln.

63.7.2 Phenylketonurie

Einige Patienten mit Phenylketonurie haben sklerodermiforme Hauterscheinungen im Sinne einer *plaquesförmi-*

gen zirkumskripten symmetrischen Sklerodermie entwikkelt. Inwieweit hier Ähnlichkeiten der Pathogenese u. a. mit den sklerodermiformen Hauterscheinungen des Karzinoidsyndroms oder der eosinophilen Fasziitis bestehen, ist unbekannt.

63.7.3 Chronische Graft-versus-Host-Reaktion

Eine chronische Graft-versus-host-Reaktion kann von einer der systemischen Sclerodermie (sScl) ähnlichen Symptomatik begleitet sein. So werden bei etwa 30% der Patienten mit *Knochenmarkstransplantation* sklerodermiforme Hautveränderungen, Lungenfibrose, Gastrointestinaltrakt- und Gelenkbeteiligung, Raynaud-Phänomen und fibrotische Intimaproliferation der Nierenarterien sowie antinukleäre Antikörper (ANA) gefunden.

63.7.4 Sklerodermiforme Reaktionen durch Medikamente

Für eine Reihe von Medikamenten sind sklerodermiforme Hautreaktionen beschrieben worden. Dazu gehören einige auch gelegentlich in der Pädiatrie verwendete Pharmaka wie *Pentacozin, Ergotamin / Dihydroergotamin* und *Bleomycin*.

Literatur

Cassidy, J. T., R. E. Petty: The sclerodermas and related disorders. In: Cassidy R. T., R. E. Petty: Textbook of pediatric rheumatology. P. 425–466. Churchill Livingstone, New York 1990.

First Breton Workshop on Autoimmunity. Sjögren's syndrome. Clin Exp Rheumatol 8 (suppl 5), 3–26 (1990).

Grisanti, M. W., T. L. Moore, T. G. Osborn, P. L. Haber: Eosinophilic fasciitis in children. Sem Arthr Rheum 19, 151–157 (1989).

Kasukawa, R., G. C. Sharp: Mixed connective tissue disease and anti-nuclear antibodies. Exerpta Medica, Intern Congress Series 719, Amsterdam 1987.

LeRoy, E. C., C. Black, R. Fleischmajer et al.: Scleroderma (Systemic Sclerosis): Classification, subsets and pathogenesis. J Rheumatol 15, 202–205 (1988).

Manthorpe, R., T. Axell: Xerostomia. Clin Exp Rheumatol 8 (Suppl), 7–12 (1990).

Manthorpe, R., K. Frost-Larsen, H. Isager, J. U. Prause: Sjögren's syndrome. A review with emphasis on immunological features. Allergy 36, 139–153 (1981).

Masi, A. T., G. P. Rodnan, T. A. Medsger Jr. et al.: Preliminary criteria for the classification of systemic sclerosis (scleroderma). Bull Rheum Dis 3, 1–6 (1981).

Rocco, V. K., E. R. Hurd: Scleroderma and scleroderma-like disorders. Sem Arthr Rheum 16, 22–69 (1986).

Singsen, B. H.: Scleroderma in childhood. Pediatr Clin N Am 33, 1119–1139 (1986).

Singsen, B. H.: Mixed connective tissue disease in childhood. Pediatr Rev 7, 309–314 (1986).

64 Immunreaktionen gegen Blutzellen
H. Kroll, J. Bux, V. Kiefel

Antikörper, die mit antigenen Strukturen auf Blutzellen reagieren, bewirken meist eine Immunhämozytopenie als Folge eines *beschleunigten Abbaus zirkulierender Zellen*. Die dabei wirksamen Mechanismen sind unter «Immunreaktionen gegen Erythrozyten» eingehend beschrieben. Die dort geschilderten Prinzipien gelten auch für Immunreaktionen gegen Thrombozyten, Granulozyten und Lymphozyten. Typischerweise geht eine Immunhämozytopenie mit Zeichen einer normalen oder sogar gesteigerten Zellneubildung einher, gelegentlich ist aber auch die Hämozytopoese durch Antikörper beeinträchtigt, die (auch) mit Vorstufen im Knochenmark reagieren. Antikörper, die mit funktionell wichtigen Rezeptorproteinen auf der Blutzellmembran reagieren, können darüberhinaus eine Funktion dieser Blutzelle beeinflussen. In verschiedenen klinischen Situationen sind unterschiedliche Typen von Antikörpern gegen Blutzellen wirksam:

Autoantikörper reagieren mit autologen Blutzellen und bewirken meist eine Autoimmunhämozytopenie (autoimmunhämolytische Anämie, Autoimmunthrombozytopenie, Autoimmunneutropenie). Sie reagieren meist nicht nur mit autologen Blutzellen, sondern auch mit Blutzellen aller gesunden Personen. Inzwischen sind für eine ganze Reihe von erythrozytären, thrombozytären und granulozytären Autoantikörpern die korrespondierenden Antigenstrukturen der Zellmembran charakterisiert worden.

Alloantikörper reagieren mit genetisch determinierten Varianten von Strukturen der Blutzellmembran, den Alloantigenen. Erythrozytäre Alloantigene werden üblicherweise als Blutgruppen bezeichnet. Alloantikörper werden nur von Individuen gebildet, die das korrespondierende Alloantigen nicht auf den autologen Zellen tragen. Zur Immunisierung gegen Alloantigene kann es nach Transfusionen oder im Verlauf von Schwangerschaften kommen. Die Substitution alloimmunisierter Patienten mit inkompatiblen Blutkomponenten kann zu Transfusionsreaktionen führen. Nach Alloimmunisierung von Schwangeren kommt es zu fetalen oder neonatalen Alloimmunhämozytopenien (Morbus haemolyticus neonatorum, neonatale Alloimmunthrombozytopenie, neonatale Alloimmunneutropenie), die Folge einer diaplazentaren Übertragung der Alloantikörper auf den Feten sind.

Isoantikörper werden nach Transfusionen oder Schwangerschaften von solchen Individuen gebildet, die einen vollständigen Mangel an einem zellständigen Protein oder Glykoprotein aufweisen. Ein Isoantikörper reagiert in der Regel mit einer monomorphen Determinante auf der fehlenden Membrankomponente und deshalb mit Zellen aller gesunden Individuen. Im Gegensatz zu Autoantikörpern reagieren Isoantikörper nicht mit den Isoantigennegativen autologen Zellen.

Medikamentenabhängige Antikörper bewirken nach Einnahme bestimmter Stoffe ein Bild, das einer Autoimmunzytopenie ähnelt, bei Absetzen des Medikaments aber reversibel ist. Typischerweise reagieren medikamentenabhängige Antikörper in vitro nur in Gegenwart des auslösenden Medikaments mit den betroffenen Blutzellen.

64.1 Allgemeine Prinzipien der immunologischen Diagnostik von Immunhämozytopenien

Zum Nachweis von Antikörpern gegen Erythrozyten, Thrombozyten, Granulozyten und Lymphozyten werden verschiedene Testprinzipien genutzt.

Agglutinationstests werden vor allem zum Nachweis von erythrozytären Antikörpern verwandt. Mit dem Leukozytenagglutinationstest können Antikörper gegen Granulozyten nachgewiesen werden, der Plättchenagglutinationstest spielt dagegen fast keine Rolle mehr. Antikörper gegen Lymphozyten werden mit dem komplementabhängigen *lymphozytotoxischen Test* nachgewiesen. Antikörper gegen Plättchen und Granulozyten werden mit *Immunglobulinbindungstests* unter Verwendung markierter Sekundärantikörper nachgewiesen. Am verbreitetsten ist in beiden Fällen der Immunfluoreszenztest. Immer wichtiger werden in letzter Zeit aber auch *glykoproteinspezifische Tests* wie Immunoblot, Radioimmunpräzipitation und Verfahren unter Verwendung monoklonaler Antikörper.

Zur Unterscheidung von Autoantikörpern und Alloantikörpern sowie zur Bestimmung der allotypischen Spezifität eines Antikörpers wird das zu untersuchende Serum mit einem Zellpanel untersucht, das Zellen mit möglichst vielen Antigenen bzw. Antigenkonstellationen enthält. Aus dem beobachteten Reaktionsmuster wird dann anhand der bekannten Alloantigene der Panelzellen auf die Spezifität eines Alloantikörpers geschlossen. Zur immunologischen Diagnose einer Autoimmunzytopenie werden darüberhinaus Antikörper auf den autologen Zellen analysiert.

Farbtafel IX

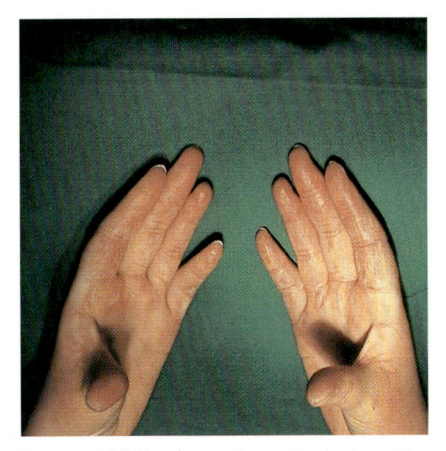

FA 49: Raynaud-Phänomen (hyperämische Phase) bei SLE (s. Kap. 60).

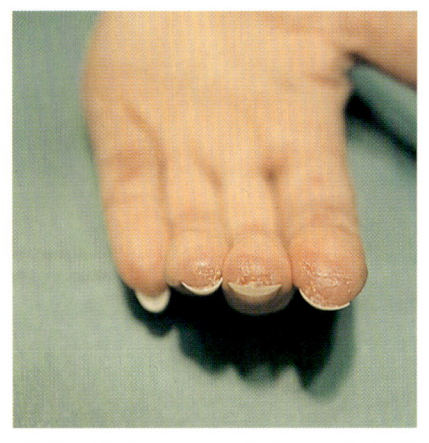

FA 50: «Rattenbiß-Nekrosen» als Ausdruck der Vasculitis bei SLE (s. Kap. 60).

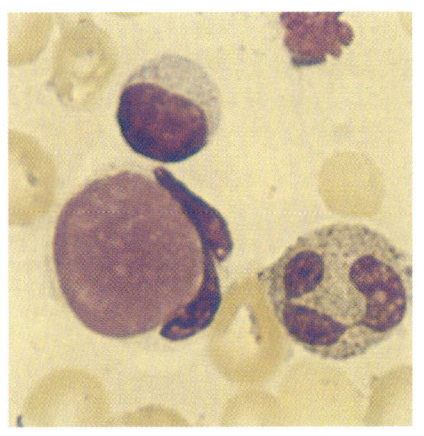

FA 51: LE-Zelle: ein Granulozyt hat einen opsonisierten Zellkern phagozytiert, der eigene Zellkern ist an den Zellrand gepreßt (s. Kap. 60).

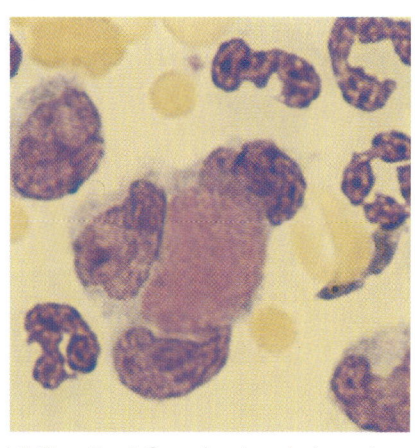

FA 52: LE-Rosette. 3 Granulozyten sind um einen eosinophilen opsonisierten Zellkern versammelt (s. Kap. 60).

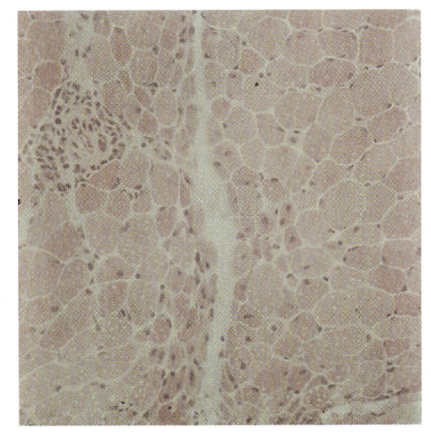

FA 53: Muskelbiopsie bei Polymyositis/Dermatomyositis. Herdförmiges Rundzell-Infiltrat und Gruppierung atrophischer Fasern am Rand der Muskelfaszikel (H-E-Färbung) (s. Kap. 61).

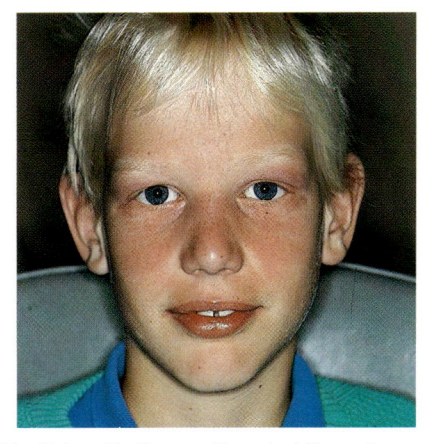

FA 54: Schmetterlingserythem bei Dermatomyositis (s. Kap. 61).

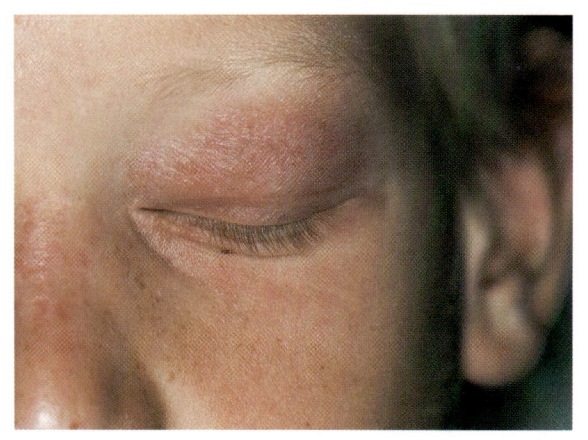

Farbtafel X

FA 55: Typisches livides Erythem am Augenlid bei Dermatomyositis («Lila-Krankheit») (s. Kap. 61).

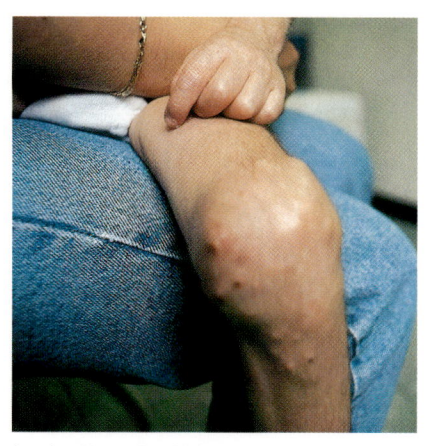

FA 56: An der Haut des Knies tastbare subkutane Verkalkungen bei einem Jungen mit Dermatomyositis (s. Kap. 61).

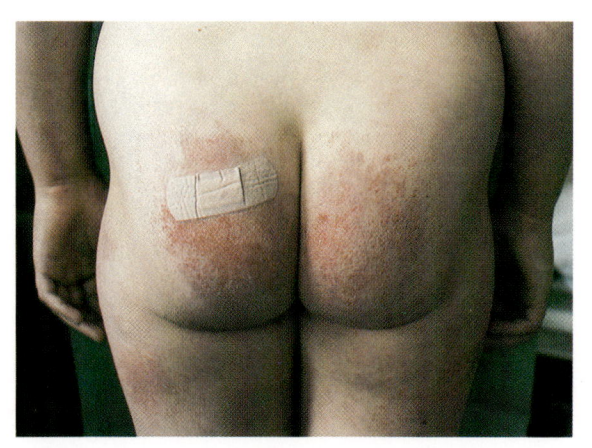

FA 57: «Pavian-Po» bei Dermatomyositis (s. Kap. 61).

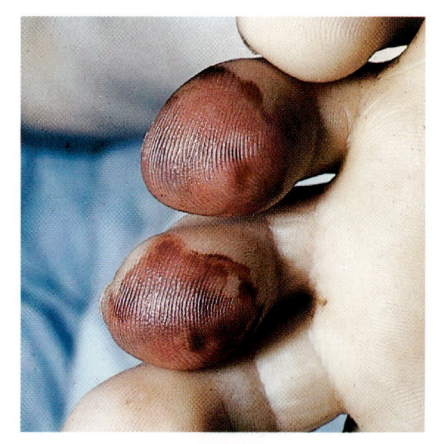

FA 58: Livide Verfärbung im Bereich der Zehen 2–4 bei allergischer Vaskulitis (s. Kap. 62).

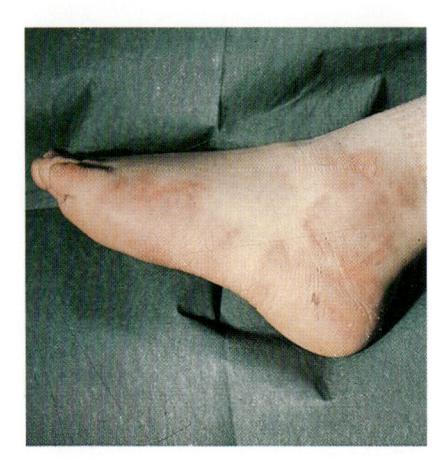

FA 59: Hautmanifestation bei Vaskulitis (nicht näher verifizierbar) (Dr. W. Müller, Hannover) (s. Kap. 62).

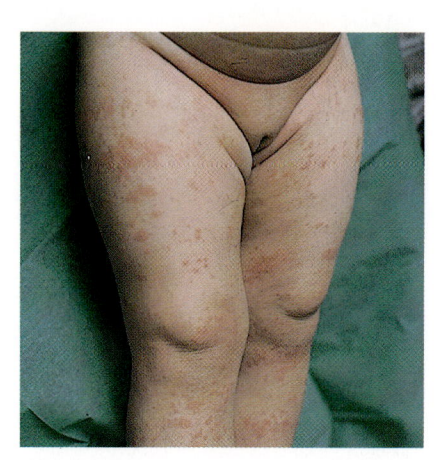

FA 60: Polymorphes Exanthem bei Kawasaki-Syndrom (s. Kap. 62).

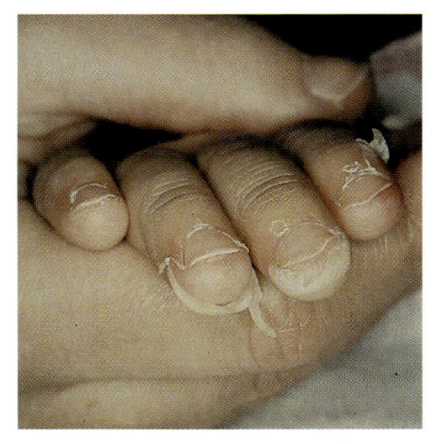

Farbtafel XI

FA 61: Kawasaki-Syndrom, halbmondförmiges Schälen an den Fingerkuppen (s. Kap. 62).

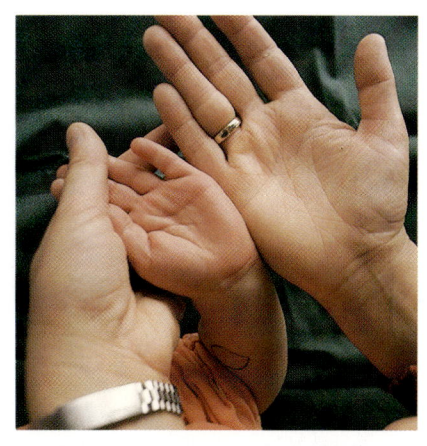

FA 62: Palmar-Erythem bei Kawasaki-Syndrom (s. Kap. 62).

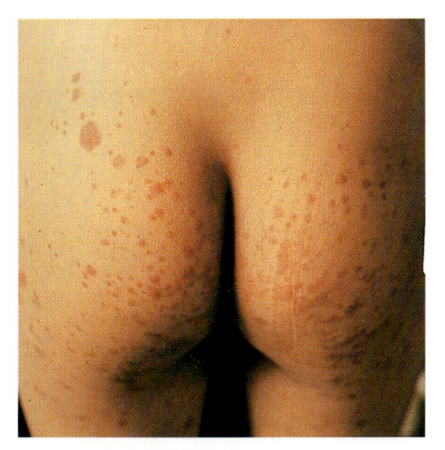

FA 63: Hautmanifestationen an typischer Stelle über den Nates bei Purpura Schönlein-Hennoch (s. Kap. 62).

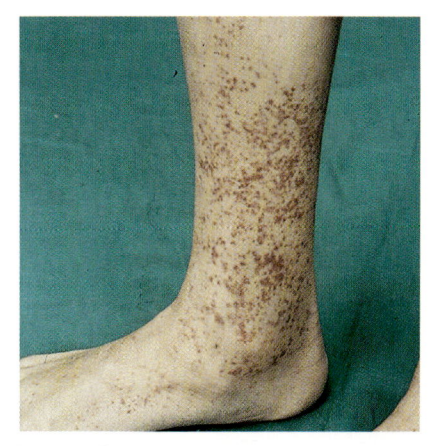

FA 64: Purpura Schönlein-Hennoch, Petechien am Unterschenkel (s. Kap. 62).

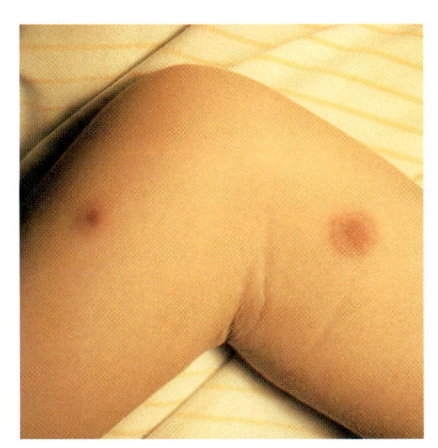

FA 65: Typische kokardenartige Effloreszensen bei Erythema exsudativum muliforme (10jähriger Junge; s. Kap. 62).

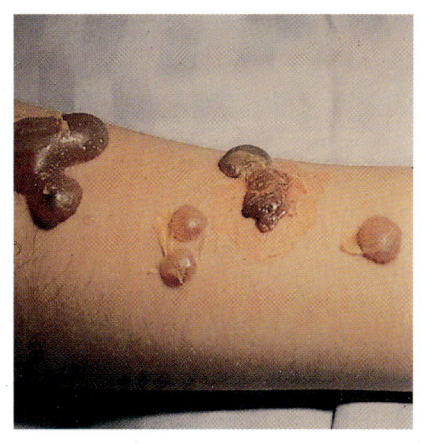

FA 66: Bullöse Effloreszensen bei Stevens-Johnson-Syndrom (Dr. W. Müller, Hannover) (s. Kap. 62).

Farbtafel XII

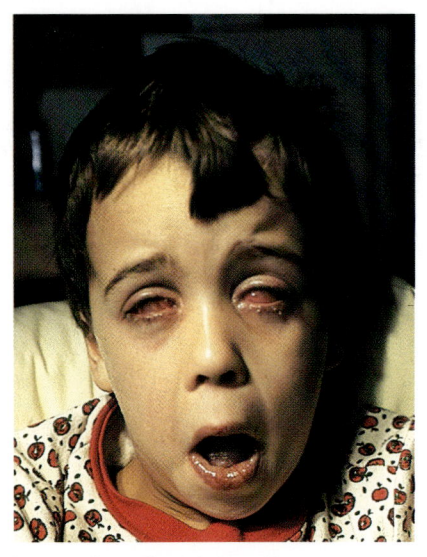

FA 67: Ausgeprägte Schleimhautläsionen im Mund und an Konjunktiven bei 4jährigem Jungen mit Stevens-Johnson-Syndrom (s. Kap. 62).

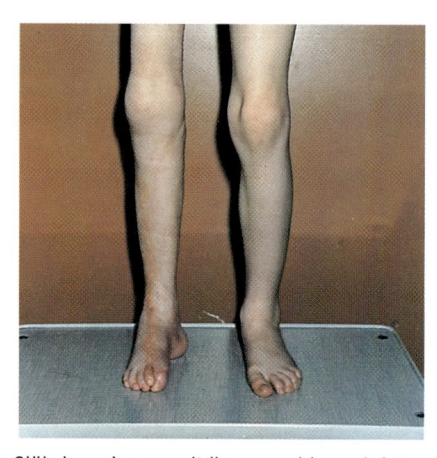

FA 68: 8jähriger Junge mit linearer zirkumskripter Sklerodermie: Verschmächtigung und Verkürzung des betroffenen rechten Beines durch Einbeziehung von Haut, Muskulatur und Knochen in den Krankheitsprozeß; sekundäre Fuß- und Zehenfehlstellung (s. Kap. 63).

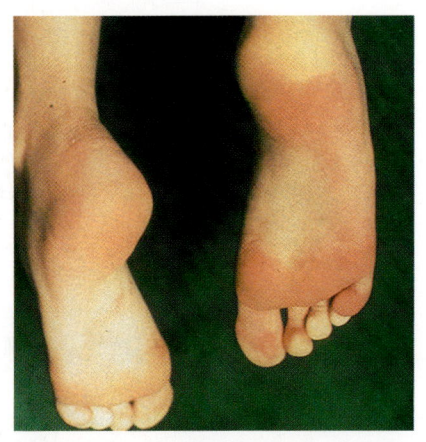

FA 69: 11jähriger Junge mit Sharp-Syndrom: Raynaud-Phänomen an den Füßen (s. Kap. 63).

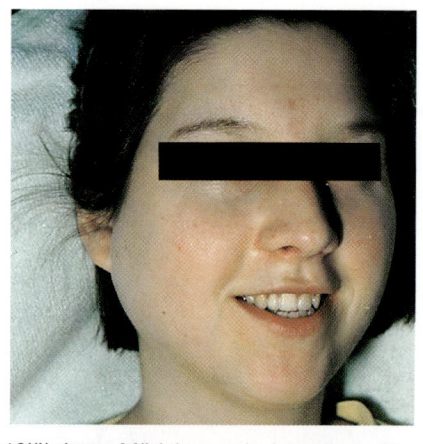

FA 70: 19jähriges Mädchen mit juvenilem Sharp-Syndrom: Parotis-Schwellung (s. Kap. 63).

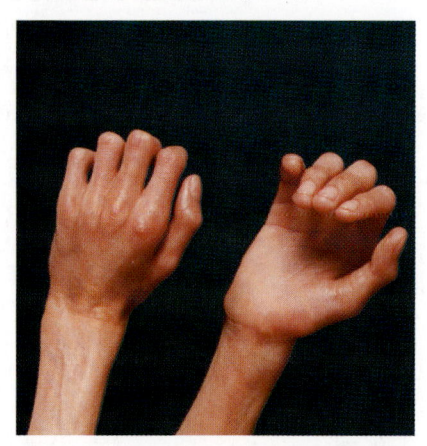

FA 71: 7jähriger Junge mit systemischer Sklerodermie: Über den Händen glatte, feste atrophische Haut, Beugekontrakturen der kleinen Fingergelenke (s. Kap. 63).

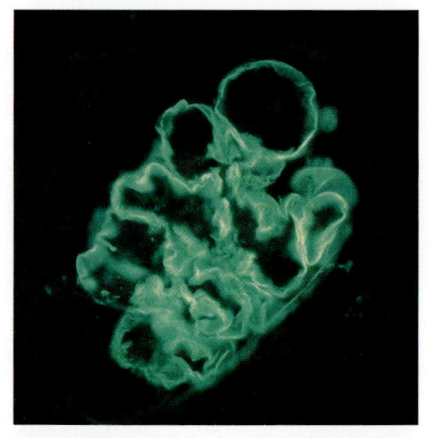

FA 72: Lineare Bindung von Autoantikörpern gegen glomeruläres Basalmembran-Antigen. Nachweis mittels fluoreszein-markierter heterologer Antikörper gegen menschliches IgG (s. Kap. 65).

64.2 Immunreaktionen gegen Erythrozyten

64.2.1 Pathophysiologische Mechanismen

(Übersichten: Mollison et al., 1987, Engelfriet et al., 1987)
Die Reaktion von Antikörpern mit Erythrozyten hat in der Regel eine Verkürzung der Erythrozytenlebenszeit (normal 100 bis 120 Tage) durch Immunhämolyse zur Folge. Klinisch und pathophysiologisch können eine *intravasale* und eine *extravasale Hämolyse* unterschieden werden. Wenn an die Erythrozytenmembran gebundene Antikörper wie z.B. die Isoagglutinine des ABO-Blutgruppensystems das Komplementsystem bis zur Bildung des terminalen C5b-9 Komplexes aktivieren können, werden die roten Blutzellen intravasal lysiert. Diese Eigenschaft haben vor allem Antikörper der IgM-Klasse sowie IgG3- und IgG1-Antikörper.

Findet keine oder nur eine unvollständige Komplementaktivierung statt, so können mit Immunglobulinen sensibilisierte Erythrozyten über Fc-Rezeptoren von Zellen des monozytär-phagozytären Systems erkannt und vorwiegend extravasal phagozytiert werden. Makrophagen besitzen Fc-Rezeptoren, die mit IgG1 und IgG3 reagieren. Immunhämolysen werden daher nur selten durch erythrozytäre Antikörper der Subklassen IgG2 und IgG4 verursacht. Bei einigen Patienten konnten Immunhämolysen durch nicht komplementaktivierende IgM-Antikörper nachgewiesen werden. Der Mechanismus der Hämolyse ist hierbei jedoch ebenso unklar wie bei den seltenen Fällen durch IgA-Antikörper.

Eine zusätzliche opsonisierende Wirkung besitzt die kovalent an die Zellmembran gebundene Komplementkomponente C3b, die sowohl nach Aktivierung des klassischen wie auch des alternativen Weges entsteht. C3b findet sich meist gemeinsam mit IgG, gelegentlich jedoch auch ohne aktivierende Antikörper auf der Erythrozytenoberfläche. Wenn C3b durch plasmatische oder zellständige Inaktivatoren zu C3d umgewandelt wird, entsteht dadurch für die beladenen Erythrozyten ein «Schutzeffekt» gegen eine weitere Immunhämolyse. C3d beladene Zellen entgehen deshalb der Hämolyse und lassen eine auf der Erythrozytenmembran stattgefundene Immunreaktion mit Komplementaktivierung erkennen.

Die Bindung von C3d an die Erythrozytenmembran wird nicht nur nach Aktivierung durch erythrozytenspezifische Antikörper beobachtet. Offenbar kann es auch bei Komplementaktivierungen anderen Ursprungs, wie z.B. bei bakteriellen Infekten, zu einer Ablagerung von Komplementfragmenten auf den an der Reaktion unbeteiligten Erythrozyten kommen. Ein ähnliches Phänomen stellt die Bindung von C3d auf autologen Erythrozyten nach der Hämolyse von transfundierten inkompatiblen Erythrozyten im Rahmen verzögerter hämolytischer Transfusionsreaktionen dar.

Tab. 64/1: Formen der Immunhämolyse

1. **Alloimmunhämolyse**
   - Morbus haemolyticus neonatorum
   - hämolytische Transfusionsreaktion
2. **Autoimmunhämolytische Anämie**
   - Wärmetyp
   - Donath-Landsteiner-Typ
   - Kältetyp
3. **Medikamenten-induzierte Immunhämolyse**
4. **Komplementabhängige Immunhämolyse ohne erythrozytären Antikörper**

Immunhämolysen können aufgrund ihrer immunologischen Charakteristika und ihrer klinischen Erscheinungsbilder in vier verschiedene Gruppen eingeteilt werden (Tabelle 64/1).

64.2.2 Alloimmunhämolysen

(Übersicht: Mollison et al., 1987)
Alloimmunhämolysen werden durch *blutgruppenspezifische Alloantikörper* ausgelöst, die von Antigen-negativen Individuen nach Antigenexposition gebildet werden und mit den Antigen-positiven Erythrozyten eines anderen Individuums reagieren. In vivo kann diese Reaktion eintreten, wenn entweder Erythrozyten auf einen immunisierten Patienten übertragen werden oder wenn antikörperhaltiges Plasma einem Empfänger mit den korrespondierenden Blutgruppeneigenschaften verabreicht wird. Im ersten Fall, der *Major-Inkompatibilität*, kommt es je nach den immunologischen Eigenschaften der Antikörper zu intra- oder extravasaler Hämolyse der transfundierten Erythrozyten. Ein typisches Beispiel einer akuten intravasalen Alloimmunhämolyse ist der hämolytische Transfusionszwischenfall nach Gabe ABO-inkompatibler Erythrozyten. Die Patienten reagieren mit Fieber, Schüttelfrost, Brechreiz, Kreuzschmerzen und retrosternalen Schmerzen mit Atemnot. Im schwersten Falle treten Nierenversagen, Verbrauchskoagulopathie und Kreislaufschock ein. Findet die Hämolyse vorwiegend extravasal statt, wie häufig bei Antikörpern des Rhesus-Systems, so sind die Symptome im allgemeinen milder. Meist stehen Fieber und Ikterus einige Stunden nach der Transfusion im Vordergrund. Bei der verzögerten hämolytischen Transfusionsreaktion treten diese Symptome sogar erst nach Wochen auf. Die *Minor-Inkompatibilität* führt meist nur bei der Infusion größerer Plasmamengen zu klinisch bedeutsamen Hämolysen. Gelegentlich können leichte Hämolysen auch nach Übertragung ABO-ungleicher, plasmahaltiger Thrombozytenkonzentrate entstehen.

Die Übertragung von Antikörpern auf ein Antigen-positives Individuum ist auch die Ursache für die natürlich entstehende Alloimmunhämolyse, den Morbus haemolyticus neonatorum.

Morbus haemolyticus neonatorum

(Übersichten: Mollison et al., 1987, Bowman, 1990)
Die Pathogenese der verschiedenen Formen des Morbus haemolyticus neonatorum (MHN) ist identisch. Wird die Mutter gegen fetale, vom Vater geerbte, Blutgruppenmerkmale immunisiert, die sie selbst nicht besitzt, so können anschließend durch diaplazentare Übertragung der blutgruppenspezifischen Antikörper die kindlichen Erythrozyten zerstört werden.

Die größte Zahl der MHN-Fälle ist durch *Antikörper gegen die Blutgruppenantigene A und B* verursacht. Betrachtet man den Schweregrad der Erkrankung, so haben auch nach Einführung der Anti-D-Prophylaxe *Antikörper gegen den Rhesusfaktor (D)* die größte klinische Bedeutung. Seltener verursachen Antikörper gegen andere Rhesus-Antigene (c, E, C^W, C, e) schwerwiegende Krankheitsbilder. Darüber hinaus spielen lediglich Anti-Kell und Anti-Fy^a eine nennenswerte Rolle.

Ein transplazentarer Übertritt fetaler Erythrozyten findet bei 3% der Schwangeren bereits im ersten Trimenon, bei 12% bis zum zweiten und bei 45% bis zum dritten Trimenon statt. Drei Tage post partum weisen 64% aller Schwangeren fetale Zellen in der Zirkulation auf. Dennoch tritt der MHN im allgemeinen nicht in derselben, sondern erst in einer Folgeschwangerschaft auf. Eine Ausnahme stellt in dieser Hinsicht der MHN durch AB0-Inkompatibilität dar. Präformierte natürliche Antikörper führen in 50% bereits beim ersten Kind zu hämolytischen Symptomen.

Nur Antikörper der Immunglobulinklasse IgG können die Plazenta in einem aktiven Prozeß passieren, der an plazentare IgG-Rezeptoren gekoppelt ist. Da dieser diaplazentare IgG-Transport erst von der 24. Schwangerschaftswoche an in größerem Umfang stattfindet, sind in einem früheren Gestationsalter schwerwiegende Schädigungen des Feten selten.

Morbus haemolyticus neonatorum durch AB0-Inkompatibilität

Ein MHN durch Anti-A oder Anti-B tritt praktisch nur bei Kindern von Müttern der Blutgruppe 0 auf. Betrachtet man eine Bilirubinkonzentration von 12 mg/dl als Grenzwert, so entwickelt lediglich eines von 25 Neugeborenen mit AB0-Inkompatibilität eine Hyperbilirubinämie. Schwerwiegende Verläufe sind selten. Als Ursachen für die niedrige Morbidität werden diskutiert: 1. geringe Ausprägung der A- und B-Antigene auf fetalen Erythrozyten, 2. Absorption der Antikörper an löslichen A- und B-Antigenen, 3. ein geringer IgG-Anteil an den Isoagglutininen, 4. fehlende Phagozytosefähigkeit durch Antikörper der IgG2 und IgG4 Subklassen und 5. Pinozytose der zellständigen Antikörper und daraus folgende Unzugänglichkeit für Makrophagen.

Klinik: Die Erkrankung beginnt immer erst postnatal mit geringgradiger Hämolyse, die gelegentlich erst in der 4.–6. Lebenswoche durch eine Anämie auffällt. Die Bilirubinerhöhung erreicht selten kritische Werte. Reifgeborene Kinder erkranken häufiger als Frühgeborene.

Diagnose: Es muß die Blutgruppenkonstellation: Mutter Blutgruppe 0, Kind Blutgruppe A oder B gegeben sein. Anti-A bzw. Anti-B im mütterlichen Serum sind nicht beweisend. Der direkte Antiglobulintest (AGT, Coombs-Test) mit kindlichen Erythrozyten ist meist negativ mit Anti-IgG, gelegentlich kann er schwach positiv ausfallen. Häufig lassen sich auch bei negativem AGT mittels Wärmeelution IgG-Antikörper von den kindlichen Erythrozyten absprengen und mit Testerythrozyten der entsprechenden Blutgruppe nachweisen.

Therapie: In den meisten Fällen genügt bei stärkerem Ikterus die Phototherapie zur Beschleunigung der Bilirubinexkretion. Nur bei 3–4 von 10 000 Neugeborenen ist eine Austauschtransfusion notwendig.

Morbus haemolyticus neonatorum durch Rhesus-Inkompatibilität

Vor der Einführung der Anti-D-Prophylaxe lag das Risiko einer Rhesus-negativen Frau, sich durch ein Rhesus-positives Kind zu immunisieren, bei 17%. Bei AB0-Inkompatibilität betrug dieses Risiko nur 2–4%. Nach Einführung der postpartalen Anti-D-Prophylaxe sank die Immunisierungsrate auf 0,7–1,9%. Eine weitere Reduktion auf etwa 0,1% ist durch die Anti-D-Gabe in der 28. Schwangerschaftswoche zu erwarten, da sie einen großen Teil der Immunisierungen während der Schwangerschaft verhindert.

Klinik: In 45–50% der Fälle ist der Verlauf mild. Eine geringe Anämie und ein Ikterus praecox mit Bilirubinwerten, die 16–20 mg/dl nicht überschreiten, erfordern nur eine Phototherapie. Weitere 25–30% der Kinder entwickeln einen Ikterus gravis mit Bilirubinkonzentrationen, die den Bilirubinübertritt durch die Blut-Hirn-Schranke und Einlagerung in die Stammganglien (Kernikterus) zur Folge haben können. Schrilles Schreien, Opisthotonus und zerebrale Krampfanfälle kennzeichnen das neurologische Bild. 90% der enzephalopathischen Kinder sterben. Die verbleibenden 20–25% erkranken bereits intrauterin an einer ausgeprägten Anämie mit Hydrops fetalis. Die häufig vorliegende Hepatosplenomegalie wird durch extramedulläre Blutbildung verursacht.

Diagnose: Der pränatalen Diagnose dient vor allem die spektrophotometrische Fruchtwasseranalyse nach Liley. Bilirubin zeigt ein typisches Absorptionsmaximum bei 450 nm, dessen Höhe ein Maß für den Grad der fetalen Hämolyse ist. Die besten Hinweise auf die hämatologischen Daten des Feten liefert die Gewinnung einer fetalen Blutprobe mittels Nabelvenenpunktion. Neben dem Hämoglobinwert kann auch der Rhesusfaktor des Kindes bestimmt werden. Postpartal stehen niedrige Hämoglobinkonzentration und erhöhtes indirektes Bilirubin im Vordergrund. Im Blutausstrich sind Retikulozyten und kernhaltige Vorstufen der Erythropoese zu sehen, die Anlaß für die Namensgebung der «Rhesus-Erythroblastose» gaben.

Im mütterlichen Serum ist der freie Antikörper (Anti-D) nachweisbar. Kindliche Erythrozyten weisen einen positiven direkten AGT mit Anti-IgG auf. C3d ist nur selten nachweisbar. Treten sehr große Antikörpermengen in den kindlichen Kreislauf über, so kann freier Antikörper im Serum vorliegen.

Therapie: Beim pränatal bestehenden Hydrops ist die intrauterine Erythrozytentransfusion angezeigt. Sie kann sowohl intraperitoneal wie auch intraumbilikal erfolgen. Da die Aufnahme der Erythrozyten ins Kreislaufsystem bei der intraperitonealen Applikation verzögert eintritt und von fetalen Atembewegungen abhängt, sollte bei schwer erkrankten Feten die Transfusion in die Vena umbilicalis bevorzugt werden. Bei gefährdeten Kindern kann die vorzeitige Entbindung bei ausreichender Lungenreifung eine Verschlechterung des Zustandes verhindern. Beim Neugeborenen genügt bei leichten Bilirubinerhöhungen die Phototherapie. Bei stärkerer Anämie und Überschreitung reifeabhängiger Bilirubingrenzen muß eine Austauschtransfusion durchgeführt werden. Dazu werden 170 ml/kg Körpergewicht AB0-kompatibles Rhesus-negatives Blut sukzessive gegen kindliches Blut getauscht. Neuere Untersuchungen deuten darauf hin, daß nach Gabe von hochdosiertem intravenösem IgG die Serumbilirubinkonzentration weniger schnell ansteigt und damit bei einigen Kindern die Austauschtransfusion verzichtbar wird (Rübo et al., 1992).

Anti-D-Prophylaxe: Die Einführung der Anti-D-Prophylaxe bis 72 Stunden post partum konnte die Inzidenz des MHN durch Anti-D erheblich reduzieren. Der genaue Wirkungsmechanismus ist unklar. Der Mutter wird die Standarddosis von 300 µg intravenös oder intramuskulär injiziert. Damit können 25–30 ml kindlichen Blutes neutralisiert werden. Bei Einschwemmung größerer Mengen fetaler Erythrozyten in den mütterlichen Kreislauf muß die Dosis um 10–20 µg/ml eingeschwemmten Blutes erhöht werden. Um eine Immunisierung während der Schwangerschaft zu verhindern, sollte die Anti-D-Gabe bei Rhesus-negativen Schwangeren erstmals in der 28. Schwangerschaftswoche erfolgen. Außerdem muß sie bei allen Eingriffen mit dem Risiko einer transplazentaren Hämorrhagie durchgeführt und im Abstand von 12 Wochen wiederholt werden.

64.2.3 Autoimmunhämolytische Anämien

(Übersichten: Petz und Garratty, 1980, Sokol et al., 1984)
Autoimmunhämolytische Anämien (AIHA) werden durch Autoantikörper gegen erythrozytäre Membranstrukturen verursacht. Nach dem klinischen Erscheinungsbild und den serologischen Befunden lassen sich drei verschiedene Typen unterscheiden (Tabelle 64/1). Die AIHA ist im Kindesalter insgesamt seltener als bei Erwachsenen. Während die AIHA vom Wärmetyp bei Erwachsenen eine Inzidenz von etwa 1:50 000 aufweist, liegt die Häufigkeit bei Kindern im Bereich von 1:250 000–1 500 000. 65% der Fälle manifestieren sich bereits in den ersten fünf Lebensjahren. Unabhängig vom Typ der AIHA sind akute Formen etwa ebenso häufig wie chronische Verläufe. Dabei sind Jungen von der akuten Form 2,5mal häufiger betroffen als Mädchen, eine Geschlechtshäufung bei den chronischen Formen ist nicht zu beobachten. Die Bedeutung der einzelnen AIHA-Typen unterscheidet sich bei Kindern deutlich vom Erwachsenenalter. Ist die AIHA vom Donath-Landsteiner-Typ bei Erwachsenen heute praktisch nicht mehr zu finden, so ist sie bei Kleinkindern wahrscheinlich mindestens ebenso häufig wie die AIHA vom Wärmetyp. Demgegenüber kommt der AIHA vom Kältetyp im Kindesalter eine nachgeordnete Bedeutung zu.

Die autoimmunhämolytische Anämie vom Wärmetyp

Die AIHA vom Wärmetyp kann in ihrer akuten Form als zeitlich begrenztes Krankheitsbild vorkommen, ebenso wird ein chronischer, teilweise rezidivierender Verlauf beobachtet. Die sekundäre AIHA im Rahmen anderer Grunderkrankungen wie dem Lupus erythematodes oder maligner Systemerkrankungen ist seltener als die idiopathische Form.

Klinik: Die akute AIHA vom Wärmetyp beginnt innerhalb weniger Tage mit deutlichem Krankheitsgefühl. Die Patienten klagen über Bauchschmerzen, Übelkeit und Erbrechen. Kopfschmerzen, Schwächegefühl und Fieber können vorkommen. In einigen Fällen ist ein zeitlicher Zusammenhang mit einem Infekt zu beobachten. Demgegenüber ist für die chronische Verlaufsform ein schleichender Beginn mit zunehmender Leistungsschwäche, Müdigkeit und subfebrilen Temperaturen typisch. Bei der klinischen Untersuchung fallen Blässe, Ikterus und Tachykardie, gelegentlich eine Dunkelfärbung des Urins auf. Die Milz ist in der Regel nicht wesentlich vergrößert, nach längerer Krankheitsdauer kann sich jedoch eine Splenomegalie ausbilden. Eine leicht vergrößerte, druckschmerzhafte Leber kann den Verdacht auf eine Hepatitis lenken.

Diagnose: Die Blutsenkungsgeschwindigkeit ist deutlich erhöht. Im Blutbild zeigt sich eine Erniedrigung der Hämoglobinkonzentration, die bis auf Werte um 50 g/l fallen kann. Als Zeichen der kompensatorisch gesteigerten Erythropoese sind vermehrt Retikulozyten zu finden (bis über 500‰). Gelegentlich vorliegende Retikulozytopenien können durch Autoantikörper bedingt sein, die auch mit Vorstufen der Erythropoese reagieren. Im akuten Krankheitsstadium wird häufig eine starke Leukozytose mit Linksverschiebung beobachtet. Die Thrombozytenzahl liegt im Normbereich, kann jedoch durch eine Splenomegalie erniedrigt sein. Demgegenüber ist die Thrombozytopenie im Rahmen eines *Evans-Syndroms* durch eine zusätzlich zur AIHA vorliegende Autoimmunthrombozytopenie bedingt. Selten besteht außerdem eine Autoimmunneutropenie.

Im Blutausstrich sichtbare *Sphärozyten* dürfen nicht zur Fehldiagnose einer hereditären Sphärozytose führen. Die Kugelzellen entstehen im Verlauf einer AIHA wahrscheinlich durch inkomplette Phagozytose antikörperbeladener Erythrozyten, die nach dem Verlust von Membranteilen kugelige Form annehmen. Darüber hinaus sind Polychromasie, Mikro- und Anisozytose zu beobachten. Als Folge des beschleunigten Erythrozytenabbaus ist die Serumkonzentration der Laktatdehydrogenase (LDH) erhöht. Indirektes Bilirubin ist vermehrt nachweisbar, Werte über 5 mg/dl sind jedoch bei chronischen Hämolysen selten. Die Haptoglobinkonzentration fällt oft unter die Nachweisgrenze.

Die wichtigste immunologische Untersuchung ist der *direkte AGT*. Bei über 90% der Patienten läßt sich eine erhöhte Bindung von IgG, typischerweise der Subklassen IgG1 und IgG3, an die autologen Erythrozyten nachweisen. In der Hälfte der Fälle ist zusätzlich C3d gebunden. Die Antikörper sind zumeist gegen monomorphe Strukturen des Rhesus-Antigens gerichtet, gelegentlich lassen sie aber eine Spezifität erkennen, die der von Alloantikörpern ähnelt (überwiegend Anti-e). Hauptsächlich im Kindesalter kommen die seltenen AIHA durch nicht komplementbindende IgM-Antikörper vor. Der IgM-Nachweis erfordert meist sensitivere Methoden als den direkten AGT (z. B. ELISA). IgM-Autoantikörper machen einen Teil der sogenannten Coombs-negativen AIHA aus, bei der der direkte AGT negativ bleibt. Grund dafür ist zumeist die zu geringe Antikörperdichte auf der Zellmembran. Gelegentlich können dann die Antikörper von den autologen Erythrozyten durch Elution abgesprengt und in höherer Dichte auf einer kleineren Zahl Testerythrozyten nachgewiesen werden.

Im Serum lassen sich vielfach *freie Autoantikörper* im direkten AGT nachweisen. Bei einigen Patienten finden sich inkomplette Wärmehämolysine, die in vitro nur proteolytisch vorbehandelte Erythrozyten hämolysieren. Ihre pathogenetische Bedeutung ist unklar. Komplette Wärmehämolysine, die durch Komplementaktivierung unbehandelte Erythrozyten zu lysieren vermögen, sind nur selten vorhanden. Sie sind für schwerwiegende klinische Verläufe verantwortlich.

Therapie: Als Therapie der Wahl gelten *Kortikosteroide*. Sie sollten initial in der Dosierung von 1–2 mg/kg Körpergewicht verabreicht werden. Gelegentlich sind auch größere Mengen erforderlich. Mehr als 75% der Patienten reagieren darauf bereits nach wenigen Tagen mit einem deutlichen Rückgang der Hämolysezeichen und mit einer Besserung der klinischen Symptome. Zur Beurteilung des Krankheitsverlaufes sind die Hämolyseparameter heranzuziehen. Der direkte AGT ist ungeeignet, da er noch Monate über das Ende der Hämolyse hinaus positiv bleiben kann. Falls nach drei Wochen Steroidtherapie kein Erfolg erkennbar ist, muß sie als unwirksam angesehen werden. Um die Nebenwirkungsrate gering zu halten, ist die baldige Dosisreduktion anzustreben.

Eine hochgradige Anämie kann die *Transfusion* von Erythrozytenkonzentraten erforderlich machen. Auch wenn die serologische Verträglichkeitsprobe oft positiv ausfällt und deshalb die Auswahl kompatiblen Blutes schwierig ist, muß nicht mit einer gesteigerten Hämolyse gerechnet werden. Die transfundierten Erythrozyten werden offenbar nicht schneller eliminiert als die autologen. Ein erhöhtes Risiko erythrozytärer Alloimmunisierungen durch Transfusionen besteht für AIHA-Patienten wahrscheinlich nicht.

Bei Steroidresistenz haben sich bei einigen Patienten *Immunsuppressiva* als wirksam erwiesen. Besonders geeignet sind Azathioprin und Cyclophosphamid. Die Kombination von Kortikosteroiden mit Azathioprin kann zur Reduktion von kortikosteroidbedingten Nebenwirkungen sinnvoll sein. Eine Alternative zur immunsuppressiven Therapie stellt die *Splenektomie* dar, die bei 60% der Patienten eine Besserung ermöglicht. Sinngemäß gelten für diese Therapieform die gleichen Einschränkungen wie bei der Therapie der Autoimmunthrombozytopenie (s. dazu S. 539). Hochdosiertes intravenöses IgG ist bei der AIHA im Gegensatz zu den Immunthrombozytopenien nur in Ausnahmefällen wirksam.

Die autoimmunhämolytische Anämie vom Donath-Landsteiner-Typ (Paroxysmale Kältehämoglobinurie)

Während die chronische Form der AIHA vom Donath-Landsteiner (DL-)Typ vor Einführung der Antibiotika hauptsächlich bei Kindern mit connataler Lues oder Erwachsenen im Stadium III der Syphilis beobachtet wurde, ist heute die akute Donath-Landsteiner-Autoimmunhämolyse eine typische Erkrankung des Kindesalters. Sie ist möglicherweise die häufigste Form der AIHA bei Kindern, wegen des kurzen und gutartigen Verlaufes wird sie jedoch vermutlich in vielen Fällen nicht diagnostiziert.

Klinik: Dem Erkrankungsbeginn geht typischerweise etwa ein bis zwei Wochen eine Infektion voraus. Meist handelt es sich um virale Affektionen der oberen Luftwege, aber auch Masern, Mumps, Windpocken, Mononucleose und die Masernimpfung wurden als Auslöser der AIHA vom Donath-Landsteiner-Typ beschrieben. Innerhalb von ein bis zwei Tagen kommt es zur dramatischen *intravasalen Hämolyse* mit folgender Blässe und Hämoglobinurie. Fieber, Schüttelfrost, Übelkeit, Bauch- und Rückenschmerzen begleiten häufig den Krankheitsbeginn. Eine vorangehende Kälteexposition der Patienten ist nicht immer gegeben. Die Notwendigkeit einer Kälteexposition hängt möglicherweise mit der Temperaturamplitude der Antikörper zusammen. Trotz teilweise extremer Anämie ist der Allgemeinzustand der Kinder im weiteren Verlauf nur mäßig beeinträchtigt.

Diagnose: In der frühen Krankheitsphase ist das Serum durch die starke Hämolyse dunkelrot gefärbt. Die Hämoglobinkonzentration kann auf Werte zwischen 30–50 g/l abfallen, die LDH ist deutlich erhöht. Das Haptoglobin fällt unter die Nachweisgrenze.
Im direkten AGT läßt sich eine stark *erhöhte Beladung der Erythrozyten mit C3d* nachweisen. Zellgebundenes IgG ist nur in Ausnahmefällen zu finden. Wird der direkte AGT in der Kälte (4 °C) durchgeführt, so lassen sich IgG-Antikörper mit niedriger Temperaturamplitude nachweisen, die sich bei Körpertemperatur von den Zellen lösen. Im Serum sind in der akuten Phase sogenannte *«biphasische Kältehämolysine»* nachweisbar. Sie binden sich während der Inkubation bei 4 °C an die Testerythrozyten und führen nach anschließender Erwärmung auf 37 °C und Komplementzugabe zur Hämolyse (DL-Test). Ohne die Kälteinkubation tritt keine Hämolyse ein. Proteolytische Vorbehandlung der Testerythrozyten verstärkt die Wirkung der Donath-Landsteiner-Hämolysine. Im Gegensatz zu den Kältehämolysinen bei der AIHA vom Kältetyp zeigen die Donath-Landsteiner-Hämolysine ihre Reaktivität unabhängig vom pH-Wert. Sie gehören meist zur IgG-, selten auch zur IgM-Klasse und sind häufig gegen das *Antigen P* gerichtet. Ein niedriger Antikörpertiter steht scheinbar im Gegensatz zur starken Hämolyse. Möglicherweise können die niedrig affinen Antikörper nach ihrer Bindung und Komplementaktivierung auf weitere Erythrozyten überspringen und so eine Vielzahl von Zellen zerstören. Nach wenigen Tagen bis Wochen sind die Donath-Landsteiner-Hämolysine nicht mehr nachweisbar.

Therapie: Eine spezifische Therapie ist wegen des gutartigen Verlaufes nicht erforderlich. Lediglich bei sehr niedrigen Hämoglobinwerten kann eine Erythrozytentransfusion notwendig sein, die im allgemeinen gut vertragen wird.

Die autoimmunhämolytische Anämie vom Kältetyp

Die AIHA vom Kältetyp ist insgesamt selten. Sie kommt als akut reversible Form in jedem Alter, vor allem aber bei Jugendlichen und jüngeren Erwachsenen in der Folge von Infektionen vor. Die chronische Verlaufsform ist eine typische *Erkrankung des höheren Lebensalters* und wird durch hochtitrige monoklonale Kälteagglutinine hervorgerufen (chronische Kälteagglutininkrankheit).

Klinik: Die Hämolyse beginnt akut etwa ein bis drei Wochen nach oder noch im Verlaufe einer Infektionskrankheit. Besonders häufig werden atypische Pneumonien mit Mycoplasma pneumoniae oder die infektiöse Mononucleose beobachtet. Im Vordergrund stehen Blässe und Ikterus. Nach Kälteexposition mit stärkerer Hämolyse kann eine Hämoglobinurie auftreten. Eine Hepatosplenomegalie ist nicht ungewöhnlich, kann aber auch im Zusammenhang mit der auslösenden Grundkrankheit stehen.

Diagnose: Hämoglobinkonzentration und Erythrozytenzahl sind meist nur mäßig erniedrigt. Je nach Grad der Hämolyse können Bilirubin und LDH erhöht sein. Freies Hämoglobin findet sich in der akuten Phase sowohl im Serum als auch im Urin. Die Retikulozytose ist Ausdruck der kompensatorisch gesteigerten Erythropoese. Die Serumelektrophorese weist eine breitbasige Vermehrung der α_2-, β- und γ-Globuline als Folge der polyklonalen Vermehrung der Kälteagglutinine auf. Ein monoklonales Paraprotein wie bei der chronischen Kälteagglutininkrankheit fehlt.
Der direkte AGT zeigt eine *erhöhte C3d-Beladung der Erythrozyten*, IgG ist negativ. Im Serum sind *hochtitrige Kälteantikörper* (Titerstufe bis 1 : 2000) nachweisbar, deren optimale Reaktionstemperatur bei 4 °C liegt. Je weiter die Temperaturamplitude an die Körpertemperatur heranreicht, desto ausgeprägter ist die Hämolyse in vivo. Bei den Kälteantikörpern handelt es sich meist um komplementaktivierende IgM-Antikörper der Spezifität Anti-I. Das I-Antigen ist vor allem auf den Erythrozyten Erwachsener, dagegen nur in sehr geringer Ausprägung auf Neugeborenenerythrozyten vorhanden. Letztere exprimieren stattdessen das Antigen i. Bei Patienten mit infektiöser Mononucleose werden häufig auch Anti-i-Kälteagglutinine beobachtet. Die hämolysierende Wirkung der Antikörper ist bei pH 6,5–6,8 am stärksten ausgeprägt. Diese pH-Abhängigkeit unterscheidet sie von den Donath-Landsteiner-Hämolysinen. Fermentierung der Testerythrozyten verstärkt die Reaktivität der Kältehämolysine.

Therapie: Die wesentliche Behandlung besteht in der Vermeidung von hämolyseauslösenden Kälteexpositionen. Bei starker Anämie sind gelegentlich Bluttransfusionen indiziert. Um die sofortige Agglutination der transfundierten Erythrozyten zu verhindern, ist die Gabe von vorgewärmtem Blut sinnvoll. Eine vollständige Restitution ist nach wenigen Wochen zu erwarten.

64.3 Immunreaktionen gegen Thrombozyten

64.3.1 Autoimmunthrombozytopenie

Thrombozytäre Autoantokörper reagieren mit zirkulierenden Thrombozyten und bewirken ihren beschleunigten Abbau durch Phagozytose im mononukleär-phagozytären System. Hauptabbauort ist meist die Milz, seltener die Leber. Dabei kann die mittlere Lebensdauer der Thrombozyten, die normalerweise 7–11 Tage beträgt, auf nur wenige Stunden verkürzt sein. Folge des beschleunigten Plättchenabbaus ist eine Thrombozytopenie, wobei stark erniedrigte Thrombozytenzahlen mit einer hämorrhagischen Diathese einhergehen können. In den meisten Fällen von Autoimmunthrombozytopenie (AITP) ist die Thrombozytopoese normal oder auf das 2–4fache der Norm gesteigert. In seltenen Fällen wird aber auch eine Beeinträchtigung der Thrombozytopoese mit verminderter Megakaryozytenzahl beobachtet («amegakaryozytäre» AITP).

Thrombozytäre Autoantikörper gehören meist der Immunglobulinklasse G an, in seltenen Fällen werden auch Autoantikörper der Klasse IgM gefunden. Die bei AITP nachgewiesenen Autoantikörper reagieren meist mit monomorphen Determinanten auf dem Glykoproteinkomplex IIb/IIIa (thrombozytärer Fibrinogenrezeptor, CD41) oder dem Glykoproteinkomplex Ib/IX (Rezeptor für von-Willebrand-Faktor, CD42). Inzwischen wurden weitere Autoantigene charakterisiert (Kiefel et al., 1992).

Eine AITP kann ohne Begleiterkrankung («idiopathisch»), sekundär im Zusammenhang mit einer malignen Grunderkrankung, mit einer anderen Immunerkrankung oder im Verlauf einer Infektionskrankheit beobachtet werden. Der Begriff «idiopathische thrombozytopenische Purpura» (ITP) stammt aus einer Zeit, in der die Pathogenese noch nicht geklärt war und die Diagnose ITP aufgrund von klinischen Kriterien gestellt wurde, die eine sekundäre Immunthrombozytopenie meist ausschließen. ITP und sekundäre Autoimmunthrombozytopenie werden heute wegen der ähnlichen Pathogenese unter dem Begriff AITP zusammengefaßt.

Klinik: Aufgrund des klinischen Bildes werden zwei Formen der AITP unterschieden (Übersicht bei Waters, 1992): die *akute* und die *chronische AITP*. Die akute AITP tritt besonders häufig im Kindesalter auf. In der Mehrzahl der Fälle ist etwa 10–20 Tage vor Beginn der Symptome ein viraler Infekt vorausgegangen. Beide Geschlechter sind etwa gleich häufig betroffen. Meist kommt es innerhalb von Tagen oder Wochen zum spontanen Verschwinden der Symptome. Die Thrombozytenzahl kann extrem erniedrigt sein, meist liegt sie unter 20×10^9/l. Dauert die Thrombozytopenie länger als 6 Monate, so spricht man von einer chronischen AITP. Die Thrombozytenzahl ist variabel, das weibliche Geschlecht ist häufiger betroffen. Während die akute AITP bevorzugt Kinder bis zum 10. Lebensjahr betrifft, kommt die chronische AITP in allen Altersstufen vor. Bei einem Teil der Fälle ist die chronische AITP mit anderen Erkrankungen vergesellschaftet. Die Symptomkombination: autoimmunhämolytische Anämie vom Wärmetyp und AITP wird als *Evans-Syndrom* bezeichnet. Darüber hinaus treten sekundäre Autoimmunthrombozytopenien beim systemischen Lupus erythematodes und anderen Kollagenosen auf, sie werden bei Lymphomen beobachtet, ohne daß in diesen Fällen Hinweise auf eine eingeschränkte Thrombozytopoese bestehen. Auch die HIV-Infektion geht nicht selten mit einer sekundären AITP einher.

Häufig sind Zeichen der Blutungsneigung im Bereich der Haut sichtbar: Petechien finden sich im Bereich der Unterschenkel und in Hautbezirken, in denen es durch Abschnürung z. B. durch enge Kleidungsstücke, zu venöser Stauung kommt. Größere flächenhafte Blutungen können nach minimalen Traumen, an Punktionsstellen oder spontan entstehen. Gelegentlich treten gastrointestinale Blutungen auf, Gelenkblutungen sind dagegen nicht typisch für Patienten mit AITP.

Eine intrakranielle Blutung ist die gefürchtetste Komplikation, sie wird bei weniger als einem Prozent der Patienten mit einer AITP beobachtet. Meist treten Subarachnoidalblutungen auf. Die Furcht vor dieser Komplikation ist häufig Anlaß für therapeutische Maßnahmen. Da zwischen Blutungsneigung und Thrombozytenzahl nur ein loser Zusammenhang besteht, sollte die Indikation zur Therapie nicht anhand der Plättchenzahl gestellt werden. Einen Hinweis auf eine erhöhte Blutungsneigung gibt die klinische Verlaufsform der *«wet purpura»*, die durch Schleimhautblutungen, Nasenbluten, blutige Blasen der Mundschleimhaut und Blutnachweis im Stuhl charakterisiert ist. Patienten mit *«dry purpura»* weisen dagegen nur Petechien und Ekchymosen im Bereich der Haut auf. Hier ist sofortiges therapeutisches Eingreifen im allgemeinen nicht erforderlich. In seltenen Fällen können thrombozytäre Autoantikörper gegen den Glykoproteinkomplex IIb/IIIa bei normalen oder geringgradig erniedrigten Thrombozytenzahlen einen *thrombozytären Funktionsdefekt* auslösen, der nicht von dem Funktionsdefekt bei einer Thrombasthenie Glanzmann (angeborenes Fehlen des Glykoproteinkomplexes IIb/IIIa) zu unterscheiden ist.

Diagnose: Die klinische Diagnose der «idiopathischen» AITP erfolgt meist anhand klinischer Kriterien, durch die eine thrombozytäre Bildungsstörung, eine vermehrte Speicherung der Plättchen in der Milz z. B. bei Splenogalie und ein beschleunigter Abbau der Plättchen durch nichtimmunologische Mechanismen ausgeschlossen werden. Diese Kriterien sind allein nicht geeignet, eine sekundäre AITP zu diagnostizieren, hier ist der immunologische Nachweis thrombozytärer Autoantikörper diagnostisch hilfreich. Die quantitative Messung des plättchenassoziierten IgG (PAIgG) hat sich als nicht spezifisch erwiesen: auch an Plättchen von Patienten mit einer nicht immunologisch induzierten Thrombozytopenie lassen sich erhöhte Mengen an PAIgG nachweisen. Die Bestimmung der *Autoantikörper auf den Glykoproteinkomplexen IIb/IIIa und Ib/IX* der Patiententhrombozyten («glykoproteinspezifisches PAIgG») erwies sich dagegen als spezifisch für die Diagnose AITP. Die zum Nachweis von glykoproteinspezifischem PAIgG verwendeten Testverfahren beruhen auf der Isolierung der genannten Plättchenproteine im Solubilisat der Thrombozyten mit monoklonalen Antikörpern (Kiefel, 1992). Autoantikörper im Serum werden etwas weniger häufig als plättchengebundene Autoantikörper nachgewiesen.

Therapie: In der Anfangsphase der akuten AITP sollte das Risiko für eine intrazerebrale Blutung durch Einschränkung der körperlichen Aktivität vermindert werden. Acetylsalicylsäure und andere Medikamente, die die Plättchenfunktion beeinträchtigen, sind zu vermeiden. Zur Frage einer weitergehenden Therapie bei unkomplizierten Verlaufsformen bestehen unterschiedliche Meinungen: bei vielen Fällen ist eine abwartende Haltung angemessen (Buchanan, 1989). Ein beschleunigter Anstieg der Thrombozytenzahlen ist häufig mit der *Infusion von intravenösem IgG* in einer Dosierung von 0,4 g/kg Körpergewicht für 5 Tage zu erzielen. Eine Alternative besteht in der oralen Gabe von *Prednison* in einer Dosierung von 1–2 mg/kg Körpergewicht täglich.

Auch bei Patienten mit der chronischen Verlaufsform der AITP ist häufig Prednison in dieser Dosierung wirksam. Corticosteroide können jedoch nicht ohne Probleme länger als 1–3 Monate verabreicht werden. Intravenöses Gammaglobulin führt häufig innerhalb von 1 bis 7 Tagen zu einem vorübergehenden Anstieg der Thrombozytenzahl, die aber in den meisten Fällen innerhalb der darauffolgenden vier Wochen wieder absinkt. Wegen der hohen Kosten ist die intravenöse Immunglobulintherapie für eine Dauerbehandlung nicht geeignet. Während im Erwachsenenalter die *Splenektomie* Therapie der Wahl bei Patienten mit konservativ nicht beherrschbaren Verlaufsformen ist, sollte die Indikation zu diesem Eingriff besonders bei Kindern im Vorschulalter wegen des Risikos unbeherrschbarer septischer Komplikationen äußerst zurückhaltend gestellt werden.

Vor einer Splenektomie ist eine sorgfältige Überprüfung der Diagnose «AITP» besonders wichtig, dabei sollte eine hereditäre Thrombozytopenie ebenso ausgeschlossen werden wie die sogenannte Pseudothrombozytopenie, ein in EDTA-antikoagulierten Blutproben nicht selten auftretendes Artefakt. Dabei kommt es durch Agglutination der Thrombozyten zu einer Fehlbestimmung in elektronischen Zählgeräten.

Plättchentransfusionen sind nicht indiziert bei allen unkomplizierten Verlaufsformen der AITP, sie setzen Patienten einem unnötigen Infektionsrisiko aus und sind kaum wirksam im Sinne einer Blutungsprophylaxe, da die transfundierten Plättchen ebenso wie die autologen Thrombozyten rasch durch Autoantikörper abgebaut werden. Bei seltenen lebensbedrohlichen Blutungen kann dagegen versucht werden, durch Transfusion großer Plättchenmengen die Blutung zum Stillstand zu bringen.

Eine relativ nebenwirkungsarme Therapieform bei Rhesus(D)-positiven Patienten mit einer AITP besteht in der *Infusion von Anti-D*. Voraussetzung ist, daß eine intravenös applizierbare Anti-D-Präparation zur Verfügung steht. In Abhängigkeit vom verwendeten Präparat werden zwei Einzeldosen von etwa 20 μg/kg Körpergewicht innerhalb von drei Tagen injiziert. Als Mechanismus wird eine Blockade des mononukleär-phagozytären Systems durch die Anti-D beladenen autologen Erythrozyten angenommen. Vor Beginn der Therapie sollte ausgeschlossen werden, daß nicht schon eine AIHA im Rahmen eines Evans-Syndroms besteht. Bei der Therapie mit Anti-D sollte der Hämoglobinwert und andere Hämolyseparameter überwacht werden. Die Beladung der autologen Erythrozyten mit IgG im direkten Antiglobulintest verfolgt werden. Weitere bisher (meist bei Erwachsenen) erprobte Therapieformen bewirken durch Immunsuppression (Cyclophosphamid, Azathioprin, Cyclosporin, Vinca-Alkaloide) eine Anhebung der Thrombozytenzahlen. Ihr Einsatz in der Pädiatrie setzt eine besonders sorgfältige Abwägung zwischen Nutzen und möglichen Langzeitnebenwirkungen voraus. Therapeutische Versuche mit Interferon alpha, Danazol, Ascorbat und monoklonalen Antikörpern gegen den Fc gamma Rezeptor III können noch nicht abschließend beurteilt werden.

64.3.2 Medikamenteninduzierte Immunthrombozytopenie

Nach Einnahme bestimmter Medikamente, z. B. Chinin, Chinidin, Rifampicin und vieler anderer Substanzen kann es zu einer akut auftretenden Immunthrombozytopenie kommen. Nach der ersten Medikamenteneinnahme tritt eine Thrombozytopenie frühestens nach 7–10 Tagen auf. Bei erneuter Exposition eines bereits immunisierten Patienten kann eine schwere Thrombozytopenie innerhalb weniger Stunden auftreten. Typisch ist ein *enger zeitlicher Zusammenhang zwischen Medikamenteneinnahme und Auftreten der Thrombozytopenie*, die nach einem Auslaßversuch fast immer verschwindet. Die Thrombozytopenie wird durch medikamentenabhängige Antikörper ausgelöst, die in Gegenwart des Medikaments mit monomorphen Determinanten auf thrombozytären Glykoproteinen reagieren. Die meisten der von medikamenteninduzierten Antikörpern erkannten Determinanten liegen auf den Glykoproteinkomplexen Ib/IX und IIb/IIIa. Der Nachweis dieser Antikörper erfolgt heute meist im Immunfluoreszenztest oder im ELISA. Ein medikamentenabhängiger Antikörper liegt vor, wenn Testplättchen, die in dem zu untersuchenden Serum inkubiert werden, erst nach Zugabe des auslösenden Medikaments mit IgG oder IgM beladen werden. Der genaue Interaktionsmechanismus dieser Antikörper mit Membranglykoproteinen und Medikament ist noch nicht in allen Einzelheiten geklärt. Die meisten Befunde sprechen gegen eine Reaktion vom Haptentyp, die eine feste Bindung des Medikaments an eine thrombozytäre Membranstruktur voraussetzt. Für die serologische Diagnostik ist bedeutsam, daß gelegentlich nicht das auslösende Medikament selbst, sondern einer seiner Metaboliten die Immunthrombozytopenie verursachen kann. Daher sollten bei entsprechendem klinischem Verdacht möglichst auch metabolitenhaltige Präparationen in die serologische Untersuchung mit einbezogen werden.

64.3.3 Alloimmunreaktion gegen Thrombozyten

Neonatale Alloimmunthrombozytopenie

Wie der Morbus haemolyticus neonatorum wird auch die neonatale Alloimmunthrombozytopenie (NAIT) durch mütterliche Alloantikörper verursacht, die nach diaplazentarem Übergang mit den fetalen Plättchen reagieren und ihren beschleunigten Abbau verursachen.

Klinik: Durch den beschleunigten Thrombozytenabbau kommt es zu einer Thrombozytopenie mit dem Risiko einer Blutung. Die Plättchenzahl sinkt oft noch innerhalb der ersten 2–3 Lebenstage ab. Neugeborene mit einer NAIT weisen am häufigsten Blutungszeichen im Bereich der Haut auf (Petechien, Hämatome), seltener sind Blutungen des Urogenital- und Gastrointestinaltrakts. *Intrazerebrale Blutungen*, deren Häufigkeit bei etwa 15% liegt, sind besonders gefürchtet. Im Gegensatz zum Morbus haemolyticus neonatorum betrifft die NAIT oft schon das erste Kind.

Die häufigsten Alloantikörper, die eine NAIT auslösen, sind *Anti-HPA-1a* (-PL(A1), -Zw(a)) und *Anti-HPA-5b* (-Br(a)), sie sind zusammen für etwa 95% der Fälle von NAIT mit nachweisbarem Alloantikörper verantwortlich. Alle übrigen Antikörperspezifitäten werden nur in seltenen Einzelfällen nachgewiesen. Eine Liste der für die mitteleuropäische Bevölkerung bedeutsamen Alloantigene findet sich in Tabelle 64/2. Bei etwa 20–30% aller Schwangerschaften kommt es zur Immunisierung gegen leukozytäre (HLA) Antigene. Obwohl *Antikörper gegen HLA Klasse I-Antigene* stark in vitro mit Plättchen reagieren, spielen sie offenbar keine Rolle in der Pathogenese der NAIT.

Diagnose: Klinisch ist eine NAIT in Betracht zu ziehen, wenn andere Ursachen (Sepsis, konnatale Infektionen, hereditäre Thrombozytopenie, AITP der Mutter) für die kindliche Thrombozytopenie wenig wahrscheinlich sind. Die Diagnose wird gesichert durch den *Nachweis eines thrombozytären Alloantikörpers* im Serum der Mutter. Dazu wird das Serum gegen ein Panel typisierter Spenderthrombozyten getestet. Gelegentlich enthalten Seren von Schwangeren komplizierte Antikörpergemische, so daß die plättchenspezifischen Antikörper nicht eindeutig erkennbar sind. In diesen Fällen werden *glykoproteinspezifische Immuntests* eingesetzt, um die thrombozytären Antikörper von den pathogenetisch nicht bedeutsamen HLA-Antikörpern abzugrenzen. Nach der Charakterisierung des mütterlichen Antikörpers wird durch Typisierung der kindlichen und väterlichen Plättchen die Antigenkonstellation innerhalb der betroffenen Familie geklärt. Gelegentlich ist ein thrombozytärer Alloantikörper im mütterlichen Serum bei Verwendung eines normalen Spender-Thrombozytenpanels nicht nachweisbar, wenn er gegen ein noch unbekanntes oder extrem niedrigfrequentes Alloantigen gerichtet ist. Ein solcher Antikörper reagiert stets mit väterlichen Thrombozyten, daher sollte in allen Fällen einer vermuteten NAIT das mütterliche Serum mit den Thrombozyten des Vaters getestet werden.

Therapie: Bei der NAIT müssen zwei therapeutische Situationen unterschieden werden. Bei einem Neugeborenen, das mit einer unerwarteten Thrombozytopenie geboren wird, sollte versucht werden, möglichst rasch immunologisch eine Diagnose zu stellen. Als Sofortmaßnahme können dem thrombozytopenischen Neugeborenen vor dem Antikörpernachweis *Thrombozyten der Mutter transfundiert* werden, wobei das mütterliche Plasma durch Plasma eines Blutspenders der Blutgruppe AB ausgetauscht werden muß. Wenn die Antikörperspezifität bekannt ist und typisierte Thrombozytenspender zur Verfügung stehen, können kompatible (z. B. HPA-1a-negative) Plättchen transfundiert werden. Wenn eine Thrombozytentransfusion nicht möglich ist, kann eine Anhebung der Thrombozytenzahl durch *Infusion von intravenösem IgG* (0,4 g/kg Körpergewicht) versucht werden. Eine andere Situation ist bei Schwangeren gegeben, bei denen bereits vor Beginn der Schwangerschaft ein thrombozytärer Alloantikörper bekannt ist. Hier wird versucht, das Risiko einer zerebralen Blutung in utero und während der Geburt zu vermindern. Die *Behandlung der Schwangeren mit intravenösem IgG* allein (1,0 g/kg Körpergewicht einmal wöchentlich) oder zusammen mit Corticosteroiden soll bei einem Teil der Fälle zur Anhebung der fetalen Thrombozytenzahl führen. Die fetale Thrombozytenzahl kann in Proben bestimmt werden, die durch Chordozentese (Punktion der Nabelschnurgefäße unter Ultraschallkontrolle) gewonnen werden. Die Chordozentese erlaubt bei sehr niedrigen Thrombozytenzahlen die *intrauterine Transfusion kompatibler Thrombozytenkonzentrate*, die zur Vermeidung einer graft-versus-host-Reaktion bestrahlt werden sollten. Auch in diesem Falle können mütterliche Thrombozyten verwendet werden, die in AB-Plasma resuspendiert wurden. Wegen der relativ kurzen Thrombozytenlebenszeit müssen diese Transfusionen in etwa wöchentlichen Abständen wiederholt werden. Besonders unmittelbar vor der Geburt/Sectio kann man durch Transfusion kompatibler Thrombozyten das Risiko einer zerebralen Blutung wahrscheinlich wesentlich reduzieren.

Immunologische Aspekte der Thrombozytentransfusion

Thrombozytentransfusionen sind bei Patienten mit Blutungsmanifestationen indiziert, deren Thrombozytopenie Folge einer reduzierten Thrombozytopoese ist. Dabei sollte die Indikation zur Transfusion vor allem unter Berücksichtigung der Blutungsneigung gestellt werden.

Neben anderen klinischen Faktoren kann eine Immunisierung gegen plättchenständige Alloantigene Ursache für einen nicht adäquaten Anstieg der Thrombozytenzahlen sein. Darüber hinaus kommt es bei alloimmunisierten Patienten nach Thrombozytentransfusionen zu febrilen Transfusionsreaktionen. Auch Patienten mit AITP zeigen in der Regel nur ein ungenügendes Ansprechen auf Plättchentransfusionen. Daher ist die *Indikation zur Thrombozytentransfusion bei Patienten mit AITP auf seltene, vital bedrohliche Blutungskomplikationen beschränkt.* Besonders häufig ist ein Refraktärzustand durch HLA-Antikörper bedingt, die von ca. 40–60% aller Patienten nach längerer Substitution mit Blutprodukten gebildet werden. Für die Beurteilung des Transfusionserfolgs sind standardisierte Maßzahlen wie das korrigierte Inkrement geeignet (Übersicht: Mueller-Eckhardt et al., 1988). HLA-Antikörper im Serum immunisierter Patienten können mit dem lymphozytotoxischen Test bestimmt werden. Für immunisierte Patienten wird man Spender heranziehen, die möglichst ähnliche oder identische HLA-Antigene wie der Patient aufweisen. Die Kompatibilität des Thrombozytenspenders kann im Crossmatch mit dem lymphozytotoxischen Test oder mit einem Immunglobulinbindungstest (z. B. ELISA) überprüft werden. Wenn auch HLA-kompatible Thrombozyten einen ungenügenden Transfusionserfolg erbringen, sollte untersucht werden, ob das Serum des Patienten zusätzlich einen plättchenspezifischen Antikörper enthält. Dies ist bei etwa 10% der HLA-immunisierten Patienten der Fall. Bei polytransfundierten Patienten werden meist Anti-HPA-1b, -HPA-3a, HPA-5a nachgewiesen. Für diese Patienten sollten HLA-kompatible Thrombozytenspender ausgewählt werden, die das entsprechende thrombozytäre Alloantigen nicht tragen (Tabelle 64/2). Da dies oft nur unter großem Aufwand möglich ist, sollte von vornherein vermieden werden, daß sich Patienten immunisieren. Daher ist die Indikation zur Transfusion bei Patienten, die voraussichtlich für längere Zeit substituiert werden müssen, möglichst zurückhaltend zu stellen. Darüber hinaus wird durch konsequente Verwendung von leukozytenarmen Blutprodukten die Rate HLA-immunisierter Patienten auf 12–30% reduziert.

64.4 Immunreaktionen gegen Granulozyten

Eine Neutropenie liegt vor, wenn die Werte der neutrophilen Granulozyten unter 1500 Zellen je µl Blut fallen. Bei Neugeborenen wird die Grenze abhängig von der Reife des Kindes höher angesetzt. Neutropenien können auf verminderter Bildung (s. S. 389), abnormer Verteilung (Pseudoneutropenie), vermehrtem peripheren Abbau von Neutrophilen (Immunneutropenien) oder einer Kombination aus diesen Mechanismen (Infektionen, Medikamente) beruhen. In den letzten Jahren konnten mit verfeinerten serologischen Techniken granulozytäre Antikörper häufiger als Ursache einer Neutropenie nachgewiesen werden.

64.4.1 Alloimmune neonatale Neutropenie (ANN)

Die ANN ist Folge einer Alloimmunisierung der Mutter gegen Granulozytenantigene des Feten mit anschließendem diaplazentarem Übertritt der granulozytenspezifischen Alloantikörper in den fetalen Kreislauf. Die Erkrankung ist gekennzeichnet durch eine schwere aber vorübergehende Neutropenie des Neugeborenen, die zu lokalen oder systemischen Infektionen führen kann (Übersicht bei P. Lalezari, 1987).

Klinik: Die Inzidenz der ANN liegt bei weniger als 0,1%. In der Literatur wird eine Letalität von 5% angegeben. Von den uns bekannten betroffenen Neugeborenen (n = 22) verstarb keines. Eine Alloimmunisierung der Mutter gegen neutrophile Granulozyten wurde in 1–3% aller Schwangerschaften gefunden, jedoch gelang die Bestimmung der Allospezifität der gefundenen Antikörper nur in einem Zehntel der Fälle (0,1–0,4%) (Bux et al., 1992). Die ANN tritt häufig bereits beim ersten Kind auf. Da auch Antikörper gegen HLA-Antigene schon in der ersten Schwangerschaft nachgewiesen werden können, was auf einen aktiven Prozeß des Übertritts von fetalen Lymphozyten in die mütterliche Blutbahn zurückgeführt wird, vermutet man eine solche Plazentapassage auch für die mobileren Granulozyten. Eine Schädigung des Feten durch die mütterlichen Alloantikörper ist nicht bekannt, da der Fet in utero vor Infektionen geschützt ist. Jedoch

Tab. 64/2: Thrombozytäre Alloantigene

Alloantigen HPA-	alte Bez.	% pos. Individuen in Mitteleuropa	Glykoprotein-Lokalisation
1a	Pl(A1) Zw(a)	97,8	IIIa
1b	Pl(A2) Zw(b)	30,3	IIIa
2a	Ko(b)	99,8	Ib
2b	Ko(a) Sib(a)	13,5	Ib
3a	Bak(a)	85,3	IIb
3b	Bak(b)	62,5	IIb
5a	Br(b) Zav(b)	99,0	Ia/IIa
5b	Br(a) Zav(a) Hc(a)	19,8	Ia/IIa

HPA: human platelet antigen

erhöht die Granulozytopenie die aufgrund der funktionellen Unreife des Immunsystems schon bestehende Infektionsanfälligkeit des Neugeborenen zusätzlich. Diese Unreife wird auch für die Beobachtung verantwortlich gemacht, daß die Neutropenie des Neugeborenen erst mit einer Verzögerung von 1–3 Tagen auftreten kann.

Wenn es zu klinischen Symptomen kommt, so dominieren *bakterielle Infektionen* der Haut (Pyodermien, Nabelentzündungen) und des Respirationstraktes (Otitis media, Pneumonie). Seltener werden Infektionen des Urogenital- und Gastrointestinaltraktes beobachtet. Die verursachenden Bakterien sind meist Staphylokokken und β-hämolysierende Streptokokken sowie Escherichia Coli. Todesfälle waren stets Folge einer bakteriellen Sepsis.

Die Dauer der Granulozytopenie reicht von 3 bis 28 Wochen, im Mittel beträgt sie ca. 11 Wochen (Bux et al., 1992). Als Ursachen für die zum Teil sehr lange Neutropeniephase werden neben einer verlängerten zirkulatorischen Halbwertszeit für Immunglobuline eine Erschöpfung der Neutrophilenreserve im Knochenmark infolge einer nicht ausreichenden Granulopoese angenommen. Der Mechanismus der Granulozytendestruktion ist nicht genau bekannt. Eine komplementbedingte Lyse ist nicht wahrscheinlich, da viele Alloantikörper Komplement in vitro nicht fixieren. Hingegen wurde die Phagozytose von Granulozyten durch Makrophagen in Milz und Knochenmark nachgewiesen. Darüber hinaus kann es zur Bildung von antikörperbedingten Granulozytenagglutinaten kommen, die sich vorzugsweise in der Lunge ansammeln.

Diagnose: Zum Nachweis granulozytenspezifischer Antikörper wurden zahlreiche Methoden entwickelt. Eine Kombination aus *Agglutinationstest* und *Immunfluoreszenztest* unter Verwendung eines Panels typisierter Spendergranulozyten gewährleistet den Nachweis aller relevanten Granulozytenantikörper. Serologisch gehören die Antikörper, die in einem aktiven Prozeß über die Plazenta transportiert werden, den Immunglobulinklassen IgG1 und IgG3 an. Die Alloantikörper sind in der Regel gegen die granulozytenspezifischen Antigene (s. Tabelle 64/3) NA1, NA2 oder NB1 gerichtet. In sehr seltenen Fällen wird ein Anti-NB2 oder Anti-NC1 gefunden, während Antikörper gegen das ND1- und NE1-Antigen bislang nur bei Autoimmunneutropenien gefunden wurden. Obwohl die mütterlichen HLA-Antikörper keinen Einfluß auf die Granulozyten- und Thrombozytenzahl zu haben scheinen, mehren sich die Berichte über Fälle von neonataler Thrombozyto- und/oder Neutropenie, bei denen trotz verbesserter serologischer Diagnostik nur HLA-Antikörper nachgewiesen werden konnten. Der klinische Verlauf entsprach der einer ANN oder NAIT. Da bislang in der Mehrzahl der Untersuchungen ABH-Blutgruppenantigene auf Granulozyten nicht nachgewiesen werden konnten, erscheint eine ABO-Inkompatibilität als Ursache einer ANN als sehr unwahrscheinlich.

Neben den serologischen Befunden gibt es weitere charakteristische Laborbefunde. Differentialblutbilduntersuchungen zeigen eine normale oder verminderte Gesamtleukozytenzahl bei zumeist isolierter Verminderung der Granulozytenzahl bis hin zur Agranulozytose. Die Zahl der Monozyten (evtl. auch der eosinophilen Granulozyten) kann insbesondere im Verlauf von Infektionserkrankungen kompensatorisch erhöht sein. Der Knochenmarkbefund kann normal sein oder er zeigt ein hyperzelluläres Mark mit einer gesteigerten, jedoch linksverschobenen Myelopoese. Ein hypoplastisches Mark ist sehr selten.

Therapie: Im Vordergrund steht die gezielte symptomatische *antibiotische Therapie*. Eine prophylaktische Antibiotikagabe während der granulozytopenischen Phase ist nicht in jedem Fall unbedingt notwendig. Eine hochdosierte *intravenöse Immunglobulingabe* (0,4 g IgG/kg für 5 Tage) kann zu einer Erhöhung der peripheren Granulozytenzahl führen, jedoch liegen auch Berichte über erfolglose Immunglobulingaben bei Patienten mit ANN vor.

64.4.2 Autoimmunneutropenie (AIN)

Obwohl Autoantikörper gegen Granulozyten bei Patienten mit chronischer Neutropenie erst 1975 sicher nachgewiesen werden konnten, geben die Berichte der letzten Jahre Anlaß zu der Vermutung, daß Autoantikörper gegen Granulozyten für einen wesentlichen Teil der Fälle von «chronisch benigner Neutropenie im Kindesalter» verantwortlich zu machen sind (Übersicht bei Bux und Mueller-Eckhardt, 1992). Allerdings liegen genaue Angaben zur Inzidenz der AIN nicht vor.

Klinik: Die *primäre AIN* wird meist bei Kindern diagnostiziert, die jünger als drei Jahre sind, in der Regel im Alter von 12 Monaten, wobei Mädchen etwas häufiger betroffen sind als Jungen. In Wirklichkeit dürfte die Granulozytopenie früher einsetzen, da oft Monate vergehen, bis das Kind Symptome zeigt und dann eine Bestimmung des Differentialblutbildes erfolgt. Die Kinder fallen durch wiederholte, leicht verlaufende bakterielle Infektionen vor allem der Haut und des Respirationstraktes auf. Eine prophylaktische Antibiotikagabe wird insbesondere bei Patienten mit rezidivierender Otitis media häufig durch-

Tab. 64/3: Granulozytenspezifische Antigene

Locus	Antigen	Phänotyp-frequenz (%)	Genotyp-frequenz
NA	NA1	62	0,38
	NA2	86	0,63
NB	NB1	94	0,76
	NB2	32	0,17
NC	NC1	95	0,80
ND	ND1	99	0,88
NE	NE1	23	0,12

geführt. In der überwiegenden Mehrzahl der Fälle tritt eine spontane Remission ein. Die durchschnittliche Dauer der granulozytopenischen Phase beträgt 1–2 Jahre. Ein vermehrtes Auftreten von Autoimmunerkrankungen in der Folgezeit wurde bisher nicht festgestellt. Die Ursache für die Bildung granulozytärer Autoantikörper ist unbekannt, jedoch liegen Hinweise für eine transitorische Unreife der T-Suppressorzellen vor. Kürzlich konnte eine Assoziation zwischen dem HLA-Merkmal DR2 und dem Auftreten einer AIN infolge NA1-spezifischer Autoantikörper nachgewiesen werden. Untersuchungen an eineiigen Zwillingen sprechen aber dagegen, daß die AIN eine genetisch determinierte Erkrankung ist. Für die Elimination der Granulozyten aus der Blutbahn werden dieselben Mechanismen verantwortlich gemacht wie bei der ANN.

Die *sekundäre AIN*, die im Gefolge von verschiedenen Grunderkrankungen oder der Einnahme von Medikamenten (u. a. β-Lactam Antibiotika, Antiepileptika) auftritt, ist im Kindesalter insgesamt sehr selten. Meist handelt es sich um kombinierte Autoimmunhämozytopenien (Evans-Syndrom), wobei die zugrundeliegenden Autoantikörper vermutlich zellartspezifische Epitope erkennen.

Diagnose: Blutbild und Knochenmark entsprechen den Befunden, die man bei der ANN findet und zum Autoantikörpernachweis werden die gleichen Methoden eingesetzt. Der alleinige Nachweis von erhöhtem granulozytenassoziiertem Immunglobulin ist nicht ausreichend, da Granulozyten Fc-Rezeptoren tragen und so z. B. unspezifisch Immunkomplexe anlagern können. Aus diesem Grunde bleibt der *Nachweis ungebundener granulozytenspezifischer Antikörper* im Serum wesentliches Ziel der Granulozytenserologie. Da die Konzentration der ungebundenen Antikörper kurzfristig unter die Nachweisgrenze fallen kann, bedarf es oft der Untersuchung von mehreren Blutproben bis der Antikörpernachweis gelingt. Serologisch gehören die Autoantikörper überwiegend zur Immunglobulinklasse G, auch wenn IgM- und IgA-Antikörper nachgewiesen werden konnten. Im Gegensatz zu den Autoantikörpern, wie sie bei der AITP oder der AIHA gefunden werden, sind granulozytenspezifische Autoantikörper in ca. 25% aller Fälle gegen polymorphe Granulozytenantigene gerichtet, die zuerst durch Alloantikörper entdeckt wurden. Darüber hinaus konnten durch Autoantikörper die Granulozytenantigene ND1 und NE1 definiert werden. Am häufigsten jedoch werden Autoantikörper der Spezifität Anti-NA1 gefunden.

Therapie: Da die AIN im Kindesalter in der Regel einen selbstlimitierenden Verlauf zeigt und die Infektionen selten lebensbedrohend sind, steht die gezielte *antibiotische Therapie* im Vordergrund. Die Notwendigkeit einer prophylaktischen Antibiotikagabe hängt vom Einzelfall ab. In unkomplizierten Fällen kann es genügen, die Mutter auf ein frühzeitiges Aufsuchen des Kinderarztes bei Infektionsverdacht hinzuweisen. Hingegen ist in Fällen mit rezidivierender Otitis media eine prophylaktische Antibiotikagabe in der Regel indiziert. Bei schweren Infektionen oder vor Operationen kann ein Versuch mit *intravenösem Immunglobulin* unternommen werden (0,4 g IgG/kg für 5 Tage bzw. 1 g/kg für 2–3 Tage), der zu einer vorübergehenden Remission der Neutropenie führen kann (ca. 1 Woche). Nicht selten erfolgt nur ein geringer Anstieg der peripheren Granulozytenzahl oder er bleibt völlig aus. Obwohl *Kortikosteroide* in etwa der Hälfte der Fälle zu einem Anstieg der Granulozytenwerte führen, erscheint ihr Einsatz problematisch, da die Kortikosteroidgabe die körpereigene Abwehr zusätzlich schwächt und das Absetzen der Therapie meist ein Wiederauftreten der Neutropenie zur Folge hat. Eine *Splenektomie* ist bei dem gewöhnlich gutartigen klinischen Verlauf der AIN nicht gerechtfertigt.

64.4.3 Isoimmune neonatale Neutropenie

Bei vollständigem Fehlen eines Moleküls in der Membran mütterlicher Granulozyten kann es während der Schwangerschaft zu einer Immunisierung gegen die fetalen Granulozyten kommen, die diesen Defekt nicht aufweisen. So können Mütter mit einem granulozytären Fcγ-Rezeptor III (CD16-)Defekt Antikörper während der Schwangerschaft bilden, die im Gegensatz zur ANN in der Regel mit einem monomorphen Epitop auf diesem Molekül reagieren. Da die NA Antigene auf dem Fcγ-Rezeptor III liegen, tragen die neutrophilen Granulozyten von Personen mit einem solchen Defekt keine NA Antigene. Diesen Phänotyp bezeichnet man deshalb als «NA-Null». Die betroffenen Neugeborenen zeigen klinisch dasselbe Bild, wie man es bei der ANN findet (Huizinga et al., 1990).

64.4.4 Transitorische kongenitale Neutropenie

Hiervon betroffen sind Neugeborene, deren Mütter an einer Autoimmunneutropenie leiden. Sie können infolge diaplazentar übertragener mütterlicher Autoantikörper eine vorübergehende Immunneutropenie entwickeln, die sich klinisch wie eine ANN verhält.

64.4.5 Transfusionsreaktionen

Obwohl es hierbei nicht zu einer Neutropenie kommt, sollen sie der Vollständigkeit wegen kurz erwähnt werden. Beim Vorliegen von granulozytären Alloantikörpern im Blut des Patienten kann es nach Transfusion von granulozytenhaltigen Blutpräparaten zu einer *febrilen nicht-hämolytischen Transfusionsreaktion* kommen. Die viel wichtigere, weil oft lebensbedrohliche *transfusionsassoziierte akute Lungenschädigung (TRALI: transfusion-related acute lung injury)* wird hingegen in 90% der Fälle durch Transfusion von Frischplasmen und Thrombozytenpräparaten hervorgerufen, die granulozytäre oder andere leukozytäre Alloantikörper des Blutspenders enthalten (Popovsky et al., 1985). Solche Transfusionsreaktionen sollten Anlaß sein, das Plasma des Spenders auf das Vorhandensein von granulozytären Antikörpern zu untersuchen. Frischplasmen und Thrombozytenkonzentrate, die granulozytäre Antikörper enthalten, sollten nicht zur Transfusion verwendet werden.

Literatur

Bowman, J. M.: Treatment options for the fetus with alloimmune hemolytic disease. Transfusion Medicine Reviews 4, 191–207, 1990.

Buchanan, G. R.: Overview of ITP treatment modalities in children. Blut 59, 96–104, 1989.

Bux, J., C. Mueller-Eckhardt: Autoimmune neutropenia. Seminars in Hematology 29, 45–53, 1992.

Bux, J., U. Spengel, K.-D. Jung, T. Kauth, C. Mueller-Eckhardt: Serological and clinical aspects of granulocyte antibodies leading to alloimmune neonatal neutropenia. Transfusion Medicine 2, 143–149, 1992

Engelfriet, C. P., W. H. Ouwehand, M. B. Van't Veer, D. Beckers, N. Maas, A. E. G. Kr. von dem Borne: Autoimmune haemolytic anemias. In: C. P. Engelfriet, A. E. G. Kr. von dem Borne (Hrsg.): Baillière's Clinical Immunology and Allergy, Vol 1, Baillière Tindall, London, 1987, S. 251–267.

Huizinga T. W. J., R. W. A. M. Kuijpers, M. Kleijer, T. W. J. Schulpen, H. T. M. Cuypers, D. Roos, A. E. G. Kr. von dem Borne: Maternal genomic neutrophil FcRIII deficiency leading to neonatal isoimmune neutropenia. Blood 76, 1927–1932, 1990.

Kiefel, V., S. Santoso, C. Mueller-Eckhardt: Serological, biochemical and molecular aspects of platelet autoantigens. Seminars in Hematology 29, 26–33, 1992.

Lalezari, P.: Alloimmune neonatal neutropenia. In: C. P. Engelfriet A. E. G. Kr. von dem Borne (Hrsg.): Baillère's Clinical Immunology and Allergy, Vol. 1, Baillère Tindall, London, 1987, S. 443–452.

Mollison, P. L., C. P. Engelfriet, M. Contreras: Blood transfusion in clinical medicine. 8. Aufl., Blackwell Scietific Publications, Oxford, 1987.

Mueller-Eckhardt, C.: Therapie mit Thrombozyten. In: C. Mueller-Eckhardt (Hrsg.) Transfusionsmedizin. Springer-Verlag, Berlin, 1988, S. 357–372.

Petz, L. D., G. Garratty: Acquired immune hemolytic anemias. Churchill Livingstone, New York, 1980.

Popovsky M. A., S. B. Moore: Diagnostic and pathogenetic considerations in transfusion-related acute lung injury. Transfusion 25, 573–577, 1985.

Rübo, J., K. Albrecht, P. Lasch, E. Laufkötter, J. Leititis, D. Marsan, B. Niemeyer, J. Roesler, C. Roll, B. Roth, H. B. von Stockhausen, B. Widemann, V. Wahn: High-dose intravenous gammaglobulin therapy for hyperbilirubinemia due to Rh hemolytic disease. Journal of Pediatrics 121, 93–97, 1992.

Sokol, R. J., S. Hewitt, B. K. Stamps, P. A. Hitchen: Autoimmune haemolysis in childhood and adolescence. Acta Haematologica 72, 245–257, 1984.

Waters, A. H.: Autoimmune thrombocytopenia: clinical aspects. Seminars in Hematology 29, 18–25, 1992.

65 Systemische und rheumatische Erkrankungen mit Nierenbeteiligung

J. H. H. Ehrich, F. Bläker

65.1 Allgemeine Pathomechanismen

Viele systemische chronisch-entzündliche Erkrankungen gehen mit unterschiedlich häufigen und unterschiedlich schweren Nierenschädigungen einher. Alle Strukturen des Nierenparenchyms können betroffen sein: Glomeruli, Tubuli sowie das Niereninterstitium und dessen Kapillargebiet. Ort und Schwere der Schädigung bestimmen die klinischen Folgeerscheinungen.

Unabhängig von der Möglichkeit, daß zur Behandlung der Grunderkrankung eingesetzte Therapeutika nephrotoxisch wirken oder einen nierenschädigenden Immunprozeß auslösen können, bestehen zwei grundsätzliche Wege der Einbeziehung der Nieren in den Krankheitsprozeß:

1. Ein gleicher pathogenetischer Vorgang, der die Grundkrankheit bedingt, befällt auch die Nieren. In dem Fall ist die *Nierenerkrankung* möglicher oder obligater *Bestandteil der Grundkrankheit*.
2. Die Grundkrankheit setzt eine zum Nierenschaden führende Pathogenese ingang. In diesem Fall ist die *Nierenerkrankung Folge der Grundkrankheit*.

In beiden Fällen ist der unmittelbar verantwortliche pathogenetische Vorgang nur bruchstückhaft aufgeklärt. Immunologischen Prozessen wird die größte Bedeutung zugeschrieben (Wilson und Dickson, 1981). Unter ihnen wieder vorrangig den Komponenten und Funktionen des humoralen Immunsystems. Gegen zirkulierende oder gewebsgebundene Antigene gerichtete Antikörper bilden Immunkomplexe, die sich im Bereich späterer Gewebsschäden ablagern und dann nachweisen lassen (Glassock und Brenner, 1991). Inwieweit sie für die Gewebsschäden direkt oder indirekt verantwortlich sind, ist letztlich nicht geklärt. Die Deutung der Befunde als Epiphänomene erfährt durch die Tatsache, daß gleiche immunologische Befunde auch bei Erkrankungen ohne identische Auswirkungen und gelegentlich selbst bei Gesunden erhoben werden können, zusätzlich Gewicht. Aber selbst wenn die pathogenetische Relevanz immunologischer Befunde offen bleiben muß, sind sie für die pathogenetische Interpretation, für die Diagnostik und für Therapiekontrollen hilfreiche und wichtige Bausteine (Cameron, 1991).

Eine primäre oder sekundäre Beteiligung des humoralen Immunsystems an der Pathogenese entzündlicher Nierenveränderungen zeigt sich vor allem bei den Systemkrankungen, bei denen die Nephritis Bestandteil der Erkrankung ist (Churg und Sobin, 1982) (Tab. 65/1). In der Mehrzahl handelt es sich um generalisierte Vaskulitiden der kleinen Gefäße (Wilson und Dickson, 1981). Unter den immunologischen Befunden stehen dabei der Nachweis spezifischer Antikörper und Antigene, zirkulierender oder lokal fixierter Immunkomplexe und Zeichen eines Komplementverbrauches im Vordergrund. *Immunhistologische Untersuchungen* des Nierengewebes geben Auskunft über Art und Lokalisation von Immunglobulinen, Komplementkomponenten und den komplexgebundenen Antigenen. Die Lokalisation wird von verschiedenen Faktoren beeinflußt, unter denen die unmittelbare Bindung über C3-Rezeptoren an den Epithelzellen der Glomeruluskapillaren, über Rezeptoren für das Fc-Fragment von IgG an Zellen des Niereninterstitiums und die Aufnahme von Immunkomplexen über die Makrophagen im glomerulären Mesangium besondere lokale Determinanten darstellen. Andere, sich auf die Lokalisation auswirkende Faktoren, sind die Größe von Immunkomplexen oder eines fixierten Antigens, der Immunglobulintyp des Antikörpers, die Ladung der Immunkomplexe, die eine Bindung an anionische Rezeptoren in den Kapillarwänden der Glomeruli ermöglicht, die lokale Wirkung vasoaktiver Amine, die die Integrität der Kapillarwand beeinträchtigen, und hämodynamische Parameter. Die Bindung von Immunkomplexen im glomerulären Nierengewebe ist teilweise reversibel (Wilson und Dickson, 1981), für ihre Entfernung haben Mesangiumzellen eine besondere Bedeutung; sie nehmen Immunkomplexe und hochmolekulare Proteine auf, bauen sie ab und eliminieren die Bruchstücke über das sie umgebende Kapillarnetz.

Einige typische immunhistologische Muster von Glomerulonephritiden bei Systemerkrankungen sind lineare Antikörperbindung (Farb-Abb. 72 auf Farbtafel XII), perlschnurartige Reihung intramembranös gelegener Komplexe und schollige Immunglobulinniederschläge im Mesangium. Diese immunhistologischen Befunde charakterisieren renale Manifestationen. Bei der nekrotisierenden granulomatösen Vaskulitis (Wegener'sche Granulomatose) wird die Kapillarschädigung durch Antikörper gegen zytoplasmatische Bestandteile der neutrophilen

Tab. 65/1: Systemerkrankungen mit Nierenbeteiligung

Krankheit	Immunpathologische Befunde	Nierenerkrankung
Lupus erythematodes	Antinukleäre Antikörper Anti-ds-DNA Hypokomplementämie Zirkulierende und lokal gebundene Immunkomplexe	häufig Typ 1: mesangiale Glomerulonephritis Typ 2: fokale Glomerulonephritis Typ 3: diffus proliferative Glomerulonephritis Typ 4: membranöse Glomerulonephritis Typ 5: sklerosierende Glomerulonephritis
Juvenile rheumatoide Arthritis/ Sklerodermie, Dermatomyositis/Polymyositis mit Vasculitis	Antinukleäre Antikörper Zirkulierende und lokal gebundene Immunkomplexe	selten milde Formen proliverativer Glomerulonephritiden
Schönlein-Henoch-Nephritis	Lokale Immunkomplexbindung IgA-haltige Immunkomplexe	häufig mesangial proliferative Glomerulonephritis selten rasch progressive Glomerulonephritis
Wegener'sche Granulomatose	Antikörper gegen Neutrophilen-cytoplasmatische Antigene (ANCA)	fokal segmentale Glomerulonephritis

Tab. 65/2: Systemische Reaktionen auf entzündliche Organerkrankungen mit Gelenk- und Nierenbeteiligung

Krankheit	Immunpathologische Befunde	Nierenerkrankung
Staphylococcus epidermidis-Infektionen: bakterielle Endokarditis *Shunt-Besiedelung*	Zirkulierende und lokale Immunkomplexe Hypokomplementämie Erreger- und Antigennachweis Anstieg spezifischer Antikörper	selten mesangial proliferative Glomerulonephritis
Spirochäten-Infektionen	Zirkulierende und lokale Immunkomplexe Erreger- oder Antigennachweis Anstieg spezifischer Antikörper	selten mesangial proliferative Glomerulonephritis und andere Formen
Serumkrankheit	Zirkulierende und lokale Immunkomplexe Hypokomplementämie Antikörper gegen Fremdeiweiße und Haptene	häufig akute Glomerulonephritis
Chronische Hepatitis mit HBs-AG-Persistenz	Antigennachweis Lokale und zirkulierende Immunkomplexe	selten membranöse Nephropathie

Leukozyten erklärt. Die Antikörper richten sich vor allem gegen Proteinase 3 und Myeloperoxydase. Die im Ruhezustand der Leukozyten intrazellulär gelegenen Enzyme werden bei Aktivierung an die Oberfläche transloziert. Eine dadurch ermöglichte Reaktion mit den Autoantikörpern führt zur Freisetzung gewebsschädigender Zytokine und bei Bindung an vaskuläre Endothelzellen zu deren Untergang. Die Höhe der Antikörperkonzentration gegen *neutrophile zytoplasmatische Antigene (ANCA)* korreliert mit der Aktivität des Krankheitsprozesses. Die Antikörper finden sich nicht nur bei der Wegener'schen Granulomatose, sondern auch bei anderen Erkrankungen. Trotz der eingeschränkten Spezifität sind sie für die Diagnostik der nekrotisierenden Vaskulitis von entscheidendem Wert (Cameron, 1991).

Chronisch-entzündliche Erkrankungen, die Arthralgien, Arthritis und Nierenschäden zur Folge haben, sind meist auf eine spezifische Ursache zu beziehen. In der Mehrzahl der Fälle handelt es sich um Infektionen, bei denen von einer Erreger- oder Antigenpersistenz ausgegangen werden kann. Im Antigenüberschuß bilden sich lösliche Immunkomplexe, die im Blut zirkulieren und an geschädigten Nierenkapillaren nachgewiesen werden können (Tab. 65/2). Die Sekundärmanifestationen bessern sich unter wirksamer Behandlung der Grunderkrankung.

T-Zell-vermittelte Immunreaktionen sind für die Entstehung von Arthritiden, Glomerulonephritiden und tubulo-interstitiellen Nephritiden wahrscheinlich von großer Bedeutung. Konkrete Schädigungsmechanismen konnten bisher allerdings nicht nachgewiesen werden. Hinweise ergeben sich aus Untersuchungen lokaler T-Zell-Anreicherungen und einiger funktioneller In-vitro-Studien zur Freisetzung gewebsschädigender Zytokine aus T-Lymphozyten bei spezifischem Antigenkontakt.

65.2 Krankheitsbilder

Es ist das Ziel der folgenden Ausführungen, eine Auswahl der häufigsten Erkrankungen mit sekundärer Nierenbeteiligung bei immunologischen Systemerkrankungen inklusive der rheumatischen Erkrankungen zusammenzustellen. Im Kindesalter sind diese Erkrankungen mit wenigen Ausnahmen – wie z. B. der Schönlein-Henoch-Purpura – selten und nehmen erst im Adoleszenten- und jüngeren Erwachsenenalter an Zahl zu, so daß pädiatrische Nephrologen nur wenige Fälle sehen (Ehrich et al., 1990) und auf den Erfahrungsaustausch mit Nephrologen der Inneren Medizin angewiesen sind (Cameron, 1988; Oliveira und Peters, 1989).

Ausgehend von einem Leitsymptom rheumatischer Erkrankungen, den Gelenkbeschwerden, finden sich renale Beteiligungen bei verschiedenen Grunderkrankungen. Ursachen der Nierenschäden können in den Immunreaktionen selbst oder in der Therapie begründet sein.

65.2.1 Kollagenosen

Das klinische Bild der Nephritis beim *systemischen Lupus erythematodes (SLE)* reicht von isolierter Proteinurie bis zum nephritischen Syndrom mit rasch progredienter Niereninsuffizienz (Tab. 65/3). Die Pathogenese der Lupus-Nephritis ist unklar. Jedes Kind mit einem frisch diagnostizierten SLE muß eine intensive Nierendiagnostik erhalten, die bei Hinweis auf eine renale Beteiligung eine Nierenbiopsie beinhaltet.

Die Initialtherapie eines SLE mit Nephritis bedarf einer hochdosierten *Prednisontherapie* (60 mg/m^2 KO/Tag) für mindestens 4 Wochen, um eine rasche Remission der Nierenfunktionsstörung zu erzielen. Bei Vorhandensein einer Niereninsuffizienz oder schwerer extrarenaler Komplikationen, wie z. B. einer zerebralen Beteiligung, sind zusätzlich intensivierte immunsuppressive Therapien erforderlich, wie z. B. eine Methyl-Prednisolon-Stoßtherapie (10 mg/kg KG/Tag i.v. für 6 Tage) oder eine *Plasmapherese*. Der Einsatz von *Cyclophosphamid* (entweder 2 mg/kg KG/Tag p.o. für 12 Wochen oder als intravenöse Stoßtherapie mit wiederholten Gaben von 0,5–1,0 g/m^2 KO Cyclophosphamid alle 2–3 Monate) erfordert eine ausreichende Diurese (s. S. 495). Für die Erhaltungstherapie der Lupus-Nephritis werden zunächst abnehmende, kontinuierliche Prednison-Gaben verwendet; ein Übergang auf eine alternierende Prednison-Therapie setzt eine vollständige Normalisierung der Nierenparameter voraus. Nebenwirkungen der Steroid-Therapie lassen sich durch Kombinationstherapien verringern. Verschiedene Arbeiten haben die Verbesserung der Prognose und einen steroideinsparenden Effekt durch Azathioprin und alkylierende Substanzen in der Phase der Erhaltungstherapie gezeigt. Nach unseren Erfahrungen hat die alternierende Prednisontherapie zusammen mit einer täglichen *Cyclosporin A(CSA)*-Gabe von 150 mg/m^2 KO unter der Einhaltung von Serumspiegeln von CSA zwischen 80–160 ng/ml, gemessen im monoklonalen Assay, einen stabilisierenden Effekt auf die Remission. Eine CSA-Monotherapie ist dagegen nicht empfehlenswert. Nephrotoxische Nebenwirkungen von CSA sind bei unseren eigenen Patienten bei regelmäßiger Kontrolle der Nierenfunktion nicht beobachtet worden. Inwieweit die zusätzliche Gabe von CSA einer Azathioprin-Gabe überlegen ist, wurde nicht untersucht. Es ist fraglich, ob die immunsuppressive Therapie bei Kindern mit Lupus-Nephritis jemals ganz beendet werden kann. Patienten mit terminaler Niereninsuffizienz und SLE sollten dialysiert und nierentransplantiert werden.

Todesursachen bei SLE sind im Gegensatz zu früheren Jahren nicht mehr die Niereninsuffizienz, sondern schwere Infektionen als Folge der Grundkrankheit und der Immunsuppression. Die Steroidtoxizität (s. S. 465) muß so gering wie möglich gehalten werden.

65.2.2 Sarkoidose

Bei der Sarkoidose ist das Auftreten einer granulomatösen interstitiellen Nephritis, fokal-sklerosierenden Glomerulonephritis (GN), membranösen GN oder proliferativen GN selten. In der Hauptsache ist die Nierenbeteiligung bei der Sarkoidose die Folge einer 1,25 (OH)$_2$-Vitamin

Tab. 65/3: Heterogenität der Nierenhistologie bei systemischem Lupus erythematodes (WHO-Klassifikation)

Glomerulonephritiden (GN)	I. «Normale» Glomeruli (mit Immunkomplexen)
	II. Mesangiopathie
	III. Fokal segmentale GN
	IV. Diffuse GN (mesangial, endokapillär oder membranoproliferativ)
	V. Diffuse membranöse GN
	VI. Vorangeschrittene sklerosierende GN
Tubulointerstitielle Nephritis	
Normaler histologischer Befund	

D3-Synthese durch Sarkoidgewebe mit daraus resultierender Hyperkalzämie, Hyperkalzurie, Nephrokalzinose oder Nephrolithiasis sowie einer renalen Konzentrierungsschwäche.

65.2.3 Vaskulitiden

Schönlein-Henoch-Glomerulonephritis (SHP-GN) und IgA-Nephropathie (IgA-N)

Vom Standpunkt der Nierenhistologie sind SHP-GN und IgA-N zwei nahezu identische glomeruläre Erkrankungen, so daß hier beide zusammen dargestellt werden. Histologisch findet sich in beiden Fällen eine mesangioproliferative GN mit mesangialen IgA- und IgG-Ablagerungen. Die Pathogenese beider Erkrankungen ist in wesentlichen Punkten unklar (Knight, 1990).

Die Häufigkeit der *Nierenbeteiligung bei SHP* ist schwierig festzulegen, da milde Verläufe mit isolierter Hämaturie nicht immer diagnostiziert werden. Studien in Finnland, Kanada und Japan gaben eine Häufigkeit der Nierenbeteiligung von 40–60% an. Da aber selbst Patienten ohne klinische Zeichen der Nierenbeteiligung in der Nierenbiopsie fokale GN-Läsionen aufweisen können, ist der Prozentsatz wahrscheinlich noch höher.

Die Prognose der SHP-GN ist im Kindesalter in der Mehrzahl der Fälle gut. In einem selektionierten Krankengut von Kindern mit einem hohen Anteil bereits initial komplizierter Verläufe, die dem Kinderkrankenhaus in Birmingham, Großbritannien, vorgestellt wurden, hatten 54% nach 6 Jahren eine klinische Remission. Ähnlich war der Verlauf bei nierenbiopsierten japanischen Kindern, von denen nach 4 Jahren nur noch 9% eine große Proteinurie und einen arteriellen Hypertonus hatten; 15% dieses initial als schwer erkrankt einzustufenden Kollektives waren niereninsuffizient geworden oder verstorben.

Die *IgA-N* wird von einigen Autoren als die häufigste Glomerulonephritis angesehen. Es finden sich geographische Unterschiede mit einer besonderen Häufung in Asien. Die IgA-N kann einen sehr unterschiedlichen klinischen Verlauf nehmen. Klinisches Leitsymptom sind rezidivierende, glomeruläre Makrohämaturien bei Infekten der oberen Luftwege. Es kommen aber ebenso Verläufe mit persistierender Mikrohämaturie, nephritischem Syndrom, seltener auch nephrotischem Syndrom und chronischer Niereninsuffizienz vor. Die Häufigkeit klinischer Remissionen lag in verschiedenen Studien zwischen 35% und 53%. In diesen Untersuchungen mit selektioniertem Krankengut war bei allen Patienten die Diagnose durch Nierenbiopsie gesichert. Berücksichtigt man jedoch, daß die Nierenbiopsie vorwiegend bei Patienten mit schwerem klinischen Verlauf durchgeführt wird, während milde Verlaufsformen häufig ohne Biopsie bleiben, dann dürfte der Prozentsatz von klinischen Remissionen in der Gesamtpopulation noch höher liegen als in diesen Studien. Der Anteil bioptisch gesicherter IgA-N bei Kindern mit GN-induzierter terminaler Niereninsuffizienz und Nierenersatztherapie lag 1985 in Europa nur bei 4%. Die IgA-N führt in den meisten Fällen erst nach vielen Jahren und nach Erreichen des Erwachsenenalters zur chronischen Niereninsuffizienz.

Tab. 65/4: Prognostisch günstige Faktoren der Schönlein-Henoch Nephritis und IgA-Nephropathie

1. Abwesenheit einer großen Proteinurie
2. Abwesenheit eines arteriellen Hypertonus
3. Abwesenheit einer Niereninsuffizienz
4. Keine extrakapilläre Proliferation
5. Keine glomeruläre Sklerose

Die prognostisch günstigen Faktoren der SHP-GN und der IgA-N sind in Tab. 65/4 dargestellt. Eine gesicherte Therapie der beiden Erkrankungen gibt es nicht; eine Steroidtherapie führt nicht zur Verbesserung der Prognose.

Wegenersche Granulomatose

Lichtmikroskopisch findet sich eine nekrotisierende proliferative GN und immunhistologisch sind die Glomeruli unauffällig. Klinisch verläuft die Erkrankung mit einem schweren nephritischen Syndrom. Starke Hinweise für eine Immunpathogenese ergeben sich aus dem Nachweis von Autoantikörpern im Serum, die gegen zytoplasmatische Antigene der neutrophilen Granulozyten gerichtet sind (Mehls et al., 1989). Die Prognose der früher tödlich verlaufenden Erkrankung hat sich durch die Einführung einer intensiven immunsuppressiven Therapie mit Cyclophosphamid erheblich verbessert.

Rapid progressive Glomerulonephritis bei mikroskopischer Polyarteriitis und beim Goodpasture Syndrom

Das Bild einer rapid progressiven Glomerulonephritis (sog. Halbmondbildung in den Glomeruli durch extrakapilläre Proliferation und einem rasch progredienten nephritischen Syndrom) mit einer Lungenbeteiligung (Hämorrhagien) kann bei der mikroskopischen Polyarteriitis (Synonym: hypersensitive Angiitis) beobachtet werden. Dieses Bild ist klinisch unter Umständen von dem Goodpasture-Syndrom mit Autoantikörperbildung gegen die glomeruläre Basalmembran nicht zu unterscheiden.

Behçet-Syndrom

Eine Nierenbeteiligung mit Hämaturie, Proteinurie und Serumkreatininanstieg wurde beim Behçet-Syndrom nur selten berichtet. Die Nierenbiopsie zeigte in den wenigen publizierten Fällen entweder eine fokal segmental sklerosierende GN oder eine extrakapilläre proliferative GN mit

Halbmondbildung. Die Prognose des Behçet-Syndroms ist trotz immunsuppressiver Therapie ungünstig, und ein Übergang in eine terminale Niereninsuffizienz ist zu befürchten.

65.2.4 Nierenbeteiligung bei juveniler rheumatoider Arthritis

Bei Patienten mit rheumatoider Arthritis (RA) findet sich mit zunehmender Krankheits- und Therapiedauer eine steigende Inzidenz von Nierenbeteiligungen, die auf eine Störung der glomerulären Filtration und tubulären Funktion hinweisen (Tab. 65/5). Obwohl sich bei der RA teilweise zirkulierende Immunkomplexe nachweisen lassen, wurden nur selten *Glomerulonephritiden vor Therapiebeginn* beobachtet. Das früher vermutete häufige Vorkommen einer primären rheumatoiden Glomerulitis bei Erwachsenen hat sich nicht bestätigt. Milde mesangioproliferative GN mit geringgradiger Hämaturie und Proteinurie sind selten bei RA. In Einzelfällen wurden membranöse GN und nekrotisierende GN bei RA beschrieben. Eine glomeruläre Beteiligung in Form einer renalen Amyloidose ist im Kindesalter selten; sie findet sich bei 3–5% aller Erwachsenen mit RA.

Kinder mit JRA, die einer Immobilisation und Steroidtherapie unterliegen, können ein erhöhtes Risiko einer *Hypercalciurie* und daraus resultierenden Hämaturie haben (Stapleton et al., 1985). Der Nachweis von erhöhten Tubulusenzymen im Urin nicht behandelter Patienten mit RA läßt vermuten, daß die Grundkrankheit auch zu tubulären Schäden führen kann. Das Auftreten einer *rheumatoiden Tubulopathie* mit partiellen Tubulusfunktionsstörungen ist allerdings bisher nicht beschrieben worden.

Analgetika und *nicht-steroidale Antirheumatika (NSAR)* sind verantwortlich für eine Zunahme von akuten Nierenversagen im Verlauf der Therapie erwachsener Patienten mit RA. Die Hemmung der Prostaglandinsynthese hat neben der erwünschten antiphlogistischen Wirkung den Nebeneffekt der Reduktion des renalen Blutflusses. Die verschiedenen NSAR (s. S. 444) sind außerdem direkt tubulotoxisch und können zur Papillennekrose führen. Selten wurde nach NSAR-Gabe das Auftreten einer Lipoidnephrose mit glomerulären Minimalläsionen berichtet.

Die Therapie mit *Gold* und *D-Penicillamin* kann innerhalb des ersten Jahres nach Behandlungsbeginn zu einer großen Proteinurie führen. Histologisch findet sich eine membranöse Glomerulopathie, die in der Regel innerhalb von 2 Jahren nach Absetzen der Therapie in eine Spontanremission übergeht.

65.2.5 Amyloidose

Zur terminalen Niereninsuffizienz führende Amyloidosen sind im Kindesalter selten, da 1. die möglichen Grunderkrankungen, wie chronische Entzündungen, monoklonale Gammopathien oder primäre Amyloidose, sehr selten sind und 2. der pathogenetische Prozeß der Amyloidbildung und glomerulären Ablagerung viele Jahre benötigt, um zur Einschränkung der Nierenfunktion zu führen. Im Rahmen einer Studie der European Dialysis and Transplant Association (EDTA) wurden die Daten von 784 Kindern und Erwachsenen mit Nierenersatztherapie bei Amyloidose analysiert. Von diesen Patienten waren lediglich 1% unter 15 Jahre alt. Ursächlich konnten diese Fälle auf die beiden Grundkrankheiten «juvenile rheumatoide Arthritis» und «familiäres Mittelmeerfieber» zurückgeführt werden.

Eine erfolgreiche Therapie der renalen Amyloidose gibt es bisher nicht. Der Schwerpunkt der Behandlung liegt in der Prävention chronisch entzündlicher Prozesse (Dechênes et al., 1990). Nach terminaler Niereninsuffizienz wurden die meisten erwachsenen Patienten einer chronischen Dialyse unterzogen. Lediglich 17% aller Patienten, die der EDTA gemeldet wurden, lebten mit einem funktionierenden Nierentransplantat; der Anteil transplantierter Patienten mit anderen renalen Grundkrankheiten – wie z. B. Pyelonephritis oder Glomerulonephritis – war in dem Beobachtungszeitraum mit 28% deutlich höher. Die Zurückhaltung bei der Nierentransplantation insbesondere älterer Patienten mit Amyloidose erklärt sich teilweise durch die Häufung amyloidbedingter Komplikationen anderer Organe wie z. B. Herzrhythmusstörungen, Herzinsuffizienz, Diarrhoe und Leberversagen. Für Kinder mit Amyloidose-induziertem terminalem Nierenversagen kann die Nierentransplantation als indiziert angesehen werden, wenn keine schwerwiegenden extrarenalen Komplikationen bestehen.

65.2.6 Komplement-Synthesedefekte und Komplement-Verbrauch

Die Assoziation der renalen Symptome Hämaturie, Proteinurie, Hypertonus und Niereninsuffizienz mit verminderter Serumkomplement-Konzentration hat verschiedene Erklärungen: 1. können Erkrankungen mit angeborenen Defekten der Komplementsynthese zur Entwick-

---

Tab. 65/5: Nierenbeteiligung bei juveniler rheumatoider Arthritis

I. Auswirkungen der Grundkrankheit
1. Amyloidose
2. «Rheumatische Glomerulonephritis»
3. Tubuläre Enzymurie
4. Hypercalciurie

II. Auswirkungen der Therapie
1. Analgetica-Nephropathie
2. Gold- und D-Penicillamin-induzierte membranöse Glomerulopathie

lung einer Nierenerkrankung insbesondere von Glomerulopathien, prädisponieren (s. S. 403); 2. können Erkrankungen mit renaler oder extrarenaler Ablagerung bzw. mit Verbrauch an Komplementfaktoren die Nieren schädigen. Für einige Erkrankungen ist die Entstehung des Komplementmangels im Serum nicht sicher geklärt. Zu den Erkrankungen mit Aktivierung des Komplementsystems, Verbrauch an C3-Komplement und renaler Ablagerung gehören verschiedene Glomerulopathien (Tab. 65/6). Tierexperimentelle Untersuchungen unterstützen das Konzept, daß ein Teil der nephritogenen Wirkung bei Glomerulonephritiden von dem «membrane-attack-complex» (MAC) mit den Komponenten C5b bis C9 ausgeht.

Bei jedem Patienten mit einer Glomerulonephritis muß eine Untersuchung des Komplementsystems (CH50, C3, C4) vorgenommen werden. Weitere Faktorenanalysen, wie z. B. die Bestimmung des C3-Nephritisfaktors, sind speziellen Labors vorbehalten.

Tab. 65/6: Auftreten von verminderter C3 Komplement Konzentration in Serum bei nephritischem Syndrom

1. Systemischer Lupus erythematodes
2. Subakute bakterielle Endokarditis
3. Shunt-Nephritis
4. Cryoglobulinämie
5. Poststreptokokken-Glomerulonephritis
6. Membranoproliferative Glomerulonephritis
7. Hämolytisch-urämisches Syndrom

Literatur

Cameron, J. S.: Renal disease and vasculitis. Pediatr. Nephrol. 2, 490 (1988).

Cameron, J. S.: New horizons in renal vasculitis. Klin. Wschr. 69, 536 (1991).

Churg, J., L. H. Sobin: Renal disease. Igaku-Shoin, Tokyo/New York (1982).

Dechênes, G., A. M. Prieur, F. Hayem et al.: Renal amyloidosis in juvenile chronic arthritis: evolution after chlorambucil treatment. Pediatr. Nephrol. 4, 463 (1990).

Ehrich, J. H. H., B. S. Oemar, J. A. Bruijn: Welche Rolle spielen Autoimmunitätsprozesse bei Nephropathien? Monatsschr. Kinderheilkd. 138, 724 (1990).

Glassock, R. J., B. M. Brenner: Immunpathogenetic mechanisms of renal injury. In: Principles of Int. Med. Eds. Wilson et al. McGraw-Hill N. Y. (1991).

Knight, J. F.: The rheumatic poison: a survey of some published investigations of the immunopathogenesis of Henoch-Schönlein purpura. Pediatr. Nephrol. 4, 533 (1990).

Mehls, O., D.-E., Müller-Wiefel, A. M. Wingen: Nierenbeteiligung bei Autoimmunkrankheiten. Monatsschr. Kinderheilkd. 137, 638 (1989).

Oliveira, D. B. G., K. D. Peters: Autoimmunity and the kidney. Kidney International 35, 923 (1989).

Stapleton, F. B., A. S. Hanissian, L. A. Miller: Hypercalciuria in children with juvenile rheumatoid arthritis: association with hematuria. J. Pediatr. 107, 235 (1985).

Stites, D. P., A. R. Terr: Basic and clinical Immunology. Appleton and Lange intern. Edit. 1991.

Wilson, C. B., F. J. Dickson: The renal response to immunologic injury. In: The Kidney. Eds.: I. M. Brenner, F. E. Rektor. Saunders (1981).

66 Herzbeteiligung bei rheumatischen Erkrankungen

H. H. Kramer

Erkrankungen des rheumatischen Formenkreises können als generalisierte Erkrankung des Mesenchyms zu einer kardialen Manifestation mit Beteiligung der Herzklappen, des myokardialen Interstitiums und des Perikards führen. Je empfindlicher die zur Verfügung stehenden diagnostischen Methoden geworden sind, desto häufiger können bei sorgfältiger Untersuchung bereits im Kindesalter Hinweise auf eine kardiale Beteiligung gefunden werden.

66.1 Rheumatisches Fieber (RF)

Das rheumatische Fieber ist eine Zweiterkrankung nach einer Oropharynx-Infektion mit β-hämolysierenden Streptokokken der Gruppe A. Seine Häufigkeit hat in sozioökonomisch gut situierten Ländern in den letzten Jahrzehnten stark abgenommen, stellt aber in Entwicklungsländern ein unverändert großes Problem dar. Die Abnahme hängt mit der Verfügbarkeit des Penicillin für die Behandlung von Streptokokkeninfektionen zusammen, besonders aber mit der allgemeinen Verbesserung der Lebensbedingungen (Kaplan et al., 1988).

Die Erkrankung, deren Altersgipfel bei 5–15 Jahren liegt, hat einen schillernden Charakter. Es gibt keinen klinischen Parameter und keinen einzelnen Labortest, der allein für die Erkrankung pathognomonisch ist. Vielmehr sind bestimmte Symptom- und Befundkonstellationen charakteristisch und damit diagnostisch wegweisend. *Jones* formulierte im Jahre 1944 diagnostische *Haupt- und Nebenkriterien*, die in der Folgezeit verschiedentlich modifiziert wurden (Tab. 66/1). Die Bedeutung der Kriterien liegt u. a. auch darin, eine «Über-Diagnose» zu vermeiden, vor allem da die Stellung dieser Diagnose eine anschließende antibiotische Dauerbehandlung zur Rezidivprophylaxe impliziert (Kaplan et al., 1988). Unter den Hauptkriterien ist die Karditis wegen ihrer häufigen bleibenden Residuen, speziell Klappenläsionen des linken Herzens, sehr gefürchtet.

Die *Nebenkriterien* sind größtenteils unspezifisch: dies gilt auch für die Verlängerung des PQ-Intervalls, die für sich allein genommen auf keinen Fall auf eine kardiale Beteiligung im Rahmen des rheumatischen Fieber hinweist (s. u.). Die Diagnose eines rheumatischen Fieber ist gerechtfertigt, wenn zwei Hauptkriterien oder ein Haupt- und zwei Nebenkriterien vorliegen, unter der Voraussetzung, daß gleichzeitig eindeutige Hinweise auf eine vorangegangene Streptokokkeninfektion bestehen. Hierzu zählen ein zuvor beobachtetes klassisches Scharlachexanthem sowie vor allem der Nachweis von spezifischen Streptokokken-Antikörpern, besonders Antistreptolysin O – oder Anti-DNase B. Wegen der zeitlichen Latenz von wenigen Wochen zwischen Streptokokkeninfektion und klinischer Manifestation des rheumatischen Fiebers wird im günstigen Fall das Titermaximum erfaßt. Agglutinationstests, die auf einer Antikörper-Agglutination von mit einer Mixtur aus Streptokokken-Antigenen besetzten Erythrozyten beruhen, sind u. a. wegen ungenügend charakterisierter Antigenzusammensetzung nicht zu empfehlen. Die Isolierung von Streptokokken der Gruppe A im Rachenabstrich hat für die Diagnose des rheumatischen Fiebers im Vergleich zur Antikörperfassung eine geringere Aussagekraft und gelingt zum Erkrankungszeitpunkt nur noch in wenigen Fällen.

66.1.1 Pathogenese der Karditis

Das rheumatische Fieber wird als *Folge einer abnormen Immunantwort* von hierzu möglicherweise genetisch prädisponierten Personen angesehen. Bei ihnen kommt es nach einer Streptokokkenpharyngitis zur Produktion von Antikörpern gegen Streptokokken-Antigene, speziell die sog. M-Proteine, welche zu einer Kreuzreaktion mit einem immunologisch ähnlichen «Antigen» des Wirts (z. B. Herzgewebe) in der Lage sind und hierdurch zu Gewebezerstörung führen. Dagegen gibt es keine Hinweise für

Tab. 66/1: Haupt- und Nebenkriterien des rheumatischen Fiebers (modifizierte Jones-Kriterien der American Heart Association, 1984)

Hauptkriterien	Nebenkriterien
Karditis	Fieber
Polyarthritis	Arthralgien
Chorea	früher rheumatisches Fieber
Erythema marginatum	rheumatisches Vitium cordis
Subcutane Knötchen	BSG, CRP↑, Leukocytose
	verlängertes PQ-Intervall

eine pathogenetische Rolle der zahlreichen Streptokokkentoxine oder -enzyme bei der Entwicklung einer Karditis.

66.1.2 Klinik

Die Karditis kann als *Myokarditis, Perikarditis* oder *Valvulitis*, d. h. mit entzündlichen Klappenveränderungen ablaufen. Das klinische Spektrum reicht von seltenen Fällen mit schwerer *Herzinsuffizienz* bis zu häufigeren relativ symptomarmen Fällen, so daß bei Fehlen weiterer Major-Symptome die Diagnose eines rheumatischen Fieber verfehlt werden kann.

Die *Myokarditis* kann klinisch symptomarm verlaufen. Echokardiographisch ist oft eine erniedrigte Verkürzungsfraktion als Ausdruck eines beeinträchtigten Kontraktionsvermögens der linken Herzkammer festzustellen, bei schwerer Myokarditis ist das Herz auch radiologisch vergrößert. Elektrokardiographisch finden sich passagere Erregungsrückbildungsstörungen vom Typ des Innenschichtschadens (ST-Senkung) (Abb. 66/1). Die zu den Nebenkriterien des rheumatischen Fiebers zählende PQ-Verlängerung ist demgegenüber ein unspezifischer Befund und weist auf keinen Fall für sich allein genommen auf eine kardiale Beteiligung hin. Es muß betont werden, daß die Diagnose einer Myokarditis nie aus dem EKG allein und erst recht nicht aus einer einzigen EKG-Ableitung gestellt werden kann und darf.

Eine *Perikarditis* kommt in ca. 10% der Fälle von rheumatischem Fieber vor und manifestiert sich auskultatorisch bei fehlendem oder sehr geringem Erguß durch das als «Lederknarren» bekannte Perikardreiben. Ein in schweren Fällen typischer EKG-Befund (Abb. 66/2) ist die Anhebung der ST-Strecke i. S. eines Außenschichtschadens, im weiteren Verlauf ist eine isoelektrische T-Welle und später eine Normalisierung der Erregungsrückbildung zu beobachten.

Die *entzündlichen Klappenveränderungen* betreffen an erster Stelle die Mitralklappe und an zweiter Stelle die Aortenklappe. Folge dieser Valvulitis sind im ersten Krankheitsstadium typischerweise Klappeninsuffizienzen, die sich im Verlauf der Erkrankung in ihrem Ausmaß ändern, und so gut wie nie primär Klappenstenosen.

Die Häufigkeit einer Karditis wird mit 30–40% der RF-Patienten angegeben, wobei allerdings die diagnostischen Schwierigkeiten zu berücksichtigen sind. Als häufige Ursache einer Fehldiagnose wurde die Fehlinterpretation elektrokardiographischer Befunde genannt. Die auskultatorische Annahme einer Klappeninsuffizienz kann heute durch die kardiale Dopplersonographie bestätigt oder widerlegt werden. Die Echokardiographie ermöglicht den leichten Nachweis früher unentdeckt gebliebener Perikardergüsse, hat aber andererseits gezeigt, daß eine calcifizierende Aortenklappenstenose viel häufiger auf eine bicuspidale Klappenanlage als auf einen rheumatogenen Prozeß zurückzuführen ist; in ähnlicher Weise kann ein angeborener Mitralklappenprolaps Ursache einer Mitralinsuffizienz sein. Ist eine Klappenfehlbildung als Ursache einer Klappeninsuffizienz ausgeschlossen, spricht für eine rheumatische Genese der Nachweis von *Anti-A-Polysaccharid-Antikörpern*, die bis zu 7–8 Jahren

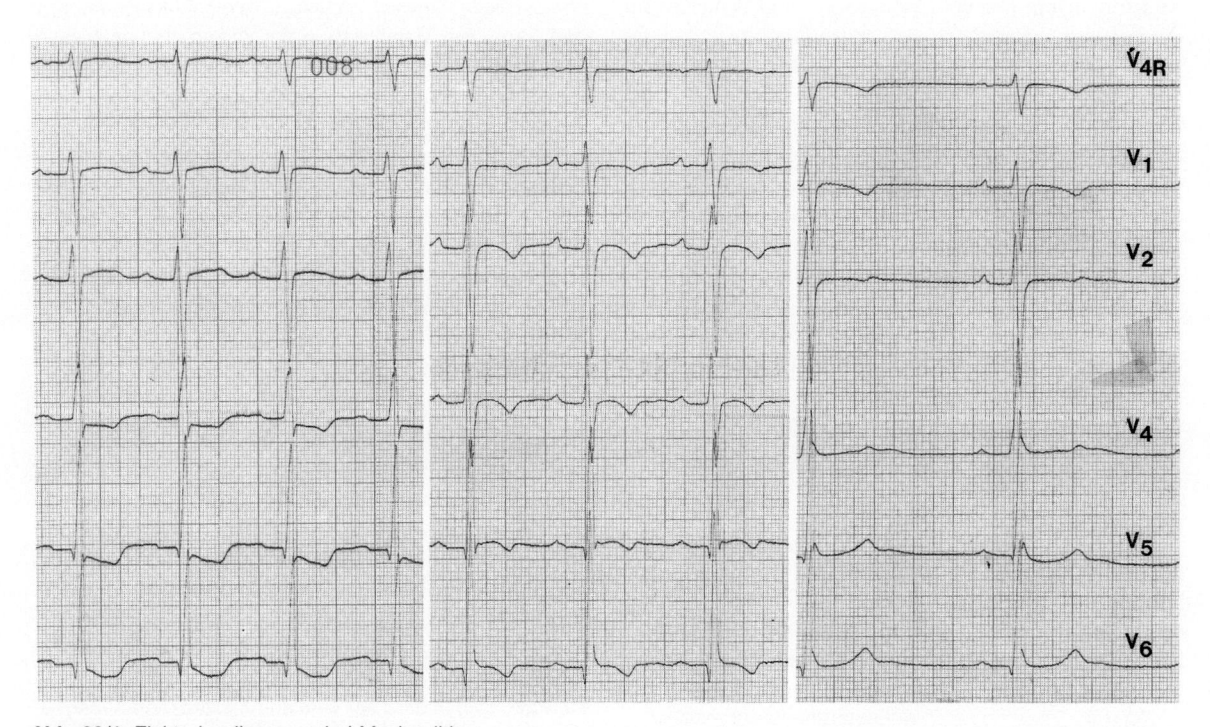

Abb. 66/1: Elektrokardiogramm bei Myokarditis

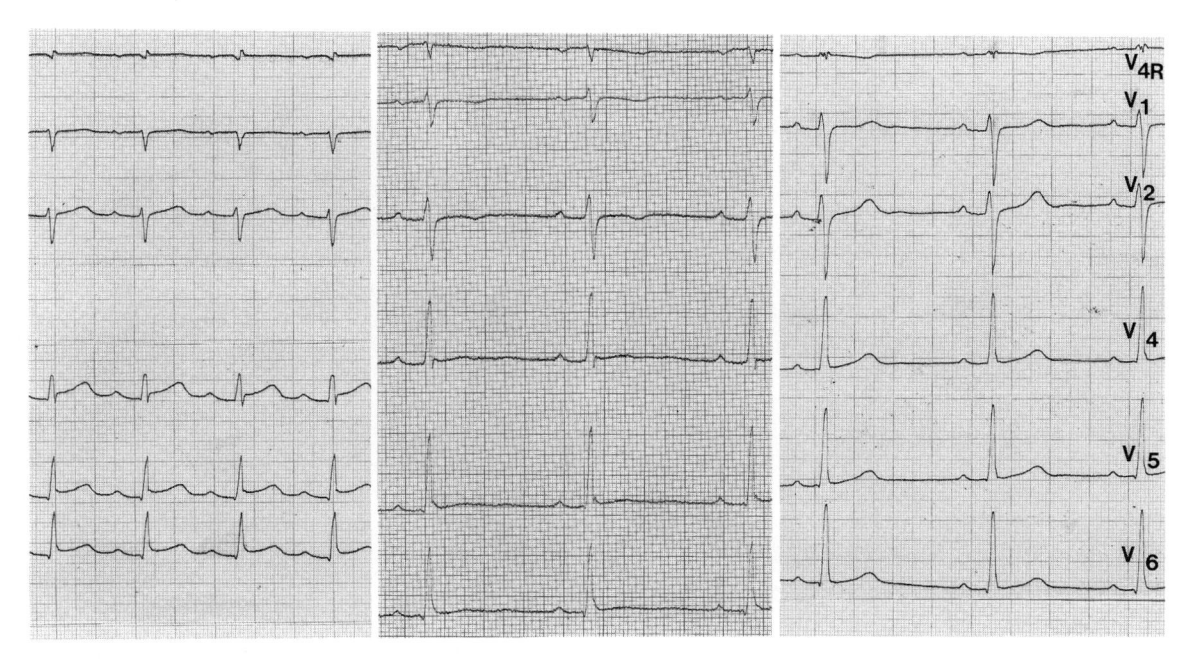

Abb. 66/2: Elektrokardiogramm bei Perikarditis

nach der akuten Krankheitsepisode nachgewiesen werden können. Sie sind vermutlich auf eine Kreuzreaktion zwischen aus der betroffenen Klappe freigesetzten Glykoproteinen und Streptokokken-A-Polysacchariden zurückzuführen. Ein diagnostischer Irrtum wäre es, ein Aorten- oder Mitralklappenvitium bei einem Patienten mit positiver A-Streptokokkenkultur und/oder einmalig erhöht gefundenem Antistreptolysin-Titer im Sinne einer rheumatischen Karditis zu interpretieren.

66.1.3 Therapie des rheumatischen Fiebers

Zu Beginn erfolgt eine zehntägige *Penicillinbehandlung* zur Elimination der im Oropharynx angesiedelten Streptokokken. Diese Maßnahme hat aber keinen unmittelbaren Einfluß auf den akuten Krankheitsverlauf und vor allem die potentiellen kardialen Folgeschäden. Die eigentliche Therapie besteht in antiphlogistischen Dosen von *Acetylsalicylsäure* (ASS) (80–100 mg/kg) für 6–8 Wochen; ab der 4. Behandlungswoche kann ein Versuch der Dosisreduktion erfolgen. Bei manifester Karditis ist *Prednison* in einer Dosis von 2 mg/kg/d indiziert. Die Corticosteroidgabe sollte ab der 3. Woche ausschleichend beendet werden.
Die antiphlogistische Therapie sollte erst nach einwandfreier Sicherung der Diagnose des rheumatischen Fiebers eingeleitet werden; sowohl ASS als auch Corticosteroide sind äußerst effektiv in der Suppression der akuten Entzündung, d. h. unterdrücken die charakteristischen klinischen Symptome, so daß eine bis dahin nicht erfolgte Diagnosestellung nicht mehr möglich sein wird. Dies ist – von Ausnahmen (fulminante Karditis) abgesehen – verantwortbar. Die frühzeitige Behandlung mit entzündungshemmenden Pharmaka soll die Prävalenz rheumatischer Herzklappenfehler nicht reduzieren können, da die Karditis – oft silent – zum Zeitpunkt der ersten Vorstellung, Diagnosestellung und Therapiebeginn bereits die Schäden induziert hat, d. h. das Risiko einer Klappenläsion als gering angesehen wird bei Patienten, die ihn nicht bereits erlitten haben.

66.1.4 Folgeschäden

Die Abheilung der akuten rheumatischen *Valvulitis* resultiert in einer Fibrosierung und Schrumpfung der Chordae tendineae, der Papillarmuskeln sowie der Klappensegel. Dadurch wird die Klappe schlußunfähig. Bei den chronischen rheumatischen Herzfehlern liegt in 85 % der Fälle eine Beteiligung der Mitral- und in 55 % der Aortenklappe vor; Tricuspidal- und Pulmonalklappe sind zu je 5 % betroffen. In anderen Fällen kommt es infolge entzündlicher Verwachsung der Klappenränder zur zusätzlichen Stenosierung, d. h. einem kombinierten Mitralvitium.

66.1.5 Prävention des rheumatischen Fiebers

Die effektivste Form der *Rezidiv-Prophylaxe* besteht in der monatlichen intramuskulären Gabe von 1,2 Mega Benzathin-Penicillin. Hierunter kommt es zu weniger als einem Rezidiv auf 250 Patientenjahre. Diese Form der

Prophylaxe ist gegenüber der täglichen oralen Medikation zu bevorzugen, da diese aus verschiedenen Gründen (u. a. wohl der Patienten-Compliance) weniger sicher ist. Bei Penicillin-Allergie sind entweder Erythromycin oder Sulfonamide zu verwenden (Dajani et al., 1988).

Die Prophylaxe wird bis zum 18. Lebensjahr, mindestens aber für 5 Jahre nach dem rheumatischen Fieber, nach rheumatischer Karditis lebenslang empfohlen. In die Behandlungsentscheidung sollten angesichts der nicht geringen praktischen Probleme der Realisierung dieser Empfehlung auch Überlegungen zur Wahrscheinlichkeit, ein Rezidiv zu erleiden, einbezogen werden, also Faktoren wie sozioökonomische Verhältnisse, Beruf, Alter sowie ein bereits bestehender rheumatischer Klappenschaden.

66.2 Kardiale Beteiligung bei Krankheitsbildern des rheumatischen Formenkreises

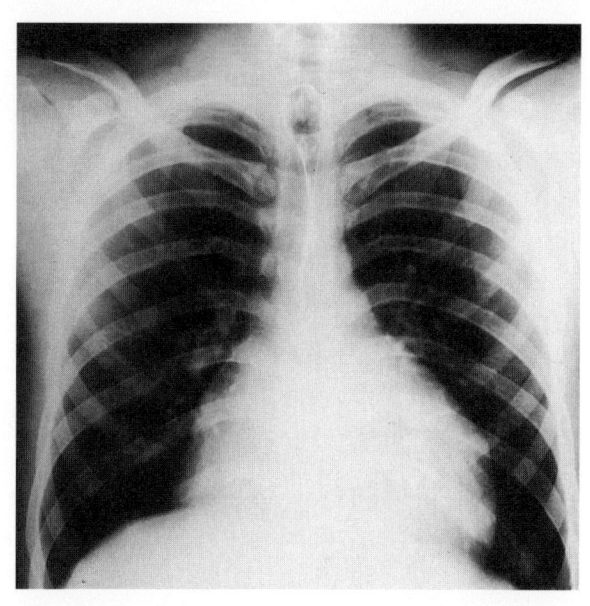

Abb. 66/3: Bocksbeutelform des Herzens infolge großen Perikardergusses

66.2.1 Juvenile rheumatoide Arthritis

Eine kardiale Beteiligung kommt in erster Linie bei der *systemischen Verlaufsform* der juvenilen rheumatoiden Arthritis vor (s. S. 461). Im Vordergrund steht meist ein *Perikarderguß*, der in der Regel gering ist und keine ernstere Komplikation darstellt. Unter der für die Grunderkrankung erforderlichen antiphlogistischen Therapie bildet er sich meist gut zurück, eine Punktion ist selten erforderlich. Die Häufigkeit einer Myokarditis wird mit bis zu 10% angegeben, eine Klappenbeteiligung ist noch seltener.

66.2.2 Systemischer Lupus erythematodes

Beim systemischen Lupus erythematodes (SLE) ist das Herz auch schon im Kindes- und Jugendalter ein häufiges Zielorgan des Krankheitsprozesses (King et al., 1977). Zahlreiche klinische und pathologisch-anatomische Studien dokumentieren eine hohe Prävalenz der kardiovaskulären Beteiligung i. S. einer Perikarditis, Myokarditis, der Endokarditis Libman-Sacks sowie einer Vaskulitis der Koronararterien (s. S. 487).

Eine *Perikarditis* steht in 20–30% der Fälle klinisch im Vordergrund und tritt in nahezu allen Fällen im Verlaufe der Krankheit einmal auf (Doherty et al., 1985). Es handelt sich um ein seröses Exsudat mit niedrigem Komplementgehalt. Der Erguß kann echokardiographisch leicht nachgewiesen werden, bei schwerem Erguß zeigt das Röntgenbild die typische Bocksbeutelform des Herzschattens (Abb. 66/3). Elektrokardiographisch kann eine Anhebung der ST-Strecke i. S. eines Außenschichtschadens zu beobachten sein.

Die von *Libman und Sacks* beschriebenen verrukösen *Veränderungen des Klappenendokards* sind der bekannteste kardiologische Befund des SLE. In Autopsieserien sollen bis zur Hälfte der Fälle betroffen sein, und zwar die Mitralklappe häufiger als die Aortenklappe. Nach prospektiven echokardiographischen Untersuchungen (Galve et al., 1987) sind sie in ca. 10% der Fälle zu finden, wobei es sich überwiegend um jüngere Patienten mit aktivem SLE handelt. Im Gegensatz zu den oft gestielten Vegetationen an den freien Rändern der Klappensegeln bei bakterieller Endokarditis sind sie in der Regel im basalen und mittleren Klappenanteil in Form oft multipler, kleiner warzenförmiger und wenig beweglicher Vegetationen von meist 2–4 mm Durchmesser lokalisiert. Die Embolisationsgefahr ist dementsprechend gering. Sie führen zu keiner Zerstörung oder wesentlichen Funktionsstörung der Klappen und sollen bei Patienten mit Corticosteroidbehandlung kleiner und zahlenmäßig geringer sein als ohne diese Medikation.

Bei weiteren 10% der Fälle können echokardiographisch erhebliche diffuse Verdickungen der Mitral- und Aortenklappe nachgewiesen werden, die als Folge des Immunkomplexgeschehens mit sekundären entzündlichen Veränderungen angesehen werden und in den meisten Fällen zur Klappeninsuffizienz, seltener zur Stenose führen. Hierbei handelt es sich meist um ältere in Remission der Erkrankung befindliche Patienten.

Eine *Myokarditis* mit Herzinsuffizienz wird beim SLE klinisch selten gesehen, wenngleich autoptisch entzündliche Veränderungen des Myokards in 25–50% der Fälle nachgewiesen werden (Doherty et al., 1985). Auch aus anderen Gründen kann es zu einer Herzinsuffizienz kommen. Eine linksventrikuläre Funktionsstörung bis hin zur *kongestiven Kardiomyopathie* kann sich aber auch auf dem Boden einer systemischen Hypertonie infolge SLE-Nephritis oder hochdosierter Steroidmedikation entwickeln und ist daher sicherlich nicht selten multifaktorieller Natur. Eine Rechtsherzinsuffizienz kann Folge einer pulmonalen Hypertension sein, die in 3–5% der SLE-Fälle als Folge pulmonal-parenchymatöser oder vaskulärer Veränderungen vorkommt.

Auf der Basis der entzündlichen Veränderungen von Myokard und auch Perikard kann es zu *Arrhythmien* und *Störungen von Reizbildung und -leitung* kommen, wobei der Sinusknoten häufiger als der AV-Knoten involviert ist, was auf seine anatomische Nähe zum Perikard zurückgeführt wird (Ansari et al., 1985). Supraventrikuläre Rhythmusstörungen während akuter Krankheitsphasen sind typischerweise transient. Fokale chronische Entzündungen, vaskulitische und fibrotische Veränderungen des Reizleitungssystems, die bei pathologisch-anatomischen Untersuchungen gefunden werden, sind als Basis intrakardialer Reizleitungsstörungen anzusehen, wobei es allerdings nur sehr selten zu einem kompletten AV-Block kommt.

Die *Koronararterienbeteiligung* beim SLE hat größere Bedeutung als bislang angenommen, und zwar auch schon bei relativ jungen Patienten, die Symptome der Koronarischämie aufweisen und einen Myokardinfarkt erleiden können. Bei der Koronarographie werden nicht selten aneurysmatische Erweiterungen infolge einer abgelaufenen Vaskulitis oder auch eine frühe Koronarsklerose gefunden. Als Ausdruck (oder Ursache) der Endothelschädigung können Anti-Endothel-Antikörper nachgewiesen werden. Eine wichtige pathogenetische Rolle sollen aber vor allem Anti-Phospholipid-Antikörper (s. S. 490) spielen, die bei 80% aller SLE Patienten mit kardialer Beteiligung in hoher Konzentration gefunden werden und Anlaß zu einer exakten kardiologischen Diagnostik sein sollten. Eine bestehende Schädigung des Endothels als einer Produktionsstätte antikoagulatorischer Substanzen begünstigt zusätzlich die Gefahr thrombotischer Gefäßstenosierungen.

Neonatales Lupus-Syndrom

Die Assoziation zwischen SLE der Mutter und einem kongenitalen AV-Block 3. Grades in ihrer Nachkommenschaft ist erst seit den siebziger Jahren bekannt. Der AV-Block (Abb. 66/4) kann ein Hauptsymptom des sog. *neonatalen Lupus-Syndroms* sein (s. S. 490). Eine transplacentare Passage mütterlicher IgG-Antikörper ist bereits vor der 12. Gestationswoche möglich. Solche Antikörper könnten die in der 3. und 4. Gestationswoche stattfindende Bildung des AV-Knotens und seine anschließende Verbindung mit dem His'schen Bündel beeinträchtigen. Immunhistologische Untersuchungen sprechen aber eher für eine auf entzündlicher Basis abgelaufene Zerstörung des AV-Knotens. Hierzu würde auch besser die gelegentlich ebenfalls vorhandene Kardiomyopathie passen. Es wäre auch vorstellbar, daß die *SS-A-Antikörper* einen entzündlichen Prozeß induzieren, der besonders das reich vaskularisierte Erregungsleitungssystem betrifft (Taylor et al., 1986).

Die Mehrheit (80%) der Mütter ist zum Zeitpunkt der Geburt ihrer von einem Lupus-Syndrom betroffenen Kinder noch asymptomatisch, die meisten werden allerdings in der Folgezeit erkranken. Die symptomatischen

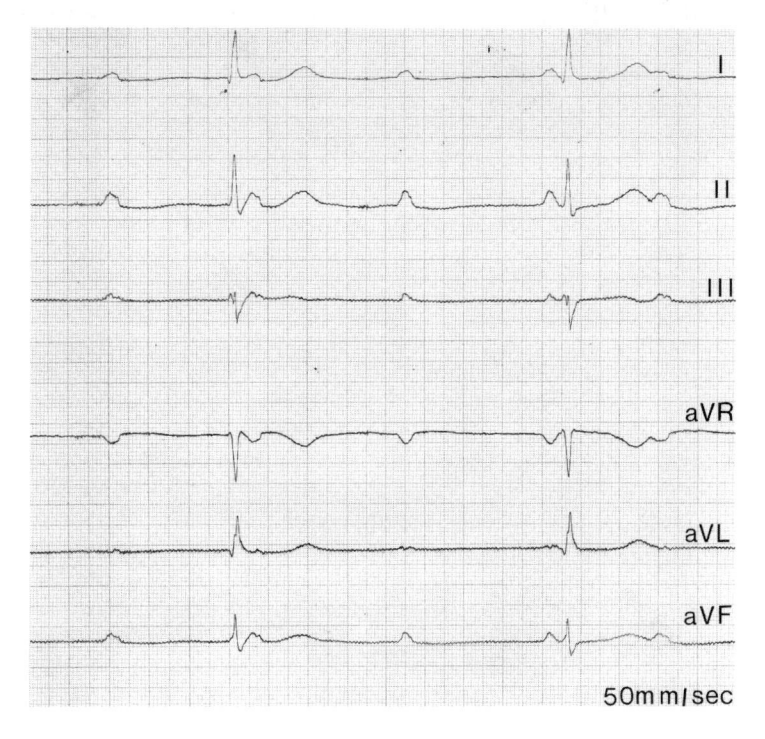

Abb. 66/4: Kompletter AV-Block bei Kind einer Mutter mit systemischem Lupus erythematodes

Mütter leiden zum größeren Teil an einem *SLE* oder einem *Sjögren-Syndrom*. Die Mütter von Kindern mit kongenitalem kompletten AV-Block haben fast immer SS-A-Antikörper. Ihr Nachweis bei der Mutter darf aber nicht zu der umgekehrten Schlußfolgerung führen, daß mit der Geburt eines Kindes mit kompletten AV-Block zu rechnen ist. Nach Watson et al. (1984) dürften weniger als 5% aller Feten, die SS-A-Antikörper exponiert waren, von einem neonatalen Lupus-Syndrom (mit oder ohne kompletten AV-Block) betroffen sein.

Die Prognose von Neugeborenen mit einem AV-Block 3. Grades hat sich in den letzten Jahren durch die auch in dieser Altersstufe zunehmend problemlosere Versorgung mit Schrittmachersystemen stark verbessert.

66.2.3 Polymyositis und Dermatomyositis

Eine kardiale Beteiligung bei Polymyositis und Dermatomyositis ist speziell bei Patienten mit schwerer Myositis der Skelettmuskulatur und chronischem Verlauf zu erwarten. Als Hinweis auf eine myokardiale Beteiligung können elektrokardiographisch unspezifische Kammerendteilveränderungen ohne weitere klinische Symptomatik beobachtet werden. Die myokardialen Veränderungen sind nur selten so schwer, daß eine Herzinsuffizienz auftritt. Als Ausdruck myokardialer Beteiligung findet sich oft eine *Erhöhung des CK-MB-Isoenzyms* über 3% (Askari et al., 1984). In einigen Fällen liegt ein geringfügiger Perikarderguß vor.

Als schwerste Folge entzündlicher Infiltration des Reizleitungssystems mit fokaler Nekrose kann es zu supraventrikulären und ventrikulären *Arrhythmien* sowie Reizleitungsstörungen kommen. Stern et al. (1984) stellten an einer Gruppe von 77 Patienten, davon 13 Kindern unter 16 Jahren, in 32% der Fälle pathologische elektrokardiographische Befunde fest, vorwiegend Leitungsstörungen distal des AV-Knotens, und zwar ein linksanteriorer Hemiblock bei 13%, ein Rechtsschenkelblock in 9% und ein Linksschenkelblock in 3% der Fälle. Diese Veränderungen verteilten sich gleichmäßig auf alle Altersstufen. Seltener sind Störungen der atrioventrikulären Überleitung in Form eines AV-Blocks 1., 2. oder sogar 3. Grades.

Die kardiale Beteiligung ist ein wesentlicher die Gesamtprognose bestimmender Faktor. Unter intensiver Therapie (s. S. 506) ist im Kindesalter sogar die Reversibilität von Reizleitungsstörungen beschrieben worden. Diese können ansonsten eine Schrittmacherimplantation erfordern.

Eine seltenere Komplikation ist die *Vaskulitis der Koronararterien*. Als weit häufigerer und deshalb relevanterer koronarer Risikofaktor ist die für die Behandlung des Grundleidens oft langfristig erforderliche Corticosteroidmedikation anzuführen.

66.2.4 Sklerodermie

Die kardiale Beteiligung bei der systemischen Form der Sklerodermie kann vor allem in einer *myokardialen Funktionsstörung* als Folge fokaler Fibrosen des Myokards bestehen. Als Pathomechanismus werden koronare Gefäßspasmen mit intermittierenden Perfusionsstörungen im Sinne eines kardialen Raynaud-Phänomens diskutiert. Die daraus resultierenden Mikrozirkulationsstörungen führen zu Narben, welche letztlich für die Entstehung einer dilatativen, selten auch restriktiven Kardiomyopathie mit klinisch manifester Herzinsuffizienz verantwortlich sind. Echokardiographisch können regionale Wandbewegungsstörungen des linken Ventrikels festgestellt werden. Bei Thallium-Myokardszintigraphien können Perfusionsstörungen schon vor Auftreten klinischer Symptome nachzuweisen sein.

Auch die *Arrhythmien*, die bei etwa 20% der Patienten im Langzeit-EKG gefunden werden, sind über den gleichen Pathomechanismus, d. h. fokale Fibrosen des Myokards und Reizleitungssystems zu erklären. Es können sich ein höhergradiger AV-Block sowie ernste ventrikuläre Arrhythmien entwickeln. Bis zu 60% der Patienten können an Kammertachykardien oder -flattern sterben.

Im Erwachsenenalter manifestiert sich bei einem Drittel bis der Hälfte der Patienten eine *pulmonale Hypertonie*, als deren Ursache zunächst das Vorliegen einer interstitiellen Lungenfibrose angenommen wurde. In der Mehrzahl der Fälle scheint aber eine primär vaskuläre Ätiologie der pulmonalen Hypertonie vorzuliegen. Es ist auch möglich, daß die interstitielle Lungenfibrose auf vaskulärer Basis entsteht. Die kardiopulmonale Beteiligung kann schon im Kindes- und Jugendalter zum Tode führen. In einem Bericht von Kornreich et al. (1977) über 35 Kinder mit Sklerodermie verstarben von 6 Kindern je zwei an schwerer Myokardfibrose bzw. pulmonal bedingtem Rechtsherzversagen.

Ein *Perikarderguß*, der echokardiographisch bei 40% erwachsener Patienten festzustellen ist, hat selten klinische Bedeutung. Es handelt sich im Gegensatz zum systemischen Lupus erythematodes um ein Exsudat ohne Autoantikörper, Immunkomplexe oder Komplementdepletion.

Als Ansatzpunkt zur Behandlung der Gefäßspasmen speziell im Bereich der Koronar- und Pulmonalstrombahn werden der frühzeitige Einsatz von *Kalziumantagonisten* vom Nifedipin-Typ sowie auch von *Angiotensin-Converting-Enzyme (ACE-)Hemmern* diskutiert, letztere unter der Vorstellung, daß die Koronarspasmen Angiotensinvermittelt seien (Janosik et al., 1989). Die Effektivität einer präventiven Medikation hinsichtlich der Verhinderung der Progression myokardialer und pulmonaler Schädigung ist bisher noch nicht durch entsprechende prospektive randomisierte Studien belegt. Speziell bei manifester pulmonaler Hypertonie ist die Effektivität dieser Pharmaka als sehr begrenzt anzusehen.

66.2.5 Mukokutanes Lymphknoten-Syndrom (Kawasaki-Syndrom)

Beim mukokutanen Lymphknoten-Syndrom (Kawasaki-Syndrom) handelt es sich um eine akute systemische Vaskulitis mit Manifestation im Bereich verschiedener Organsysteme, deren Symptomatik im Kap. 62 dargestellt sind. Auf Hinweise einer kardialen Beteiligung in der 14tägigen Akutphase der Erkrankung muß besonders geachtet werden, da in diesem Bereich – im Gegensatz zu anderen Organsystemen – langfristig bedeutsame Residuen infolge einer abgelaufenen Vaskulitis der Koronararterien zurückbleiben können. Weiterhin können eine Perikarditis, Myokarditis, eine entzündlich bedingte Klappeninsuffizienz – speziell der Mitralklappe – auftreten.

Die *Perikarditis* verläuft mit meist geringfügigem Perikarderguß, der sich unter der Therapie der Grunderkrankung in der Regel schnell zurückbildet.

Klinische Anhaltspunkte für eine *Myokarditis* liegen bei kritischer Betrachtung in maximal 20% der Fälle vor, obwohl Myokardbiopsien erheblich häufiger entzündliche Infiltrationen ergeben haben. Echokardiographische Hinweise auf eine regional oder global gestörte linksventrikuläre Funktion sind in 17–32% der Fälle vorhanden. Meist geringgradige EKG-Veränderungen in Form unspezifischer Kammerendstrecken-Veränderungen oder einer PQ-Verlängerung werden bei bis zu 60% aller Patienten berichtet, rechtfertigen allein aber nicht die Annahme einer Myokarditis. Sie haben weder Bedeutung für den Verlauf der Erkrankung noch stellen sie einen Hinweis auf eine Koronararterienbeteiligung z. B. im Sinne eines Koronaraneurysmas dar.

Eine *Mitralinsuffizienz* kann auf der entzündlichen Infiltration der Klappe selbst basieren oder Folge einer Papillarmuskeldysfunktion sein. Sie wird oft nur passager bei bis zu 10% aller Patienten beobachtet und entwickelt sich meist früher im Krankheitsverlauf als eine Aorteninsuffizienz, die bei etwa 5% der Patienten auftritt.

Von besonderer Bedeutung ist die *Entzündung (Vaskulitis) der Koronararterien*. Eine sehr schwere, aber glücklicherweise seltene Komplikation dieser Vaskulitis kann ein *Myokardinfarkt* mit typischen EKG-Veränderungen und Erhöhung der Herzmuskelenzyme sein. Auf dem Boden der Koronarvaskulitis entwickeln sich bei etwa 20% aller Patienten in der zweiten, mit abnehmender Häufigkeit aber bis zur sechsten Krankheitswoche *Aneurysmen* oder fusiforme Dilatationen der Koronararterien. Daher sollte bei allen Kawasaki-Patienten zu Beginn und am Ende dieses Zeitraums auch bei fehlender kardialer Symptomatik eine zweidimensionale echokardiographische Untersuchung durchgeführt werden, bei vorhandener Symptomatik selbstverständlich häufiger. Die Aneurysmen sind meist im proximalen Verlauf der Koronararterien lokalisiert und können durch die Echokardiographie mit einer Sensitivität von nahezu 100% erfaßt werden (Ettedgui et al., 1991). Früher vorgeschlagene Scores zur Einschätzung der Wahrscheinlichkeit einer Koronararterienbeteiligung sind aus kardiologischer Sicht weniger bedeutungsvoll. Weitere Aneurysmen können auch im distalen Verlauf vorhanden sein, ihr echokardiographi-

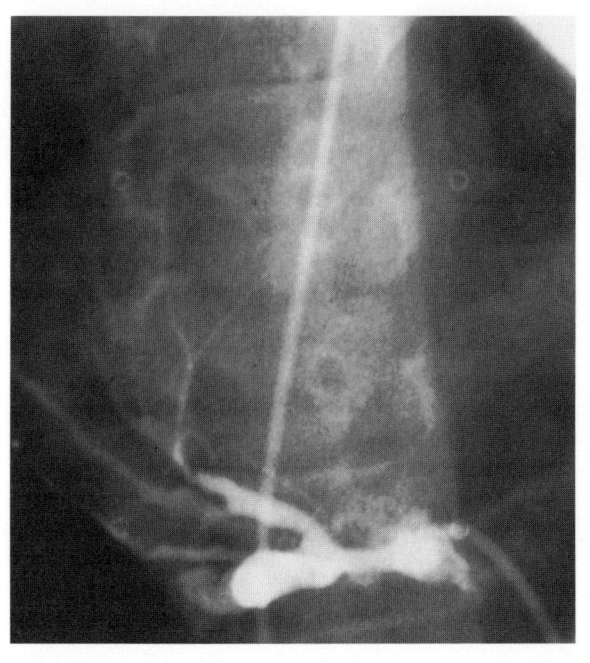

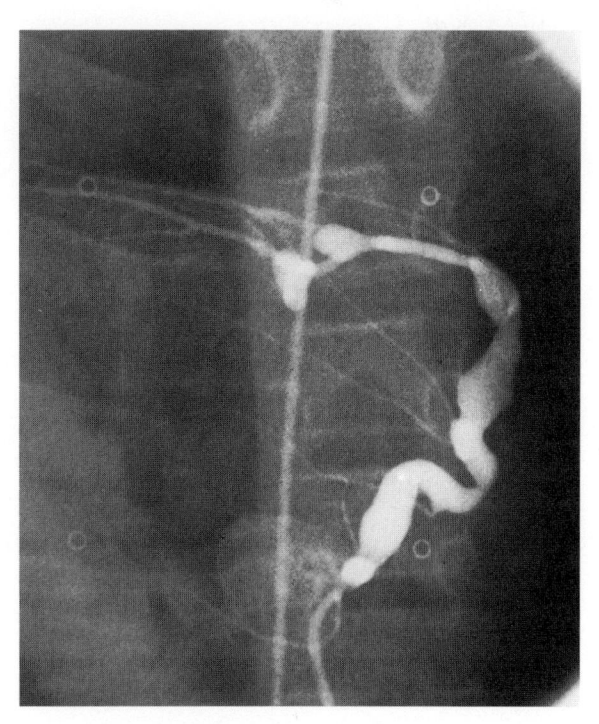

Abb. 66/5: Schwere aneurysmatische Veränderung der rechten (a) und linken (b) Koronararterie

scher Nachweis gelingt aber nur mit geringerer Sensitivität (50%).

Die Echokardiographie ist nur unzureichend zur Erkennung von Stenosierungen in der Lage, die vor allem im Verlauf der Rückbildung der Aneurysmen (der Abheilung der Koronarvaskulitis) entstehen können. Dieser Aspekt ist bei Nachsorgeuntersuchungen zu berücksichtigen.

Die Indikation zur *Koronarographie* besteht bei klinischen oder elektrokardiographischen Hinweisen auf eine Koronarischämie. Dies gilt für die akute Krankheitsphase und ebenso jeden späteren Zeitpunkt. Die Gefahr eines Myokardinfarkts ist zwischen dem 10. und 40. Krankheitstag am größten, droht aber auch noch nach Monaten oder Jahren bei denjenigen Kindern, bei denen es nicht zu einer Rückbildung der Koronaraneurysmen kommt. Eine vollständige Rückbildung der Aneurysmen ist bei etwa 60% der Kinder zu beobachten, kann allerdings 6–18 Monate dauern (Abb. 66/5). Bleibt ein Aneurysma echokardiographisch bestehen, sollte auch bei asymptomatischen Kindern eine Koronarographie erfolgen, um das komplette Ausmaß der Koronararterienbeteiligung zu erfassen. Die Therapie beim Kawasaki-Syndrom wird auf Seite 511 beschrieben.

Literatur

Ansari, A., P. H. Larson, H. D. Bates: Cardiovascular manifestations of systemic lupus erythematosus: current perspective. Cardiovasc. Dis. 27, 421–434 (1985).

Askari, A. D.: Cardiac abnormalities. Clin. Rheum. Dis. 10, 131–149 (1984).

Dajani, A. S., A. L. Bisno, K. J. Chung, D. T. Durack, M. A. Gerber, E. L. Kaplan, H. D. Millard, M. F. Randolph, St. T. Shulman, C. Watanakunakorn: Prevention of rheumatic fever. A statement for health professinals by the committee on rheumatic fever, endocarditis, and Kawasaki disease of the Council on cardiovascular disease in the young, the American Heart Association. Circulation 78, 1082–1086 (1988).

Doherty, N. E., R. J. Siegel: Cardiovascular manifestations of systemic lupus erythematosus. Am. Heart J. 110, 1257–1265 (1985).

Ettedgui, J. A., W. H. Neches, E. Pahl: The role of crosssectional echocardiography in Kawasaki disease. Cardiol. Young 1, 221–224 (1991).

Galve, E., J. Candell-Riera, C. Pigrau, G. Permanyer-Miralda, H. Garcia-Del-Castillo, J. Soler-Soler: Prevalence, morphologic types, and evolution of cardiac valvular disease in systemic lupus erythematodes. N. Engl. J. Med. 319, 817–823 (1988).

Janosik, D. L., Th. G. Osborn, T. L. Moore, D. G. Shah, R. G. Kenney, J. Zuckner: Heart disease in systemic sclerosis. Sem Arthritis Rheumatism 19, 191–200 (1989).

Kaplan, E. L., M. Markowitz: The fall and rise of rheumatic fever in the united states: a commentary. Int J Cardiol 21, 3–10 (1988).

King, K. K., H. K. Kornreich, B. H. Bernstein, B. H. Singsen, V. Hanson: The clinical spectrum of systemic lupus erythematosus in childhood. Arthrit. Rheum. 20 (Suppl.), 287–294 (1977).

Kondo, Ch., M. Hiroe, T. Nakanishi, A. Takao: Detection of coronary artery stenosis in children with Kawasaki disease. Circulation 80, 615–624 (1989).

Kornreich, H. K., K. K. King, B. H. Bernstein, B. H. Singsen, V. Hanson: Scleroderma in childhood. Arthrit. Rheum. 20 (Suppl.), 343–350 (1977).

Markowitz, M.: Evolution and critique of changes in the Jones criteria for the diagnosis of rheumatic fever. New Zeal. Med. J. 101, 392–394 (1988).

Stern, R., J. H. Godbold, Q. Chess, L. J. Kagen: ECG abnormalities in polymyositis. Arch. Intern. Med. 144, 2185–2189 (1984).

Taylor, P. V., J. S. Scott, L. M. Gerlis, E. Esscher, O. Scott: Maternal antibodies against fetal cardiac antigens in congenital complete heart block. J. Med. 315, 667–672 (1986).

Watson, R. M., A. T. Lane, N. K. Barnett, W. B. Bias, F. C. Arnett, T. T. Provost: Neonatal lupus erythematosus. Medicine 63, 363–378 (1984).

67 Rheumatische Erkrankungen und Affektionen der Leber

S. Koletzko

Erkrankungen des rheumatischen Formenkreises und Hepatopathien können auf verschiedene Weise miteinander assoziiert sein. Man sollte sich diese verschiedenen differentialdiagnostischen Möglichkeiten vergegenwärtigen, wenn bei einem Kind mit Arthritis Zeichen einer Lebererkrankung auftreten. Grundsätzlich kommen folgende Verbindungen zwischen diesen beiden Organmanifestationen in Frage (Tab. 67/1):

1. Der Patient hat eine *Leberbeteiligung im Rahmen seiner rheumatischen Grunderkrankung*. Bei den verschiedenen Erkrankungen des rheumatischen Formenkreises ist die Häufigkeit und das Ausmaß einer hepatischen Manifestation sehr unterschiedlich, z. T. liegen auch für die Pädiatrie keine systematischen Untersuchungen zur Inzidenz und Signifikanz der Leberbeteiligung vor.
2. Wird eine Hepatopathie bei einem Kind mit rheumatischer Erkrankung erst nach Beginn einer medikamentösen Behandlung diagnostiziert, ist die Interpretation pathologischer Leberparameter noch schwieriger, da für die meisten Antirheumatika eine *Hepatotoxität* bekannt ist. Aus diesem Grunde sollte bei jedem Kind vor Einleitung solch einer potentiell hepatotoxischen Therapie durch eine Ultraschalluntersuchung der Leber und Bestimmung von Transaminasen und Cholestaseparametern eine Lebererkrankung ausgeschlossen werden.
3. Bei den differentialdiagnostischen Überlegungen ist weiter zu berücksichtigen, daß eine *Arthritis* auch *Komplikation einer primären Lebererkrankung* sein kann. In der Regel steht die Lebererkrankung dann im Vordergrund.
4. Gelegentlich bereiten *nichtrheumatische Erkrankungen* diagnostische Schwierigkeiten, bei denen sowohl eine Gelenkbeteiligung als auch eine Hepatopathie auftreten kann. Bei ausgeprägten arthritischen Beschwerden wurde in Einzelfällen, besonders wenn die Grundkrankheit noch nicht bekannt war, eine juvenile rheumatoide Arthritis fehldiagnostiziert.
5. Schließlich muß bedacht werden, daß ein Patient mit einer rheumatischen Erkrankung eine davon vollkommen *unabhängige Hepatopathie* haben könnte. Dabei kann es sich einmal um eine erworbene infektiöse Hepatitis handeln, aber auch um die klinische Manifestation einer genetisch bedingten Stoffwechselerkrankung (z. B. Alpha-1-Antitrypsinmangel, Morbus Wilson etc.). Auch wenn keine Kausalität zwischen der Leber- und der Gelenkerkrankung besteht, so kann die eine doch die andere in ihrem Verlauf beeinflussen, wie es für die akute infektiöse Hepatitis bei rheumatoider Arthritis beschrieben wurde.

Die therapeutischen Konsequenzen und die Prognose sind von der Art der Leberaffektion abhängig und folglich sehr unterschiedlich. Die Grundregel der Hepatologie gilt damit genauso für den Patienten mit Arthritis: Bei Zeichen einer Hepatopathie müssen behandelbare Lebererkrankungen durch ein angemessenes diagnostisches Programm stets ausgeschlossen werden, um eine irreversible Leberschädigung zu verhindern.

Tab. 67/1: Mögliche Assoziationen zwischen rheumatischen Erkrankungen und Affektionen der Leber

1 Leberbeteiligung bei rheumatischer Erkrankung
1.1 Juvenile rheumatoide Arthritis
1.2 Kollagenosen

2 Hepatotoxizität antirheumatischer Medikamente
 2.1 Acetylsalicylsäure
2.2 Andere nicht-steroidale Antirheumatika
2.3 Gold
2.4 D-Penicillamin
2.5 Methotrexat

3 Hepatopathie und Arthritis als Komplikationen chronischer Erkrankungen
3.1 Cystische Fibrose
3.2 Chronisch entzündliche Darmerkrankung

4 Arthritis als extrahepatische Manifestation einer primären Lebererkrankung
4.1 Infektiöse Hepatitis (Hepatitis B, EBV etc.)
4.2 Chronisch aktive Autoimmunhepatitis

5 Hepatopathie und rheumatische Erkrankung sind unabhängig
5.1 Infektiöse Hepatitis
5.2 Metabolische Lebererkrankung

67.1 Leberbeteiligung bei rheumatischer Erkrankung

67.1.1 Juvenile rheumatoide Arthritis

Eine hepatische Beteiligung ist am besten bekannt und untersucht bei der systemischen Form der juvenilen rheumatoiden Arthritis, dem *Still-Syndrom* (s. S. 457). Die meist jungen Kinder zeigen neben der Arthritis Zeichen einer Systemerkrankung mit Lymphadenopathie, Fieber, Organomegalie und Ergußbildung der Pleura und des Perikards. Die Leber kann z. T. massiv vergrößert und druckdolent sein. Biochemisch sind die Transaminasen leicht oder mäßig erhöht, eine Hyperbilirubinämie kann auftreten. Histologisch finden sich unspezifische Veränderungen mit sinusoidalen mononukleären Zellinfiltraten, einer Hyperplasie der Kupfferschen Zellen und entzündlichen Infiltraten der Portalfelder. Eine progressive Lebererkrankung mit zirrhotischem Umbau ist nicht zu erwarten.

Während die Hepatomegalie beim Still-Syndrom eine Leberbeteiligung schon bei der klinischen Untersuchung nahe legt, finden sich bei der *nicht-systemischen juvenilen rheumatoiden Arthritis* allenfalls leicht erhöhte Transaminasen ohne klinische Zeichen einer Lebererkrankung. Genaue Häufigkeitsangaben über gestörte Leberfunktionsproben bei einer größeren Zahl von Kindern mit juveniler rheumatoider Arthritis, die keine antirheumatische Therapie erhalten, liegen nicht vor. Rachelefsky und Mitarbeiter (1976) fanden die Transaminasen von 11 nicht mit Medikamenten behandelten Kindern mit juveniler Arthritis signifikant höher als bei 35 gesunden Kontrollkindern. Bei 8 von 11 Kindern war die SGOT, bei 6 Kindern die SGPT über die Altersnorm erhöht. Die Werte für die Kreatininkinase (CK) und die alkalische Phosphatase unterschieden sich nicht von denen gesunder Kinder.

Eine seltene, aber sehr ernst zu nehmende Ursache für eine Hepatomegalie bei einem Kind mit juveniler rheumatoider Arthritis ist nach vieljährigem Verlauf die *sekundäre systemische Amyloidose*. Diese Komplikation betrifft nur 1–4% der Kinder mit rheumatoider Arthritis (fast ausschließlich Still-Syndrom) ohne Bevorzugung eines Geschlechtes. Die leberbezogenen Laborparameter können normal sein. Im Vordergrund der klinischen Symptomatik und für die Prognose entscheidend ist die durch Amyloidablagerungen bedingte Nephropathie, die fast immer mit einer Proteinurie einhergeht und häufig in einer Niereninsuffizienz endet.

67.1.2 Kollagenosen

Bei keiner der als Kollagenosen zusammengefaßten rheumatischen Erkrankungen spielt die Hepatopathie eine signifikante klinische Rolle. Die beschriebenen Leberveränderungen beschränken sich meist auf eine Hepatomegalie und leichte Erhöhungen von Transaminasen und alkalischer Phosphatase. Beim *systemischen Lupus erythematodes (SLE)* werden solche Hinweise auf eine Leberbeteiligung bei etwa 20% der betroffenen Patienten beschrieben. Bei der *Dermatomyositis* oder der *progressiven systemischen Sklerose* wird eine Hepatopathie seltener beobachtet. Wie bei der rheumatoiden Arthritis ist es in den meisten Fällen jedoch schwierig zu entscheiden, ob die Veränderungen durch die Grunderkrankung selbst bedingt oder Folge ihrer medikamentösen Therapie sind. Die histologischen Veränderungen sind unspezifisch und reichen von einer Fetteinlagerung in den Hepatozyten über lymphozytäre portale Zellinfiltrate zu vereinzelten Leberzellnekrosen.

Die für die Kollagenosen beschriebenen entzündlichen vaskulitischen Veränderungen können grundsätzlich auch die großen und kleinen arteriellen und venösen Gefäße der Leber betreffen. In der Literatur finden sich dazu aber nur wenige Fallberichte, einige allerdings mit fatalem Ausgang.

Das Bild einer *chronisch aggressiven Hepatitis* oder sogenannten lupoiden Hepatitis, gehört – wie der Name vielleicht irrtümlich vermuten läßt – nicht zum systemischen Lupus erythematodes. Vereinzelt wurden Patienten mit einem systemischen Lupus erythematodes oder einem Sjögren-Syndrom beschrieben, die eine chronisch aktive Hepatitis mit zirrhotischem Umbau aufwiesen. Vermutlich handelt es sich dabei aber um ein gemeinsames Auftreten zweier Autoimmunerkrankungen, die beide eine Assoziation mit den Histokompatibilitätsantigenen HLA B8 und DR3 aufweisen.

67.2 Hepatotoxizität antirheumatischer Medikamente

Biochemische Zeichen einer Hepatopathie bei einem Kind mit rheumatischer Erkrankung sind wahrscheinlich weit häufiger Folge der medikamentösen Behandlung als Ausdruck einer hepatischen Mitbeteiligung. Alle in der Therapie der rheumatoiden Arthritis eingesetzten Arzneimittel sind potentiell lebertoxisch. Daher empfehlen sich grundsätzlich regelmäßige Kontrollen der Transaminasen, der alkalischen Phosphatase, der gamma-Glutamyltranspeptidase und ggfs. der Gerinnungsfunktion. Besonders häufig treten Leberfunktionsstörungen bei der Therapie mit *Acetylsalicylsäure (ASS)* und *Methotrexat* auf.

67.2.1 Acetylsalicylsäure

Leichte Transaminasenerhöhungen werden bei über der Hälfte aller mit ASS behandelten Patienten mit juveniler rheumatoider Arthritis beobachtet. Diese biochemischen Veränderungen korrelieren nicht mit der Höhe des ASS-Serumspiegels, solange die Werte im therapeutischen Bereich liegen. Steigen die Transaminasen nicht weiter an und sind keine Zeichen einer Cholestase oder einer hepatisch bedingten Gerinnungsstörung nachweisbar, kann die Therapie weiter fortgeführt werden. Häufig normalisieren sich die biochemischen Auffälligkeiten.

Eine weitere Form der *Hepatotoxizität mit schwererem Leberschaden* ist dosisabhängig und wird bei Serumspiegeln über 25 mg/dl beobachtet. Diese Form wurde überwiegend bei Mädchen und jungen Frauen mit juveniler rheumatoider Arthritis beschrieben, so daß weitere prädisponierende Faktoren angenommen werden. Die Patienten klagen über Appetitverlust, Übelkeit, Erbrechen und Bauchschmerzen. Es kommt zu einem Anstieg der Transaminasen bis über 1000 IU/L, einer Erhöhung von alkalischer Phosphatase und Bilirubin und selten auch einmal einer schweren Gerinnungsstörung. Die Hepatitis ist nach Absetzen des ASS reversibel. Eine erneute hochdosierte ASS-Therapie ist kontraindiziert, da sie eine erneute Hepatopathie provozieren würde.

Das *Reye-Syndrom* ist eine ernste, wenngleich sehr seltene Komplikation, die mit der Einnahme von ASS in Verbindung gebracht wird. Es manifestiert sich als akute, nicht entzündlich bedingte *Enzephalopathie und Hepatopathie*. Die Letalität des Reye-Syndroms liegt bei etwa 25%. Betroffen sind vor allem Kinder im Kindergarten- und Schulalter, bei Erwachsenen ist es eine Rarität. Kinder, die wegen einer rheumatischen Erkrankung mit ASS behandelt werden, sind signifikant häufiger von einem Reye-Syndrom betroffen als Kontrollkinder.

Die Ursache des Reye-Syndroms ist unbekannt. Welche Rolle die ASS oder andere Medikamente und Viren, besonders das *Influenzavirus* und *Varizella-Zoster-Virus*, in der Ätiologie und Pathogenese spielen, kann mit dem momentanen Kenntnisstand nicht entschieden werden. Um das Risiko für ein Reye-Syndrom jedoch möglichst gering zu halten, sollte bei Kindern mit Windpocken und grippalen Infektionen ASS nicht eingesetzt werden. Eine im Rahmen der rheumatischen Erkrankung durchgeführte Langzeittherapie mit nichtsteroidalen Antirheumatika ist für den Zeitraum der Viruserkrankung und Rekonvaleszenz zu unterbrechen.

Klinisch entwickeln die betroffenen Kinder nach Abklingen eines Virusinfektes meistens im Bereich der oberen Luftwege oder nach einer Windpockeninfektion heftiges Erbrechen und eine Bewußtseinstrübung, die von leichten Verwirrtheitszuständen, Erregung oder Somnolenz bis hin zum Koma mit Krämpfen reichen kann. Laborchemisch finden sich eine Erhöhung der Transaminasen auf das drei- bis dreißigfache der Norm, eine z. T. nur kurzfristige Ammoniakerhöhung, eine metabolische, meistens noch kompensierte Azidose und häufig eine Hypoglykämie. Eine Hyperbilirubinämie mit Ikterus tritt in der Regel nicht auf. Der Liquorbefund ist unauffällig. Im Serum und Urin können Dicarbonsäuren nachgewiesen werden. Falls es der Gerinnungsstatus zuläßt, sollte bei komatösen Patienten im Frühstadium durch eine Leberblindpunktion Gewebe für Histologie und Elektronenmikroskopie gewonnen werden. Typischerweise zeigt sich eine feintropfige Verfettung mit Lipidansammlungen in fast allen Hepatozyten ohne entzündliche Infiltrate und Leberzellnekrosen. Elektronenoptisch sind die Mitochondrien geschwollen bei erhaltenen Cristae und die Peroxisomen vermehrt. Die Therapie ist rein symptomatisch. Die Prognose hängt vom Grad der zerebralen Störung ab.

Tab. 67/2: Stoffwechselerkrankungen, die ein Reye-Syndrom vortäuschen können

1 Störungen im Harnstoffzyklus
1.1 Partieller Ornithintranscarbamylase-Mangel
1.2 Partieller Carbamylphosphat-Synthetase-Mangel
1.3 Argininsukzinurie
1.4 Zitrullinämie

2 Organazidämien
2.1 Methylmalonazidurie (verschiedene Formen)
2.2 Isovalerianazidämie
2.3 Propionazidämie
2.4 Glutarazidämie
2.5 Atmungskettendefekte (verschiedene)
2.6 Fettsäureoxidationsdefekte (verschiedene)
2.7 Primärer Carnitinmangel

3 Störungen im Kohlenhydratstoffwechsel
3.1 Hereditäre Fruktoseintoleranz
3.2 Fruktose-1,6-Diphosphatase-Mangel

4 Aminoazidurien
4.1 Lysinurische Proteinintoleranz

Zahlreiche metabolische Erkrankungen (Tab. 67/2) können sich klinisch durch ein *Reye-ähnliches Krankheitsbild* manifestieren. Aber auch die Valproinat-induzierte Hepatoenzephalopathie, eine Enzaphalopathie mit Begleithepatitis im Rahmen einer Varizellenerkrankung oder eine Intoxikation mit ASS oder Paracetamol müssen bei entsprechender Anamnese differentialdiagnostisch in Erwägung gezogen werden. Da das Reye-Syndrom durch keinen Befund sicher zu beweisen ist, handelt es sich immer um eine Ausschlußdiagnose. Die in Tabelle 67/2 aufgeführten Erkrankungen sollten bei allen Kindern mit Verdacht auf ein Reye-Syndrom durch metabolische Untersuchungen so schnell wie möglich ausgeschlossen werden, da die Therapie bei einigen der Stoffwechselerkrankungen neben symptomatischen Maßnahmen den gezielten Einsatz von Medikamenten, Cofaktoren oder einer Diät erfordert. Falls die notwendigen Stoffwechseluntersuchungen nicht sofort möglich sind, muß Urin und Plasma vom Zeitpunkt der Präsentation gewonnen und für spätere gezielte Analysen auf organische Säuren, Ketonkörper, Laktat, bzw. Aminosäuremuster, Carnitin und toxikologische Substanzen tiefgefroren werden.

67.2.2 Weitere nichtsteroidale Antirheumatika

Die mit der Einnahme von nichtsteroidalen Antirheumatika beschrieben Leberschäden sind sehr vielfältig und von der Dosis und einer individuellen Disposition abhängig. Sie reichen von *leichten transienten Transaminasenerhöhungen* über *schwere cholestatische Bilder* (Phenylbutazon [Substanz heutzutage verzichtbar], Naproxen), *granulomatöse Hepatitiden* (Phenylbutazon) bis hin zum plötzlichen *fulminanten Leberversagen* (Indometacin). Die Lebertoxizität betrifft alle drei Stoffklassen: die Pyrazolon-Derivate (z. B. Phenylbutazon, Oxyphenbutazon), die Arylessigsäure- und Indolderivate (Diclofenac, Indometacin) und die Arylpropionsäure-Derivate (z. B. Ibuprofen, Naproxen). Genaue Häufigkeitsangaben zu lebertoxischen Nebenwirkungen fehlen, sie scheinen aber eher selten zu sein. Phenylbutazon sollte wegen der hohen Nebenwirkungsrate nicht mehr eingesetzt werden.

67.2.3 Goldverbindungen

Die durch Goldverbindungen induzierten *toxischen* oder *allergischen Leberschäden* treten meistens kurz nach Einleitung der Behandlung auf. Sie sind insgesamt selten. Die in der Literatur beschriebenen Fälle manifestierten sich fast immer als Ikterus mit histologischen Zeichen einer intrahepatischen Cholestase und Leberzellschädigung. Überwachung der Gold-Therapie siehe Seite 464.

67.2.4 D-Penicillamin

Lebererkrankungen durch D-Penicillamin sind ebenfalls selten. Asymptomatische Erhöhungen der alkalischen Phosphatase werden beobachtet und sind nach Absetzen des Medikamentes reversibel. Gelegentlich tritt ein cholestatischer Ikterus auf. Todesfälle sind beschrieben worden.

67.2.5 Methotrexat

Methotrexat wird bei verschiedenen rheumatischen Erkrankungen meistens als niedrig dosierte Langzeittherapie mit wöchentlicher oraler Gabe eingesetzt. Die Hepatotoxizität einer solchen Applikationsform von Methotrexat ist gut bekannt und manifestiert sich in zwei Formen. Eine *akute entzündliche Reaktion* äußert sich in leicht bis mäßig erhöhten Transaminasen, die sich trotz Fortführung der Behandlung zurückbildet. Bei Erwachsenen wurde auch ein akutes, nach Absetzen von Methotrexat reversibles Leberversagen beschrieben. Die zweite mehr gefürchtete Form der Methotrexat-bedingten Leberschädigung ist eine *Leberfibrose*, die in seltenen Fällen in eine Zirrhose übergehen kann. Diese Form scheint von der Höhe der kumulativen Gesamtdosis abhängig zu sein und wird durch weitere Risikofaktoren wie Alkoholkonsum, Übergewicht oder einen gleichzeitigen Diabetes mellitus verstärkt. Die Häufigkeit solch einer Methotrexat-induzierten Leberfibrose wird bei erwachsenen Patienten mit rheumatischer Erkrankung mit etwa 5% angegeben. Inzidenzangaben liegen für das Kindesalter nicht vor, da Langzeitstudien bisher fehlen. Histologisch ähnelt das Bild den Veränderungen alkoholtoxischer Leberschäden mit Leberzellverfettung und fibrotischem Umbau. Leberfunktionsteste sind für die Erkennung dieser Komplikation ungeeignet, so daß einige Zentren nach einer Therapiedauer von zwei Jahren eine jährliche Leberbiopsie empfehlen. Eine vorbestehende Lebererkrankung stellt eine Kontraindikation für eine Methotrexatbehandlung dar. Im Zweifelsfalle sollte sie vor Beginn der Behandlung bioptisch ausgeschlossen werden.

67.3 Arthritis als extrahepatische Manifestation einer primären Lebererkrankung

67.3.1 Infektiöse Hepatitis

Arthralgien und Arthritiden sind eine häufige Erscheinung bei Infektionen mit hepatotropen Viren. Etwa ein Drittel der Patienten mit *Hepatitis B-Infektion* klagt in der Prodromalphase der Erkrankung über diffuse Arthralgien. Zwischen 3–10% der Kinder entwickeln eine meist symmetrische, z. T. migrierende Polyarthritis, die besonders die peripheren Gelenke betrifft. Mit Ausbruch der ikterischen Phase bilden sich die Gelenkbeschwerden in der Regel zurück. Mit bleibenden Gelenkschäden ist nicht zu rechnen. Eine Gelenkbeteiligung im Rahmen einer *Hepatitis A oder C* ist seltener, vom Verlauf aber ähnlich.

67.3.2 Chronisch aktive Autoimmunhepatitis

Von den autoimmunologisch bedingten Lebererkrankungen spielt im Kindesalter neben der oben erwähnten *primär sklerosierenden Cholangitis* hauptsächlich die *chronisch aktive Hepatitis (CAH)* eine Rolle, während die primär biliäre Zirrhose bisher nur bei Erwachsenen beobachtet wurde. Von den chronisch aktiven Autoimmunhepatitiden ist ganz überwiegend das weibliche Geschlecht betroffen. Serologisch können durch den Nachweis verschiedener Autoantikörper unterschiedliche Formen differenziert werden. Am bekanntesten ist die sogenannte «lupoide» oder auch klassische CAH, bei der neben hohen Immunglobulinspiegeln *antinukleäre Antikörper (ANA)* und häufig auch *Antikörper gegen Lebermembran (LMA)* und gegen *glatte Muskulatur (SMA)* gefunden werden. Insgesamt seltener, aber bevorzugt im Kindesalter, diagnostiziert man die sogenannte *LKM (liver kidney microsomal) Antikörper-positive CAH*, bei der die Autoantikörper gegen mikrosomales Antigen aus Leber und

Niere gerichtet sind und sich durch Immunfluoreszenz nachweisen lassen. Beide Formen der Autoimmunhepatitis sind mit den HLA-Antigenen B8 und DR3 assoziiert. Damit erklärt sich auch das überzufällig häufige gemeinsame Auftreten mit anderen Erkrankungen, die ebenfalls an diese HLA-Marker geknüpft sind. Arthralgien und/oder Arthritiden werden bei 10–20% der betroffenen Patienten beobachtet. Einzelfallberichte von Kindern mit chronisch aktiver Autoimmunhepatitis und juveniler rheumatoider Arthritis oder systemischem Lupus erythematodes existieren. Die Therapie der autoimmunen CAH besteht in der Langzeitgabe von Prednisolon mit oder ohne Azathioprin. Therapieziel ist eine Normalisierung der Transaminasen bei akzeptabler Steroiddosis.

67.4 Hepatopathie und Arthritis als Komplikation chronischer Erkrankungen

Im Rahmen verschiedener Erkrankungen kann als Komplikation sowohl eine Hepatopathie als auch eine Arthropathie auftreten. Diagnostische Schwierigkeiten mit der Fehldiagnose einer juvenilen rheumatoiden Arthritis könnten besonders dann auftreten, wenn die Grundkrankheit noch nicht erkannt ist.

Eine Leberbeteiligung bei Patienten mit *Cystischer Fibrose* (Mukoviszidose) ist häufig und manifestiert sich meistens als Fettleber, multifokale biliäre Zirrhose oder multilobuläre biliäre Zirrhose. Die Gelenkaffektionen bei Patienten mit Cystischer Fibrose sind weniger bekannt. Sie äußern sich zum einen als *akute Oligoarthritis* mit Rötung und Schwellung der großen Gelenke. Das klinische Bild und der Verlauf dieser episodischen Arthritis sind ähnlich wie bei der peripheren Arthritis im Rahmen chronisch entzündlicher Darmerkrankungen (s. Kap. 59). Zirkulierende Immunkomplexe werden als ein pathogenetischer Mechanismus diskutiert. Als weitere Gelenkmanifestation tritt bei CF-Patienten mit fortgeschrittener Lungenerkrankung eine *hypertrophe Osteoarthropathie* auf, die sich durch periostale Knochenneubildungen der langen Röhrenknochen auszeichnet. Trotz der röntgenologischen Veränderungen und einer Ergußbildung können Schmerzen völlig fehlen.

Die typische hepatische Komplikation im Rahmen der chronisch entzündlichen Darmerkrankungen ist die *primär sklerosierende Cholangitis*, eine progressive, schließlich zur Obliteration führende Entzündung der intra- und extrahepatischen Gallengänge. Die Ursache ist unklar, autoimmunologische Vorgänge scheinen beteiligt zu sein. Zur Gelenkbeteiligung beim Morbus Crohn und der Colitis ulcerosa sei auf das Kapitel 59 verwiesen.

67.5 Hepatopathie und rheumatische Erkrankung sind unabhängig

Selbstverständlich kann sich bei einem Kind mit rheumatischer Erkrankung eine Lebererkrankung manifestieren, die in keinem kausalen Zusammenhang zur Grundkrankheit steht. Bei schwereren Zeichen einer Leberfunktionsstörung, einer Hepatomegalie, aber auch bei chronischen biochemischen Veränderungen, sollten durch entsprechende Untersuchungen infektiöse und metabolische Lebererkrankungen ausgeschlossen werden, da bei einigen Hepatopathien ein verzögerter Therapiebeginn irreversible Schäden zur Folge haben könnte.

Zahlreiche Fallberichte in der Literatur beschreiben eine eindrucksvolle Besserung der Gelenkbeschwerden bei juveniler rheumatoider Arthritis während einer interkurrenten Leberaffektion. Meistens handelte es sich dabei um eine infektiöse Hepatitis durch Hepatitis A oder B Viren oder um eine Mononukleose. Leider war der positive Einfluß der Hepatitis auf die rheumatische Symptomatik nur transient. Die Ursache dieser Interaktion ist unklar. Diskutiert werden ein veränderter Metabolismus der Glukokortikosteroide und immunologische Prozesse, z. B. Effekte bestimmter Zytokine.

Literatur

Ammon, H. P. T.: Arzneimittelneben- und Wechselwirkungen. Wissenschaftliche Verlagsgesellschaft mbH, Stuttgart 1986.

Green, C. L., M. G. Blitzer, E. Shapira: Inborn errors of metabolism and Reye syndrome: Differential diagnosis. J. Pediatr. 113, 156–59 (1988).

Rachelefsky, G. S., N. C. Kar, A. Coulson, E. Sarkissian, E. R. Stiehm, H. E. Paulus: Serum enzyme abnormalities in juvenile rheumatoid arthritis. Pediatrics 58, 730–736 (1976).

Runyun, B. A., D. R. LaBrecque, S. Anuras: The spectrum of liver disease in systemic lupus erythematosus: Report of 33 histologically-proved cases and review of the literature. Am. J. Med. 69, 197–94 (1980).

Schaller, J.: The liver and arthritis. J. Pediatr. 79, 139–141 (1970).

Walker, W. A., P. R. Durie, J. R. Hamilton, J. A. Walker-Smith, J. B. Watkins: Pediatric Gastrointestinal Disease. B. C. Decker Inc., Philadelphia, Toronto 1991.

Weinblatt, M. E., J. R. P. Tesser, J. H. Gilliam: The liver in rheumatic diseases. Semin. Arthritis Rheum. 11, 399–405 (1982).

Whiting-O'Keefe, Q. E., K. H. Fye, K. S. Sack: Methotrexate and histologic hepatic abnormalities: a meta-analysis. Am. J. Med. 90, 711–716 (1991).

Register

ABO-Inkompatibilität 534
Acetylsalicylsäure 464, 560
Acrodermatitis enteropathica 368
ADCC 92
Adenosindeaminase (ADA) Mangel 372f.
–, pränatale Diagnostik 306
Adhäsine 80
Adhäsionsmoleküle, Ig-Superfamilie 76
–, Integrinfamilie 76
–, Selektinfamilie 76
Agammaglobulinämie, IgE 135
Agglutinationstests 532
Agranulozytose, kongenitale 390
Akrodermatis enteropathica 99
Aktin-Dysfunktion 382
Aktinsystem 26
Allergen-Exposition 67
Allergene 67, 117ff.
–, Epitope 118
Allergenelimination 166, 168ff.
–, Acarizide 170
–, Benzylbenzoat 170
–, Katzenallergen 168
–, Milbenallergene 169
–, Pollen 171
–, Schimmelpilzallergene 169
Allergenexposition 114
Allergeninhalation 155
Allergenkarenz 235
Allergennachweis 122
Allergenspezifische Anamnese, Insektengift 127
–, Insekten 128
–, Milben 127, 128
–, Nahrungsmittel 128
–, Pollen 127, 128
–, Schimmelpilze 127, 128
–, Tiere 128
Allergieprävention 114
Allergische Alveolitis 231
–, Lungenfunktion 233
Allergische Granulomatose Churg/Strauss 514f.
–, Cyclophosphamid 515
–, Steroide 515
Allergische Reaktion vom Soforttyp, Adhäsionsmoleküle 72
–, Basophile 72
–, Effektorzellen 72
–, Eosinophile 72
–, Makrophagen 72
–, Mastzellen 72
–, Mediatorsubstanzen 72
–, Monozyten 72
–, Neutrophile 72
–, Thrombozyten 72
Allergische Rhinitis 204ff.
–, Allergenkarenz 207
–, Alpharezeptoren 204
–, Antihistaminika 208
–, basophile Leukozyten 205
–, DNCG 208

–, ELAM-1 205
–, Hyposensibilisierung 207
–, ICAM-1 205
–, Interleukin-3 205
–, Interleukin-4 205
–, Interleukin-5 205
–, Interferon 204
–, Komplement 204
–, Leukotriene 205
–, Lymphozyten 204
–, Mastzellen 204, 205
–, Mediatoren 205
–, Neuropeptiden 204
–, perenniale 207
–, Phagozyten 204
–, Prostaglandine 205
–, Proteaseninhibitoren 204
–, Proteasen 204
–, saisonale 206
–, TH2-Zellen 205
–, Thromboxan A_2 205
–, vasoaktive intestinale Polypetid 204
–, VCAM-1 205
Allergoide 122
Alloantikörper 532
Alloimmunhämolysen 533
Alloimmunthrombozytopenie, neonatale 540
American Rheumatism Association, ARA 437
Amine, vasoaktive 272
Amyloidose
–, familiäres Mittelmeerfieber 549
–, juvenile rheumatoide Arthritis 549
Anämie, autoimmunhämolytische 92f.
Anamnese, Asthma 125
–, atopisches Ekzem 126
–, Nahrungsmittelallergie 126
–, Rhinokonjunktivitis 126
Anaphylaktoider Schock 269
Anaphylatoxine 74, 79
Anaphylaxie 49, 275ff.
–, Histamin 276
–, Hyposensibilisierung 277
–, Insektengifte 275
–, Komplementsystem 276
–, Nahrungsmittel 275
–, Röntgenkontrastmittel 275
–, Therapie 277
–, Urtikaria 276
Angiogenese 443
Angiotensin-Converting-Enzyme 233
Ankylosierende Spondylarthritis 474f.
–, New York-Kriterien 474
–, Rom-Kriterien 474
–, Vancouver-Kriterien 475
Anstrengungsasthma 153, 219, 227
Anti-68kD-Krankheit 526
Anti-Proteinase-3 513
Antiallergika 173
Antigen-präsentierenden Zellen 29
Antigene 28
Antigenpräsentation 28, 257

Antigenprozessierung 28
Antihistaminika 173
Antikörper gegen Doppelstrang-DNA 493
Antikörper gegen extrahierbare nukleäre Antigene 493
Antikörper, blockierende 138
–, granulozytenspezifischer 542
–, medikamentenabhängige 532
–, monoklonale, anti-T-Zell-Antikörper 449
–, monoklonale 448
–, präzipitierende 233
Antikörpermangelsyndrom 438
Antimalariamittel 448, 465
Antinukleäre Antikörper (ANA) 82, 492
Antithymozytenglobulin 449
Antizytokine, Antizytokinrezeptoren 453
Apamin 280
Apoptosis 14, 20
Arteriitis temporalis Horton 508, 516
Arthritiden nach Virusinfektionen 438
Arthritiden, infektiöse 438
–, reaktive 480
Arthritis bei Morbus Crohn 480
–, ankylosierende Spondylitis 484
–, Sacroiliitis 483
–, Spondylitis 483
Arthritis, episodische 439
–, granulamatöse 439
–, reaktive 437, 438, 471
–, septische 437, 438
Arzneireaktionen 285ff.
–, Agranulozytose 289
–, anaphylaktoide Reaktion 286
–, basophile Granulozyten 287
–, Epikutantest 288
–, Histamin-Freisetzungstest 289
–, Hyposensibilisierung 290
–, Idiosynkrasie 285
–, Intoleranz 285
–, Intrakutantest 288
–, Kalikrein-Kinin-System 287
–, Komplementsystem 287
–, Lyell-Syndrom 287, 289
–, Lymphozytentransformationstest 289
–, Mastzellen 287
–, Pricktest 288
–, Provokationstest 289
–, Reibtest 288
–, Scratch-Test 288
–, Serumkrankheit 286
–, Status asthmaticus 289
–, Vaskulitis 286
–, zytotoxische Reaktion 286
Aspergillose, allergische bronchopulmonale 234
Aspergillus fumigatus, IgG-Antikörper 235
–, präzipitierende Antikörper 235

Asplenie 299
Asthma bronchiale 148, 213
–, Adhäsionsmoleküle 219
–, basophile Granulozyten 218
–, Eosinophil Cationic Protein 218
–, Eosinophil Protein X 218
–, eosinophile Granulozyten 218
–, Ganzkörperplethysmographie 221
–, IgE 136
–, langzeitwirksame Beta-2-Substanzen 225
–, Lungenfunktionsdiagnostik 222
–, Lymphozyten 218
–, Mastzellen 218
–, Natriumcromoglycat 224
–, Pricktest 222
–, β-2-Adrenergika 224
–, Theophyllin 224
–, topische Kortikosteroide 224
Asthma, Epidemiologie 105
Asthmamortalität 106
Asthmaprävalenz 106
Asthmatherapie 225 f.
–, Dosier-Aerosole 226
–, immunsuppressive Behandlung 226
–, Inhalierhilfen 226
Ataxia teleangiektatica 246, 249, 354
–, IgE 135
–, (Louis-Bar-Syndrom), pränatale Diagnostik 310
Atemwegswiderstand 149
Atopie-Risiko 165 ff.
–, Atopieprophylaxe 166
–, Beikost 166
–, Kuhmilch 165
–, Milbenallergen-Elimination 166
–, Nabelschnur-IgE 165
–, Stillen 166
Atopiebelastung 114
Atopiediät 165
Atopiefrüherkennung 162
–, Familienanamnese 162
–, HLA-Haplotypen 162
–, IgE-Bestimmung 162
Atopieprävalenz 114
Atopieprophylaxe 165
Atopierisiko 163
–, Rauchen 166
Atopische Dermatitis 242
–, IgE 136
–, Prävalenz 107
Atopische Erkrankungen, Genetik 109
Atopisches Ekzem 245 ff., 256, 261
–, Allergenexposition 248
–, Antihistaminika 252
–, Cyclosporin 250
–, ECP 245
–, IgE Produktion 245
–, Interferone 250
–, Konjunktivitis 201
–, Kortikosteroide 250, 251
–, Phototherapie 250
–, Sofortreaktionen 194
–, T-Helfer-Lymphozyten 245
Autoantikörper 532
–, anti-lysosomale 513

Autoimmunerkrankung bei eineiigen Zwillingen 88
Autoimmunerkrankungen, ethnische Zugehörigkeit 91
–, Geschlecht 91
–, Umwelteinflüsse 92
–, Vererbung 91
Autoimmunhämolytische Anämie vom Donath-Landsteiner-Typ (Paroxysmale Kältehämoglobinurie) 536
–, Antigen P 537
Autoimmunhämolytische Anämie vom Wärmetyp 535 f.
–, Evans-Syndrom 536
–, freie Autoantikörper 536
–, Immunsuppressiva 536
–, Kortikostesroide 536
–, Retikulozytopenien 535
–, Splenektomie 536
–, Transfusion 536
Autoimmunhepatitis 562
–, Antikörper gegen Lebermembran 562
Autoimmunität 82
Autoimmunneutropenie 542 f.
–, granulozytäre Autoantikörper 543
Autoimmunphänomene 82
Autoimmunthrombozytopenie 537
–, dry purpura
–, Glykoproteinkomplex Ib/IX 538
–, Glykoproteinkomplex IIb/IIIa 538
–, Infusion von Anti-D 539
–, intravenöses IgG 539
–, plättchenassoziiertes IgG 538
–, Plättchentransfusionen 539
–, Prednison 539
–, sekundäre 538
–, Splenektomie 539
–, thrombozytäre Autoantikörper 538
–, wet purpura 538
Autoreaktive B-Zellen 88
Azathioprin 447 f., 467, 495
Azetylsalizylsäure, Nebenwirkungen 464

B-Lymphozyten 30
β_2-Mikroglobulin 31
β-Rezeptoren 218
B-Zell System 3
–, Entwicklung 4
B-Zelldefekte 297
Baker-Zyste 4
Bare lymphocyte syndrome, pränatale Diagnostik 308
Basistherapeutika 445, 477
Basophilen-Degranulationstest 137
Basophile 73
BCG-Impftuberkulose 374
Behçet-Syndrom 548
Beta-2-Mimetika 173
Beta-Sympathomimetika 178
Bloom-Syndrom 369
Bombay (hh) Blutgruppe 381
Borrelia burgdorferi 438
Bronchiale Hyperreaktivität 151
–, inhalative Provokation 151

Bronchialobstruktion 261
Bronchuslavage 233

c-ANCA 513
C-kit Ligand 39, 78
C-reaktives Protein 99
C1-Inaktivator 240
C5a 66
Calcinosis 503
Calcitonin gene related peptide (CGRP) 79
CD18, Synthesedefekt 381
CD23 70
CD28 18
CD2 17
CD3 16
CD40 Ligand 4 ff.
CD40 4
CD45 18
CD4 16
CD8 16
Chediak-Higashi-Syndrom
–, okulokutaner Albinismus 382
–, pränatale Diagnostik 308
–, Riesengranula 382
Chemotaxine 26
Chlorambucil 448, 468
Chloroquin 445, 465, 495
Cholangitis, primär sklerosierende 563
Chromosomenaberrationen 369
Chronische Graft-versus-Host-Reaktion 531
Chronische Mukokutane Candidiasis 361
Chronische Polyarthritis 90
Churg-Strauss-Vaskulitis 92 f., 508
CINCA-Syndrom 439
CK-MB-Isoenzym 556
Cogan-Syndrom 519
Colitis ulcerosa 471
Common Variable Immunodeficiency 339
Coombs-Test 534
Corticosteroide 448
Coxitis fugax (Hüftschnupfen) 437
Cromoglycat 173
CTLA-4 18
Cyclophosphamid 448, 468, 495, 547
Cyclosporin A 448, 468, 547
Cysteinyl-Leukotriene 79
Cystische Fibrose 439, 563

D-Penicillamin 446, 448, 465 f., 549, 562
–, Überwachung der Therapie 467
Daktylitis 471
–, Wurstfinger 471
Darmmukosa 257
Dendritische Zellen 29
Dermatomyositis 242, 437, 497, 556, 560
Di George Syndrom 352
–, Transplantation fötalen Thymusgewebes 354
–, Übertragung von Thymusepithel 354
Diabetes mellitus Typ I 90, 93
Diät bei allergischen Erkrankungen 194

Diclofenac 464
DiGeorge Sequenz, pränatale Diagnostik 311
Dinatrium-Cromoglicicum 177
Doppeltransgene Mäuse 87
DRβ1-Molekül, dritte hypervariable Region 90
Ductus thoracicus Drainage 449
Dystrophin 504

Einschlußkörper-Myositis 497, 503
Eliminationsdiät 194f.
–, Allergene 195
Endosome 36
Endothelin 79
Enthesitis 478
Enthesopathie 470
Entwicklung des Immunsystems
–, Ontogenese 51
–, Phylogenese 51
Entzündung
–, Aktivierung der Leukozyten 58
–, bioaktive Lipide 61
–, Gefäßzellen 59
–, Mediatoren 60
–, Mikrozirkulation 57
–, neugebildete Mediatoren 61
–, vorgebildete Mediatoren 60
–, Zytokine 62
Entzündungsmediatoren
–, eosinophiles kationisches Protein 140
–, eosinophiles Protein X 140
–, Histamin 139
–, Methylhistamin 139
–, Tryptase 139
Eosinophile Fasziitis 527
–, Bluteosinophilie 528
Eosinophile Granulozyten
–, 15-Lipoxygenase 75
–, Adhäsionsmoleküle 76
–, Arachidonsäure 75
–, Arylsulfatase 76
–, Charcot-Leydenkristalle 76
–, Cyclooxygenase 75
–, Elastase 75
–, eosinophile kationische Proteine (ECP) 23
–, Kollagenase 76
–, Lysophospholipasen 76
–, major basic protein (MBP) 23, 76
–, platelet activating factor 75
–, w-Oxidation 75
– 74f.
Eosinophilie bei parasitären Erkrankungen 74
Epidemiologie allergischer Erkrankungen 105
Epithelzellen des Thymus 30
Epitope 28
Ernährungstherapie
–, cystische Fibrose 100
–, Eisengabe 99
–, Energiebilanz 100
–, Hypermetabolismus 100
–, maligne Erkrankungen 100
Erythema anulare marginatum 437

Erythema chronicum migrans 437
Erythema elevatum et diutinum 513
Erythema exsudativum multiforme 517
Erythema multiforme 242
Erythema nodosum 437, 471, 482
Erythropoietin 40, 468
European League against Rheumatism, EULAR 437
Evans-Syndrom 538
Exotoxine 74

Familiäre Erythrophagozytäre Lymphohistiozytose (FEL) 387
Familiäres Mittelmeerfieber 439
Familienanamnese, atopische Krankheiten 162
Fanconi-Anämie 369
Farbstoffe 269
Farmerlunge 231
Fcε-Rezeptoren II 70
Fieber 437
Follikuläre dendritische Zellen 30

G-CSF 39
Gammalinolensäure 252
Ganzkörperplethysmographie 149
Gelenkspunktion 463
Gewebe-Makrophage 77
Gewebsmastzellen 73
Glomerulonephritis, rapid progressive 511, 514
Glukokortikoide 173f., 176
Glutathionperoxidase 99
GM-CSF 39
Goldsalze 446
Goldtherapie, Überwachung 466
Goldverbindungen 446, 448
Gold 465, 549, 562
Goodpasture-Syndrom 92f.
–, Anti-Basalmembran-Antikörper 517
Graft versus host reaction 451
Granulomatöse Vaskulitis des Gehirns 515f.
–, Leptomeningeal-Biopsie 516
Granulozyten-Funktionsstörungen 298
GvHR 376

H1-Rezeptor-Antagonisten 181
Hämolyse, extravasale 533
Hämolyse, intravasale 533, 536
Hämolytisch-urämisches Syndrom (HUS) 519
Hämophagozytose-Syndrome 299
Haptene 28
Hashimoto-Thyreoiditis 93
Hausstaub – Hausstaubmilben 117
Hausstaubmilbenallergie, HLA-Restriktion 121
Hausstaubmilben 114
Hauttestung 129
–, Allergene 129
Heat-shock Proteine
Hepatitis, chronisch-aggressive 560
Hereditäres angioneurotisches Ödem 240
Histamin-Bestimmung 138

Histamine Releasing-Faktoren 74
Histaminfreisetzung 137
Histaminprovokation 152
Histamin 73, 270
Histiozytosis X 249
Histokompatibilitätsantigene 269
Hitze-Urtikaria 239
HIV-Infektion 417ff.
–, Antigen-spezifischer Immundefekt 420
–, Auto-Antikörper 421
–, Azido-Thymidin 428
–, Chemoprophylaxe 429
–, Chemotherapie opportunistischer Infektionen 429
–, ELISA und Western Blot 426
–, HIV-1 417
–, HIV-2 417
–, Hypergammaglobulinämie 421
–, i.v. Immunglobulin 429
–, lymphoide interstitielle Pneumonie 423
–, Muttermilch 417
–, orale Haarleukoplakie 422
–, p24-Antigen 426
–, Parotisschwellung 422
–, pulmonale lymphoide Hyperplasie 423
–, relatives Antikörpermangelsystem 421
–, Übertragungswege 417
–, Verlust von CD4-Zellen 419
–, vertikale Transmissionsrate 417
–, Viruskulturen 426
–, Zelltropismus 419
–, Zidovudin 428
HLA-Antikörper 542
HLA 33
HLA-B27-Antigen
–, Klebsiellen 89
–, Kreuztoleranz-Hypothese 89
–, seronegative Spondarthritiden 89
–, Shigellen 89
–, Yersinien 89
HLA-Klasse II Antigene, Expression 443
HLA-System 88
Hochaffiner Rezeptor für IgE 71
Hyaluronidase 280
Hydroa vacciniformia 242
Hydrolysatnahrungen 165
Hydroxychloroquin 465
Hyper-IgE-Syndrom 246
–, grobe Gesichtszüge 409
–, kalte Abszesse 408
–, Osteoporosis 408
–, Pneumatozelenbildung 411
Hyper-IgM-Syndrom 342
Hyperimmunglobulin-E-Syndrom (Hiob- oder Buckley-Syndrom) 408
Hypermobilitätssyndrom 439
Hyperreagibles Bronchialsystem 217, 221
Hypersensitivitätsangiitis 508
Hyperthyreose (M. Basedow) 93
Hypertrophische Osteoarthropathie (HOA) 439

Hyposensibilisierung 137, 173, 184f.
–, Allergenextrakte 185
–, Allergene 184
–, Allergoide 186, 188
–, IgG$_4$ 186, 187
–, orale 189

I.v. Immunglobuline, hochdosiert 468
Ibuprofen 464
ICF-Syndrom
–, Zentromer-Heterochromatin-Instabilität 358
Idiopathische entzündliche Myopathie 497
Idiopathische thrombozytopenische Purpura 538
Idiosynkrasie 256, 269
IFN-γ 44
IgA-Nephropathie 548
IgE-Antikörper 66
–, allergenspezifische 136
IgE-Antikörper-Produktion 110, 114
IgE-Antikörperbestimmungen, Antigen-Bindungs-Test 134
–, IgE-Bestimmung 134
–, Methoden 133
–, RAST-Inhibition 135
–, Sandwich-Assay 134
IgE-Immunantwort 68
IgE-Molekül 67
IgE-Normwerte 135
IgE-Spiegel 66
IgE-Synthese, Genexpression 68
–, m-RNA-Transkripte 68
–, Modulation 70
–, Regulation 67
–, Rekombination der VDJ-Region 70
–, Switch-Rekombination 69
–, Zwei-Signalmodell 68
IgG Subklassenmangel 343
IgG-Antikörper, allergen-spezifische 137
Immun-Neutropenie 395
Immundefekt mit dysproportioniertem Minderwuchs 360
Immundefekt-Screening 293
–, auffällige Laborbefunde 295
–, Erregerspektren 296
–, Familienanamnese 294
–, Screening-Programm 296
–, ungewöhnliche Infektionen 294
Immune-response-Gene 110
Immunelimination 258
Immunexklusion 258
Immunglobulin E-Bestimmung 133
Immunglobulin-Substitutionstherapie 315ff.
–, Dosierung 316
–, Heimbehandlung 317
–, Indikationen 315
–, Nebenreaktionen 317
–, Wirkungsmechanismus 315
Immunglobulinapplikationen, hochdosierte 448
Immunglobulinbindungstests 532
Immunglobuline

–, Allotypen 9
–, Class switch 13
–, Fab Fragment 7
–, Fc Fragment 7
–, Fc-Rezeptoren 9
–, Idiotypen 9
–, IgA$_1$ 10
–, IgA$_2$ 10
–, IgA 11
–, IgD 11
–, IgE 11
–, IgG$_1$ 10
–, IgG$_2$ 10
–, IgG$_3$ 10
–, IgG$_4$ 10
–, IgG 11
–, IgM 10
–, Immunglobulinstruktur 7
–, Isotypen 9
–, J-Kette 11
–, k-Kette 8
–, Konstante Region 8
–, l-Kette 8
–, Leichte Kette 8
–, rearrangement 11
–, Recombination Activating Genes 12
–, Schwere Kette 8
–, Variable Region 8
Immunkomplexerkrankungen 93
Immunkomplexe 92
Immunkomplexreaktionen 258
Immunologische Faktoren der Muttermilch, Arylsulfatase 96
–, Glykokonjugate 96
–, Histaminase 96
–, Immunglobuline 96
–, Katalase 96
–, Lactoferrin 96
–, Lactoperoxidase 96
–, Lysozym 96
–, Monoglyzeride 96
–, Nucleotide 96
–, Oligo- und Polysaccharide 96
–, Omega-3 Fettsäuren 96
–, Prostaglandine E$_2$, F$_{2a}$ 96
–, sekretorisches IgA 95
Immunregulation 258
Immunstimulation
–, Thymopentin 451
–, Thymushormone 451
Immunsuppressiva 467
–, Zytostatika 447
Immuntherapie 184
–, Anti-Klasse-II-Antikörper 93
–, Anti-Mediator-Therapie 93
–, Anti-Rezeptor-Therapie 93
–, Anti-T-Zell-Antikörper 93
–, Cyclosporin A 93
–, Leukapherese 93
–, T cell vaccination 93
Immunthrombozytopenie, Medikamenteninduzierte 539
Impf-Infektionen 327
–, disseminierte BCGitis 330
–, generalisierte progressive Vakzinia 330
–, Impf-Poliomyelitis 330

–, Masern-Impfkomplikationen 330
Impfungen bei Allergie 191
–, 192
–, Hauttestung 191
–, Hühnerei-Sensibilisierung 191
–, Influenza-Impfung 191
–, Masern-Röteln-Mumps-Impfung 191f.
Indometacin 464
Inhalationstherapie 182
Innenraumallergene 168
Insektengift-Allergie 160
Insektengifte 279
Integrine 25
Interferon-γ 67, 87, 448, 452
Interferon-a 44
Interferon-b 44
Interleukin 2, Interleukin 2-Rezeptor-Synthesedefekt 366
Interleukin-1-Rezeptor, Interleukin-2-Synthese-Defekt 367
Interleukin-1-Synthese-Defekt, familiärer 385
Interleukin-1 40
Interleukin-2 41
Interleukin-3 39, 41, 70
Interleukin-4 41, 67, 70
Interleukin-5 42, 70
Interleukin-6 42, 70
Interleukin-7 42
Interleukin-8 42
Interleukin-9 42
Interleukin-10 42
Interleukin-11 42
Interleukin-12 42
Interleukin-13 43
Interleukin-4-Synthese 112
Intrakutantest 129ff.
IR (Immune Response)-Gene 67
Iridocyclitis, Interphotorezeptorretinoid-bindendes Protein (IRBP) 461
–, akute 471
–, retinales Antigen S 461
–, Rhodopsin 461

Jones-Kriterien 438
Juvenile chronische (rheumatoide) Arthritis 437
Juvenile rheumatoide Arthritis 457ff., 554
–, Akute-Phase-Proteine 461
–, Amyloidose 560
–, antinukleäre Antikörper 460
, HLA Antigene 460
–, Immunglobuline 461
–, Krankheitsmarker 460
–, physikalische Therapie 468
–, Rheumafaktoren 460
–, selektiver IgA-Mangel 461
–, serologische Entzündungsaktivität 460
–, Still-Syndrom 560

Kälte-Urtikaria 239
–, Kryoproteine 239
Kälteagglutininkrankheit 537

Kälteantikörper 537
Kältehämolysine, biphasische 537
Kaltlufthyperventilationsprovokation 152
Karzinoidsyndrom 530
Ketotifen 182
Kindliche Arthritiden, Angiotensin-Converting-Enzyme (ACE) 439
Kininsystem 80
Klimatherapie 229
Knochenmarktransplantation 319 ff.
-, Busulfan 321
-, Cyclophosphamid 321
-, Cyclosporin A 321
-, Graft versus Host Reaktion 321
-, HLA identisch 323
-, HLA nichtidentisch 324
-, Indikationen 322
-, kombinierte Immundefekterkrankungen 323
-, konditionierende Vorbehandlung 319
-, Methotrexat 321
-, praktische Durchführung 322
-, Spenderauswahl 319
-, Störungen der Phagozyten 325
-, T-Zell depletiertes Knochenmark 321
-, Wiskott Aldrich Syndrom 325
Ko-Stimulator-Signal 87
Kollagenosen 560
Komplementdefekte 299, 403 ff.
-, AP50 405
-, CH50 405
-, hereditäres angioneurotisches Ödem 404
-, Immunkomplexerkrankungen 403
-, rezidivierende bakterielle Infektionen 403
Komplementkaskade 80
Komplementsystem
-, alternativer Weg 44
-, klassischer Weg 44
-, Membran-Angriffs-Komplex 45
Kongenitale Neutropenien, G-CSF 390
Konjunktivitis
-, allergische 201
-, atopische 201, 203
-, Behçet Syndrom 201
-, IgE 136
-, Kontaktdermatitis 201
-, pollinosa 201 f.
-, Sarkoidose 201
-, Vaskulitis 201
-, vernalis 201 f.
Konservierungsmittel 269
Konservierung 122
Kontaktallergien
-, darmassoziierte Lymphgewebe 256
-, Langerhans-Zellen 253
-, MHC II-Antigene 253
-, Sensibilisierung 253
-, T-Lymphozyten 253
-, Haptene 253
Kortikosteroide 464
-, Cushing-Schwelle 465
-, intraartikuläre Injektion 465
-, Nebenwirkungen bei Langzeitanwendung 465

-, Steroidpulstherapie 465
-, Triamcinolon-Hexacetonid 465
Kostmann-Syndrom 390
Krupp 210
Kryoglobulinämie, gemischte 513
Kuhmilchallergie 107, 256

Langkettige omega-3 Fettsäuren
-, chronisch entzündliche Darmerkrankung 100
-, Fischöle 100
-, Keratitis 100
-, Psoriasis 100
-, rheumatoide Arthritis 100
Large Granular Lymphocytes (LGL) 21
Late-Phase-Reaktion 66
Laufbandprovokation 153
LE-Zell-Phänomen 493
Leukapherese 448, 449
Leukotrien A_4 79
Leukotrien B_4 79
Leukotrienantagonisten 173
Leukozytenadhäsionsdefekt (LAD) Typ 1 (1) 381
-, pränatale Diagn. 308
Leukozytenadhäsionsdefekt (LAD) Typ 2 381
Leukozytoklastische Hypersensitivitäts-Angiitiden 512
Leukozytose, massive 381
LFA-1 17
Licht-Urtikaria 239
Lichtdermatose, polymorphe 242
Linolsäuremangel 98
Lipidfaktoren 79
Lodato-Syndrom 203
Louis-Bar-Syndrom 354 f.
-, erhöhte Strahlensensibilität 355
-, α-1-Fetoprotein 355
-, Rekombinationsdefekt 355
LTB_4 252
LTC_4 252
Lungenfunktionsdiagnostik 152
Lungenfunktion 235
Lungenhämosiderose, idiopathische 517
Lupus erythematodes 242
Lupus-Nephritis 547
Lupus-Syndrom, neonatales 555
Lyell-Syndrom 201
Lyme-Arthritis 438
Lymphknoten
-, Cortex 27
-, high endothelial venules (HEV) 28
-, Paracortex 27
Lymphocyte chemoattractant factor (LCF) 76
Lymphokin-aktivierte Killerzellen, (LAK)-Zellen 22
Lymphoproliferatives Syndrom 364
Lymphozyten, autoreaktive 85
Lymphozytenfunktion zur Allergiediagnostik, Aktivierungsmarker 139
-, B-Lymphozyten 139
-, Lymphozytentransformationstest 139

-, Oberflächenmarker 139
-, Zytokine 139
Lymphozytenfunktion 139
Lymphozytotoxischer Test 532

M-CSF-Synthesestörung 385
M-CSF 39
M-Zellen 257
Major-Allergene 118, 119 ff.
-, Allergenextrakte 121
-, Biologische Standardisierung 121
-, Dermatophagoides pteronyssinus 120
Major-Inkompatibilität 533
Makrophagen 23, 30
Mangel an Biotin-abhängigen Carboxylasen 362
Mangel an Sialyl-Lewis-X 382
Mangel spezifischer Granula
-, doppelt gelappte Kerne 382
-, vermindert alkalische Phosphatase 382
Mangelernährung
-, Bakterizidie 97
-, Chemotaxis 97
-, Fungizidie 97
-, Herpes simplex Infektion 97
-, Immunglobulinsekretion 97
-, Malnutrition 97
-, Mykosen 97
-, Phagozytose 97
-, Pneumocystis carinii 97
-, Proliferation von Lymphozyten 97
-, sekundäre Immundefizienz 97
-, Spurenelemente 97
-, Tuberkulose 97
-, Vitamine 97
Mastzellen und Basophile, Bridging-Theorie 72
-, intrazelluläre Signaltransduktion 71
-, Membranaktivierung 72
Mastzellendegranulierendes Peptid 280
Mastzellsubpopulationen 73
Maxwell-Lyon-Symptom 202
Mediatoren 217
Medikamentös-induzierter SLE
-, hepatische Acetyltransferase 491
-, Immunvaskulitis 491
-, slow acetylators 491
Melittin 280
Menke's kinky hair disease 99
Metachromatische Granula 73
Methotrexat 447 f., 467, 560, 562
-, Langzeitnebenwirkungen 467
MHC Klasse I Moleküle 31
MHC-Klasse II Moleküle 32
MHC-Klasse II-Mangel 384
MHC-Moleküle 31
-, Endogene Peptide 35
-, exogene Peptide 36
-, Invariante Kette 34
-, Präsentation von Antigenen 35
Milzverlust 397
-, Infektionen mit bekapselten Bakterien 400
-, Malaria 400

–, OPSI-Syndrom 400
Minor-Inkompatibilität 533
Monozyten 23
Morbus Basedow 92
Morbus Behçet 480, 508
–, Colchicin 515
–, Cyclophosphamid 515
–, Cyclosporin A 515
–, Hypopyon-Uveitis 515
–, Pathergie-Test 515
–, Steroidtherapie 515
Morbus Crohn 471, 515
Morbus haemolyticus neonatorum 533, 534
–, Anti-D-Prophylaxe 534, 535
Morbus Scheuermann 477
Morbus Whipple 480
Mukokutanes Lymphknotensyndrom (Kawasaki-Syndrom) 509f., 557f.
–, Aneurysmen 557
–, Koronarographie 558
–, Vaskulitis der Koronararterien 557
–, Aspirin-Therapie 511
–, Diagnosekriterien 510
–, hochdosierte i.v. Immunglobulin-Gabe 511
Mukosamastzellen 73
Multi-Allergen-Suchtest 136
Multi-CSF 39
Multiple Sklerose 91
Multireaktive Autoantikörper 88
Muttermilch 165
–, Allergieprävention 114
–, immunologische Faktoren 95
Myasthenia gravis 91, 93
Myeloperoxydase 546
Myositis bei HIV-Infektion 504
–, fokale 497
–, HIV-assoziierte 497
–, orbitale 497
–, orbitale 504
Myotoxizität 499

N3-Fettsäuren 468
Nabelschnur-IgE 114, 136, 163
–, Hautteste 164
–, Kuhmilch-Antikörper 164
–, prädiktiver Wert 163
–, Serum-IgE 164
Nabelschnurabfall, verzögerter 381
Nahrungsmittelallergene 120, 261
Nahrungsmittelallergie 256
–, Diäten 262
–, eosinophile Granulozyten (ECP, EPX) 262
–, Histamin 262
–, IgE-Antikörper 262
–, IgG-Antikörper 262
–, Mastzellen 262
–, Methylhistamin 262
–, Morbidität 107
–, Prick-Test 262
–, Tryptase 262
Nahrungsmittelintoleranz 107
Nahrungsmittelunverträglichkeit 256
Naproxen 464

Natürliche Killer (NK) Zellen 21
–, Perforine 21
Nedocromil 173, 177
Negative Selektion 14
Neonatale Alloimmunthrombozytopenie, Alloantikörper 540
Neonataler SLE, transitorischer kutaner LE 490
Nerve Growth Faktor 79
Neuropeptide 74, 79
Neutropenie assoziiert mit Glykogenose, Typ Ib 394
Neutropenie assoziiert mit Shwachman-Syndrom 393
Neutropenie, Agranulozytose 542
–, alloimmune neonatale 541
–, chronisch benigne 395
–, isoimmune neonatale, Fcy-Rezeptor III (CD16-)Defekt 543
–, kongenitale 389
–, transitorische kongenitale 543
Neutrophile Granulozyten
–, Arachidonsäuremetaboliten 74
–, azurophile Granula 22
–, Eicosanoide 74
–, spezifische Granula 22
Nicht-steroidale Antiphlogistika
–, Cyclooxygenase 444
–, First-Pass Effekt 444
–, Hemmung der Prostaglandinsynthese 444
–, Inhibitorische Wirkungen von nichtsteroidalen Antirheumatika 444
Nicht-steroidale Antirheumatika 464, 477
Nicht-steroidale Antirheumatika (NSAR) 549
Niedrigaffiner Rezeptor für IgE 70
Niedrigaffiner Rezeptor für IgE (sCD23) 68
Nijmegen Chromosomeninstabilitäts-Syndrom 357
–, pränatale Diagnostik 311

Obstruktive Bronchitis 214
Omega-3 Fettsäuren 98
–, Entzündungshemmung 98
Omenn Syndrom 372, 376
Opsonine 26
Orale Provokationstestung, Sofortreaktionen 194
Orale Toleranz, Antigen Präsentation 259
–, Nahrungsmittelantigene 259
–, Peyerscher Plaque 259
–, T Lymphozyten 259
–, Toleranz-Induktion 259
Orale Toleranz-Induktion 448, 451f.
–, Adjuvans-Arthritis 452
–, Kollagen-Typ II-Arthritis 452
–, mukosales Immunsystem 452
Orotazidurie 363
Osteochondromyelitis 477
Osteopetrose (OP), maligne 385

PAF-Antagonisten 173
Partielle Trisomie 8q 370

Passivrauchen 169
Peak-flow-Meter 149
Peptid, autoantigenes 90
Peptidmediatoren 79
Perforin 20
Periarteriitis nodosa 508
Peyersches Plaques 257
Phagozyten
–, Abtötung 26
–, Chemotaxis 24
–, CR3 25
–, Degranulation 24
–, Diapedese 24
–, E-Selektin 25
–, Flavocytochrom b 26
–, gp 91 phox 26
–, LFA-1 25
–, P-Selektin 25
–, p150.95 25
–, p22 phox 26
–, p47 phox 26
–, p67 phox 26
–, Phagozytose 24
–, rac2 26
–, respiratory burst 24, 26
–, Sialyl-Lewis 25
Phagozyten-System 22
Phagozytenfunktion 24
Phagozytose 26
Phenylketonurie 530
Phospholipase A_1 280
Phospholipase A_2 280
Photoallergien 242
Photoallergische Dermatitis 243
Photokontaktallergien 242
Phototoxische Reaktion 243
Phytophotodermatitis 243
Plasmapherese 448f., 547
Platelet activating factor 79
Pneumokoniosen 234
Poikilodermatomyositis 502
Pollen 117
Polyangiitis overlap syndrome 515
Polyarteritis nodosa 509
–, Cyclophosphamid-Pulstherapie 512
–, Cyclophosphamid 512
–, klassische Form 511
–, mikroskopische Verlaufsform (mPAN) 512
–, Prednison 512
Polychondritis 515
Polymyositis, eosinophile 497, 504
Polymyositis, parasitäre 497
Polymyositis/Dermatomyositis, Antinukleäre Antikörper 505
–, Autoantikörper 498
–, Cydophosphamid 506
–, Cydosporin A 506
–, EMG 505
–, Ganzkörperbestrahlung 506
–, Glukokortikoide 506
–, Immungenetik 500
–, Immunglobuline 506
–, Immunregulation 500
–, Immunsuppressiva 506
–, Komplement 505

–, Methotrexat 506
–, Muskelsonographie 505
–, Overlap-Syndrom 502
–, partieller C4-Mangel 500
–, Plasmapherese 506
–, Steroidpuls-Behandlung 506
–, Thymektomie 506
Polymyositis 497, 556
Polyposis nasi 209
Positive Selektion 14
Prä-T-Zellen 14
Pränatale Diagnostik 301 ff.
–, Amniozentese 301
–, Chorion- oder Plazentabiopsie 301
–, direkte DNA-Diagnostik 303
–, fehlerhafte Expression eines defekten Gens 304
–, fetale Blutentnahme 302
–, fetale Gewebsentnahme 302
–, Inaktivierungsmuster der X-Chromosomen 304
–, indirekte DNA-Diagnostik 302
Prausnitz-Küstner-Reaktion 66
Präventive Diät 194
Prednison 547
Pricktest 129
Pro-T-Zellen 14
Progressiv-septische Granulomatose 246
Prostaglandin D_2 79
Prostaglandin E_2 79
Prostazyklin (PGI_2) 79
Proteasomen 36
Proteinase 3 546
Provokation, inhalative mit Histamin 151
–, inhalative mit Metacholin 151
–, inhalative 155
Provokations-Test, bei Hyposensibilisierung 142
–, bei Nahrungsmittelallergie 158
–, Eosinophiles cationisches Protein 159
–, Histamin 159
–, inhalativer 233
–, konjunktivaler 141 f.
–, Mediatorbestimmung 159
–, nasaler 143, 207
–, oraler 158
–, orale Tryptase 159
–, Sofortreaktion 159
–, verzögerte Reaktion 159
Prurigo, aktinische 242
Pseudo-Allergie 269
–, oraler Provokationstest 272
Pseudorheumaknoten 437
Psoriasis-Arthritis 473, 475
Psoriasis-Läsionen 471
Purin Nukleosid Phosphorylase (PNP) Mangel 372, 373
–, pränatale Diagnostik 308
Purpura Schoenlein-Henoch 512 f.
–, Purpura abdominalis 513
Pyoderma gangraenosum 471, 482

Rapid progressive Glomerulonephritis, mikrokopische Polyarteriitis, Goodpasture Syndrom 548
Rash 437
RAST-Inhibition 137
Rattenbißnekrosen 522
Raynaud-Phänomen 437, 486
Raynaud-Syndrom
–, Biofeedback 528
–, Plasmapherese 528
–, Sympathektomie 528
Recombination Activation Genes 15
Reiter-Syndrom 475 f., 480
–, Amor-Kriterien 476
Releasibility 74
Retikuläre Dysgenesie 372
Reye-Syndrom 561
Rhesus-Erythroblastose 535
Rhesus-Inkompatibilität 534
Rheumafaktoren (RF) 82
Rheumaknoten 437
Rheumatisches Fieber 87, 438
Rheumatisches Fieber (RF) 551
–, Acetylsalicylsäure 553
–, β-hämolysierende Streptokokken 551
–, Jones-Kriterien 551
–, Karditis 552
–, Prednison 553
–, Valvulitis 553
Rheumatoide Tubulopathie 549
Rhinitis vasomotorika 208
–, eosinophile Rhinitis 208, 209
Rhinitis, IgE 136
Rhinomanometrie 145
Riesenzellarteriitis 508

Sacroiliitis 471, 474
Salazosulfapyridin 446, 448
Sarkoidose (M. Boeck) 439
Sauerstoffradikale 79
Saure Phosphatase 280
Schadstoffbelastung 114
Schimmelpilze 118
Schnellhyposensibilisierung 280
Schoberzeichen 471
Schönlein-Henoch-Glomerulonephritis 548
Schwartz-Jampel-Syndrom 368
SCID 372
–, B+ SCID 372
–, B– SCID 372
SEA-Syndrom 475
Seborrhoische Dermatitis, IgE 136
Sekundäramyloidose 439, 469
Selbst-Antigen 83
Selektine 24
Selektiver IgA-Mangel 413 f.
–, Autoantikörper gegen IgA 414
Sensibilisierung, allergische 112, 114, 118
Sensibilisierungsrisiko
–, Milbenallergen-Exposition 168
Septische Granulomatosen (CGD)
–, Flavocytochrom b558 383
–, gp91-phox 383
–, p47-phox 383

–, p67-phox 383
–, Zytosol-Aktivierungs-Faktoren 383
Septische Granulomatosen, pränatale Diagnostik 308 f.
Sequestierte Antigene 83, 87
Serum IgE 110
Serum-IgE-Spiegel 135
Serumkrankheit 439
Severe combined immunodeficiency 246, 372
Shared epitope hypothesis 90
Sharp-Syndrom (mixed connective tissue disease) 525
Shulman-Syndrom 527
Shwachman Syndrom 246
Sjögren-Syndrom 528 ff., 556
–, Fluorid-Prophylaxe 530
–, Keratoconjunctivitis sicca 528
–, künstliche Tränen 530
–, non-Hodgkin-Lymphom 530
–, Pseudolymphom
–, Sicca-Syndrom 530
–, Unterlippenbiopsie 530
–, Xerostomie 528
Sklerodermie 437, 521, 556
–, lineare 524
–, plaquesförmige 524
–, systemische, CREST 522
–, systemische, Diagnose 523
–, systemische, Klassifikation 521
–, systemische, Scl-70-Antikörper 522
–, systemische 521
–, zirkumskripte 524
Sklerose, systemische 560
SLE 437
–, Experimentelle Therapie 494
–, neonataler 490
–, Standard-Therapie 494
Slektiver IgA-Mangel 246
Small vessel vasculitis (SVV) 512
Sneddon-Syndrom 518
Soforttyp der allergischen Reaktion 66
Soja-Allergie 166
Spasmodischer Krupp 210 f.
–, Asthma bronchiale 211
–, Fluß-Volumen-Kurve 211
–, Luftwegshyperreaktivität 211
Spätreaktion (LPR) 80
Spirometrie 148
–, Bronchialobstruktion 149
–, Spirometer-Asthma 148
Spondarthritiden 437
Spondylarthritiden 88, 470
Spondylarthritis, undifferenzierte 470
Spondylolisthesis 477
Spondylolyse 477
Spornbildung 473
Spurenelemente
–, Eisensupplementierung 99
–, Eisen 99
–, Kupfer 99
–, Mangel an Zink 99
–, Selen 99
Sputumeosinophilie 235
Status asthmaticus 220, 226
Steroide 445

–, intraartikuläre Steroid-Injektionen 478
Stevens-Johnson-Syndrom 201, 517
Stichprovokation 160
Still-Syndrom 459
Stillen, immunologische Aspekte 95
Störungen der T-Zell-Aktivierung 365
Sulfapyridin 446
Sulfasalazin 465, 466, 477
Sulfit-Überempfindlichkeit 270
Superoxid-Dismutase 99
Suppressor T-Zellen 19
Sweet-Syndrom 439, 515
Syndesmophyten 474
Syndrom, nephritisches 550
Synovektomie 465, 468
Synovialisbiopsie 472
Synovitis, villonoduläre 439
Systemische Lupus erythematodes (SLE) 547
Systemischer Lupus erythematodes 93, 485, 560
–, Alopezie 486
–, ARA-Kriterien 489
–, autoimmunhämolytische Anämie 489
–, Cardiolipin-Antikörper 490
–, chronische Glomerulonephritis 486
–, Diagnosekriterien 485
–, Endokarditis (Typ Libman-Sachs) 487
–, Endokarditis Libman-Sacks 554
–, Evans-Syndrom 489
–, idiopathisch-thrombozytopenische Purpura 489
–, kongestive Kardiomyopathie 554
–, Lupus-Antikoagulans 490
–, Lupus-Pneumonitis 487
–, Myokarditis 487, 554
–, Perikardergüsse 487
–, Perikarditis 554
–, Phospholipid-Antikörper 490
–, Pleuraergüsse 487
–, Risikofaktoren 485
–, stille Lupus-Nephritis 487
–, Vaskulitis des ZNS 488
–, Vaskulitis 486
–, ZNS-Lupus 488

T-Gedächtniszellen 20
T-Helfer-Zellpopulationen (Th$_1$, Th$_2$) 70
T-Helferzell-Subpopulationen 112
T-Helferzellen 19
T-Helferzellen-1 19
T-Helferzellen-2 19
T-Lymphozyten, α/β positiv 14
–, reife 14
T-Zell System 13
–, Entwicklung 13
T-Zell-Antigen-Rezeptor, CD3-Defekt 365
–, Rezeptor-Signalübertragungs-Defekt 366
T-Zell-Antigenrezeptor 15
–, variable Domäne 15
T-Zell-Rezeptor-Repertoire 91
T-Zell-Rezeptoren 67

T-Zell-Rezeptoren bei Autoimmunerkrankungen 91
T-Zelldefekte 297
T-Zellvakzinierung 448, 451
–, synthetische T-Zell-Rezeptor-V-Region-Peptide 451
Takayasu-Arteriitis 509
–, Azathioprin 516
–, Cyclophosphamid 516
–, Cyclosporin A 516
–, Steroide 516
TAP-1 36
TAP-2 36
Tartrazin 270
Taubenzüchterlunge 231
TcR-CD3-Komplex 71
TGF-β 68
Th$_1$- oder Th$_2$-Lymphokinmuster 70
TH2-Antwort 112
Theophyllin 173, 179f.
Therapie der Crohn-Arthritis, Kortikosteroide 483
–, Mesalazin 483
–, Metronidazol 483
–, Sulfasalazin 483
Thrombangitis obliterans 518
Thrombotisch-thrombozytopenische Purpura (TTP) 519
–, Gewebs-Plasminogenaktivator 519
–, multimere v. Willebrand-Faktor-Moleküle 519
Thromboxan A$_2$ 79
Thrombozyten, 12-Hydroxyeicosatetraensäure 78
Thrombozytentransfusion 540f.
–, HLA-Antikörper 541
Thymozyten, doppelt positive 14
Thymus 13
–, konstante Domäne 15
–, rearrangement 16
Tierepithelien 117
Toleranz 82f.
–, high zone-Toleranz 83
–, low zone-Toleranz 83
–, periphere Suppressionsmechanismen 83
–, Toleranzinduktion 83
Toleranzdurchbrechung
–, aberrante Klasse II-Antigen-Expression 87
–, altered self 86
–, molecular mimicry-Hypothese 86
–, sequestrierte Antigene 86
Toleranzentwicklung 83
Toleranzerhaltung 85
Toleranzinduktion 83f.
–, Apoptose 84
–, dendritische Zellen 84
–, extrathymisch 85
–, high zone-Toleranz 86
–, Immunparalyse 86
–, Ko-Stimulator-Signal 85
–, low zone-Toleranz 85
–, periphere Toleranzmechanismen 85
–, Suppressor-T-Zellen 85
–, T-Zell-Vakzinierung 85

–, Thymus 83
Topoisomerase I 522
Totale Lymphknotenbestrahlung 449
Transforming Growth Factor β 43
Transfusion, materno-fetale 376
Transfusionsreaktionen 543
Transfusionszwischenfall, hämolytischer 533
Transgen-Produkte 83
Transgene Mäuse 83
Transitorische Hypogammaglobulinämie des Säuglings 345
Transkriptionsdefekt von Lymphokin-Genen 367
Trapped-gas 149
Trisomie 18 370
Trisomie 21 369
Tuberkulin-Reaktion 92
Tumor Nekrose Faktor 43
Typ-V-Reaktion 92
Tyramin 270

U1snRNP-Antikörper 525
Überempfindlichkeitsreaktionen
–, durch Immunkomplexe vermittelte Krankheiten 49
–, humorale zytotoxische Immunreaktion 49
–, Typ-I-Reaktionen 92
–, Typ-II-Reaktion 92
–, Typ-III (Arthus)-Reaktion 92
–, Typ-IV-zellvermittelte-Reaktion 92
–, zelluläre Überempfindlichkeit 49
Umweltverschmutzung 114
Urticaria-Vaskulitis 513
Urtikaria 237, 261
–, Acetyl-Salicylsäure-Intoleranz 239
–, akute 237
–, Anaphylatoxine 237, 238
–, Azo-Farbstoffe 239
–, basophile Leukozyten 237
–, chronisch-idiopathische 240
–, chronische 237
–, Dermographismus 239
–, Hypokomplementämie 238
–, Konservierungsstoffe 239
–, leukozytoklastische Vaskulitis 238
–, Mastzellen 237
–, SLE 238
Uveitis, Therapie 469

Ω-Oxidationsprodukte 79
Vaskulitiden 437, 508
–, ANCA 508
–, antilysosomale Antikörper 508
–, Granulomatöse 513
–, Kryofibrinogen 508
–, Kryoglobuline 508
–, primäre 509
–, sekundäre 517
Vaskulitis allergica 508
Vaskulitis bei chron. Polyarthritis 93
Vaskulitis, granulomatöse 508
–, leukozytoklastische 508
–, nekrotisierende 508
Velocardiofaciales Syndrom 353

Vimentin-Mangel, familiärer 385
Virus-Arthritis 437, 438
Vitamine
–, Folsäure 98
–, Pantothensäure 98
–, Vitamin A 98
–, Vitamin B_6 (Pyridoxin) 98
–, Vitamin C (Ascorbinsäure) 98
Vogelhalterlunge 231

Wechselwirkung kognat 68
Wegener'sche Granulomatose 513f., 508, 545, 548
–, Cyclophosphamid 514
–, Prednison 514
Wiskott-Aldrich Syndrom 246, 249, 359
–, IgE 135
–, pränatale Diagnostik 310

X-chromosomal vererbte Agammaglobulinämie 246, 335

–, pränatale Diagnostik 309
X-chromosomal vererbtes lymphoproliferatives Syndrom (Purtilo-Syndrom) 364
–, pränatale Diagnostik 310
X-chromosomaler schwerer kombinierter Immundefekt, pränatale Diagnostik 309
X-gekoppelter Immundefekt mit Hyper-IgM 246

Zell-Zell-Interaktion nicht kognat 68
Zellweger Syndrom 368
Zentromer 522
Zidovudin-Myopathie 504
Zilien-Dyskinesie-Syndrom (Immotile cilia syndrome) 415f.
–, Kartagener Trias 416
–, Saccharin-Test 416
Zirkulierende Immunkomplexe (CIC) 494

Zöliakie 257, 265ff.
–, Anti-Endomysial Antikörper 266
–, Autoantikörper 266
–, Autoimmunerkrankungen 268
–, Gliadinantikörper 266
–, Hauttest 266
–, IgA-Mangel 266
–, Kuhmilchantikörper 266
–, Lymphozytentransformationstest 266
–, Retikulinantikörper 266
–, T-Lymphozyten 268
–, zirkulierende Immunkomplexe 266
–, Zottenatrophie 267
Zyklische Neutropenie 391
Zytochrom-C-Oxidase 99
Zytokindysregulation 443
Zytokine 36, 66
Zytokininhibitoren (Cyclosporin A, FK 506) 450
Zytostatika 467
Zytotoxische T-Zellen 20

Biotest
Lexikon der Immunologie

Herausgegeben von PD Dr. G. BUNDSCHUH, Inst. für Transfusionsmedizin, Charité, Humboldt-Universität Berlin, Prof. Dr. Dr. B. SCHNEEWEISS, Krankenhaus im Friedrichshain, Berlin, und Dr. H. BRÄUER, Inst. für klinische Biochemie u. Pharmakologie, Medical Service München.
Mit Beiträgen zahlreicher Fachwissenschaftler.

2., erw. Aufl. 1992. 1002 S., 700 farb. Abb. u. Tab., 17 x 25 cm, geb. DM 168,–
ISBN 3-437-00774-2

Dieses Wort-/Bild-Lexikon erläutert in didaktisch hervorragender Aufbereitung rund 10.000 Begriffe aus der Immunologie, Immunbiologie und Immunmedizin. Die einzelnen Stichworte werden untergliedert in Begriffe, Synonyma, Definition, historische Erläuterungen, Grundlagen und Praxisbelange (Therapiehinweise). Querverweise im Text erleichtern die Suche nach ergänzenden Informationen. Anschaulichkeit und Verständnis werden durch zahlreiche exzellente farbige Darstellungen, elektronenmikroskopische Aufnahmen, Tabellen und Diagramme in hohem Maße gefördert.
Das Werk enthält zusätzlich ein farbiges Einlegeposter zum Thema „Trauma, Schock und Sepsis – pathobiochemische und immunpathologische Zusammenhänge" sowie einen mehrseitigen internationalen Impfplan.

Die Fachpresse urteilt:

So anschaulich, im wahrsten Sinn des Wortes präzise und ballaststoffrei wird Immunologie ... darin dargestellt und erläutert, daß der Appetit auf's Weiterlesen und -betrachten von Seite zu Seite zunimmt.
(Medical Tribune)

Alles in allem wird dieses großzügig angelegte Buch sowohl den Experten faszinieren als auch für jeden Arzt oder Naturwissenschaftler interessant sein...
(Fortschritte der Medizin)

Die wissenschaftliche Kompetenz ist über jeden Zweifel erhaben. Der besondere Reiz dieses „Bildlexikons" besteht aber in der fabelhaften Illustrierung.
(Ärztliche Praxis)

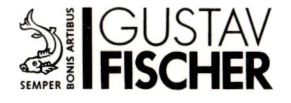

GUSTAV FISCHER Preisänderung vorbehalten

Immunobiology

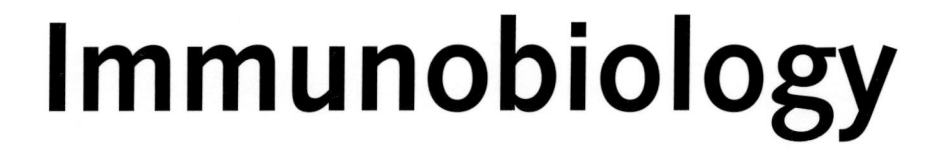

Formerly: Zeitschrift für Immunitätsforschung
Founded by Paul Ehrlich in 1909

Editor-in-Chief: D. Gemsa, Marburg

Editors: D. Bitter-Suermann, Hannover • M. P. Dierich, Innsbruck • M. Feldmann, London • S. H. E. Kaufmann, Ulm • E. Klein, Stockholm • W. Köhler, Jena • U. Koszinowski, Ulm • P. Krammer, Heidelberg • A. Lanzavecchia, Basel • M. Loos, Mainz • T. Luger, Münster • P. Matzinger, Bethesda • W. R. Mayr, Aachen • L. J. Old, New York • J. J. Oppenheim, Frederick • H. H. Peter, Freiburg • K. Pfizenmaier, Stuttgart • M. Röllinghoff, Erlangen • D. Schendel, München • V. Schirrmacher, Heidelberg • C. Sorg, Münster • R. van Furth, Leiden • H. Wagner, München • H. Wekerle, Martinsried • G. Wick, Innsbruck • R. Zinkernagel, Zürich.

With an international team composed of highly recognized editors and scientific advisors, IMMUNOBIOLOGY continues to carry the tradition established by its founder Paul Ehrlich in 1909.
With contributions from prominent experts, IMMUNOBIOLOGY has always been devoted to the rapid publication of original and high quality papers. The journal is essential reading for all scientists engaged in both basic and applied immunology. IMMUNOBIOLOGY, the world's first immunological journal, is dedicated to the dissemination of original research encompassing the following fields: Cell-Mediated Immunity • Immunochemistry • Leukocyte Physiology • Immunogenetics and Transplantation • Viral and Bacterial Immunology • AIDS Research • Immunopathology • Tumor Immunology • Clinical Immunology and Allergology • Autoimmunity

Terms of delivery for 1995. Volume 193 - 194
5 issues form one volume. Total price incl. carriage charges DM 896,– (Germany) / DM 916,– (Foreign). Single issue DM 106,–. Prices are subject to change.
(Preference-Price for members of American Association of Immunologists, Society for Immunology and Deutsche Gesellschaft für Allergie- und Immunitätsforschung DM 256,–)
ISSN: 0171-2985

For further informations and/or free sample copy write to:
GUSTAV FISCHER VERLAG, P. O. Box 72 01 43, D-70577 Stuttgart,
Tel. (0711)45 80 30, FAX (0711) 45 80 334
U.S.A. and Canada:
VCH Publishers Inc., 303 N.W. 12th Avenue, Deerfield Beach, Florida 33442-1705 (U.S.A.)

BUCHTIPS

Jöhr
Kinderanästhesie
2. Aufl. 1993. XIV, 217 S., 44 Abb.,
41 Tab., kt. DM 29,80

Schranz
Pädiatrische Intensivtherapie
2. Aufl. 1993. XIV, 624 S.,
geb. DM 69,–

Saint-Maurice/Schulte-Steinberg
Regionalanästhesie bei Kindern
1992. 199 S., 125 größtenteils farb.
Abb., 17 Tab., geb. DM 136,–

Schulte/Spranger/Feer
Lehrbuch der Kinderheilkunde
27. Aufl. 1993. XXXVI, 977 S., 500
Abb., 298 Tab., geb. DM 136,–

Theil u. a.
**Asthma – Ekzem –
Nahrungsmittelallergie**
Ein Ratgeber für Kinder und Eltern
2. Aufl. 1991. XII, 148 S., 73 Abb.,
2 Tab., kt. DM 22,80

Schmitt/Solbach/Eichenwald
Antibiotika und Infektionskrankheiten in der Pädiatrie
2. Aufl. 1993. XVI, 631 S.,
geb. DM 78,–

Dittmer/Schulte-Wissermann
Arzneiverordnung für das Kindesalter
5. Aufl. 1994. 363 S., 1 Abb., 39 Tab.,
geb. DM 59,–

Schwabe/Paffrath
Arzneiverordnungs-Report '94
1994. XII, 631 S., kt. DM 36,–

Jäger
Klinische Immunologie und Allergologie
In zwei Teilen
3. Aufl. 1989. 1269 S., 329 Abb.,
281 Tab., kplt. DM 198,–

Bundschuh
Repetitorium immunologicum
2. Aufl. 1991. 420 S., 104 teils farb.
Abb., 46 Tab., geb. DM 98,–

Jäger/Merk
Arzneimittel-Allergien
1994. Etwa 200 S., 40 z. T. farb. Abb.,
geb. etwa DM 89,–

Floto/Grotke/Hettwer
Prävention von Pollenallergien
1994. XII, 87 S., 30 Abb., 4 Tab.,
kt. DM 58,–

Staines/Brostoff/James
Immunologisches Grundwissen
2. Aufl. 1994. XII, 174 S., 67 Abb.,
11 Tab., kt. DM 28,– **UTB 1439**

Scheiffarth/Baenkler
Klinische Immunologie
2. Aufl. 1989. XIV, 514 S., 64 Abb.,
40 Tab., kt. unverbindliche Preisempfehlung DM 8,95 **UTB 1477**

Sönnichsen/Apostoloff
Autoimmunkrankheiten
2. Aufl. 1992. 575 S., 98 teils farb.
Abb., kt. DM 168,–

Wagner/Wiesenauer
Phytotherapie
Phytopharmaka und pflanzliche
Homöopathika
1994. Etwa 450 S., 180 Abb.,
geb. etwa DM 110,–

GUSTAV FISCHER Preisänderungen vorbehalten